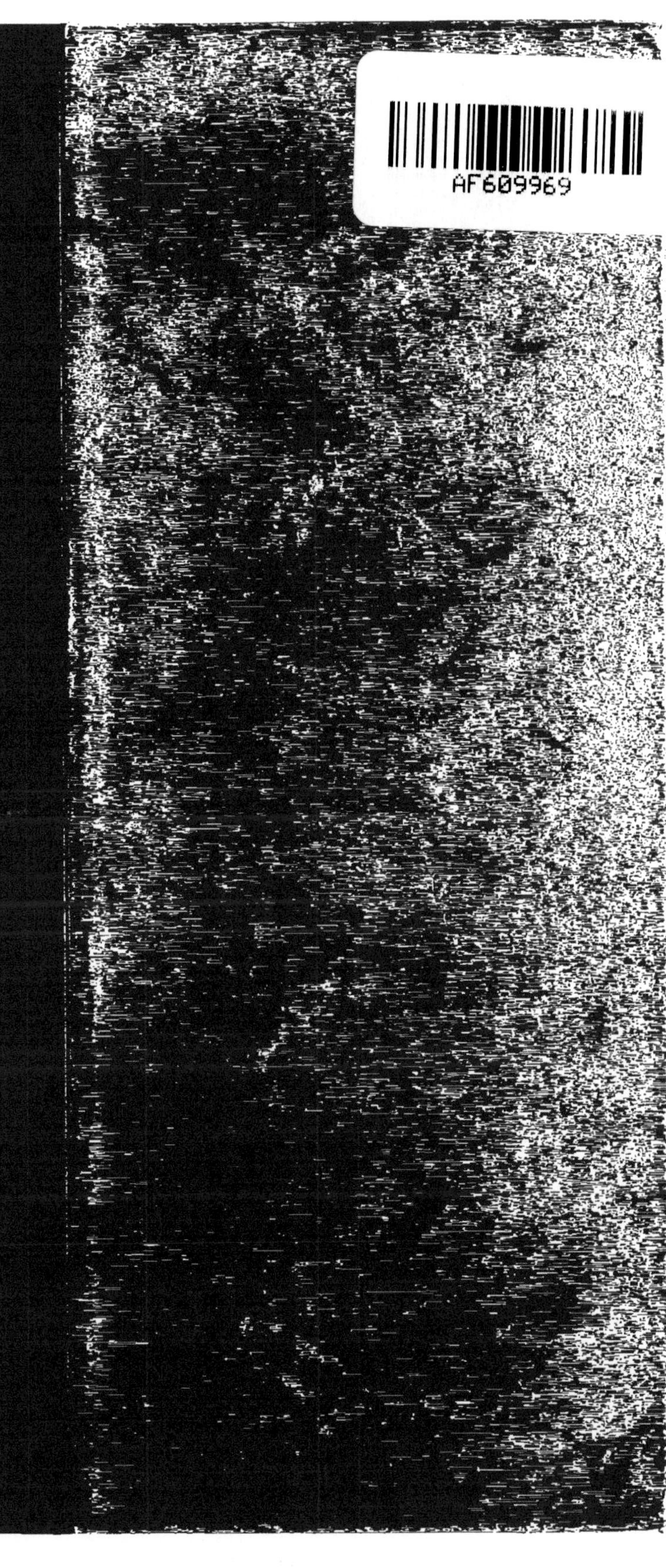

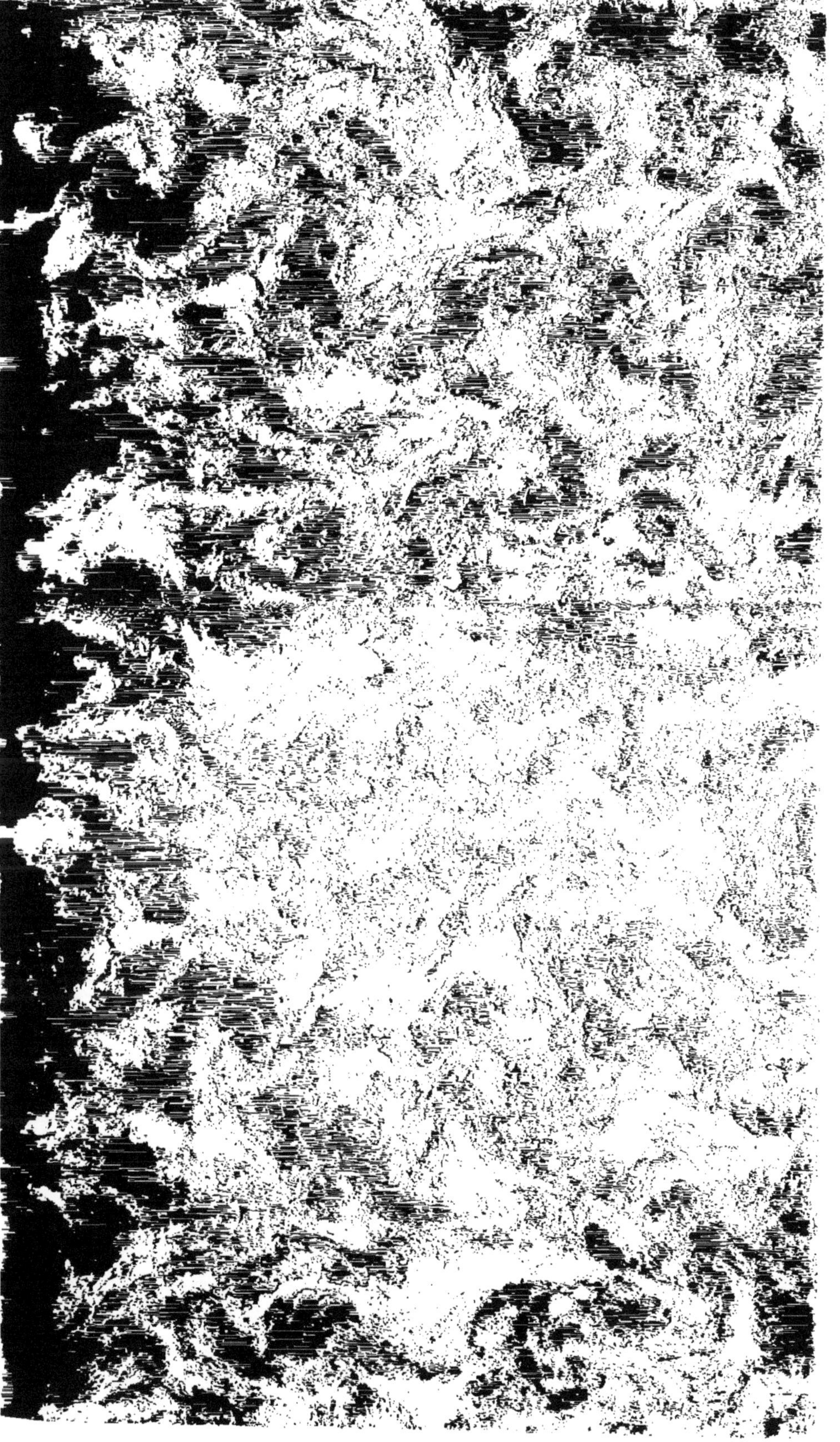

OEUVRES

ANATOMIQUES, PHYSIOLOGIQUES ET MÉDICALES

DE GALIEN

I

PRINCIPALES PUBLICATIONS DU DOCTEUR DAREMBERG :

Œuvres d'Oribase, texte grec, en grande partie inédit, collationné sur les manuscrits, traduit pour la première fois en français, avec une introduction, des notes, des tables et des planches ; par les docteurs BUSSEMAKER et DAREMBERG. Paris, 1851-1854. tome I et II, in-8 de 700 et de 920 pages. Prix du vol. 12 fr. Tome III sous presse.

Œuvres de Rufus d'Éphèse, texte, variantes, traduction et commentaires, par le docteur CH. DAREMBERG. *Sous presse.*

Ces deux ouvrages font partie de la *Collection des médecins grecs et latins.*

Glosulæ quatuor magistrorum super chirurgiam Rogerii et Rolandi, publiées pour la première fois, d'après un manuscrit de la bibliothèque Mazarine et accompagnées d'une introduction, par le docteur CH. DAREMBERG. Naples et Paris, 1854, in-8.

Notices et extraits des manuscrits médicaux grecs, latins et français, des principales bibliothèques d'Europe. 1re partie, *Bibliothèque d'Angleterre.* Paris, 1853, in-8 de 243 pages. 7 fr.

Plan de la Collection des médecins grecs et latins, publiée sous les auspices du ministère de l'Instruction publique. Paris, 1851, in-8 de LIX pages. Imprimerie impériale.

Ce plan a été approuvé par l'Académie des inscriptions et belles-lettres et par l'Académie impériale de médecine.

Ch. Lahure, imprimeur du Sénat et de la Cour de Cassation (ancienne maison Crapelet), rue de Vaugirard, 9.

OEUVRES

ANATOMIQUES, PHYSIOLOGIQUES ET MÉDICALES

DE GALIEN

TRADUITES SUR LES TEXTES IMPRIMÉS ET MANUSCRITS
ACCOMPAGNÉES DE SOMMAIRES, DE NOTES, DE PLANCHES ET D'UNE TABLE DES MATIÈRES
PRÉCÉDÉES D'UNE INTRODUCTION
OU
ÉTUDE BIOGRAPHIQUE, LITTÉRAIRE ET SCIENTIFIQUE SUR GALIEN

PAR

LE D[r] CH. DAREMBERG
Bibliothécaire de la bibliothèque Mazarine
Bibliothécaire honoraire de l'Académie de médecine, etc.

TOME PREMIER

A PARIS
CHEZ J. B. BAILLIÈRE
LIBRAIRE DE L'ACADÉMIE IMPÉRIALE DE MÉDECINE
RUE HAUTEFEUILLE, N° 19
LONDRES, CHEZ H. BAILLIÈRE, 219, REGENT-STREET
A NEW-YORK, CHEZ H. BAILLIÈRE, 290, BROAD-WAY
A MADRID, CHEZ CH. BAILLY-BAILLIÈRE, LIBRAIRE, CALLE DEL PRINCIPE, 11

1854

[illegible] [illegible]
[illegible]

A MESSIEURS

P. FLOURENS,

SECRÉTAIRE PERPÉTUEL DE L'ACADÉMIE DES SCIENCES,
MEMBRE DE L'ACADÉMIE FRANÇAISE,
PROFESSEUR-ADMINISTRATEUR AU MUSÉUM D'HISTOIRE NATURELLE, ETC.

G. ANDRAL,

MEMBRE DE L'ACADÉMIE DES SCIENCES ET DE L'ACADÉMIE DE MÉDECINE,
PROFESSEUR A LA FACULTÉ DE MÉDECINE DE PARIS,
MÉDECIN DE L'HÔPITAL DE LA CHARITÉ, ETC.

Galien ne s'est pas moins illustré par son admiration pour Hippocrate, qu'il appelle son maître, que par les progrès considérables qu'il a fait faire aux sciences médicales.

Vous aussi, Messieurs, avez enrichi l'anatomie, la physiologie et la pathologie de nombreux travaux justement célèbres dans le monde savant et devenus classiques; cependant vous n'avez pas dédaigné d'interroger les anciens livres et d'y rechercher curieusement, mais avec l'œil de la critique, des idées et des faits trop longtemps laissés dans l'oubli.

Galien a toujours été l'objet de votre prédilection;

vous avez lu ses ouvrages, mérite rare aujourd'hui, vous les admirez, vous en appréciez toute l'importance; et soit dans vos écrits, soit dans vos cours, vous cherchez à en inspirer le goût et à les remettre en honneur.

Une traduction des Œuvres de Galien ne saurait donc paraître sous de meilleurs auspices que sous les vôtres, et mon travail ne pouvait trouver des juges à la fois plus compétents et plus indulgents.

En me permettant de publier les Œuvres de Galien sous votre illustre patronage, vous me donnez une preuve nouvelle de l'intérêt que vous voulez bien prendre à mes travaux et de la bienveillance dont vous n'avez cessé de m'honorer.

Dr Ch. Daremberg.

Paris, 15 juillet 1854.

PRÉFACE.

En tête de ce volume devaient se trouver une *Notice* sur la vie et les écrits de Galien, et trois *Dissertations* sur ses connaissances anatomiques, physiologiques et pathologiques ; mais cette *Notice* et ces *Dissertations* ont pris peu à peu un tel développement, que mon honorable éditeur a jugé plus convenable, vu l'importance du sujet, d'en faire un volume à part, sous le titre de : *Introduction aux OEuvres de Galien*, ou *Étude biographique, littéraire et scientifique sur Galien.* Il en résulte que le présent volume qui, dans le plan primitif de la publication, devait être le premier est en réalité devenu le second. Aussi trouvera-t-on, soit dans les notes, soit dans le texte, de fréquents renvois à la *Notice* ou aux *Dissertations*[1] pour l'explication d'un grand nombre de passages obscurs sur lesquels j'ai dû faire des recherches particulières et étendues ; je demande donc qu'on ne juge pas en dernier ressort le volume que je publie aujourd'hui et les suivants, sans avoir lu l'*Introduction génerale*, où j'ai cherché à faire l'histoire de Galien et de ses OEuvres.

---

[1] L'*Appendice* auquel je renvoie aussi et qui contient les extraits des livres que je ne publie pas en entier, se trouvera à la fin du IIIe volume.

On comprendra, sans qu'il soit besoin que j'y insiste, que dans une anatomie, une physiologie et une pathologie qui s'éloignent en tant de points de l'état actuel de la science, qu'en présence de théories qui sont à peu près étrangères à la plupart des médecins, qu'avec une méthode d'exposition si différente de celles qui sont aujourd'hui en usage, il était indispensable de donner un aperçu complet des connaissances de Galien et de discuter soigneusement tous les points litigieux. Si enfin on se rappelle que Galien a régné en maître à peu près absolu jusqu'au XVIIIe siècle, on comprendra aussi qu'il importe de suivre sa fortune, de l'étudier en lui-même et dans ses traducteurs ou commentateurs, de montrer quelle place il occupe dans l'ensemble des études, aux diverses périodes du Bas Empire, du Moyen âge et de la Renaissance, de rechercher quelles séries de transformations subit son autorité, tantôt directe, et tantôt médiate, de découvrir quelle influence nuisible ou salutaire il a exercée, et de ne l'abandonner qu'après avoir nettement caractérisé la quadruple révolution anatomique, physiologique, médicale et chimique qui, en lui portant successivement les coups les plus meurtriers, l'a relégué dans le domaine de l'histoire.

Il était naturel qu'un abandon à peu près complet suivît un engouement universel; on est presque toujours injuste envers un ennemi vaincu. Ce n'est pas sur le champ de bataille qu'on écrit l'histoire; c'est seulement quand les conquêtes ne sont plus contestées qu'on peut, revenant sur les temps passés, et s'affranchissant des préjugés, je dirais presque des haines qu'a soulevés la lutte, juger avec impartialité, comparer avec pleine connaissance de cause, enfin apprécier sainement ce qu'on a gagné et aussi ce qu'on a perdu. Comme il arrive souvent qu'on dépasse le but, même sans le vouloir, il est bon de revenir en arrière, et de réparer le mal qu'ont produit des attaques trop peu mesurées.

En parlant de guerre, de combats, de conquêtes, je ne fais point de métaphore, le XVIe et le XVIIe siècles ont été pour la médecine, comme pour beaucoup d'autres branches des connaissances humaines, un véritable champ de bataille ; la lutte était engagée de toutes parts entre le monde ancien et le monde nouveau ; les querelles religieuses et politiques étaient mêlées aux querelles scientifiques et littéraires, et, dans l'ardeur du combat, dans l'entraînement des passions, on ne craignit pas de presque tout détruire, pour avoir le plaisir de tout renouveler, sans se soucier des ruines qu'on amoncelait, sans penser qu'on perdait, avec le travail de plus de vingt siècles, tout contre-poids et toute garantie contre de téméraires innovations.

La Renaissance est un mouvement à la fois réactionnaire et progressif : réactionnaire pour les lettres, car, sous prétexte de revenir aux sources pures de l'antiquité, la Renaissance efface presque partout le caractère national ; progressif pour les sciences puisqu'elle arrache le sceptre aux Arabes et qu'elle le rend aux Grecs, mais progressive surtout par les tendances nouvelles qui se manifestent de tous côtés et en tous sens ; de telle sorte que les Grecs, remis un moment en honneur, durent bientôt, à leur tour, céder l'empire aux modernes. Ainsi, littérateurs et savants partent du même point, mais arrivent à des résultats fort différents ; ainsi encore, la prépondérance que l'antiquité sut reprendre et garder dans les lettres, elle n'a pu la conserver dans la science. La réforme scientifique, plus lente, il est vrai, que la réforme littéraire, fut donc tout aussi radicale; elle était du moins beaucoup mieux justifiée, puisque la science n'est pas une simple production de l'esprit ou du génie, qu'elle ne repose pas sur des règles factices ou arbitraires, variables suivant les siècles et les nations, et qu'au contraire, elle se fonde essentiellement sur des faits authentiques, sur des méthodes sévères, sur des connaissances positives. Or, dès le milieu du XVIe siècle, des faits nouveaux avaient été observés ou des faits anciennement connus avaient été mieux vus. Une méthode plus rigoureuse d'observation s'était produite au grand jour; des découvertes capitales venaient battre en brèche les théories les plus en réputation et triomphaient peu à peu de la routine. Devant de telles lumières les obscurités de l'âge ancien devaient forcément se dissiper; mais, en même temps, ces lumières devaient éclairer et mettre en relief ce qu'il y avait de vraiment utile, de vraiment beau dans le travail de nos pères; il n'en a pas été ainsi : les anciens furent attaqués avec si peu de critique, et défendus par de si misérables arguments, qu'ils finirent par succomber, et que le règne de l'examen se substitua de toutes parts au règne de l'autorité. Cette substitution, excellente en elle-même, mais souvent inintelligente ou trop précipitée, a condamné les générations modernes à reconstruire presque tout l'édifice de la science.

Toutefois, les premières tentatives de réforme médicale, celles du moins qui eurent d'abord le plus de succès, se firent encore au nom des anciens, je veux dire au nom des Grecs contre les Arabes; l'érudition avait alors une large part dans les discussions; il en résulta ce singulier phénomène que, malgré les défaites successives qu'avait subies le système de Galien, son auteur conserva pendant longtemps une sorte d'autorité nominale. C'est là précisément un des côtés les plus curieux à étudier dans l'histoire de la médecine au XVIIe siècle et dans la première moitié du XVIIIe; mais enfin, Arabes et Grecs furent décidément vaincus; on finit par se lasser d'une domination illusoire, et en même temps on se persuada volontiers, moitié par paresse d'esprit, moitié par entraînement de novateurs, qu'il n'y avait rien de bon à prendre dans l'antiquité; d'Hippocrate, de Galien, et de Paul d'Égine comme d'Averroès, de Mésué, et d'Avicenne, il ne reste plus qu'un vague souvenir.

Mais le plus beau privilége de l'histoire, c'est de réparer les injures du temps et les injustices des hommes, de discerner au milieu des débris de l'antiquité ce qu'il y a de bon de ce qu'il y a de mauvais, de rendre justice à chacun selon son mérite, de rechercher les causes des révolutions sociales ou intellectuelles, d'en suivre les conséquences, d'en caractériser l'esprit, d'en faire connaître les héros ou les victimes, et surtout de faire profiter les siècles présents et les siècles à venir de l'expérience des temps passés. Notre époque, éminemment historique et critique, j'allais presque dire indifférente, mais d'une indifférence raisonnée, scientifique, et qui provient de l'absence de tout système prédominant, a repris avec une ardeur soutenue l'étude de l'antiquité et du moyen âge; elle recherche curieusement, en l'absence de systèmes nouveaux, les traces des systèmes oubliés; ou bien les systèmes qu'on vante comme nouveaux, elle en retrouve les origines dans la série des temps historiques.

Il semble donc que le moment soit venu de rendre à la médecine le même service que tant d'écrivains distingués ont rendu aux autres sciences, à la littérature, et à l'histoire politique.

Déjà M. Littré a fait revivre Hippocrate; marchant de loin sur ses traces et le prenant toujours pour guide, je veux faire revivre Galien, le plus illustre médecin de l'antiquité après Hippocrate.

Galien était un grand anatomiste, il suffit, pour s'en convaincre, de suivre ses descriptions sur la nature ; — c'était un habile physiologiste, ses ingénieuses expériences sur les systèmes nerveux et sanguin en sont un irrécusable témoignage ; — c'était un pathologiste éminent, son beau traité *Des lieux affectés* ne laisse aucun doute à cet égard ; — c'était un philosophe distingué, on le voit par son traité des *Dogmes d'Hippocrate et de Platon;* c'était enfin un esprit puissant, je n'en veux pour preuve que son système si bien lié dans toutes ses parties.

Ce fut précisément l'espèce d'enivrement pour ce système qui fit tomber Galien dans de déplorables erreurs, et qui trop souvent lui mit un voile devant les yeux ; il pliait la nature à son système, bien loin de réformer son système sur l'observation de la nature. Physiologie, pathologie, anatomie même, cette science positive s'il en fut jamais, durent céder devant les conceptions *à priori*. Aussi, tout ce que Galien voit à travers la théorie des humeurs, ou des qualités élémentaires, est à peu près frappé de néant ; la doctrine des causes finales, poussée à l'extrême, l'égare trop souvent ; les opinions traditionnelles sur le rôle du foie et du cœur, opinions qu'il défend à outrance l'arrêtent au moment peut-être où il allait découvrir la circulation; mais tout ce qu'il observe sans parti pris, est parfaitement observé, toutes ses expériences qui échappent forcément à l'esprit de système sont concluantes et fécondes.

Cependant, on a trop oublié Galien observateur, pour ne songer qu'à Galien systématique; je veux montrer en même temps à quelles aberrations peut entraîner la domination des idées préconçues, et jusqu'à quelle hauteur de vue, peut s'élever malgré ces idées, un esprit éminent, curieux de toutes choses, dévoué à l'étude, familier avec les écrits des anciens comme avec ceux de ses contemporains, versé dans la dialectique comme dans la médecine, habitué à observer et à méditer, enfin, ce qui ne nuit pas non plus, appréciateur, un peu partial peut-être, de sa valeur personnelle.

Le dessein que j'avais de donner une idée exacte et complète de Galien, et aussi le mérite intrinsèque et la réputation classique de certains de ses ouvrages, m'ont déterminé dans le choix des traités que je publie. Quelques-uns ont été déjà traduits, mais ces traductions, toutes fort anciennes, sont ou difficiles à lire, et comme non avenues, ou exécutées de telle façon qu'elles font disparaître presque entièrement la physionomie du texte, et que le sens n'y est pas toujours fidèlement conservé.

Le traité de l'*Utilité des parties du corps*, dont on ne paraît pas avoir compris le vrai caractère, se résume dans cette sentence d'Aristote : *Que la nature ne fait rien en vain* (μηδὲν μάτην ποιεῖν τὴν φύσιν). Aussi Galien, loin d'y traiter les questions de physiologie proprement dite, ne s'y occupe qu'à découvrir et à démontrer que les parties ne pouvaient pas être mieux disposées qu'elles ne le sont, et qu'elles sont parfaitement adaptées aux fonctions qu'elles ont à remplir. Ce traité suppose donc connues, et ces fonctions mêmes et les dispositions anatomiques; l'anatomie, on la trouve particulièrement dans le *Manuel des dissections*, et la physiologie dans d'autres traités dont je vais bientôt rappeler les titres.— Une conception hardie, et jusqu'à un certain point nouvelle, de la parfaite harmonie entre les diverses parties du corps, une théorie complète des causes finales, des idées élevées sur Dieu et la nature, des diatribes quelquefois éloquentes et pleines d'une fine ironie contre les œuvres prétendues du hasard et des atômes, des descriptions animées, des points de vue souvent très-justes sur les utilités et les actions des organes, des idées générales étendues, des principes féconds sur certaines questions d'histoire naturelle, telles sont les qualités qui distinguent excellemment l'ouvrage dont nous parlons. Mais une volonté arrêtée de tout expliquer, de faire concorder toutes les explications, de ne trouver jamais ni lui-même, ni la nature en défaut, une ignorance absolue de l'anatomie humaine, une connaissance imparfaite de l'anatomie comparée et de l'embryogénie, une prolixité quelquefois excessive, des subtilités, des paradoxes, tels sont les défauts qui empêchent trop souvent Galien de voir juste et d'exposer méthodiquement.

Dans les longs extraits du *Manuel des dissections*, et surtout dans les derniers livres jusqu'ici inédits[1], on verra Galien

---

[1] La fin du IXe livre et les sept derniers. — Le texte grec n'a pas été encore retrouvé; heureusement il en existe une version arabe signalée

déployer toute son habileté et toute son exactitude comme anatomiste et comme expérimentateur. Dans ce traité, il semble que la nature le domine complétement, qu'il a oublié ses idées systématiques, et qu'il n'a d'autre but et d'autre désir que de bien observer.

Dans le *Traité des lieux affectés*, Galien a devancé l'école moderne, en démontrant par la théorie et par les faits combien il importe d'abord à la connaissance des maladies, puis à la thérapeutique de connaître exactement le siége du mal, en d'autres termes, d'arriver au diagnostic local. Cet admirable ouvrage, l'un des plus beaux titres de gloire de Galien, n'a jamais été traduit en français, je le fais figurer tout entier dans le troisième volume.

Les traités *Des facultés naturelles*, *Du mouvement des muscles*, *De la semence*, *Des éléments*, les ouvrages *Sur le pouls*, *Sur la respiration*, les *Commentaires sur les opinions d'Hippocrate et de Platon*, nous présentent une idée à peu près complète de la physiologie théorique et expérimentale de Galien; j'ai traduit les deux premiers ouvrages en entier, et des autres je donne des fragments nombreux et étendus ou tout au moins une analyse.

Le traité *De la thérapeutique à Glaucon;* des extraits de la *Méthode thérapeutique*, des *Commentaires* sur les livres chirurgicaux d'Hippocrate, du traité *De l'art de conserver la santé*, *etc.*, achèveront l'esquisse de Galien comme pathologiste; enfin, plusieurs opuscules, ceux qui figurent déjà

---

par Golius, mais à peu près oubliée depuis. Mon savant ami, M. le docteur Greenhill, l'a, pour ainsi dire, découverte de nouveau à Oxford; j'ai pu avoir une copie du manuscrit, et j'en ai fait la traduction avec l'aide de M. G. Dugat, dont les travaux sont justement appréciés par les orientalistes.

dans ce volume ; les deux traités *Sur les sectes*, et d'autres encore qui seront publiés par fragments ou en entier, nous montreront Galien comme philosophe et comme moraliste; ces opuscules donneront aussi une idée de la manière dont il concevait et exposait les généralités sur la médecine.

Je ne publie aucun des traités de *pathologie générale* que Galien a rédigés sous les titres de *Causes des symptômes*, *Causes des maladies*, *Différence des maladies*, etc. Ces ouvrages sont fort importants sans doute; mais on ne peut guère traduire l'un sans traduire tous les autres ; d'ailleurs, comme ils sont très-prolixes, et qu'ils abondent en détails ou tout à fait inutiles, ou en désaccord avec les connaissances actuelles, je me contenterai de les faire connaître soit par des extraits soit par une analyse.

La publication des Œuvres de Galien s'adresse plus encore aux médecins qu'aux érudits ; mais je ne perds pas l'espoir de faire figurer un jour ses Œuvres complètes dans ma *Collection des médecins grecs et latins*. Mieux que personne, les érudits savent tout ce que Galien a fourni à la science de l'antiquité, archéologie, philologie, histoire des systèmes médicaux ou philosophiques, détails de mœurs, usages publics ou domestiques, histoire littéraire ; il n'est pas une page de ses œuvres où l'on ne trouve quelque précieuse notion à recueillir.

Toutefois, si j'ai surtout voulu faire une œuvre médicale, je n'ai pas oublié les droits de la critique philologique. J'ai appris, par une longue expérience, combien les textes imprimés de Galien sont fautifs et combien on trouve de ressources dans les manuscrits pour le corriger presque à chaque page. Aussi, toutes les fois que je l'ai pu, j'ai contrôlé le texte des éditions par celui des manuscrits. Pour plusieurs passages, j'ai indiqué les variantes; mais le plus souvent je me suis, sur l'autorité de ces manuscrits, écarté, sans en avertir, du texte vulgaire.

Quand il s'agit d'un livre de science, et surtout d'un livre venu de l'antiquité, traduire n'est que la première partie de la tâche; la seconde, et sans contredit la plus difficile, consiste à se rendre un compte exact du fond même des choses, et à confronter perpétuellement les descriptions et les faits anciens avec les faits et les descriptions qu'on trouve dans les ouvrages modernes. Cette confrontation devient d'autant plus embarrassante, que les méthodes d'observation diffèrent, et que plusieurs points qui ont attiré l'attention des anciens, ne sont pas pris en considération par les modernes, ou réciproquement; les mêmes noms ne désignent plus les mêmes choses; souvent aussi, les noms manquent complétement; et la description des mêmes parties ou des mêmes maladies ne se correspondant pas toujours directement, l'esprit flotte au milieu d'inextricables difficultés. Ces perplexités, ces hésitations, je les ai retrouvées presqu'à chaque page, pour l'anatomie comme pour la pathologie, bien qu'il semble au premier abord que l'anatomie laisse moins de place que la pathologie, aux incertitudes, et aux doutes; aussi ai-je dû faire de constants efforts pour les épargner au lecteur. On croit généralement que tous les points obscurs des descriptions de Galien ont été élucidés par les anatomistes de la Renaissance; malheureusement il n'en est rien. Un long, fastidieux et stérile débat s'est engagé au XVIe siècle sur la question de savoir si Galien avait décrit des animaux ou des hommes; certains anatomistes ont essayé de prouver, mais sans faire valoir d'arguments décisifs, qu'il n'avait jamais fait d'anatomie humaine; d'autres, plus jaloux de la gloire du médecin de Pergame, ont soutenu, envers et contre tous, qu'il avait disséqué des hommes, qu'il était infaillible, et que si ses descriptions ne concordaient pas avec celles des anatomistes modernes, c'est que la nature avait changé depuis lui! Aberration d'esprit d'autant plus étrange, que Galien répète sans cesse qu'il décrit particulièrement le singe comme étant l'animal le plus voisin de l'homme; son seul tort, c'est d'avoir presque toujours conclu du singe à l'homme.

Le meilleur, ou pour mieux dire, le seul moyen de résoudre le problème était, non de raisonner sur les textes, mais de vérifier scrupuleusement sur l'homme et sur les animaux, les descriptions de Galien. Mais, au XVIe siècle, l'empire de l'autorité était encore si grand, la critique si peu avancée, la crainte de trouver le maître en défaut si universelle, qu'on perdait son temps et qu'on usait ses forces dans des discussions oiseuses qui perpétuaient le débat et entravaient la marche de la science. — Les historiens modernes de la médecine ne sont pas même d'accord sur ce point, et nul n'a tenté un examen *ex professo* de cette intéressante question. Cuvier et de Blainville sont d'avis que Galien a disséqué des singes, et plus spécialement le magot[1]; mais ils ne paraissent pas s'être prononcés

[1] Cuvier avait même rédigé un Mémoire sur ce sujet, ainsi que l'atteste M. Laurillard; mais ce Mémoire n'a pas été retrouvé dans les

avec connaissance de cause sur la question de savoir s'il a aussi ou non disséqué des hommes.

Je me suis donc mis courageusement à l'œuvre, j'ai répété toutes les dissections de Galien, et j'ai consigné le résultat de ces recherches dans l'*Introduction générale;* j'y indique en même temps les procédés, souvent très-longs et toujours difficiles, auxquels il m'a fallu recourir pour mettre le texte de Galien d'accord avec la nature, et, pour juger en dernier ressort, si je ne m'abuse, ce procès qui a tant agité l'École. Il n'est pas une des séances, passées au Jardin des Plantes, qui n'ait à la fois fortifié ma conviction que Galien n'a jamais disséqué que des animaux, et augmenté mon admiration pour son exactitude et sa sagacité comme anatomiste.

M. de Blainville d'abord, à qui je veux ici payer un juste tribut de regrets; puis MM. Duvernoy, Serres et Isidore Geoffroy Saint-Hilaire, que je prie de recevoir l'expression publique de ma profonde gratitude, non contents de m'ouvrir libéralement les collections et les laboratoires du Jardin des Plantes, m'ont constamment soutenu par leurs encouragements. — Je dois beaucoup aussi à l'empressement de MM. Emm. Rousseau, Gratiolet et Jacquart. — M. le docteur Rouget, aide d'anatomie à la Faculté, a bien voulu m'aider dans la détermination de parties décrites si obscurément par Galien, que les dissections mêmes n'avaient pu lever tous mes doutes. — Enfin, pour acquitter toutes mes dettes de reconnaissance, je m'em-

papiers de son illustre auteur; c'est une perte considérable pour l'histoire de l'anatomie.

presse d'offrir mes remercîments particuliers à mon ami M. Ch. Meaux Saint-Marc, savant modeste, dont le concours m'a été fort utile.

Dans ce double essai de traduction et d'interprétation des Œuvres de Galien, j'ai apporté tout le soin dont j'étais capable; je me suis entouré de toutes les ressources qui étaient à ma disposition, et cependant, la tâche était si laborieuse, que je n'oserais pas me flatter de l'avoir complétement remplie. J'ai du moins la conscience de n'avoir rien négligé pour rendre mon travail utile et pour en faire disparaître la trace des pénibles recherches qu'il m'a coûté.

Paris, 15 juillet 1854.

ŒUVRES

MÉDICALES ET PHILOSOPHIQUES

DE GALIEN.

I.

QUE LE BON MÉDECIN EST PHILOSOPHE.

SOMMAIRE.

Semblables aux athlètes qui aspirent à triompher dans les jeux olympiques, mais qui ne font rien pour mériter la couronne, les médecins louent sans cesse Hippocrate, et prennent à tâche, non-seulement de ne pas agir selon ses préceptes, mais de blâmer ceux qui s'y conforment. Une pareille conduite vient ou de ce que les médecins manquent de capacité, ou, surtout, de ce qu'ils veulent savoir sans rien apprendre, et qu'ils préfèrent les richesses et le plaisir à la dignité de l'art. — Hippocrate est le modèle des médecins, mais il n'en est aucun qui marche sur ses traces, et qui suive les beaux exemples qu'il a laissés. — Pour pratiquer avec succès l'art de guérir, il faut être versé dans les sciences que cultivent les philosophes, et pratiquer les vertus dont ils nous donnent l'exemple, d'où il résulte que le vrai médecin est en même temps philosophe. — C'est par l'etude et par la pratique qu'on devient à la fois médecin et philosophe.

Le sort réservé à la plupart des athlètes qui, tout en aspirant à remporter la victoire dans les jeux olympiques, ne veulent rien faire pour l'obtenir, attend également la majorité des médecins; ces derniers, en effet, louent Hippocrate, le regardent comme le premier dans l'art de guérir, mais ils font tout, excepté ce qu'il faudrait faire, pour lui ressembler[1]. Ainsi, Hippocrate[2] déclare que

---

[1] Γενέσθαι δὲ αὐτοὺς ἐν ὁμοίοις ἐκείνῳ, vulg. et ms. 2164; Coray propose γ. δὲ αὐτ. ἐναμίλλους (comparables à lui); mais le texte ordinaire me paraît suffisant.

[2] *Des Eaux, des Airs et des Lieux*, § 2, t. II, p. 14 : « L'astronomie ne rend pas de médiocres services à la médecine ; elle lui est au contraire d'un très-grand

l'astronomie et que, par conséquent, la géométrie, qui en est une préparation nécessaire, rendent de grands services à la médecine; eh bien, les médecins, non-seulement ne font usage ni de l'une ni de l'autre science, mais ils blâment même ceux qui s'en servent. Hippocrate pense qu'il faut connaître avec exactitude la nature du corps[1]; il dit que c'est le principe de tout raisonnement en médecine; ceux-ci, au contraire, se livrent à cette étude de telle façon qu'ils ne connaissent ni la substance, ni la structure, ni le mode de formation, ni la grandeur de chacune des parties, ni leurs connexions les unes avec les autres, ni même leur position. Quand on ne sait pas diviser les maladies en espèces et en genres, il en résulte qu'on se trompe dans les indications thérapeutiques; c'est Hippocrate qui l'enseigne lorsqu'il nous invite à suivre la méthode rationnelle; mais bien loin de prendre cette méthode pour guide, les médecins actuels dénoncent ceux qui s'y conforment, comme s'occupant d'inutilités. Suivant Hippocrate, il faut aussi acquérir une grande habileté dans le pronostic pour deviner, chez un malade, les phénomènes morbides déjà passés, pour pénétrer l'état présent, et pour prévoir les accidents à venir[2]. Nos médecins cultivent de telle façon cette branche de l'art, que si quelqu'un prédit une hémorrhagie ou une sueur, ils le traitent de devin ou d'homme qui dit des choses paradoxales; à peine supporteraient-ils qu'on fît d'autres prédictions[3];

---

secours. » — Je préviens une fois pour toutes que, pour les traités déjà publiés par M. Littré, j'ai adopté les divisions par paragraphes telles qu'il les a établies dans son édition. J'ai soin d'indiquer toutes les fois que je reproduis sa traduction. — Les citations de Galien sont toujours faites d'après l'édition de Kühn pour les traités que renferme cette édition.

[1] *Des lieux dans l'homme*, § 2, t. VI, p. 278 : « La nature du corps est le point de départ du raisonnement en médecine. » — *Du régime*, I, § 2, t. VI, p. 468 : « Je dis que celui qui veut faire un bon traité sur le régime doit avant tout connaître et reconnaître toute la nature humaine, » trad. Littré. — Voy. aussi dans le traité *De l'ancienne médecine* le commencement du § 20, t. I, p. 620 suiv.

[2] *Du Pronostic*, § 1, t. II, p. 110 : « Connaissant d'avance et indiquant près des malades les phénomènes morbides passés, présents et à venir, énumérant toutes les circonstances qui leur échappent, le médecin leur persuadera qu'il connaît mieux qu'un autre tout ce qui les regarde, en sorte qu'ils ne craindront pas de se confier à lui. »

[3] Voy. dans l'*Appendice* les extraits du traité *De præcognitione ad Posthumum.*

à peine aussi se résoudraient-ils à régler le régime en calculant l'époque du *summum* de la maladie; cependant Hippocrate[1] ordonne d'agir ainsi, par rapport au régime. Que leur reste-t-il donc en quoi ils imitent ce grand homme? Ce n'est certes pas par la perfection du langage[2]; Hippocrate excelle sous ce rapport; mais, pour nos médecins, c'est tout le contraire; on en voit beaucoup qui font deux fautes en un seul mot, ce qui n'est cependant pas facile à comprendre. C'est pourquoi j'ai cru devoir rechercher la cause pour laquelle tous les médecins, bien qu'ils admirent Hippocrate, ne lisent point ses écrits, ou ne les comprennent point, si par hasard ils les lisent, ou encore s'ils ont la bonne fortune de les comprendre, ne font pas suivre la théorie de la pratique, en s'efforçant de fortifier en eux ces principes, et de s'en créer une habitude. Or, je constate[3] que rien ne réussit aux hommes, si ce n'est par la volonté et par la puissance intellectuelle; et s'ils sont dépourvus[4] de l'une ou de l'autre de ces qualités, il leur est nécessairement impossible d'atteindre ce but.

Je reviens aux athlètes : nous les voyons ne pas atteindre leur but, soit à cause d'une incapacité physique naturelle, soit à cause du manque de pratique; mais celui[5] dont le corps est organisé pour la victoire, et qui s'exerce convenablement, qui peut l'empêcher de recevoir souvent[6] la couronne triomphale? Les médecins de notre époque sont-ils donc à ce point maltraités par la fortune, que toute espèce de capacité et de volonté leur

---

[1] *Aphorismes* I, 3 à 11 et particul. *Aph.*, 8, 9 et 10.—Voy. aussi le traité *Du régime dans les maladies aiguës*, § 4 à 6.

[2] Ὁ γὰρ δὴ τήν γε τῆς ἑρμηνείας δεινότητα, vulg. et ms. 2164. Coray lit conformément au contexte et à la suite du raisonnement : οὐ γὰρ δὴ τήν γε, κ. τ. λ.

[3] Εὑρίσκων δέ, vulg. εὑρίσκων δή ms. 2164. Εὑρίσκω δέ, Coray; cette leçon me paraît beaucoup plus en rapport avec le contexte. Le texte ordinaire donne une phrase fort embarrassée.

[4] Ἀτυχήσαντι, vulg. et ms. 2164. Coray propose avec raison ἀτυχήσασι

[5] Οὕτω δὲ ἂν καὶ ἡ τοῦ σώματος φύσις ἀξιόνικος ᾖ, κ. τ. λ. vulg. et ms. 2164. Coray introduit ici une correction ingénieuse et lit ὅτῳ δὲ, κ.τ.λ., ce qui rend la phrase grecque beaucoup plus régulière.

[6] Πολλῷ, vulg. et ms. 2164. Coray propose πολλούς; peut-être aussi pourrait-on lire πολλάκις.

manque pour l'exercice de l'art? ou bien s'ils possèdent une de ces qualités, l'autre leur fait-elle défaut? On ne saurait raisonnablement admettre qu'il ne se trouve de nos jours aucun homme possédant une capacité suffisante pour apprendre la médecine, cet art si ami de l'homme; car enfin le monde est aujourd'hui tel qu'il était autrefois; il n'y a de dérangement ni dans l'ordre des saisons, ni dans l'orbite que parcourt le soleil; les astres errants ou fixes n'ont subi aucun changement. Il est donc rationnel de penser que c'est à cause du mauvais régime dont on use maintenant, et à cause de la préférence que l'on accorde à la richesse, sur la vertu, que nous ne voyons plus à notre époque de Phidias dans la sculpture, d'Apelles dans la peinture, et d'Hippocrate dans la médecine.

Cependant, venir après les anciens, hériter des arts auxquels ils avaient fait faire tant de progrès, n'étaient pas pour nous un médiocre avantage. Il était facile, après avoir rapidement appris ce qu'Hippocrate a mis un long espace de temps à découvrir, de consacrer le reste de sa vie à la poursuite de ce qu'il nous a laissé à trouver encore. Celui qui estime la richesse plus que la vertu, et qui apprend son art pour amasser de l'argent et non pour le bien de l'humanité, celui-là ne saurait tendre vers[1] le but que se propose la médecine, car il est des médecins qui s'enrichisssent avant que nous-mêmes nous ayons atteint le but vers lequel tend cet art. Il n'est certes pas possible, en effet, de convoiter la richesse[2] et, en même temps, de cultiver dignement la médecine, cet art si noble; si on s'attache avec ardeur à l'une, on négligera certainement l'autre.

---

[1] Ἐφίεσθαι, vulg. et ms. 2164. Coray lit ἐφικέσθαι (*atteindre*), ce qui paraît en effet préférable; mais le texte ordinaire étant à la rigueur suffisant, je l'ai conservé dans ma traduction.

[2] « Ne recherchez pas vos honoraires si ce n'est dans le désir de faciliter les moyens d'études; je vous exhorte à ne pas montrer trop d'inhumanité; mais considérez le superflu et la vraie richesse; soignez quelquefois les malades gratuitement, préférant un souvenir reconnaissant à un avantage direct; s'il se présente une occasion de faire des largesses, donnez surtout à l'étranger et au pauvre. » Traité hippocratique, intitulé: *Préceptes*, p. 26, l. 53, éd. Foës. — Salluste (*Cat.* I) a dit : *Divitiarum et formæ gloria fluxa atque fragilis est; virtus clara æternaque habetur.* — Voy. aussi dans l'*Appendice* le chap. IX du traité *De dignoscendis curandisque animi morbis*.

Pourrions-nous, à notre époque, citer un homme si détaché de l'argent, qu'il se contente de celui que réclament les besoins indispensables du corps? Trouverait-on un homme qui pourrait non-seulement enseigner par ses discours, mais démontrer par la pratique, que la limite naturelle de la richesse est de n'avoir ni faim, ni soif, ni froid? S'il se trouve un tel médecin, il dédaignera les faveurs d'Artaxerce et de Perdiccas[1]; jamais il ne paraîtra devant le premier; quant au second, il le traitera s'il souffre de quelque maladie qui réclame l'art d'Hippocrate; mais il ne se croira pas obligé de rester toujours auprès de lui, et se rendra à Cranon, à Thasos et dans d'autres bourgades, pour y soigner les pauvres. Il laissera à Cos, auprès de ses concitoyens, son gendre Polybe et ses autres disciples; quant à lui, il parcoùrra toute la Grèce, car il lui faut écrire sur la nature des lieux. Afin donc de vérifier par sa propre expérience ce que le raisonnement lui a appris, il devra nécessairement visiter les villes exposées soit au midi, soit au nord, soit au levant, soit au couchant; celles qui sont situées au fond d'une vallée, et celles qui sont placées sur une hauteur; il parcourra aussi celles où l'on use soit d'eaux qui viennent de loin[2], soit d'eaux de fontaines, soit d'eaux de pluie, soit enfin d'eaux de marais ou de fleuves; il ne négligera pas de s'informer si l'on boit des eaux très-froides ou des eaux chaudes, ou des eaux nitreuses, ou des eaux alumineuses[3], ou d'autres espèces analogues; il visitera les villes situées près d'un grand fleuve, d'un marais, d'une montagne, de la mer; enfin, il étudiera toutes les autres circonstances dont Hippocrate nous a

---

[1] Par une sorte de figure de rhétorique, qui n'est pas sans élégance, Galien trace au médecin la conduite qu'il doit suivre, en lui proposant pour modèle les principales actions qu'on attribue à Hippocrate. Ce tableau n'a, on le sait, aucune réalité historique, mais le point de vue moral est si élevé qu'il serait de mauvais goût de disputer ici à Galien le moindre trait du récit légendaire.

[2] Ἐπ' ἀκταῖς, Bâle, ἐπακταῖς, Chart., ἐπακτοῖς, ms. 2164, Coray et Kühn conformément au passage d'Hippocrate (*Des Airs, des Eaux et des Lieux*, § 9) : καὶ ὁκόσοι ὕδασι ἐπακτοῖσι χρέονται, διὰ μακροῦ ἀγομένοισι καὶ μὴ ἐκ βραχέος. — Διὰ μακροῦ.... βραχέος pourrait bien être une très-ancienne glose d'ἐπακτοῖσι.

[3] Le *nitre* des anciens était, non du *salpêtre*, mais de la *soude brute*. Voy. sur ce point Harless dans *Janus*, t. 1, p. 454 suiv. — Quant aux eaux dites *alumineuses*, il faut les regarder comme étant des eaux *ferrugineuses* ainsi que je le montre ailleurs (voy. la 2ᵉ édit. des *OEuvres choisies* d'Hippocrate).

également instruits[1]. De façon qu'un tel médecin méprisera non-seulement les richesses, mais encore aimera le travail avec ardeur.

Comment aimerait-il le travail celui qui s'enivre, qui se gorge d'aliments et se livre aux plaisirs de Vénus, qui, pour le dire en un mot, est l'esclave de son ventre et de ses penchants lubriques[2]. Il demeure donc établi que le vrai médecin est l'ami de la tempérance, et qu'il est en même temps le disciple de la vérité; il s'attache à suivre la méthode rationnelle pour apprendre à distinguer en combien de genres et d'espèces se divisent les maladies, et à saisir pour chaque cas les indications thérapeutiques. C'est cette méthode qui nous révèle la nature même du corps, résultant à la fois des éléments premiers combinés intégralement entre eux, des éléments secondaires sensibles *homoiomères*[3], et des parties organiques. Quel est pour l'animal l'usage de chacune des choses que je viens d'énumérer et quel est leur mode d'action? Comme ce sont des problèmes qu'il ne faut pas étudier légèrement, mais qui réclament une démonstration, on doit en demander la solution à la méthode rationnelle. Que manque-t-il donc encore, pour être philosophe, au médecin qui cultive dignement l'art d'Hippocrate[4]? Pour connaître la nature du corps, les différences des maladies, les indications thérapeutiques, il doit être exercé dans la science logique; pour s'appliquer avec ardeur à ces recherches, il doit mépriser l'argent et pratiquer la tempérance; il possède donc toutes les parties de la philosophie, la logique, la physique et l'éthique. Il n'est pas à craindre, en effet, qu'un homme méprisant les richesses et pratiquant la tempérance commette une action honteuse, car toutes les iniquités dont les

---

[1] Galien résume ici en quelques mots les préceptes donnés par Hippocrate au commencement de son immortel traité *Des Airs, des Eaux et des Lieux.*

[2] Voy. dans l'*Appendice* l'extrait du chapitre VI du traité *De dignosc. curandisque animi morbis.*

[3] Dans la suite de ce volume j'aurai l'occasion de revenir sur le sens du mot *homoiomère.*

[4] L'auteur hippocratique du traité *De la bienséance*, avait dit bien avant Galien : « Il faut rallier la philosophie à la médecine et la médecine à la philosophie, *car le médecin philosophe est égal à un Dieu.* L'union des deux sciences est très-importante pour l'une et pour l'autre, et tout ce qui convient à la philosophie s'applique à la médecine : désintéressement, modestie, etc. »

hommes se rendent coupables sont engendrées par la passion de l'argent, qui les séduit, ou par la volupté, qui les captive. Ainsi le philosophe possède nécessairement les autres vertus, car toutes se tiennent, et il n'est pas possible d'en posséder une quelconque sans que les autres suivent, comme si elles étaient enchaînées par un lien commun. S'il est vrai que la philosophie soit nécessaire au médecin et quand il commence l'étude de son art, et quand il se livre à la pratique, n'est-il pas évident que le vrai médecin est philosophe? Car il n'est pas besoin, je pense, d'établir par une démonstration qu'il faut de la philosophie pour exercer honorablement la médecine, lorsqu'on voit que tant de gens cupides sont plutôt des vendeurs de drogues que de véritables médecins, et pratiquent dans un but tout opposé à celui vers lequel l'art doit tendre naturellement.

Maintenant disputerez-vous sur les mots, déraisonnerez-vous au point de dire, qu'être maître de soi-même, tempérant et contempteur des richesses, constitue un médecin honorable mais non pas un philosophe; que connaître la nature du corps, les fonctions des organes, les usages des parties, les différences des maladies, les indications thérapeutiques, ne s'acquiert pas par la pratique de la science logique? Ne rougissez-vous pas d'être d'accord sur les choses et d'être en dissension sur les noms? Il vaut mieux maintenant, quoiqu'un peu tard, vous montrer sage, ne plus disputer sur les mots comme un geai ou un corbeau, mais vous enquérir de la vérité des choses. Certes vous n'oseriez pas dire qu'un tisserand ou un cordonnier peut devenir bon ouvrier sans apprentissage et sans s'être exercé, mais qu'on peut être tout à coup sage, juste, habile dans la dialectique et dans la connaissance de la nature sans maître et sans pratique. Si un pareil langage est impudent, et si l'autre appartient à un homme qui dispute sur les mots et non sur les choses, nous devons philosopher si nous sommes vraiment les disciples d'Hippocrate; et si nous agissons ainsi, rien ne nous empêchera, non-seulement de lui ressembler, mais même de lui être supérieurs, en apprenant ce qu'il a si parfaitement enseigné et en découvrant ce qu'il n'avait pas encore trouvé.

II.

EXHORTATION A L'ÉTUDE DES ARTS [1].

Chapitre premier. — Que l'homme l'emporte sur les animaux par son aptitude à apprendre et à exercer les arts. — Il cultive tous les arts qu'exercent instinctivement les animaux, et, de plus, il est familier avec les arts divins.

Les animaux qu'on nomme *sans raison* n'ont-ils en partage aucune espèce de raison? Cela n'est pas prouvé; car s'ils ne jouissent pas de celle qui se traduit par la voix, et qu'on appelle *verbale*, peut-être participent-ils tous, les uns plus, les autres moins, à la raison psychique et qu'on nomme *intime*[2]. Toutefois, il est évident

---

[1] Le titre de ce traité n'est point correct dans les manuscrits, aussi les éditeurs l'ont-ils changé un peu arbitrairement. Les premiers textes, ceux qui dérivent plus immédiatement des manuscrits (Alde et Froben suivis par Chartier) ont Γαληνοῦ παραφραστοῦ τοῦ Μηνοδότου προτρεπτικὸς λόγος ἐπὶ τὰς τέχνας. Morel a imprimé : Γαλ. παράφρασις εἰς τὸν τοῦ Μηνοδ. προτρεπτικὸν λόγον κ. τ. λ. Dans l'édition de Goulston, qui a retranché d'un côté et ajouté d'un autre, on lit : Γ. προτρεπτικὸς λόγος ἐπὶ τὴν ἰατρικὴν καὶ τὰς τέχνας. Willet, après avoir adopté le titre vulgaire, propose dans ses *Addenda* (p. 141) de le changer en Γαλ. παράφρασις τοῦ Μηνοδοτείου προτρεπτικοῦ ἐπὶ τὰς τέχνας. Quant à moi, je suis porté à croire que la mention de Ménodote dans le titre n'existait pas dans le texte primitif et que c'est une addition des copistes, ainsi que j'ai cherché à l'établir dans ma préface.

[2] Λόγος προφορικὸς.... ἐνδιάθετος. Ces expressions dérivent de la doctrine des Stoïciens (κατὰ τοὺς ἀπὸ τῆς Στοᾶς, ainsi que le dit Porphyre, *De esu carnium*), elles signifient proprement *le verbe intérieur* et *le verbe extérieur, la raison* ou *la parole pensée, la raison* ou *la parole parlée*.—C'est le λόγος προφορικός et le λ. ἐνδιάθετος que Musonius (*An mulieribus quoque philosophandum sit*, ed. Peerlkamp, Haarl., 1822, 8°, p. 249), a défini lorsqu'il a dit : « Les femmes comme les hommes ont reçu des Dieux et le verbe extérieur dont nous nous servons dans nos rapports les uns avec les autres, et le verbe intérieur à l'aide duquel nous jugeons de chaque chose si elle est bonne ou mauvaise, belle ou honteuse. » Plutarque (*Cum Princip. philosoph. esse*, II, p. 777 c) dit : « Il y a deux verbes, l'un *intérieur* (conçu en nous, ἐνδιάθετος), c'est un don du maître Mercure; l'autre *émis au dehors*, il remplit le rôle de messager et se manifeste à l'aide des organes (ὁ δὲ ἐν προφορᾷ, διάκτορος καὶ ὀργανικός).... L'amitié est le but de ces deux verbes, amitié du premier pour soi-même, amitié du second pour un autre ». Philon (*Vit. Moys.*, t. III, p. 672 c, éd. de 1640, f°, p. 154), a très-bien développé cette définition quand il a dit : « Dans l'homme il y a le verbe intérieur et le verbe

que l'intelligence de l'homme le place beaucoup au-dessus des autres animaux; cela est démontré par le grand nombre d'arts qu'il cultive, et par son aptitude à apprendre tous ceux qu'il veut, lui seul étant capable de science. En effet, les animaux, à quelques exceptions près, n'exercent aucun art; encore, ceux qui le font avec succès obéissent-ils plutôt à un instinct naturel qu'à une détermination réfléchie[1]. Mais l'homme n'est étranger à aucun des arts propres aux animaux[2]; il imite la trame de

---

extérieur : le premier est comme une source; le second, qui est sonore (γεγωνός), en découle. Le siége du premier est la partie dirigeante de l'âme; celui du second est la langue, la bouche et tout l'appareil instrumental de la voix. » Voy. aussi Porphyre, *De esu carnium*, III, II, où l'on trouve un passage qui a la plus grande analogie avec celui de Galien. On sait que ce philosophe concède aux animaux une *espèce de raison* et une *espèce de langage*. Voy. encore Wyttenbach, *ad Plut.*, *De recta audiendi ratione*, p. 44 A; et Galien, *De usu part.* I, 3.—'Ενδιάθετος et προφορικός trouvent leur équivalent en latin dans les mots, *ratio* et *oratio*. Il est peu de problèmes qui aient plus occupé les esprits élevés que celui de l'intelligence des animaux; mais l'étude expérimentale de ce problème date de nos jours; c'est le résultat de cette étude que M. Flourens a fait connaître dans un petit volume (*De l'inst. et de l'intelligence des animaux*), qui est un modèle de précision, de bon goût littéraire et de bon sens philosophique. Ce travail est tout à fait propre, si je ne me trompe, à mettre fin à la grande question sur l'*âme des bêtes*. Seulement j'aurais souhaité que M. Flourens, en remontant aux origines mêmes du débat, eût marqué la différence et les points de contact des systèmes qui ont divisé les philosophes et les naturalistes, et qu'il eût rapproché ces systèmes des théories physiologiques et psychologiques en vigueur aux diverses époques de l'histoire.

[1] Hippocrate a dit dans le même sens φύσεις πάντων ἀδίδακτοι (*De alim.*, p. 382, l. 35, éd. Foës), phrase qui a été rapportée aux animaux par Galien dans plusieurs passages de ses livres. (Voy. les notes de Foës, p. 436, l. 41.) On lit aussi dans Aristote (*Natur. auscult.*, II, VIII, 7) : « Les animaux ne font rien ni par art, ni en cherchant, ni en tenant conseil; aussi quelques-uns demandent-ils, si c'est par l'intelligence, ou d'une autre manière que travaillent les araignées, les fourmis et les autres animaux semblables. »

[2] « Il y a beaucoup de merveilles, mais il n'y a rien de plus merveilleux que l'homme : il franchit la mer blanchissante poussé par les vents orageux de l'hiver, et au milieu des flots qui frémissent autour de son navire; chaque année en labourant avec la charrue promenée en tous sens par les chevaux il soulève la Terre, supérieure à tous les Dieux, éternelle et infatigable; industrieux, il enlace et prend dans ses filets tressés avec des cordes la race des oiseaux légers, des bêtes fauves, et dans la mer celle des poissons; par son adresse il triomphe des animaux féroces qui paissent sur les montagnes, il contraint le cheval au

l'araignée; il modèle comme les abeilles; il peut s'exercer la nage, bien qu'il soit fait pour la marche[1]; mais, de plus, l'homme n'est point impropre aux arts divins; émule d'Esculape[2], il se livre à la médecine; rival d'Apollon, il pratique, en

---

cou chargé d'une crinière, et le taureau indompté des montagnes à recevoir le joug; il a été instruit dans la parole, dans la pensée rapide comme le vent, et dans les sentiments qui dictent les lois tutelle des cités, il connaît l'art de se protéger contre les traits de la pluie et contre les rigueurs des frimas, incommodes pour ceux qui y sont exposés; fertile en expédients, il n'est au dépourvu pour rien de ce qui doit arriver; Pluton est le seul qu'il ne sache pas éviter, mais il a imaginé des moyens d'échapper aux maladies difficiles à guérir. » Tel est le magnifique tableau que Sophocle, dans son *Antigone* (v. 332 et suiv.), fait du génie et de la puissance de l'homme.

[1] Dans son traité *De Solertia animalium*, Plutarque cherche en plus d'un passage à établir que l'homme n'est souvent qu'un imitateur des animaux; il cite même en ces termes (§ 20, p. 974 B) l'opinion de Démocrite sur cette question : « Nous sommes vraiment ridicules de dire que les animaux apprennent quelque chose de nous; Démocrite est d'avis, au contraire, que nous sommes leurs élèves dans les travaux les plus importants; nous imitons l'araignée en tissant et en ravaudant; l'hirondelle en bâtissant, et, dans nos chants, les oiseaux harmonieux comme le cygne et le rossignol. » (Voy. Mullach, *Democr. fragm.* p. 413.) —Plutarque ajoute encore quelques exemples tirés de la médecine, et entre autres cette fameuse imitation de l'ibis pour les lavements; mais dans toutes ces spéculations il y a plus de fantaisie que de critique. D'abord les procédés employés par les animaux sont souvent fort différents de ceux que l'homme met en pratique; en second lieu il y a des arts, comme le chant, par exemple, qui ne peuvent être primitivement qu'un don naturel et non une imitation; en troisième lieu c'est une vue historique très-fausse et même une sorte de puérilité que d'assigner un temps déterminé à telle ou telle pratique qui est sans doute aussi ancienne que le monde et dont l'homme n'a jamais été privé. Enfin, se refuser à admettre que l'homme a dû recevoir, en puissance, du Créateur presque toutes les facultés artistiques, et que pour un grand nombre de points son éducation n'est pas faite sous l'influence des cironstances étrangères à sa propre nature, c'est à la fois rabaisser et méconnaître la condition humaine.

[2] Auprès des anciens, Esculape passait pour avoir apporté aux hommes la médecine inventée par son père Apollon. On lit dans l'*Introduction* ou *le Médecin* (t. XIV, chap. I, p. 674-5. Voy. aussi Celse, *Proœm.*), ouvrage qui figure parmi ceux de Galien : « Esculape apprit d'abord la médecine de son père Apollon, et il l'enseigna ensuite aux hommes; c'est pourquoi on l'en regarde comme l'inventeur. Avant Esculape il n'y avait en effet sur la terre aucun art médical, les anciens avaient seulement une certaine expérience des médicaments et des plantes.» Dans Homère (*Il.*, IV, 194 et XI, 517), Esculape est représenté seulement comme un *médecin irréprochable*, et dans l'*Hymne XVI*, c'est le *méde-*

même temps que la médecine, tous les autres arts auxquels ce dieu préside : c'est-à-dire celui de tirer de l'arc, la musique et la divination[1]; il cultive encore ceux auxquels préside chacune des Muses[2], car il n'est étranger ni à l'astronomie ni à la géométrie. De plus, comme le dit Pindare, son regard pénètre dans la profondeur de la terre, et s'élance par delà les cieux[3].

---

cin des maladies qui charme puissamment les humains, et qui calme les cruelles douleurs.—Esculape est un héros participant de la nature des dieux et des hommes, une sorte d'incarnation d'Apollon, mais ce n'est pas l'inventeur de la médecine; ses fils Podalire et Machaon sont les médecins ou plutôt les chirurgiens de l'armée des Grecs. L'apothéose d'Esculape date d'une époque beaucoup plus récente; Pindare (*Pyth.*, III, v. 6, éd. Bergk) le nomme encore un *héros ;* mais dans le *Serment* d'Hippocrate il est placé à côté des autres Dieux de l'Olympe. —Dans les poëmes homériques notre art n'apparaît pas comme très-avancé, mais nulle part, dans ces poëmes, la médecine n'est représentée comme une invention récente, et, à vrai dire, toutes les origines précises données par les anciens ou par les modernes sont du domaine de la fable. Les premiers rudiments ou les germes des sciences et des arts se perdent dans la nuit des temps, et nous n'apercevons guère les uns ou les autres qu'à leur état d'éclosion ou d'efflorescence. L'historien au lieu de perdre son temps et son érudition à rechercher quels sont les inventeurs de la médecine, doit se contenter de marquer la véritable place de ces prétendus inventeurs dans l'histoire et dans la mythologie et de mettre en lumière les plus anciens témoignages positifs sur notre science; il ne doit pas surtout s'arrêter à ces questions futiles de la prééminence ou de la préexistence de l'une ou de l'autre des diverses branches de l'art de guérir.

[1] Platon (*Crat.*, p. 405 A), outre qu'il représente Apollon comme inventeur de la musique, de la divination, de la médecine et de l'art de lancer les traits (voy. aussi *Conviv.*, p. 197 A), fait une espèce d'*anagramme* sur le mot *Apollon*, qu'il décompose de façon à y trouver les éléments des mots qui signifient *musique*, *médecine*, *divination*, *art de lancer les flèches*. C'est là un spécimen de la science étymologique des anciens.

[2] Voy. sur les attributions des Muses aux diverses époques, Heyne, *Opusc. acad.*, t. II, p. 309 sq.; Müller, *Archæol. d. Kunst,* § 393, p. 532 et Vinet, notes du VIIe livre de l'*Histoire des religions*, par Creuzer, trad. de M. Guignaut, t. III, IIe part., IIe sect., p. 951 suiv.

[3] C'est dans Platon (*Theæt.*, p. 173 E) que nous trouvons ce fragment de Pindare, plusieurs fois cité dans la suite, mais de diverses manières (voy. Bergk, dans *Pindari fragm. incerta; Poetæ lyrici græci*, p. 294), pour montrer la supériorité de l'homme sur les animaux.—Voyez aussi Cicéron, *De nat. Deor.*, II, 56. Dans le *Cratyle* (p. 399 B-C), Platon trouve l'étymologie du mot homme, ἄνθρωπος, dans la faculté de regarder, qui le distingue particulièrement des animaux. « Ce nom d'*homme* (ἄνθρωπος) signifie que les autres animaux n'examinent pas ce qu'ils

Enfin, par son amour pour l'étude, il s'est acquis le plus grand des biens célestes, *la philosophie*[1]. Aussi, pour tous ces motifs, et malgré la participation des autres animaux à la raison, l'homme, seul entre tous, est donc appelé par excellence *raisonnable* (λογικός).

Chapitre ii. — Qu'il est honteux de négliger les arts pour s'attacher à la Fortune. — Portrait de cette divinité inconstante et aveugle.

N'est-il donc pas honteux de négliger précisément ce que nous avons de commun avec les dieux[2], pour nous préoccuper de toute autre chose, et de mépriser la culture des arts, pour nous attacher à la *Fortune?* Afin de dévoiler la perversité de ce génie, les anciens, non contents de le représenter, soit en peinture, soit en sculpture, sous les traits d'une femme (et cela était déjà un symbole assez significatif de déraison[3]), ont mis un gouvernail

---

voient, ne raisonnent pas sur les objets qui frappent leurs yeux, ne les *regardent* pas (οὐδὲ ἀναθρεῖ). Mais l'homme, en même temps qu'il voit, regarde et raisonne sur ce qu'il voit; c'est donc avec justice que l'*homme* seul, parmi les autres animaux, a été appelé à bon droit ἄνθρωπος, c'est-à-dire qui *regarde ce qu'il voit*. Pour former ce mot, il n'a fallu qu'ôter un α et reculer l'accent de la dernière syllabe (καὶ βαρυτέρας τῆς τελευτῆς γενομένης). » — Voyez, du reste, sur les différentes étymologies d'ἄνθρωπος, *Etymol. mag.*, 109, 16; Van Lennep, *Etymol. ling. græcæ*, édition E. Scheidius, *sub voce;* Lobeck, *Paralip. ling. græcæ*, p. 118; Soranus, *De morbis mul.*, édit. Dietz, p. 90 (notez en passant que ce chapitre n'est certainement pas de Soranus, mais d'un auteur chrétien). — Bien que la formation d'ἄνθρωπος soit expliquée de diverses façons, la signification radicale de ce mot est néanmoins presque toujours ramenée à celle que Platon veut y trouver.

[1] « La vue, à mon avis, dit Platon, dans son beau langage, a été pour nous la source des plus grands avantages. C'est elle qui nous a donné le désir de rechercher la nature de l'univers, d'où est née pour nous la philosophie, le plus grand bien que la race mortelle ait jamais reçu, et doive jamais recevoir de la libéralité des Dieux. Je ne pouvais taire cet avantage de la vue, le plus grand de ceux qu'elle nous procure. » (*Tim.*, p. 47 A-B, trad. de M. H. Martin.) — Cicéron a repris et paraphrasé cette pensée de Platon dans plus d'un passage de ses œuvres. (Voy. entre autres *Tusc. quæst.*, 1; *Acad.*, 1, 2.)

[2] Salluste (*Cat.*, i) a dit : « Nostra omnis vis in animo et corpore sita est; « animi imperio, corporis servitio magis utimur; alterum nobis cum Diis, alte- « rum cum belluis commune est. »

[3] Willet, par respect pour les femmes, tâche dans ses notes (p. 65) d'atténuer la dureté du mot ἄνοια, employé par Galien : ἄνοια, dit-il, *si vera sit lectio*

dans ses mains, ont placé un piédestal sphérique sous ses pieds, et ont recouvert ses yeux d'un bandeau, voulant, par tous ces attributs, nous montrer son instabilité[1]. De même qu'au milieu d'une violente tempête, sur le point d'être enveloppés et engloutis par les flots, on commettrait une grande faute en confiant le gouvernail à un aveugle; de même, au sein des naufrages qui, dans le cours de la vie, assaillent tant de familles, naufrages plus terribles encore que ceux des vaisseaux, en pleine mer, on se tromperait étrangement, ce me semble, si dans les embarras extrêmes dont on est alors environné, on attendait son salut d'une divinité aveugle et instable. La Fortune est si stupide et si dérai-

---

« (doute plus galant que critique!) mitiori sensu accipiendum est, ut magis « congruat cum Virgiliano (*Æn.*, IV, 570): Varium et mutabile semper fe« mina. » Mais on sait dans quel état d'abaissement social et de servitude domestique, la femme était réduite dans l'antiquité. Les *Flores sententiarum*, et bien d'autres livres, sont remplis d'épigrammes violentes contre la femme. La réhabilitation de cette plus belle partie du genre humain par le christianisme ne l'a pas encore mise à l'abri des plus injustes attaques.

[1] Le portrait de la *Fortune* et de ses adorateurs, par Pline (II, v, 7, texte de Sillig, 1851), est tracé avec de si vives couleurs, que je cède au plaisir de le mettre sous les yeux des lecteurs : « Toto mundo et omnibus locis omnibusque « horis omnium vocibus Fortuna sola invocatur ac nominatur, una accusatur; « una agitur rea, una cogitatur, sola laudatur, sola arguitur et cum conviciis « colitur; volubilis a plerisque, a plerisque vero et cæca existumata, vaga, in« constans, incerta, varia indignorumque fautrix. Huic omnia expensa, huic « omnia feruntur accepta, et in tota ratione mortalium sola utramque paginam « (*l'actif et le passif, le doit et avoir*) facit, adeoque obnoxiæ sumus sortis ut « Sors ipsa pro Deo sit, qua Deus probatur incertus. » — Lucien, dans ses *Dialogues des Morts*, nous rapporte cette réponse de Diogène à Alexandre, affligé de ses défaites : « Eh quoi, tu pleures, ô homme superbe! Le sage Aristote ne t'a-t-il pas enseigné qu'il ne faut pas se fier à la stabilité de la Fortune? » Voy. aussi Cebes, *Tabula*, § 8, p. 3, éd. Dübner; Maxime de Tyr, *Diss.*, II, § 6-7 et 14, § 7, éd. Dübner.—Pindare montre plus de confiance en ce génie, car il l'appelle *soutien des villes* (φερέπολις, dans Plutarque, *De Fort. rom.*, x, p. 322 c, et Pausan. *Messen.*, IV, xxx, p. 355).—Notre *douteur* Montaigne a dit (I, xxxIII): « L'inconstance du bransle divers de la Fortune faict quelle nous doibve présenter toute espèce de visages. » Il croit, du reste, qu'il y a plus de *justice expresse* et plus d'à-propos dans la Fortune que dans les calculs de la raison la plus prudente et la plus droite ; un peu plus loin il appelle la Fortune un *sort artiste!*—Moins habitués que nous aux idées de providence, les anciens accusaient la Fortune de tous les événements où nous voyons l'intervention de la volonté divine, et son action sur la terre.

sonnable que, délaissant le plus souvent ceux qui méritent ses faveurs, elle enrichit les plus indignes[1]; encore n'est-ce point d'une manière durable, mais pour les dépouiller bientôt des richesses qu'elle leur a prodiguées. Une foule d'hommes ignorants courent après cette divinité qui ne reste jamais en place, à cause de la mobilité de son piédestal qui l'entraîne, et l'emporte souvent au-dessus des précipices ou des mers; là, ses suivants tombent et périssent pêle-mêle; seule, s'échappant saine et sauve, elle se rit de ceux qui gémissent et l'appellent à leur aide, quand tout espoir est perdu. Telles sont les œuvres de la Fortune[2].

Chapitre III. — Portrait de Mercure le créateur de tous les arts. — Tableau de ses adorateurs.

Voyez au contraire combien sont différents de ceux de la Fortune les attributs que les peintres ou les sculpteurs ont donnés à Mercure, le maître de la raison et l'artiste universel : c'est un frais jeune homme dont la beauté n'est ni empruntée, ni rehaussée par les ornements, mais elle n'est que le reflet des vertus de son âme. Son visage est riant, ses yeux sont perçants, son piédestal a la forme la plus solide, la moins mobile, celle d'un cube[3]; il en

---

[1] « Beaucoup de méchants s'enrichissent et les bons restent pauvres; mais nous, nous ne changerons pas avec les premiers la vertu pour la richesse, car la richesse est un empêchement; les hommes possèdent les richesses, tantôt les uns, tantôt les autres. » Solon, *Fragm.* 16, éd. Bergk.

[2] « Il y a, dit Platon (*Gorgias*, p. 448 c), parmi les hommes, une foule d'arts trouvés expérimentalement à force d'essais; car l'expérience nous fait diriger notre vie conformément à l'art, *et l'inexpérience conformément à la fortune.* Les uns se livrent à un art, les autres à un autre; les hommes les plus excellents cultivent les arts les plus nobles. » — Hippocrate dit dans la *Loi :* « L'inexpérience est un mauvais trésor et un mauvais fonds pour ceux qui, jour et nuit, la possèdent; étrangère à la paix de l'âme et au contentement, elle nourrit la timidité et la témérité. »

[3] Voyez sur le développement successif du mythe, et sur les attributs de Mercure aux diverses époques de l'antiquité, Müller, *Archæol. der Kunst*, § 379, p. 503; Creuzer, *Relig. de l'antiq.*, traduite par M. Guignaut, t. II, IIe partie, Ire section, p. 678 et suiv., et IIe section, *notes*, p. 1344 et suiv., et Gerhard, *De relig. Hermarum.*—Le type de Mercure n'a pas toujours été aussi *honnête* que nous le représente Galien; l'idée du *Dieu-voleur* a précédé celle du *Dieu de l'intelligence,* et la première s'est ensuite peu à peu transformée en celle du *Dieu des transactions commerciales.*

est même qui représentent ce Dieu sous cette simple forme[1]. Considérez la troupe de ses adorateurs[2], toujours gais comme le dieu dont ils forment le cortége; jamais ils ne se plaignent de lui comme le font les serviteurs de la Fortune. Jamais ils n'en sont abandonnés et ils ne s'en séparent jamais[3]; accompagnant toujours le Dieu, ils jouissent incessamment des bienfaits de sa providence.

CHAPITRE IV. — Tableau du cortége de la Fortune. — Les favoris de cette divinité jouissent d'une prospérité éphémère, suivie de terribles revers. Ceux qui courent après elle, et qu'elle dédaigne, sont un ramassis de mauvais sujets et de débauchés.

Examinez au contraire les suivants de la Fortune, vous les verrez tous oisifs et inhabiles dans les arts[4]; portés par l'espérance, ils courent après la déesse rapide, ceux-ci de près, ceux-là

---

[1] Il y avait beaucoup de ces représentations de Mercure; on les appelait *Hermès* (Ἑρμᾶς); la tête et le phallus, ou la tête seule, étaient sculptés sur un bloc de pierre quadrangulaire; c'est de là que vient l'épithète τετράγλωχις (*quadrangulaire*) donnée à Mercure.

[2] Galien se sert ici du mot θιασῶται, terme primitivement consacré pour désigner les personnes faisant partie d'une *thiase*, ou réunion, dans laquelle on célébrait les fêtes d'un Dieu, et particulièrement de Bacchus. Plus tard, θίασος a signifié toute espèce de réunion, même profane.

[3] Le texte porte οὐδὲ χωριζομένους; Willet veut lire χειμαζομένους (*agités par les tourments de l'inquiétude*). Il est certain que ce sens irait très-bien et que οὐδὲ χειμ. répondrait à cet autre membre de phrase : καὶ διὰ παντὸς ἀπολαύοντας τῆς προνοίας αὐτοῦ. On pourrait d'ailleurs appuyer cette correction, comme le fait Willet, sur un passage de Plutarque (*De animi tranq.*, p. 466 c), mais le texte vulgaire étant suffisant, il n'y a aucune nécessité de le changer.

[4] Comme on demandait à Socrate (Xénophon, *Memorab.*, III, IX, 14) quel avantage lui paraissait le plus grand pour un homme, il répondit : *Bien faire une chose utile* (εὐπραξία). Et comme on lui demandait encore s'il estimait que le bonheur dû à la fortune était un avantage : « Je pense, dit-il, que l'*action* et la *fortune* sont deux choses tout à fait opposées. En effet, rencontrer sans les rechercher quelques-unes des choses qui conviennent, c'est la *bonne fortune* (εὐτυχία); mais bien faire, en apprenant et en exerçant, c'est pour moi le *succès*, et ceux qui le recherchent me paraissent bien agir. » Socrate, ajoute Xénophon, regardait comme les plus excellents et les meilleurs serviteurs des Dieux, les hommes qui remplissent bien leur profession. Admirable sentence, trop souvent perdue de vue!

de loin, quelques-uns même sont suspendus à ses mains. Au milieu de cette foule vous distinguez d'abord Crésus de Lydie[1] et Polycrate de Samos. Spectacle étonnant! Pour le premier le Pactole roule de l'or; les poissons de la mer obéissent au second! Après eux se trouvent Cyrus, Priam et Denys; mais regardez à quelque temps de là, vous apercevez Polycrate attaché à une croix, Crésus vaincu par Cyrus, Cyrus lui-même courbé sous le joug d'autres rois, Priam jeté dans une prison, et Denys à Corinthe[2] ! Si vous examinez aussi ceux qui suivent de loin la divinité sans pouvoir l'atteindre, vous prendrez en dégoût tout ce cortége composé en grande partie de *démagogues*[3], puis de courtisanes[4], de pédérastes[5], et de gens qui ont trahi leurs amis; vous y trouverez aussi des homicides, des violateurs du repos de la tombe, des voleurs, enfin une foule de misérables qui, non contents d'insulter aux Dieux, mettent leurs temples au pillage.

CHAPITRE V. — L'auteur revient sur le tableau que présente la suite de Mercure; on n'y voit que des savants et des hommes de bien; ils suivent le Dieu partout, et partout aussi le Dieu leur vient en aide. — Aristide en est un exemple.

Mais l'autre cortége, celui de Mercure, n'est composé que d'hommes décents, et cultivant les arts; on ne les voit ni courir, ni vociférer, ni se disputer. Le Dieu est au milieu d'eux; tous sont

---

[1] L'histoire de tous les personnages nommés par Galien est trop connue pour que je m'y arrête ici.

[2] On sait que *Denys à Corinthe* était un proverbe pour les anciens comme il l'est encore pour nous; Galien a heureusement maintenu dans son texte la forme proverbiale.

[3] Δημαγωγούς. Ce mot, pris d'abord en bonne part, devint au temps de Périclès une épithète injurieuse, et servit à désigner les hommes qui, par leurs paroles et leurs actions, entraînaient le peuple en favorisant ses passions (voy. Aristote, *Polit. passim*). Les poëtes, surtout les tragiques et les comiques (voy. entre autres Eurip., *Hecub.*, v. 254 suiv. et Aristoph., *Equit.*, v. 191 suiv. et 217 suiv.), abondent en invectives contre les démagogues et la démagogie.

[4] Les *hétères* (ἑταῖραι) étaient des filles publiques non esclaves, et les πόρναι des filles publiques esclaves. — Voy. sur la signification de ces mots, Rosenbaum, *Die Lustseuche in Alterthüme*, § 10, p. 93 suiv.

[5] Πόρνοι, en latin *cinædi;* voy. sur ce mot le *Trésor grec*.

rangés par ordre autour de lui; chacun conserve la place qui lui a été assignée. Ceux qui approchent Mercure de plus près, qui l'entourent immédiatement, sont les géomètres, les mathématiciens, les philosophes, les médecins, les astronomes et les *grammairiens*[1]; viennent ensuite les peintres, les sculpteurs, les maîtres de grammaire, ceux qui travaillent le bois, les architectes, les lapidaires; au troisième rang sont tous les autres artistes. Tel est l'ordre spécial pour chaque groupe; mais tous ont toujours les yeux fixés sur le Dieu, et obéissent en commun aux ordres qui émanent de lui. Enfin vous apercevez à la suite de Mercure une foule qui forme comme une quatrième catégorie, mais elle ne ressemble en rien à celle qui court après la Fortune; car ce n'est point par les dignités politiques, par l'illustration de la naissance, ou par la richesse que ce Dieu a coutume de juger de la supériorité des hommes; il distingue et honore parmi tous les autres et tient toujours près de sa personne ceux qui mènent une vie vertueuse, qui excellent dans leur art, qui l'exercent suivant les règles, et qui obéissent à ses préceptes. A la vue d'une suite ainsi composée, vous serez saisi non-seulement du désir d'imiter tous ces hommes, mais de vénération pour eux. On y trouve Homère, Socrate, Hippocrate, Platon, et tous ceux qui sont passionnés pour ces écrivains que nous révérons à l'égal des Dieux comme les lieutenants et les ministres de Mercure. Parmi tous les autres, il n'en est aucun qui ne soit l'objet de ses soins; non-seulement il s'occupe de ceux qui sont présents, mais il monte sur le vaisseau avec ceux qui naviguent[2] et ne les abandonne pas

---

[1] Γραμματικός (*litteratus*) répond assez bien chez les auteurs classiques à notre mot *philologue* ou critique; pour les Alexandrins il désignait plus particulièrement, soit ceux qui interprétaient les poëtes, soit ceux qui enseignaient la grammaire ou qui écrivaient sur cette partie de la philologie, non d'une façon élémentaire mais avec les ressources de la critique et de l'érudition. Les γραμματισταί (*litteratores*) étaient proprement des humanistes, des pédagogues, des maîtres de grammaire pour les enfants. — Voy. du reste le *Trésor grec* à ces deux mots, et au mot κριτικός, ainsi que Facciolati, voc. *criticus*.

[2] Cicéron (*Pro Archia*, VII) a dit en parlant des plaisirs comparés aux études littéraires : « Ceteræ (sc. delectationes) neque temporum sunt, neque ætatum omnium, neque locorum; hæc studia adolescentiam alunt, senectutem oblectant; « secundas res ornant, adversis perfugium ac solatium præbent; delectant domi, « non impediunt foris, pernoctant nobiscum, peregrinantur, rusticantur. »

au milieu des naufrages. Ainsi Aristippe [1], pendant un voyage sur mer eut son vaisseau brisé par la tempête; jeté sur les côtes de Syracuse, il fut bientôt rassuré en voyant tracées sur le sable des figures géométriques: il pensa qu'il venait d'aborder chez des Grecs, chez des sages et non chez des barbares; il se dirige du côté du gymnase des Syracusains et à peine avait-il prononcé ces vers :

« Qui accueillera maintenant avec une chétive aumône OEdipe aujourd'hui errant? » Sophoc., *OEd. Colon.*, v. 3-4.

qu'on s'empresse autour de lui; on le reconnaît, et on lui prodigue aussitôt tout ce dont il a besoin. Quelques personnes qui devaient faire voile pour Cyrène sa patrie lui ayant demandé s'il avait quelque chose à faire dire à ses concitoyens : « Ordonnez-leur, répondit-il, d'acquérir seulement les biens qui suivent le passager à la nage lorsque le vaisseau est brisé. »

Chapitre vi. — Ceux qui courent après les richesses, perdent souvent la vie pour les sauver. — Singulière contradiction de ceux qui recherchent les esclaves habiles et les animaux bien dressés, et qui se négligent entièrement eux-mêmes. — A quoi ils ont été comparés par divers philosophes.

Beaucoup de ces misérables qui rapportent tout à la richesse, lorsqu'ils se trouvent dans de pareilles circonstances, ne pensant qu'à l'or et à l'argent, se chargent de leurs trésors, les suspendent à leurs vêtements, et perdent la vie [2]. Ils ne veulent pas considérer qu'eux-mêmes, les premiers, recherchent parmi les animaux sans raison ceux qui sont les plus industrieux. Ainsi ils préfèrent à tous les autres les chevaux qui sont dressés au combat, les chiens habitués à la chasse; ils font apprendre quelques métiers à leurs esclaves, souvent même ils dépensent en leur faveur beaucoup

---

[1] Cet Aristippe est le fondateur de la secte Cyrénaïque (cf. Diog. Laert., II, 8, 5). Vitruve (*De Architect.*, VI, præf.) raconte aussi ce trait; mais il fait aborder Aristippe à Rhodes et non à Syracuse. Diogène de Laerte (VI, 1, 4) attribue à Antisthène une réponse analogue à celle qui est mise par Galien dans la bouche d'Aristippe.

[2] Willet, dans ses notes, me paraît avoir torturé ce membre de phrase en cherchant à lui trouver un sens moral; à mon avis il signifie tout simplement que ceux qui, au milieu d'un naufrage, ne pensent qu'à ramasser leurs trésors, périssent au milieu des flots, soit pour avoir perdu un temps précieux, soit pour s'être chargés d'un poids qui les entraîne au fond de la mer.

d'argent, mais ils ne s'occupent pas d'eux-mêmes [1]. N'est-il pas honteux qu'un esclave soit estimé quelquefois dix mille drachmes quand le maître n'en vaut pas une? Mais que dis-je une [2]; on ne le prendrait même pas à son service pour rien. Peut-être de tels gens se méprisent-ils eux-mêmes, puisque seuls ils n'ont appris aucun art [3]? En effet, quand on les voit former des brutes à diverses industries, ne vouloir à aucun prix d'un esclave paresseux et ignorant, s'efforcer de tenir leurs champs et leurs autres possessions dans le meilleur état possible, mais se négliger eux-mêmes et ne pas savoir s'ils ont une âme ou s'ils n'en ont pas, n'est-il pas évident qu'ils ressemblent au plus vil des esclaves? C'est avec justice, qu'à de telles gens, si on en rencontre, on pourrait adresser ces paroles : O hommes! vos maisons, vos esclaves, vos chevaux, vos chiens, vos champs et tout ce que vous possédez est dans un état florissant, vous seuls êtes incultes! Démosthène et Diogène [4] avaient raison, le premier en appelant « *moutons chargés d'une toison d'or* » les riches ignorants; l'autre en les

---

[1] Une phrase presque analogue se trouve dans Xénophon, *Mem. Socrat.*, I, 5, 2.

[2] S. Clément d'Alexandrie (*Pædag.*, III, VI), dans un chapitre où il établit que le chrétien seul est riche, a une invective toute semblable contre les mauvais riches; il ne les compare pas même à leurs esclaves, mais à leurs chevaux.

[3] Dans les *Mémorables* de Xénophon (I, II, 59), on lit cette belle parole de Socrate : « Ceux qui ne sont utiles à rien, ni par les paroles, ni par les actes, et qui ne peuvent rendre aucun service ni à la guerre, ni à la ville, ni dans leur propre maison, doivent être éloignés de toute façon, surtout s'ils sont en outre présomptueux, lors même qu'ils possèdent de très-grandes richesses. » — Sappho dit aussi (*Fragm.*, 83, ed. Bergk) : « La richesse sans la vertu n'est pas un hôte inoffensif, mais la réunion des deux avantages est le comble du bonheur. »

[4] Wyttenbach (*Biblioth. crit.*, t. II, pars IIa, p. 108, et t. III, pars ult., p. 57-8) n'a pas retrouvé de traces de cet apophthegme dans les ouvrages de Démosthène. Mais, comme ce critique éminent le remarque, dans les citations de cette nature les auteurs se trompent très-souvent de nom, quelquefois même ils les inventent. Ne serait-il pas possible que Διογένης (Diogène le Cynique) fût une correction pour Δημοσθένης que portait un manuscrit? Les deux noms auraient ensuite passé dans le texte. — Quant à Diogène, son homonyme de Laerte (VI, II, 47) lui prête ce mot : Τὸν ἀμαθῆ πλούσιον πρόβατον εἶπε χρυσόμαλλον. Dans Galien il y a χρυσᾶ πρόβατα. Socrate (dans Stobée, *Florileg.*, tit. IV, n° 85, p. 57), en apercevant un jeune homme riche mais ignorant, s'écria : « Vous voyez un esclave d'or. »

comparant à des figuiers situés dans des lieux escarpés; les hommes ne profitent pas de leurs fruits, mais seulement les corbeaux et les geais [1]. De même les trésors de ces riches ne servent pas aux hommes vertueux, mais sont la proie des flatteurs qui passent à côté d'eux comme s'ils ne les connaissaient pas quand la Fortune vient à les dépouiller [2]. Aussi n'était-il point étranger aux muses celui qui comparait les riches à une fontaine : on y vient puiser l'eau tant qu'elle en contient, mais, quand elle est tarie, on y satisfait aux besoins de la nature, après avoir relevé sa tunique [3]. Du reste il est très-rationnel qu'un homme dont la seule recommandation est la richesse, se trouve dépouillé avec elle de tous les avantages qu'elle lui procurait. Que peuvent espérer, en effet, ceux qui n'ayant aucune qualité personnelle s'enorgueillissent de circonstances étrangères et dépendantes de la Fortune?

Chapitre vii. — Vanité des prérogatives de la naissance quand elles ne consistent pas à imiter les belles actions et les vertus de ses ancêtres. — Opinions d'Euripide, de Platon et de plusieurs autres écrivains sur cette matière. — Ce n'est pas non plus la patrie qui fait les grands citoyens, mais les grands citoyens qui illustrent leur patrie.

Tels sont aussi ces individus qui mettent en avant leur naissance, et qui en tirent une grande vanité. Comme ils ne possèdent aucune qualité qui leur soit propre, ils se mettent sous la protection de leurs ancêtres; ils ignorent sans doute que les titres de noblesse ressemblent aux pièces d'argent : elles ont cours dans la ville où elles ont été frappées; dans une autre, elles sont regardées comme de la fausse monnaie.

Jocaste : « Ton illustre naissance t'a-t-elle porté à un rang très-élevé?

---

[1] Diog. Laert., VI, ii, 60.

[2] On connaît ces vers si souvent répétés d'Ovide (*Trist.*, I, eleg. 8, v. 5-6) :

> Donec eris felix multos numerabis amicos,
> Tempora si fuerint nubila, solus eris.

Le traité de Plutarque *Sur le discernement des amis d'avec les flatteurs*, est un beau et utile commentaire du passage de Galien.

[3] Ἀνασυράμενοι προσουροῦσι. — Voy. Willet, p. 84. — Quel est cet οὐδὲ ἄμουσός τις qui fait cette comparaison assez peu décente? Willet l'ignore et je ne le sais pas davantage.

Polynice : « Il est mauvais de ne rien posséder; ma noblesse ne me nourrissait pas. » .Euripide, *Phenic.*, v. 404-5.

C'est un beau trésor, dit Platon, que les vertus de ses aïeux[1]; mais il est encore plus beau de pouvoir lui opposer ce vers mis dans la bouche de Sthénélé (*Iliade*, IV, 405) :

« Nous nous glorifions de valoir beaucoup mieux que nos pères. »

Car si la distinction du rang sert à quelque chose, ce doit être seulement à nous rendre jaloux de suivre les exemples traditionnels de la famille ; quand nous dégénérons beaucoup de la vertu de nos ancêtres, ils doivent en éprouver un grand déplaisir, s'il reste quelque sentiment aux morts[2]; et pour nous-mêmes, le déshonneur est d'autant plus grand que nous sommes d'une plus noble race[3]. Les hommes ignorants, mais d'une extraction tout à fait obscure, ont au moins cet avantage que la multitude ne les connaît pas tels qu'ils sont; lorsqu'au contraire l'illustration et la distinction de l'origine ne permettent pas de se tenir cachés, que doit-on espérer de cette condition, si ce n'est l'éclat du déshonneur?

Ceux qui se montrent indignes de leurs ancêtres ont droit à moins d'indulgence que les autres; si donc un homme pervers se vante de sa naissance, il rend par cela même ses méfaits d'autant plus impardonnables. En effet pour juger les gens du commun, nous n'avons ni les mêmes épreuves, ni la même pierre de touche que pour les personnes d'une illustre lignée.

---

[1] « Hériter de la renommée de ses pères est un beau et très-précieux trésor; mais dépenser ce trésor de richesses et de gloire, faute de l'avoir augmenté par ses propres ressources et par sa propre illustration, ne pas le transmettre à ses descendants, c'est honteux et indigne d'un homme. » Platon, *Menex.*, p. 247 B. — Plus haut, dans le même *Dialogue* (p. 247 A), Platon dit encore : « Que vos premiers, que vos derniers efforts, que toute votre ardeur tendent donc toujours et de toute manière (διὰ παντὸς πᾶσαν πάντως προθυμίαν) à élever votre gloire au-dessus de la nôtre et de celle de vos ancêtres. »

[2] On lit dans le *Ménexène* de Platon (p. 248 B-C) une phrase presque toute semblable : « S'il reste aux morts quelques sentiments pour les vivants, nous éprouverons surtout un grand déplaisir de savoir que nos parents se tourmentent et gémissent de leur sort; nous nous réjouirons au contraire de les voir supporter leur malheur avec résignation et modération. »

[3] « Majorum gloria posteris lumen est, neque bona, neque mala in occultis « esse patitur. » (Salluste, *Jugurtha*, LXXXV.)

Si les premiers sont des hommes médiocres, nous le leur pardonnons volontiers, trouvant une excuse dans la bassesse de leur origine; mais nous ne faisons aucun cas des nobles, s'ils ne se rendent pas dignes de leurs ancêtres, lors même qu'ils se distingueraient beaucoup du vulgaire. Il faut donc qu'un homme sensé apprenne un art[1]; s'il est de bonne famille, cet art ne le fera pas déroger; et s'il n'apporte pas le privilége de la naissance, il commencera sa race, imitant en cela le vieux Thémistocle. Comme on lui reprochait sa naissance : « Je commence, répondit-il, une race pour ceux qui me suivront; la mienne commencera avec moi; la vôtre finira avec vous[2]. » Mais voyez : on ne refuse au Scythe Anacharsis ni l'admiration, ni le nom de *sage*, bien qu'il soit barbare d'origine. Comme un jour on lui faisait affront de sa qualité de Scythe et de barbare : « Ma patrie, répondit-il, est une honte pour moi, mais toi tu es une honte pour ta patrie[3], » réduisant ainsi complétement au silence un homme qui ne méritait aucune considération, et qui ne pouvait se recommander que de son pays. Quand on examine les choses avec attention, on reconnaît que ce ne sont pas les villes qui font la gloire des citoyens, mais au contraire que ce sont les citoyens versés dans la culture des arts qui font l'illustration de leur patrie. D'où vient, en effet, la renommée de Stagire, si ce n'est

---

[1] C'est à peu près la thèse soutenue par Rousseau dans son *Émile*. Seulement Galien s'arrête aux arts proprement dits, et Rousseau descend jusqu'aux métiers.

[2] On ne sait d'où Galien a tiré ce trait de Thémistocle; toutefois Hérodote (VIII, CXXV), Platon (*De Republ.*, I, p. 429 E), et d'autres auteurs racontent quelque chose d'analogue : « Comme un certain Timodème d'Aphidné disait à Thémistocle qu'il avait été honoré à Lacédémone, non pour lui-même, mais en sa qualité d'Athénien : — Il est vrai, répondit celui-ci, si j'étais de Belbinte (île du golfe Salonique) je ne recevrais pas de tels honneurs des Spartiates, mais, toi, tu n'en recevrais pas lors même que tu serais Athénien. » — Stobée (*Floril.*, tit. LXXXVI, n° 15, p. 493) et Plutarque (*Apophth.*, p. 187 B) prêtent à Iphicrate tout ou partie de la réponse qui est mise par Galien dans la bouche de Thémistocle. — Du reste Cornélius Népos et Plutarque ne sont pas d'accord sur la noblesse de la famille de ce grand capitaine, et on n'a aucun moyen de savoir lequel des deux a raison.

[3] Voy. Diog. Laert., I, VIII, 5. — Dans Stob., *Floril.*, tit. LXXXVI, n° 16, p. 493, le mot est d'un tour moins heureux : « Je suis Scythe de nation, mais non de mœurs, » aurait répondu Anacharsis.

d'Aristote; et celle de Soli, si ce n'est d'Aratus et de Chrysippe[1]? Pourquoi le nom d'Athènes s'étend-il si loin? Ce n'est certes point à cause de la fertilité de son territoire, car le sol y est maigre; mais cela tient au grand nombre d'hommes supérieurs que cette ville a vus naître, et qui ont partagé avec elle l'éclat de leur renommée. Vous apprécierez toute la justesse de cette réflexion, si vous vous rappelez que la qualité d'Athéniens n'a servi à Hyperbole et à Cléon[2] qu'à rendre leur perversité plus évidente.

« Autrefois on appelait les Béotiens *pourceaux*[3], »
Dithyr. fragm., 52, ed. Bergk.

dit Pindare; — et ailleurs :

« [Énée, excite tes compagnons....] à montrer que nous ne méritons plus le renom de *pourceau béotien*[4], »
Olymp., VI, 90, ed. Bergk.

pensant avoir, par son talent poétique, effacé en quelque sorte le reproche d'ignorance attaché à toute une nation.

---

[1] Aratus est l'astronome fameux dont il nous reste quelques ouvrages, et Chrysippe est le philosophe stoïcien disciple de Zénon et successeur de Cléanthe.

[2] Thucydide (VIII, LXXIII) dit de cet Hyperbole que c'était un mauvais citoyen chassé de la ville, non parce qu'on le redoutait, mais à cause du déshonneur qu'il y causait par sa perversité. Aristophane le nomme souvent avec mépris et tout le monde était animé du même sentiment contre cet homme dépravé. Le démagogue Cléon est également flétri par Thucydide (III, XXXVI; IV, XXI et XXII) et par Aristophane; Plutarque (*De curios.*) l'appelle κωμῳδούμενον (*bafoué*, couvert de ridicule).

[3] On sait que la grossièreté, l'ignorance et la voracité des Béotiens sont restées proverbiales. Les auteurs de l'antiquité, poëtes ou prosateurs, sont remplis de traits satiriques contre les habitants de cette partie de la Grèce peu favorisée, du reste, par la nature. Horace (*Epist.* II, I, v. 244) ne croit pas mieux pouvoir peindre un jeune homme stupide que par ce trait :

Bœotum crasso jurares aëre natum.

Voy. aussi Gataker (*Adv. misc. posth.*, col. 549 suiv.).

[4] Pour mieux faire comprendre le sens de la citation de Pindare, j'ai ajouté entre crochets une partie du membre de phrase qui précède cette citation. — Énée est, suivant le scoliaste, un maître de chœur attaché à Pindare.

CHAPITRE VIII. — Sentiment des poëtes et des législateurs sur les avantages purement corporels. — Trait de Diogène qui confirme ce sentiment.

Le législateur d'Athènes, Solon, est peut-être digne d'éloges pour avoir affranchi le fils, auquel son père n'aurait appris aucun art, du soin de le nourrir dans sa vieillesse [1]. Comme [2] les arts s'exercent surtout à l'époque où le corps est dans son éclat, il arrive à beaucoup de jeunes gens doués d'une beauté remarquable, de négliger la culture de leur âme, et d'être obligés plus tard, mais quand cela ne leur sert plus à rien, de répéter avec le poëte :

« Puisse la beauté qui m'a perdu périr misérablement [3] ! »

Ils se rappellent alors la pensée de Solon qui recommandait de considérer surtout la fin dans la vie [4] ; ils jettent à la vieillesse une malédiction qu'ils méritent, et ils reconnaissent la vérité de ces vers d'Euripide :

« Il n'est pas sûr de posséder une beauté qui dépasse la beauté ordinaire. »

Fragm. incert., **985**, 156, ed. Dind., Oxon., 1851.

Il faut, comparant la beauté des jeunes gens aux fleurs du printemps, savoir que ses charmes ont peu de durée [5], et reconnaître la justesse de ces vers de la Lesbienne :

---

[1] Voy. Plutarque, *Vit. Solon*, XXII, p. 197 (t. I, p. 360, éd. R.), il paraît aussi qu'à Sparte Lycurgue avait privé des droits de citoyens les pères qui négligeaient l'éducation de leurs enfants.

[2] Tout ce membre de phrase, où il est fait une allusion détournée à un vice infâme, se lie assez mal avec le commencement du chapitre auquel Willet a voulu le rattacher; ce n'est point, en effet, quand la faute vient des enfants, mais quand elle vient des parents, que la loi de Solon, très-contestable du reste dans son principe, doit recevoir son application. On doit admettre que le texte a subi ici quelque altération ou mutilation, et séparer le membre de phrase en litige de ce qui le précède pour le réunir par le raisonnement à celui qui commence par ces mots : *Ils se rappellent alors*....

[3] Wyttenbach et Willet regardent ces vers comme appartenant à une tragédie indéterminée d'Euripide, mais je ne les vois point figurer dans la dernière collection des fragments de ce poëte, donnée à Oxford en 1851 par G. Dindorf; il n'est pas du tout certain qu'ils doivent lui être rapportés.

[4] C'est tout ce que nous savons de ce précepte de Solon. Bergk, dans son édition des poëtes lyriques, a négligé de relever ce passage. Des omissions analogues se remarquent pour Pindare et pour d'autres poëtes.

[5] Théocrite, dans ses *Idylles* (XXIII, 28), a exprimé cette idée avec sa grâce

« Celui qui est beau, ne l'est qu'autant qu'on le regarde. Celui qui est bon, sera toujours beau. »

Sappho, *fragm.* 102, éd. Bergk.

On doit aussi en croire Solon qui exprime le même sentiment.

Pour recevoir la vieillesse qui nous dresse des embûches comme une funeste tempête, il ne faut pas seulement préparer une chaussure et des vêtements, mais une maison commode et mille autres objets, imitant en cela le nautonier expérimenté qui se précautionne de loin contre l'orage [1].

Car ce mot est désolant :

« L'insensé connaît le mal quand il est arrivé. »

Enfin, dites à quoi peut servir chez un jeune homme la beauté qui n'est accompagnée d'aucun talent. Est-ce pour la guerre?[2] Mais on lui opposera avec raison ces paroles:

« Livrez-vous aux délicieuses occupations du mariage. »

Iliade, V, 249.

« Demeurez dans votre maison, pour vous y livrer aux travaux qui vous conviennent. » *Iliade*, VI, 490.

« Nirée le plus beau des Grecs qui vinrent sous les murs d'Ilion....; mais il n'était pas brave. » *Iliade*, II, 180-2.

Homère ne parle qu'une seule fois de ce Nirée, dans le dénombrement des vaisseaux, pour montrer, ce me semble, l'inutilité des hommes qui sont doués d'une très-grande beauté, lors-

---

ordinaire : « La rose est belle, mais le temps la flétrit; la violette est belle au printemps, mais elle vieillit vite; le lis est blanc, mais il se flétrit quand il tombe; la beauté des jeunes gens est belle, mais elle dure peu. »

[1] « Une vertu parfaite et une conduite parfaite sont nécessaires, dit Aristote (*Ethic. Nichom.*, I, x (ix), § 10 et 11), car il arrive dans la vie beaucoup de changements et d'infortunes, et il est possible que l'homme, heureux dans sa jeunesse, éprouve de grandes adversités dans sa vieillesse, comme on le raconte de Priam dans les vers héroïques. »

[2] « A quoi te serviront, dit Hector à Paris, et la lyre, et les dons de Vénus, et ta chevelure, et ta belle apparence, quand tu rouleras dans la poussière des combats? » *Iliade*, III, 54. — Voy. aussi Ovid., *Héroïd.*, XVII, 251 :

Quod bene te jactas et fortia facta recenses,
A verbis facies dissidet ista tuis.
Apta magis Veneri, quam sunt tua corpora Marti.
Bella gerant fortes; tu, Pari, semper ama.

qu'il leur manque tout ce qui sert à la pratique de la vie[1]. La beauté n'est pas même un moyen de s'enrichir, quoi qu'en disent quelques hommes pervers; car on retire un gain honnête, glorieux et sûr de l'exercice d'une profession; mais celui que rapporte le trafic de son corps et de sa beauté est infâme, et tout à fait répréhensible. Le jeune homme doit donc se conformer à cet ancien précepte [2] : Qu'il se regarde au miroir, et s'il est doué d'un beau visage, qu'il s'efforce de mettre son âme en harmonie avec son corps, persuadé qu'il est absurde qu'une âme déshonnête habite dans un beau corps; s'il trouve, au contraire, son corps difforme, qu'il cherche avec d'autant plus de soin à orner son âme, afin de pouvoir dire avec Homère :

« Un homme peut être inférieur en beauté, mais un Dieu orne sa laideur par les dons de l'éloquence; on se tourne vers lui, on le regarde avec attention; il parle avec assurance et avec une aimable modestie; il brille au milieu de l'assemblée, et quand il parcourt la ville, on le contemple avec admiration comme une divinité. » *Odyssée*, VIII, 169-173.

De tout ce qui vient d'être dit, il résulte évidemment pour ceux qui n'ont pas perdu tout à fait la raison, qu'il ne faut se prévaloir ni de la naissance, ni de la richesse, ni de la beauté, pour négliger la culture des arts.

Ce qui précède suffirait; mais je trouve mieux d'y ajouter une

---

[1] « La beauté et la force du corps, quand elles sont le partage d'une âme lâche et vicieuse, sont tout à fait déplacées; elles ne font que mettre plus en évidence celui qui les possède et signaler davantage sa lâcheté. » Platon, *Menex.*, p. 246 E.

[2] Ce précepte est de Socrate. Plutarque (*Præcept. conjug.*, p. 141 D) le rapporte en ces termes : « Socrate ordonne aux jeunes gens de se regarder au miroir, afin de s'embellir par la vertu, s'ils sont laids, et s'ils sont beaux, de ne pas souiller leur beauté par les vices. » Voy. aussi Diog. de Laert., II, v, 16. —Phèdre (III, 7) a mis cette pensée en apologue. Le précepte de Socrate était si connu dans l'antiquité que Galien dit, sans nommer l'auteur : Χρὴ τοίνυν τὸν νέον, πειθόμενον τῷ παλαιῷ παραγγέλματι. De même, Phèdre commence sa fable par ces mots : *Præcepto monitus*.—Sénèque, dans ses *Questions naturelles*, I, XIX, a également paraphrasé l'apophthegme de Socrate sans nommer ce philosophe, et il ajoute que les miroirs ont été inventés pour que l'homme se connût mieux.

excellente et dernière confirmation, en racontant le trait suivant de Diogène[1] :

Mangeant un jour chez un homme dont l'ameublement était parfaitement disposé, mais qui n'avait pris aucun soin de lui-même, il toussa comme pour cracher, et, promenant ses yeux autour de lui, il ne cracha sur aucun des objets avoisinants, mais sur son hôte lui-même; comme celui-ci lui reprochait avec indignation sa grossièreté, et lui en demandait la cause : « Je n'ai rien vu, dit-il, dans cette chambre, d'aussi sale que le maître de la maison : les murs sont ornés de belles peintures; le pavé est formé d'une mosaïque de grande valeur, qui représente les images des Dieux; tous les ustensiles sont brillants et propres; les tapis et le lit sont merveilleusement travaillés; je n'ai vu de sale que le maître de toutes ces choses; or, la coutume générale est de cracher sur ce qu'il y a de plus abject. »

Jeune homme, gardez-vous donc de mériter qu'on vous crache dessus! Évitez cette marque d'infamie, quand même tout votre entourage serait magnifique. Il est rare, sans doute, qu'un même homme réunisse tous les avantages : naissance, fortune et beauté; mais si cela vous arrivait, ne serait-il pas déplorable que vous seul, au milieu de tant de splendeur, soyez digne de recevoir un crachat?

Chapitre ix. — Exhortation aux jeunes gens pour qu'ils ne se laissent pas séduire par les arts inutiles ou méprisables. — L'auteur cherche aussi à les prémunir contre la faveur publique qui s'attache à la profession d'athlètes.—Que l'homme tient à la fois des Dieux et des brutes, et qu'il doit s'efforcer de se rapprocher surtout des premiers. — On ne mérite pas les honneurs divins pour avoir gagné le prix de l'adresse ou de la force, mais par la science.

Courage, jeunes gens, qui, après avoir entendu mes paroles, vous disposez à apprendre un art! Mais prenez garde de vous laisser séduire par un imposteur ou un charlatan qui vous enseignerait une profession inutile ou méprisable. Sachez, en effet, que toute occupation qui n'a pas un but utile dans la vie, n'est pas un

---

[1] Diogène de Laerte (VI, II, 6, 32), raconte aussi ce trait, mais avec beaucoup moins de détails. Ailleurs (II, VIII, 4, 75) il attribue à Aristippe une conduite semblable.

art[1]. Quant aux autres occupations, vous savez par vous-mêmes, j'en suis persuadé, qu'il ne faut point, par exemple, appeler un art, ni ce talent qui consiste à voltiger[2], à marcher sur une corde mince, à tourner en cercle sans vertige, ni celui de Myrmécide

---

[1] Cette définition se retrouve à peu près textuellement dans Lucien (*Parasit.*, IV, p. 840); c'est évidemment aussi l'opinion de Platon (*Polit.*, p. 341 c, et p. 342), dans son habile argumentation contre Thrasymaque. Aristote (*Moral. Nichom.*, I, 1, 1), a dit à peu près dans le même sens : « Tout art, toute méthode, toute œuvre et toute intention paraissent tendre vers le bon. »

[2] Le texte vulgaire a πεττευριπτεῖν, c'est-à-dire τοὺς πεττοὺς εὖ ῥίπτειν (*bien jeter les dés*). Ce mot ne paraît se trouver que dans ce passage de Galien; aussi Jamot, Goulston et Chartier le regardent-ils comme fort suspect et veulent lire πεταυριστεῖν dérivé régulièrement de πέταυρον, qui signifie proprement un perchoir fixe pour les oiseaux domestiques. Les archéologues sont fort incertains sur la vraie nature du *pétaurisme;* Krause (*Gymn. u. Agon. der Hellenen,* t. I, p. 325-6) est d'avis qu'il s'agit d'une balançoire; c'était aussi, à ce qu'il paraît, celui de Mercuriali (*De arte gymn.*, III, VIII); mais je regarde cette opinion comme très-peu d'accord avec les textes où il est question du *pétaurisme,* textes presque exclusivement latins, attendu que ce jeu ne paraît pas avoir été fort en usage chez les Grecs. Facciolati dans son *Lexique* a rassemblé avec beaucoup de soin tous les passages des auteurs, et de leur confrontation il résulte pour moi que le *pétaurisme* consistait essentiellement à sauter d'une espèce de perche ou bâton, ou à se précipiter comme si on volait, et peut-être en faisant la culbute. Suivant quelques auteurs les pétauristes étaient aussi lancés par le mouvement d'une roue, mais je crois qu'il s'agit ici d'un jeu différent du *pétaurisme* et analogue à celui dont Aristophane parle dans le Δαίδαλος. (*Fragm.* 234 (3), éd. Dind.) Un vers de Martial (XI, 21, 3) a fait aussi penser que le *pétauriste* passait à travers une roue en mouvement; mais ce vers présente beaucoup d'obscurité. — Peut-être le *pétaurisme* ressemblait-il à ce jeu qui consiste à se lancer en l'air en se plaçant à l'extrémité d'une longue planche douée d'un mouvement élastique. — Quoi qu'il en soit, le pétaurisme est rangé par les anciens dans la classe des sauts, et même Pline (XI, XXXIX) appelle *petauristæ* certains insectes immondes du genre des puces. Un scoliaste de Juvénal (voy. Ang. Maï, *Glossarium novum latin.*) dit que le *pétaurisme* chez les Africains consistait à se faire lancer entre les cornes d'un taureau. Voy. aussi du Cange, voce *Petauristarii;* ajoutez enfin que la machine de guerre décrite par Polybe (VIII, VI, 8), et probablement figurée dans Caylus (*Rec. d'antiq.*, t. V, pl. 86, n° 2, p. 241) est appelée πέτευρον et était disposée pour sauter dans la place. La correction de Jamot et des autres éditeurs est d'autant plus probable que les anciens mentionnent souvent ensemble le *funambulisme* et le *pétaurisme.* — Willet défend la leçon πεττευριπτεῖν, en se fondant sur ce que dans Homère on trouve la mention du jeu qui serait désigné par πεττευριπτεῖν; mais cela n'est point une raison suffisante.

d'Athènes, et de Callicrate de Lacédémone[1]. Mais je crains que le métier d'athlète[2], qui se vante de donner la force au corps, qui

[1] « Oculorum acies vel maxime fidem excedentia invenit exempla.... Calli« crates ex ebore formicas et alia tam parva fecit animalia ut partes eorum a cæ« teris cerni non possent. Myrmecides quidem in eo genere inclaruit, a quo qua« drigam ex eadem materia, quam musca integeret alis, fabricatam, et navem « quam apicula pennis absconderet. » Pline, *Hist. nat.*, VII, XXI. — Cf. aussi XXXVI, IV, 29, Varron, *De Ling. lat.*, VII, I, et IX, 108, édit. Mueller, et Cicéron, *Acad.*, II, XXXVIII. — Plusieurs artistes des temps modernes, entre autres L. Séries (voy. Mariette, *Pierres gravées*, t. I, p. 424), ont rivalisé de patience et d'habileté avec les Myrmécide et les Callicrate. — Je m'explique mal, je l'avoue, comment Galien a pu mettre sur le même rang les *Funambules* et de véritables artistes; car ce n'est pas tout à fait le cas de répéter ici avec Martial (epigr. II, 86, v. 9-10) :

Turpe est difficiles habere nugas,
Et stultus labor est ineptiarum.

Sans doute, on ne peut comparer ni Myrmécide et Callicrate, ni Séries, aux maîtres dans l'art du ciseleur; on ne saurait nier néanmoins que les ouvrages infiniment petits et bien modelés, ne soient la preuve d'un talent réel, uni à une rare patience et à une extrême délicatesse de main. L'assimilation que fait Galien dans cet opuscule me paraît d'autant plus surprenante, que dans le traité *De l'utilité des parties* (voy. dans ce volume le chap. 1er du livre XVII, vers la fin), il loue précisément un travail du genre de ceux de Callicrate.

[2] Galien ne manque jamais l'occasion de prodiguer les injures aux athlètes, qu'il ne craint pas de mettre au-dessous même des cochons (voy. plus loin, ch. XI. — *Utrum medic. sit an gymn. hyg.*, XXXVII, t. V, p. 878; *Parvæ pil. exercit.*, 3, *ib.*, p. 905; *Comm. IV in lib. Hipp. De alim.*, § 2, t. XV, p. 398). Longtemps avant lui, Solon (*Diog. Laert.*, I, II, 8), Xénophane, dans *Athénée*, X, VI, et Euripide, *ibid.*, V (voy. ch. X, une partie de ce passage d'Euripide), avaient jeté un blâme sévère sur la profession des athlètes, attendu qu'elle ne se prêtait ni à former de braves soldats, ni à procurer de bons administrateurs à l'État. Platon est du même avis (*De republ.*, III, p. 403 E). A l'origine de la société grecque, la gymnastique n'avait pour but que de rendre le corps à la fois plus robuste et plus agile; mais elle devint bientôt une espèce d'*entraînement*, et déjà, au temps de Pindare, elle avait dégénéré; aussi, dans les louanges que le poëte thébain prodigue aux vainqueurs, doit-on voir plutôt l'enthousiasme de l'imagination dominée par le côté brillant des jeux, que le sentiment de la complète réalité. — Ni Platon (voy. A. Kapp, *De Plat. re gymnast.*, Hammonæ, 1828, 4°), ni Galien, ne confondaient la *gymnastique* proprement dite avec les exercices athlétiques; ce dernier regarde au contraire la gymnastique comme une partie de la médecine ou plutôt de l'hygiène. Faber, dans son *Agonisticon*, chap. II, ne paraît pas avoir bien compris cette importante distinction du médecin de Pergame.

procure un grand renom auprès de la multitude, et que nos ancêtres honoraient, aux frais de l'État, par des distributions journalières d'argent[1], qui est même estimé à l'égal des positions les plus illustres[2], ne séduise quelques-uns d'entre vous, jusqu'au point de vous le faire préférer à un art véritable. Je crois donc devoir vous mettre en garde contre cette profession, car on se laisse facilement égarer dans les choses sur lesquelles on n'a pas réfléchi.

L'homme, jeunes gens, tient à la fois des Dieux et des animaux sans raison, des premiers comme être raisonnable, des seconds comme être mortel. Le mieux est donc de s'attacher aux rapports les plus nobles et de prendre soin de son éducation; si on réussit on acquiert le plus grand des biens; si on échoue on n'a pas la honte d'être au-dessous des animaux les plus inutiles. Si les exercices athlétiques manquent leur but, c'est un affront; s'ils l'atteignent, on ne l'emporte même pas sur les brutes. Qui est plus vigoureux qu'un lion ou qu'un éléphant? Qui est plus rapide à la course qu'un lièvre? Qui ne sait que les Dieux eux-mêmes sont honorés seulement à cause des arts qu'ils ont exercés? On ne décerne pas non plus aux personnages illustres les honneurs divins pour avoir bien couru dans le stade, lancé le disque, ou lutté

---

[1] On voit par Diogène de Laerte (I, II, 8) que déjà Solon avait été obligé de réduire les récompenses en argent qu'on donnait aux athlètes, et qu'il avait établi une règle de proportion, suivant l'importance des jeux et des exercices, attendu qu'il est absurde d'élever ces récompenses, et qu'on doit le faire seulement pour ceux qui meurent en combattant, et dont les enfants doivent être nourris aux frais de l'État. — Les athlètes étaient en tel honneur en Grèce, que Cicéron a pu dire (*Pro Flacco*, XIII) des vainqueurs au pugilat dans les jeux olympiques : « Hoc est apud Græcos.... prope majus et gloriosius esset quam « Romæ triumphasse. »

[2] Voy., sur les honneurs rendus aux athlètes, Faber, *Agonisticon*, I, III, et *passim*, II, IX-XIII ; XVII-XX ; XXII-XXV et XXVII : III, I. Mais l'auteur montre peu de critique en ne distinguant pas assez les diverses époques de l'histoire, les différents pays, et les genres variés d'exercices et d'honneurs, et en n'apportant pas assez de discernement dans le choix des textes.—Mercuriali (*De re gymn.*, I, III) et Faber (*libr. laud.* III, init.), ont rapporté aux athlètes un texte de Pline (XVI, LIII : *Ludos ineunti semper assurgi etiam a Senatu*, etc.), qui évidemment, dans la pensée de l'auteur, regarde ceux qui ont reçu une couronne pour avoir rendu quelque service éclatant à l'État. — On pourra consulter aussi O. Falconerius (*Inscript. athlet.*, dans Gronovius, t. VIII, p. 2295 et suiv.).

avec avantage, mais pour avoir rendu des services dans la pratique de leurs arts. Esculape et Bacchus, qu'ils aient été d'abord des hommes ou qu'ils soient nés Dieux, ont été jugés dignes des plus grands honneurs, le premier parce qu'il inventa la médecine, le second, parce qu'il apprit à cultiver la vigne [1]. Si vous n'ajoutez pas foi à mes paroles, croyez du moins l'oracle d'Apollon Pythien; c'est lui qui a déclaré Socrate le plus sage des mortels [2], et qui, s'adressant à Lycurgue, lui dit :

« Tu viens vers mon temple fortuné, ô Lycurgue, [agréable à Jupiter et à tous les dieux qui occupent les demeures de l'Olympe]; je ne sais si je dois t'appeler un Dieu ou un homme, mais je crois plutôt, ô Lycurgue, que tu es un Dieu [3]. »

Le même oracle ne rendit pas un honneur moins grand à la mémoire d'Archiloque. Comme l'assassin de ce poëte voulait pénétrer dans le temple d'Apollon, le Dieu le chassa en lui disant :

« Tu as tué le nourrisson des Muses, sors de mon temple! [4] »

Chapitre x. — Les suffrages de la foule ne suffisent pas pour relever la profession des athlètes; ce n'est pas à la foule qu'on se confie pour les choses ordinaires de la vie, mais aux gens spéciaux et habiles. — Sentiment des poëtes et des autres écrivains sur la condition misérable des athlètes et sur leur inutilité. — L'auteur se propose de rechercher si la profession d'athlète a quelque utilité publique ou privée, et il rapporte à ce propos une anecdote sur Phryné.

Et vous, parlez-moi de pareils honneurs rendus aux athlètes? Mais vous ne répondez pas parce que vous n'avez rien à dire, à

---

[1] « Hic est, dit Pline (*Hist. nat.*, II, vi), vetustissimus referendi *bene meren-* « *tibus* gratiam mos, ut tales numinibus adscribant. »

[2] « Sage Sophocle, plus sage Euripide, le plus sage des hommes, Socrate. » Cet oracle se trouve en entier ou en partie dans plusieurs auteurs anciens, et notamment dans Platon (*Apol.*, p. 21 A); dans Xénophon (*Apol. Socr.*, § 14); dans Diogène de Laerte (II, v, 28) et dans le scol. d'Aristophane (*Nub.*, 98).

[3] Cet oracle en vers se trouve dans Hérodote (I, lxv).—Voy. aussi Xénophon (*Lib. sup. laud.*, § 15). J'ai ajouté entre crochets les vers omis par Galien.

[4] Cette histoire est racontée par plusieurs auteurs, entre autres par Aristide (Oxon., 1730, t. II, p. 293), par Plutarque (*De sera num. vind.*, xvii, p. 560 E), par Eusèbe (*Præp. evang.*, V, xxxiii), et par Suidas (voce Ἀρχίλοχος). Le meurtrier d'Archiloque est nommé Callondas, *le corbeau*, par Plutarque et Suidas, et Archias par Œnomaüs, dans Eusèbe.—Voyez, pour plus de détails, Wyttenbach, *Ad Plut.*, *loc. laud.*

moins que vous ne méprisiez les témoignages que j'invoque, comme indignes de votre confiance. Vous me laissez, en effet, soupçonner une pareille intention lorsque vous en appelez au témoignage de la multitude et que vous invoquez les suffrages qu'elle accorde aux athlètes. Mais vous-mêmes, quand vous êtes malades, vous ne vous mettez pas, je le sais, entre les mains de la foule, vous vous confiez au contraire à quelques hommes d'élite, et encore, parmi ceux-ci, vous choisissez le médecin le plus habile. Quand vous êtes sur mer, vous ne donnez pas le gouvernail aux passagers, mais au pilote seul ; de même, pour les choses de moindre importance, on a recours au charpentier si on bâtit, et au cordonnier si on a besoin de chaussures[1]. Comment se fait-il donc que dans une affaire aussi importante que celle dont il s'agit, vous revendiquiez pour vous seuls le droit de juger, et que vous l'ôtiez à ceux qui sont plus sages que vous? Car je veux bien dans ce moment ne pas parler des Dieux. Ecoutez donc le sentiment d'Euripide sur les athlètes :

« Mille maux affligent la Grèce, il n'en est pas de plus grand que la race des athlètes ! D'abord ils n'apprennent, ni ne pourraient apprendre à mener une vie honnête. Comment, en effet, un homme esclave de sa bouche et dominé par son ventre pourrait-il amasser quelque argent pour nourrir son vieux père ? Ils ne sont donc capables ni de souffrir le besoin, ni de surmonter l'adversité ; habitués aux mauvaises mœurs, ils se tirent difficilement d'embarras. »

Autolyc. Fragm. **281**, 1, ed. Dind., Oxon., 1851.

---

[1] Wyttenbach, dans sa *Bliblioth. critique*, t. II, part. II, p. 109, est d'avis que ce passage a été emprunté au *premier Alcibiade* de Platon. « Hæc tamen similia « sunt iis, quæ apud Platonem disputantur, *Alcib.*, I, ut inde sumpta esse appa- « reat. » Il est vrai qu'au commencement du dialogue, Socrate cherche à convaincre Alcibiade que ce n'est pas de la foule qu'on apprend ni la notion du juste et de l'injuste, ni toutes les idées qui regardent l'homme et les choses ; mais les paroles ne sont pas du tout semblables, et je trouve une bien plus grande analogie entre les réflexions de Galien et le passage suivant de Xénophon (*Mem. Socr.*, III, III, 9) : « SOCRATE. Certes, tu sais que dans toutes les choses de la vie, on se fie de préférence à ceux qu'on regarde comme les meilleurs ; ainsi, en cas de maladie, on se remet surtout entre les mains de celui qu'on estime être le médecin le plus excellent ; sur mer, on se confie au meilleur pilote, et pour les travaux de la terre, au meilleur agriculteur, etc. » Voyez aussi Lucien, *Hermotim.*, LII, t. I, p. 993-4.

Écoutez maintenant, si vous le voulez, ce que le même poëte dit de l'inutilité de tout ce que font les athlètes :

« Quel homme habile à la lutte, ou rapide à la course, ou lançant adroitement le disque, ou sachant bien briser une mâchoire, a mérité une couronne civique en servant le pays de ses pères? » *Autolyc. fragm.* **281**, 1, ed. Dind., Oxon. 1851.

Enfin, si vous voulez entendre un jugement encore plus explicite, écoutez de nouveau Euripide :

« Combat-on dans la mêlée le disque en main, repousse-t-on les ennemis de la patrie en courant à travers des boucliers; personne ne fait de pareilles sottises quand il est devant le fer ennemi. » *Ibid.*

Rejetterons-nous le témoignage d'Euripide et des écrivains qui lui ressemblent pour nous en rapporter au jugement des philosophes? Mais tous, comme d'une commune voix, condamnent la profession d'athlète. Quant aux médecins, pas un seul, non, pas un seul, ne l'a approuvée. — Écoutez d'abord Hippocrate (*De alim.*, Foës, p. 382, l. 29) :

« La diathèse athlétique, dit-il, n'est pas naturelle, mieux vaut la complexion (ἕξις) saine[1]. »

---

[1] D'après Galien (*De bono hab.*, I, t. IV, p. 750), on appelle ἕξις tout ce qui est persistant et difficile à transformer, μόνιμον καὶ δύσλυτον (cf. aussi Arist., *Categ.*, V et VI; *Metaph.*, IV, XX; Galien, *Utrum med. sit an gymn. hyg.*, XII, t. V, p. 834, et *Meth. med.*, II, III, t. X, p. 87). Il semble ressortir de plusieurs endroits de Galien (voy. *Ars med.*, XIV, t. I, p. 841, *Comm. II in vict. acut.*, § 31 et 47, t. XV, p. 570 et 610. — Cf. aussi Gorræus, *Definit. med.* v. Ἕξις, et l'*Ind.* de M. Ermerins sur Arétée), que ce mot était principalement employé par les médecins pour désigner l'état des solides, surtout celui des parties externes. Or, εὐεξία ne signifiant pas autre chose qu'une bonne ἕξις, ce mot devait s'employer naturellement pour désigner un bon état des solides, surtout des parties extérieures, c'est-à-dire une bonne *complexion*. Il faut remarquer cependant que Galien (*De bono hab.*, loc. cit., p. 750 sqq.; *Utrum medic.*, etc., IX, t. V, p. 819, *Comm. in Salub. diæt.*, § 28, t. XV, p. 217, *Comm. in Aphor.*, I, 3, t. XVII, B, p. 362) fait souvent une distinction entre l'εὐεξία proprement dite, et l'εὐεξία des athlètes. La première était exactement la santé parfaite (voy. Galien, *De bono hab.*, loc. cit., p. 751; *Utrum medic.*, etc., XII et XV, p. 824 et 830; Suidas, *in voce*); la seconde, au contraire, recherchait quelque chose de plus, et particulièrement la masse des chairs (Galien, *De bono hab.*, loc. cit., p. 753). Mais il pa-

Tous les médecins les plus célèbres sont d'accord avec lui.

Cependant je ne voudrais pas seulement juger d'après les témoignages, car c'est plutôt un procédé de rhétorique que le fait d'un homme estimant la vérité. Mais puisque quelques personnes recourant aux suffrages de la multitude et à la vaine gloire qu'ils procurent, refusent de considérer la profession d'athlète dépouillée d'un prestige étranger, je suis contraint de leur opposer aussi des témoignages, afin qu'ils sachent bien que même de ce côté ils n'ont pas plus d'autorité que nous.

L'histoire de Phryné[1] me semble venir ici fort à propos : Assistant un jour à un banquet, où l'on jouait à ce jeu qui consiste à commander chacun à son tour ce que l'on veut aux convives, Phryné voyant que les femmes avaient peint leur visage avec de l'orcanette, de la céruse et du rouge[2], ordonna de tremper les mains dans l'eau, de se toucher le visage et de l'essuyer aussitôt avec un linge; elle commença par le faire elle-même; alors on vit la figure des autres femmes toute couverte de taches;

---

rait que la première εὐεξία était une conception purement médicale; et comme l'embonpoint a été de tout temps considéré comme un signe de santé par les gens étrangers à la médecine, εὐεξία signifiait pour le vulgaire tout simplement l'*embonpoint*. Les médecins eux-mêmes se conformaient quelquefois à cet usage. Ainsi Théophile (*Comm. in Aph.*, I, 3, édit. Dietz, t. II, p. 258) dit εὐεξίαν Ἱπποκρ. καλεῖ τὴν πολυσαρκίαν, et, suivant Aristote (*Eth. Nicom.*, V, I), l'εὐεξία consistait dans la densité de la chair, tandis que, suivant Galien (*Comm. in diæt. salub.*, loc. cit.), c'était justement la densité de la chair qui rendait la santé des athlètes si précaire. Selon Zénon le Stoïcien, au contraire (ap. Gal., *De plac. Hipp. et Plat.*, V, II, t. V, p. 440), c'était la bonne proportion des quatre qualités élémentaires qui produisait l'εὐεξία. — Quant à l'embonpoint des athlètes, il n'est pas nécessaire de nous y arrêter, car on trouvera d'amples détails sur ce sujet dans Krause (*Die Gymnast. und Agonist. der Hellenen*, p. 656 sqq.). Remarquons seulement qu'on regardait cet embonpoint des athlètes comme étant uniquement formé de chair et non de graisse (voy. Arist., *Problem.*, VIII, 4).— Cf. aussi note 3, de la page 35.

[1] Courtisane grecque célèbre par sa beauté et pour avoir contribué de son argent à faire relever les murs de Thèbes, renversés par Alexandre (voy. Ælian., *Var. hist.*, IX, XXXII, et les notes de Kuehn, t. II, p. 42). —L'histoire que raconte Galien ne paraît pas se retrouver ailleurs.

[2] En parlant du luxe des femmes, Lucien (*Amor.*, XL, t. II, p. 440-1) dit : « Il semble que toute l'Arabie s'exhale de leur chevelure. » Ὅλην Ἀραβίαν σχεδὸν ἐκ τῶν τριχῶν ἀποπνέουσαι.

on eût dit des épouvantails[1]; Phryné seule parut plus belle, car elle seule possédait une beauté naturelle, sans fard, et qui n'avait pas besoin de détestables artifices.

Ainsi comme la vraie beauté doit être appréciée par elle-même et débarrassée de tous les ornements factices, de même, il faut examiner uniquement si la profession d'athlète renferme en elle-même quelque utilité publique pour l'État, ou privée pour celui qui l'exerce.

CHAPITRE XI. — Que les athlètes ne possèdent ni les biens de l'âme, ni ceux du corps, ni les biens extérieurs. — Leur âme est noyée dans un bourbier de chair et de sang; leur corps est soumis à toutes sortes d'infirmités par suite des excès de tout genre auxquels ils se livrent.

Il y a dans la nature les biens de l'âme, ceux du corps et les biens extérieurs[2]; on ne saurait imaginer aucune autre espèce de biens. Les athlètes n'ont jamais joui des biens de l'âme, pas même en songe; cela est tout à fait évident; car bien loin de savoir si leur âme est raisonnable, ils ignorent même s'ils en ont une. Comme ils amassent une grande quantité de chair et de sang[3],

---

[1] Μορμολυκεῖον signifie proprement un masque d'acteur; mais ce mot a servi ensuite à désigner un *épouvantail*, c'est-à-dire tout ce qui cause de vaines terreurs (voy. le *Trés. grec*).

[2] C'est une division tout aristotélique des diverses espèces de *biens*, ainsi que le remarque Willet. Il faut ajouter avec Cicéron (*De Finib.*, II, XXI) : « Pugnant Stoïci cum Peripateticis. Alteri negant quidquam esse bonum, nisi quod honestum sit; alteri plurimum se et longe, longeque plurimum tribuisse honestati, sed tamen et in corpore et extra statuisse quædam bona. » — « Et certamen honestum, — s'écrie Cicéron, — et disputatio splendida! Omnis est enim de virtutis dignitate contentio! »

[3] Cette surcharge de chairs et de sang se faisait particulièrement remarquer chez les athlètes qui s'exerçaient à la *lutte*, au *pancrace* et au *pugilat*, car les coureurs devaient être au contraire légers et agiles. Les monuments antiques représentent souvent cet embonpoint démesuré (voy. par exemple Krause, *Gymn. und Agon. der Hellenen*, pl. 17 et 18, et t. II, p. 658). Cet excès d'embonpoint ou d'εὐεξία était précisément la cause des maladies fatales auxquelles les athlètes étaient sujets, ainsi qu'Hippocrate (*Aph.*, I, 3) et Aristote, dans ses *Problèmes* (I, 28), l'ont remarqué. « Quand les vaisseaux, dit Galien (*Comm. I in Aph. Hipp.*, § 3, t. XVII[2], p. 363), sont remplis outre mesure par les boissons ou les aliments, il y a danger qu'ils se rompent ou que la chaleur naturelle elle-même soit étouffée ou éteinte; cela est arrivé à plusieurs athlètes qui sont morts

leur âme est comme noyée dans un vaste bourbier [1]; elle ne peut avoir aucune pensée nette; elle est aussi stupide que celle des brutes. Les athlètes prétendent peut-être qu'ils participent à quelques-uns des biens corporels; peuvent-ils se prévaloir de la santé, le plus grand des biens? Mais on ne trouve chez personne une diathèse plus chancelante que chez les athlètes, s'il faut en croire cette parole d'Hippocrate (*Aph.*, I, 3): « L'embonpoint extrême que recherchent les athlètes est trompeur. » Tout le monde admire aussi cette belle sentence du même Hippocrate : « Que l'entretien de la santé consiste à éviter la satiété dans la nourriture, et la fatigue dans les exercices [2]. » *Ep.*, VI, 4, 18, t. V, p. 312.

---

subitement après être arrivés à une réplétion extrême. » Voy. Plutarque (*De sanit. tuend.*, V, p. 124) qui raconte la mort subite du pancratiaste Régulus. — Ailleurs (*Utrum medic. sit in gymn. hyg.*, XXXVII, t. V, p. 876), le même Galien dit : « La santé consiste dans une certaine mesure, mais la gymnastique des athlètes engendre l'excès; elle produit des chairs abondantes et denses; elle augmente la quantité du sang et le rend très-tenace, et très-visqueux; elle a pour but, en effet, de développer non-seulement la force, mais le volume et le poids du corps, afin de mieux écraser l'adversaire; de telle sorte que ce métier est non-seulement inutile pour le jeu naturel des fonctions, mais encore dangereux sous tous les autres rapports. » Voy. aussi *De bono habitu,* t. IV, p. 753; Plutarque, *De sanit. tuenda*, XVI, p. 130 A, et Philon (*Leg. sacr. alleg.*, I, t. I, p. 63, éd. Mangey, 1742) : « L'athlète et moi, dit ce dernier, nous vivons d'une manière très-différente : je mange seulement pour vivre, lui vit pour engraisser et pour se fortifier. » — Théocrite, dans sa XXIIe idylle (v. 44 et suiv.), nous a laissé le portrait d'un de ces athlètes, d'une corpulence formidable sous les traits d'Amycus : « Là, un homme immense était assis en plein air, terrible à voir, aux oreilles brisées par les durs gantelets; sa poitrine gigantesque était fortement bombée, et son large dos était recouvert d'une chair de fer, comme serait celle d'un colosse fabriqué avec le marteau; sur ses bras vigoureux, les muscles de l'épaule se dressaient comme ces blocs de pierre que le torrent polit en les roulant dans ses vastes flots. » — Lucien (*Dialogues des Morts*, X, v) nous représente plaisamment Mercure ordonnant à un athlète de déposer sa chair avant d'entrer dans la barque, de peur de la faire chavirer : « Toi, ô homme épais, muni de chairs abondantes, qui es-tu? — Damasias l'athlète.... Reçois-moi, puisque je suis nu. — Toi nu, mon cher, oh non, tu es entouré de trop de chairs! Dépouille-toi de ce fardeau avant d'entrer dans la barque, et n'y mets d'abord qu'un pied. »

[1] Ce membre de phrase, comme le remarque Wyttenbach (*Bibl. crit.*, p. 110), semble tiré de Platon (*De republ.*, VII, XIX, p. 533 D) : « Καὶ τῷ ὄντι ἐν βορβόρῳ βαρβαρικῷ τινι τὸ τῆς ψυχῆς ὄμμα κατορωρυγμένον ἠρέμα ἕλκει καὶ ἀνάγει ἄνω. »

[2] Socrate (Xénophon, *Mem. Socr.*, I, II, 4) exprime la même pensée en d'autres termes.

Mais les athlètes s'étudient à faire tout le contraire ; ils se fatiguent outre mesure, se gorgent de nourriture, et s'efforcent avec une fureur qui ressemble à celle des *corybantes* de mettre en défaut les paroles du divin vieillard. Traçant les règles du régime salutaire, Hippocrate (*Epid.*, VI, 6, 2, t. V, p. 324) dit : « Fatigues, nourriture, boissons, sommeil, plaisirs de l'amour, que tout soit modéré [1]. »

Mais les athlètes se fatiguent chaque jour avec excès aux exercices, se remplissent de mets, se forcent pour manger, et prolongent souvent leurs repas jusqu'au milieu de la nuit [2]. Aussi pourrait-on leur adresser avec justice ces paroles :

« Les Dieux et les hommes qui combattent à cheval dorment pendant toute la nuit, domptés par un sommeil paisible ; mais le sommeil ne visite pas les misérables athlètes [3]. »

Iliad., XXIV, 677-9.

La même mesure qui préside à leurs exercices et à leurs repas règle aussi leur sommeil. En effet, à l'heure où les gens qui vivent selon les lois de la nature quittent le travail pour prendre leur repas, les athlètes se réveillent. Leur vie se passe comme celle des porcs, à cette exception près, cependant, que ceux-ci ne se fatiguent pas outre mesure, et ne se forcent pas pour manger [4],

---

[1] La modération en toutes choses est le fond de toute hygiène comme de toute philosophie ; aussi est-elle recommandée sous toutes les formes dans les écrits des anciens et des modernes.

[2] « On les voit, dit Galien (*Utrum medic. sit an gymn. hyg.*, XXXII, t. V, p. 879), passer toute leur vie à tourner dans un cercle, ou à manger, ou à boire, ou à dormir, ou à décharger leur ventre, ou à se rouler dans la poussière et dans la boue. »

[3] Le dernier vers d'Homère est :

Ἀλλ' οὐχ Ἑρμείαν ἐριούνιον ὕπνος ἔμαρπτεν.

Pour l'accommoder à son sujet, Galien l'a changé en celui-ci :

Ἀλλ' οὐχ ἀθλητὰς κακοδαίμονας ὕ. ἔμ.

[4] Voy. Athénée, *Deipnosoph.*, X, I-VII. — Potter, dans ses notes sur le *Pédagogue* de Clément d'Alexandrie (t. I, p. 163), a cité plusieurs textes qui se rapportent à cette ingurgitation forcée d'aliments et de boissons (ἀναγκοφαγία et ἀναγκοσιτία), et il a rappelé quelques exemples de voracité remarquables des athlètes, entre autres de Milon et de Théagène. — Voy. aussi, sur le régime des athlètes, leur voracité et la pesanteur de leur esprit, Faber, *Agonisticon*, III, I et suiv.

tandis que les athlètes sont soumis à ces excès; quelquefois même, on leur déchire le dos avec des branches de laurier-rose. Aussi le vieux Hippocrate ajoute à ce que j'ai rapporté plus haut : « Remplir ou évacuer, échauffer ou refroidir, ou mettre le corps en mouvement de quelque façon que ce soit, beaucoup et subitement, est dangereux; car, dit-il, l'excès est l'ennemi de la nature (*Aph.*, II, 51). » Mais les athlètes ne tiennent compte ni de ces conseils ni de beaucoup d'autres si bien donnés par Hippocrate; ils mènent une vie tout à fait contraire aux préceptes de l'hygiène; aussi je regarde leur genre de vie comme un régime bien plus favorable à la maladie qu'à la santé. Je crois Hippocrate du même sentiment lorsqu'il dit : « La *diathèse athlétique* (διάθεσις ἀθλητική) n'est pas naturelle; la complexion saine est meilleure[1]. » Non-seulement Hippocrate déclare contre nature le genre de vie des athlètes, mais il ne nomme même pas *complexion* (ἕξις) leur manière d'être, ne voulant pas se servir pour eux d'une expression par laquelle tous les anciens désignent l'état des individus en parfaite santé. La *complexion* (ἕξις) est un *état* permanent et qui change difficilement, tandis que l'embonpoint athlétique porté à l'extrême est trompeur et sujet à changer, car il ne saurait s'accroître, puisqu'il a atteint le degré le plus élevé; et de ce qu'il ne peut ni demeurer au même point, ni être stationnaire, il ne lui reste plus qu'à se détériorer[2].

Tant que les athlètes exercent leur profession, leur corps reste dans cet état dangereux, mais ils tombent dans un état plus fâcheux encore quand ils la quittent; en effet quelques-uns meurent peu de temps après, d'autres prolongent un peu leur carrière, mais ils n'arrivent pas à la vieillesse, ou, s'ils atteignent cet âge, ils ressemblent exactement aux Prières d'Homère[3] :

« Boiteux, ridés, et à l'œil louche . » *Iliad.*, IX, 498-9.

---

[1] C'est ici le lieu de transcrire un passage de Celse (II, II) qui est une sorte de commentaire de l'aphorisme d'Hippocrate : « Si plenior aliquis, et speciosior, et « coloratior factus est, suspecta habere sua bona debet; quæ quia neque in eo- « dem habitu subsistere, neque ultro progredi possunt, fere retro, quasi ruina « quadam, revolvuntur. »

[2] Voy. la note 1 de la p. 33.

[3] « Les Prières, filles du grand Jupiter, sont boiteuses, ridées et à l'œil lou-

De même que les murailles ébranlées par les machines de guerre tombent facilement à la première attaque, et ne peuvent soutenir ni une secousse ni quelque autre ébranlement moins considérable, de même les athlètes, dont le corps est ruiné et affaibli par les coups qu'ils reçoivent dans l'exercice de leur profession, sont prédisposés à devenir malades pour la moindre cause; leurs yeux sont ordinairement enfoncés, et quand ces organes ne peuvent plus résister, ils deviennent le siége de fluxions; leurs dents si souvent ébranlées tombent facilement lorsque avec le temps elles ont perdu toute solidité; leurs articulations relâchées deviennent impuissantes à résister contre toute violence extérieure, car une partie affectée de déchirure musculeuse ou tendineuse se disloque aisément. Il est donc évident que sous le rapport de la santé il n'y a pas de condition plus misérable que celle des athlètes. Aussi pourrait-on dire avec raison que les *athlètes* ont été parfaitement nommés, [soit que les *athlètes* (ἀθληταί) aient pris leur nom des *malheureux* (ἄθλιοι),] soit que les *malheureux* aient pris leur nom des athlètes, soit que le nom des uns et des autres dérive d'une source commune, c'est-à-dire de leur condition misérable (ἀθλιότης[1]).

---

che. » — Galien a repris la même comparaison dans le traité *De parva pil.*, 5, t. V, p. 910.

[1] Galien ne donne cette étymologie que comme un jeu d'esprit et non comme un fait grammatical; c'est avec raison, car ἀθλητής vient de ἀθλέω (*combattre*, lutter pour un prix, et, quelquefois, par une dérivation un peu détournée, *être accablé de maux*, *mala tolerare*, *malis exerceri*) et non de ἄθλιος. Ce n'est donc point à cause des maux qu'ils souffrent, que les athlètes ont été appelés ἀθληταί, mais parce qu'ils combattaient pour un prix. C'est sans doute par une dérivation métaphorique secondaire, qu'ἄθλιος (mot surtout employé par les Attiques), venant d'ἆθλος (prix), d'où ἀθλέω, signifie *malheureux, misérable*. Ainsi le mot ἀθλητής n'emporte aucune idée de *misère* dans sa formation et sa dérivation. — Voy. du reste *Etymol. magn.*, voc. Ἀθλῆσαι, p. 25, l. 36 et suiv. — Faber (*Agonist.*, III, I) paraît admettre, au moins pour le sens d'ἀθλητής, l'étymologie de Galien. — Pour toute cette phrase, qui est évidemment altérée, j'ai suivi l'interprétation de Willet, p. 122, en ajoutant entre crochets ce qui me paraissait nécessaire pour compléter le sens.

CHAPITRE XII. — Que la profession d'athlète, loin de donner la beauté, disloque les membres et défigure le visage.

Maintenant que nous avons parlé du plus grand de tous les biens corporels, de la santé, passons aux autres[1]. Voici comment les athlètes sont partagés du côté de la beauté : non-seulement ils ne retirent sous ce rapport aucun avantage de leur profession, mais encore il arrive que beaucoup d'entre eux, dont les membres sont parfaitement proportionnés, tombent entre les mains des maîtres de gymnase qui les engraissent outre mesure, les surchargent de chair et de sang, et les rendent entièrement contrefaits. Quelques-uns même, ceux surtout qui exercent le pancrace ou le pugilat, ont le visage défiguré et hideux à voir[2]. Quand enfin

---

[1] Ici Galien, comme le remarque Willet, admet la division vulgaire des biens corporels, mais dans le traité intitulé : *Si l'hygiène fait partie de la médecine ou de la gymnastique* (XIV-XV, t. V, p. 828-9), il la combat en ces termes : « Certaines personnes soutiennent qu'il existe non pas un seul bien du corps, mais trois : la santé, la force et la beauté, et qu'il est possible de concevoir l'existence de deux arts, l'un qui procure ces biens, l'autre qui les conserve ; je dois les réfuter, et d'abord je montrerai qu'il n'y a pour le corps qu'un seul bien primitivement et proprement dit auquel tous les autres se rapportent ; les autres avantages appelés biens du corps ne sont, ceux-ci qu'une partie, ceux-là que la cause de ce bien ; enfin, d'autres en sont, pour ainsi dire, le fruit. En effet, puisque les belles couleurs, la belle carnation, la symétrie et certaines autres qualités, constituent la beauté, qui empêche que le bien corporel soit constitué par la réunion de la santé, de la force et de la beauté? Qui empêche ensuite que, d'un côté, le bien du corps lui-même soit la santé, et que, de l'autre, la beauté et l'activité des fonctions soient un fruit de cet état de santé? Qui empêche encore que l'activité des fonctions soit le premier bien du corps, et que la santé en soit la cause? Car ce n'est pas une chose qui rend le corps sain et une autre qui le rend fort ou beau ; mais tout cela est exactement sain. D'où il résulte qu'il n'y a qu'un seul art traitant le corps, car en faisant les mêmes choses, nous jouirons tout à la fois d'une grande activité dans les fonctions, de la beauté, de la santé et d'une bonne apparence ; de même, si nous commettons quelque faute nuisible à notre corps, nous détruisons l'énergie de nos fonctions, nous compromettons notre beauté, nous diminuons notre bonne complexion, et nous affaiblissons notre santé ; car toutes ces choses croissent ou diminuent en même temps. »

[2] Les fractures du nez, mais surtout celles des oreilles, étaient très-fréquentes dans les luttes du gymnase ; aussi les médecins anciens parlent-ils plus fréquemment que les modernes de ce genre d'accident, qu'on voit même représenté sur les statues

ils ont les membres rompus ou disloqués, et les yeux hors de l'orbite, alors, je pense, alors apparaît avec évidence l'espèce de beauté qu'on retire d'une telle profession! Voilà les heureux fruits que les athlètes recueillent sous le rapport de la beauté, tant qu'ils sont en bonne santé; mais quand ils n'exercent plus leur profession, ils perdent tous leurs sens, et leurs membres se disloquant, comme je l'ai dit, les rendent complétement difformes.

Chapitre xiii. — Que la force des athlètes est factice, elle ne convient qu'aux exercices de leur profession; mais elle ne sert à rien soit pour les travaux de la campagne, soit pour la guerre, soit pour les autres besoins de la vie; elle ne résiste à aucune intempérie. — Histoire de Milon de Crotone. — Que la force et l'adresse des athlètes ne peuvent même pas être comparées à celles des animaux. — Apologue qui le démontre.

Mais peut-être, à défaut de ces avantages, les athlètes rechercheront-ils la force, car ils diront, je le sais bien, que la force seule est ce qu'il y a de plus fort; mais quelle force, ô Dieux! et à quoi sert-elle? Peut-elle être employée aux occupations de la campagne? Les athlètes peuvent-ils bêcher, moissonner et labourer, ou se livrer avec succès à quelques autres travaux d'agriculture? Peut-être, du moins, sont-ils aptes à la guerre[1]? Mais rappelez-vous de nouveau les vers d'Euripide qui célèbre les athlètes en ces termes :

« Combat-on dans la mêlée le disque en main, personne en vérité ne fait de pareilles sottises, quand le fer ennemi brille devant lui. » *Autolyc.*, *fragm.*, **281**, 1, ed. Dind., Oxon. 1851.

---

antiques (voy. Hippocrate, *De articul.*, §§ 35-40, t. IV, p. 158 et suiv., et *Argument* de M. Littré, *ib.*, p. 4; *Mochlique*, §§ 2-3, t. IV, p. 345, et *Argument*, p. 332). Dans cet argument, M. Littré a rapporté, d'après Krause (*lib. laud.*, t. I, p. 516) différents textes sur la fracture de l'oreille dans les combats du ceste.— Théocrite, dans sa xxiie *Idylle*, nous peint un de ces horribles combats d'où les lutteurs se retiraient le visage et le corps en lambeaux; et dans l'*Anthologie* (II, *Épigr.* 1) nous lisons une épigramme de Lucilius dans laquelle il rapporte qu'un athlète était sorti si défiguré des jeux olympiques, que ses parents ne purent le reconnaître et qu'il fut ainsi frustré de sa part dans l'héritage paternel.

[1] Les mêmes idées sont exprimées, à peu près dans les mêmes termes, par Galien dans le traité : *Si l'hygiène fait partie de la médecine ou de la gymnastique* (chap. xxxiii, t. V, p. 870-871, et chap. xlvi, p. 894).

Mais, sans doute, émules d'Hercule lui-même, ils résistent au froid et au chaud; couverts d'une seule peau l'hiver, aussi bien que l'été, ils n'ont point de chaussure et dorment à ciel ouvert couchés sur la terre? Détrompez-vous; ils sont sous ce rapport plus faibles que les enfants nouveau-nés[1]. — Dans quelles circonstances montrent-ils donc leur force? de quoi sont-ils glorieux? Ce n'est certes pas de pouvoir, à la palestre, ou au stade, renverser des cordonniers, des charpentiers ou des maçons? Sans doute ils trouveront honorable de s'être, pendant tout le jour, couverts de poussière? Mais les cailles et les perdrix en font autant. Si on peut se vanter beaucoup d'un pareil mérite, on le peut également de se laver dans un bourbier[2].

Par Jupiter! Milon, ce fameux Crotoniate, parcourut un jour le stade, portant sur ses épaules un des taureaux immolés pour le sacrifice. O excès de déraison! Comment ne pas reconnaître que peu d'instants avant l'âme du taureau portait le corps de cet animal vivant bien plus aisément que Milon n'avait réussi à le faire, puisqu'elle pouvait courir en le transportant? Cependant cette âme n'avait aucun prix non plus que celle de Milon. Du reste la fin de cet athlète prouve combien il était insensé : voyant un jour un jeune homme qui, à l'aide de coins, fendait un arbre dans sa longueur, il l'éloigna en se moquant de lui et essaya de le fendre en se ser-

---

[1] Faber (*Agonisticon*, III et suiv.) cherche à établir que les athlètes étaient sobres, tempérants et propres à supporter les influences extérieures; mais ici encore aucun choix dans les textes et des figures de rhétorique prises pour la réalité. Il faut remarquer aussi que la tempérance des athlètes était toute de circonstance, n'avait d'autre but que le triomphe dans les exercices et n'était ni une vertu, ni une règle bien entendue d'hygiène. Leur force de résistance contre les intempéries, n'existait, pour ainsi dire, que sur le théâtre même des exercices.

[2] Les lutteurs étaient dans l'habitude de se rouler dans la poussière ou de se frotter avec de la boue, suivant qu'il s'agissait de saisir plus facilement son adversaire ou de mieux glisser entre ses mains (voy. Willet, p. 128-129). En parlant des cailles et des perdrix, Galien entend-il, ainsi que paraît le croire Willet, les combats d'animaux, très-répandus chez les anciens (voy. par exemple Plutarque, *De anim. tranquill.*, p. 417 D), et où les oiseaux figuraient aussi bien que les chiens et les chevaux? Il me semble que c'est plutôt de la part de l'auteur une allusion à l'habitude que les cailles et les perdrix ont de se rouler dans le sable et la poussière, d'où les épithètes ὄρνιθες κονιστικοί (Aristote); *aves se pulverantes* ou *pulveratrices* (Pline). Voy. *Trésor grec*, v. Κονιστικός.

vant seulement de ses mains. Rassemblant, dans un premier effort, tout ce qu'il avait de force, il écarta les deux côtés de l'arbre; les coins étant alors tombés, il ne put faire éclater le reste du tronc, malgré ses vigoureuses tentatives; épuisé, il ne put retirer ses mains prises entre les deux éclats revenus sur eux-mêmes; elles furent broyées. Telle fut la cause de la fin misérable de Milon[1]. Certes il lui a été bien peu utile dans cette occasion d'avoir pu porter dans le stade, un taureau mort! Est-ce la vigueur que Milon a déployée dans cette circonstance qui aurait pu sauver la république des Grecs engagée dans la guerre contre les barbares? N'est-ce pas plutôt la sagesse de Thémistocle qui, ayant interprété convenablement l'oracle, fit la guerre avec succès[2]?

« Car un sage conseil l'emporte sur un grand nombre de bras; l'ignorance armée est le pire des maux[3]. »

Eurip., *Antiop. fragm.*, 205, 30, ed. Dind., Oxon. 1851.

Le régime des athlètes n'est donc, je crois l'avoir démontré avec évidence, utile à rien de ce qui regarde la pratique de la vie. Pour vous convaincre maintenant que dans les exercices gymnastiques, considérés en eux-mêmes, il n'y a rien qui ait quelque valeur, je vais vous raconter un apologue composé en vers épiques[4] par un de ces hommes qui ne sont pas ennemis des Muses. Le voici :

---

[1] L'histoire de Milon et de son genre de mort est racontée par divers auteurs, entre autres par Pausanias (VI, XIV, 5-8) et par Valère Maxime (IX, XII, 9).

[2] Voy. Cornélius Népos, *Themistocles*, chap. II. — L'oracle d'Apollon Pythien est rapporté par Hérodote (VII, CXLI).

[3] C'est à peu près dans le même sens que Cicéron (*De officiis*, I, XXII) a dit : « Parvi enim sunt foris arma, nisi est consilium domi. »

[4] Dans les éditions d'Alde et de Bâle, cette fable est imprimée *sermone soluto;* dans une grande partie de son étendue, le texte, considéré en lui-même et tel que le donnent les Mss., est très-loin de la forme épique; on y trouve peu d'hexamètres réguliers (Faber les avait pris pour des ïambes. Voy. Gataker, *l. inf. cit.*); il y a donc lieu de douter que Galien ait cité cette fable en conservant partout le rhythme et la mesure; il faudrait alors admettre que certaines parties du texte ont été singulièrement altérées par les copistes, qui cependant ont en général respecté les autres citations en vers semées dans le traité qui nous occupe. Jamot, Goulston, Chartier et Willet n'ont reçu dans leur texte que quelques hexamètres. On pourrait encore dégager plusieurs fragments de vers sans faire aucune violence au texte. Gataker (*Adv. misc.* part. III, chap. III, p. 420-421)

« Si par la volonté de Jupiter tous les êtres vivants s'accordaient et se réunissaient pour vivre ensemble, et si le héraut d'Olympie appelait, non-seulement l'homme, mais aussi les animaux, à entrer en lice dans le même stade, je pense qu'aucun homme ne serait couronné. Le cheval l'emporterait de beaucoup sur lui à la longue course appelée *dolique*. Le lièvre triompherait à la course du *stade*. L'antilope aurait la palme dans le *diaule*[1]. Aucun mortel ne pourrait entrer en lice avec les animaux pour la vitesse des pieds. O athlètes légers, que vous êtes misérables! Un descendant d'Hercule lui-même ne passerait pas pour plus fort qu'un éléphant ou qu'un lion. Je pense aussi qu'un taureau triompherait au pugilat; et si l'âne, ajoute le poëte, veut combattre à coups de pieds, la couronne lui sera décernée; bien plus, on écrira dans les annales savantes de l'histoire que des hommes ont été vaincus au pancrace par des ânes; on ajoutera : ce fut dans la XXIe olympiade qu'ONCESTE remporta la victoire[2]. »

Cet apologue, tout à fait gracieux, démontre que la force athlétique n'est pas celle que doivent cultiver les hommes. Et si les athlètes ne l'emportent même pas sur les animaux par leur force[3], de quel autre avantage peuvent-ils se prévaloir?

---

a reconstruit en hexamètres la fable tout entière et l'a traduite en vers latins; mais il a été obligé d'introduire dans le texte des changements considérables qui ne sont pas toujours très-heureux.

[1] Voy., sur ces diverses espèces de courses et leurs variétés, Krause (*Gymn. und Agon. d. Hellenen*, passim), ainsi que Mercuriali (*lib. l.* II, x). Δόλιχος était une longue course, ayant une limite de convention qu'un des lutteurs devait atteindre le premier (ou suivant quelques auteurs c'était le double parcours du stade); στάδιον désignait le parcours du *stade* dans le plus court espace de temps possible; le δίαυλος était le parcours du stade (*sed reflexo cursu*, comme dit Mercuriali, *lib. l.*) plusieurs fois répété et accompli également dans le moins de temps possible.

[2] Il y a ici une espèce de jeu de mots; le poëte fait pour ainsi dire un nom propre d'ὀγκηστής (ou plutôt ὀγκητής, *ruditor*, *celui qui brait*), qui est une épithète de l'âne.

[3] Nous verrons plus loin (*De l'utilité des parties*, I, II-IV et passim) que si les animaux ont sur l'homme certains avantages, à son tour l'homme use des siens pour dompter tous les animaux.

CHAPITRE XIV. — Que les athlètes ne jouissent d'aucun plaisir; accablés de fatigues pendant qu'ils exercent, estropiés quand ils cessent leur métier, ils ne savent rien amasser pour leur vieillesse. Du reste, ce qui fait le mérite d'une profession, ce n'est pas qu'elle procure des richesses, mais qu'elle constitue un art utile. — Division des arts en deux catégories : les arts libéraux et les arts manuels ou mécaniques. — La médecine est le plus excellent de tous les arts.

Si les plaisirs peuvent être réputés un bien corporel, les athlètes ne le possèdent même pas, ni quand ils exercent leur profession, ni quand ils la quittent : lorsqu'ils l'exercent ils sont accablés de fatigues et de misères; car non-seulement ils luttent, mais ils mangent par force; et lorsqu'ils quittent cette profession, ils sont estropiés de presque tous leurs membres. Peut-être se vantent-ils de s'enrichir plus que personne? Mais on peut se convaincre qu'ils sont toujours endettés; et, soit pendant qu'ils exercent leur profession, soit après leur retraite, on ne trouve jamais un athlète plus riche qu'un intendant quelconque d'un homme opulent.

Toutefois, s'enrichir par sa profession ne constitue pas seul un titre méritoire; ce titre, c'est de pratiquer un art qu'on puisse sauver du naufrage avec soi; or cela n'est pas le fait de ceux qui gèrent les affaires des riches, ni des receveurs, ni des négociants; ces gens-là s'enrichissent, il est vrai, surtout par leur profession; mais s'ils perdent leur argent, leurs affaires périssent avec lui : car ils ont besoin d'un capital pour les soutenir. Que l'argent vienne à leur manquer, ils ne peuvent recommencer leur négoce, attendu que personne ne leur prête, si ce n'est sur gage, ou sur hypothèques. Si donc vous voulez trouver dans votre art un moyen sûr et honnête de faire fortune, choisissez-en un qui vous restera pendant toute votre vie. Il y a d'abord dans les arts une division première en deux catégories[1] : les uns sont du domaine de l'intelligence, ce sont les arts honorables, *libéraux;* les autres, les arts illibéraux, consistant en des travaux corporels; ils sont appelés

[1] La division des arts diffère beaucoup suivant les auteurs, et les auteurs eux-mêmes ne sont pas toujours constants dans leurs divisions. Ainsi, Galien dans un autre traité (*Si l'hygiène est une partie de la médecine ou de la gymnastique*, chap. xxx, t. V, p. 860 suiv.), admet des arts, θεωρικαὶ, πρακτικαὶ, ποιητικαὶ et κτητικαί; il donne des exemples ou des définitions de ces diverses espèces.

mécaniques[1] et *manuels*. Le mieux serait assurément de choisir une profession dans la première catégorie, car les arts de la seconde ne peuvent plus ordinairement être continués pendant la vieillesse. Dans la première catégorie se trouvent la médecine, la rhétorique, la musique, la géométrie, l'arithmétique, la dialectique, l'astronomie, la littérature et la jurisprudence; on peut, si l'on veut, y joindre la sculpture et la peinture; en effet, bien que ces deux arts consistent en un travail manuel, ils ne réclament pas une force virile. Un jeune homme, dont l'âme ne ressemble pas tout à fait à celle d'une brute, doit donc choisir et exercer une de ces professions, surtout la médecine, qui selon moi est la meilleure de toutes[2]. Je le démontrerai dans la suite.

---

[1] Βάναυσοι. Ce mot désignait primitivement les *ramoneurs*, puis les *forgerons* et les *orfévres*, puis enfin tous ceux qui exercent des professions mécaniques (voy. le *Trésor grec*, v. Βάναυσος.

[2] La médecine est en effet le plus beau de tous les arts, puisque la santé est le plus grand des biens corporels, mais c'est à la condition que la médecine soit exercée honorablement et que le médecin soit orné de toutes les qualités de l'esprit et du cœur : la médecine est un véritable sacerdoce; c'est de plus une science qui touche à toutes les autres sciences : elle exige donc impérieusement et la culture intellectuelle la plus étendue et les plus nobles sentiments. Les anciens, non pas seulement les médecins, mais les plus graves auteurs étrangers à la médecine, ont toujours placé cette profession dans un rang distingué. Le nombre des témoignages est si considérable qu'un volume suffirait à peine pour les réunir, et la liste des traités spécialement consacrés à la louange de la médecine est si étendue que je renonce à la donner ici.

III.

QUE LES MOEURS DE L'AME SONT LA CONSÉQUENCE DES TEMPÉRAMENTS DU CORPS[1].

Chapitre premier. — But de ce livre. — Qu'on travaille pour l'âme en même temps qu'on donne un bon tempérament au corps.

Après un mûr examen, et après avoir vérifié expérimentalement, non pas une fois, non pas deux fois, mais très-souvent, non pas sur moi seul et de plusieurs manières, mais d'abord avec mes maîtres, ensuite avec les meilleurs philosophes[2], que les puissances de l'âme suivent les tempéraments du corps, j'ai trouvé que la doctrine était vraie en toute occasion et utile à ceux qui veulent orner leur âme, puisque, d'après ce que j'ai dit dans le traité *Des mœurs*[3], en même temps que nous donnons à notre

---

[1] Voulant atténuer la doctrine un peu matérialiste que ce titre met en avant sans restriction, P. Petit (*Miscell. observ.* II, III, p. 88 et suiv.) propose de lire, en s'appuyant sur un passage de J. Philopon : Ὅτι τὰ τῆς ψυχῆς ἤθη ἕπεται τῇ τοῦ σώματος κράσει, χωρὶς τῶν κατὰ φιλοσοφίαν διατριβῶν (*en mettant à part les considérations philosophiques*). Mais qui ne voit que ce n'est pas là la teneur d'un titre? L'auteur n'y doit indiquer que son but principal, sauf à donner les explications, et à faire les réserves nécessaires dans le cours du traité. C'est précisément ce qu'a fait Galien.

[2] Platon, Hippocrate et Aristote, ainsi qu'on le voit par la suite de ce traité.

[3] Ἐν τῇ Περὶ ἐθῶν πραγματείᾳ, vulg. Goulston dit dans ses notes : « *De assuetudinibus* liber neque extat, neque ab ipso [Galeno] citatur uspiam. [Cod.] Lond. « [habet] ἠθῶν, de quibus commentarios se quatuor edidisse agnoscat, lib. *De* « *libris propriis* [XIII, t. XIX, p. 45, ed. K].» Goulston se trompe en affirmant qu'il n'a jamais existé parmi les œuvres de Galien un traité *Sur les habitudes*. Ce traité, publié d'abord en latin seulement par Nicolaus Rheginus, puis par A. Gadaldinus, figure dans les éditions des Juntes dont la dixième ou dernière est de 1625. Il est donc étonnant que Goulston ait ignoré l'existence de ce traité. Dietz qui a publié le Περὶ ἠθῶν, d'après un manuscrit de Florence, a prouvé contre Montanus par le témoignage même de Galien (*Comm. in Aph.*, II, 50, t. XVII[2], p. 554) que ce traité est très-authentique. — Il est plus difficile d'établir si c'est à cet opuscule ou au traité Περὶ ἠθῶν en quatre livres que Galien renvoie dans le passage qui fait le sujet de cette note, puisque nous ne possédons plus le Περὶ ἠθῶν. Dans le chapitre IV (V de l'édition de Dietz) du traité *Des habitudes* (voy. plus loin), Galien parle, il est vrai, de l'influence des régimes sur l'âme, mais seulement en passant, aussi je penche pour l'avis de Goulston, mais sans tenir compte de son prin-

corps un bon tempérament par les aliments, par les boissons, et aussi par tout ce que nous faisons journellement, nous travaillons pour la bonne disposition de l'âme. Pythagore, Platon et quelques autres anciens philosophes ont agi, ainsi qu'on le raconte, conformément à cette doctrine[1].

CHAPITRE II. — Que les âmes des enfants diffèrent entre elles, eu égard à leur essence. — Fausse opinion des philosophes touchant les puissances de l'âme. — Qu'il y a autant de puissances que d'actions. — Exemple tiré des vertus de l'aloès. — Que les trois espèces d'âmes ont des puissances et des penchants différents. — Doctrine de Platon à cet égard.

Le principe de tout mon discours est la connaissance de la différence des actes et des affections psychiques qui se manifestent chez les petits enfants et qui nous révèlent les puissances de l'âme. Les uns se montrent très-lâches, les autres terribles; ceux-ci sont insatiables et gourmands; d'autres sont affectés dans un sens contraire; ils sont ou éhontés, ou réservés; ils présentent enfin beaucoup d'autres différences analogues; je les ai toutes énumérées ailleurs[2]. Il me suffit ici d'avoir démontré, par un exemple, que les puissances des trois espèces ou des trois parties de l'âme[3] sont opposées par nature dans les petits enfants. On pourra conclure de là que la nature de l'âme n'est pas la même pour tous; et il est évident que le mot *nature* signifie, dans ce traité, la même

---

cipal argument. Du reste, comme le renvoi n'est pas précis, que le texte est douteux et que nous n'avons pas l'autre terme de comparaison, il est impossible de décider la question.

[1] On sait que la morale de Pythagore et de Platon repose en grande partie sur les règles d'une hygiène bien entendue.

[2] Voy. dans l'*Appendice* les extraits du traité *Des dogmes* d'*Hippocrate et de Platon* (V, v), et de l'opuscule *Sur la manière de reconnaître et de combattre les passions de l'âme qui sont propres à chacun de nous* (chap. VII et VIII).

[3] J'ai cru devoir réunir dans une dissertation *Sur la philosophie* de Galien, dissertation qu'on trouvera à la fin du volume, tout ce qui regarde les doctrines psychologiques attaquées ou défendues dans ce traité. On aura ainsi dans leur ensemble les doctrines philosophiques de Galien qu'il serait souvent difficile de comprendre si chaque point litigieux était étudié dans des notes isolées. Je ne me suis départi de cette règle que pour les passages qui exigent, pour être entendus, des éclaircissements immédiats.

chose que le mot *essence*[1]; car, s'il n'y avait aucune différence dans l'essence de leur âme, elle accomplirait toujours les mêmes actes, et les mêmes affections seraient produites en elles par les mêmes causes. Il est donc évident que les enfants diffèrent les uns des autres, autant par l'essence de leur âme que par ses actes et par ses affections, et, s'il en est ainsi, par ses puissances. Cela confond, tout d'abord, beaucoup de philosophes qui ont une notion mal définie de la *puissance*; ils s'imaginent, ce me semble, que la puissance est quelque chose qui habite dans les essences, comme nous habitons dans les maisons[2], puisqu'ils ignorent qu'il existe, pour chaque chose qui se produit, une cause formatrice, laquelle est considérée dans un rapport *de relation* (κατὰ τὸ πρός τι)[3], et qu'il y

---

[1] Voy. dans la dissertation précitée le sens que Galien donnait aux mots φύσις (*nature*) et οὐσία (*essence*, ou *substance*).

[2] Pour cette phrase j'ai suivi la correction proposée par Goulston. Voy. sa note de la p. 217, lig. 49, où il lit οὕτω pour οὔπω du texte vulgaire; οὔπω rend la construction presque impossible, et d'ailleurs trouble le sens.

[3] Galien lui-même a expliqué dans le premier livre *des Facultés naturelles* (chap. IV, t. II, p. 9-10), ce qu'il entendait par cette expression : « La puissance (ou faculté, δύναμις), dit-il, qui existe dans les veines et qui est appelée *sanguifique* (αἱματοποιητική), et toute autre puissance est conçue *dans le relatif* (ἐν τῷ πρός τι), car la puissance est la cause première de *l'action* (de la *fonction*, ἐνέργεια); elle le devient accidentellement de *l'acte* (ἔργου); mais si la cause est quelque chose de relatif (ἡ αἰτία πρός τι), car elle est relative seulement à ce qu'elle produit et à nulle autre chose, il est évident que la puissance appartient aussi à la catégorie des *relatifs*, et tant que nous ne connaissons pas l'essence de la cause agissante, nous l'appelons *puissance*. Ainsi, nous disons qu'il y a dans les vaisseaux une certaine puissance qui fait le sang, et nous disons de même qu'il existe une puissance *coctrice* dans l'estomac, une puissance *sphygmique* dans le cœur, et pour chaque autre partie une certaine puissance propre pour les fonctions de chacune d'elles. Si donc nous voulons rechercher avec méthode en quel nombre et de quelle nature sont ces puissances, nous commencerons par les actes, car chacun d'eux est le produit d'une certaine fonction, et l'intervention d'une cause précède chacune de ces fonctions. » — Aristote (*De anima*, II, 4, 1), dit aussi à peu près dans le même sens : « Les *actes* et les *fonctions* sont rationnellement antérieurs aux *facultés* (ou *puissances*). » Voy. aussi *ibid.*, I, 1, 6. — Dans un ouvrage *Sur la substance des facultés naturelles*, ouvrage dont il ne nous reste plus qu'un fragment (t. IV, p. 760-1), Galien s'exprime encore en ces termes sur la nature des puissances ou facultés : « Ceux qui ont élaboré ce qu'on appelle *la science de la nature*... ont pensé, les uns, que certaines puissances incorporelles habitent dans les substances sensibles; d'autres,

a une appellation propre et spéciale pour cette cause, en tant qu'elle produit tel ou tel effet. La puissance de ce qui se produit réside dans le rapport de la cause à son effet; voilà pourquoi nous disons qu'une essence a autant de puissances que d'actions. Par exemple, nous disons que l'aloès a une puissance purgative, une puissance tonique pour l'orifice de l'estomac, une puissance agglutinative pour les blessures saignantes, une puissance cicatrisante pour les plaies dont la surface est plane, enfin, une puissance desséchante pour l'humidité des paupières[1], non certes qu'il existe dans l'aloès quelque chose de particulier en dehors de l'aloès lui-même, répondant à chacune de ces actions; car c'est la substance même de l'aloès qui produit tout cela; et parce qu'elle a la faculté de le faire, on dit qu'elle a autant de puissances que d'actions. Nous disons donc que l'aloès peut purger, fortifier l'orifice de l'estomac, agglutiner les blessures, cicatriser

---

que ces substances elles-mêmes fonctionnent chacune suivant la nature qui lui est propre, que cette nature dépende soit du tempérament des quatre éléments, soit d'une certaine connexion des *corps premiers* qui sont appelés par les uns *atomes* (*insécables*), par les autres sans parties, par quelques-uns, enfin, *omoiomères*. Il y a aussi certains philosophes qui regardent notre âme comme incorporelle, d'autres la croient un *pneuma*, d'autres enfin soutiennent qu'elle n'a aucune existence propre, et ils ajoutent qu'on attribue à la propriété de la substance du corps les puissances des actes que cette substance exécute naturellement, et qu'il n'y a pas de puissance douée d'une nature propre, mais que la substance, quand elle agit selon sa propriété, est réputée avoir la puissance des choses qu'elle fait naturellement. » Galien ajoute que dans cette discussion de l'essence de l'âme, discussion dans laquelle on ne peut pas, suivant lui, apporter d'argument démonstratif, il garde une certaine réserve (μέση τάξις). — En résumé, la *faculté* ou *puissance* ne peut pas être considérée en elle-même, mais seulement par rapport à l'acte qu'elle produit; c'est de cet acte qu'elle tire son nom. Par exemple, la faculté *sphygmique* n'a de réalité que parce qu'il existe un acte (*la pulsation des artères, le pouls*) qu'elle a à produire et avec lequel elle est par conséquent dans un rapport de relation; autrement on ne pourrait pas la concevoir d'une manière abstraite et absolue. — Voy. le *Comment.* de Persona, p. 17 suiv., et Aristote, *Categ.*, chap. v (VII), p. 6, édit. de Berl.; et t. I, p. 81 suiv., édit. Barthél. Saint-Hilaire. — Il est en outre évident que la puissance tirant sa réalité de l'acte qu'elle accomplit, il y a autant de *puissances* que *d'actes*. Galien reconnaît de plus (*De dogm. Hipp. et Plat.*, V, 5, t. V, p. 468), avec Aristote, qu'une *puissance* ne peut correspondre qu'à un seul *acte*.

[1] Voyez ce que Galien dit (*De simpl. med. temper.*, VI, 1, § 23, t. XI, p. 822), sur les vertus de l'aloès.

les plaies et dessécher l'humidité des yeux, comme s'il n'y avait aucune différence à dire : l'aloès peut purger, ou il a une puissance purgative. Pouvoir dessécher les yeux, signifie aussi la même chose qu'avoir une puissance siccative. De la même manière, quand nous disons : l'âme logique, qui siége dans le cerveau, peut sentir au moyen des sens, peut se souvenir sans un excitateur direct, par l'intermédiaire des choses sensibles [qui l'ont frappée autrefois]; elle peut voir dans les faits la conséquence ou l'antagonisme, l'analyse ou la synthèse; nous ne démontrons pas autre chose que si nous disions plus brièvement : l'âme logique a plusieurs puissances [1] : la sensation, la mémoire, la compréhension, et ainsi de chacune des autres puissances. Si nous disons non-seulement d'une manière générale que cette âme a la puissance de sentir, mais encore en particulier qu'elle peut voir, entendre, percevoir les odeurs, goûter les saveurs et toucher; cela revient de nouveau à dire qu'elle est douée des puissances optique, de l'odorat, acoustique, du goût, et tactile. Platon déclare aussi qu'elle jouit de la puissance de désirer, le mot désir (ou *concupiscence*) étant pris ici dans son sens ordinaire, et non dans l'acception spéciale que lui donne habituellement cet auteur[2]. D'après Platon, il y a pour cette âme plusieurs espèces de désirs, et il y en a plusieurs aussi pour l'âme irascible; mais il y en a beaucoup plus encore, et de plus variés, pour la troisième âme, qu'à cause de cela il appelle, par excellence, l'âme *concupiscible*, attendu qu'on a coutume d'appeler du nom du genre ce qui excelle dans le genre lui-même. Par exemple, si on dit : ce vers a été fait par *le poëte*, ce vers a été fait par *la poétesse*, nous comprenons tous que *le poëte* désigne Homère, et *la poétesse* Sappho ; de même, on appelle par excellence *bête féroce* le lion ; il y a beaucoup d'autres choses auxquelles on donne *par excellence* le nom du genre. Donc, la partie de l'âme, que nous appelons habituelle-

---

[1] Le texte vulg. porte δυνάμεις ἔχει τὰς πλείους ; mais il est évident qu'il faut, avec le ms. de Flor., supprimer l'article.

[2] On voit par la phrase suivante, et l'on sait du reste par toute la doctrine de Platon, que le *désir* ou *concupiscence*, ou si l'on veut encore l'*appétit*, était, pour ainsi dire, la caractéristique de la troisième espèce d'âme, laquelle habitait dans le foie. — Voy. H. Martin, *Notes du Timée*, t. II, p. 295-301. Voy. aussi sur la définition générale du mot *désir*, *Cratyl.*, p. 419, D-E.

ment rationnelle *désire* (ce mot étant pris dans son sens le plus général) la vérité, la science, les études, la compréhension, la mémoire, et, pour le dire en un mot, toutes les belles choses. Le désir de la liberté, de la victoire, de la puissance, de la domination, de la considération publique, des honneurs, est le partage de l'âme *irascible*. L'espèce d'âme que Platon appelle proprement *concupiscible* a un désir insatiable des plaisirs de l'amour, des aliments et des boissons. Ni cette âme ne peut avoir une convoitise pour le beau[1], ni l'âme rationelle ne peut en avoir pour les plaisirs de l'amour, pour les boissons, pour les aliments, non plus que pour la domination, la gloire, ou les honneurs. De même l'âme irascible ne saurait avoir les mêmes penchants que l'âme rationnelle et l'âme concupiscible.

Chapitre III. — Platon regarde comme immortelle l'âme qui réside dans le cerveau, Galien ne sait si cette opinion est vraie ou fausse; il s'occupe d'abord des deux autres âmes certainement mortelles. — L'âme étant la *forme* du corps, suivant Aristote, et la matière et la forme du corps étant essentiellement constituées par le mélange des quatre qualités, l'âme est aussi constituée par ce mélange, et ses puissances dépendent elles-mêmes de ce mélange. Si l'âme étoit, comme le veut Platon, une essence incorporelle, comment pourrait-on se rendre compte de la mort, des différences que présentent les âmes, et de l'action que les influences matérielles exercent sur l'âme.

Nous avons démontré ailleurs[2], d'une part, qu'il y a trois espèces d'âmes, et que c'est le sentiment de Platon; d'une autre part, que ces trois âmes habitent l'une dans le foie, l'autre dans le cœur, la troisième dans l'encéphale; enfin, que Platon paraît convaincu que de ces espèces ou de ces parties de l'âme, la *rationelle* est immortelle. Quant à moi, je n'ai pas d'argument péremptoire pour discuter avec lui si cette opinion est vraie ou fausse[3]. Occupons-nous donc d'abord des espèces d'âmes qui sont

---

[1] Οὔτε τῆς αὐτῆς ψυχῆς ὄρεξιν τοῦ καλοῦ ἔχειν δυναμένης, vulg. — Οὔτε τῆς αὐτῆς ἐπιθυμητικῆς, κ. τ. λ., ms. Flor. Ce texte ainsi restitué est donc en parallélisme avec le membre de phrase qui le suit (οὔτε τῆς λογιστικῆς ἀφροδισίων, κ. τ. λ.)

[2] Dans la dissertation *Sur la philosophie de Galien*, je traduis ou j'indique les passages auxquels il est fait allusion ici et qui, pour la plupart, sont tirés du traité *Des dogmes d'Hipp. et de Platon*.

[3] Voy. sur la question de la mortalité et de la matérialité de l'âme la dissertation précitée, on y trouvera un extrait de la discussion de Jean Philopone, de Meletius, et d'autres auteurs contre Galien.

dans le cœur et dans le foie, et que Platon et moi regardons comme mortelles. Chacun de ces deux viscères a une essence propre; nous n'avons pas à rechercher ici quelle elle est exactement; rappelons seulement ce qui regarde la constitution commune à tous les corps. Il a été démontré que tout corps est constitué par deux principes [la matière et la forme] : la matière pouvant être conçue par l'esprit sans qualités[1], mais contenant [en réalité] un mélange de quatre qualités : le *chaud*, le *froid*, l'*humide* et le *sec;* de ces qualités résultent le cuivre, le fer, l'or, la chair, les nerfs, le cartilage, la graisse, en un mot, tout ce que Platon appelle *corps premiers*, et Aristote *corps homoioméres*[2]. Ainsi, comme Aristote lui-même dit que l'âme est la *forme du corps*[3], il faut lui demander à lui, ou à ses sectateurs, si nous devons penser qu'il a appelé [dans ce cas] *forme*, la *forme extérieure*,

---

[1] Le texte vulg. porte : Ἐκ δυοῖν γὰρ ἀρχῶν ἡμῖν ἐδείχθη σύνθετος ὑπάρχειν, ὕλης μὲν ἀποίου, κ. τ. λ., mais je pense, avec Crassus (édit. des Juntes, 1re cl., p. 317 v°) et Goulston, qu'il faut lire : ὑπάρχειν ὕλης τε καὶ εἴδους, ὕλης μὲν ἀποίου, κ.τ. λ., et j'ai traduit en conséquence. Cette correction est d'ailleurs confirmée, d'abord par une phrase même de ce traité, qui vient peu après celle qui nous occupe, et aussi par un passage parallèle du traité *Des dogmes d'Hipp. et de Platon* (IX, 9, t. V, p. 804), où il est dit : « Que les essences physiques (ou naturelles), sont constituées par la forme et par la matière sans qualités (εἴδους τε καὶ ὕλης ἀποίου). »

[2] C'est là, si je ne me trompe, ce qu'on appelle encore la matière *amorphe*. Galien fait sans doute allusion à ce que dit Aristote dans son traité *De l'âme* (II, 1, § 2, édit. B. Saint-Hil.) : « Dans la substance il faut distinguer en premier lieu la matière, c'est-à-dire ce qui n'est pas par soi-même telle chose spéciale, puis ensuite la *forme* et l'*espèce*, et c'est d'après elles que la chose est dénommée spécialement. *La matière est une simple puissance.* » — « Elle n'est rien, ajoute M. B. Saint-Hilaire, et peut être tout, avant que la forme l'ait spécifiquement déterminée. » — « Ce sont surtout les corps, continue Aristote, qui semblent être des substances, et particulièrement les corps *naturels* (ou *physiques*), qui sont, en effet, les principes des autres corps... L'âme ne peut être substance que comme forme d'un corps naturel qui a la vie en puissance. — Ailleurs (II, 2) Aristote répète encore : « La *matière* n'est que *puissance* et la *forme* est *réalité parfaite.* »

[3] Voy. particulièrement sur cette théorie d'Aristote *De anima*, II, 1 et 2, et les excellentes notes de M. B. Saint-Hilaire, sur ces deux chapitres. Voy. aussi M. Ravaisson, *Métaph. d'Aristote*, t. I, p. 390 et 394 suiv., où l'on trouve un résumé très-exact de cette théorie. — Voy. encore M. Waddington-Kastus, *Psychologie d'Aristote*, chap. II, p. 14 et suiv.

comme dans les corps organiques, ou s'il appelle *forme* le second principe des corps physiques[1], lequel construit un corps qui est similaire et simple, et qui n'a pas de structure organique perceptible aux sens; ils répondront nécessairement que c'est le second principe des corps physiques, puisque c'est de ces corps que dépendent primitivement les *actes*. J'ai démontré cela ailleurs[2], et s'il en est besoin, je reprendrai la démonstration. Puisque tous ces corps [physiques et sans structure organique] sont constitués par la matière et par la forme, et qu'Aristote lui-même est d'avis que le tempérament corporel résulte de ce que les quatre qualités pénétrant la matière des corps physiques [qui était d'abord sans qualité], il doit nécessairement ajouter que c'est là la *forme* elle-même[3];

---

[1] Ce *second principe des corps physiques* ou *naturels* (φυσικοί) n'est autre chose que ce qu'Aristote lui-même appelle *forme* (voy. surtout *De anima*, II, 1, 2 et suiv.) C'est comme si Galien disait : Aristote appelle forme, la *forme première* d'un corps, celle qui le détermine dans l'espace et dans le temps.

[2] Voy. la dissertation *Sur la physiologie de Galien.*

[3] Ici, Galien professe sans détour que l'âme est matérielle, puisqu'il en fait un *tempérament;* mais, pour appuyer cette funeste doctrine sur l'autorité d'Aristote, il fausse évidemment la pensée et la théorie de ce philosophe. L'erreur, je dirais presque la supercherie de Galien, est d'avoir soutenu que pour Aristote la *forme*, ou *l'âme* d'un corps naturel, résulte de l'arrangement des éléments premiers ou des qualités élémentaires dans la matière amorphe et qui les contenait seulement en puissance, en sorte que le *tempérament* préexiste à la forme, laquelle n'est qu'un résultat. La doctrine d'Aristote est précisément le contraire. Pour lui, la *matière* et la *forme* sont deux principes primitifs et co-éternels; la matière est pour ainsi dire l'infini dans lequel la *forme première* opère des *déterminations générales* ou des *substances*, et la *forme seconde* des déterminations spéciales ou *espèces*. Par la pénétration de la forme, ce qui était *en puissance*, passe à l'état *d'acte;* le tempérament résulte nécessairement de cette pénétration, mais ne la précède en aucune façon. Le *corps* et la *forme* ne sont pas une seule et même chose, pas plus que la *cire* et la *figure* qu'elle reçoit ne sont une même chose; mais l'âme n'est pas séparée du corps, et il est douteux qu'elle soit une réalité parfaite, comme le passager dans le vaisseau (*De anima*, II, 1, § 7-13). Ainsi, Aristote doute de l'immortalité de l'âme, puisqu'il paraît l'attacher directement au corps. Il reconnaît aussi (*ibid.*, I, 1, § 9-10), qu'il y a réciprocité d'action de l'âme sur le corps et du corps sur l'âme, mais il ne fait pas de l'âme une substance matérielle et la regarde comme quelque chose de distinct du corps par sa nature (*ibid.*, II, 2, § 12-13.—Voyez aussi particul., I, 4, 6). — Il est vrai que d'après un passage du traité *De l'âme*, III, 4, § 4, on pouvait conclure indirectement que, suivant Aristote, l'âme qui est la *forme du corps* parti-

en sorte que l'essence de l'âme sera aussi un mélange, soit, si vous voulez des qualités élémentaires, l'humidité et la sécheresse, le froid et la chaleur, soit, si vous le préférez, des corps élémentaires, l'humide, le chaud, le froid, le sec. J'ai démontré que les puissances de l'âme sont la conséquence de son essence, puisque ses actes en sont eux-mêmes la conséquence. Si donc la partie rationnelle (ou *pensante*) de l'âme est une *espèce* d'âme, cette espèce sera mortelle, car elle est elle-même un certain tempérament de l'encéphale. En conséquence, toutes les espèces et toutes les parties de l'âme auront des puissances en rapport avec leur tempérament; telle sera l'essence de l'âme[1]. Mais si l'âme est immortelle, comme le veut Platon, cet auteur aurait bien fait de nous expliquer, comme il a coutume de le faire pour tout ce qui concerne l'âme, pourquoi elle émigre quand l'encéphale est ou trop froid ou trop chaud, ou trop sec ou trop humide (car d'après Platon, la mort arrive par la séparation de l'âme d'avec le corps), et pourquoi une évacuation abondante de sang, ou la ciguë, prise à l'intérieur, ou une fièvre brûlante, la fait aussi émigrer. Si Platon vivait, je l'apprendrais volontiers de lui; mais puisqu'il ne vit plus, et qu'aucun de ses disciples n'a pu m'indiquer aucune cause pour laquelle l'âme, sous l'action des influences que je viens d'énumérer, est obligée de quitter le corps, je ne crains pas de dire que toute espèce de corps n'est pas propre à recevoir l'âme rationnelle, car il me semble que cela est une conséquence de la doctrine de Platon sur l'âme, bien que je n'en puisse fournir aucune démonstration, attendu que moi je ne sais plus quelle est l'essence de l'âme, si nous la regardons comme étant du nombre des substances non corporelles. Dans les corps, je vois des tempéraments nombreux et qui diffèrent beaucoup entre eux; mais pour une essence incorporelle qui peut subsister par elle-même, et qui n'est ni qualité, ni forme du corps, je ne me figure aucune différence, bien que j'aie souvent examiné et que

---

cipe à ses qualités chaude et froide, humide et sèche; mais il y a encore loin de là à admettre avec Galien que cette âme résulte du tempérament même du corps.

[1] On peut voir dans le traité *De præsag. ex puls.* (II, 8, t. IX, p. 305), que pour Galien, « l'essence des puissances ou facultés n'est pas autre chose qu'un certain tempérament. »

j'aie recherché avec soin; et si l'âme n'était en aucune façon une partie du corps, je ne comprendrais pas non plus comment elle pourrait s'étendre dans tout le corps. Je n'ai jamais pu, même par l'imagination, me représenter aucune de ces choses, bien que je l'aie désiré pendant longtemps; mais je connais manifestement, en tant que phénomène, qu'une soustraction de sang ou que la ciguë refroidissent le corps, et qu'une fièvre violente l'échauffe; et, je le demande de nouveau, pourquoi l'âme abandonne-t-elle complétement le corps refroidi ou échauffé outre mesure? J'ai longtemps cherché la cause et je ne la trouve point; je ne sais pas non plus pourquoi nous sommes pris de délire, par un excès de bile jaune dans le cerveau, ou de *mélancolie*, par un excès de bile noire, ou de *léthargus*, et par conséquent de perte de mémoire et d'intelligence, par un excès de flegme ou de toute autre matière refroidissante. J'ignore également pourquoi la ciguë provoque la folie; la ciguë, dont le nom dérive de l'affection que je vois être produite par elle dans le corps[1]. Le vin dissipe manifestement toute espèce de chagrins et l'abattement, car chaque jour nous prenons du vin [dans ce but]. Zénon, suivant la tradition, disait: « De même que les lupins amers deviennent doux quand ils sont macérés dans l'eau, de même je me trouve bien disposé sous l'influence du vin[2]. » On prétend que la racine appelée *œnopie*[3]

[1] Dans l'*Etymolog. magn.*, p. 551, lig. 13 (texte de M. Gaisford), on lit: Κώνειον δὲ αὐτὸ καλοῦσι διὰ τὸν γινόμενον εἰλιγμὸν καὶ σκότον τοῖς πίνουσιν · τὸ γὰρ στρέψαι κωνῆσαι ἔλεγον οἱ παλαιοί · ἢ παρὰ τὸ καίνειν καὶ κόπτειν · ἢ παρὰ τὸ κοίμημα.

[2] « On demandait un jour à Zénon comment il se faisait que lui, habituellement si austère, devenait si gai dans les festins? « Les lupins macérés dans l'eau « deviennent aussi plus doux, » répondit-il. Hécaton, dans le second livre *des sentences*, raconte que Zénon se relâchait de sa sévérité dans les réunions joyeuses. » Diogène de Laerte, VII, 1, 22. — Voy. aussi les notes de Ménage, p. 276, édit. de 1698, 4°.

[3] On a longuement disputé et même aujourd'hui l'on n'est pas d'accord sur la nature de la drogue (φάρμακον) qu'Hélène versa dans la coupe de Télémaque et dont le poëte dit: « qu'elle chasse le chagrin (νηπενθές). » Ce mot lui-même a donné lieu à beaucoup de discussions: les uns l'ont pris pour un nom propre de plante ou du moins de drogue; les autres (et à ceux-là le contexte d'Homère donne pleinement raison), pour un adjectif (voy. P. La Seine, *De Homeri nepenthe*, etc.; dans Gronovius, t. XI, p. 1329, et P. Petit, *Homeri nepenthes*, p. 4).

jouit de cette propriété d'une manière encore plus prononcée, et on ajoute que c'est la drogue de l'hôtesse égyptienne [Polydamna] dont le poëte dit :

« Aussitôt Hélène jette dans le vin qu'il buvait la drogue qui chasse le chagrin (νηπενθές), qui dissipe la colère, et fait oublier tous les maux. »

(*Odys.*, IV, 220).

Mais laissons la racine d'*œnopie!* je n'en ai que faire dans ce discours, puisque nous voyons chaque jour que le vin produit tous les effets que célèbrent les poëtes :

« Le vin doux comme le miel te nuit comme il nuit à tous ceux

---

Quoi qu'il en soit, on s'est efforcé de rapporter cette drogue (φάρμακον) à une plante connue : ceux-ci y retrouvent la *buglosse* (voy. Bothe *ad Homer.*); ceux-là, l'*opium* ou le *datura* (Wedel, *Exerc. medic. philol.*, cent. I, dec. 6, exercit. 10), d'autres l'*opium* seulement (Barchusen, *de nepenthe*, à la suite de *De med. orig. et progr.* du même auteur); d'autres un médicament chimique, et, si je ne me trompe, l'*or potable lui-même* (P. La Seine, *l. l.*); d'autres encore, la plante appelée *helenium* (ἑλένιον, sans doute la plante qui correspond dans le système au *thymus incanus* Sib., et non l'*inula helenium* de L.), erreur qui vient du nom même de la plante, et qui paraît avoir été répandue du temps de Pline (XXI, 21). Enfin, quelques modernes veulent y trouver le *haschich*. — Dans le passage qui nous occupe, Galien nous apprend que la drogue dont parle Homère, était la racine d'*œnopie*; mais, ainsi que le fait remarquer Wedel (*l. l.*, p. 57) : « *Obscurum per æque obscurum explicat*, » car aucun auteur ne parle de la racine d'*œnopie*. Petit a fait un pas de plus dans la question, en supposant qu'οἰνοπία représentait la même plante qu'οἰνοθήρας appelée aussi οἰνάγρα ou ὄναγρα (*Epilobium hirsutum*, Linn.; voy. Fraas, *Flora classica*, p. 80.) Cette plante, au dire de Théophraste (*Hist. plant.*, IX, 19) et de Pline (XXIV, 102, 6, et XXVI, 69, 1), avait précisément les propriétés qu'Homère attribue à son φάρμακον. Ce rapprochement me paraît, je l'avoue, très-séduisant; mais cela avance peu la question. En effet, fût-il certain qu'οἰνοπία et οἰνοθήρας sont la même plante, il resterait à démontrer que c'est réellement de cette plante qu'Homère a parlé. Et même a-t-il entendu parler d'une plante en particulier (notez qu'il ne lui donne pas un nom propre comme au *moly*), ou seulement en général d'une des plantes quelconques qui passaient pour jouir des propriétés qu'il énumère, propriétés sans doute plutôt imaginaires qu'établies par une expérimentation sérieuse? — Autre chose donc est de croire, avec Petit, que le φάρμακον d'Hélène *pourrait être* l'οἰνοπία ou οἰνοθήρας, et autre chose est de prouver que *c'est* bien ce φάρμακον tant controversé. Les mêmes arguments pourraient être invoqués pour d'autres plantes avec autant de raison, et il n'y a pas plus de motifs de se laisser influencer par le dire de Galien, que par celui de Théophraste ou de Pline qui rapporte le φάρμακον d'Hélène à des plantes autres que l'*œnopie*.

qui en boivent à longs traits, et qui n'en usent pas avec modération. Le vin troubla aussi le fameux centaure, fils d'Eurytus, dans le palais de Pirithoüs au grand cœur, quand il arriva chez les Lapithes. Lorsque son âme fut inondée par le vin, il devint fou, et se livra à des excès dans la demeure de Pirithoüs[1]. »

(*Odys.*, XXI, 293-98).

Et ailleurs il dit encore, à propos du vin [2] :

« Le vin qui rend fou, et qui contraint, quoiqu'on soit très-sage, à chanter et à rire gracieusement, le vin qui pousse à danser et à dire des paroles qu'il vaudrait mieux ne pas proférer. »

(*Odys.*, XIV, 466-9).

Théognis a dit aussi :

« Le vin bu en grande quantité est mauvais; si on en boit avec modération, il n'est pas nuisible, mais bon. »

(Theogn., *Sentent.*, v. 211, 2, ed. Bergk).

En effet, le vin pris avec modération entraîne avec lui de grands avantages pour la coction, la distribution, la sanguinification des aliments, et pour la nutrition; il contribue beaucoup aussi à rendre l'âme à la fois moins farouche et plus courageuse, par l'intermédiaire du tempérament du corps, lequel est, à son tour, produit au moyen des humeurs [3]. Non-seulement, comme je le soutenais,

---

[1] Ces paroles sont d'Antinoüs à Ulysse dans le *combat de l'arc*.

[2] Il s'est glissé une singulière faute dans le texte des éditions de Galien, faute qui a été reproduite par les traducteurs. Ainsi, dans le texte vulgaire, on lit : Καὶ ἀλλαχόθι περὶ αὐτοῦ φησι Νηλέος

Ὅστ' ἐφέηκε πολύφρονά περ μάλ' ἀεῖσαι.

Si on se reporte au texte même de l'*Odyssée*, on voit qu'il ne s'agit en aucune façon d'un *Nélée*, mais d'Ulysse s'adressant à Eumée, et que ce nom propre de Nélée s'est formé de la manière suivante : les Mss. portaient sans distinction de mots φησινηλέος; les premiers éditeurs ont mal séparé les deux mots, et ont lu φησι νηλέος au lieu de φησιν ἠλέος. Ce second mot appartient au vers d'Homère. Kuehn, loin de s'apercevoir de cette faute, a régularisé le mot Νηλέος en celui de Νηλέως. Le Ms. de Flor. a φησιν ὥστε. — Ceci était imprimé quand j'ai vu que Goulston avait corrigé la faute du texte vulgaire, mais sans en avertir et sans donner d'explication.

[3] Voy. sur les propriétés du vin, Oribase, *Collect. med.*, V, chap. VI tiré de Galien avec les passages parallèles indiqués dans notre édition. Voy. surtout le chap. VII tiré de Rufus et les notes qui correspondent à ces chapitres. On trou-

le vin change le tempérament du corps et les fonctions de l'âme, mais il peut même faire sortir l'âme du corps. Comment pourrait-on dire autrement, quand on voit les drogues qui refroidissent ou qui échauffent beaucoup [1] tuer immédiatement ceux qui les prennent? Les venins des animaux sont dans ce cas. Ainsi, nous voyons mourir sur-le-champ les individus piqués par un aspic; ces individus meurent par le venin de la même manière qu'on [2] meurt par la ciguë, car ce venin refroidit aussi. Ceux qui admettent une substance particulière [3] pour l'âme, seront donc [4] forcés d'avouer qu'elle est l'esclave des tempéraments du corps, attendu que ces tempéraments peuvent la chasser du corps, la contraindre à délirer, la priver de mémoire et d'intelligence, la rendre triste, timide [5], abattue, comme cela se voit dans la mélancolie, et ils reconnaîtront que le vin bu modérément produit les effets opposés [6].

CHAPITRE IV. — L'âme est modifiée par le sec ou par l'humide. — Passages du *Timée* interprétés dans ce sens par Galien. — Que l'humide entraîne la déraison et que la sécheresse cause l'intelligence. S'il en est ainsi pour l'âme réputée immortelle, combien, à plus forte raison, l'âme ou les âmes mortelles doivent-elles être les esclaves du corps, ou plutôt elles ne sont que le tempérament du corps. — Sentiment d'Andronique sur la nature de l'âme. — Opinion d'Aristote et des Stoïciens sur l'essence de l'âme.

Les puissances de l'âme sont-elles modifiées par le tempérament chaud ou froid, mais ne souffrent-elles en rien du tempérament sec ou humide? Nous avons la preuve du contraire par les médicaments et par le régime de chaque jour. Je réunirai peut-être ces preuves dans la suite; mais, avant, je rapporterai les passages

---

vera aussi quelques renseignements dans le chap. xv des *Advers. miscell. posth.* de Gataker, col. 557 suiv. — Rufus est d'avis que c'est tout simplement du vin qu'Hélène versa dans la coupe de Télémaque (voy. note 3 de la p. 56). Pline mentionne cette opinion; Petit (p. 32 suiv.) a très-bien démontré qu'elle était insoutenable.

[1] Θερμαίνοντα, vulg.; ὑπερθερμαίνοντα, cod. Flor.

[2] Παραπλήσιον τῆς, vulg.; παραπλήσιον τοῖς, cod. Flor. C'est là la vraie leçon.

[3] Ἰδίως, sic cod. Flor.; ἰδίαν, vulg. Cette dernière leçon me paraît préférable.

[4] Οὖν, qui est donné par le ms. de Flor., et qui est nécessaire, manque dans vulg.

[5] Λυπηρότερα... ἀθυμότερα ἐργάζεσθαι, vulg. Le Ms. de Flor. donne l'accusatif qui est la vraie leçon.

[6] Ἔχει, vulg.; ἔχειν, cod. Flor.

où Platon professe que l'humidité du corps ôte à l'âme la mémoire des choses dont elle avait conscience avant d'être liée au corps; c'est ce qu'il dit, en effet, textuellement dans le *Timée*, là où il raconte que les Dieux ont créé l'homme en liant une âme immortelle dans un corps, siége d'un courant d'*affluences* et d'*effluences*, désignant certainement ainsi, d'une manière obscure, l'humidité de la nature des enfants nouveau-nés[1]. Après cela il ajoute : « Enchaînées dans ce vaste courant du fleuve, les âmes ne domptaient pas[2] et n'étaient pas domptées; elles étaient entraînées par la force, et entraînaient à leur tour » (p. 43 A). Un peu plus loin, il ajoute : « Le flot qui inonde le corps et s'en échappe, le flot d'où vient la nutrition étant très-abondant, les affections produites dans chaque animal, par les agents extérieurs (c'est-à-dire par les *sensations*), causaient encore un plus grand trouble (p. 43 B). » Après avoir énuméré ces sensations, Platon ajoute : « Au début, à cause de toutes ces affections, l'âme est d'abord sans in-

---

[1] Ici encore Galien me paraît détourner, à son profit, la pensée de Platon sur l'autorité duquel il veut appuyer ses théories. Dans le passage qui est cité ici par extraits, Platon paraît bien évidemment faire allusion aux courants en sens contraire qui résultent, au début de la vie, de la nutrition même du corps (voy. surtout p. 44 B); seulement il est douteux s'il entend parler des *premiers essais* qu'il suppose avoir eu lieu pour la formation de l'homme, ou de la vie intra-utérine, ou encore (mais cela me paraît la supposition la moins vraisemblable) du premier développement de l'enfant nouveau-né. En tout cas, il me semble positif qu'il n'entend certainement pas la simple prédominance des parties liquides (ou des *humeurs*) dans le corps à un certain âge, ainsi que le veut Galien, car pour Platon le trouble de l'intelligence vient moins des liquides considérés en eux-mêmes, que de la contrariété et de l'irrégularité des courants de la nutrition.

[2] Οὔτ' ἐκράτουν. Ces deux mots manquent dans le texte de Galien, mais ils se lisent dans celui de Platon et sont indispensables. — J'ajoute ici une fois pour toutes, et pour ne pas trop multiplier les notes, que j'ai corrigé les extraits empruntés par Galien à Platon ou à Aristote, sur les meilleurs textes de ces auteurs, toutes les fois que le sens l'exigeait et quand le texte n'avait pas été changé à dessein. Lorsque j'ai ajouté, d'après le texte de Platon ou d'Aristote, quelques mots qui ne me paraissaient cependant pas indispensables, je les ai mis entre crochets. Pour certains passages seulement, j'ai cru devoir signaler les différences entre le texte de Galien et celui des auteurs originaux. Du reste, ces différences peuvent tenir au mauvais état des Mss., d'après lesquels notre traité a été publié, plus encore qu'à Galien lui-même.

telligence lorsqu'elle commence à être attachée à un corps mortel; mais lorsque le flux, source de l'accroissement et de la nutrition, est moins impétueux, lorsque les révolutions de l'âme reprennent leur route paisible et qu'avec le temps elles s'affermissent davantage, chaque cercle tournant suivant sa forme naturelle, leurs circonvolutions se régularisant et, désignant avec justesse l'*autre* et le *même*[1], elles achèvent de rendre sensés ceux qui les possèdent (p. 44 A). » — Lorsque Platon dit : « Le flux, source de l'accroissement et de la nutrition, est moins impétueux, » il parle évidemment de l'humidité qu'il avait déclarée auparavant être la cause du défaut d'intelligence de l'âme, de telle sorte que [suivant ce philosophe lui-même] la sécheresse procure l'intelligence et que l'humidité fait tomber en démence. Mais s'il est vrai que l'humidité cause la démence, et la sécheresse l'intelligence, une extrême sécheresse procure une intelligence parfaite, et une sécheresse mélangée d'humidité ôtera à l'intelligence une somme de perfection proportionnelle à la quantité d'humidité dont elle est imprégnée. Quel corps d'animal est aussi exempt d'humidité que celui des astres[2]? Aucun, certes, n'en approche sous ce rapport; en sorte que nul corps d'animal mortel ne se rapproche de l'intelligence parfaite sans participer à l'inintelligence au même degré qu'à l'humidité. Lors donc que la partie rationelle de l'âme qui a une essence spéciale, change avec les tempéraments du corps, que doit-on penser qu'éprouve l'espèce mortelle? N'est-il pas évident que cette espèce est complétement l'esclave du corps? Il vaut même mieux ne pas se servir des mots *être esclave*, mais dire que la partie mortelle de l'âme n'est elle-même que le tempérament du corps, car il a été démontré plus haut que l'âme mortelle est le tempérament du corps. Donc, le tempérament du cœur est la partie irascible de l'âme. Celui du foie est la partie que Platon appelle *concupiscible*, et qui est nommée par Aristote *nutritive* et

---

[1] Voy. sur l'*autre* et le *même*, H. Martin, note 21, §§ 4 et 5, dans *Études sur le Timée de Platon*, t. I, p. 358 suiv.

[2] On pourra voir dans Dupuis (*Origine de tous les cultes*, chap. VII, t. I, p. 257 suiv.), les divers passages des auteurs, d'où il résulte que la croyance à l'intelligence divine des astres était généralement répandue dans l'antiquité.

végétative[1]. J'approuve tout à fait Andronique le Péripatéticien[2], qui a osé, comme un homme libre, et sans obscurcir sa pensée par des circonlocutions, déclarer quelle était l'essence de l'âme, et j'accepte sa phrase. Je trouve d'ailleurs Andronique aussi libre sur beaucoup d'autres questions; mais je le blâme d'avoir dit que l'âme était un tempérament, ou une puissance qui est une conséquence du tempérament, parce qu'il a ajouté le mot *puissance*[3], attendu que l'âme, étant une certaine essence, a plusieurs puissances; cela a été très-bien dit par Aristote, et auparavant cet auteur a parfaitement expliqué la similitude de noms; en effet, la matière, aussi bien que la forme, et toutes deux ensemble étant appelées *essence*[4], il a dit que l'âme était une essence, eu égard à l'espèce, ne pouvant pas désigner autre chose que le tempérament, comme cela a été démontré plus haut. Dans l'opinion des stoïciens[5], l'âme est aussi ce genre d'essence. Ils veulent, en effet,

---

[1] Voy. *De anima*, II, 4, et III, 9 et 10. — Pour Aristote il y a dans l'âme des *facultés* ou *puissances* distinctes les unes des autres, mais non des *parties* séparables; l'intelligence seule est pour lui un *genre d'âme particulier et impérissable* (voy. *De anima*, I, 5, § 25, II, 2). Ici encore, Galien force la pensée d'Aristote en assimilant en quelque sorte sa doctrine des facultés de l'âme à celle de Platon, sur les trois espèces d'âmes. — Voy., du reste, la dissert. *Sur la philosophie de Galien*.

[2] Voy. sur Andronique de Rhodes et sur ses ouvrages, Fabricius, *Bibl. græca*, ed. Harles, t. III, p. 464-5; voy. aussi parmi les ouvages de Galien le traité apocryphe *de Spermate*, cap. II, ed. des Juntes *libri spurii*, fol. 37 verso G. Si on en croit l'auteur de ce traité, Andronique avec Socrate, Platon, Aristote, Théodore le Platonicien et Porphyre, l'âme est incorporelle, elle ne réside pas en un lieu déterminé et elle ne peut être divisée; ce qui implique, ce me semble, contradiction avec le dire de Galien dans le traité qui nous occupe, car il est difficile de concevoir comme immatérielle une âme qui résulte du tempérament.

[3] « Quum anima forma sit hominis, quumque forma omnis sit pars *composit*, compositum autem sit substantia, animam quoque substantiam esse necesse est; *neque enim ex non substanciis substancia fieri potest*. Quum autem omnis potentia, sive consequatur temperamentum, sive non, illius accidens sit, cujus potentia esse dicitur (voy. note 3 de la p. 49)..., propterea reprehendendus Andronicus est propterea quod animam potentiam vocaverit. » Persona, *Comm.*, p. 210. — Toutefois ce commentateur admet avec Galien, que l'âme rationnelle elle-même peut être ou le tempérament ou la suite du tempérament du corps.

[4] Voy. Aristote, *De anima*, II, 1, § 2-7.

[5] Cette doctrine est renouvelée en partie de Diogène d'Apollonie, d'Anaxi-

que l'âme, comme la nature, soit un *pneuma;* mais un *pneuma* humide et froid pour la nature, sec et chaud pour l'âme, en sorte que ce *pneuma* est une certaine matière propre de l'âme, mais que la forme de la matière ou du tempérament consiste dans la bonne proportion de la substance aérienne et de la substance ignée, car il n'est pas possible de dire que l'âme soit seulement *air* ou seulement *feu*, attendu que le corps de l'animal ne paraît ni extrêmement froid, ni extrêmement chaud, ni même dominé par une grande surabondance de l'une ou de l'autre qualité. En effet, quand le corps s'écarte même d'une façon peu prononcée de la symétrie, l'animal est pris de fièvre, s'il y a surabondance démesurée du feu; il se refroidit, devient livide, et a les sensations obtuses ou tout à fait abolies, suivant le tempérament de l'air; car cet élément pris en lui-même est froid, et il n'acquiert un bon tempérament que par son mélange avec l'élément igné. Il est donc déjà évident pour nous que, d'après les stoïciens, la substance de l'âme résulte d'un certain mélange d'air et de feu, et que [d'après eux encore] Chrysippe a dû sa sagesse au mélange tempéré de ces éléments, tandis que c'est au chaud intempéré que les fils d'Hippocrate[1] ont dû la stupidité qui leur a valu le privilége d'être tournés en ridicule par les poëtes comiques, à cause de leur sottise. On dira donc peut-être qu'il ne faut ni louer Chrysippe pour son intelligence, ni blâmer les fils d'Hippocrate[1] pour leur sottise. De la même manière, si on considère les actes et les affections de

---

mène et de quelques autres philosophes (voy. Aristote, *De anima*, I, 2, § 15). Voy. sur la *physiologie* des stoïciens, J. Lipse, *Physiologiæ stoicorum* libri tres, Lugd. Batav. 1644, 12°; Ritter, *Hist. de la philosophie ancienne*, trad. franc., liv. XI, t. III, p. 415 suiv.; Ritter et Preller, *Histor. philosophiæ*, etc. Hamburgi, 1838, 8°, p. 384-397; et Galien dans les premiers livres de son traité *Des dogmes d'Hippocrate et de Platon*.

[1] Il s'agit d'un Hippocrate d'Athènes (cf. Suidas, *voce* ὑώδεις), dont les fils furent souvent livrés par les comiques à la risée du public à cause de leur stupidité. Suidas (*l. l.*) nous rapporte leurs noms; ils s'appelaient *Télesippe*, *Démophon*, et *Périclès*. — Voy. Aristophane, *Nubes*, v. 997; *Thesmoph.*, v. 272, et les scolies sur ces passages. — Voy. encore sur le texte de Galien, Goulston dans ses notes, et Gataker (*Advers. miscell. posth.*, cap. XIII, col. 549). Ces deux critiques ont proposé des corrections nécessaires pour rendre à la phrase son intégrité; je les ai adoptées dans ma traduction.

l'âme irascible, il ne faudra ni louer les gens hardis, ni blâmer les lâches; mais nous traiterons bientôt ce sujet[1].

CHAPITRE V. — Qu'il existe deux opinions principales sur le mode de composition du monde. — Galien adopte celle qui regarde la *substance* comme continue. — Que l'âme est d'autant plus sage que le tempérament est plus sec. — L'intelligence supérieure des astres en est la preuve. — Argumentation contre Platon pour établir que l'âme intelligente n'est pas immortelle. — Galien invoque de nouveau l'action des influences matérielles sur les manifestations de cette âme.

Je placerai maintenant les considérations qui complètent celles que je m'étais proposé de développer au début de ce traité, en ajoutant qu'il n'est pas possible de tout démontrer en toute occasion, et qu'il y a en philosophie deux doctrines [sur la formation du monde], si on s'en tient aux deux divisions principales. Les uns pensent que toute la substance du monde est continue; d'autres soutiennent qu'elle est divisée par un entrelacement d'espaces vides. J'ai reconnu en réfutant [les atomistes], réfutation qu'on trouvera développée dans le traité *Des éléments d'après Hippocrate*[2], que la seconde opinion n'est pas du tout fondée. Dans le présent traité, admettant comme point de départ la thèse que notre substance est soumise à des changements, et que le tempérament de cette substance des parties *homoiomères* constitue le corps physique, nous avons établi que l'essence de l'âme est le résultat du tempérament du corps, à moins qu'on ne la suppose, avec Platon, incorporelle, et pouvant exister sans le corps. Contre ceux qui soutiennent cette hypothèse, il a été suffisamment démontré que l'âme est empêchée, par le tempérament du corps, de remplir les fonctions qui lui sont propres. Je fournirai encore d'autres démonstrations; mais, comme je m'occupe maintenant de ce sujet, il me paraît préférable d'ajouter ce qui regarde les tempéraments.

---

[1] Πρόσθεν ἐπισκεψόμεθα vulg. J'avais conjecturé πρόσωθεν, et avec raison, car le ms. de Flor. porte ὕστερον. Voy. plus loin le chap. XI, et les deux traités de Galien *Sur la manière de reconnaître et de guérir les affections de l'âme*, dont j'ai donné quelques extraits dans l'*appendice*.

[2] Voy. particul., liv. I, chap. II et III, et les extraits de ce livre dans la dissertation *Sur la physiologie de Galien*.

Ceux qui pensent que l'âme est la forme du corps, pourront dire que c'est la proportion exacte des éléments dans le tempérament, et non la sécheresse, qui rend l'âme plus sage; en cela, ils seront en désaccord avec ceux qui pensent que plus le tempérament est sec, plus l'âme devient sage, et lors même qu'ils ne voudraient pas concéder que la sécheresse est une cause d'intelligence, je pourrais du moins invoquer le témoignage d'Héraclite lui-même [1] car n'a-t-il pas dit : *âme sèche*, *âme très-sage* [2], pensant que la

---

[1] Ἀλλὰ εἰ καὶ ξηρότητα μὴ ξυγχωρῆσαι ἐναντίαν εἶναι συνέσεως, εἴ γε μὴν ὑφ' Ἡρακλείτου vulg.; ἀλλ' εἰ καὶ ξηρότητα συγχωρήσομεν αἰτίαν εἶναι συνέσεως, οἵ γε μὴν ἀμφ' Ἡρακλ. Cod. Flor., leçon qui me paraît donner un texte fort embarassé, et rompre le fil du raisonnement. Il est évident que ce membre de phrase a subi dans tous les manuscrits plus d'un genre d'altération, et qu'il faut y opérer des corrections pour le rendre intelligible. Gataker (*l.l.*, coll. 553-4), qui n'avait sous les yeux que le texte vulgaire, propose ἀλλὰ οὐ καὶ τῷ ξηρότητα συγχωρῆσαι μὴ ἐναντίαν εἶναι συνέσεως, et il interprète : *at non, quin concessuri sunt, siccitatem perspicacitati non adversari.* Ce sens est rationnel, mais on n'y arrive que par des corrections violentes. Il me semble plus simple et plus conforme au contexte de lire, ainsi que me le propose M. Bussemaker.... συγχωρήσαιεν αἰτίαν et de traduire comme je l'ai fait. — Quant au second membre de phrase, on doit lire : εἴρηταί γε μὴν ὑφ' Ἡρ. avec Gataker (*l.l.*), ou εἴ γε μὴν πείθειεν ὑφ' Ἡρ. avec Arnoldus Bootius.

[2] Le texte de Galien, dans les manuscrits et dans les imprimés, porte αὐγὴ ξηρὴ ψυχὴ σοφωτάτη; mais si on a recours à Stobée (*Florileg.*, tit. V, § 120; voy. les notes de M. Gaisford, t. I, p, 175), qui rapporte aussi cette sentence d'Héraclite d'Éphèse en ces termes : αὔη ψυχὴ σοφωτάτη καὶ ἀρίστη, on voit évidemment qu'il faut, dans Galien, lire αὔη pour αὐγή (substitution très-facile à expliquer) et que ξηρή a été primitivement une glosse de ce mot αὔη changé plus tard en αὐγή. — Cet adjectif αὖος ne paraît pas très-usité; voy. Eustathius dans ses *Scolies* sur l'*Iliade* d'Homère (p. 897, l. 16 et p. 1304, l. 3); voy. aussi Érotien, éd. de Franz, p. 44, au mot αὐασμόν, et Foës *OEcon. Hipp. voce* αὐαίνειν. — La sentence d'Héraclite, avec ou sans le nom de son auteur, a été citée par plusieurs anciens; mais par une coïncidence qui n'a rien d'extraordinaire et qui ne justifie en rien la leçon du texte de Galien, on lit ordinairement ξηρή; et quand le mot αὔη se trouve seul, il a subi sous la main des copistes les transformations les plus singulières, par exemple il est devenu αὐτή ou οὐ γή. — Voy. par exemple Plutarque, *De esu carnium*, I, 6, 4, et le *fragment* de Musonius (Περὶ τροφῆς) dans l'édit. de Peerlkamp. Ce savant éditeur, égaré sans doute par Wesseling, n'a pas vu quelle était la vraie leçon (cf. ses notes, p. 325); mais M. Gaisford, dans ses notes sur Stobée (tit. XVII, § 43), d'où est tiré le fragment de Musonius a rétabli αὔη comme au tit. V, § 120. — Gataker, dans ses *Advers. miscell. posth.* (chap. XIV, col. 550 et 553 suiv.), a fait sur la sentence d'Héraclite et sur les diverses altéra-

sécheresse est la cause de l'intelligence. Le mot αὔη signifie cela (c'est-à-dire, *seche*)[1] et il faut croire que cette opinion est la meilleure si nous songeons que les astres[2] qui sont resplendissants et secs, ont une intelligence parfaite; car si quelqu'un disait que les astres n'ont point d'intelligence[3], il paraîtrait ne pas comprendre la préexcellence des Dieux[4]. Pourquoi donc beaucoup de gens arrivés à l'extrême vieillesse délirent-ils, bien qu'il soit démontré avec raison que la vieillesse est un âge sec? Nous répondrons que le délire n'est pas une suite de la sécheresse, mais du froid, car le froid nuit manifestement à toutes les actions de l'âme. Ces réflexions, bien qu'elles soient secondaires, démontrent clairement ce que nous voulons établir, à savoir que les opérations et les affections de l'âme dépendent du tempérament du corps. Si l'âme est la forme d'un corps *homoiomère*, nous arriverons à une démonstration tout à fait scientifique (c'est-à-dire *a priori*), tirée de son essence. Supposons que l'âme est immortelle et qu'elle a une essence propre, ce qui est la doctrine de Platon; mais elle est dominée par le corps et elle est son esclave; Platon lui-même le reconnaît lorsqu'il considère la sottise des enfants, de ceux qui délirent dans la vieillesse, et encore de ceux qui, à la suite de l'administration de quelques médicaments, ou de la génération d'humeurs mauvaises dans le corps, tombent dans le délire, dans la manie ou dans la démence, ou perdent la mémoire. Que l'âme, sous l'influence des causes susdites, aille jusqu'à la perte de la mémoire, jusqu'à la démence, à l'immobilité et à l'insensibilité, cela pourrait être attribué à l'embarras dans lequel elle se

---

tions qu'elle a subies une dissertation curieuse et fort instructive. Le texte de Galien y est aussi examiné, mais la conclusion du savant critique n'est pas très-explicite.

[1] Τὸ γὰρ τῆς αὐγῆς (lis. αὔης) ὄνομα τοῦτο ἐνδείκνυται. Ces mots, qu'ils soient une explication déplacée de la glosse ξηρή (opinion vers laquelle j'incline beaucoup), ou qu'ils appartiennent réellement à Galien, prouvent encore que le texte portait primitivement αὔη, puisqu'on a cru devoir faire remarquer que ce mot désignait *la sécheresse*.

[2] Ἐννοήσαντας καὶ τοὺς ἀστέρας, vulg.; ἐννοήσαμεν τοὺς ἀστέρας, cod. Flor.

[3] Εἰ γὰρ μή τις ὑπάρχειν τοῦτο φαίη, cod. Flor; εἰ γὰρ μή τις αὐτοῖς, κ.τ.λ., vulg., leçon que je préfère comme plus explicite.

[4] Voy. note 2 de la p. 61.

trouve de se servir des puissances qui lui sont données par la nature; mais quand on croit voir ce qu'on ne voit pas, entendre des sons que personne ne profère, ou qu'on dit des choses honteuses, impies, ou tout à fait folles, c'est une preuve que l'âme n'a pas simplement perdu les puissances qui lui sont naturelles, et qu'il s'est introduit en elle quelque chose de contraire à sa nature. Cela donc affaiblit déjà considérablement la conjecture que toute l'essence de l'âme est incorporelle. Comment, en effet, pourrait-elle, par son union avec le corps, être amenée à une nature opposée à celle qu'elle possède, si elle n'est ni une certaine qualité, ni une forme, ni une affection, ni une puissance du corps? Mais abandonnons ces réflexions, pour que la partie accessoire ne devienne pas beaucoup plus étendue que le sujet lui-même que nous nous proposons de traiter. Les maux du corps dominent l'âme, cela[1] se voit manifestement dans la *mélancolie*, le *phrénitis* et la *manie;* car ne reconnaître ni soi-même, ni ses proches, par suite d'une maladie (phénomène que Thucydide (II, 47, suiv.) a dit s'être montré chez beaucoup d'individus [pendant la peste d'Athènes], et que nous avons vu nous-mêmes dans la peste qui a régné il y a peu d'années)[2], paraît être la même chose que ne pas voir à cause d'une chassie ou d'une cataracte, sans que la faculté visuelle soit altérée; mais voir trois choses pour une, est une grande affection de la faculté visuelle, affection qui ressemble au *phrénitis*.

Chapitre vi. — Galien établit par deux passages du *Timée*, que suivant Platon les maladies de l'âme sont une conséquence de la mauvaise constitution du corps.

Le passage suivant démontrera que Platon lui-même savait que l'âme est lésée par une *cacochymie* du corps : « Quand le flegme acide ou salé, ou quand les humeurs amères et bilieuses, quelles qu'elles soient, errant dans le corps, ne peuvent trouver une voie pour s'échapper, et que roulant à l'intérieur, elles

---

[1] Οὐδέ, vulg.; τὸ δέ, cod. Flor. qui est une excellente leçon.

[2] Il s'agit sans doute de la *peste antonine*, dont Galien parle en plusieurs endroits de ses livres. Voy. Hecker, *De peste antoniniana*, Berol., 1835, 8°. — Le texte vulg. porte ὅπερ ὅ τε Θουκυδίδης ἐκβῆναι πολλοῖς φησιν, vulg.; avec le manuscrit de Flor. j'ai lu συμβῆναι au lieu de ἐκβῆναι.

imprègnent fortement de leur humidité, en se mêlant les unes avec les autres, la diathèse de l'âme, elles produisent des maladies de l'âme de toute espèce, plus ou moins fortes, plus ou moins nombreuses. En se portant vers les trois siéges de l'âme, suivant qu'elles se fixent vers l'un ou vers l'autre, elles causent une grande variété de morosité et d'abattement, souvent de l'audace ou de la lâcheté, et aussi la perte de la mémoire accompagnée d'abattement (p. 86 E). » Dans ce passage, Platon avoue manifestement que l'âme subit un certain mal par la cacochymie du corps.—De même, dans cet autre passage, il place la cause des maladies de l'âme dans la constitution du corps : « Un homme a un sperme abondant et visqueux, et ressemble à cause de cela à un arbre qui produirait des fruits outre mesure; il éprouve, à chaque rapprochement sexuel, des douleurs violentes et des plaisirs vifs dans ses désirs et dans l'émission du sperme qui en résulte; il est furieux pendant la plus grande partie de sa vie, à cause des douleurs semblables à celles de l'accouchement, et des voluptés excessives qu'il ressent, ayant une âme malade et délirante à cause du corps; cet homme est considéré à tort, non comme un malade, mais comme un homme involontairement mauvais. La vérité est que l'ardeur pour les plaisirs vénériens tient en grande partie à une constitution d'une certaine espèce, qui dépend de la porosité des os; constitution fluxionnaire et humide, d'où résulte une maladie de l'âme (p. 86 c). » Dans ce passage, Platon a suffisamment montré que l'âme devient malade par suite d'une disposition vicieuse du corps.—Le sentiment de ce philosophe n'est pas moins évident par ce qu'il ajoute ensuite. Il dit en effet : « Pour presque toute espèce d'intempérance dans les plaisirs, tout reproche qu'on fait comme s'il s'agissait de fautes réputées volontaires, est injuste; car personne n'est mauvais de plein gré; mais on est vicieux à cause d'une mauvaise constitution du corps ou à cause d'une éducation mal réglée; pour tout homme c'est là un malheur qui est indépendant de sa volonté (p. 86 D)[1]. » Platon est donc d'accord avec

[1] Le texte vulgaire porte : παντὶ δὲ ταῦτα ἐχθρὰ καὶ κακόν τι προσγίγνεται. (*or, ce sont là des choses odieuses à tout le monde* et qui entraînent en outre quelque malheur.) Ce sens me paraît, comme à M. H. Martin, fort obscur; j'ai donc lu avec lui ἄκοντι au lieu de κακόν τι. Cette leçon, confirmée par deux bons manu-

moi sur les points que j'ai déjà établis; les passages que je viens de citer et beaucoup d'autres le prouvent évidemment. On trouvera ces passages, les uns dans le *Timée*, par exemple ceux que j'ai cités, et les autres dans d'autres ouvrages.

CHAPITRE VII. Galien établit, par plusieurs passages, qu'Aristote est d'avis que les affections de l'âme dépendent du tempérament du corps.

Il est évident, par les passages suivants, qu'Aristote est d'avis que les puissances de l'âme dépendent du tempérament du sang de la matrice, duquel naît, suivant lui, notre propre sang. En effet, cet auteur a écrit dans le IIe livre *Des parties des animaux* (chap. II) : « Le sang épais et chaud donne la force, le sang ténu et froid rend les sensations plus déliées; la même différence existe pour les fluides qui correspondent au sang. Voilà pourquoi les abeilles et d'autres animaux semblables sont naturellement plus sensés que beaucoup d'animaux qui ont du sang; et parmi les animaux qui ont du sang, ceux qui l'ont froid et ténu sont plus intelligents que ceux qui sont dans une disposition contraire. Les meilleurs sont ceux qui ont le sang à la fois chaud, ténu et pur; car ces conditions sont excellentes pour produire à la fois le courage et l'intelligence. Conséquemment les parties supérieures par rapport aux inférieures, le mâle par rapport à la femelle, les parties droites par rapport aux gauches présentent les mêmes différences. » Évidemment par ce passage Aristote a voulu montrer que les puissances de l'âme dépendent de la nature du sang. — Plus loin, dans

scrits, s'appuie aussi sur l'autorité de Galien. — Dans une suite de notes (p. 360 suiv.; voy. aussi *argument général*, § 12, p. 36 suiv.), M. H. Martin a montré que Platon supprimait presque complétement le *libre arbitre*, qu'il professait un véritable *fatalisme*, et que ses préceptes purement moraux sont une heureuse inconséquence dans l'ensemble de son système sur le mobile des actes humains. Pour peu, du reste, qu'on lise avec attention les ouvrages de Platon, on remarquera aisément que la morale y est souvent réduite à une hygiène bien entendue, dont l'âme profite autant que le corps et par son intermédiaire. Galien est plus inconséquent encore; sa doctrine n'est pas moins fataliste que celle de Platon; elle ne respecte pas plus la liberté humaine, et cependant, dans le traité même qui nous occupe et dans d'autres ouvrages, le médecin de Pergame invoque précisément cette liberté ou ce discernement du bien et du mal, comme la première base de la morale.

le même livre (II, iv), il n'a pas exprimé moins clairement cette doctrine : « Il y a, dit-il, certaines espèces de sang qui contiennent ce qu'on appelle des *fibres* : il y a du sang qui n'en a point : tel est celui des cerfs, des antilopes ; aussi ce sang ne se coagule pas. La partie aqueuse du sang est plus froide ; voilà pourquoi elle ne se coagule pas. La partie terreuse se coagule, le liquide s'évaporant pendant la coagulation ; mais les fibres sont du genre terreux. Il arrive quelquefois que certains animaux ont une plus belle intelligence, non parce que leur sang est froid, mais plutôt parce qu'il est ténu et pur ; car la partie terreuse n'a aucune de ces propriétés. Ceux dont le sang contient un liquide plus ténu et plus pur ont des sensations plus mobiles. C'est pour cette raison que certains animaux privés de sang ont une âme plus sensée que quelques animaux qui ont du sang, comme il a été dit plus haut. Telles sont les abeilles, la classe des fourmis, et les autres animaux analogues, s'il en existe. Tous les animaux dont le sang est très-aqueux sont plus lâches que les autres ; car la peur refroidit. Donc les animaux qui ont dans le cœur un pareil tempérament sont prédisposés à cette affection (c'est-à-dire à la peur), car l'eau se congèle par le froid [1]. C'est à cause de cela, pour le dire en un mot, que les animaux dépourvus de sang sont plus timides que ceux qui en ont. La peur les rend immobiles, leur fait lâcher leurs excréments, et chez quelques-uns change leur couleur. Ceux dont le sang a des fibres nombreuses et épaisses sont d'une nature plus terreuse, ont un caractère plus hardi, et cette hardiesse les rend farouches, car la hardiesse produit la chaleur. Les parties solides soumises à l'action de la chaleur deviennent plus chaudes que les liquides, car les fibres étant plus solides et plus terreuses, deviennent des fournaises dans le corps et causent une ébullition pendant la

---

[1] Le raisonnement un peu irrégulier d'Aristote revient, ce me semble, à dire : la peur est une affection froide, qui agit en refroidissant l'animal ; or, le sang aqueux est de tous les sangs celui qui se refroidit le plus facilement, attendu que l'eau est le liquide sur lequel le froid agit le plus fortement, puisqu'elle le congèle ; la peur a donc une action plus énergique, plus durable et plus souvent répétée sur les animaux à sang aqueux que sur les autres ; c'est ce qui explique la pusillanimité de leur caractère.

colère [1]. C'est pourquoi les taureaux et les sangliers sont hardis et furibonds, car leur sang est très-fibreux, et le taureau est de tous les animaux celui dont le sang se coagule le plus promptement. Privé de ses fibres, le sang ne se coagule plus, car les fibres sont terreuses. Si on ôte la partie terreuse d'un bourbier, l'eau ne se solidifie plus; de même le sang [quand les fibres en ont été retirées, ne se coagule plus]; il se coagule, au contraire, quand elles restent. De la même manière la terre humide se congèle sous l'action du froid; car le chaud étant expulsé par le froid, le liquide s'évapore en même temps, ainsi qu'il a été dit plus haut, et il se produit une congélation, le liquide étant desséché non par le chaud, mais par le froid. Tant que le sang est dans le corps, il est liquide à cause de la chaleur qui est dans les animaux. » — Après cela Aristote ajoute : « La nature du sang est considérée avec raison comme la cause de beaucoup de particularités chez les animaux, soit dans leur caractère, soit dans l'action de leurs sens, car il est la matière de tout le corps; or, la nourriture est matière, et le sang est la nourriture intime; il produit donc de grandes différences, s'il est ou chaud, ou froid, ou ténu, ou épais, ou pur, ou trouble. » — Comme on trouve dans les livres d'Aristote *Sur les animaux* et dans ses *Problèmes*[2] beaucoup d'autres passages analogues, j'ai

---

[1] Dans ce passage, le texte de Galien, tel qu'il est donné par les imprimés, diffère du texte ordinaire d'Aristote que reproduit exactement le manuscrit de Florence. Dans les imprimés de Galien on lit : Τὰ δὲ στερεὰ θερμανθέντα μᾶλλόν εἰσι ἢ προσήκει θερμὰ, ὡς ἡ τῶν ἰνῶν φύσις ἐν τῷ ὑγρῷ· αἱ γὰρ ἶνες στερεώτεραι καὶ γεωδέστεραι, γίνονται οἷον αἱ πυρίαι ἐν τῷ σώματι, καὶ ζέσιν ποιοῦνται ἐν τοῖς θυμοῖς, et dans Aristote : Τὰ δὲ στερεὰ θερμ., μᾶλλον θερμαίνει τῶν ὑγρῶν, αἱ δὲ ἶνες στερρὸν καὶ γεῶδες, ὥστε γίνονται οἷον πυρίαι ἐν τῷ αἵματι, καὶ ζέσιν ποιοῦσιν ἐν τοῖς θυμοῖς. La principale différence porte sur l'introduction des mots ὡς ἡ.... ὑγρῷ, dont je ne m'explique pas la présence, qui ne me paraissent avoir aucun sens, et que Crassus, dans sa traduction, et le manuscrit de Florence omettent également. Pour le reste du passage, le sens général est le même dans les deux textes; aussi je me suis conformé aux leçons que donnent les imprimés de Galien, car les différences de rédaction peuvent être de son fait et avoir disparu dans le manuscrit de Florence, par suite de la confrontation avec un manuscrit d'Aristote.

[2] Voy. *Probl.* X, 62. C'est le seul passage parallèle direct que j'aie rencontré dans cet ouvrage. Cf. aussi toute la section XXVII. — On sait qu'Aristote avait écrit plusieurs collections de *Problèmes*, et l'on est porté à croire que nos *Problèmes* actuels répondent, au moins pour le fond, aux ἐγκύκλια προβλήματα, mais altérés,

cru inutile de les rapporter tous ; il me suffisait de montrer quel est son sentiment sur le tempérament du corps et sur les puissances de l'âme. Toutefois je transcrirai quelques passages du premier livre de l'*Histoire des animaux*[1] ; les uns se rapportent directement au tempérament, les autres par l'intermédiaire des signes physionomiques, et ce moyen intermédiaire appartient en propre à la doctrine d'Aristote. En effet, cet auteur soutient que la formation particulière de tout le corps, pour chaque genre d'animal, dépend des mœurs et des puissances de l'âme, et, pour prendre immédiatement un exemple, la génération des animaux pourvus de sang se fait au moyen du sang de la mère. Les mœurs de l'âme sont en rapport avec le tempérament de ce sang, comme Aristote l'a affirmé dans les passages cités plus haut. La conformation particulière des parties organiques est le fait des mœurs de l'âme, suivant Aristote lui-même[2]. Du reste, d'après cette doctrine, on acquiert des notions nombreuses sur les mœurs de l'âme et sur le tempérament du corps. Quelques-uns des signes physionomiques nous révèlent directement et sans aucun intermédiaire le tempérament. Ces signes sont, par exemple, ceux qui se rapportent à la couleur, aux cheveux, et encore à la voix ou aux fonctions des parties.

---

modifiés et interpolés. Les autres collections paraissent tout à fait perdues, à moins que nos *Problèmes* n'en cachent quelques débris. Les renvois qu'Aristote lui-même fait à ses *Problèmes* ne se retrouvent pas dans notre collection. Parmi les citations que rapportent les anciens des *Problèmes*, ou les renvois qu'ils y font, les unes ont dans nos *Problèmes* une correspondance plus ou moins éloignée, comme c'est le cas pour le passage qui nous occupe, les autres n'en ont pas. Cette correspondance est-elle fortuite ou réelle, en d'autres termes avons-nous bien les ἐγκύκλια προβλ., ou n'avons-nous qu'un recueil apocryphe dans lequel se trouvent naturellement des sujets analogues à ceux qu'Aristote a traités dans ses *Problèmes?* Toutes ces questions sont loin d'être résolues. — Voy. Fabricius, *Biblioth. græca*, t. III, p. 252-5; Diogène de Laerte, V, § 26 ; Ideler, *Aristot. Meteor.*, t. II, p. 494 note, p. 505 et 569.

[1] Ὅμως δὲ προσθήσω καὶ κατὰ τὸ πρῶτον εἰρημένον, vulg. ; je lis avec le manuscrit de Florence : ὅμ. δὲ προσθ. καὶ τὰ κατὰ τὸ πρ. εἰρημένα.

[2] C'est là un des principes fondamentaux de la doctrine des causes finales ; Galien lui-même revient sur cette question dans le traité *De l'utilité des parties*, et c'est là que j'en dirai moi-même quelques mots. Quand Aristote soutient que les formes sont déterminées par les mœurs de l'âme, il n'entend pas les mœurs en acte, mais les mœurs en puissance dans le type même de l'espèce qui doit être procréée et qui se perpétue ainsi d'individus en individus.

Mais écoutons Aristote, dans le premier livre de l'*Histoire des animaux* (I, VIII) : « La partie du visage située au-dessous du bregma et comprise entre les deux yeux est le front. Les animaux sont lents si le front est grand ; vifs s'il est petit ; irascibles s'il est large[1]. » — Voilà déjà un passage, puis il en vient un autre immédiatement après : « Sous le front il y a les deux sourcils ; ils indiquent, s'ils vont en ligne droite, des mœurs douces ; s'ils se recourbent vers le nez, des mœurs farouches ; si c'est vers les tempes, la raillerie et la dissimulation ; s'ils sont abaissés, ils signifient l'envie. » — Peu après Aristote ajoute : « Deux angles constituent le point de réunion des paupières inférieures et supérieures ; il y en a un vers le nez et un autre vers les tempes ; ils signifient, quand ils sont longs, un caractère mauvais, et quand ils sont courts, un caractère meilleur ; quand du côté du nez ils sont charnus, comme chez les *milans*[2], ils indiquent la méchanceté. » — Aristote ajoute : « Le blanc des yeux est semblable chez presque tous les animaux, mais ce qu'on appelle le *noir* offre des différences ; chez les uns, cette partie est noire ; chez d'autres, blanc bleuâtre[3] ; chez certains, bleu azuré ; cette dernière couleur est le signe d'un caractère excellent et la meilleure condition pour une vue perçante[4]. »

---

[1] Aristote ajoute : *Courageux s'il est arrondi.*

[2] Ὧν δὲ οἱ κτένες οἷον κρεῶδες ἔχοντες πρὸς τῷ μυκτῆρι, texte vulg. mais tout à fait altéré de Galien. Ἐὰν δὲ οἷον οἱ κτένες κρεῶδες ἔχωσι τὸ πρὸς τῷ μυκτῆρι, texte vulg. d'Aristote. Si on traduit mot à mot le texte d'Aristote il signifie : *Si les angles ont comme* [en ont] *les peignes quelque chose de charnu du côté du nez ;* mais les *peignes* n'ont point d'yeux ; c'est là, comme on voit, une petite difficulté ; peut-être en supprimant οἱ pourrait-on traduire, mais en forçant la construction : *Si les angles ont quelque chose de charnu qui ressemble aux peignes ;* comparaison assez exacte du reste ; mais ne vaut-il pas mieux avec Canisianus et avec la vieille traduction arabico-latine, lire ἰκτῖνες (*milvi*)? On sait en effet que les *milans*, comme tous les autres oiseaux de proie, ont une troisième paupière qui fait saillie sur le globe de l'œil à l'angle interne, au-dessus des deux autres paupières. J'avoue cependant que la persistance de κτένες jusque dans Galien, et l'absence de preuves tout à fait décisives en faveur d'ἰκτῖνες me tient en suspens. Schneider a adopté κτένες, mais je crois sans trop chercher à s'en rendre compte.

[3] Γλαυκόν. Voy. sur la signification de ce mot Sichel : *Mémoire sur le glaucôme* ; Bruxelles, 1842, 8°, p. 124 suiv. ; ce travail est rempli de recherches très-concluantes.

[4] Entre les mots *bleu azuré* (χαροπόν) et *cette dernière couleur*, etc. Aristote ajoute ἐνίοις δὲ αἰγωπόν, c'est-à-dire : *Chez d'autres l'œil est de la même couleur*

— Puis il écrit encore ce qui suit : « Il y a des yeux petits ; il y en a de grands ; il y en a de moyens, et ce sont les meilleurs. Il y a des yeux qui sont très-saillants, d'autres très-enfoncés, d'autres dans une position moyenne. Les yeux enfoncés sont, chez toute espèce d'animaux, la meilleure condition pour une vue perçante ; les yeux dont la position est moyenne signifient des mœurs très-douces. Les yeux sont ou clignotants, ou fixes, ou dans une position moyenne ; ces derniers indiquent des mœurs très-douces ; les autres annoncent, ceux-ci l'impudence, ceux-là l'inconstance. » — Peu après (I, IX), Aristote parle ainsi des oreilles : « Les oreilles sont [ou grandes], ou tout à fait petites, ou d'une grandeur moyenne, ou très-dressées [ou retombantes, ou dans une position moyenne]. Les petites signifient des mœurs farouches[1], les moyennes des mœurs excellentes ; celles qui sont à la fois grandes et dressées indiquent la sottise et la loquacité. » — Tels sont les passages qu'on trouve dans le premier livre de l'*Histoire des animaux;* on rencontre aussi quelques phrases analogues dans un autre ouvrage *Sur les principes de la physionomie*[2] ; j'en rapporterais quelques-unes, si je ne craignais d'encourir le reproche de prolixité, et de perdre mon temps sans utilité, puisqu'il m'est permis d'invoquer en faveur de cette théorie le témoignage du divin Hippocrate, le premier des médecins et des philosophes.

CHAPITRE VIII. Passages du traité *Des airs, des eaux et des lieux*, et de celui *Des épidémies* d'Hippocrate, d'où il ressort que ce médecin professait la même doctrine que Galien sur les rapports qui unissent les tempéraments du corps et les mœurs de l'âme.

Or, Hippocrate a écrit ce qui suit dans l'ouvrage où il traite *Des eaux, des airs et des lieux;* et d'abord, à propos des villes

---

que celui des chèvres (roux); en sorte que les mots *cette dernière couleur* se rapportent pour lui à αἰγωπόν et non à χαρωπόν. — Cf. les *Problèmes*, où il est dit qu'il y a trois couleurs pour les yeux, le *noir*, l'αἰγωπόν et le *glauque* (bleu azur) χαρωπόν.

[1] Ce membre de phrase ne se trouve pas dans le texte ordinaire d'Aristote ; d'un autre côté j'ai mis entre crochets ce qui manque dans Galien et qui se lit dans Aristote. De pareils textes ont dû éprouver facilement et de diverses manières des altérations de plus d'un genre.

[2] Ce n'est pas ici le lieu d'examiner la question de savoir si l'ouvrage *Sur la*

qui sont tournées vers les Ourses (*le nord*), il s'exprime en ces termes : « Les mœurs y sont plutôt farouches que douces (chap. IV, p. 197 de mon édit. [1]). » — Peu après il parle ainsi des villes tournées vers le levant : « Les hommes ont la voix claire et ont un meilleur caractère, une intelligence plus pénétrante que les habitants du nord (chap. V, p. 198). » Puis avançant dans son sujet, il disserte ainsi sur les habitants de l'Asie [2] : « Je dis que l'Asie diffère beaucoup de l'Europe par la nature de toutes choses, aussi bien par celle des productions de la terre que par celle des hommes. Tout vient beaucoup plus grand et beaucoup plus beau en Asie [qu'en Europe]; le climat y est plus tempéré, les mœurs y sont plus douces, la cause en est dans le tempérament des saisons (chap. XII, p. 208). » Hippocrate dit que le tempérament est la cause non-seulement des autres circonstances qu'il a énumérées, mais aussi des mœurs. Pour montrer que, suivant Hippocrate, les tempéraments des saisons diffèrent les uns des autres par la chaleur, par le froid, par le sec et par l'humide, j'ai rassemblé plusieurs passages dans l'ou-

---

physionomie, auquel Galien renvoie, est le même que celui qui a été plusieurs fois réimprimé sous le titre Ἀριστοτέλους φυσιογνωμικά ou φυσιογνωμονικά ; car on a des doutes très-fondés sur l'authenticité de ce livre. Il est fâcheux que Galien se soit ici montré si scrupuleux ; quelques citations faites par lui eussent très-probablement tranché la difficulté. Du reste, on trouvera d'amples détails sur la physionomie d'après les anciens, dans *Scriptores physionomoniæ veteres*, éd. de Franz. L'ouvrage d'Aristote est le plus sobre de détails; ceux de Polémon et d'Adamantius sont très-prolixes. — Voy. aussi les *Physiognomica* d'Antigone de Caryste, éd. de Beckmann, p. 172-174 ; la Ve et la VIe section du IIe livre des *Épidémies* d'Hippocrate, et les notes de Schneider sur les passages d'Aristote que cite Galien. — Persona, dans son *Commentaire*, p. 242 suiv., croit beaucoup à la physiognomonie, et il essaye de trouver un rapport anatomique ou physiologique entre les dispositions de l'esprit et de l'âme et les signes extérieurs fournis par le visage ou les autres parties du corps. Ces pages sont un curieux monument des étranges aberrations où peut tomber un homme qui se charge de tout expliquer.

[1] Pour tous ces passages tirés d'Hippocrate, j'ai revu ma traduction (*OEuvres choisies d'Hippocrate*) sur le texte et je l'ai modifiée en beaucoup de points. — Plusieurs passages réclameraient des notes explicatives, mais comme elles ne se rapportent pas directement au sujet même du traité de Galien, je renvoie le lecteur à l'édition de M. Littré, et à mon premier travail.

[2] C'est sans doute par erreur que Goulston a imprimé τὴν οὐσίαν pour τὴν Ἀσίαν.

vrage où j'établis qu'il professe[1], sur les éléments, la même opinion dans le traité *De la nature de l'homme* que dans ses autres écrits. — Dans les passages qui suivent celui que je viens de citer, enseignant la même doctrine, Hippocrate parle de la manière suivante des régions tempérées, auxquelles il attribue le pouvoir de rendre les mœurs plus douces : « Ni le courage viril, ni la patience dans les fatigues, ni l'énergie morale ne sauraient exister avec une pareille nature, que les habitants soient indigènes ou de race étrangère ; l'attrait du plaisir l'emporte nécessairement sur tout (chap. XII, p. 209). » — Et plus bas, dans le même livre, il écrit : « Le défaut de courage parmi les hommes, et l'absence de virilité, qui rendent les Asiatiques moins belliqueux et plus doux de caractère que les Européens, tiennent principalement aux saisons qui n'éprouvent pas de grandes variations, ni de chaud, ni de froid, mais qui sont uniformes (chap. XVI, p. 211). » — Peu après il ajoute encore ce qui suit : « Du reste, vous trouverez que les Asiatiques diffèrent entre eux : ceux-ci sont plus vaillants, ceux-là sont plus lâches. Les vicissitudes des saisons en sont aussi la cause, ainsi que je l'ai dit plus haut (*ibid.*, p. 212). » — Plus bas, dans le même livre, lorsqu'il arrive à parler des habitants de l'Europe, il dit : « Une telle nature donne quelque chose de sauvage, d'insociable, de fougueux (chap. XXIII, p. 218). » — Après cela il dit, dans un autre passage : « Tous ceux qui habitent un pays montueux, inégal, élevé, pourvu d'eau, et où les saisons présentent de grandes vicissitudes, sont naturellement d'une haute stature, très-propres à supporter le travail et bien disposés pour les actes qui exigent un courage viril. De tels naturels sont doués au suprême degré d'un caractère farouche et sauvage. Ceux, au contraire, qui vivent dans des pays enfoncés, couverts de prairies, tourmentés par des chaleurs étouffantes, plus exposés aux vents chauds qu'aux vents froids, et qui usent d'eaux chaudes, ne sont ni grands, ni bien proportionnés ; ils sont trapus, chargés de chair, ont les cheveux noirs, sont plutôt noirs que blancs, sont moins flegmatiques que bilieux ; leur âme n'est douée par nature, ni de courage viril, ni d'aptitude au travail ; mais, la loi venant en aide, ils pourraient les acquérir

---

[1] Voy. la fin du chap. IX et le chap. X du présent traité.

l'un et l'autre (chap. xxiv, p. 219). — Hippocrate entend par *loi* la manière constante de vivre dans chaque pays : elle comprend ce que nous appelons *nourriture*, *éducation des enfants*, *habitudes du pays*. J'ai cité ce passage d'Hippocrate en vue de ce que j'aurai à dire un peu plus tard, car ici je veux encore ajouter les passages suivants : « Ceux qui habitent un pays élevé, non accidenté, exposé aux vents et bien fourni d'eau sont nécessairement grands et se ressemblent entre eux ; leurs mœurs sont moins viriles et plus douces (*ibid.*, p. 220). » Puis il ajoute ce qui suit relativement aux pays : « Ceux qui habitent des pays où le terroir est léger, sec et nu, et où les vicissitudes des saisons ne sont pas tempérées, ont la constitution sèche et *nerveuse* et sont plutôt blonds que bruns ; ils sont arrogants et indociles (*ibid.*). » — Et pour ne pas trop multiplier les citations, que dit ensuite Hippocrate ? « Vous trouverez le plus souvent, ajoute-t-il, que les formes et la manière d'être de l'homme se conforment à la nature du sol qu'il habite (*ibid.*). » — Il répète souvent, dans ce livre, que les contrées diffèrent entre elles eu égard au chaud et au froid, au sec et à l'humidité. Aussi plus loin il ajoute : « Partout où le sol est gras, mou et humide, où les eaux sont assez peu profondes pour être chaudes en été et froides en hiver, et où les saisons s'accomplissent régulièrement, les hommes sont ordinairement charnus, ont les articulations peu prononcées, sont chargés d'humidité, inhabiles au travail, ont une âme vicieuse, en sorte qu'on les voit plongés dans l'indolence et se laissant aller au sommeil. Dans l'exercice des arts, ils ont l'esprit lourd, épais et sans pénétration (*ibid.*). » Dans ce passage, Hippocrate montre manifestement que non-seulement les mœurs, mais aussi que l'obscurcissement ou la perfection de l'intelligence dépendent du tempérament des saisons. — Immédiatement après, il dit, dans les termes suivants, des choses analogues : « Mais dans un pays nu, sans abri, âpre, tour à tour exposé à la neige pendant l'hiver, et en été à l'ardeur du soleil, vous trouverez les habitants secs, maigres, ayant les articulations très-prononcées, robustes et velus ; vous constaterez que l'activité dans le travail, que la vigilance sont inhérentes à de telles natures, qu'elles sont indomptables dans leurs mœurs et dans leurs appétits, fermes dans leurs résolutions, plutôt sauvages que civilisées ; d'ailleurs plus sagaces dans l'exercice des arts, plus intelligents et plus propres aux combats (*ibid.*). » Dans ce passage, l'auteur établit clairement que non-seulement les mœurs, mais aussi que l'habileté ou le défaut d'aptitude dans la pratique des arts, que l'intelligence obscurcie et grossière sont une conséquence du tempérament du pays. Je n'aurai donc pas besoin de rapporter ici tous les *signes physionomiques* énumérés par Hippocrate dans le IIe et le VIe livre des *Épidémies ;* mais il me suffira, pour donner un exemple, de citer le texte suivant (*Epid.* II, 5, 16, t. V, p. 130) : « Les individus chez lesquels le vaisseau bat au pli du coude sont maniaques et irascibles; ceux chez qui il est en repos sont hébétés ; » ce qui revient à dire : Les individus chez lesquels l'artère du pli du coude a un mouvement violent sont maniaques : car les anciens appelaient aussi les artères *veines;* cela a été souvent démontré. Toutefois ils n'appelaient pas pouls (σφυγμός) toute espèce de mouvements des artères, mais seulement les mouvements sensibles et qui paraissent violents à l'individu lui-même. Hippocrate a le premier appelé *pouls* tout mouvement artériel, quel qu'il fût, coutume qui a prévalu après lui; mais ici, se conformant encore à l'ancienne habitude, c'est d'après un mouvement violent de l'artère qu'il a conclu qu'un individu était maniaque et irascible [1]. C'est en effet à cause de la surabondance de chaleur dans le cœur que les artères battent ainsi, car l'excès de la chaleur rend maniaque et irascible; le tempérament froid, au contraire, rend paresseux, lourd, et ralentit tous les mouvements.

CHAPITRE IX. Que les régions moyennes sont plus favorables au corps et à l'âme que les régions extrêmes. — Réfutation de certains philosophes qui usurpent le titre de *platoniciens*, par des passages où Platon lui-même établit que les localités, et que le corps, lors même qu'il est sain, ont une grande influence sur l'âme. — Galien démontre qu'il en est de même pour la nourriture.

Hippocrate ayant montré, dans tout le traité *Sur les eaux et sur le tempérament des saisons* [2], que les puissances de l'âme,

---

[1] Voy. pour tout ce qui regarde ce passage sur le pouls, la dissertation que j'ai mise en tête du traité *Sur le pouls*, attribué à Rufus; Paris, 1846, p. 5 à 9, et mes notes relatives au *Commentaire de Galien sur le Timée de Platon;* Paris, 1848, p. 43.

[2] Voy. sur les divers titres qu'on a donnés au traité *Des airs, des eaux et des lieux*, la première note de M. Littré sur ce traité, et mon édition des *OEuvres choisies d'Hippocrate*, p. 194.

non-seulement celles de la partie irascible ou concupiscible, mais aussi toutes celles de la partie logique, suivent le tempérament du corps, serait le témoin le plus digne de foi, si on avait envie, comme c'est la coutume de quelques personnes, de faire reposer la vérité d'une opinion sur l'autorité des témoins. Quant à moi, je ne crois pas à Hippocrate, ainsi qu'on le fait habituellement, comme à un témoin, mais parce que je vois que ses démonstrations sont solides; c'est donc pour cela que je le loue! Qui ne voit, en effet, que le corps et l'âme de tous les hommes qui vivent sous les Ourses (*au nord*) sont complétement différents de l'âme et du corps des hommes qui habitent près de la zone torride? Et qui ne voit aussi que les habitants des contrées moyennes, c'est-à-dire celles de la zone tempérée, sont plus favorisés pour le corps, pour les mœurs de l'âme, pour la compréhension et pour la sagesse, que les habitants des deux régions extrêmes? Puisqu'il a plu à quelques philosophes qui s'appellent eux-mêmes *platoniciens*, de prétendre que l'âme est gênée par le corps dans les maladies, mais qu'elle remplit les fonctions qui lui sont propres, quand il est sain, n'étant alors ni aidée, ni lésée par lui, je transcrirai quelques passages de Platon, dans lesquels il démontre que certains individus trouvent, pour les manifestations de leur intelligence, dans le tempérament des localités, un aide ou un obstacle, sans que le corps soit malade.

Platon a écrit au commencement du *Timée* : « La Déesse[1] vous ayant organisé les premiers, a réglé ce gouvernement et établi cet ordre ; elle a choisi le lieu où vous êtes nés, en voyant que par le bon tempérament des saisons, les hommes y seraient plus sages (p. 24 c). » Puis il ajoute : « La déesse, amie de la guerre et de la sagesse, a choisi pour son premier établissement le lieu qui devait rendre les hommes le plus semblables à elle. » — On voit par ce passage que Platon attribue une grande influence aux localités, c'est-à-dire aux endroits habitables de la terre, sur les mœurs de l'âme, sur l'intelligence et sur la sagesse. On le voit encore par le passage suivant du cinquième livre *Des lois*. « Sachez que les lo-

[1] Platon met ces paroles dans la bouche d'un prêtre égyptien qui explique à Solon comment a été formée la première république d'Athènes avant le dernier déluge (voy. p. 220 et suiv.). La *déesse* est Minerve.

calités diffèrent les unes des autres pour produire des hommes meilleurs ou pires (p. 747 D). » Evidemment, dans ce passage, l'auteur dit que les localités produisent des hommes meilleurs ou pires. — Puis, plus loin, il ajoute : « Les uns sont rendus monstrueux et difformes par les vents de toute espèce et par l'insolation, les autres par les eaux, les autres enfin par la nourriture qu'on tire de la terre; car la nourriture peut non-seulement rendre le corps meilleur ou pire, mais donner encore à l'âme toutes les qualités dont nous avons parlé plus haut (*ibid.*). » Dans ce passage, il est établi clairement que les vents, et que l'insolation, c'est-à-dire la chaleur du soleil, agissent sur les puissances de l'âme. — Peut-être certains philosophes pensent que les vents, l'air ambiant, chaud ou froid, la nature des eaux ou la nourriture, peuvent rendre meilleure ou pire l'âme humaine, mais que ces circonstances donnent à l'âme de bonnes ou de mauvaises qualités, sans l'intermédiaire du tempérament, car ces qualités seraient [dans l'opinion de ces philosophes] une conséquence de l'intelligence. Quant à moi, je sais clairement que chaque espèce de nourriture est d'abord introduite dans l'estomac, où elle subit une première élaboration, qu'elle passe ensuite dans les veines qui vont du foie à l'estomac, et qu'elle forme les humeurs du corps, lesquelles nourrissent toutes les parties, et avec elles le cerveau, le cœur et le foie. En même temps qu'elles sont nourries, les parties deviennent plus chaudes, plus froides ou plus humides que dans l'état normal, étant rendues semblables aux humeurs qui prédominent[1]. Que ceux donc qui se refusent à admettre l'efficacité de la nourriture pour rendre les hommes ou plus sages ou plus dissolus, ou plus incontinents ou plus réservés, ou plus hardis ou plus timides, ou plus sauvages ou plus civilisés, ou plus amis de la dispute et des combats, revenant à de meilleurs sentiments, m'interrogent pour apprendre de moi ce qu'il faut boire ou manger, car ils profiteront puissamment sous le rapport de la philosophie morale, et en outre ils imprimeront un progrès aux vertus de l'âme logique, en devenant plus intelligents, plus studieux, plus prudents, et en acquérant de la mémoire; en effet, je les instruirai non-seulement sur les aliments, sur les boissons et

[1] Voy. dans ce volume le chap. II du traité *Des habitudes*.

sur les vents, mais aussi sur les tempéraments de l'air ambiant, et je leur apprendrai aussi quelles régions il faut rechercher ou fuir.

CHAPITRE X. Platon est d'avis que la nourriture, et, en particulier, que le vin exercent une influence considérable sur l'âme ; passages du traité *Des lois* et du *Timée*, qui le prouvent.

Je rappellerai à ces philosophes, lors même qu'ils ne le voudraient pas, que Platon, dont ils usurpent le nom, a traité ce sujet non pas une fois ou deux fois, mais souvent. Il me suffira d'ajouter pour le moment, aux passages du *Timée* sur la nourriture, les suivants qu'on trouve dans le deuxième livre *Des lois*, et qui regardent l'usage du vin ; ces passages sont au nombre de deux : « Ne donnerons-nous donc pas d'abord le précepte que les enfants ne prennent pas du tout de vin avant l'âge de dix-huit ans, enseignant qu'il ne faut pas, par précaution contre la constitution délirante des jeunes gens, faire couler dans le corps et dans l'âme le feu sur le feu, avant qu'on commence à se livrer aux fatigues ? Après cet âge, on prendra du vin modérément jusqu'à trente ans. Les jeunes gens doivent éviter complétement l'ivresse, et s'abstenir de boire une grande quantité de vin ; mais à l'âge de quarante ans, lorsqu'on assiste aux banquets, on peut non-seulement invoquer tous les dieux et appeler aussi Bacchus aux cérémonies et aux jeux des hommes âgés, jeux que Bacchus a donnés au genre humain comme un secours contre la vieillesse chagrine, pour que le vin fût un remède contre la douleur et fît oublier la morosité, le vin qui adoucit la rudesse de l'âme et la rend plus aisée à façonner, semblable au feu qui ramollit le fer (p. 666, A). » Par ces paroles Platon force ces beaux et braves platoniciens à se rappeler, non-seulement ce qu'il dit de l'usage du vin[1] en lui-même, mais aussi son opinion sur la différence des âges, car il professe que la nature des

[1] Ἐκ ταύτης τῆς ῥήσεως μεμνῆσθαι ποιεῖ καλοὺς καὶ γενναίους τοὺς Πλατωνικοὺς καὶ οὐ μόνον ἀφ' ἧς λέλεκται περὶ πόσεως οἴνου ἐκείνῳ, vulg :... μεμνῆσθαι ποιεῖ παρακαλεῖν (*sic*) καὶ γενναίους Πλάτων. οὐ μόνον ἃ λέλ.... οἴνου κατ' αὐτὴν, ἀλλὰ, κ.τ.λ., cod. Florent. — Ces deux textes sont altérés ; mais ici celui des imprimés me paraît en quelques points préférable à celui du manuscrit de Florence dont j'adopte toutefois ἃ λελ. et κατ' αὐτήν qu'il faut seulement changer en καθ' αὑτήν ; avec ce ms. je retranche aussi καί devant οὐ μόνον.

adolescents est[1] délirante, et que celle des hommes faits est austère, chagrine et dure, non certes à cause du nombre des années, mais à cause du tempérament du corps[2], propre à chaque âge. En effet, la constitution des adolescents est chaude et sanguine, et celle des vieillards est peu sanguine et froide ; voilà pourquoi l'usage du vin est avantageux aux vieillards, en ramenant à une chaleur modérée le tempérament froid qu'ils doivent à leur âge, et qu'il est nuisible à ceux qui sont dans l'âge de croissance, car il échauffe avec excès et entraîne à des mouvements démesurés et furieux leur nature bouillonnante et violemment agitée. — Outre ce que je viens de rapporter, Platon donne encore beaucoup d'autres enseignements sur l'usage du vin, dans le second livre *Des lois*. Elles seront utiles à ceux qui veulent les lire ; je rapporterai seulement le dernier des passages qui sont relatifs au vin, et qui vient à propos des Carthaginois. Voici ce passage : « J'approuve encore plus la loi carthaginoise que la coutume des Crétois ou des Lacédémoniens. Elle prescrit que personne à la guerre ne prenne jamais de vin, mais que pendant tout ce temps on ne boive que de l'eau, et qu'à la ville ni les esclaves, hommes ou femmes, ni les archontes, pendant l'année où ils sont au pouvoir, ni les pilotes, ni les juges en exercice ni celui qui doit délibérer sur une affaire importante, ne boivent jamais de vin, qu'on n'en boive pas pendant le jour, si ce n'est en vue des exercices corporels, ou pour cause de maladie, que ni l'homme ni la femme n'en boivent pendant la nuit s'ils veulent procréer des enfants (p. 674, A)[3]. » — On pourrait énumérer beaucoup d'autres circonstances dans lesquelles ceux qui ont un esprit droit et une bonne loi, s'abstiennent de vin. Ce que dit

---

[1] Εἶναι, vulg. ; οὖν, Flor., qui omet φύσιν. Ces leçons sont inadmissibles.

[2] Ἀλλὰ διὰ τὴν τοῦ σώματος ἔχουσαν κρᾶσιν ; vulg. et manuscrit de Flor. J'ai supprimé dans ma traduction le mot ἔχουσαν dont je ne me rends pas compte, et qui est probablement altéré ou fautivement introduit dans le texte.

[3] Le passage suivant du même livre *Des lois*, beaucoup plus favorable à l'usage du vin, semble même un peu en contradiction avec celui que cite Galien, à moins que dans l'un il ne parle de l'*abus* et dans l'autre d'un *usage* modéré : « D'après les préjugés du vulgaire, le vin a été donné aux hommes par un effet de la vengeance de Bacchus, pour troubler leur raison ; mais le présent discours nous montre au contraire que les hommes l'ont reçu comme un remède souverain dont la vertu est d'inspirer à l'âme la pudeur et d'entretenir la santé et les forces du corps. » P. 672, E.

Platon regardant, non les corps malades, mais ceux qui sont dans un état parfait de santé, est-ce qu'il vous semble, ô braves platoniciens, que des hommes en bonne santé et qui ont bu, peuvent faire la guerre, être à la tête des affaires, prendre de sages délibérations et diriger un navire? Répondez-moi quand je vous demande si ce n'est pas comme un tyran que le vin contraint l'âme à ne pas bien penser ce qu'elle pensait avant, à ne pas bien faire ce qu'elle faisait avant, et si ce n'est pas à ce titre que Platon recommande de s'en garder comme d'un ennemi? Car une fois entré dans le corps, il empêche le nautonier de bien diriger le gouvernail du bâtiment, les soldats de conserver régulièrement l'ordre de bataille; il fait que les juges se trompent quand ils devraient être justes, et que tous les chefs commandent mal et donnent des ordres absurdes. Platon pense, en effet, que le vin, remplissant de vapeurs chaudes tout le corps et surtout la tête, cause un mouvement désordonné dans la partie concupiscible et irascible de l'âme, et fait que la partie logique prend des décisions précipitées. S'il en est ainsi, c'est par l'intermédiaire du tempérament que les fonctions susdites de l'âme paraissent lésées quand nous buvons du vin; c'est aussi par le même intermédiaire que quelques-unes en retirent de l'avantage. Mais, si vous le voulez, je vous apprendrai dans un autre temps combien le vin, par sa chaleur, nous procure d'avantages ou nous cause d'inconvénients. — Maintenant, je vais transcrire un passage du *Timée*, dans lequel Platon parle ainsi : « Nous devenons tous bons ou mauvais pour deux causes complétement indépendantes de notre volonté, et dont il faut accuser plutôt les parents que les enfants, plutôt ceux qui nourrissent que ceux qui sont nourris[1] (p. 87, B). » — Puis il ajoute : « On doit s'efforcer, autant qu'on le peut, à l'aide de la nourriture, des institutions et des sciences, d'éviter le mal, et au contraire de rechercher la vertu. » Les institutions, en effet, les sciences, aussi bien que la nourriture, déracinent le mal et engendrent la vertu. Quelquefois Platon appelle *nourriture* (τροφή) non-seulement les aliments, mais encore tout le régime des enfants[2]; toutefois, on ne peut

---

[1] Voy. note de la page 68; et remarquez que Platon semble croire ici que nous naissons dans un état d'*indifférence* par rapport au bien et au mal.

[2] Voy. le *Lexicon platonicum* de Ast., et le *Trésor grec*, éd. angl. au mot τροφή.

pas dire[1] que, dans ce passage, il prenne *nourriture* dans le second sens, car c'est en donnant des préceptes, non aux enfants, mais aux adultes, qu'il ordonne de s'efforcer, autant qu'on le peut, de fuir le mal, et au contraire d'acquérir la vertu, en s'aidant de la nourriture, des institutions et des sciences. Il entend par institutions la gymnastique et la musique; par sciences, la géométrie et l'arithmétique; et par nourriture, on ne saurait comprendre autre chose que les aliments solides, les potages, les boissons, dont le vin fait partie et sur lequel il a souvent parlé dans le deuxième livre *Des lois*.—Celui qui voudra apprendre sans moi l'action des aliments en général, doit recourir à mon traité en trois livres sur cette matière[2], en y ajoutant un quatrième *Sur les bonnes et les mauvaises humeurs*[3], dont la lecture est surtout nécessaire pour le sujet actuel. — Le mauvais état des humeurs nuit donc beaucoup aux puissances de l'âme, et le bon état de ces humeurs les conserve intactes.

Chapitre xi. Que les bonnes et les mauvaises actions dépendent du tempérament du corps; néanmoins nous avons la faculté innée de fuir le mal et de rechercher le bien. — Les hommes ne naissent ni tous bons ni tous mauvais. — Le mal ne vient ni des parents ni des maîtres, *puisque les premiers hommes n'avaient ni parents ni maîtres*. Exemple tiré de la diversité de nature des enfants nés de mêmes parents et élevés par les mêmes maîtres. — Réfutation de la doctrine des stoïciens sur l'origine du mal.

Notre discours ne supprime donc pas les biens que procure la philosophie, mais il explique et enseigne aux philosophes certaines choses qu'ils ignorent. En effet, ceux qui pensent que tous les hommes sont capables de vertu, et ceux qui croient qu'aucun homme ne saurait être juste par choix (ce qui équivaut à dire qu'il n'existe aucune limite naturelle), n'ont vu les uns et les autres que la moitié de la nature de l'homme. Les hommes ne naissent ni tous ennemis ni tous amis de la justice, les bons et les mauvais étant tels qu'ils sont à cause du tempérament du corps. Pourquoi

---

[1] Οὐκ οἷόν τε οὖν φάναι, vulg. Le manuscrit de Flor. supprime οὖν, et je crois avec raison.

[2] C'est le traité *Des facultés des aliments* (Περὶ τροφῶν δυνάμεως).

[3] Περὶ εὐχυμίας καὶ κακοχυμίας τροφῶν. — Dans la dissertation *Sur la physiologie de Galien* on trouvera quelques extraits de cet ouvrage.

donc, s'écrieront-ils alors, est-on en droit de louer ou de blâmer, de haïr ou d'aimer, puisqu'on est bon ou mauvais, non par soi-même, mais par le tempérament qu'on reçoit de causes étrangères? Parce que, répondrons-nous, nous avons la faculté innée de préférer, de rechercher, d'aimer le bien, de nous détourner du mal, de le haïr et de le fuir, sans que nous considérions s'il a été engendré ou s'il ne l'a pas été, car ce n'est ni le bien qui fait que le mal est mal, ni le bien qui se fait primitivement lui-même [1]. Ainsi nous tuons les scorpions, les araignées venimeuses, les vipères, animaux qui sont faits ce qu'ils sont par la nature et non par eux-mêmes. Tout en appelant *incréé* le premier et le plus grand Dieu, Platon le nomme *bon*, et nous tous nous sommes portés par notre nature à aimer ce Dieu, qui est bon de toute éternité et qui ne s'est pas fait tel, ce Dieu qui n'a jamais été produit, puisqu'il est incréé et éternel. C'est donc avec raison que nous haïssons les hommes pervers, sans nous enquérir d'avance de la cause qui les a faits tels; d'un autre côté, nous recherchons et nous aimons les hommes vertueux, qu'ils soient tels par nature, par l'éducation et par l'instruction, ou par choix et pour s'y être exercés. Nous ôtons la vie aux hommes incorrigibles et pervers, pour trois causes très-justes : la première, pour qu'ils ne nous nuisent pas en restant sur la terre; la seconde, pour que leur supplice terrifie ceux qui leur ressemblent, et leur apprenne qu'une semblable peine les attend s'ils sont prévaricateurs; la troisième, c'est qu'il vaut mieux pour ces hommes eux-mêmes qu'ils meurent par le supplice puisqu'ils ont une âme si pervertie qu'ils sont incorrigibles et qu'ils ne peuvent être amendés et rendus meilleurs ni par les Muses, ni par Socrate, ni par Pythagore [2].

---

[1] Οὐ γὰρ τὸ ἕτερον αὐτῶν τοιοῦτον ἐποίησεν, οὔτε κατεσκεύασεν αὐτῶν (à la marge αὐτό) τοιοῦτον [τὸ ἕτερον]; Goulst. οὐ γὰρ.... οὔτε κατ. αὐτὸ τοιοῦτον, Bâl., Chart., Kühn. Pour rendre à ce membre de phrase son véritable sens, il faut, je crois, lire αὑτό au lieu de αὐτό.

[2] Galien tranche lestement, aussi lestement du reste, que son maître Platon, la grande question de la peine de mort si souvent agitée dans les temps anciens et dans les temps modernes. Sans discuter les principes généraux, il s'arrête uniquement aux considérations extérieures, et en vérité on doit admirer sa charité envers les coupables! Platon, peut-être plus fataliste encore que Galien, ne craint pas plus que lui de prodiguer le remède extrême de la peine de mort dans

J'admire en cela les stoïciens qui pensent que tous les hommes sont capables d'acquérir la vertu, mais qu'ils sont pervertis par ceux qui vivent mal.

Laissant de côté tous les autres arguments qui détruisent leur raisonnement, je leur demanderai seulement d'où et de qui venait la perversité pour les premiers hommes qui n'avaient pas de prédécesseurs. Ils ne sauraient dire par qui les vices leur ont été communiqués. De même, nous voyons actuellement de petits enfants qui sont très-méchants, et il serait impossible de dire qui leur a appris la méchanceté, surtout quand beaucoup, réunis ensemble[1], recevant la même éducation des mêmes parents, des mêmes maîtres ou des mêmes pédagogues, ont une nature très-différente. En effet, y a-t-il rien de plus opposé à l'envie que le désintéressement; à la malveillance, que la compassion; à la timidité, que la hardiesse en toutes choses; à la stupidité, que l'intelligence; au mensonge, que l'amour de la vérité? Cependant on voit que les enfants élevés par les mêmes[2] parents, les mêmes maîtres et les mêmes pédagogues, diffèrent entre eux par les qualités opposées que j'ai énumérées. Examinez donc bien quel nom il faut donner à de pareilles assertions des philosophes du jour; il vaut peut-être mieux ne pas les appeler philosophes, et dire *ceux qui se targuent de philosopher*. Si en réalité[3] ils philosophaient, ils s'en seraient tenus à cette règle de poser les phénomènes évidents comme base de leurs démonstrations. Ce sont surtout les

---

les maladies incurables de l'âme; ses motifs sont au fond les mêmes que ceux du médecin de Pergame, quoique exprimés dans des termes un peu différents.— Voy. H. Martin, *Notes sur le Timée*, t. II, p. 371.

[1] Ici s'arrête brusquement, après quelques lacunes partielles, le texte dans les manuscrits qui ont servi pour l'édition de Bâle et de Goulston. La fin a été publiée pour la première fois, par Morel (Paris, 1617), et reproduite ensuite par Chartier, qui a collationné le texte de Morel avec une copie de Casaubon (voy. l'édit. de Chart., t. V, p. 469). — Cette fin du traité de Galien est horriblement corrompue dans le texte vulgaire et dans le manuscrit de Florence. J'ai dû corriger ou interpréter le texte un peu arbitrairement en plusieurs passages. J'indiquerai les principales corrections ou conjectures au fur et à mesure qu'elles se présenteront.

[2] Ἄλλοις, cod. Flor.; αὐτοῖς, Chart., Kuehn. Cette leçon est la seule admissible si on considère la suite du raisonnement.

[3] Οὕτως, Chart., Kuehn; lis. ὄντως avec le ms. de Flor.

plus anciens philosophes[1] qui ont, suivant moi, mis cette règle en pratique, et qui ont acquis auprès des hommes le titre de *Sages*, non pour avoir écrit des livres et pour avoir enseigné un système de dialectique ou de physique, mais pour leurs seules vertus qui consistaient plutôt en actions qu'en discours. Voyant des enfants qui, malgré l'excellente éducation qu'ils ont reçue, et bien qu'ils n'aient eu sous les yeux aucun mauvais exemple, sont néanmoins mauvais dès leurs premières années, ces philosophes ont dit, les uns que tous les hommes, les autres qu'à peu près[2] tous les hommes sont mauvais par nature, les autres que tous les hommes ne sont pas mauvais; on voit quelquefois, en effet, un enfant exempt de tout défaut, mais c'est un cas très-rare. Aussi les premiers, ne rencontrant jamais un enfant qui fût irréprochable, ont déclaré que tous les hommes étaient mauvais par nature; les seconds, rencontrant par hasard un ou deux enfants sans défauts, ont dit que non pas tous les hommes, mais que la plupart sont mauvais. En effet, si un homme qui n'est ni pervers, ni ami des disputes veut, à l'exemple des anciens philosophes, chercher à voir les choses avec un esprit libre, il ne trouvera qu'un très-petit nombre d'enfants bien nés pour la vertu; il cessera aussi de penser que nous naissons tous bien doués pour la vertu, mais que nous sommes pervertis par les parents, par les maîtres et par les pédagogues chargés de nous corriger[3], car les enfants ne fréquentent guère d'autres personnes.

Ils sont aussi tout à fait ineptes ceux qui disent que nous sommes

---

[1] Πάλαι θειότατοι, expression très-bizarre, vulg.; παλαιότατοι, ms. de Flor.

[2] J'ai suivi le texte de Flor., qui a ὡσεί au lieu de οὐδέ du texte vulg.

[3] Le texte de tout ce membre est très-altéré dans les éditions de Chartier et de Kuehn, qui reproduisent le texte de Morel; le ms. de Florence fournit des leçons plus satisfaisantes; la vieille traduction latine, imprimée à Lyon en 1528, sous la direction de Champier, et les dernières éditions des Juntes, ont été faites sur un texte qui diffère peu de ceux que j'ai eus sous les yeux. — Καὶ παύσεται μὲν ὅμως (lis. ὁμοίως), ἡγούμενος καὶ πεφυκέναι, διαστρέφεσθαι δὲ αὐτὰ τῶν ἐξ ἐπιστημόνων γονέων τε καὶ παιδαγωγῶν, καὶ διδασκάλων, Chartier et Kuehn. — Καὶ παύσεται πάντας μὲν ἡμᾶς ἡγούμενος πεφυκέναι (sous-entendu πρὸς ἀρετήν) διαστρέφεσθαι δὲ ὑπὸ (glose de ἐξ à supprimer) ἐξ ἐπιτιμώντων γονέων κ. τ. λ., cod. Flor. — *Nos omnes sponte naturæ ad virtutem ferri* (sans doute le traducteur a lu εὖ πεφυκέναι) *arbitrari desinet; sed a parentibus, magistris, ac pædagogis, ad cam minis, et increpationibus converti reperiet.* Traduction des Juntes. L'autre ne dif-

détournés [1] du bien par le plaisir, bien que l'attrait du plaisir, qui est très-attachant, ait une puissance assez grande pour nous détourner de la vertu [2], car si nous avons un penchant naturel pour le plaisir qui n'est pas une bonne chose, mais qui est plutôt, comme le dit Platon [3], un très-grand appât pour le vice, nous sommes tous méchants par nature. Si au contraire, non pas tous les hommes, mais seulement quelques-uns, ont ce penchant, ceux-là seulement sont méchants par nature. Si donc nous n'avions en nous aucune autre faculté qui nous soit plus familière que le plaisir, ou plutôt

---

fère que par les mots. J'ai fait un compromis entre les deux textes grecs, afin d'arriver à une traduction régulière. Quoi qu'il en soit, le sens général de ce passage me paraît être le suivant : « Nous ne naissons pas tous heureusement doués pour la vertu, et quand nous sommes méchants, nous le sommes par nous-mêmes, et non parce que nous avons été détournés par les personnes qui nous entourent et qui s'efforcent précisément de nous corriger. » — Suivant les traducteurs latins, il faudrait interpréter : « Nous ne sommes pas portés à la vertu naturellement, mais par les menaces et les réprimandes de nos parents et de nos maîtres. » Pour la thèse que Galien veut défendre, ce sens n'est pas tout à fait inadmissible; mais il n'y a rien dans les textes grecs qui me paraisse la justifier.

[1] Πάνυ γὰρ ἀληθεῖς εἰσι καὶ οἴδε στρέφεσθαι λέγοντες, vulg.; πάνυ γὰρ εὐήθεις, κ. τ. λ., cod. Flor. J'ai d'abord adopté εὐήθεις du ms., comme étant évidemment la seule leçon acceptable, et de plus j'ai changé δὲ στρέφεσθαι en διαστρέφεσθαι.

[2] Καίτοι γε αὐτῆς (sc. τῆς ἡδονῆς) μὲν ἐχούσης πολὺ, τοῦ δὲ ἀποστρεπτικοῦ (ὑποστρ., cod. Flor.) τε καὶ τραχέος ὄντος, vulg. — *Si quidem ea* (sc. voluptas), *multis nos illecebris demulcet, et ea carere, asperum molestumque est.* Trad. des Juntes. — *Verti nos a delectatione inductionem quidem habente multam, adversione vero existente aspera.* Trad. de l'édit. de Lyon, 1528. — *Tametsi multum illa* (sc. voluptas) *aversæ a nobis et exasperantis naturæ habeat;* trad. de Chartier. — Ici encore, j'ai été forcé de traduire par *à peu près*, et en tâchant de conserver la suite du raisonnement, mais sans pouvoir restituer le texte d'une façon satisfaisante. Le sens général me paraît être : « Si tous les hommes sont naturellement disposés à la vertu, comme le disent les stoïciens, et s'ils en sont détournés par le plaisir, il faut bien qu'ils soient, non pas bons, mais tous méchants, puisque le plaisir, qu'il soit la seule puissance ou qu'il domine l'autre, exerce un tel empire sur eux. Si au contraire ce ne sont pas tous les hommes, mais seulement quelques-uns qui cèdent au plaisir, ceux-là au moins ne sont pas bons, mais ils sont au contraire méchants par nature. Comment se fait-il donc que les uns soient bons et les autres méchants? Si ces philosophes disent que c'est la tendance à la vertu qui est la plus forte puissance, qui a pu pervertir les premiers hommes? »

[3] *Timée*, p. 69, D. — Voy. aussi *Euthyd.*, p. 272, D, et *Sophist.*, p. 222, E.

aucune vertu qui soit plus forte que le penchant naturel qui nous entraîne au plaisir, nous serions tous mauvais, la meilleure puissance étant la plus faible, et la plus mauvaise étant la plus forte; mais si ce qu'il y a de meilleur est le plus fort, qui a persuadé aux premiers hommes de se laisser vaincre par la puissance la plus faible[1] ?

Posidonius[2], le plus savant des stoïciens, rejetait ces opinions; aussi est-il blâmé par les stoïciens pour les doctrines qui lui méri-

---

[1] Ce passage est certainement un des plus altérés de tout le traité qui nous occupe. Voici d'abord le texte. J'ai mis entre parenthèse les leçons du ms. de Florence : Ἐπεὶ τοίνυν εἰ μὲν μηδεμίαν ἔχομεν ἑτέραν ἐν ἡμῖν δύναμιν οἰκειωμένην (οἰκειώμεθα) ἡδονὴν ἢ (ἡδονῇ) μᾶλλον ἀρετὴν, μᾶλλον ἡδονῆς ἥτις ἰσχυροτέρα τῆς πρὸς τὴν ἡδονὴν ἀγούσης ἡμᾶς φύσει (ἡμᾶς ἐστι φύσεως), καὶ (κἂν) οὕτως εἴημεν ἅπαντες κακοὶ, τὴν μὲν κρείττονα δύναμιν καὶ (om.) ἀσθενεστέραν, ἰσχυροτέραν δὲ τὴν μοχθηρὰν ἔχοντες, ἢ δὴ (ἤδη) κρείττονος (κρεῖττόν) ἐστιν ἰσχυροτέρα (—ον) ἢ (om.), τίς τοὺς πρώτους ἀνθρώπους ἀνέπεισεν ὑπὸ τῆς ἀσθενεστέρας νικηθῆναι : « Si igitur in « nobis nullam aliam habemus virtutem familiariorem delectatione, major erit « delectatio quam virtus, et ita erimus omnes mali, majorem quidem virtutem « imbecilliorem, fortiorem vero eam quæ prava est habentes; si vero ea quæ « est meliorem (*sic*) fortior quos prius homines induxit ab imbecilliori vinci, « *trad. de l'édit. de* 1528. — Igitur si nullam aliam in nobis habemus vim, vo- « luptati addicti et familiares erimus; si vero aliam meliorem ad virtutem du- « centem, quæ sit imbecillior quam natura nos ad voluptatem invitans, sic etiam « omnes vitiosi erimus, vim potiorem imbecilliorem habentes, pravam autem « violentiorem, at si melior vis sit quoque valentior, quodnam ab initio homi- « nes a debiliore superari persuasit, *trad. des Juntes.* » — On voit d'abord que cette dernière traduction se rapproche un peu plus du texte de Florence que de celui de Chartier, tandis que la traduction de 1527, qui du reste a sauté par-dessus les difficultés, est plus voisine de ce dernier texte. J'ai tâché de corriger les deux textes l'un par l'autre et par les traductions. Je lis δύναμιν ᾠκειωμένην μᾶλλον ἡδονῆς ἢ μᾶλλον ἀρετὴν ἤ τις ἰσχυροτέρα τῆς πρὸς τὴν ἡδονὴν ἀγούσης ἡμᾶς φύσεως, enfin, je change ἤδη ou ἢ δή en εἰ δή, et pour le reste de la phrase j'adopte le texte de Florence.

[2] Voy. sur la doctrine et les écrits de Posidonius d'Apamée ou de Rhodes l'excellent travail de J. Bake, intitulé : *Posidonii reliquiæ doctrinæ*, Lugd. Batav. 1810, in-8°. — D'après Suidas, Posidonius avait été surnommé l'*athlète*, et dans un passage du traité *des Dogmes d'Hipp. et de Platon* (VIII, t. V, p. 652), Galien attribue sa supériorité, comme philosophe, à ses connaissances étendues en géométrie. On sait que Galien se vantait lui-même beaucoup d'être très-versé dans cette branche des mathématiques. — Bake ne paraît pas avoir connu ce que Galien rapporte sur Posidonius, dans le traité qui nous occupe, sans doute parce que cet habile critique n'a lu les œuvres du médecin de Pergame que dans l'édition de Bâle où ce traité est mutilé à la fin; aussi, n'a-t-il pas connu le titre

tent précisément les plus grands éloges[1], car ces gens-là pensent qu'il vaut mieux trahir la patrie que les dogmes de la secte. Posidonius, au contraire, pense qu'il vaut mieux trahir la secte que la vérité. Dans son traité *Des affections* et dans celui *Sur la différence des vertus*, professant une opinion complétement opposée à celle de Chrysippe[2], Posidonius a réfuté beaucoup des opinions que ce philosophe a soutenues dans les *Questions logiques sur les affections de l'âme*, et plus encore de celles qu'il a émises dans son traité *Sur la différence des vertus*. Il ne semble pas à Posidonius que le mal arrive[3] du dehors à l'homme, et qu'il n'a dans l'âme aucune racine[4] d'où nous le voyons germer et grandir; il croit tout le contraire, car, pour lui, le germe du mal est en nous-mêmes. Aussi, ne devons-nous pas autant fuir les méchants que rechercher les hommes qui peuvent nous rendre vertueux et arrêter en nous le développement du mal, car tout le mal ne vient pas du dehors[5] dans notre âme, comme le prétendent les stoïciens, mais les hommes pervers doivent à eux-mêmes la plus grande somme de vice; c'est la plus petite partie qui vient du dehors. C'est donc de cette manière que les mauvaises habitudes naissent dans la partie irraisonnable de l'âme, et les opinions fausses dans la partie raisonnable; de même lorsque nous sommes élevés par des hommes bons et honnêtes, nos opinions sont vraies et nos habitudes bonnes. Mais dans la partie logique de l'âme, le degré plus ou moins prononcé de sagacité ou de sot-

---

complet du traité de Posidonius, *Sur la différence des vertus* (voy. p. 247, p. 19). — Dans la dissertation *Sur la philosophie de Galien* on trouvera un extrait de la discussion de Posidonius et du médecin de Pergame contre Chrysippe. — Voy. aussi *Philosophiæ Chrysip. fundam. restituit,* Chr. Pétersen; Hamb. 1827.

[1] Ἐν οἷς ἐπαίνων ἐστὶ μεγίστων ἄξιος ἐν τούτοις αὐτοῖς μὲν ὑπὸ τῶν ἄλλων οὐχ ἕπεται τῶν Στοικῶν. La pensée de Galien n'est pas douteuse; mais pour la faire ressortir du texte, j'ai changé ἕπεται en ἐπαινεῖται.

[2] Πολλὰ μὲν οὖν εἶπε Χρύσιππος.... μεμψάμενος, cod. Flor. et vulg., je lis ὧν pour οὖν.

[3] Ἐπεισιέναι, cod. Flor.; προσιέναι, vulg.

[4] Κακίαν.... οὐδεμίαν ἔχουσιν ἰδίαν ῥίζαν, vulg.; mais il faut lire κακίαν.... οὐδεμίαν ἔχουσαν, avec le cod. Flor.

[5] Ἔξωθεν ἐπεὶ ἄρχεται, Chartier; lisez avec le ms. de Florence ἔξωθεν ἐπεισέρχεται. De même un peu plus bas, il faut changer ἐπιαρχόμενον en ἐπεισερχόμενον, et, avant, ἐλάττω en ἔλαττον.

tise dépend du tempérament, lequel à son tour dépend de l'origine première et d'un régime qui procure de bonnes humeurs, ces deux circonstances s'entr'aidant mutuellement. Un tempérament chaud rend irascible; d'un autre côté, par l'irascibilité on enflamme la chaleur innée; à ceux qui ont un tempérament moyen, et par conséquent des mouvements modérés de l'âme, l'égalité de caractère est rendue facile. Notre raisonnement est donc d'accord avec les phénomènes, puisqu'il explique les causes pour lesquelles[1] nous retirons de l'avantage du vin, de certaines substances appelées *médicaments*, d'un bon et excellent régime, et aussi des institutions et des sciences, sans accorder pour cela moins d'influence, en tant que cause, à la différence physique des enfants. Ceux, au contraire, qui pensent que l'âme n'est pas aidée ou lésée par le tempérament du corps, n'ont rien à dire sur la différence des enfants[2] et ne peuvent rendre aucune raison de l'avantage que nous tirons du régime, ni de la diversité des mœurs, qui fait que les uns sont hardis, les autres lâches, que ceux-ci sont intelligents et ceux-là insensés. En effet, dans toute la Scythie il n'y a eu qu'un philosophe; à Abdère, il y a eu beaucoup d'insensés; il y en a peu à Athènes[3].

---

[1] Ὥσθ' ὁ μὲν ἡμέτερος λόγος ὁμολογεῖ τοῖς ἐναργῶς φαινομένοις κατὰ τὰς αἰτίας ὥστε ὑπὸ οἴνου, κ. τ. λ., vulg... — Ἡμέτερος—φαινομένοις ἐξηγούμενος τὰς αἰτίας ὥστε ὑπὸ οἴνου, cod. Flor. Pour rendre cette phrase régulière, il faut, en outre, changer ὥστε en ὡς et ajouter ὠφελούμενων après διαίτης ἀγαθῆς τε καὶ καλῆς. Il ne reste plus alors qu'un peu d'embarras dans la construction et quelques particules dont on ne doit pas tenir compte dans la traduction.

[2] J'ai dû dans le texte imprimé et manuscrit changer un οὖν en οὐκ et supprimer un δέ, pour rendre cette phrase d'accord avec la suite du raisonnement.

[3] Voy. *Champerii Cribrationes*, lib. III, annot. 10, en tête de l'édit. de Galien de 1528.

IV.

DES HABITUDES[1].

Chapitre 1er. — La considération des habitudes est une source précieuse d'indications thérapeutiques, quoi qu'en disent certains médecins. — La puissance des habitudes est reconnue par tous les médecins anciens, et, en particulier, par Hippocrate et par Érasistrate ; extraits de leurs ouvrages qui le prouvent. — Non-seulement les médecins, mais tous les hommes sensés, admettent cette puissance, que prouvent les faits journaliers plus encore que le raisonnement.

Certains individus, qui prennent à tâche de gâter toutes les belles choses, ont entrepris de déprécier une des indications thérapeutiques, celle qu'on tire des *habitudes*, et dont la réalité est reconnue non-seulement par les meilleurs médecins, mais par tout le monde ; ces individus nous demandent, par exemple, pourquoi une personne, incommodée d'abord pour avoir mangé une première fois de la chair de bœuf, et qui est ensuite forcée d'en manger tous les jours pendant toute l'année, n'en éprouve plus de dommage, ou en éprouve moins que ceux qui ne sont pas habitués à une pareille nourriture. Puis, croyant réfuter par leurs discours tout ce que nous pourrions leur répondre, ils se persuadent avoir, en même temps, détruit l'existence du fait, comme ferait un homme qui, après avoir opposé une objection à toutes les théories sur la vision, nous contesterait la faculté de voir. Il apparaît donc avec évidence que la considération des habitudes est d'un très-grand secours pour la découverte des moyens de traitement ; aussi Hippocrate a-t-il écrit dans ses *Aphorismes* (II, 49) : « Les individus habitués à supporter des travaux qui leur sont familiers, les supportent plus aisément, quoique débiles ou vieux, que les gens [forts et jeunes] qui n'y sont pas habitués. » Dans le traité *Sur le régime des maladies aiguës*, il a exposé au long les inconvénients d'un régime inaccoutumé et les avantages

[1] J'ai suivi pour la numération des chapitres, les traductions latines, les seules citées avant la récente publication du texte, mais j'ai indiqué entre crochets les divisions opérées par Dietz.

d'un régime auquel on est habitué [1]. Érasistrate, dans le second livre *Sur la paralysie* [2], paraît être aussi du même avis qu'Hippocrate sur toutes les habitudes. Outre Hippocrate et Érasistrate, il n'est aucun médecin ancien qui ait trouvé une cause incontestée et acceptée par tous, du fait que je viens de rapporter [3], ou des

---

[1] La polémique est le premier but et le fond même du traité *Du régime dans les maladies aiguës;* Hippocrate y combat la mauvaise direction que ses confrères, et en particulier les médecins cnidiens, donnèrent au régime des malades. Le point de départ de la discussion, c'est la loi de l'habitude qui a une très-grande puissance, aussi bien dans l'état de santé que dans celui de maladie, et qu'il ne faut jamais perdre de vue, quoi qu'on fasse pour se conserver dans le premier état ou pour sortir du second. La première conséquence de ce principe, c'est que tout changement brusque, en un sens ou en un autre, est essentiellement nuisible, et qu'il l'est d'autant plus que les autres circonstances sont plus défavorables; la seconde, c'est qu'il ne faut produire aucun changement sans en contre-balancer l'effet par un autre changement qui devient alors une solide compensation. (Voy. aussi *Articulations*, § 87, t. IV, p. 327, et l'*Argument* de M. Littré, p. 73.) — Les mêmes idées sont très-nettement, quoique très-brièvement exprimées dans la première section des *Aphorismes;* on les retrouve encore dans le traité *De l'ancienne médecine* (§ 9 et suiv.), et presque dans les mêmes termes que dans celui *Du régime*. C'est même là un des arguments de M. Littré, pour revendiquer en faveur d'Hippocrate le traité *De l'ancienne médecine*. Comme ce n'est pas ici le lieu de discuter cette question, je ferai seulement remarquer que Galien ne dit pas un mot de ce traité, ni dans son commentaire sur celui *Du régime dans les maladies aiguës*, ni dans l'opuscule *Sur les habitudes*.

[2] Ce traité d'Érasistrate est encore cité par Galien dans le IIe livre de son *Commentaire* sur la 1re section du *Prorrhétique* (§ 84, t. XVI, p. 673), et par Cœlius Aurelianus (*Chronic.*, II, 1, p. 363, édit. Almel.). M. Rosenbaum (notes de la nouvelle édit. de l'*Histoire de la médec.* de Sprengel, t. I, p. 538) pense que ce traité pourrait bien être le même que celui qui est cité par Galien, sous le titre Περὶ τῶν παρέσεων (*Adv. Erasistrateos*, etc., chap. I, t. XI, p. 192). — Dans la note précitée de M. Rosenbaum, on trouvera la liste des écrits d'Érasistrate dont il ne reste malheureusement que les titres et quelques fragments.

[3] C'est-à-dire des inconvénients ou de l'innocuité de la chair de bœuf. Hippocrate, dans le traité *De l'ancienne médecine* (§ 11, t. I, p. 594), a expliqué les inconvénients d'un changement brusque de régime, il les attribue *à la faim*, c'est-à-dire à l'une de ces deux circonstances, que le corps n'avait pas encore faim quand on lui a donné des aliments à une heure inaccoutumée, ou qu'on l'a laissé avoir trop faim en ne lui donnant pas à l'heure habituelle ceux qu'il réclame. Voilà, pour l'heure du repas. Quant à la qualité des aliments, Hippocrate me paraît bien près d'attribuer, comme le fait Galien, *à la conformité de nature*, la puissance des habitudes. Le passage suivant du traité *De l'ancienne médecine* (§ 20, p. 623) est très-remarquable sous ce rapport, et il me semble que si

autres analogues. Ceux en effet qui ont paru reconnaître une cause probable de l'influence des habitudes l'ont trouvée pour une seule des *matières* de l'habitude [1]; les uns seulement pour les aliments, les autres pour les exercices et les occupations habituelles, aucun pour toutes les *matières* de l'habitude. Ainsi, pour ce qui regarde l'administration de l'eau froide que nous employons souvent dans les maladies aiguës, certains médecins s'opposent à l'emploi de ce moyen, nous l'interdisent chez les fébricitants, et nous prescrivent de nous contenter des indications tirées des autres circonstances, par exemple, des lieux affectés et de la diathèse dans laquelle ils se trouvent, des âges, des localités, des saisons, et encore du tempérament et de la force du malade lui-même, circonstances que nous avons coutume de prendre aussi en considération; ils disent que c'est chose ridicule, dans une inflammation du foie, du poumon, de l'estomac ou de toute autre partie aussi importante, de permettre à un malade habitué à boire froid de prendre une boisson froide, par ce seul motif qu'il y est accoutumé. C'est, ajoutent-ils, exactement la même chose que si on permettait à un individu en proie à la fièvre de prendre un bain froid parce qu'il était avant dans l'habitude de le faire; comme si nous permettions dans toute espèce de maladie, à tout malade de faire ce à quoi il était accoutumé! Mais eux n'ajoutent pas à tous les autres moyens d'indication celui qui est tiré des habitudes. Aristote de Mytilène, qui tenait un rang élevé dans la secte des péripatéticiens [2], fut atteint d'une maladie qui pouvait être guérie par l'emploi des boissons froides; comme il n'en avait jamais pris, il se refusait d'obéir aux médecins qui lui conseillaient ce moyen, affirmant

---

Galien ne l'a pas cité, c'est peut-être qu'il n'a pas cru à l'authenticité de ce traité : « Le fromage ne nuit pas à tout le monde; il est des gens qui peuvent s'en rassasier sans le moindre inconvénient, et même il fortifie merveilleusement ceux à qui il convient; il en est au contraire qui ne le digèrent que difficilement. Les constitutions des uns et des autres diffèrent donc, et elles diffèrent en ceci : à savoir que l'humeur qui, dans le corps, ne compatit pas avec le fromage, est éveillée et mise en mouvement par cette substance. » (Trad. de M. Littré.)

[1] Voy. le commencement du chap. IIe du présent traité.

[2] C'est le seul renseignement qu'on possède sur ce philosophe péripatéticien. Voy. Fabricius, *Bibl. græca*, ed. Harless, t. III, p. 471.

qu'il savait de source certaine devoir être attaqué d'épilepsie [1] s'il buvait froid ; il ajoutait qu'il avait vu le même phénomène se produire chez une autre personne semblable à lui par sa complexion et par son tempérament, et qui était habituée aux boissons chaudes : s'il avait eu, comme quelques personnes, l'habitude des boissons froides, il n'eût pas craint autant leur administration. Si cela lui fût arrivé..., tous les médecins qui étaient présents l'ayant abandonné [2]. Cet homme mourut donc, ainsi que je l'ai appris. Ceux qui assistaient à ses derniers moments m'ayant fait cette question : Puisque vous avez osé dans d'autres cas, tantôt durant toute la maladie, tantôt à certaines époques seulement, donner de l'eau froide quand les autres médecins s'y refusaient, l'auriez-vous osé aussi pour cet homme, ou bien avait-il pensé juste sur sa propre nature ? Je répondis qu'il avait pensé très-exactement, attendu qu'il était tout à fait maigre, et que, originairement, il avait l'orifice de l'estomac très-froid, de telle sorte qu'il était pris de hoquet au moindre refroidissement. Ainsi, de même que ce phi-

---

[1] Ἐπιλαθήσοιτο, cod. Flor. *barbare*. Dietz conjecture ἐπιλήσοιτο (*se sui oblitu-rum*, id est *mortem obiturum esse*) ; mais c'est là une interprétation extrêmement détournée ; il propose encore σπασθήσοιτο, attendu que les traducteurs latins ont : *se spasmo correptum iri ;* il vaut mieux accepter ἐπιληφθήσοιτο, conformément à un passage de Galien, *De simpl. med. tempor.*, VI, 3, 10, § xi, p. 859, où le mot ἐπιληφθέν (d'ἐπιλαμβάνω) a le sens de : *étant pris d'épilepsie*. C'est je crois même un sens à ajouter à ceux que donne le *Trésor grec* à ἐπιλαμβάνω ou ἐπιλαμβάνομαι.

[2] Εἰ δὲ καὶ τοῦτ' ἔπαθεν ἐάσαντες ἂν οἱ παρόντες ἰατροὶ πάντως αὐτόν, cod. Flor. — Ce passage me paraît, comme à Dietz, fort altéré. Je crois même qu'il y a une lacune. — Nicolaus Calaber et Aug. Gadaldinus traduisent : « *Tandem tamen medicis eum omnino compellentibus frigidam potavit,* » mais cette interprétation est évidemment fausse, puisque Galien dit plus bas que cet homme, vu sa constitution, avait bien fait de ne pas boire de l'eau froide. Dietz, qui lit ἐάσειαν ἄν au lieu de ἐάσαντες ἄν, propose une interprétation inacceptable, tant elle est torturée : *Sin etiam illud pateretur* (id est, aquam frigidam biberet), *omnes medicos ipsum omnino relicturos esse* (scilicet mortuum) *dicebat.* » En l'absence de mss. il vaut mieux s'abstenir que de proposer des corrections arbitraires. — S'il me fallait trouver un sens à ce membre de phrase, je rattacherais εἰ (en supprimant δὲ).... ἔπαθεν à la phrase précédente et j'interpréterais : *S'il avait eu l'habitude des boissons froides, il ne les aurait pas redoutées autant, lors même qu'elles auraient produit chez lui des attaques d'épilepsie.* — Quant au second membre de phrase, le sens en paraît certain, quoique le texte ne soit pas régulier. Peut-être pourrait-on lire ἔασαν γοῦν πάντες αὐτόν... (*tous les médecins l'abandonnèrent donc*).

losophe n'aurait pas pu supporter le froid, et à cause de son défaut d'habitude, et à cause de sa constitution physique, bien que sa maladie indiquât ce moyen de traitement; ainsi j'ai donné avec une confiance parfaite des boissons froides lors même que le malade avait un *causus* franc, s'il n'existait aucune inflammation viscérale manifeste; d'autres fois j'ai prescrit ces boissons avec moins de confiance, et après avoir prévenu les familiers de la maison que si tel malade ne buvait pas d'eau froide, il mourrait certainement, et que s'il en prenait il y avait de grandes espérances de le sauver. Tous, grâce aux dieux, ont été sauvés. Puisque ce médicament a été jugé bon par une expérience prolongée, il faut rechercher la cause de ce succès, en rappelant d'abord ce qu'ont dit Hippocrate dans son traité *Du régime dans les maladies aiguës*, et Érasistrate dans le IIe livre du traité *De la paralysie*. Hippocrate s'exprime donc ainsi :

« Il est facile de constater qu'un régime mauvais pour le boire et pour le manger, mais toujours le même, est ordinairement plus salutaire à la santé que s'il était tout à coup et [notablement] changé en un meilleur, puisque, soit chez les personnes qui font deux repas par jour, soit chez celles qui n'en font qu'un, les changements subits sont nuisibles et occasionnent des maladies. Ainsi, ceux qui n'ont pas l'habitude de faire un repas au milieu du jour, s'ils en font un, s'en trouvent bientôt incommodés; tout leur corps s'appesantit, ils se sentent faibles et paresseux. Si malgré cela ils font leur repas du soir, ils ont des éructations aigres, quelques-uns même sont pris d'une diarrhée liquide, attendu que l'estomac, accoutumé à avoir sa surface nettoyée par intervalles, à n'être pas rempli deux fois et à n'avoir pas à *cuire* (digérer) des aliments deux fois par jour, reçoit une surcharge à laquelle il n'était pas habitué. » § 9.

Après avoir indiqué ensuite le moyen de traitement des souffrances qui résultent de ces changements, Hippocrate, revenant sur son sujet, et s'occupant des individus qui s'écartent de leurs habitudes, écrit :

« L'individu dont nous parlons serait encore bien plus incommodé si trois fois par jour il mangeait jusqu'à satiété; il le serait bien plus encore s'il mangeait plus souvent. On voit, il est vrai, beaucoup de gens qui supportent très-bien trois repas copieux par jour, mais ils y sont habitués. D'un autre côté, si les individus qui ont l'habitude de faire deux repas par jour suppriment celui du milieu du jour, ils se sentent faibles, languissants, ils sont inhabiles à toute espèce de travail et sont pris de cardialgie ; il leur semble que leurs entrailles pendent; leurs urines sont chaudes et jaunâtres, leurs déjections sont brûlantes; chez quelques-uns, la bouche est amère, les yeux sont enfoncés dans les orbites, les tempes battent et les extrémités se refroidissent. La plupart de ceux qui ont omis le repas du milieu du jour sont hors d'état de prendre celui du soir; s'ils mangent, ils sentent un poids dans les entrailles et ils dorment beaucoup plus péniblement que s'ils avaient pris leur repas du milieu du jour. — Puisque les gens en santé éprouvent de si grands effets d'un changement d'habitude dans le régime pour une demi-journée seulement, il est clair qu'il n'est pas avantageux [dans les maladies] d'augmenter ou de diminuer [inconsidérément] l'alimentation. — Si donc le même individu qui n'avait fait, contre son habitude, qu'un seul repas, mange le soir autant que les autres jours, après avoir laissé pendant toute une journée ses vaisseaux vides, cet individu qui avait été pris de souffrance, d'indisposition, et, après le dîner, de pesanteur pour avoir omis son déjeuner, sera naturellement beaucoup plus lourd [que dans le premier cas]; enfin si son abstinence a duré encore plus longtemps et qu'il commence tout d'abord par faire un bon dîner, il sera encore plus pesant [que dans les deux cas précédents][1]. » § 9.

Hippocrate, après avoir, comme plus haut, indiqué quelques moyens propres à remédier aux inconvénients causés par la vacuité inaccoutumée des vaisseaux, reprend son sujet en ces termes :

« On pourrait, relativement aux organes digestifs, ajouter encore bien des choses analogues; par exemple, on supporte très-facilement les aliments solides auxquels on est habitué, lors même qu'ils ne sont pas bons par nature; il en est de même pour les

[1] Dans la première édition de ma traduction des *OEuvres choisies d'Hippocrate*, j'avais adopté pour ce passage les corrections extrêmement ingénieuses de M. Littré ; mais en examinant de nouveau le texte, j'ai pensé que ces corrections n'étaient point nécessaires. Dans la seconde édition de ces *OEuvres choisies*, je discute l'interprétation de M. Littré, le *Commentaire* de Galien, et j'indique les raisons qui m'ont déterminé à m'en tenir au texte vulgaire.

boissons ; mais on digère difficilement les aliments solides auxquels on n'est pas habitué, lors même qu'ils ne sont pas mauvais; il en est de même pour les boissons. On s'étonnera peu de tous les effets que produisent, quand on en mange contre son habitude, ou une grande quantité de viande, ou l'ail, ou la tige ou le suc de *silphium*, ou toute autre substance douée de qualités particulières énergiques, s'il arrive que de telles substances fatiguent plus fortement que d'autres les organes digestifs; mais [on sera plus surpris] de voir quel trouble, quel gonflement, que de vents et que de tranchées produit la *maza* [1] chez un individu qui est habitué à manger du pain; quelle pesanteur, quelle tension du ventre produit le pain chez celui qui est habitué à la *maza* ; quelle soif et quelle plénitude subite cause le pain chaud à cause de sa nature desséchante et de sa lenteur à parcourir les intestins; combien d'effets différents produisent, quand on n'y est pas habitué, les pains fabriqués avec de la farine pure ou avec de la farine mêlée [au son], et aussi la *maza* sèche, ou humide, ou gluante; quels effets produit la farine d'orge fraîche chez les individus qui n'y sont pas accoutumés, et quels effets produit la farine ancienne chez ceux qui sont habitués à la farine récente; enfin tout ce qui arrive quand on passe brusquement, contre son habitude, de l'usage du vin à celui de l'eau et réciproquement, ou seulement quand on substitue brusquement au vin trempé d'eau, du vin pur [et réciproquement]. En effet, le vin trempé produit une surabondance d'humidité dans les voies supérieures et des vents dans les voies inférieures ; le vin pur amène des battements vasculaires, de la pesanteur à la tête, et de la soif. Comme le vin blanc et le vin noir substitués l'un à l'autre contre la coutume, quand même tous les deux seraient également généreux, produisent dans le corps de grands changements, il sera moins étonnant de ne pouvoir substituer [impunément l'un à l'autre] du vin fort et du vin d'un goût sucré. » § 10.

Il me suffit d'avoir emprunté ces exemples à Hippocrate pour faire connaître ce qu'il pense sur la puissance de l'habitude. Érasistrate, dans le IIe livre du traité *De la paralysie*, a écrit ce qui suit :

« Celui qui veut traiter les malades suivant les règles ne doit

---

[1] Voyez sur la *maza*, Oribase, I, XII, et la note correspondante, t. Ier, p. 565-66.

pas manquer de prendre en grande considération l'*habitude* et *le défaut d'habitude*. Je dis en conséquence : les individus qui se livrent à des travaux pénibles, nombreux, auxquels ils sont accoutumés, les supportent longtemps sans fatigue, et ceux qui se livrent à des travaux peu nombreux auxquels ils ne sont pas habitués, éprouvent de la fatigue; certains individus digèrent plus facilement les aliments habituels, lors même qu'ils sont difficiles à digérer, que les aliments auxquels ils ne sont pas accoutumés, lors même qu'ils sont d'une digestion plus facile; le corps réclame les évacuations habituelles, même celles qui sont désavantageuses par elles-mêmes, par la raison qu'il y est accoutumé, et il devient malade s'il en est privé; c'est ce qui arrive pour le flux hémorrhoïdal et pour les purgations que certaines personnes ont l'habitude de s'administrer, pour les ulcères qui s'ouvrent de temps en temps et qui sécrètent de l'*ichor*, et encore chez quelques personnes pour le *choléra*[1], qui arrive à certaines époques; car le corps recherche toutes ces évacuations, bien qu'elles soient désavantageuses, et lorsqu'elles n'arrivent pas aux époques habituelles, ceux chez qui ces habitudes se sont établies sont pris de maladies graves. On voit des particularités analogues se produire pour d'autres espèces d'habitudes; ainsi pour des vers ïambiques que nous savons, si on nous demande, quand nous n'y sommes pas habitués, de réciter deux ou trois vers pris au milieu de la pièce, nous ne pouvons le faire que difficilement; mais quand nous récitons la pièce de suite, et que nous arrivons à ces mêmes vers, nous les disons immédiatement et facilement; et lorsque nous y sommes habitués, nous exécutons très-facilement le premier exercice. On constate aussi cet autre phénomène: ceux qui ne sont pas accoutumés à étudier apprennent peu et lentement, mais quand ils ont acquis plus d'habitude, ils apprennent beaucoup plus et plus vite. Cela arrive également pour les recherches. En

---

[1] Les anciens appelaient *choléra* une maladie caractérisée par des déjections et des vomissements simultanés (voy. particul. Alexandre de Tralles, VII, XIV, et Galien, *Sympt. caus.*, III, II, t. VII, p. 217-18). Il paraît même d'après Galien (*Method. med.*, II, II, t. X, p. 82), que ce sont les médecins cnidiens qui ont les premiers donné le nom de *choléra* à cette espèce de maladie qui répond assez bien, ce me semble, au *choléra nostras*. Je traite cette question en détail dans la seconde édition des *OEuvres choisies* d'Hippocrate.

effet, ceux qui sont à peu près inaccoutumés aux recherches ont, aux premiers mouvements de l'intelligence, l'esprit aveuglé et comme enveloppé de ténèbres, ils s'arrêtent aussitôt dans leurs investigations, ayant l'esprit fatigué et rendu impuissant comme sont ceux qui commencent à courir pour la première fois. Mais celui qui est habitué à chercher, pénétrant partout, cherchant par l'intelligence, et portant son esprit successivement sur divers sujets, n'abandonne pas sa recherche; ne cessant ses investigations ni pendant une partie du jour, ni pendant toute la vie, et ne dirigeant pas sa pensée vers des idées qui sont étrangères à l'objet de sa recherche, il le poursuit jusqu'à ce qu'il arrive à son but. Nous avons donc reconnu jusqu'ici que la puissance de l'habitude a une grande influence dans toutes nos *affections*, aussi bien celles de l'âme que celles du corps. Ce qui précède suffit pour le sujet qui nous occupe; dans les traités généraux sur la médecine, on a énuméré avec détail[1] toutes ces circonstances qu'il faut prendre en considération, si on ne veut pas que plusieurs parties de notre art soient remplies d'imperfections. »

Telles sont les opinions des plus illustres médecins, Hippocrate et Érasistrate, sur la puissance des habitudes; ils ne s'en sont pas tenus au raisonnement pour découvrir leurs effets, mais ils en ont été instruits par les phénomènes les plus manifestes. C'est aussi ce qui arrive aux autres hommes qui ne vivent pas comme des porcs ou comme des ânes, et qui font attention à ce qui peut leur être utile ou nuisible; on peut les entendre dire chaque jour qu'ils sont habitués à tel aliment, à telle boisson et qu'ils ne peuvent pas les abandonner, attendu que les changements leur sont désavantageux. Ils sont de même avis sur la manière de vivre, par exemple, sur l'usage ou l'abstention des bains, sur l'équitation, la chasse, la course, la lutte, les veilles, l'insolation, le froid, les méditations, et sur toutes les autres choses semblables.

---

[1] Ἐν δὲ τοῖς καθόλου λόγοις ὑπὲρ ἰατρικῆς λεγομένοις ἐξηρίθμηται. Il est difficile de savoir, d'après ce texte, si Érasistrate parle en général ou en son propre nom, et dans ce dernier cas s'il s'agit d'un ou de plusieurs ouvrages. Toutefois on remarquera que quelques-uns des traités énumérés par M. Rosenbaum (voy. note 2 de la page 93), rentrent dans la catégorie des *ouvrages généraux sur la médecine*.

CHAP. II. — La cause générale de la puissance des habitudes pour ce qui regarde les aliments solides ou liquides, réside dans la conformité de nature primitive ou acquise des substances alimentaires avec la nature du corps qu'elles doivent nourrir, en sorte que l'habitude est tour à tour *cause* et *signe* de conformité de nature et qu'elle devient ainsi une *seconde nature*. — Tout ce qui nourrit est transformé dans l'organisme suivant certaine qualité, et à leur tour les parties nourries sont *altérées* par ce qui les nourrit. — Preuve tirée de la transformation que subissent les plantes et les animaux suivant les terrains et les localités.

Méprisant donc ceux qui regardent l'indication tirée des habitudes comme tout à fait inutile, ou comme d'une médiocre utilité, dans la thérapeutique, recherchons quelle est la cause qui explique leur puissance, si cette cause est unique ou si elle diffère, suivant la matière de l'habitude. J'appelle *matière* ce qui constitue le sujet de l'habitude, par exemple, ainsi que je le disais plus haut, les aliments, les boissons, les exercices, ou toute autre chose analogue. Commençons donc par les substances qu'on mange et par celles qu'on boit. Pourquoi, en effet, parmi ceux qui se nourrissent habituellement de viande de bœuf, les uns ne sont-ils point incommodés du tout, les autres le sont-ils moins qu'avant d'en avoir contracté l'habitude; ou bien pourquoi certains individus, comme l'a écrit Érasistrate lui-même, primitivement et par nature, digèrent-ils immédiatement avec plus de facilité la viande de bœuf que les poissons de roche[1]? La cause de ce phénomène a été expliquée dans la discussion *Sur les facultés des aliments*[2], j'y reviendrai un peu plus bas, quand la suite de mon discours m'y amènera. Je commencerai ce que j'ai à enseigner en parlant de ceux qui par habitude digèrent bien toute espèce d'aliments, en prenant pour point de départ de tout mon

[1] Voy. Oribase, *Collect. med.*, II, XLIX, sur les *poissons rocheux*, appelés ainsi parce qu'on les pêche sur des côtes rocheuses

[2] Κατὰ τὴν τῶν φυσικῶν δυνάμεων. — Je trouve à la marge de l'edit. des Juntes (IIe cl., p. 60, H.), la remarque suivante : « Φυσικῶν *est in græco cod.; sed arbitror legendum* τροφῶν, *id est alimentorum, nam non in libris* De facultatibus naturalibus *hoc tradit quod sciam, sed in primo* De alimentorum facultatibus, *cap.* 1, *et ita etiam paulo inferius.* » Cette remarque me paraît juste, car c'est seulement en passant que, dans le IIIe livre *Des facultés naturelles*, Galien traite cette question (voy. particul., chap. V et VI, t. II, p. 157 suiv.).

raisonnement que [même avant l'habitude] il y a certaines substances qui ont de l'affinité avec nous et d'autres qui n'en ont pas. J'ai examiné toutes ces questions fort au long dans le traité *Des facultés des aliments;* commençons donc, après avoir posé d'abord la notion de la coction. De même, en effet, qu'on ne dit pas des boulangers qu'ils *cuisent* le pain[1] lorsque, au moment juste où à l'aide soit de la meule, soit du crible, ils réduisent le blé en petites parcelles, mais seulement lorsque après avoir terminé ces opérations ils le mouillent avec de l'eau, le pétrissent après y avoir mêlé du levain, renferment la pâte dans quelque endroit qui l'échauffe jusqu'à ce qu'elle soit *levée* (c'est l'expression dont ils se servent), et la cuisent dans les fours chauffés de tous les côtés ou dans les fours chauffés par le bas[2]; de même aussi quand on ingère quelque substance dans l'estomac, ce n'est pas quand cette substance est broyée et dissoute que nous disons qu'il y a *coction*, mais lorsqu'à l'instar du pain cuit elle change de qualité. De même aussi que pour les pains le blé cuit doit être transformé en la substance conforme à celle de l'homme auquel il est destiné; de même, et à plus forte raison, faut-il que dans l'estomac ce blé devienne encore plus conforme à la nature de l'individu, et je me sers de l'expression *substance plus conforme qu'une autre*, eu égard à la similitude avec le corps qui doit être nourri; car la *conformité* des aliments est autre pour un corps et autre pour un autre. Aussi les animaux recherchent-ils les aliments qui leur sont conformes, sans l'avoir appris, et instinctivement poussés par la nature. Les bêtes de somme recherchent les herbes; elles se nourrissent de paille, de foin et d'orge; les lions et aussi les léopards et les loups courent après la viande. De même donc que, pour chaque genre d'animaux, il existe une différence notable dans les ali-

[1] Καθάπερ γὰρ ἄρτιοι (ἄρτι ιοι, sic cod.), σιτοποιοὶ πέττοντες λέγουσιν. — Nicolaus Calab. et Aug. Gadaldinus, traduisent : « *Quemadmodum enim pistores panem coquere debent.* » — Dietz propose ἀρτοποιοὶ σιτ. πέττ. λέγονται, et traduit : *Quemadmodum enim legitimi pistores, qui panem coquunt adpellantur.* Je lirais volontiers... ἄρτι οἱ σιτοπ. πέττειν λέγονται. M. Bussemaker pour se rapprocher davantage du ms. et pour éviter une correction, me propose de changer seulement ἄρτιοι en ἄρτι οἱ (*les boulangers ne disent pas qu'ils cuisent le pain*); mais la phrase me paraît ainsi très-dure et très-difficile à construire régulièrement.

[2] Voy. sur ces fours, Oribase, II, VIII, et notre note t. Ier, p. 563 et suiv.

ments conformes à chacun de ces genres, de même pour les espèces que renferment les genres, on trouve de grandes différences. Ainsi quelques personnes ne peuvent pas boire de vin, un plus grand nombre en boivent impunément une notable quantité, et, comme il a été dit plus haut, les uns mangent avec plaisir de la chair de bœuf, de bouc et de bélier, et la digèrent sans peine; les autres au contraire, ne peuvent ni la manger, ni même en supporter l'odeur; aussi en l'absence d'un autre aliment, comme cela arrive dans les famines, s'ils sont forcés de se nourrir de ces viandes, ils ne peuvent pas les digérer sans en éprouver du dommage; leur appétit en est troublé, ils deviennent lourds aussitôt après les avoir ingérées; s'il leur survient des éructations, ils ne peuvent pas supporter cet accident sans que cela leur soit pénible.

Comme il est évident que les choses se passent ainsi, il faut tout d'abord se souvenir de ce fait que les hommes prennent avec le plus de plaisir les substances qui sont le plus en conformité de nature avec chacun d'eux, qu'ils préfèrent surtout celles qui rentrent dans cette catégorie comme paraissant devoir être pour eux d'une plus facile digestion; au contraire ils rejettent et fuient les mets désagréables et difficiles à digérer, en sorte que la coutume est le signe d'une conformité de nature. L'habitude devient souvent aussi une cause [de conformité de nature]; cela se voit manifestement par cette particularité que des substances qui, au début, étaient désagréables et nuisibles, cessent peu à peu, si on a la force de s'y habituer, d'être désagréables et nuisibles. La cause de ce phénomène est la suivante :

— [Chap. III.] De même que toute substance qu'on mange ou qu'on boit est altérée [1] suivant une certaine qualité, de même ces substances mettent dans un certain état ce qui produit l'altération. On peut trouver la preuve évidente de ce phénomène dans la diversité des humeurs que développe chaque aliment. En effet, les uns engendrent un sang chargé de bile noire et les autres un sang qui contient une proportion considérable de phlegme, de bile pâle, ou de l'espèce de bile qu'on appelle *jaune;* quelques-uns un sang pur. Les parties nourries diffèrent donc nécessairement les unes

---

[1] C'est-à-dire est *modifiée*. J'aurai à revenir sur cette expression dans la dissertation *Sur la physiologie de Galien*.

des autres suivant la qualité du sang qui nourrit. Une preuve évidente que la substance qui nourrit communique à ce qui est nourri une substance semblable à elle, nous est fournie par le changement qu'éprouvent les plantes et les graines, changement qui est souvent si prononcé qu'une plante très-nuisible si elle pousse dans une certaine terre, perd non-seulement ses qualités délétères si elle est transplantée dans une autre terre, mais en acquiert d'utiles. Ceux qui ont composé des traités sur l'agriculture ou sur les plantes en ont fait souvent l'expérience ; il en est de même de ceux qui ont écrit sur l'histoire des animaux, car ils ont constaté les changements qui sont produits chez les animaux par les diverses régions. Puisque non-seulement ce qui nourrit est altéré par ce qui est nourri, mais aussi que ce qui est nourri subit lui-même une petite transformation, cette petite transformation acquiert nécessairement avec le temps des proportions considérables, de façon que le résultat d'une longue habitude devient égal à une conformité naturelle. Je crois donc avoir trouvé pour les aliments et pour les boissons la cause de la puissance des habitudes.

Chap. iv. — La puissance de l'habitude pour les *circumfusa* dépend de la même cause que pour les aliments. — Exemples tirés de la chaleur et du froid ; par suite de l'action prolongée de ces agents, le corps finit par prendre une nature conforme à la leur.

Voyons maintenant ce qui regarde les influences extérieures. — [Chap. iv.] Il paraît que l'action des *circumfusa* rentre, eu égard au genre, sous la dépendance de la même cause que l'action des substances que nous ingérons et dont nous venons de parler. Les *circumfusa* produisent donc une certaine altération dans le corps, surtout pour les parties superficielles, mais aussi pour les parties profondes; car par l'action du froid la peau d'abord, puis les parties qui lui sont contiguës, sont refoulées, resserrées, contractées et condensées, et si cette action se prolonge sur le corps, la même altération se propage aux parties profondes; mais encore dès le principe, au moment où l'influence commence à agir, il survient, secondairement, et non primitivement [1], sous l'influence de la cause agissante, un chan-

[1] Κατ' ἀρχὰς δ'εὐθέως κατὰ συμβεβηκὸς, οὐ πρώτως, cod. *Et secundum principia*,

gement et une altération dans les parties profondes. En effet, quand la peau se resserre, la chaleur se concentre dans la profondeur du corps. De même que le froid produit les altérations énumérées plus haut, de même aussi le chaud en produit d'opposées, car il est conforme à la nature que des effets opposés soient produits par des causes opposées, les uns primitivement, les autres secondairement. A ce sujet, beaucoup de personnes sont induites en erreur en voyant que les mêmes effets sont secondairement produits par des causes contraires, et aussi que des causes identiques produisent souvent des effets secondaires contraires. Ainsi, il arrive qu'on est trompé de cette façon à propos des causes échauffantes. Donc le chaud qui agit comme cause, par exemple le soleil, lorsqu'il frappe longtemps sur le corps, produit dans le corps un état opposé à celui qu'il avait amené au début; car au début, en nous échauffant il atténue les liquides, relâche la peau et rend nos chairs plus molles. Mais si étant [presque] nu on passe plusieurs jours au soleil pendant la saison d'été, la peau devient sèche et dure et les chairs se dessèchent; ces phénomènes ne sont pas la suite de la seule action prolongée du chaud, mais de la sécheresse combinée avec lui. Cela nous induit souvent en erreur dans nos raisonnements touchant les causes, parce qu'on néglige leur complication; ainsi il nous fallait [dans ce cas] penser que la chaleur humide produit des effets autres que la chaleur sèche, ce que nous ne faisons pas toujours; aussi nous nous trompons sur l'action particulière de ces deux espèces de chaleur, quand la chaleur agit soit avec la sécheresse, soit avec l'humidité; mais si on y fait attention, on verra que chacune d'elles conserve son action propre. De même, en effet, que l'humidité sans chaleur ou sans froid [prononcé] humecte le corps, tandis que la chaleur échauffe, la réunion de l'humidité et de la chaleur produit les deux effets à la fois; c'est ce qui a lieu pour les bains chauds d'eau douce; mais dans l'insolation la cause desséchante est combinée avec l'échauffante. Le soleil d'été est précisément dans ce cas; aussi est-il naturel que les

---

vel per se confestim, *vel secundum accidens*, *non prius;* Nicolaus. — *At per initia statim*, *per accidens*, *non primo;* Aug. Gadaldinus. — Ces deux traductions diffèrent plus par la forme que par le fond.

individus qui sont longtemps exposés à ses rayons, par exemple les moissonneurs et les matelots qui sont [presque] nus, prennent une peau dure et sèche comme celle des animaux amphibies à écailles.

De même que les propriétés physiques spéciales du corps et de toute sa substance réclament des boissons et des aliments différents, et que les modifications que présente la peau par rapport à la dureté et à la mollesse, à la densité et à la raréfaction, ne se comportent pas de la même façon sous l'action du chaud ou du froid; de même les propriétés qui tiennent à l'habitude, et aussi les propriétés naturelles, tirent de l'altération produite par les aliments, par les boissons, par le chaud ou par le froid, le même avantage et le même dommage. En effet, le corps rare et mou souffre facilement du chaud et du froid; dense et dur, il supporte et méprise tout ce qui agit sur lui extérieurement, non-seulement le chaud et le froid, mais aussi les corps durs et rugueux. Avec une telle disposition on couche sur la terre sans inconvénient, ce que ne font pas ceux qui sont dans une disposition opposée : dans ce cas, en effet, on est facilement contus et refroidi et on est exposé à toute autre espèce de souffrances.

CHAP. V. — Les exercices fortifient les parties et, par conséquent, les rendent plus aptes à exécuter les mouvements qui leur sont propres; en même temps, la nature des parties devient plus conforme à celle des exercices eux-mêmes. — Il en est de même pour les fonctions de l'âme, suivant Platon.

Telles sont les considérations que nous avions à présenter sur ce sujet. — [Chap. v.] Voici maintenant celles qui regardent les exercices : les parties du corps qui sont exercées deviennent plus robustes et plus calleuses; aussi supportent-elles les mouvements conformes à leur nature plus facilement que les autres parties que le défaut d'exercice rend plus molles et plus faibles. Ces considérations sont communes aux exercices de l'âme. Ainsi nous nous exerçons d'abord à la grammaire quand nous sommes enfants, nous passons ensuite aux études de rhétorique, d'arithmétique, de géométrie et de logique, car la partie dirigeante de l'âme étant douée de facultés pour tous les arts, il existe nécessairement une faculté qui nous fait connaître ce qui est conséquent et ce qui est en opposition, et une autre à l'aide de laquelle nous nous souvenons; c'est la première qui nous rend plus intelligents, et la seconde qui nous donne une meilleure mémoire, toutes les facultés pouvant être augmentées et fortifiées par l'exercice et pouvant dégénérer par l'inactivité ainsi que Platon, dans le passage suivant du *Timée*, l'enseigne en ces termes (p. 89-90) :

« Nous avons déjà répété souvent que trois espèces d'âmes habitent en nous et que chacune d'elles a ses mouvements propres; maintenant nous devons dire en peu de mots que celle qui reste en repos et qui ne se livre pas aux mouvements qui lui sont propres, devient nécessairement la plus faible, tandis que celle qui s'exerce devient la plus forte; aussi faut-il veiller à ce qu'elles aient des mouvements bien proportionnés les uns par rapport aux autres. »

Après cela Platon ajoute : « En conséquence, pour l'espèce d'âme la plus noble qui soit en nous, il faut considérer que Dieu l'a donnée à chacun de nous comme un génie propre; c'est elle dont nous disons, et avec juste raison, qu'elle habite au sommet du corps, qu'elle est destinée à nous élever, en vertu de sa parenté céleste, de la terre vers le ciel, comme si nous étions des plantes non de la terre mais du ciel. En effet, la divinité suspendant, vers la région d'où l'âme tire sa première origine, la tête qui est notre racine, a tenu droit le corps entier. Donc pour l'homme qui est livré à l'amour des querelles et aux passions turbulentes, et qui est violemment placé sous leur empire, toutes les conceptions deviendront nécessairement mortelles et, nécessairement aussi, autant que cela peut exister chez un être mortel, il atteindra la plus grande perfection dans ce genre, attendu qu'il a cultivé [exclusivement] cette partie de lui-même. Au contraire, l'homme qui concentre tous ses efforts vers l'amour de l'étude et de la vérité et qui exerce surtout les facultés qui y ont rapport, doit nécessairement, s'il parvient à trouver la vérité, avoir des pensées immortelles et divines; autant qu'il est possible à la nature humaine de participer à l'immortalité, il atteindra aussi la perfection dans ce genre; enfin, attendu qu'il donne ses soins à la partie divine et qu'il possède dans la meilleure disposition le génie qui habite en lui, il doit être éminemment heureux. Aussi, le soin qu'il faut prendre de tout corps consiste uniquement à donner la nourriture et les mouvements qui sont propres à chacun d'eux. »

Par ces paroles, Platon nous enseigne sur les trois âmes quelque chose qui est utile, non-seulement pour la philosophie, mais encore pour la santé du corps, suivant en cela Hippocrate, qui avait dit, d'une manière générale : « Le mouvement fortifie, le repos amollit ; » (*De offic. med.*, § 20, t. III, p. 324) et d'une façon spéciale, à propos des exercices : « Le travail doit précéder la nourriture. » (*Epid.*, VI, IVe section, § 23, t. V, p. 314.) Pour chaque espèce en particulier, il faut prêter l'esprit au passage suivant du même auteur : « Travail, nourriture, boissons, plaisirs de l'amour, que tout soit dans une juste mesure. » (*Epid.*, VI, VIe section, § 2, t. V, p. 324.) Ici donc il faut faire grande attention à ce que dit Hippocrate, car si on lit ses paroles avec négligence, ainsi que le font certaines personnes, il peut arriver dans ce cas comme pour tout autre discours, qu'on comprenne mal la pensée de l'auteur ; nous nous proposons, en effet, de nous livrer à chaque exercice sans les pousser au delà des limites et de la mesure convenables, jusqu'à détruire la force ; de la même manière nous devons user dans une juste mesure, et sans excès ou sans insuffisance, des aliments, des boissons, du sommeil et des plaisirs de l'amour : les excès brisent les forces, et l'insuffisance détruit pour chaque chose l'avantage qu'on en doit retirer dans une proportion égale au degré d'insuffisance. Ce précepte nous est donné pour un seul cas et comme un exemple général par Hippocrate, là où il dit [dans les *Aphorismes*, II, 48] : « Dans les exercices, lorsqu'on commence à se fatiguer, se reposer immédiatement dissipe la lassitude. » Ces paroles, par suite de l'affinité des objets, nous apprennent quelque chose sur les coutumes de l'âme pour ce qui concerne la mémoire, le raisonnement et les recherches logiques, toutes choses dont Érasistrate nous a entretenus dans son traité *Des habitudes*[1], mais sans ajouter quelle en était la cause, bien qu'elle ait été énoncée non-seule-

---

[1] M. Rosenbaum, dans sa liste des écrits d'Érasistrate (voy. note 2 de la page 93), ne paraît pas s'être servi de l'opuscule qui nous occupe, car il ne mentionne ni ce traité *Des habitudes*, ni ces traités généraux sur la médecine dont il est question au chap. Ier. (Voy. note 1 de la page 100.)

nent par Hippocrate, mais par Platon. En effet, exercer chacune de ses puissances par des exercices bien appropriés et bien réglés est pour elles une source de force.

Chap. vi. — Galien termine son traité par ce qui regarde les évacuations anormales périodiques, spontanées ou artificielles; on ne doit point les ranger dans la classe des habitudes, attendu qu'elles sont exigées seulement quand la cause même qui les rend nécessaires, est présente, et quand le corps est dans un état morbide, et il n'y a point là de conformité de nature à acquérir, ni d'un côté ni de l'autre. — Souvent pour rendre ces évacuations inutiles, il suffit de changer un régime habituel mais vicieux.

Telles sont les différences des habitudes eu égard à la matière qui les constitue et à la puissance des causes qui les produisent. Érasistrate ayant dit que le corps recherchait les évacuations auxquelles certains individus sont habitués, nous devons aussi traiter ce sujet. Nous savons, en effet, que certaines personnes ont des hémorrhagies nasales réglées périodiquement ou irrégulières, ou sont sujettes aux hémorrhoïdes, aux vomissements, aux diarrhées ou au *choléra*, ou encore que d'autres se font tirer volontairement du sang, soit par la saignée, soit par des scarifications aux malléoles, soit en provoquant une épistaxis; enfin il en est d'autres qui ont recours à des évacuations, soit par le haut, soit par le bas. Il est utile d'en dire quelque chose, car il me semble que le corps ne réclame pas de semblables évacuations par habitude, mais pour la cause même pour laquelle ces évacuations sont devenues nécessaires une première fois, soit que la nature les ait produites, soit qu'on y ait été conduit par quelque raisonnement médical, de façon qu'on a besoin de recourir à plusieurs reprises aux mêmes moyens dans les mêmes cas. Les uns par suite d'un mauvais régime, les autres à cause d'une mauvaise constitution, étant gorgés d'un sang surabondant ou fatigués par la *cacochymie*, sont soulagés par de telles évacuations, soit que la nature, soit que le médecin ait évacué le superflu avant qu'une maladie se fût déclarée. Pour d'autres qui sont déjà malades, ces évacuations deviennent une crise ou entraînent la guérison de la maladie. D'autres ont été guéris par des médecins qui avaient recours à des moyens semblables; puis s'ils sont pris dans la suite d'une maladie analogue et s'ils sont de nouveau guéris par ces moyens, lorsque le corps éprouve le retour d'un sentiment général de pesanteur, ou s'il se manifeste seulement quelque malaise ou quelque accident contre nature du côté de la tête, ils consultent les médecins, leur manifestant la crainte d'être repris de la même maladie dont ils avaient été atteints, après l'invasion des mêmes symptômes; ayant prévenu une première fois, soit par une purgation, soit par une émission sanguine, l'invasion de la maladie, ils recourent promptement au moyen qui les a déjà sauvés, si jamais il leur arrive d'éprouver les mêmes symptômes. D'autres, avant de rien ressentir de ces symptômes, soupçonnant le retour de l'époque à laquelle ils les éprouvent périodiquement, les préviennent par une évacuation, et ils disent que cette évacuation prophylactique est passée dans leurs habitudes. Le corps n'éprouve par ces évacuations aucun changement analogue à celui que causent les habitudes dont nous avons parlé plus haut, mais il ressent des impressions identiques sous l'influence de la même cause. Si les individus dont nous venons de parler changent leur régime et s'ils usent d'aliments moins abondants en même temps qu'ils augmentent les exercices, ils éviteront la maladie, tirant avantage du changement d'habitudes et n'en éprouvant aucun dommage comme ceux dont il a été parlé plus haut; car ce n'est pas en raison de l'habitude que les évacuations les ont soulagés, mais parce qu'un mauvais régime les avait gorgés d'humeurs mauvaises et de sang.

V.

DE L'UTILITÉ [1] DES PARTIES DU CORPS HUMAIN.

LIVRE PREMIER.

DE LA MAIN.

CHAPITRE Ier. — De ce qu'on doit entendre par les mots *un* et *partie*.

On dit que tout animal est *un*, parce qu'il se présente avec une certaine circonscription propre et qu'il n'a aucun point de jonction avec les autres animaux ; de même on dit que chacune des parties de l'animal, par exemple l'œil, le nez, la langue, l'encéphale, est *une*, attendu qu'elle se présente aussi avec une circonscription propre. Si ces parties ne tenaient point par quelques côtés à ce qui les avoisine, et si au contraire elles étaient complétement isolées, alors elles ne seraient pas du tout *parties*, mais simplement *unes* ; de sorte que tout corps qui n'a pas une circonscription propre complète, mais qui n'est pas non plus uni de tous côtés à ceux qui l'environnent, est appelé *partie*. S'il en est ainsi, il y aura beaucoup de parties dans les animaux, celles-ci plus grandes, celles-là plus petites, et celles-là enfin tout à fait indivisibles en d'autres espèces.

CHAPITRE II. — Que les parties des animaux diffèrent selon leurs mœurs et leurs facultés.

L'utilité de toutes ces parties est sous la dépendance de l'âme,

---

[1] Περὶ χρείας μωρίων. Ordinairement on traduit *De l'usage des parties;* mais pour peu qu'on lise ce traité avec quelque attention, on reconnaîtra bien vite que Galien s'attache moins à faire connaître les fonctions des parties qu'à montrer les rapports de leur organisation avec les fonctions qu'elles ont à remplir. En un mot il s'agit moins d'un ouvrage de physiologie que d'un traité d'anatomie composé d'après la doctrine des *causes finales*. En rejetant ce mot trop précis d'*usage* (emploi d'une chose) et en choisissant le mot plus vague *utilité*, qui peut signifier à la fois *ce à quoi sert une chose, et comment elle est utile étant de telle ou telle façon*, j'ai cru mieux rendre la pensée de l'auteur. Du reste dans mes *Études sur Galien* je reviens sur l'idée générale qui a présidé à la rédaction du traité *De l'utilité des parties*. — Voy. aussi, p. 522, note 1.

car le corps est l'instrument de l'âme[1]; aussi les mêmes parties sont-elles très-dissemblables les unes des autres chez les divers animaux, parce que les âmes elles-mêmes diffèrent. Ainsi il y a des âmes fortes, il y en a de lâches, de sauvages, il y en a d'apprivoisées; d'autres sont pour ainsi dire civilisées et propres à diriger les affaires; d'autres ont des goûts solitaires. Chez tous, donc, le corps est accommodé aux habitudes et aux facultés de l'âme. Chez le cheval le corps est pourvu de forts sabots et de crinière, car c'est un animal rapide, fier, et non sans courage. Chez le lion, animal hardi et vaillant, le corps tire sa force des dents et des ongles. Il en est de même pour le taureau et le sanglier : chez celui-là des cornes, chez celui-ci les dents proéminentes (*défenses*), sont des armes naturelles. Chez le cerf et le lièvre, animaux lâches, le corps est prompt à la course, mais tout à fait nu et désarmé. Il convenait en effet, ce me semble, de départir la vitesse aux animaux lâches, et les armes aux animaux vaillants. Ainsi la nature n'a ni armé la lâcheté, ni désarmé le courage; à l'homme, animal doué de sagesse et le seul être divin parmi ceux qui vivent sur la terre, elle a donné pour toute arme défensive les mains, instrument nécessaire pour exercer toute espèce d'industrie, et non moins convenable en temps de paix qu'en temps de guerre. Il n'était donc pas besoin de donner une corne naturelle à celui qui pouvait à son gré manier avec ses mains une arme meilleure qu'une corne; car l'épée et la lance sont des armes à la fois plus grandes et plus propres à couper qu'une corne. Il n'avait pas besoin non plus de sabots, car le bois et la pierre blessent plus fortement que toute espèce de sabots. De plus, avec la corne et le sabot on ne peut rien faire si on n'arrive près de son adversaire, tandis que les armes de l'homme agissent aussi bien de loin que de près : le javelot et la flèche mieux que la corne, la pierre et le bois mieux que le sabot. Mais le lion est plus rapide que

---

[1] On lit dans Aristote (*De l'âme*, II, IV, 15, édit. B. Saint-Hilaire; voy. aussi la note) : « L'âme est cause en tant que cause finale, car de même que l'intelligence agit en vue de quelque fin, de même aussi agit la nature; c'est une fin qu'elle poursuit et précisément cette fin c'est l'âme selon la nature. Ainsi tous les corps formés par la nature sont les instruments de l'âme. » — Voy. encore I, I, 9 et 10, sur l'union de l'âme et du corps. Cf. aussi *Phys. auscult.*, II, VIII, p. 198, édit. de Berlin, et *Polit.*, I, II, 10.

l'homme. Qu'est-ce que cela fait? puisque l'homme a dompté par sa sagesse et avec ses mains le cheval qui est plus rapide que le lion et dont il se sert pour fuir, ou pour poursuivre cet animal; du haut du cheval sur lequel il est monté, l'homme frappe le lion qui est à ses pieds. Ainsi l'homme n'est ni nu, ni sans armes, ni facilement vulnérable[1], ni sans chaussures; mais quand il le veut, une cuirasse de fer devient pour lui un moyen de protection plus invulnérable que toute espèce de peau; il peut avoir aussi des chaussures, des armes et des vêtements de tout genre. Ce n'est pas seulement sa cuirasse, mais sa maison, ses murs, ses tours qui mettent l'homme à l'abri. S'il avait eu une corne, ou toute autre arme défensive, naturellement attachée à ses deux mains, il ne pourrait se servir de ses mains, ni pour bâtir des maisons et des tours, ni pour fabriquer une lance, ou une cuirasse, ou tout autre objet semblable. Avec les mains l'homme tisse un manteau, entrelace les mailles d'un rets, confectionne une nasse, un filet, un réseau; par conséquent il est le maître, non-seulement des animaux qui vivent sur la terre, mais de ceux qui sont dans la mer, ou dans les airs[2]. Telle est l'arme que l'homme trouve dans ses mains pour

---

[1] Ceci n'est qu'une paraphrase de ce passage d'Aristote (*Part. anim.*, IV, x, p. 290, l. 25, éd. Bussemaker, *Collect. Didot*) : « L'homme étant le plus sage des animaux pouvait se servir avec habileté de plusieurs instruments, car la main semble non un instrument, mais plusieurs instruments; *c'est, en effet, un instrument qui tient lieu d'instruments* (La main est l'instrument des instruments, *De anim.*, III, VIII, 2). Donc, à l'être qui pouvait apprendre la plupart des arts, la nature a donné les mains comme un instrument extrêmement utile. Ceux qui soutiennent que l'homme n'a pas été bien constitué, mais qu'il a de tous les animaux la pire condition, attendu, prétendent-ils, qu'il naît sans chaussures, nu et dépourvu d'armes pour se défendre, ne disent pas vrai; car les animaux n'ont qu'un moyen de protection, et ils ne peuvent pas le changer pour un autre. Ils sont forcés de dormir et de faire toutes choses en étant, pour ainsi dire, chaussés; ils ne peuvent ni déposer ce qui couvre leur corps, ni changer les armes qu'ils ont une fois reçues. L'homme, au contraire, a plusieurs moyens de défense et il peut en changer comme il lui plaît; il a les armes qu'il veut, et il les prend où il veut. La main devient ongle, sabot, corne, lance, épée et quelque autre arme ou instrument que ce soit; en effet, elle est tout cela, puisqu'elle peut saisir toutes ces armes. » — Les anciens, et Aristote à leur tête, se sont plu à répéter que la raison tenait lieu pour l'homme de force physique et d'armes défensives ou offensives. — Voy. C. Hoffmann, *Comment.*, p. 7. Voy. aussi plus loin, chap. IV.

[2] Voy. dans ce volume, *Exhortation à l'étude des arts*, p. 9, note 2.

se défendre. Mais l'homme, fait pour la paix aussi bien que pour la guerre, avec les mains écrit les lois, élève aux Dieux des autels et des statues, construit un navire, façonne une flûte, une lyre, orge un couteau, des tenailles, produit les instruments de tous les arts; dans ses écrits, il laisse des mémoires sur la partie théorique de ces arts; de sorte que, grâce aux ouvrages écrits et à l'usage des mains, vous pouvez encore vous entretenir avec Platon, Aristote, Hippocrate et les autres anciens.

CHAPITRE III. — Que les facultés des animaux viennent de leur propre essence et ne sont pas une suite de la structure de leurs parties.

Ainsi l'homme est le plus sage de tous les animaux, ainsi les mains sont des instruments qui conviennent à un être sage, car l'homme n'est pas le plus sage des animaux parce qu'il a des mains, comme le dit Anaxagore, mais il a des mains parce qu'il est le plus sage, comme le proclame Aristote (*De part. anim.*, IV, x), qui juge très-judicieusement. En effet, ce n'est pas par ses mains, mais par sa raison, que l'homme a appris les arts : les mains sont un instrument, comme la lyre pour le musicien, comme la tenaille pour le forgeron; de même que la lyre n'a pas formé le musicien (voy. Arist. *l. l.*), ni la tenaille le forgeron, mais que chacun d'eux est artiste en raison de l'intelligence dont il est doué, et qu'il ne peut pas exercer son art sans instruments, de même toute âme est douée, en vertu de son essence, de certaines facultés; mais il lui est impossible d'exécuter ce à quoi sa nature la destine si elle est privée d'instruments [1]. On voit évidemment, en observant les animaux nouveau-nés qui cherchent à agir avant que leurs parties soient entièrement formées, que les parties du corps n'excitent pas l'âme à être lâche, courageuse, ou sage. Ainsi j'ai

---

[1] Cette proposition sur la préexistence des instincts aux organes, et de la puissance déterminatrice de la nature, ou de l'âme sur la forme typique des animaux est une partie de la doctrine générale des *causes finales*; je renvoie donc le lecteur à l'*Introduction* où j'examine cette doctrine sous le rapport historique et dogmatique, du moins en ce qui touche l'organisation de l'homme; c'est aussi dans cette *Introduction* qu'on trouvera les autres passages de Galien qui sont relatifs à cette question. — Voy. encore dans l'*Appendice*, le chap. VI du traité *De la formation du fœtus*.

souvent vu un veau frapper à coups de tête avant que ses cornes fussent poussées; un poulain ruer, bien que ses sabots fussent encore mous, et un tout petit porc chercher à se défendre avec son groin dépourvu de ses grandes dents; enfin un petit chien s'efforçant de mordre avec ses dents encore tendres, car tout animal a en lui, sans qu'on le lui ait appris, le sentiment des facultés de son âme et de la puissance des parties de son corps. Pourquoi donc le jeune porc pouvant mordre avec ses petites dents, les laisse-t-il en repos et ne les emploie-t-il pas à combattre, tandis qu'il cherche à se servir de celles qu'il n'a pas encore? Comment peut-on dire que les animaux apprennent des parties elles-mêmes la manière de s'en servir, puisque avant de posséder ces parties, ils en connaissent déjà la destination? Prenez donc, si vous voulez, trois œufs, un d'aigle, un de canard, un de serpent, échauffez-les vous-mêmes modérément et brisez la coquille; vous verrez parmi les animaux qui vous sont éclos, les uns chercher à se servir de leurs ailes avant de pouvoir voler, l'autre se traîner et chercher à ramper, bien qu'il soit encore mou et impuissant à le faire; et si après les avoir élevés tous trois dans la même maison, vous les emportez dans un lieu découvert et les laissez en liberté, l'aigle s'élèvera dans les airs, le canard volera vers quelque bourbier, et le serpent se cachera dans la terre. Enfin ce n'est pas, je pense, pour l'avoir appris, que l'aigle chassera, que le canard nagera et que le serpent se tapira dans un trou, car, suivant le dire d'Hippocrate (*De alim.*, p. 382, l. 35, éd. de Foës) : « Les natures des animaux ne reçoivent pas d'enseignement [1]. » D'où il

---

[1] Φύσιες ζώων ἀδίδακτοι. Le texte hippocratique porte φ. πάντων ἀδίδ.; mais il est évident, par ce qui précède, qu'il s'agit des animaux; aussi Galien, quand il cite ce membre de phrase isolément, écrit-il toujours ζώων. — On lit aussi dans *Epid.*, VI, sect. v, § 1, t. V, p. 314 : « La nature trouve par elle-même, et non par raisonnement les moyens d'agir, par exemple, cligner des yeux, mouvoir la langue et toutes les autres choses semblables. La nature, sans être instruite et sans avoir appris, fait tout ce qui convient. »—Dans son *Commentaire* (*in Epid.*, VI, v, 2, t. XVII[b], p. 233 et suiv.) Galien a longuement développé la pensée d'Hippocrate (on la retrouve à peu près textuellement dans le poëte Épicharme : Diog. Laert., III, xii, 16), en ajoutant aux exemples allégués dans les *Épidémies*, celui du mouvement des muscles qu'on accomplit sans savoir même qu'il y a des muscles, ignorance d'autant moins étrange, ajoute-t-il, que beaucoup de mus-

me semble, du reste, que les animaux exercent certains arts plutôt par instinct que par raison. Ainsi on voit les abeilles construire des ruches, les fourmis se creuser des espèces de greniers et des souterrains tortueux, et les araignées filer et tisser des toiles, et cela sans avoir eu de maîtres, je le suppose.

CHAPITRE IV. — Que la raison et la main de l'homme lui tiennent lieu de tout art et de tout moyen de défense naturels.

L'homme, de même qu'il a un corps privé d'armes, a également une âme dépourvue d'arts[1]; c'est pourquoi il a reçu les mains et la raison pour compenser la nudité de son corps et l'absence d'arts dans son âme. Usant donc de ses mains et de sa raison, il arme et protége son corps de toute façon; il orne son âme de tous les arts; car s'il eût possédé une arme naturelle, il n'aurait toujours eu que celle-là; de même s'il avait su quelque art naturellement, il

cles, découverts par moi, étaient inconnus aux plus habiles anatomistes. Galien revient souvent sur la spontanéité des actes instinctifs des animaux. Voy. par ex. *De facult. nat.*, I, XIII, t. II, p. 38; *Dogm., Hipp. et Plat.*, IX, VIII, t. V, p. 790; *De semine*, II, VI, t. IV, p. 643; *De loc. aff.*, VI, VI, t. VIII, p. 443; *Comm.* V, *in Epid.* VI, § 4, t. XVII^b^, p. 244 suiv. (là il rapporte le fait d'un chevreau qui extrait, par une sorte d'opération césarienne, du ventre de sa mère, exécuta immédiatement, à la grande admiration des spectateurs, tous les mouvements propres aux chevreaux sans avoir été instruit par sa mère); *An animal sit id, quod in utero*, cap. IV, t. XIX, p. 168, et chap. V, p. 165. — Cf. aussi *Utilité des parties*, XIV, VII, et *Exhort. à l'étude des arts*, p. 9, note 1.

[1] C. Hoffmann (p. 8) fait remarquer, avec raison, que cette doctrine est tout aristotélique, et s'éloigne notablement de celle de Platon pour qui *savoir c'est se souvenir*. On lit dans le traité *De l'âme* (III, IV, 11, éd. Barthél. Saint-Hilaire) : « L'intelligence est en puissance comme les choses mêmes qu'elle pense, sans en être aucune en réalité, en *entéléchie*, avant de les penser. Évidemment il en est ici comme d'un feuillet où il n'y a rien d'écrit en réalité, en entéléchie, et c'est là le cas même de l'intelligence. » Quelques commentateurs anciens ont voulu, par des raisons plus spécieuses que solides, ramener cette doctrine à celle de Platon (voy. les notes de M. Barthél. Saint-Hilaire). — *Le feuillet*, ou plutôt, *la tablette sur laquelle il n'y a rien d'écrit* est devenue pour les modernes la *tabula rasa*, la *table rase*. — Alexandre d'Aphrodise, dans son traité qui a pour titre *Premier livre sur l'âme*, s'était servi des mots πινακὶς ἄγραφος. Voy. tout le passage d'Alexandre, et l'interprétation de celui d'Aristote, dans les notes de Trendelenburg, sur le traité *De l'âme*, p. 485. — Voy. aussi le traité *Des facultés de l'âme*, par M. Garnier, t. III, p. 249 et suiv.

ne posséderait pas les autres. Comme il était mieux de se servir de toutes les armes et d'exercer tous les arts, l'homme n'en a point reçu de la nature. Aristote a donc dit excellemment que la main est, en quelque sorte, un certain instrument qui tient lieu d'instruments[1]. A l'imitation d'Aristote, nous pourrions aussi très-bien soutenir que la raison est un certain art qui tient lieu des autres arts. En effet, comme la main, n'étant aucun des instruments particuliers, tient lieu de tous les instruments, puisqu'elle peut très-bien les manier tous, de même la raison, qui n'est aucun des arts particuliers, puisqu'elle est capable de les recevoir tous, serait un art qui tiendrait lieu des arts. L'homme donc, étant de tous les animaux le seul qui possède dans son âme un art qui tient lieu des arts, jouit en conséquence dans son corps d'un instrument qui tient lieu des instruments.

Chapitre v. — De l'utilité de la division de la main en doigts et de l'opposition du pouce avec les autres.

Examinons d'abord cette partie de l'homme (*c'est-à-dire la main*)[2], et voyons non pas seulement si elle est simplement utile, ni si elle convient à un animal doué de sagesse, mais si elle a dans tous ses détails une structure telle qu'elle n'en pourrait avoir une meilleure, si elle était autrement construite. Une condition première et capitale que doit remplir, pour être parfaitement construit, un

---

[1] Ὄργανόν τι πρὸ ὀργάνων. C. Hoffmann (p. 8) après Piccart, entend : *Instrumentum omnium primum*, *seu perfectissimum*, mais dans Aristote le contexte oblige je crois à traduire πρό ainsi que je l'ai fait, bien que le sens d'Hoffmann soit peut-être plus naturel. Du reste, au fond, ces deux sens reviennent à peu près au même. — Voy. aussi dans ce volume p. 113, note 1.

[2] Galien commence par la main, parce qu'elle est en quelque sorte l'organe caractéristique de l'être humain, et qu'elle a les fonctions les plus apparentes, en sorte qu'on passe, dans la recherche de l'utilité des parties, des phénomènes les plus manifestes aux plus cachés. Voy. aussi le commencement des chap. VIII et IX. — J'avais résolu d'ajouter au texte de Galien des notes tirées des auteurs ecclésiastiques qui ont traité de la nature de l'homme au point de vue des *causes finales;* mais ces notes sont devenues si nombreuses, et forment d'ailleurs un tel ensemble de doctrine, que j'ai préféré les réunir dans une dissertation qui fait partie de mon *Introduction*.

instrument de préhension[1], c'est de pouvoir toujours facilement prendre tous les objets que l'homme est dans le cas de remuer, de quelque forme et de quelque grandeur qu'ils soient. Valait-il donc mieux pour cela que la main fût divisée en parties de formes diverses, ou qu'elle fût faite absolument d'une seule pièce[2]? Certes il n'est pas besoin d'un long raisonnement pour établir que la main, étant indivise, n'eût pu toucher les corps avec lesquels elle se serait trouvée en contact, que par une surface égale à sa largeur réelle; mais que divisée en plusieurs parties, elle peut embrasser facilement des objets beaucoup plus volumineux qu'elle, et parfaitement attraper les objets les plus petits. Lorsqu'elle saisit des objets volumineux, elle augmente son étendue par l'écartement des doigts; et pour les petits, elle n'essaye pas de les prendre en agissant tout entière, car ces objets lui échapperaient, mais il lui suffit d'employer l'extrémité de deux doigts. La main a donc la structure la plus parfaite pour saisir avec fermeté aussi bien les grands que les petits objets; et, afin de pouvoir saisir des objets de figure variée, il était très-bon que la main fût divisée, comme elle est maintenant, en parties de formes diverses. Or, pour remplir ce but, la main est évidemment de tous les instruments de préhension celui qui est le mieux construit; pour les objets sphériques, elle peut se plier en rond et les embrasser circulairement de tous côtés; avec la même sûreté, elle peut saisir les corps planes et ceux qui sont creux; s'il en est ainsi, elle s'adapte à toutes les formes, puisque toutes les formes résultent de l'assemblage de trois espèces de lignes, convexe, concave ou droite. Comme beaucoup de corps ont un volume trop considérable pour qu'une seule main suffise,

---

[1] Le premier caractère que Galien reconnaisse ici dans la main (voy. aussi chap. IX, *medio*), c'est d'être un *organe de préhension*. De ce caractère il déduit l'usage et l'utilité de presque toutes les parties qui la constituent essentiellement. C'est même en sa qualité d'*organe de préhension* que la main a pu devenir, en quelque sorte, secondairement un *organe de toucher*, attendu que pour remplir cette dernière fonction il lui fallait pouvoir se mouler exactement sur les objets avec lesquels elle se mettait en contact. Voy. à ce sujet *Utilité des parties*, I, XVIII; II, VI; V, IX, et *De temperamentis*, I, IX, t. I, p. 567.

[2] Aristote (*Part. anim.*, IV, x, p. 290, l. 46, éd. Bussem.) dit avec beaucoup plus de précision : « La main est fendue et divisée en plusieurs parties. Le fait d'être divisé implique la possibilité de se réunir en une seule pièce; mais ne former qu'une seule pièce ne permet pas de se diviser. »

la nature a fait l'une auxiliaire de l'autre, de sorte que toutes deux, en saisissant les objets volumineux par deux côtés opposés, ne le cèdent pas à une main qui serait très-grande. Les mains ont donc été tournées en regard l'une de l'autre[1], car elles ont été faites l'une pour l'autre, et elles ont été construites absolument semblables; cela était convenable pour des organes qui doivent agir de la même manière. Après vous être représenté les plus gros objets que l'homme est appelé à remuer avec ses deux mains, tels que le bois ou la pierre; reportez aussitôt votre esprit vers les objets les plus petits, comme un grain de millet, une épine tout à fait mince, un cheveu; pensez ensuite à la multitude des degrés de volume entre les plus grands et les plus petits, songez à tout cela, vous trouverez que l'homme manie si bien tous ces objets, que les mains vous sembleront faites exprès pour chacun d'eux pris à part. En effet, les très-petits objets, on les saisit avec l'extrémité des deux doigts, l'index et le pouce; les objets un peu plus gros, on les prend avec les mêmes doigts; mais non pas avec l'extrémité; pour les objets encore plus volumineux, on se sert de trois doigts, le pouce, l'index et le médius; pour ceux qui sont encore plus gros, on met quatre doigts en œuvre, puis les cinq doigts, puis toute la main; puis on ajoute la deuxième main pour les objets encore plus volumineux. La main n'eût pu remplir aucun de ces offices, si elle n'eût été divisée en parties de diverses formes. — Mais il ne suffisait pas que la main fût simplement divisée en doigts : en effet, à quoi cela eût-il servi, si un des cinq doigts n'eût pas été opposé aux quatre autres comme cela a lieu, et si tous avaient été placés sur le même rang les uns à côté des autres? N'est-il pas évident que le nombre des doigts deviendrait inutile? car, pour être maintenu fermement, tout corps doit être saisi de tous côtés circulairement, ou, du moins, par deux points opposés. Cet avantage eût été perdu si les cinq doigts eussent été rangés sur la même ligne à la suite les

---

[1] Quand les bras pendent et que tous les muscles sont dans le relâchement, les mains se regardent par leur face interne. Toutes les parties du squelette du bras, et son mode d'attache au thorax, la direction et la forme des muscles, concourent à favoriser cette disposition qui est aussi celle que les mains prennent le plus ordinairement dans les mouvements actifs. — Voy. liv. II, chap. II, *in fine*.

uns des autres; mais dans l'état actuel des choses, il est conservé, un des doigts pouvant être opposé aux autres; car ce doigt est placé et se meut de telle façon, qu'au moyen d'un mouvement de rotation très-limité, il peut agir de concert avec chacun des doigts qui lui est opposé[1]. Comme il était mieux que les mains pussent remplir les fonctions qu'elles remplissent maintenant, la nature leur a donné une structure qui les rend aptes à ces opérations.

CHAPITRE VI. — De l'utilité de la structure des doigts telle qu'elle existe.

Il ne suffisait pas que deux doigts opposés l'un à l'autre pussent agir par leurs extrémités, pour attraper les objets d'un petit volume; mais il fallait que ces extrémités fussent comme elles sont actuellement, c'est-à-dire molles, arrondies et pourvues d'ongles. En effet, si elles n'étaient pas charnues, mais osseuses, il ne serait jamais possible de prendre de petits objets tels que des épines ou des cheveux; il ne le serait pas davantage si, tout en étant charnues, ces extrémités étaient plus molles et plus humides qu'elles ne le sont, car il importe que l'objet saisi soit, autant que possible, embrassé de tous côtés, afin que la préhension soit plus ferme. Rien de ce qui est dur et osseux ne peut se replier autour d'un objet, mais bien ce qui est modérément mou et qui, par conséquent, cède dans une juste mesure; car ce qui est démesurément mou et semblable à une substance diffluente, cède plus qu'il ne convient au contact des corps durs et laisse facilement échapper l'objet saisi. Donc tout ce qui, par nature, tient le milieu entre les substances démesurément molles et les substances démesuré-

[1] Tout ce que Galien dit ici et plus loin (chap. XVII, XIX; II, IV, IX, X) du pouce, n'est qu'un commentaire du passage suivant d'Aristote (*Part. anim.*, IV, X, p. 290, l. 50, éd. Bussem.). « Il y a un doigt latéral qui est court, épais et peu allongé. De même que la préhension n'aurait pas lieu si la main n'existait pas, de même aussi la préhension n'aurait pas lieu s'il n'y avait pas de doigt sur le côté; en effet, ce doigt presse de bas en haut les objets que les autres pressent de haut en bas. Or, il doit en être ainsi s'il s'agit de serrer fortement comme avec un nœud vigoureux, afin que la puissance du pouce égale celle de plusieurs doigts. Il est court afin que sa force soit plus grande, et parce qu'il n'y avait aucun avantage à ce qu'il fût plus long. »

ment dures, comme sont les extrémités des doigts, constitue particulièrement un organe très-sûr de préhension.

Chapitre vii. — De l'utilité des ongles, et des avantages de leur conformation actuelle.

Mais comme les objets à saisir sont eux-mêmes d'une consistance très-différente, et qu'ils se trouvent plus ou moins mous et plus ou moins durs, la nature a donné aux doigts une structure qui les rend propres à saisir tous ces objets. Pour remplir ce but, les extrémités des doigts ne sont donc pas constituées exclusivement par les ongles, ou par la chair, mais par ces deux substances dont chacune occupe la place la plus convenable. En effet, la partie charnue occupe la face par laquelle les doigts se regardent, et dont l'extrémité doit servir à ramasser les objets. L'ongle est placé en dehors pour servir de soutien; les corps mous sont donc saisis à l'aide de la seule partie charnue des doigts; les corps durs, attendu qu'ils refoulent et contondent la chair, ne peuvent être pris sans le secours des ongles, car la chair repoussée avait besoin d'un soutien; mais aucun objet dur ne pourrait être pris avec les ongles seuls, car les objets durs glissent facilement sur les corps durs [comme sont les ongles]. Ainsi donc, à l'extrémité des doigts la partie charnue corrigeant ce qu'il y a de glissant dans les ongles, et les ongles soutenant la chair refoulée, le doigt devient un instrument de préhension pour tous les objets qui sont petits ou durs. Vous comprendrez du reste manifestement ce que je dis, en considérant les inconvénients de l'extrême longueur ou de l'extrême petitesse des ongles, car s'ils sont démesurément longs de façon à se heurter [lorsque les doigts se rapprochent], on ne peut prendre ni une petite épine, ni un cheveu, ni quelque autre objet semblable; si, au contraire, à cause de leur petitesse ils n'arrivent pas jusqu'au niveau de l'extrémité des doigts, ils laissent la pulpe sans soutien et la rendent incapable de prendre quoi que ce soit. Quand les ongles sont de niveau avec l'extrémité de la pulpe, c'est alors seulement qu'ils accomplissent parfaitement l'office pour lequel ils ont été créés. Aussi Hippocrate (*De l'officine*, § 4, t. III, p. 284) disait : « Les ongles ne doivent ni dépasser la pulpe des doigts, ni la laisser à nu. » En effet, c'est quand ils ont une juste longueur, qu'ils servent le mieux aux usages pour lesquels ils ont été créés. Les ongles sont encore très-utiles pour une foule d'opérations; par exemple, s'il faut, ou racler, ou gratter, ou écorcher, ou déchirer, car nous avons besoin des ongles dans presque toutes les circonstances de la vie, pour tous les arts, et surtout pour ceux qui réclament un emploi industrieux de la main. Comme organe de préhension pour les objets petits ou durs, la main avait particulièrement besoin des ongles.

Chapitre viii. — Des opinions de Platon et d'Aristote sur les ongles. — De la méthode qu'on doit employer pour la recherche de l'utilité des parties. Qu'il faut avant tout bien connaître les fonctions des organes. — Motifs qui ont engagé Galien à écrire son traité.

Comment se fait-il que Platon, imitateur d'Hippocrate, s'il en fut jamais, et qui lui a emprunté ses plus grands dogmes, ait traité des ongles avec si peu de soin? Comment Aristote, si habile cependant à expliquer beaucoup de choses, et en particulier l'artifice de la nature, s'est-il montré si négligent en parlant de l'utilité des ongles? Le premier nous représente les Dieux qui ont créé l'homme comme des artisans inhabiles faisant pousser les ongles aux doigts de l'homme, parce qu'ils s'exerçaient à faire des ongles qui devaient un jour servir aux autres animaux [1]. Quant à Aris-

[1] Le passage duquel Galien se moque bien à tort se trouve dans le *Timée*, p. 76. En voici la traduction ; j'ai cru devoir modifier celle de M. H. Martin : « Cet entrelacement aux doigts des nerfs avec la peau et les os, ce mélange de trois substances, forme en se desséchant un tout qui est une peau dure fabriquée d'après ces causes accessoires, mais formée par l'Intelligence qui est la cause suprême, en vue des choses futures, car ceux qui nous ont organisés savaient bien qu'après les hommes viendraient les femmes et les autres animaux, et ils ont prévu que beaucoup d'animaux auraient besoin des ongles dans beaucoup de circonstances. C'est pour cette raison que chez les hommes aussitôt qu'ils ont été formés, les Dieux ont créé le type (ὑπετυπώσαντο) des ongles. » C'est là un passage des plus importants pour l'histoire de la philosophie des sciences naturelles, on y trouve en germe une partie de la doctrine de G. Saint-Hilaire, sur la persistance du type dans la série animale. L'expression σημείου χάριν qui se lit dans Aristote (*Part. anim.* III, vii) rappelle aussi cette théorie. — M. H. Martin n'a peut-être pas entièrement saisi la signification du texte de Platon, et C. Hoffmann (*Variæ lectiones*, VI, xix, p. 305) s'est complétement écarté de la véritable interprétation. — Dans son *Commentaire sur le Timée* (voy. les *Fragments* que j'ai publiés, pour la première fois, en grec et en français; Paris, 1848, 8°, p. 7), Galien compare la peau qui entoure les ongles à celle qui forme les gencives, il pense

tote[1], il dit que les ongles ont été faits comme moyen de protection; mais contre quoi? Est-ce contre le froid, le chaud, les corps vulnérants ou contondants? On ne pourra pas penser que les ongles ont été faits pour défendre d'aucune de ces choses, ni d'aucune autre. Si j'ai rappelé l'opinion d'Aristote et de Platon, ce n'est pas dans

---

que les ongles sont formés par un mélange d'os, de *nerfs*, de peau, de chair, de veines, de membranes et de ligaments, et il ajoute qu'il a longuement traité de ce sujet dans un livre aujourd'hui perdu, *Sur l'anatomie d'Hippocrate*. Dans la collection hippocratique on trouve, en effet, quelques passages sur la formation des ongles. Ainsi, dans le traité *De la nature de l'enfant*, § 19, t. VII, p. 506, il est dit que les ongles viennent des os, des veines et des nerfs, qu'ils sont denses, attendu qu'ils sont formés par des tissus denses, enfin qu'ils servent à fermer les vaisseaux de l'extrémité des doigts et les empêchent d'aller plus loin et de se dépasser l'un l'autre. Voy. aussi *De carnibus* où il paraît que l'auteur attribue la production des ongles à la partie humide et glutineuse qui, s'échappant des os et des articulations, se dessèche et se durcit (p. 251, l. 40, éd. de Foës). Dans le centon *De ossium natura* (*initio*) les ongles sont compris au nombre des os. — Empédocle a dit que les ongles se formaient en dernier lieu (c'est aussi l'avis de Galien, *De temper.*, II, II, *init.* — Les anatomistes modernes ont reconnu que l'ongle ne commence à se distinguer de l'épiderme qu'au cinquième mois) et qu'ils provenaient des nerfs (Voy. Arist. *De spiritu*, cap. VI, éd. Tauchnitz; Plut. *De plac. philos.*, V, XXII. Cf. aussi Karsten, *in Emped.*, p. 451 et 475-6). On peut consulter sur le mode de formation des ongles et sur leur nature Arist. *De gener. anim.*, II, VI, *in fine*; Galien *De temp.*, I, VI; II, II; II, III, t. I, p. 539, 578, 603; *De simplic.*, V, IV, t. XI, p. 714; *Ars med.*, cap. V, t. I, p. 319. Cf. enfin *De l'utilité des parties*, III, II; XI, VIII et IX, *in fine*, et voy. dans l'*Appendice* le chap. XI, du IIe liv. du *Manuel des dissections*. — La nature des ongles est restée longtemps méconnue : Malpighi (*De org. tact.*, dans *Oper.*, t. II, p. 202, éd. de 1687; *Opp. posthuma*, éd. de 1743, p. 99-100), combattu par Albinus (*Acad. anat.*, II, XV, p. 59), croyait encore que les ongles proviennent soit d'un épanouissement des nerfs, soit du *corps réticulaire* et de l'épiderme induré. Aujourd'hui les anatomistes s'accordent à les regarder comme une dépendance de l'épiderme durci et rendu plus cassant par une forte proportion de phosphate calcaire. — Voy. Henle, *Anatom. génér.*, trad. franç., t. I, p. 281 et suiv.; Mandl, *Anatom. génér.*, p. 319 et suiv.; Béclard, *Anatom. génér.*, 2e édit., 1852, p. 231 et suiv. — La théorie de l'opuscule hippocratique *De carnibus* est encore celle qui se rapproche le plus des notions modernes.

[1] « La nature, dit Aristote (*Part. anim.*, IV, X, p. 291, l. 8, éd. Bussem.), a construit aussi les ongles avec art. Les autres animaux ont les ongles pour s'en servir; chez l'homme ils constituent un couvercle, car ils sont un moyen de protection pour l'extrémité des doigts. » Il est évident, comme le fait remarquer C. Hoffmann (*Variæ lect.*, VI, XX, p. 306), que Galien a lu ici Aristote avec distraction, ou l'a blâmé sans motif, pour se donner à lui-même un mérite de

l'unique dessein de blâmer ce qu'ils ont dit de mal, mais pour faire connaître les motifs qui m'ont conduit à entreprendre ce traité[1]. Comme il existe en effet un grand désaccord entre les médecins et les philosophes anciens sur l'utilité des parties, les uns prétendent que le corps humain a été fait sans but et sans l'intervention d'aucun art[2]; d'autres, au contraire, soutiennent que le corps a été fait dans un but et avec art; et parmi ces derniers, ceux-ci attribuent une utilité à telle partie, et ceux-là une autre. J'ai donc cherché d'abord une règle fixe pour juger ce désaccord, et j'ai voulu ensuite établir une certaine méthode ayant un caractère général et à l'aide de laquelle nous puissions trouver l'utilité de chaque partie du corps considérée en elle-même et dans ses accessoires. En entendant Hippocrate (*De alim.*, p. 381, l. 39, éd. de Foës) dire : « Tout est en sympathie dans l'universalité des parties, et dans les parties tout conspire pour l'opération de chacune d'elles, » il m'a paru convenable de soumettre d'abord à l'examen les parties dont les fonctions nous sont parfaitement connues, car nous pourrons ensuite passer de là à d'autres parties. Je dirai donc comment j'ai procédé dans mon examen, en commençant par interpréter la sentence d'Hippocrate, laquelle est assez obscure pour la plupart des lecteurs, parce que l'auteur s'est énoncé dans le vieux langage et avec sa concision habituelle. Voici le sens de sa proposition : Toutes les parties du corps sont en sympathie, c'est-à-dire que toutes coopèrent à l'accomplissement d'une opération. Ainsi les grandes parties de tout l'animal, comme les mains, les pieds, les yeux, la langue, ont été ordonnées en vue des fonctions générales de l'animal, et toutes concourent à ces

---

plus. Suivant Aristote, les ongles chez les animaux servent d'abord comme chez les hommes de couvercle, et de plus ils servent directement et activement, tandis que chez l'homme, leur principale fonction consiste à protéger la pulpe des doigts; or, c'est précisément ce que Galien a soutenu dans le chapitre précédent (voy. aussi chap. x). C. Hoffmann (*l. l.*) a donc eu raison de s'écrier : « *Interprete oculato opus est, non censore lippiente.* »

[1] Voy. aussi livre II, chap. III, à la fin.

[2] Ceci regarde surtout les sectateurs d'Épicure et du médecin Asclépiade, et sans doute aussi Démocrite. De son côté, Lactance (*De opif. Dei*, cap. VI) adresse de vifs reproches à Épicure. Voy. aussi plus loin chap. XXI et XXII. — Je traite ce sujet dans ma dissertation préliminaire.

fonctions ; les parties plus petites qui entrent dans la composition des parties susdites, coopèrent à l'accomplissement de l'acte de tout l'organe ; par exemple, l'œil, organe de la vue, est composé de plusieurs parties qui, toutes, s'accordent pour accomplir un seul office, la vision : les unes, à l'aide desquelles nous voyons, les autres sans lesquelles il est impossible de voir, celles-ci qui nous font mieux voir, celles-là qui servent à protéger toutes les autres. Il en est de même pour toutes les autres parties, le ventre, la bouche, la langue, les pieds, enfin les mains dont je vais m'occuper maintenant, et dont personne n'ignore les fonctions, car il est évident qu'elles ont été créées pour être un organe de préhension ; mais que la forme et la grandeur de toutes les parties qui entrent dans leur composition, sont telles, qu'elles concourent à l'accomplissement d'une action unique de tout l'organe, c'est ce que tout le monde ne sait pas ; cependant Hippocrate l'entendait ainsi, et c'est maintenant la démonstration de ce fait que nous nous proposons. En effet, cette règle qui nous fournit la méthode pour la recherche de l'utilité des parties, nous donne en même temps le moyen de réfuter ceux qui professent des opinions contraires à la vérité. Si les fonctions du thorax, du poumon, du cœur et de toutes les autres parties étaient aussi bien connues de tout le monde que celles des yeux, des mains et des pieds, on ne différerait pas beaucoup d'opinion sur l'utilité des parties ; mais comme la fonction de la plupart des organes est obscure, et qu'il est impossible sans cette connaissance de trouver les utilités particulières, il est évident que tous ceux qui se sont trompés sur les fonctions des organes se sont également trompés sur l'utilité des parties. Comme ni Aristote, ni aucun de ceux qui nous ont précédé, n'ont traité de toutes les fonctions des organes, il nous était donc permis d'entreprendre nous-même un traité *Sur l'utilité des parties*. Ajoutez encore que certains auteurs, qui ont parlé convenablement des fonctions de la plupart des organes, mais qui ne s'étaient pas exercés dans la méthode de la recherche de l'utilité des parties, ont erré sur beaucoup de points de détails, comme je l'ai prouvé un peu plus haut à propos des ongles ; car les meilleurs philosophes paraissent avoir méconnu leur utilité et n'avoir pas compris, comme je l'ai avancé, les écrits d'Hippocrate. Si donc, lorsqu'il s'agit de la main, dont nous connaissons les fonctions, nous avons besoin d'une certaine méthode pour trouver l'utilité de ses parties, comment pourrait-on s'en passer pour trouver l'utilité des parties du cerveau, du cœur et de presque tous les autres grands viscères? En effet, les uns regardent le cœur, les autres les méninges, les autres le cerveau, comme le siége du principe qui dirige l'âme[1], en sorte que les uns attribuent une utilité aux parties qui composent ces organes, les autres une autre. Nous discuterons ces questions dans la suite de notre traité, car en les soulevant ici, nous n'avions d'autre but que de faire connaître le motif pour lequel nous avons entrepris d'écrire *Sur l'utilité des parties* quoique beaucoup de bonnes choses aient été dites par Aristote, et aussi, bien que peut-être ils n'aient pas égalé Aristote, par un assez grand nombre de médecins et de philosophes, parmi lesquels on doit compter Hérophile de Calcédoine; enfin que les écrits d'Hippocrate ne sont pas suffisants, attendu qu'il exprime obscurément certaines choses et qu'il omet tout à fait certaines autres, *car, d'après mon opinion, Hippocrate n'a rien écrit de mauvais*[2]; pour toutes ces causes, nous avons été poussé à écrire sur l'utilité des parties; nous interpréterons ce qu'Hippocrate a laissé d'obscur, et nous ajouterons ce qu'il a omis, en nous conformant à la méthode qu'il nous a transmise.

CHAPITRE IX. — Explication d'un passage d'Hippocrate sur la division de la main en doigts. — Que la connaissance de la bonne construction du corps est une suite de la recherche de l'utilité des parties, et que cette bonne constitution est le criterium de la vraie beauté. — Opinion de Socrate sur la beauté. — De la considération de l'essence propre et des dispositions accidentelles des parties dans la recherche de leur utilité.

Reprenons maintenant, pour démontrer toute la structure de la main, le discours, là où nous l'avons interrompu; car si nous

---

[1] Voy. *Dissertation sur la psychol. de Galien.*

[2] Cf. le commencement du chapitre suivant, et voy. sur les éloges outrés qu'on a donnés à Hippocrate, Houdart, *Études sur Hippocrate*, 2e éd., Paris, 1840, p. 297 et mon *Introduction* à la traduction des *OEuvres choisies* d'Hippocrate. — Si on rapproche de ces deux passages de Galien (auxquels on pourrait ajouter plusieurs autres analogues), un passage du chap. IX du traité *Que les mœurs de l'esprit suivent les tempéraments du corps* (p. 79 dans ce volume), on verra que Galien n'a pas toujours professé un culte aussi idolâtrique envers Hippocrate, et qu'il le juge quelquefois avec une certaine indépendance.

nous exerçons avec succès dans la partie de notre traité qui regarde la main, laquelle a une fonction évidente, nous transporterons facilement cette méthode dans le reste de l'ouvrage. Commençons donc par interpréter les paroles d'Hippocrate, *comme sortant de la bouche d'un Dieu;* car dans le même passage, où il nous démontre l'utilité des ongles, en nous apprenant quelle doit être leur longueur, il nous enseigne en même temps pourquoi la main a été divisée en doigts, et pourquoi le pouce a été opposé aux quatre autres doigts, lorsqu'il dit : « C'est une heureuse disposition naturelle des doigts, qu'il existe entre eux une division profonde, et que le *grand* soit opposé à l'index (*De l'offic.*, § 4, t. III, p. 226). » En effet, c'est pour que les doigts puissent se séparer le plus possible l'un de l'autre, disposition utile dans une infinité de circonstances, que la division des doigts a été opérée. C'est donc avec raison qu'Hippocrate déclare particulièrement cette disposition très-heureusement trouvée, puisqu'elle répond à la destination des doigts; en effet, par suite de cette disposition, il arrive que le pouce est opposé aux autres doigts, de telle façon que si la main était simplement divisée, et si le pouce n'était pas séparé des autres autant que possible, il ne pourrait pas s'opposer aux autres. Ainsi, dans ce passage, Hippocrate apprend en peu de mots beaucoup de choses à ceux qui savent comprendre ses paroles. Il était donc peut-être bon, qu'imitant non-seulement les autres bonnes qualités de ce médecin, mais aussi celle même qui consiste à dire beaucoup de choses en peu de mots, nous nous abstinssions de descendre aux particularités, après avoir indiqué la manière d'interpréter tout ce qu'il a écrit brièvement; car il n'entre pas dans notre plan de dire, si ce n'est en passant, qu'Hippocrate connaissait très-bien ces questions, mais de montrer l'utilité de toutes les parties, ne voulant, des enseignements que donne Hippocrate dans le passage précité, faire ressortir qu'une seule chose qu'il est très-nécessaire au médecin de connaître, mais qu'on ne peut pas trouver sans examiner avec soin l'utilité des parties. Quelle est donc cette chose? Savoir quelle est la meilleure construction de notre corps. Il est évident, en effet, que la meilleure construction est celle qui fournit à toutes les parties un moyen suffisant de concourir à l'accomplissement des fonctions des organes. Hippocrate (*l. l.*) dit en effet : « C'est une heureuse disposition naturelle des doigts que la division entre les doigts soit profonde et que le pouce soit opposé à l'index. » Si vous demandez pourquoi, vous avez la réponse écrite : « Tout est en sympathie dans l'universalité des parties, et dans les parties tout est en sympathie pour l'opération de chacune d'elles (voy. chap. VIII). » — Quelle est donc l'opération d'une de nos parties, de la main? La préhension, évidemment. Comment donc tous les doigts concourraient-ils à cet acte s'ils n'étaient pas séparés entre eux par un grand intervalle et si le pouce n'était pas opposé à l'index? tandis que disposés de cette façon toutes les opérations des doigts s'exécuteront très-bien. Si vous cherchez à connaître la bonne disposition des yeux et du nez, vous la découvrirez en comparant la structure de ces parties avec leurs fonctions. C'est là la règle, la mesure, le *criterium* de la bonne disposition naturelle et de la beauté véritable. En effet, la beauté véritable n'est autre chose qu'une excellente structure. Sur la foi d'Hippocrate, vous jugerez de cette excellence par les fonctions et non par la blancheur, la mollesse et certaines autres qualités semblables qui nous représentent une beauté fardée, empruntée, et non la beauté naturelle et vraie. Il en résulte qu'un vendeur d'esclaves vanterait des corps et qu'Hippocrate en vanterait d'autres. Peut-être pensez-vous que Socrate, dans Xénophon[1], plaisantait en disputant de beauté avec ceux qui passaient pour les plus beaux de son temps. S'il eût parlé simplement de la beauté sans la rapporter aux fonctions et sans les faire entièrement servir de mesure à la beauté, peut-être ses discours ne seraient-ils qu'un jeu ; mais puisque dans tout cet entretien il rapporte la beauté de la structure des formes à la régularité de la fonction, non-seulement il ne faut pas croire qu'il plaisante, mais on doit admettre qu'il parle très-sérieusement. C'est le propre de la Muse de Socrate de mêler tour à tour le plaisant au sérieux. — Ce que je viens de dire est suffisant pour montrer l'utilité du sujet en discussion, et pour enseigner comment il faut entendre les opinions et le dire des anciens. Mais reprenons l'exposition de toute la structure de la main, ne laissant, autant que possible, rien qui

---

[1] *Convivium*, cap. V, § 2. Ce chapitre où les considérations scientifiques se mêlent habilement aux plaisanteries du meilleur goût, est un des plus curieux monuments de l'esthétique socratique.

ne soit approfondi. Afin que mon discours se déroule avec méthode, nous examinerons successivement tout ce qui est commun aux corps. Au premier rang se placent particulièrement les tempéraments, car ce sont eux qui donnent aux parties leur essence propre. En effet, c'est parce que le corps est un mélange déterminé de chaleur et de froid, de sécheresse et d'humidité, qu'il est par nature de telle ou telle façon, car si la chair est chair, le nerf, nerf, et si chaque autre partie est ce qu'elle est, cela tient à un certain mélange des qualités susnommées. Ces qualités existent donc dans les parties à titre de substance; l'odeur, la saveur, la couleur, la dureté, la mollesse, en sont des conséquences nécessaires: il y a de plus des accidents nécessaires : la position, la grandeur, la contexture, la conformation. Ainsi donc, si l'on veut approfondir exactement l'utilité de tout ce qui entre dans la composition des organes, il faut d'abord rechercher en raison de quoi ils exercent leurs fonctions; on trouvera, en effet, que pour la plupart c'est en raison de leur propre essence, mais que quelquefois aussi c'est en vertu de certaines dispositions accessoires consécutives, comme dans les yeux, en vertu de la couleur. On recherchera ensuite l'utilité de chacune des parties qui entrent dans la composition de l'organe, si elles sont utiles pour la fonction [de cet organe], ou pour quelques-unes des manières d'être dépendant des tempéraments; par exemple, l'os qui est utile pour la solidité. Après cela, il faut examiner les manières d'être accidentelles propres à l'ensemble de l'organe, ou à ses parties. Ces manières d'être sont, comme je l'ai dit un peu plus haut, la position, la grandeur, la contexture, la conformation. Celui qui pense avoir bien traité de l'utilité des parties avant d'avoir approfondi toutes ces questions et de s'être assuré si tout est bien, ou si quelque chose pèche, se trompe étrangement [1].

---

[1] « In eodem Galeno (VII, XII), invenies, quasdam ad actionem conferre utile quid, quasdam nihil conferre, sed agentibus subservire tantum, verbi gratia quæ ἀσφάλειαν, h. e., securitatem præbent, ut est III, III. In eodem iterum (IV, XII) primum omnium inquirere oportet in partem principem, hoc est illam a qua præcipue pendet actio, ut est in oculo humor crystallinus. Hac tandem methodo non tantum invenire licebit actiones partium obscuras, sed et de inventis dextre judicare (lib. V, cap. V). » C. Hoffmann, *Comment.*, p. 13.

CHAPITRE X. — Que la structure de la main est dans un rapport exact avec sa fonction qui est la préhension. — Que les muscles jouent le rôle principal dans cet acte. — De la nécessité des ongles.

Ne méritons donc pas, par notre faute, le même reproche, mais examinons d'abord la main, puisque c'est d'elle que nous devons parler en premier lieu, puis les autres parties, en prenant pour toutes, ainsi que nous l'avons enseigné plus haut, la fonction comme point de départ de nos recherches et comme *criterium* de nos découvertes. Puisque la préhension est l'acte de la main et qu'il eût été impossible de rien prendre si elle fût restée immobile (dans ce cas, en effet, elle n'eût en rien différé d'une main de pierre, ou d'une main morte), il est évident que la partie principale pour cette fonction sera la partie par laquelle on trouvera que la main se meut. Comme nous avons démontré que tous les mouvements volontaires, comme sont ceux de la main, ont les muscles pour agents, les muscles seront le premier organe de mouvement pour la main. Toutes les autres parties ont été faites, celles-ci pour que la fonction s'accomplît mieux, celles-là, parce qu'elle ne pouvait pas s'accomplir sans elles, les autres pour protéger le tout. Ainsi les ongles ont été faits, ainsi qu'on l'a vu (chapp. VII et VIII) pour le meilleur accomplissement de la fonction; sans eux, il est vrai, la main eût pu saisir les objets, mais elle n'eût pu, comme elle le fait maintenant, ni les saisir tous, ni les saisir aussi bien. On a démontré que les objets petits et durs lui échapperaient facilement, si l'extrémité des doigts n'était pas munie de quelque substance dure et pouvant soutenir la chair. Jusqu'ici on a dit en quoi sont utiles la dureté des ongles et leur position.

CHAPITRE XI. — Des avantages de la dureté moyenne des ongles et de la faculté qu'ils ont de croître sans cesse.

On n'a pas encore dit, pourquoi les ongles sont doués d'une certaine dureté, et non pas d'une dureté plus grande [1], et pourquoi ils sont ronds de tous côtés; il est donc temps de traiter ce sujet. S'ils avaient été plus durs qu'ils ne le sont maintenant et semblables

[1] Galien se livre à des considérations analogues pour les côtes (VII, XXI), pour le nez et pour les oreilles (XI, XII).

à l'os, ils seraient moins propres à la préhension, car ils ne pourraient pas se plier un peu, et surtout ils seraient facilement brisés, comme tous les autres corps durs. Pourvoyant donc à leur sûreté, la nature les a faits modérément durs, pour que rien ne nuise à l'utilité en vue de laquelle ils ont été créés, et qu'eux-mêmes ne puissent pas être facilement lésés. La structure de toutes les autres parties semblables devra vous montrer avec quelle précaution la nature a fait les ongles plus mous que les os, dans une proportion telle qu'ils peuvent, en cédant un peu aux corps qui les frappent avec force, atténuer le choc; car toutes les parties saillantes et nues des animaux, la nature les a faites d'une substance telle, qu'ils ne sont facilement ni meurtris, à cause de leur mollesse, ni brisés à cause de leur sécheresse : tels sont *le sabot*, qu'il soit d'une seule pièce ou fendu, *l'éperon* et *la corne*. Il eût été bon que ces parties, en tant qu'armes défensives, fussent plus dures qu'elles ne sont maintenant, afin qu'elles pussent contondre et couper plus facilement, mais pour leur propre conservation, il convenait qu'elles ne fussent pas assez dures pour être brisées aisément. Ainsi, nous estimons que la meilleure épée n'est pas celle qui est fabriquée avec du fer très-cassant, comme est surtout le fer de l'Inde, bien qu'elle coupe avec rapidité, mais celle qui est d'une dureté telle qu'on ne peut pas la briser facilement, et qu'elle peut très-bien couper. Toutes les parties résistantes du corps, analogues aux armes défensives, et saillantes à l'extérieur, sont plus dures que les enveloppes de protection, mais pas assez pour être brisées facilement. Les parties qui n'ont point été créées pour être des armes défensives, mais qui doivent être simplement des parties proéminentes du corps, comme les oreilles, le nez, l'olécrâne, les genoux, ont une substance plus molle encore; afin qu'en cédant davantage, ils amortissent davantage aussi les chocs qu'ils éprouvent. L'ongle de l'homme est dans ce cas; c'est pourquoi il est beaucoup plus mou et plus mince que ceux des loups, des lions et des léopards : en effet, c'est l'ongle d'un animal doux et civilisé, fait pour saisir exactement les objets; ce n'est point l'arme défensive d'une bête féroce. Mais pourquoi l'ongle de l'homme est-il rond de tous les côtés? Certes c'est pour sa sûreté, car la forme ronde est de toutes les formes la mieux faite pour supporter les chocs, puisqu'elle n'offre aucun angle saillant qui puisse être brisé. D'un autre côté, comme l'extrémité des ongles pouvait être usée, soit en grattant, soit en nous en servant de toute autre façon, la nature a donné à ces parties seules la faculté de croître, lors même que le corps a acquis son entier développement; mais les ongles ne croissent pas en longueur, en profondeur et en largeur, comme les autres parties; à l'instar des cheveux, ils ne croissent qu'en longueur, les nouveaux ongles poussant toujours sous les anciens et les chassant en avant. En cela la nature n'a pas agi vainement, mais dans le dessein de remplacer perpétuellement tout ce qui peut s'user de l'extrémité des ongles. Ces dispositions pour les ongles démontrent combien est grande la prévoyance de la nature.

CHAPITRE XII. — De l'utilité des os des doigts en général, et des avantages qui résultent de leur multiplicité dans chaque doigt.

Par ce qui suit vous apprendrez que les os des doigts ont été créés également pour le mieux. A la vérité les doigts pourraient, sans le secours des os, se mouvoir de diverses manières, comme les bras des poulpes, mais ils n'auraient aucun soutien, s'ils étaient privés d'une partie résistante et dure. Les os offrent précisément ces conditions dans le corps des animaux; voilà pourquoi on trouve des os dans les doigts, dans les bras, dans les jambes et dans beaucoup d'autres parties du corps. La suite du traité montrera bientôt de quelle utilité est le soutien fourni par les os à chaque partie. On peut voir que les os servent à beaucoup des opérations des doigts, en réfléchissant que si nous n'avions pas d'os nous ne ferions pas mieux, soit en écrivant, soit en coupant, soit en nous livrant à tout autre travail, que ceux qui tremblent; car les inconvénients qui résultent, pour ces derniers, d'une maladie, tous nous les éprouverions naturellement, si les doigts étaient flexibles et mobiles à cause de leur mollesse. Mais la nature des os a été formée comme un soutien par le Créateur pour donner de la force aux doigts dans chacune des formes qu'ils prennent. En effet, cette faculté, très-utile du reste, de pouvoir prendre des formes diverses, résulte de ce que les doigts sont composés de plusieurs os, et n'existerait pas, s'ils n'en avaient qu'un seul; dans ce cas, en effet, on ne pourrait exécuter convenablement que les actes réclamant l'emploi des doigts dans l'extension. Il faut admirer en cela l'artifice de la nature, construisant les doigts de façon qu'ils soient aptes à toutes les fonctions; en effet, privés d'os ils n'eussent pu agir avec efficacité que dans les cas où nous sommes obligés de les plier en rond autour de l'objet à saisir; s'ils n'avaient eu qu'un seul os ils n'eussent pu nous bien servir que dans le cas où il faut agir avec les doigts étendus; n'étant ni privés d'os, ni pourvus d'un seul os, mais construits avec trois os qui s'articulent les uns avec les autres, ils prennent facilement toutes les formes exigées pour l'accomplissement de leurs fonctions. Quand les articulations sont toutes fléchies, nous nous servons des doigts comme s'ils n'avaient point d'os; quand elles sont toutes étendues, les doigts sont comme s'ils n'avaient qu'un os. Souvent nous n'avons pas besoin que les articulations soient toutes étendues, ou toutes fléchies; alors fléchissant ou étendant soit la première articulation seulement, soit la seconde, ou la troisième, quelquefois la première avec la seconde, ou la seconde et la troisième, ou la première et la troisième, nous produisons six figures. Il est impossible de dire, mais on peut facilement se représenter pour chacune de ces figures, quel nombre de figures intermédiaires donne le plus ou le moins; car l'extrême flexion et l'extrême extension ne souffrent pas une division en plus ni en moins, mais les mouvements intermédiaires produisent un nombre en quelque sorte indéterminé de figures par la flexion et l'extension successives, tantôt en plus, tantôt en moins. Ainsi, par suite de cette structure, les doigts ne prennent pas seulement six formes, mais six formes générales, les particulières étant infinies. Les deux autres modes de construction, je veux dire l'absence d'os, ou la présence d'un seul os, ne peuvent donner aux doigts que deux figures, la ronde et la droite, mais maintenant ils ne sont pas privés de ces deux figures; et de plus ils en ont six générales et une foule de particulières. — Si les doigts eussent été faits seulement d'os disposés en ligne droite, ils eussent pu prendre exactement une figure rectiligne, mais jamais ils n'eussent pu se former exactement en rond.

Chapitre xiii. — De l'utilité propre de la chair des doigts; de la manière dont elle y est disposée. — Utilité commune de la chair considérée dans tout le corps. — Texte de Platon sur ce sujet.

C'est donc en vue de la forme circulaire que la nature a formé la chair des doigts; comme il ne convenait pas de la placer à la face externe des os, car c'eût été un poids inutile, elle en a muni leur face interne, afin que le cas échéant où il faut prendre un objet en l'entourant, la chair, molle par consistance, cédant doucement sous la pression de l'objet avec lequel elle est en contact, corrige ce qu'il y a de droit dans les os. Voilà pourquoi la nature a mis très-peu de chair au niveau des articulations et en a placé davantage entre chacune d'elles, attendu que les articulations, créées pour se mouvoir, n'avaient pas besoin, comme les os, d'un pareil auxiliaire ; la chair, outre qu'elle ne servait à rien, devenait ici un empêchement à leur mouvement, d'un côté, en les chargeant inutilement, de l'autre, en remplissant la région interne de la jointure. Telles sont les raisons pour lesquelles la nature n'a pas fait naître du tout de chair à la partie externe des doigts, et en a pourvu abondamment la face interne entre les articulations; enfin n'en a presque point mis au niveau des articulations elles-mêmes. Elle a placé sur les faces latérales des doigts autant de chair qu'il en fallait pour remplir les espaces vides entre chaque doigt, afin que de cette façon la main pût agir aussi bien comme un instrument très-divisé, que comme un instrument non divisé ; car les doigts étant rapprochés les uns des autres, tout l'espace qui les sépare est si bien effacé par la chair, que si on veut prendre quelque substance liquide, en plaçant la main en supination, on ne laisse rien échapper. Tels sont les avantages nombreux et variés que la main retire de la chair ; de plus elle peut encore malaxer et écraser tous les corps qui réclament des instruments modérément mous pouvant malaxer et briser : or dans tous les arts beaucoup de choses sont dans ce cas. Tels sont les divers genres d'utilité propre de la chair des mains. — Les genres d'utilité commune (car elle n'en jouit pas moins que les autres chairs) seront révélés par le texte suivant. Platon dit dans le *Timée* (p. 74 c.): « La chair a été créée comme un préservatif des chaleurs de l'été, comme un abri contre le froid de l'hiver et aussi contre les coups ; c'est comme une toison de laine, cédant mollement et doucement au contact des corps, possédant en elle une humidité chaude qui pendant l'été s'évaporant et se réduisant en sueur, procure à toute la surface externe du corps une fraîcheur convenable ; en hiver, au contraire, par sa chaleur propre elle sert à repousser convenablement le froid qui nous environne et nous frappe à l'extérieur. » — Pour prouver que la chair nous protége comme le ferait une toison de laine, il n'est pas besoin de raisonnement; on voit également avec évidence qu'elle possède une humidité chaude, laquelle vient du sang; mais que toute humidité modérément chaude, comme est celle de la chair, sert également bien contre le froid et contre le chaud extrêmes, c'est ce dont le vulgaire ne convient pas aussi volontiers. Toutefois on sera bientôt convaincu, si nous rappelons la vertu des bains et si nous expliquons ensuite la nature même de ce qui est en discussion. Vous ne trouverez rien de plus propre que le bain pour refroidir ceux qui sont en proie à une forte chaleur, ni rien de plus prompt à réchauffer ceux qui souffrent d'un grand froid; car le bain, étant humide par nature et en même temps modérément chaud, arrose par son humidité la sécheresse qui vient de la chaleur, et en même temps il corrige par sa chaleur le refroidissement causé par le froid intense [1]. Cela suffit pour les chairs.

Chapitre xiv. — Du nombre des os des doigts, de leur grandeur, de leur figure.

Reprenons ce que nous disions de la nature des articulations et des os des doigts au point où nous nous étions auparavant arrêtés. En effet, il a été suffisamment démontré que nous avions besoin des os pour prêter un ferme soutien à l'exécution des fonctions, et qu'ils devaient être nombreux pour répondre à la multiplicité des formes; mais nous n'avons indiqué ni leur nombre et quel il devait être, ni la grandeur de chacun d'eux et quelle elle devait être, ni leur forme, ni leur mode d'articulation. Disons donc tout de suite qu'il ne fallait ni plus ni moins de trois os par chaque doigt; car un plus grand nombre, outre qu'il n'aurait favorisé en rien aucune fonction (on a suffisamment démontré, chap. xii, qu'elles pourraient s'accomplir toutes avec trois os seulement), eût peut-être empêché une extension complète, en la rendant moins ferme qu'elle n'est maintenant; car les organes composés de beaucoup de parties plient plus facilement que ceux qui ont peu de parties. S'il y avait moins de trois os, les doigts ne pourraient pas prendre une aussi grande multitude de formes particulières. Ainsi

[1] Voy. sur l'action des bains, Oribase, X, i, et suiv., ainsi que les notes correspondantes.

donc le nombre trois était suffisant pour la multiplicité des mouvements et pour éviter la facilité à se plier[1]. Quant à la grandeur, il est évident pour tous que l'os placé en avant doit être plus long que celui qui vient après lui ; le premier porte, le second est porté : or,

---

[1] Il résulte de ce passage et aussi de quelques autres (voy. partic. II, IV, init. et VIII ; *De ossibus ad tirones*, XIX, et la note de Van Horne dans son édit., Lugd. Batav., 1665, p. 112), que Galien regardait l'os par lequel le pouce s'attache au carpe comme une *phalange* et non comme un *métacarpien ;* il se fonde sur ce que cet os est complétement mobile à ses deux extrémités, disposition qui n'a pas lieu pour les vrais métacarpiens. On voit aussi par le chapitre du traité *De ossibus* auquel je viens de renvoyer, que les anatomistes ses prédécesseurs (au nombre de ceux-ci on pourrait citer Aristote, *Hist. anim.*, I, XV, 2. Voy. aussi plus loin pour Eudème, III, VIII), ou ses contemporains ne partageaient pas tous cette manière de voir. La question, quoique tranchée de nos jours en faveur du métacarpe, ne paraît pas encore jugée d'après un débat contradictoire. M. Bluff, dans une note intéressante (*Archives* de Meckel, année 1826, p. 112-116) s'est rangé de l'avis de Galien. Outre la raison déjà donnée par cet auteur, M. Bluff invoque la forme générale de l'os, la disposition des ligaments latéraux internes et de la membrane capsulaire, enfin le mode comparatif d'insertions tendineuses sur les doigts et sur le pouce. Ces motifs sont spécieux, il est vrai, mais non pas décisifs, puisqu'ils sont tirés de circonstances accessoires, secondaires ou contingentes. L'analogisme du pied et de la main, du moins chez l'homme, l'anatomie comparée, la forme des os, quoi qu'en dise M. Bluff, me paraissent contraires à l'opinion de Galien. Ajoutez encore ceci : le métacarpe dans l'homme et dans les animaux analogues a pour but de présenter une surface étendue et résistante aux corps que doivent embrasser les doigts, en un mot de constituer la paume de la main; si le métacarpien du pouce est détaché des autres et tout à fait mobile, c'est dans le but, d'une part, d'étendre la surface de la paume; d'une autre part, de permettre que cette partie se forme en creux ; enfin, de rendre le pouce opposable, et d'en faire comme une branche de compas, suivant l'heureuse expression de M. Broc (*Traité d'anat.*, t. II, p. 119). La brièveté comparative du pouce par le retranchement d'une phalange, et par l'insertion abaissée de son métacarpien est encore chez l'homme une des conditions essentielles de la sûreté et de la variété des fonctions qui tiennent à la préhension. De cette manière d'être résultent nécessairement des dispositions spéciales dans les parties molles, dispositions auxquelles M. Bluff attache une valeur déterminative qu'elles n'ont pas. C'est ainsi qu'il n'est pas difficile de reconnaître des *interosseux* pour le pouce comme pour les autres doigts, et que le *court abducteur* du pouce est symétrique du petit muscle latéral de l'auriculaire (*pisi-phalang.*). Après tout, si on considère à la fois le pouce et le petit doigt, eu égard au métacarpe, on verra que le mouvement du métacarpien du pouce (qui n'a qu'une ressemblance éloignée avec celui d'une phalange) n'est qu'une exagération du mouvement du métacarpien du petit doigt, l'un et l'autre os remplissant, par rapport à la paume de la main, les mêmes usages, à des degrés

il est convenable que ce qui porte soit plus grand que ce qui est porté[1]. Il a été démontré plus haut (chapp. v et vi) que les extrémités des doigts devaient être le plus petites possible et rondes; il était impossible qu'il en fût ainsi autrement que par la diminution graduelle du volume des os des doigts. Pour cela, il faut toujours que le second os soit plus petit que le premier. Quant à leur forme, de ce qu'ils ont une base plus large à la partie supérieure et une base moins large à l'extrémité inférieure, il résulte la même utilité que celle reconnue pour la grandeur. Il faut attribuer à ce qu'ils sont arrondis la difficulté d'être lésés, car de toutes les formes, la ronde est celle qui est le moins exposée, attendu qu'elle n'offre aucune partie saillante qui puisse être brisée par les chocs extérieurs (chap. xi). Mais pourquoi chaque os est-il exactement convexe sur la face externe et ne l'est-il exactement ni sur la face interne, ni sur les côtés? Assurément cela a été fait aussi pour le mieux : en effet, c'est par leur partie interne que les doigts broient, malaxent et prennent tous les objets; il eût donc été mauvais que

---

différents. — Je regarde donc, en considérant l'appareil musculaire (et particulièrement le *long fléchisseur*), les usages, la forme, la situation, le mode de connexion et les analogies, le premier os du pouce comme un os de la paume de la main, et par conséquent comme un métacarpien. M. Bluff a cité le nom de quelques anatomistes qui ont partagé l'opinion qu'il défend, je pourrais augmenter de beaucoup cette liste, et à mon tour j'opposerais facilement une longue liste d'auteurs d'un avis opposé, mais cela n'avancerait guère la question, attendu qu'en général, d'un côté comme de l'autre, on ne donne pas les motifs de sa préférence. Toutefois je m'empresse de faire une exception pour M. Duchesne (*Recherches sur les muscles de la main*, Paris, 1832, p. 25) qui trouve dans la physiologie quelques raisons en faveur de l'assimilation du premier métacarpien à une phalange; mais ses raisons ne m'ont pas convaincu.

[1] Ces expressions ne sont pas très-exactes, et la position des phalanges est mal déterminée. Les premières phalanges ou mieux les *phalanges métacarpiennes* (*phalanges* proprement dites), sont, suivant qu'on les considère à partir de l'une ou l'autre extrémité du membre, soit *en avant*, soit *en arrière* par rapport au métacarpe et aux autres phalanges. Si on commence à compter par l'extrémité des doigts (ainsi que Galien le fait, chap. xvii, *init. et fine*, et chap. xviii, *init.*), les *phalanges* sont bien en avant, mais alors on ne peut pas dire que les *phalangines* (ph. moyennes) et les *phalangettes* (ph. unguéales) viennent après les *phalanges* et sont supportées par elles; d'un autre côté, si on procède par la partie supérieure du membre, ce qui est l'habitude des modernes, les *phalanges* supportent, il est vrai, les phalangines, mais alors il n'est pas juste de dire, du moins eu égard aux *phalangines* et *phalangettes*, que les *phalanges* sont en avant.

les os eussent été arrondis sur cette face; par la face externe, les doigts ne font rien de semblable, et ne remplissent aucune autre fonction; cette face réclamait donc une structure qui pût seulement la protéger avec sûreté contre tout dommage. Sur les côtés, le mutuel rapprochement des doigts les mettait à l'abri de toute lésion, et ils ne devaient laisser quand ils sont rapprochés, aucun intervalle entre eux; il ne convenait donc pas qu'ils fussent arrondis de ce côté. Une confirmation suffisante de ce que j'avance est fournie par le grand doigt (*pouce*) et par le petit doigt : la circonférence supérieure du premier, la circonférence inférieure du second sont exactement convexes [1]. Par cette face, en effet, rien ne les protége et ils ne sont unis à aucun autre doigt. Il faut donc admirer la nature dans la construction des os.

CHAPITRE XV. — Excellence du mode d'articulation des doigts.

Le mode d'articulation des os n'est pas moins admirable, car les doigts ne sont pas formés de trois os simplement unis et joints au hasard; mais, comme les gonds des portes, chaque articulation présente des saillies reçues dans des cavités [2]. Cela, peut-être,

---

[1] Galien aurait pu étendre le même raisonnement au bord libre du doigt indicateur. On voit du reste qu'il considère ici la main allongée, en pronation (l'avant-bras étant fléchi sur le bras), et présentant par conséquent deux faces latérales par rapport à l'axe du corps, et deux bords, un supérieur et un inférieur. — Voy. dans la *Dissertation sur l'anatomie de Galien*, le chapitre consacré aux muscles du membre thoracique.

[2] Dans le traité *De ossibus* (XIX, t. II, p. 771) Galien précise encore davantage cette disposition, en disant que les éminences des premières phalanges (il commence encore ici par l'extrémité des doigts) sont toujours reçues dans les cavités (*sillon de la poulie*) des phalanges correspondantes (*articulation trochléenne*, ou *ginglyme angulaire*). Cette remarque est très-juste pour l'articulation des phalanges entre elles, mais elle ne l'est plus, si on considère l'articulation des phalanges avec le métacarpe; le mode d'union se fait en sens contraire, c'est-à-dire que la cavité siége sur la phalange, et l'éminence sur les os du métacarpe, disposition qu'on remarque aussi pour le pouce, ce qui, pour le dire en passant, est une nouvelle preuve de l'opinion que j'ai défendue dans une des notes précédentes. Il faut ajouter avec Columbus (*De re anatom.*, I, XXVII), que l'articulation métacarpo-phalangienne constitue une *énarthrose* et non une variété de *ginglyme*. Il serait d'ailleurs possible que Galien, ainsi que le croit Hoffmann (*l. l.* p. 16), n'entendît parler que des articulations des phalanges entre elles. — Quoi qu'il en soit, il est peu exact de comparer les articulations inter-phalangiennes ou métacarpo-

n'est pas ce qu'il y a de plus admirable ; mais si vous considérez l'union de tous les os dans tout le corps, vous trouverez toujours que les saillies ont des dimensions égales aux cavités qui les reçoivent ; disposition qui, je le sais bien, vous paraîtra déjà un très-grand sujet d'admiration. En effet, supposez la cavité plus large qu'il ne fallait, l'articulation était lâche et sans fixité ; supposez-la plus étroite, le mouvement devenait difficile, l'os ne pouvait en aucune façon se retourner, et, de plus, il y avait grand danger que les éminences des os, resserrées dans d'étroits espaces, ne se brisassent. Rien de cela n'eut lieu ; des espèces de crêtes entourent en cercle toutes les cavités articulaires, et garantissent sûrement les articulations contre toute luxation, à moins d'un choc violent et irrésistible. Comme, par suite de cette structure, il y avait danger que les mouvements ne devinssent difficiles et que les éminences osseuses ne se brisassent, la nature a derechef trouvé un double remède à cet inconvénient. D'abord elle a revêtu les deux os de cartilages, puis elle a versé sur ces cartilages une humeur grasse, visqueuse, ressemblant à de l'huile, de sorte que toute articulation des os pût se mouvoir facilement et sans danger de se briser. L'artifice de la nature, qui consistait à munir les articulations de rebords, était déjà suffisant pour empêcher les articulations de se luxer, mais elle ne confia pas le soin de les maintenir à ce seul moyen, sachant que l'animal avait souvent à faire des mouvements nombreux, violents et rapides. Afin donc que toute articulation fût fortifiée de tous les côtés, la nature a fait naître de chacun des deux os certains ligaments ; elle les a étendus de l'un à l'autre : quelques-uns sont en quelque sorte comme des *nerfs*, ronds et épais ; d'autres sont comme des *membranes*, longs et minces. Ces deux espèces ont toujours été faites telles qu'il était requis pour l'utilité des articulations : les ligaments les plus épais et les plus forts protégent les articulations les plus importantes et les plus grandes ; les autres sont réservés pour les articulations moins importantes et plus petites. Toutes ces dispositions sont communes à toutes les articulations,

---

phalangiennes à un *gond ;* les premières ne jouissent que de mouvements angulaires de flexion et d'extension ; les secondes ont les deux premiers mouvements et en outre un mouvement latéral. De ce triple mouvement résulte une circumduction plus ou moins limitée suivant les doigts, mais non une véritable rotation.

se retrouvent dans toutes et aussi dans celles des doigts, comme cela leur convenait particulièrement. Ce sont, il est vrai, des articulations petites, mais parfaitement creusées, couronnées de tous côtés par de petits rebords, revêtues de cartilages minces et maintenues par des ligaments membraneux. C'est aussi une très-grande sagesse de la nature dans la construction des doigts, que de n'avoir pas fait les rebords des os égaux de tous les côtés, mais les externes beaucoup plus grands et les internes beaucoup plus petits. Si à la partie externe (*face dorsale*) ils eussent été petits, les doigts auraient pu se renverser au delà des limites de l'extension; s'ils eussent été grands à la face interne (*face palmaire*), la flexion extrême eût été gênée. Ainsi, dans les deux cas, il y aurait eu des inconvénients, en ôtant la fermeté à l'extension et en empêchant la variété des mouvements de flexion; mais comme le contraire a eu lieu, aucun dommage n'en est résulté; il y a même une grande sûreté pour les mouvements des doigts. Mais pourquoi les os des doigts sont-ils denses, durs et sans moelle? C'est sans doute parce qu'ils sont nus, et par conséquent très-exposés; or pour des corps exposés aux lésions par suite de l'absence de protection extérieure, c'était un très-grand correctif qu'une structure particulière qui les rend plus difficilement vulnérables[1].

---

[1] Vésale (*De Corp. hum. fabrica*, I, XXVII) et après lui Columbus (*l. l.* I, XXVII) reprochent avec raison à Galien d'avoir cru que les os des doigts n'ont pas de moelle; ils sont à cet égard dans la même condition que tous les os longs, et il est difficile de comprendre comment il a pu commettre une pareille erreur, puisqu'il lui suffisait de briser une phalange de singe, ainsi que le fait remarquer Columbus. Mais voici venir un intrépide champion à la défense de Galien : J. Du Bois (autrement dit *Sylvius*) s'est chargé de *confondre les calomniateurs* du médecin de Pergame, et en particulier Vésale (qu'il appelle *vesanus*, par un jeu de mot qui peint les aménités des érudits de l'époque); il a trouvé en faveur de l'opinion de son héros cette raison vraiment sublime et bien digne d'être citée textuellement, à savoir, *que du temps de Galien les os des doigts n'étaient pas faits comme maintenant* : « *Ossa digitorum solida, et cavitatis ac medullæ manifeste expertia,* « *Galenum semper vidisse non dubito* (!), *ac eo priores medicos, ob robur scilicet harum partium quæ nunc sunt cava parum, et nonnihil medullata ob infirmitatem....sic* « *igitur ossa digitorum nostrorum majoribus solida fuisse et nihil omnino vel parum* « *admodum* (admirez cette concession) *cavitatis et medullæ habuisse est intelligen*-« *dum.* » *Calumniarum depulsio nona*, dans *Opp.*, p. 140, éd. de R. Moreau. — Sylvius ajoute pour preuve, et en invoquant assez maladroitement Aristote

Chapitre xvi. — Récapitulation des principes qui doivent présider à la recherche de l'utilité des parties.

Telle est la manière dont les os des doigts se comportent. Nous parlerons, dans la suite, des os des autres parties. Je rappellerai d'abord, comme cela a été démontré, qu'on ne peut pas bien trouver l'utilité des parties avant d'en avoir déterminé les fonctions[1]. La fonction de la main est la préhension; cela est évident, reconnu par tous, et n'a besoin d'aucune démonstration. Mais on ne s'accorde pas sur les fonctions des artères, des nerfs, des muscles, des tendons, et elles ne sont pas évidentes; c'est pourquoi ces parties exigent un plus long discours. Toutefois ce n'est pas le moment de faire des recherches sur les fonctions, car nous nous proposons de parler non des fonctions, mais de l'utilité des parties. Il est donc nécessaire de poursuivre ce traité en prenant maintenant et dans tout le reste de l'ouvrage, comme fondements de notre raisonnement, les conclusions des démonstrations faites dans d'autres traités. Ainsi il a été démontré, dans le traité *Des opinions d'Hippocrate et de Platon*, que le cerveau et la moelle épinière sont le principe de tous les nerfs; que le cerveau l'est à son tour de la moelle; que le cœur est celui de toutes les artères, le foie celui des

(*Hist. anim.*, III, vii), que les os des animaux faibles sont délicats, creux et pourvus de moelle, tandis que ceux des animaux vigoureux sont résistants et à peu près complétement privés de moelle. — Le proverbe populaire est plus sensé que l'explication de Sylvius, car on dit encore d'un homme robuste *qu'il a de la moelle dans les os*.

[1] L'opposition entre χρεία (*utilité*) et ἐνέργεια (*fonction*) est ici bien frappante, et vient à l'appui de ce que j'ai dit dans la première note de ce traité. Ma manière de voir me semble encore confirmée par les phrases qui suivent (Voy. encore I, viii). — Ainsi, pour prendre un exemple, rechercher en quoi telle ou telle disposition générale ou spéciale des muscles est utile, ou quelles sont les fonctions générales ou particulières des muscles, constitue deux questions fort différentes; c'est de la première que Galien s'occupe particulièrement dans ce traité, et c'est la seconde qu'il étudie *in extenso* et dogmatiquement dans l'ouvrage *Sur le mouvement des muscles*. Toutefois, j'ai relevé plusieurs passages où χρεία est pris isolément dans le sens d'*usage* proprement dit et presque de *fonction;* mais ce sont là des faits exceptionnels, et il me serait facile, en rassemblant ces passages sous les yeux des lecteurs, de prouver qu'ils ne contredisent en rien la modification que j'ai fait subir au titre qu'on donne constamment en français au traité Περὶ χρείας μορίων..

veines; que les nerfs tirent du cerveau leur faculté psychique; que la faculté sphygmique vient du cœur aux artères, et que le foie est la source de la faculté végétative des veines[1]. L'utilité des nerfs consistera donc à conduire de leur principe aux diverses parties la faculté sensitive et motrice; celle des artères à entretenir la chaleur naturelle et à alimenter le pneuma psychique; les veines ont été créées en vue de la génération du sang et pour le transmettre à tout le corps. Dans le traité *Du mouvement des muscles* (I, I et II) on a dit en quoi diffèrent les tendons, les nerfs et les ligaments; on sait aussi que dans ce traité il a été parlé de la nature des muscles, qu'il y a été établi qu'ils sont les organes du mouvement volontaire, et que leur *aponévrose* est appelée *tendon*.

Chapitre XVII. — De l'utilité des tendons des doigts; de leur nature, de leur mode d'action, de leur insertion, de leur forme, de leur nombre. — De la disposition particulière des tendons du pouce.

Ainsi donc, pour le sujet qui nous occupe, et dans la suite de tout ce discours, prenant ces faits comme point de départ de nos démonstrations, nous nous en servirons pour établir l'utilité de chaque organe, et nous commencerons par les doigts. Comme la nature a donné aux os la structure la plus convenable pour des organes de préhension, mais qu'il était impossible que les os étant terreux et pierreux participassent au mouvement volontaire, elle a trouvé un moyen de les mouvoir à l'aide d'autres parties. Ayant fait produire des tendons par les muscles de l'avant-bras, elle les a étendus en droite ligne le long des doigts; car les parties visibles à l'extérieur, qui meuvent les doigts et que les anciens appellent *nerfs*[2], sont les *tendons*, lesquels naissent des membranes et des nerfs dispersés dans les muscles[3] et qui s'entrelacent. Leur

---

[1] On trouvera, soit dans l'*Appendice*, soit dans la *Dissertation sur la physiologie de Galien*, les passages auxquels il est fait allusion ici.

[2] Je renvoie à la *Dissertation* précitée et à l'*Appendice* pour l'exposition détaillée de la doctrine de Galien sur la nature et les fonctions des muscles et des tendons. — Voy. aussi livre XII, chap. II et III.

[3] Toutes ces questions sont étudiées dans la partie de mon travail où je traite d'une manière générale de l'anatomie de Galien.

utilité est en raison des éléments dont ils sont composés : ils sentent; ils sont doués du mouvement volontaire; ils fixent les muscles aux os. Il est évident que c'est des nerfs qu'ils tirent leurs premières propriétés, sentir et mouvoir, et que c'est des ligaments que leur vient celle d'unir les os aux muscles. En effet le ligament étant, comme le nerf, blanc, exsangue et sans cavité, a, pour cette raison, passé pour un nerf auprès de beaucoup de gens inexperts; mais le ligament ne vient ni du cerveau, ni de la moelle; il va d'un os à un os, aussi est-il beaucoup plus dur qu'un nerf; il est tout à fait insensible, et ne peut rien mouvoir. Ainsi la nature, en tirant des muscles de l'avant-bras pour les porter aux doigts tous ces tendons qu'on voit au carpe, les a fixés sur chacune des articulations, non certes en vue d'attacher les os les uns aux autres; car à quoi cette disposition eût-elle servi? Elle ne les a pas fixés non plus sur l'extrémité de l'os placé en avant de l'articulation [1], il n'en fût résulté aucun avantage; mais elle les a insérés sur la tête du deuxième os qui devait être mû. Cela se passe, je suppose, de la même manière, pour les marionnettes mises en mouvement à l'aide de ficelles [2]. En effet, pour les marionnettes, on fait passer la ficelle par-dessus les jointures et on la fixe à la base des parties situées au-dessous, afin que le membre obéisse facilement quand on tire cette ficelle. Si jamais vous avez vu des marionnettes, vous vous ferez une idée claire du mouvement imprimé à chaque articulation par chaque tendon. En effet, l'os postérieur à l'articulation se mouvant autour de celui qui est en avant et qui reste immobile, le doigt est étendu quand c'est le tendon externe qui agit; il est fléchi quand c'est le tendon interne.

Pourquoi la nature a-t-elle produit de longs tendons et n'a-t-elle pas implanté les muscles sur le carpe? Parce qu'il était

---

[1] Ici, et plus bas, comme je l'ai fait remarquer dans une des notes précédentes (voy. p. 137, note 1), Galien procède de l'extrémité des doigts vers le carpe. — La disposition qu'il signale pour l'insertion des tendons sur les phalanges est très-exacte; elle repose d'ailleurs sur les lois de la mécanique générale des leviers. Voy. *Dissertation sur la physiologie de Galien*.

[2] M. Magnin dans son *Histoire des Marionnettes* (p. 35), ouvrage rempli d'intérêt et d'érudition (qualités très-rarement réunies), a mis ce texte à profit, et aussi celui qui se trouve au chap. XVI du livre II. — Voy. aussi Hoffmann, *l. l.*, p. 18.

préférable que la main fût légère et mince, et qu'elle ne fût pas surchargée d'une masse de chairs qui l'aurait rendue lourde et épaisse, car elle eût fait plus mal et plus lentement beaucoup des choses qu'elle fait maintenant promptement et bien. Comme d'un côté il était nécessaire d'amener les tendons de loin, et que, de l'autre, il y avait du danger pour ces tendons nus et placés dans une région dépourvue de chair, d'être facilement contus ou coupés, échauffés ou refroidis, elle les a protégés en fabriquant une membrane dure dont elle les a entourés de tous côtés, de telle façon qu'elle ne les a pas seulement mis à l'abri des chocs extérieurs, mais aussi du contact des os. Chaque tendon est exactement rond depuis sa sortie des muscles jusqu'aux articulations, afin de n'être pas sujet aux lésions; mais au moment où il s'insère sur la phalange qu'il doit mettre en mouvement, il s'élargit, car il devait la mouvoir plus aisément en l'embrassant par un plus grand nombre de points d'insertion. Puisqu'il convenait que chaque doigt ne pût accomplir que quatre mouvements, un de flexion, un d'extension, deux latéraux, il était rationnel, ce me semble, qu'il y eût sur les quatre côtés des tendons à chaque articulation; car s'il manquait un tendon d'un côté, le membre serait estropié. En conséquence, on voit des tendons sur les quatre côtés, les *fléchisseurs* nés des muscles situés à la partie interne de l'avant-bras; les *extenseurs*, produits par les muscles externes; ceux qui opèrent les mouvements dans le sens du petit doigt (*extenseurs propres des doigts*), provenant des muscles [externes] qui sont chargés des mouvements latéraux; ceux qui exécutent l'autre mouvement oblique dans le sens du grand doigt (*lombricaux*) [1] fournis par les petits muscles situés à la main; de sorte que la nature n'a refusé aucun mouvement à aucun doigt et n'a oublié aucun des tendons qui devaient accomplir ce mouvement. Cela suffirait pour démontrer son très-grand art; mais comme il y a des choses beaucoup plus importantes, il ne faut pas les passer sous silence, car la nature, juste en tout (chap. XXII *in fine*, et II, XVI), non-seulement n'a refusé

---

[1] J'avertis, une fois pour toutes, que dans la section de la *Dissertation sur l'anatomie de Galien* consacrée à la myologie, j'ai donné, en rapprochant tous les passages, les motifs de la détermination de chacun des muscles dont je place le nom moderne entre parenthèses dans le cours de ma traduction.

aux doigts aucun des mouvements possibles, mais elle a encore proportionné exactement le volume des tendons à l'utilité des mouvements.

Le plus grand des doigts, celui qu'on appelle *anti-main* (pouce, ἀντίχειρ), possède à la partie interne un tendon grêle [1]; à la partie externe deux assez forts (*long extens., et faisceau métacarp. du long abduct.*); latéralement, du côté de l'index, un muscle petit et mince (*adducteur*); du côté opposé, un autre beaucoup plus fort situé à l'*éminence thénar* (*court abduct.*). Les quatre autres doigts ont chacun deux grands tendons en dedans (*fléchiss. profond et superfic.*); un en dehors (*extens. commun*) qui égale le plus petit des deux internes; un troisième plus grêle; celui-là est placé latéralement à la partie externe (*extenseurs propres*); enfin un autre, le plus grêle de tous, placé latéralement à la partie interne (*lombricaux*)[2]. Tout cela, ainsi que je l'ai dit, est très-rationnellement disposé. Comme les opérations de la main les plus nombreuses et qui réclament le plus de force, s'accomplissent avec les doigts fléchis, il fallait qu'ils eussent des tendons fléchisseurs qui fussent non-seulement grands, mais doubles; car, soit que nous prenions avec une seule main ou avec les deux réunies, soit qu'il faille tirer, briser, broyer ou malaxer, nous le faisons en pliant les doigts. Le contraire a lieu pour le grand doigt, car, à l'exception des cas où nous devons le placer sur les autres doigts fléchis, nous n'avons besoin de le plier pour aucune fonction; mais sa première articulation, celle qui l'unit au carpe, reste tout à fait oisive dans ce mouvement, car si elle se fléchissait, ce mouvement ne serait d'aucun secours; les deux autres articulations agissent seulement avec efficacité lorsque nous portons le pouce sur les doigts repliés en dedans pour les comprimer ou les serrer. Il en résulte qu'il n'y a aucun tendon fixé au côté interne sur la première articulation du pouce; mais pour la seconde et la troisième [3] un petit tendon (*faisceau du fléchis. profond*) a été attaché à la partie interne, et

---

[1] Il s'agit ici du tendon que le *fléchisseur profond* envoie chez les singes au pouce pour tenir lieu du *long fléchisseur propre* qui manque chez ces animaux.

[2] Voy. pour tout ce paragraphe la *Dissertation sur l'anatomie de Galien*.

[3] Ici Galien compte les phalanges, en partant du carpe. Cf. p. 137, note 2, et p. 136, note 1.—Les *parties interne et externe* sont les *faces palmaire et dorsale*.

un autre, le plus mince de tous, sur les parties latérales (*court abducteur?*). D'un autre côté, pour les autres doigts, les tendons *extenseurs* [*communs*] qui ont un volume notablement plus petit que les *fléchisseurs*, sont beaucoup plus gros que les tendons placés sur les côtés (*extenseurs propres* et *lombricaux*). Opposés aux muscles internes très-forts et très-épais, ils seraient incapables de maintenir les doigts dans toutes les positions entre l'extrême flexion et l'extension parfaite, s'ils avaient été créés tout à fait faibles et grêles. En effet, il a été démontré dans le traité *Du mouvement des muscles*, que toutes les fonctions que nous accomplissons au moyen des positions moyennes, réclament l'action simultanée des deux muscles antagonistes[1].

Pour le grand doigt il n'y a point de tendon qui soit primitivement un antagoniste direct de celui qui fléchit, car, pour cela, il devrait arriver nécessairement sur le milieu même de la face externe; mais on voit à l'extérieur deux tendons qui ont été placés de chaque côté de la région moyenne (*longs extenseur* et *abducteur*); si tous deux sont tendus, ils mettent le pouce dans l'extension parfaite; s'ils agissent isolément, ils attirent le doigt latéralement, chacun de son côté. L'action de porter le pouce vers l'indicateur est confiée, en outre, au petit muscle placé de ce côté (*adducteur*), et l'action opposée s'accomplit aussi par le grand muscle de la paume de la main (*court abducteur*). Il était rationnel que le pouce pût s'éloigner le plus possible de l'indicateur, et que, dans ce sens, son mouvement fût le plus fort; il l'était aussi que ce fut le mouvement contraire pour les quatre autres doigts, car ils devaient pouvoir s'éloigner le plus possible du pouce, Il a été dit précédemment (chapp. v et ix) combien cela était utile aux opérations de la main; en conséquence, parmi les tendons qui s'insèrent sur les côtés des doigts, celui qui les éloigne du pouce (*extenseurs propres*) est beaucoup plus grand que celui qui les en rapproche (*lombricaux*). Toutes ces choses ont donc été faites avec artifice par la nature, aussi bien les quatre principes de mouvements latéraux accordés au pouce seul que les deux donnés à chacun des autres doigts; car, pour le pouce seul, la principale

---

[1] Voy. dans la *Dissertation sur la physiologie de Galien*, le section consacrée à la physiologie générale des muscles.

fonction était de s'éloigner et de se rapprocher des autres doigts. Afin donc que ces mouvements aient le plus d'étendue possible, la nature a ajouté de chaque côté deux principes de mouvements [latéraux] : pour celui qui s'opère vers l'index, le tendon et le muscle qui se trouvent dans cette région (*adducteur*); pour l'autre, l'autre tendon externe et le muscle du *thénar* (*court abducteur*). Ainsi, les tendons ont été créés, l'un pour rapprocher, l'autre pour éloigner le pouce de l'index; les muscles qui continuent l'action des tendons sont créés, l'un pour rapprocher, l'autre pour éloigner le plus possible. Les muscles et les tendons qui meuvent les doigts sont donc dans les meilleures conditions quant à leur volume, à leur nombre et à leur position; si nous avons oublié quelque petite chose, par exemple en ce qui touche les tendons internes et particulièrement celui du pouce (*faisceau du fléch. profond.*, voy. p. 145, note 1), nous allons y revenir.

Il a déjà été dit (p. 145) que ce dernier tendon devait être simple, plus mince que les autres, et qu'il devait se fixer à la deuxième articulation du grand doigt; mais ce qui n'a pas encore été dit, c'est que chaque tendon étant fait pour tirer vers sa tête les parties qu'il doit mouvoir, et que cette tête se trouvant justement placée au milieu de l'articulation du carpe, si le pouce était tendu vers cette partie, il lui arriverait toute autre chose que d'être fléchi. Ici l'art de la nature est merveilleux, et vous l'admirerez comme il convient si vous réfléchissez que la tête du tendon chargé de fléchir le grand doigt, devait se trouver au centre et dans le creux de la main. Mais s'il en eût été ainsi, le muscle qui fait suite à cette tête du tendon pour continuer sa direction, après lui, aurait dû arriver jusqu'au petit doigt et prendre, de cette façon, une position étrange et peu convenable pour plusieurs raisons : et d'abord la main eût été privée de la cavité qui sert en beaucoup de circonstances; en second lieu, sa légèreté eût été détruite; en troisième lieu, la flexion des doigts eût été gênée; enfin, en quatrième lieu, et c'est là ce qu'il y aurait eu de plus étrange et de plus impossible, c'est que la tête du muscle eût été placée sur le petit doigt; or s'il en eût été ainsi, l'insertion sur la tête de ce muscle, du nerf venant d'en haut, eût été difficile ou plutôt impossible, puisqu'il pénétrerait d'abord dans ce muscle par l'extrémité, ou du moins par le milieu. D'un côté, s'il n'était pas possible de placer dans cet endroit le tendon qui devait présider pour le pouce au mouvement de flexion, et si, de l'autre, ce mouvement ne pouvait s'accomplir, le tendon n'occupant pas cette position, il y avait danger que le mouvement de flexion fût supprimé ou tout à fait gêné. Comment la nature a-t-elle triomphé d'une si grande difficulté? Elle a fait naître le tendon de l'*aponévrose*[1] qui est à la région du carpe, car comment pouvait-elle faire autrement? Mais elle ne l'étendit pas directement vers le pouce, et ne le fit pas non plus partir des parties qui font directement suite à ce doigt : il prend son origine au même point que celui qui se rend vers le doigt du milieu (*portion du fléchisseur profond*) sur lequel il repose longtemps, et auquel il est accolé par de fortes membranes ; il s'en sépare en traversant ces membranes quand il est arrivé au creux de la main, de la même manière que les rênes des attelages s'échappent à travers certains anneaux fixés sur le joug ; car de même que les rênes, en opérant une certaine flexion et en faisant une espèce d'angle dans les anneaux, tournent, en les tirant, les animaux du côté des anneaux, de même le tendon, lorsqu'il est tendu par le muscle qui le tire, ne porte pas le doigt vers ce muscle, mais vers le point où il se recourbe après avoir percé la membrane[2]. C'est pour cela qu'il tire son origine de la tête commune aux autres tendons, et qu'il a une direction telle que je l'ai indiquée. Pourquoi est-il superposé à d'autres tendons? Certes, c'est évidemment parce qu'il est un organe d'un mouvement moins important; la nature place toujours ce qu'il y a de plus important dans le fond et ce qui l'est moins à la superficie (cf. II, VII). C'est par suite de la même prévoyance que pour les tendons externes de la main, ceux des doigts sont superficiels et que ceux

---

[1] Voy. note 3 de la page 149.

[2] Je renvoie à la *Dissertation* précitée pour la théorie des mouvements obliques.—La disposition que Galien décrit avec tant de soin pour le tendon envoyé au pouce par le *fléchisseur profond* (voy. p. 145, note 1) est, à de très-légères modifications près, celle qu'on constate chez l'homme pour le *long fléchisseur* du pouce. On remarquera aussi que Galien a indiqué ici, mais très-vaguement, les prolongements que l'*aponévrose antibrachiale* et le *ligament annulaire* envoient autour des *fléchisseurs*. — Suivant Hoffmann (*Commentaire*, p. 19), on ne voit les anneaux dont parle Galien ni sur les chars des triomphateurs, ni sur ceux du cirque ; ils existaient sans doute sur les chars ordinaires.

du pouce sont placés au-dessous [1]. De même, pour les tendons internes qui s'insèrent aux quatre doigts, ceux qui traversent les parties profondes de la main sont beaucoup plus grands que ceux qui sont en avant; ils fléchissent en s'insérant, ceux-ci (*le fléchisseur profond-perforant*) à la première et à la troisième articulation, après s'être divisés; ceux-là (*fléchisseur superficiel-perforé*) à la deuxième seulement. L'insertion des tendons sur les os et leur connexion les uns avec les autres, sont donc admirables et inénarrables; aucun discours ne serait capable d'expliquer exactement ce qu'on reconnaît par les sens seuls [2].

Il faut cependant tenter de dire comment les choses se passent, car il n'est pas possible d'admirer l'art de la nature avant d'avoir étudié la structure des parties. On voit, là où nous fléchissons le carpe, deux *aponévroses* provenant des muscles et superposées [3] : la plus grande est placée profondément, c'est-à-dire sur les os; la plus petite est superficielle. L'*aponévrose* la plus grande, celle qui est profonde, est divisée en cinq tendons; la plus petite, celle qui est superficielle, se divise en quatre, car elle ne fournit aucun prolongement au pouce; tous les tendons se portant alors en ligne droite aux doigts, les plus petits sont placés sur les plus grands, et chacune des quatre paires est

---

[1] L'*extenseur propre* et le *long abducteur* du pouce sont en partie recouverts et croisés par l'*extenseur commun* des doigts. Voy. aussi la *Dissertation précitée* sur la prééminence des muscles eu égard à l'importance des mouvements.

[2] Galien recommande en plusieurs endroits de préférer les dissections aux descriptions écrites, il veut qu'on s'en rapporte bien plus à ses propres yeux qu'aux récits des anatomistes; sans doute cette recommandation regarde plutôt les ouvrages de ses confrères que les siens propres. — Quoi qu'il en soit voy. particulièrement II, III, *in fine;* VII, I; XIV, VI; voy. aussi *Admin. anatom.* II, I et II, et la *Dissertation sur l'anatomie de Galien.*

[3] Galien ne parle ici ni du *ligament annulaire antérieur du carpe*, ni de l'*aponévrose palmaire*, mais bien du tissu fibreux qui termine les fibres musculaires des deux fléchisseurs, et d'où se détachent les tendons proprement dits, un peu au-dessus du carpe, c'est ce qu'on pourrait appeler une *aponévrose d'origine pour les tendons*. La diversité d'acception du mot *aponévrose* est souvent une source de confusion. Je me suis expliqué sur ce point dans la *Dissertation* précitée. — Toutefois on admirera avec quelle précision et quelle exactitude Galien a décrit la disposition des tendons des muscles *fléchisseur superficiel* (*fléch. perforé*) et *fléchisseur profond* (*fléch. perforant*) le long des phalanges, sans oublier la gaîne tendineuse qui les maintient en place avec tant de solidité.

protégée dans tout son trajet par une forte membrane. Lorsqu'ils sont arrivés aux premières articulations des doigts, chacun des tendons profonds s'aplatit et fléchit la tête de la première phalange au moyen du ligament membraneux qui l'environne, puis chaque paire continue sa route primitive vers l'extrémité des doigts, également sous-jacents aux autres tendons comme à leur origine, et également protégés par des membranes (*gaines*). Lorsqu'ils sont arrivés au niveau de la seconde articulation, le tendon supérieur s'étant à son tour bifurqué contourne par ses bifurcations élargies le tendon sous-jacent, vient se fixer sur les parties [latérales] internes de la tête de la deuxième phalange. De là le tendon sous-jacent s'avance seul vers la troisième articulation, s'insère sur la tête du troisième et dernier os du doigt. Chaque articulation des doigts est fléchie à l'aide des insertions dont j'ai parlé, et étendue par les tendons externes du carpe; bien qu'ils soient beaucoup plus petits que les tendons internes, nous les reconnaissons même sans dissection, parce qu'ils sont nus, saillants et recouverts seulement par des membranes et par une peau mince, tandis que les tendons internes sont recouverts par une chair assez épaisse faite pour l'utilité que nous avons indiquée plus haut (chap. XIII). Ainsi parmi les tendons internes qui fléchissent les doigts, ceux qui marchent profondément (*fléch. prof.*), mettent en mouvement la première et la troisième articulation de chaque doigt, parce que ces articulations sont plus importantes pour les fonctions des doigts que celle du milieu, et parce que la grandeur de ces tendons leur permettait de servir deux articulations. C'est pour des motifs analogues que les petits tendons (*fléch. superf.*) sont insérés sur une seule articulation, celle du milieu, attendu que leur volume ne leur permettait pas de se distribuer à deux articulations, et que si les deux autres mouvements sont intacts, tandis que celui de la seconde est aboli, l'articulation du milieu est entraînée par les deux articulations extrêmes. Il a été dit que cette articulation moyenne était la moins importante des trois; en effet, nous ne pouvons fléchir cette articulation sans entraîner les deux autres placées de chaque côté, et quand celles-ci sont fléchies, il est impossible que l'autre ne le soit pas[1]. De sorte que si le tendon qui

[1] Cette proposition pour être trop absolue n'est pas exacte : il est bien évi-

ment l'articulation du milieu est lésé et que l'autre soit sain, le mouvement n'en est pas moins en partie conservé à l'articulation du milieu; mais si l'autre tendon est lésé, le mouvement de la première et de la troisième phalange est perdu, même quand le tendon de la phalange du milieu est intact. Il est donc évident que cette espèce moins importante de tendons a été à bon droit placée superficiellement. Ainsi le nombre, la grandeur, la position, la division et l'insertion des tendons sont pour le mieux.

Chapitre xviii. — De l'utilité de la distribution des nerfs dans la chair de la main. — Avantages qui résultent de la disposition des tendons chargés de mouvoir les doigts. — Antagonisme des mouvements directs de flexion et d'extension, et des deux espèces de mouvements latéraux.

Comme aucune chair ne possède par elle-même la faculté de sentir, et qu'il était absurde qu'un organe de préhension fût recouvert par une partie insensible, la nature a prolongé dans les chairs mêmes de la main, une portion considérable des nerfs qui, venant d'en haut, se distribuent dans tout le membre. Après que cela eut été accompli, la chair est aussitôt devenue muscle, s'il est vrai que la dispersion des nerfs dans la chair engendre les muscles[1]. La nature a usé utilement de ces muscles, car ayant tiré d'eux des tendons, elle les a fixés le long des parties latérales de chaque doigt, au côté gauche ceux de la main droite, au côté droit ceux de la main gauche[2] (*lombricaux*). Les autres tendons placés sur les côtés de chaque doigt, la nature les a fait naître des muscles qui se trouvent à l'avant-bras, et cela non sans raison, comme la suite du discours le montrera; mais d'abord reve-

---

dent qu'on ne peut *mouvoir* la seconde phalange sans entraîner la phalange unguéale, mais on peut, *quand on le veut*, d'une part, *fléchir* la seconde phalange, tout en laissant l'*unguéale* dans une extension à peu près parfaite et privée de tout mouvement actif, et de l'autre, fléchir cette même seconde phalange, la phalange métacarpienne restant étendue et dans une immobilité complète. Cela a lieu aussi bien pour les quatre doigts réunis que pour un seul. Enfin on peut fléchir à l'aide des *interosseux* l'articulation métacarpo-phalangienne, les deux autres demeurant étendues par l'action simultanée des *lombricaux* et des *interosseux*.— Dans la *Dissertation sur l'anatomie de Galien* on verra ce qu'il faut penser de l'action qui est attribuée au *fléchisseur profond* sur la première phalange.

[1] Voy. dans la *Dissert.* précitée, ce qui regarde l'anatomie générale des tissus.

[2] La main est supposée en pronation et sur un plan horizontal.

nons au point dont nous nous sommes écartés. Comme il importait qu'on pût fléchir les quatre doigts ensemble, non quand nous voulons saisir un gros objet, mais quand nous devons prendre un liquide ou un petit objet, il était très-utile que cette flexion pût s'opérer les doigts étant exactement rapprochés, de façon à ne laisser entre eux aucun espace vide. Or, on voit que cela se passe ainsi; mais il n'en serait pas de même si les doigts n'avaient pas de chair sur les côtés, et si les tendons qui les mettent en mouvement ne partaient pas d'une tête unique. En effet, cette tête placée vers la ligne de flexion du carpe et, pour ainsi dire, au milieu de la région qui se trouve là, tirant à elle tous les doigts ensemble ou chacun en particulier, force leurs extrémités à se replier vers elle, et à cause de cela, lorsque la première et la deuxième articulation se fléchissent seules et que la troisième (*métac.-phal.*) reste étendue, les extrémités des doigts demeurent unies, bien qu'elles soient plus grêles que le reste des doigts, et qu'ainsi il devrait exister un intervalle entre elles; mais elles demeurent exactement unies parce qu'elles sont toutes rendues convergentes vers un seul point, la tête des tendons; car ces tendons procèdent tous de cette même tête et marchent en droite ligne vers les doigts en inscrivant, à leur point de départ, des angles égaux. Il est donc de toute nécessité que le doigt tiré par le tendon vers sa tête, vienne se placer sur le tendon et s'incline, pour ainsi dire, vers cette tête; à cause de cela, on ne pourra, malgré tous les efforts, fléchir les doigts écartés les uns des autres[1] : la nature s'est décidée de suite à rendre impossible ce qui ne devait nous servir à rien. Mais comme, d'un autre côté, il nous faut prendre des objets volumineux avec les deux mains ou avec une seule; et que, dans ce cas, il est nécessaire d'étendre les doigts et de les écarter le plus possible les uns des autres, la nature n'a pas négligé de

---

[1] Encore une proposition inexacte : s'il est vrai qu'on ne puisse pas fléchir ensemble et entièrement *toutes* les phalanges ou seulement les phalanges métacarpiennes sans que les extrémités des doigts se rapprochent complétement, il est du moins possible d'imprimer à ces mêmes phalanges, surtout aux deux dernières séries, un mouvement de flexion assez étendu, les doigts étant plus ou moins écartés, surtout à leur partie moyenne. On pourra se convaincre de ce fait en faisant *les doigts crochus* ou *la griffe*, alors l'articulation métacarpo-phalangienne est dans l'extension, ou dans un très-faible degré de flexion.

pourvoir à cette action, car en produisant les mouvements latéraux [qui ont été indiqués, p. 146], elle a permis aux doigts, par ce moyen, de se séparer, autant que nous voulons; en effet, si les doigts eussent été dépourvus de ces mouvements latéraux, ils auraient dû s'écarter en s'étendant, leurs tendons extenseurs étant semblables aux fléchisseurs, partant également d'une tête unique et se divisant suivant des angles égaux; car tous les tendons qui partent d'un même point et qui se prolongent en droite ligne, s'écartent nécessairement d'autant plus les uns des autres qu'ils vont en s'éloignant davantage de leur point de départ. Or, on voit que cela se passe ainsi pour les doigts; en effet, si on ne se sert pas des mouvements latéraux, mais plutôt de ceux d'extension et de flexion, dans le mouvement d'extension les doigts s'écarteront, ils se rapprocheront dans celui de flexion[1]. Ainsi la nature n'a pas donné les mouvements latéraux pour écarter simplement les doigts, mais pour les écarter le plus possible. Une fois que les doigts eurent ces avantages, la nature leur en donna encore un autre qui n'est pas sans utilité: en effet nous pouvons rapprocher les doigts [écartés] quand ils sont étendus, en tendant pour le doigt qui est à droite [de l'axe de la main] le tendon latéral gauche, et pour le doigt de gauche le tendon latéral droit. Au contraire, quand nous voulons écarter le plus possible les doigts nous tendons le tendon droit pour les doigts de droite et pour les doigts de gauche le tendon gauche. Si nous ne faisons agir aucun des tendons latéraux, mais seulement les tendons externes, les doigts auront une position moyenne entre celles qui viennent d'être dites. Chez les individus qui ont la main maigre, tous ces tendons apparaissent alors tendus en ligne droite depuis leur origine jusqu'au bout des doigts. De même que les tendons externes, les internes sont également tendus en ligne droite dans tous les mouvements où les tendons latéraux sont en repos; quand ces derniers agissent, les tendons

[1] Il est vrai de dire (sauf les réserves faites dans la note précédente) que la flexion entraîne le rapprochement des doigts, il est vrai aussi que le mouvement d'écartement suit naturellement le mouvement d'extension, mais ces deux derniers mouvements ne sont pas nécessairement liés l'un à l'autre. Il eût été plus exact de dire que les mouvements complets d'écartement ne peuvent s'accomplir que dans l'extension; c'est alors, en effet, qu'ils ont le plus d'utilité et d'efficacité. — Voy. dans la *Dissertation* précitée ce qui regarde les mouvements latéraux.

internes ne sont plus droits, mais un peu obliques[1]. Voyez donc ici l'admirable sagesse du Créateur : en effet, comme il était meilleur que dans l'action de fléchir les doigts les mouvements latéraux cessassent, puisqu'ils ne devaient être d'aucun secours, et qu'ils entrassent en action dans l'extension, puisque alors ils étaient grandement utiles, il a donné aux tendons qui effectuent les mouvements latéraux une structure qui les rend prêts à agir pour le mieux et qui leur ôte la possibilité d'agir dans un mauvais sens. Et d'abord, puisqu'il a fait naître les tendons latéraux, les uns des petits muscles situés à la partie interne de la main, les autres des grands muscles externes de l'avant-bras, il était nécessaire que les premiers fussent plus petits et plus faibles et les autres plus grands et plus forts; il les a attachés à chaque doigt à la place la plus convenable; à la main droite il a placé lès plus faibles à gauche (*eu égard à l'axe du corps*; voy. p. 151), et les plus forts à droite, et pour la main gauche les plus faibles à droite et les plus forts à gauche : de plus, il n'a conduit ni les uns ni les autres, juste sur le milieu de la face latérale des doigts, mais les externes, il les a placés un peu plus haut, c'est-à-dire en les rapprochant des extenseurs et les éloignant des fléchisseurs. A cause de cela donc, le mouvement latéral externe devait l'emporter [sur l'interne], et ensuite ce mouvement devait cesser quand nous fléchissons les doigts. Mais nous avons dit en quoi il était bon que ce mouvement cessât; maintenant nous dirons en quoi il est bon qu'il soit le plus fort.

CHAPITRE XIX. — De l'utilité du mouvement latéral des doigts, eu égard au mouvement d'opposition du pouce. — Résumé des propositions fondamentales sur les mouvements des muscles; exemple tiré du mouvement d'un vaisseau. — Comment on doit mesurer l'étendue d'un mouvement.

Nous avions besoin de ces mouvements latéraux des doigts afin de pouvoir les écarter le plus possible les uns des autres, de sorte que si nous n'avions jamais dû nous trouver dans le cas d'écarter ainsi les doigts, nous n'en aurions pas eu besoin; mais comme la nature a opposé le pouce aux autres doigts, elle savait qu'il serait

[1] Quoi qu'en dise Hoffmann (*l. l.* p. 20), par ces *derniers*, il faut entendre les *lombricaux* et les *extenseurs propres*, mais non les *interosseux*. Voy. ce que Galien dit des *interosseux*, livre II, chap. III, et la *Dissertation* précitée.

très-important que les doigts pussent se porter latéralement vers lui; en effet, si dans les ouvrages où nous avons à remuer des corps volumineux, nous devons écarter le plus possible les doigts les uns des autres, il était utile que les quatre doigts pussent avoir un mouvement de circumduction externe, et le pouce un interne; à ce dernier la nature a donné un tendon assez gros (*long extens.*) qui dirige le mouvement latéral interne; elle a réduit la grandeur des autres, non-seulement parce qu'il ne convenait pas à un sage ordonnateur de faire quelque chose d'inutile, mais encore parce que la force eût été amoindrie dans le mouvement interne [de flexion], si un mouvement [externe] équivalent lui eût été opposé comme antagoniste; la faiblesse, en effet, n'est pas inutile pour qu'il puisse être annulé complétement lorsque nous fléchissons les doigts [1].

Pour que notre discours soit démonstratif et ne devienne pas trop long, il faut reprendre quelques-unes des propositions établies dans le traité *Du mouvement des muscles;* ces propositions sont les suivantes [2] : Pour toute articulation il y a, ainsi que nous l'avons dit, une position indolente et moyenne; toutes les autres en deçà ou au delà sont moins douloureuses si elles se rapprochent de la moyenne, et plus si elles s'en éloignent : sont tout à fait douloureuses les positions extrêmes au delà desquelles on ne peut ni fléchir, ni étendre, car ces positions ont lieu quand les muscles qui les produisent prennent une tension extrême. Il est naturel qu'il existe de la douleur, puisque le muscle qui opère le mouvement entre dans une extrême contraction, et le muscle antagoniste dans une extrême distension. Dans les positions qui s'écartent de la moyenne d'un côté ou de l'autre, ou bien les deux muscles agissent, ou du moins l'un des deux agit seul; dans la position moyenne il peut se faire qu'aucun des deux n'agisse. Cela a lieu aussi pour les doigts; si on laisse tomber le bras inactif et relâché, comme font les gens très-fatigués, aucun des muscles des doigts n'entrant en action, la main sera placée dans une position moyenne; si de cette position on veut passer à l'une ou à l'autre, si c'est vers l'extension, on tendra nécessairement les tendons et les muscles

---

[1] Voy. pour ce paragraphe assez obscur la *Dissertation* précitée.

[2] Voy. le chapitre x du livre I, et presque dans tout le livre II du traité *Du mouvement des muscles.* — Cf. ma *Dissertation sur la physiologie de Galien.*

externes; si c'est vers la flexion, on tendra les muscles et les tendons internes. Si on veut étendre et en même temps opérer un mouvement latéral, il est évident qu'on agira à la fois par les tendons qui étendent et par ceux qui meuvent latéralement. De même donc, si on veut fléchir et mouvoir obliquement vers les côtes, on agira sur les tendons qui peuvent fléchir et sur ceux qui peuvent opérer un mouvement de latéralité. Mais comme il y a deux mouvements latéraux, le lieu d'insertion du tendon rend nécessairement impossible l'un des deux, l'externe, lorsque nous fléchissons les doigts, car ce tendon ne s'insère pas directement sur les côtés, mais plutôt un peu plus haut, près des tendons extenseurs. En effet, il a été démontré en outre dans le traité *Du mouvement des muscles*, qu'on ne peut pas opérer en même temps deux mouvements opposés[1]. Quant à l'autre mouvement (l'interne), ce n'est pas la position du tendon qui empêche l'exécution, car il a en dedans son point d'origine libre, là où sont les tendons fléchisseurs, mais c'est, comme il a été dit plus haut (p. 154-5), sa faiblesse. En effet, si parmi les tendons externes ceux qui opèrent l'extension sont plus gros que ceux qui meuvent latéralement, ils ne les surpassent pas assez en volume pour abolir tout à fait la fonction de ces derniers; mais il n'est pas facile de dire combien les tendons internes surpassent les latéraux, car il faut plutôt apprendre par les sens que par le raisonnement, que les tendons qui s'implantent latéralement sont faibles, difficiles à voir à cause de leur petitesse, et que les autres, non-seulement sont les plus grands de tous les tendons de la main, mais encore qu'ils sont doubles. Il est donc nécessaire, quand les grands tendons fléchissent les doigts, que les petits soient entraînés par la force du mouvement. En général, lorsqu'un corps est sollicité par deux principes de mouvements qui ont une direction latérale l'un par rapport à l'autre, et qu'il y en a un beaucoup plus fort que l'autre, il est nécessaire que le plus faible soit annulé, mais si la

[1] Galien a sans doute voulu dire que dans la flexion, si le tendon latéral externe (*extenseurs propres*) entrait en action, il agirait plutôt dans le sens de l'extension que dans celui d'un mouvement latéral eu égard à son point d'insertion, en sorte que les deux tendons *fléchisseur* et *latéral externe* agiraient dans un sens opposé s'ils entraient simultanément en action. — Voyez, pour le passage auquel il est fait ici une allusion directe, la partie de la *Dissertation sur la physiologie de Galien* consacrée aux muscles.

supériorité est petite, ou si tous deux ont une force égale, il résulte pour le corps un mouvement combiné de l'action des deux. On a presque chaque jour mille exemples de cela, et pour en donner un immédiatement, supposez des vaisseaux qui marchent à la rame et qui, en même temps, reçoivent le vent sur le côté; si la force des rameurs et celle du vent sont égales, il en résulte nécessairement un mouvement composé; ils ne seront portés, ni absolument en avant, ni absolument sur les côtés, mais dans une direction moyenne; si, au contraire, la force des rameurs surpasse celle du vent, le vaisseau se portera plus en avant que sur les côtés, si c'est celle du vent, il se portera plus sur les côtés qu'en avant : si l'une des deux l'emporte tellement sur l'autre, que celle-ci soit complétement vaincue, il en résultera, si c'est la force des rameurs qui est annulée, que le vaisseau ira de côté, et si c'est la force du vent, qu'il ira en avant. Quoi donc? Si le vent n'était qu'une brise légère, si le vaisseau était long et léger, s'il était pourvu de beaucoup de rameurs, il ne pourrait certes y avoir aucun mouvement produit par le vent ; mais si le vent était très-fort, si le vaisseau était très-grand et lourd, possédant seulement deux ou trois rameurs, il serait impossible de s'apercevoir de l'action des rameurs. Ainsi donc, le mouvement des petits tendons est tellement faible que s'ils agissent sans le concours des grands tendons, ils ne peuvent faire mouvoir les doigts que dans un espace très-restreint, et leur action ne se manifestera jamais quand les grands tendons agiront en même temps.

Mais puisque la plupart des médecins ignorent combien le mouvement des petits muscles est faible par lui-même, ils ne pouvaient naturellement pas arriver par le raisonnement à constater que ce mouvement devait être nécessairement annulé par son union avec un très-fort. La cause de cette ignorance, c'est que le mouvement externe qui porte les doigts latéralement étant très-prononcé, on pense que tout le mouvement qui ramène les doigts de cette position extrême vers une position opposée provient du tendon interne. Il ne fallait donc pas mesurer l'étendue de chacun des mouvements latéraux en partant des points extrêmes, mais de la position moyenne : la position est dite moyenne quand les tendons extenseurs apparaissent exactement droits. En effet, si les tendons latéraux étaient coupés, les mouvements d'extension ou de flexion ne seraient nullement compromis. En partant de cette position, qui maintient les doigts droits, on reconnaîtra clairement quelle est la la puissance de chacun des mouvements latéraux. En jugeant de cette façon, la brièveté du mouvement latéral interne sera manifeste pour vous.

CHAPITRE XX. — Des mouvements du pouce ; en quoi ils diffèrent de ceux des autres doigts.

Ce qui regarde les mouvements latéraux a été suffisamment démontré. Nous avons dit (chapp. XVIII et XIX) que l'interne devait être le plus faible, et que tous deux coexistaient avec celui d'extension, mais cessaient dans la flexion, tout ce discours s'appliquant aux quatre derniers doigts; car le pouce qui leur est opposé, ayant une position particulière, possède par cette raison des fonctions et des insertions tendineuses que n'ont pas les autres doigts. Le mouvement interne [de flexion], qui est le plus fort pour les autres doigts, est le plus faible pour lui; les mouvements latéraux, les plus faibles pour les autres, sont les plus forts pour lui; le tendon le plus grêle (*faisceau du fléchisseur profond*) est placé en dedans; les plus larges sont situés sur les côtés (*adducteur* et *court abducteur*), à l'opposite des autres doigts. Comme pour les quatre derniers doigts, la fonction la plus puissante devait être la flexion, il fallait deux tendons; de même le mouvement latéral externe étant au pouce le plus important des mouvements latéraux (voy. pp. 146 et 154-5), il est opéré par le muscle situé de ce côté (*court abducteur*) et aussi par le tendon fixé sur la première phalange (*long abducteur*). De quel muscle vient ce tendon et comment il se porte au commencement du grand doigt? Nous le dirons quand nous traiterons de tous les autres tendons qui s'insèrent aux doigts (II, IV).

CHAPITRE XXI. — Que les tendons ont été faits tels qu'ils sont antérieurement aux fonctions, contre les sectateurs d'Epicure et d'Asclépiade (voy. aussi VI, XIII). — Que les insertions tendineuses doivent différer dans le pouce et, dans les autres doigts, rester les mêmes.

Maintenant il importe de ne pas passer sous silence ce que disent, en discutant sur ce sujet, quelques-uns de ceux qui embrassent les opinions d'Épicure, le philosophe, et d'Asclépiade, le médecin, mais d'examiner avec soin leurs discours et de montrer en quoi ils se trompent. Suivant ces auteurs, ce n'est pas parce que les tendons sont épais que les fonctions sont énergiques, ni parce qu'ils sont grêles que les fonctions sont faibles; mais elles deviennent forcément de telle ou telle façon par les usages qu'elles remplissent dans la vie, et le volume des tendons est une conséquence nécessaire de la quantité du mouvement : quand on s'exerce, ils sont mieux nourris et se développent, comme cela est naturel; quand on mène une vie oisive, ils s'atrophient et deviennent grêles. Ce n'est pas parce qu'il était meilleur que des fonctions énergiques fussent remplies par des tendons forts et épais, et que des fonctions faibles le fussent par des tendons grêles et peu robustes, que les tendons ont été construits tels qu'ils sont par la nature (autrement les singes n'auraient pas les doigts tels qu'ils les ont[1]); mais, comme il a été dit avant, l'épaisseur est une suite nécessaire de l'exercice, parce que les parties sont bien nourries; la gracilité est une suite du repos, parce que les parties sont mal nourries. Mais, ô hommes admirables! nous vous répondrons : il fallait puisque vous entrepreniez de démontrer que le volume des tendons ne tenait ni à l'art, ni à l'absence d'art, parler de la même manière, sur leur nombre, leur situation, leurs insertions, et

---

[1] Οὐ γὰρ ἂν καὶ πιθήκοις γενέσθαι τοιούτους δακτύλους. Cette parenthèse que Galien met dans la bouche de ses adversaires est fort obscure, et les passages de ce chapitre et du chapitre suivant, où Galien lui-même parle des singes, comme pour réfuter indirectement cette parenthèse, ne la rendent guère plus claire. « Ce passage, dit Deleschamps, à la marge de son édition in-4°, p. 43, semble estre corrompu, et est mal aisé d'en tirer le sens, ie pense qu'il faut lire πιθανόν pour πιθήκοις et traduire [τοιούτους] par *débiles* : comme aussi il n'est probable les doigts pour cette raison auoir esté faits gros ou minces. » Mais cette explication est loin de me satisfaire; il n'y a aucune correction certaine à faire, et tous les mss. sont d'accord. Il me semble qu'on doit rétablir ainsi la suite de ce raisonnement un peu bizarre, il faut bien l'avouer : Les tendons, disaient les sectateurs d'Épicure, n'ont pas été faits tels qu'ils sont pour les fonctions, mais par les fonctions, les singes en sont la preuve; car si les tendons avaient été créés d'une certaine façon en vue des fonctions, les singes n'auraient pas les doigts semblables à ceux des hommes, car primitivement leur main ne devait pas remplir les mêmes fonctions, et elle ne les remplit que par imitation; c'est donc l'exercice qui a rendu les tendons tels qu'ils sont. — Ce à quoi Galien répond : La main des singes n'est pas identique à celle de l'homme (voy. p. 162), bien que par une imitation grossière, elle remplisse à peu près les mêmes fonctions; par conséquent les tendons sont chez les singes tels qu'on les voit, non par accident, mais primitivement.

ensuite considérer un peu l'âge, et, de plus encore, ne pas affirmer avec tant de hardiesse, à propos des singes, des choses que vous ne connaissez pas du tout; car vous trouvez non-seulement les tendons forts, mais doubles pour chacune des fonctions énergiques. Aux différents âges, nous ne trouvons aucune différence pour le nombre; au contraire, chez les enfants nouveau-nés, et même chez le fœtus, bien qu'ils[1] ne remplissent aucune fonction à l'aide de ces tendons, on trouve doubles les tendons qui doivent être doubles, et volumineux ceux qui doivent être volumineux, à moins que vous ne pensiez que les parties deviennent doubles chez ceux qui s'exercent et que la moitié disparaît chez ceux qui sont oisifs. S'il en est ainsi ceux qui se fatiguent beaucoup auront sans doute quatre pieds et quatre mains, tandis que ceux qui gardent le repos n'auront qu'un pied et qu'une main! Ou plutôt cela n'est-il pas un grand bavardage de gens qui ne cherchent pas la vérité, mais qui s'efforcent, au contraire, de voiler et de cacher les belles découvertes qu'on a pu faire? Comment vous expliquez-vous en effet cette particularité : les doigts des deux mains réunies offrent trente articulations, chaque articulation a des insertions et des applications de tendons sur ses quatre faces, ainsi qu'il a été dit, tandis que, seule, parmi toutes les articulations des doigts, la première articulation du pouce (*métacarpo-carpienne des modernes*) n'a d'insertion tendineuse que sur les côtés et à l'extérieur, mais aucune interne (voy. p. 145)? Or, si on supputait le nombre total des insertions tendineuses, on en trouverait cent vingt[2]; cela résulte, en effet, de ce qu'il y a trente articulations et, pour chacune, quatre insertions; mais comme une insertion manque à chaque pouce, il reste cent dix-huit. Par les Dieux, puisque vous n'avez rien à reprendre dans la production d'un aussi grand nombre de tendons, ni leur volume, ni leur lieu et leur mode d'implantation, tandis que vous trouvez une analogie admirable [pour chaque doigt] dans toutes ces insertions, une seule insertion faisant défaut pour le pouce, et cela non sans raison, puisque nous n'en avions pas besoin; comment, dis-je, soutenez-vous que toutes ces choses ont été faites au hasard et sans art? Certes si

---

[1] J'ai suivi le ms. 985 qui a καίτοι, au lieu de καὶ τοῖς du texte vulg.

[2] Voy. sur ce calcul la *Dissertation sur l'anatomie de Galien*.

nous eussions fléchi cette articulation du pouce comme les autres, je sais que vous eussiez amèrement et vivement blâmé la nature d'avoir fait un travail inutile, en créant un mouvement qui ne sert à rien et un tendon superflu. Eh bien, puisqu'elle a pourvu de toute façon cent dix-huit régions qui avaient besoin de tendons et qu'elle a laissé vide aux deux pouces une seule place qui n'en avait pas besoin, comment ne l'admirerez-vous pas? Il eût été beaucoup mieux d'être plus prêt à louer ce qui est bien, qu'à blâmer ce qui est mal, si vous ne pouviez pas nous faire part de la grande utilité qu'il y aurait à une flexion exagérée de la première articulation du pouce; car c'est seulement dans ce cas, c'est-à-dire si vous montriez qu'un mouvement utile a été oublié, que vous pourriez accuser la nature d'impéritie; mais vous n'en avez pas un exemple à alléguer. En effet, quand nous portons la flexion des quatre doigts à son extrême limite, ainsi que nous avons dit plus haut (chap. XVII, et partic. p. 145), nous avons besoin dans toutes ces fonctions, de deux mouvements du pouce, un pour combler, en quelque sorte, l'espace vide qui existe vers l'indicateur, l'autre, lorsque nous plaçons le pouce sur les autres, les serrant et les comprimant vers le dedans de la main (Cf. chap. XXIII). Le premier de ces mouvements est sous la dépendance de l'un des deux tendons qui opèrent les mouvements obliques du pouce (*long extenseur*); le second est accompli par celui qui peut fléchir la deuxième articulation et que nous avons dit (p. 147) provenir de la tête commune des tendons des *fléchisseurs* [*profonds*] des doigts, et s'insérer à la partie interne du deuxième os du pouce. Ce qui a déjà été dit (Cf. I, XVII) et la suite de ce discours (II, III-IV) dévoilent la structure de ce tendon et aussi celle de tous les autres.

CHAPITRE XXII. — De l'utilité du pouce; origine de son nom (*anti-main*, ἀντίχειρ). — Comparaison du pouce chez l'homme et chez le singe. — Ce chapitre est encore dirigé contre Épicure et Asclépiade.

Mais rappelons-nous maintenant les fonctions du grand doigt dont nous avons parlé plus haut (chap. V). Nous avons démontré à cette occasion qu'il présente une utilité équivalente à celle des quatre doigts réunis qui lui sont opposés. C'est, il me paraît, pour avoir songé à cette utilité du pouce, que le vulgaire l'a appelé *anti-main* comme s'il équivalait à toute la main; car on voyait que les fonctions de cette partie étaient abolies aussi bien par l'ablation du pouce que par celle des quatre autres doigts[1]. De même, si la moitié du pouce est détruite d'une manière quelconque, la main devient aussi inutile, aussi difforme que par une mutilation semblable des quatre autres doigts. Eh bien, fameux sophistes, habiles contempteurs de la nature, avez-vous donc jamais vu chez les singes ce doigt que généralement on appelle *anti-main*, et qu'Hippocrate[2] nommait le *grand doigt?* Si vous ne l'avez pas vu, comment osez-vous dire que le singe ressemble en tout à l'homme; si vous l'avez vu, il vous a paru court, grêle, estropié et tout à fait risible, comme du reste l'animal tout entier. « Le singe est toujours beau pour les enfants, » nous dit un ancien[3], nous avertissant en cela que cet animal est un joujou risible pour les enfants qui s'amusent, car il cherche à imiter toutes les actions des hommes; mais il se trompe toujours et prête à rire. N'avez-vous jamais vu un singe s'évertuant à jouer de la flûte, à danser et à écrire; en un mot, à faire tout ce que l'homme accomplit parfaitement? Eh bien, que vous en semble? Réussit-il entièrement comme nous, ou bien n'est-il qu'un imitateur ridicule? Peut-être rougiriez-vous de dire qu'il en est autrement.

---

[1] Voy. p. 120, note, ce qu'Aristote dit à ce sujet, et Cf. chap. XXIII, init. — Hoffmann (*l. l.* p. 22), dont l'érudition est variée, étendue, mais non pas toujours discrète, emprunte, pour *illustrer*, dit-il, ces passages de Galien, à l'histoire profane et sacrée une foule d'exemples qui prouvent combien l'ablation du pouce est désavantageuse; et il montre qu'on la pratiquait souvent chez les prisonniers de guerre!

[2] *De l'officine*, § 4, t. III, p. 226. — Cf. aussi I, IX initio, p. 127. — Aristote (*Part. Anim.* p. 291, l. 7. éd. Bussem.) dit que le pouce a été appelé *grand*, bien qu'il soit *petit*, parce que les autres doigts sont inutiles sans lui.

[3] Pindare, *Pyth.* Carm. II, v. 131-133, éd. Heyne (v. 72-3, éd. Bergk). — Voy. aussi les *Scholies*, T. II, p. 319, éd. Heyne.

...... καλός τοι
πίθων, παρὰ παισὶν αἰεὶ
καλός...

On trouvera dans le *Commentaire* d'Hoffmann (p. 20) quelques développements curieux, et entre autres cette pensée d'Héraclite, rapportée par Platon (*Hipp. maj.* p. 289 B), « que si le singe est un être ridicule par rapport à l'homme, l'homme, l'être le plus sage, est, par rapport à Dieu, un singe pour la sagesse, la beauté et les autres avantages.

Toutefois, ô très-sages accusateurs! la nature vous répondrait qu'il fallait donner à un animal risible par l'essence de son âme, un corps d'une structure risible : or, la suite de ce discours montrera comment tout le corps du singe est une imitation risible de celui de l'homme (voy. XIII, xi). Mais voyez maintenant combien sa main est ridicule, en songeant avec moi que si un peintre ou un modeleur imitant la main de l'homme, se trompait dans sa représentation d'une manière risible, sa bévue n'aurait pas un autre résultat que de produire une main de singe; car nous trouvons surtout plaisantes les imitations qui tout en conservant la ressemblance dans la plupart des parties, se trompent gravement dans les plus importantes. Quelle utilité retirera-t-on donc des quatre autres doigts bien conformés, si le pouce est si mal construit qu'il ne peut plus recevoir l'épithète de *grand*? Telle est sa disposition chez le singe; de plus, il est tout à fait ridicule et s'éloigne peu de l'index. Aussi, dans cette circonstance, la nature s'est montrée juste, comme Hippocrate a coutume de l'appeler souvent[1], en enveloppant une âme ridicule dans un corps ridicule. C'est donc avec raison qu'Aristote[2] déclare tous les animaux d'une structure aussi belle et aussi bien ordonnée que possible, et qu'il cherche à démontrer l'art qui a formé chacun d'eux; mais ils sont dans la mauvaise voie, ceux qui ne comprennent pas l'ordre qui a présidé à la création des animaux, et particulièrement de celui qui est le mieux construit de tous, mais qui livrent un grand combat, et qui craignent qu'on ne leur démontre qu'ils ont une âme plus sage que les animaux sans raison, ou un corps construit comme il convient à un animal doué de sagesse. Mais laissons ces gens-là!

---

[1] On trouvera dans l'*OEconomie* de Foës (*voce* δίκαιον) l'indication de plusieurs passages ou les auteurs hippocratiques donnent à la nature l'épithète de *juste*. — Voy. aussi chap. xvii, p. 144.

[2] Cf. particulièrement *Part. anim.* I, v; IV, x; *De juv. et senect.* iv, § 1; *De anima*, II, iv, 5 (voy. p. 112, et la note); III, xii, 3. — Je citerai entre autres ces passages, tirés du traité *Des parties des animaux* (IV, x, éd. Bussemaker, p. 290, l. 16 et suiv.) : « La nature, comme un homme prudent, a toujours coutume de distribuer chaque organe aux animaux qui peuvent s'en servir.... Parmi les choses convenables, elle fait toujours les meilleures. »

Chapitre xxiii. — De l'utilité du nombre des doigts.

Il me reste, pour achever mon premier livre, à parler de l'utilité du nombre et de l'inégalité des doigts, et alors je m'arrêterai. Cela n'est pas difficile à trouver si nous considérons l'utilité que nous retirons de la disposition actuelle. Si les doigts étaient moins nombreux qu'ils ne le sont, ils eussent rempli plus imparfaitement la plupart de leurs fonctions, tandis que nous n'avions besoin pour aucune d'elles qu'ils fussent plus nombreux. Vous reconnaîtrez facilement qu'ils eussent compromis plusieurs de leurs fonctions s'ils avaient été moins nombreux, en examinant chacun d'eux par le raisonnement. Certes, en supprimant le pouce[1], nous supprimerions tous les autres dans leur puissance, car sans celui-là aucun ne pourrait rien faire de bien. L'index et le médius, comme venant après le pouce par leur position, viennent aussi après lui pour leur utilité; car la préhension des petits objets, presque tout ce qui tient à l'exercice des arts, et les ouvrages dans lesquels il faut recourir à la force, réclament évidemment leur emploi. Les doigts qui viennent après celui du milieu ont une utilité moindre que les autres, mais elle apparaît clairement quand il faut envelopper circulairement l'objet saisi, car si l'objet est petit ou liquide, il faut fléchir les doigts et les serrer de tous côtés autour de lui. Dans cette opération le pouce est le plus utile de tous, étant fait pour recouvrir tous les autres[2]; le second doigt (*index*) vient après lui par sa puissance. S'il faut saisir un objet dur et volumineux, on doit l'embrasser en écartant le plus possible les doigts les uns des autres. Dans ce cas, les doigts étant nombreux, embrassent mieux l'objet en multipliant les points de contact. Il a été, je pense, établi plus haut (chap. xix) que les mouvements latéraux des doigts sont très-efficaces pour ces fonctions; le grand doigt se portant en dedans et tous les autres en dehors par un mouvement de circumduction, il arrive que de cette façon le volume du corps est circonscrit de tous côtés en cercle; et si le cercle est complet, il est évident qu'un plus grand nombre de doigts serait superflu; en effet

[1] Voy. chap. xxii, et la note 1, p. 162.
[2] Voy. la fin du chap. xxi, p. 161, et le chap. xxiv, p. 166.

cinq suffisent pour remplir ce but, et la nature ne fait rien de superflu, car elle a un soin égal de ne rien faire en moins et rien en plus[1]; le manque rend l'opération impossible, et le superflu est un empêchement pour les parties qui suffisent à l'opération, en devenant un poids étranger qui par cela même est gênant. Enfin l'existence d'un sixième doigt contre nature confirme notre raisonnement[2].

Chapitre xxiv. — De l'utilité de l'inégalité des doigts. — Comparaison des doigts avec les rames des *trirèmes*.

Pourquoi les doigts sont-ils inégaux[3]? Pourquoi celui du milieu est-il plus long que les autres? C'est sans doute parce qu'il était plus convenable que leurs extrémités arrivassent toutes sur la même ligne, lorsqu'ils embrassent certains corps volumineux, et quand on veut retenir entre les doigts quelques objets liquides ou petits, car soit qu'on veuille tenir fortement quelque objet volumineux ou le lancer violemment, la préhension égale de tous les côtés est très-efficace. Dans ces sortes d'opérations, les cinq doigts paraissent former la circonférence d'un cercle, surtout quand ils embrassent un corps exactement rond. En effet, pour ces corps vous aurez une connaissance très-exacte de ce fait qui a lieu pour les autres, mais avec moins d'évidence, à savoir que les extrémités des doigts arrivant à être opposées de tous côtés sur la même ligne, rendent la préhension plus ferme et la projection plus vigoureuse. Il en est de même, je pense, sur les trirèmes où les extrémités des rames arrivent sur la même ligne, bien qu'en réalité les rames elles-

---

[1] Galien exprime la même pensée à la fin du chapitre vi, du premier livre *Des facultés naturelles* (t. II, p. 15), et il ajoute que le traité *De l'utilité des parties* est la démonstration de cette sagesse de la nature.

[2] Dans le traité *De Differ. morb.* cap., viii, t. VI, p. 862, Galien considère aussi comme une monstruosité gênante la présence d'un sixième doigt.

[3] Aristote ajoute à ce que j'ai rapporté plus haut (note de la page 120) : « C'est avec raison que le dernier doigt est petit, et que le doigt du milieu est grand, de la même manière que la rame du milieu dans un vaisseau (c'est aussi la comparaison employée indirectement par Galien); car le corps qui doit être embrassé en cercle doit l'être surtout par la partie moyenne, pour que l'office de la main soit mieux rempli. » Cf. Hoffmann, *Variæ lect.* II, xxiv.

mêmes ne soient pas égales[1]. C'est pour la même raison qu'on a fait les rames du milieu les plus longues. Je crois avoir démontré dans ce qui précède, que si la main veut se fermer pour saisir exactement un corps petit ou liquide, l'inégalité est d'une utilité évidente, lorsque je disais[2] que le grand doigt, jeté sur l'index, devenait une sorte de couvercle pour l'espace vide. En ajoutant ici quelques mots, j'espère le démontrer entièrement. En effet, si pour toutes ces opérations on suppose que le petit doigt, celui qui est inférieur (*auriculaire*), est devenu plus long, ou qu'un de ceux du milieu est raccourci, ou enfin que le pouce qui est opposé aux autres doigts a changé soit de position, soit de volume, on connaîtra manifestement combien la structure actuelle est la meilleure, et quel grand inconvénient résulterait pour les fonctions, si la moindre des dispositions qui existent dans les doigts, venait à être modifiée; car nous ne pourrions manier convenablement ni les grands, ni les petits objets, ni retenir les substances liquides, la grandeur d'un des doigts étant changée d'une manière quelconque; d'où l'on peut voir évidemment combien leur structure actuelle est excellente.

Chapitre xxv. — Sommaire des livres suivants.

Il est temps de clore ici mon premier livre. — Dans le second, je traiterai des autres parties du membre supérieur, à savoir du carpe, de l'avant-bras et du bras. — Dans le troisième je montre l'artifice de la nature dans la construction des jambes.—Après cela, dans le quatrième et le cinquième, je parlerai des organes de la nutrition, et dans les deux suivants je traiterai du poumon. — Dans deux autres je m'occuperai de la tête. — Dans le dixième j'exposerai seulement la structure des yeux. — Le livre suivant comprendra les organes de la face. — Le douzième commencera

---

[1] Voy. sur les *trirèmes* la note d'Hoffmann *l. l.* p. 23, et Jal, *Dictionnaire nautique*, voce τριήρης. Le mode de construction de ces espèces de vaisseaux, et la disposition des trois rangs de rames est encore un problème pour les gens du métier. Peut-être le texte de Galien, et celui d'Aristote cité dans la note précédente, pourraient-ils servir à en préparer la solution.

[2] Voy. chap. xxiii, p. 164, et la note 2.

la description de la région du rachis. — Le treizième achèvera ce qui regarde le rachis, et complétera ce qui restait à dire sur les épaules. — Dans les deux qui viennent après, je démontrerai les organes génitaux et tout ce qui regarde la région ischiale. — Le seizième comprendra les organes communs à tout l'animal, je veux dire les artères, les veines et les nerfs. — Le dix-septième sera comme l'*épode* de tout le traité, en exposant la manière d'être de toutes ces parties, en rapport avec leur propre grandeur, et en démontrant l'utilité de l'ensemble de tout mon ouvrage.

LIVRE DEUXIÈME.

DE LA MAIN, DE L'AVANT-BRAS ET DU BRAS.

CHAPITRE PREMIER. — Récapitulation du premier livre; indication des sujets qui seront traités dans le second.

Ayant entrepris d'écrire sur l'utilité des parties du corps humain, dans le livre précédent, j'ai d'abord montré la méthode qui conduit à trouver en vue de quelle utilité chacune de ces parties a été formée par la nature. J'ai commencé mon exposition par la main, puisque cet organe est celui qui est le plus propre à l'homme. M'étant proposé d'aborder à la suite les unes des autres chacune des parties qui composent le bras, afin de ne rien laisser qui ne soit approfondi, même ce qu'il y a de plus petit, j'ai d'abord parlé des doigts, et j'ai montré que toutes leurs parties révélaient un art admirable. En effet, leur nombre et les positions qu'ils prennent, leur grandeur et leur connexion les uns avec les autres, démontrent, comme il a été dit (I, v, vi, x, xii, xiv, xv, xxiii), qu'ils sont si utilement construits en vue des fonctions de tout le membre, qu'on ne saurait imaginer une structure meilleure. Puisque le précédent livre se terminait au mouvement des doigts, après avoir fait connaître d'abord l'usage de chacun d'eux, et ensuite les tendons qui opèrent les mouvements et qui naissent, soit des muscles embrassant le cubitus et le radius, soit des petits muscles situés à la main, il paraîtra convenable de commencer le présent livre par l'exposition des muscles [1]. La nature a si bien ordonné chacun d'eux, en les plaçant dans le lieu favorable, en mettant leur origine à l'abri de tout danger, en conduisant leur extrémité là où il fallait, et en leur donnant en partage une grandeur, une protection et un nombre convenables, qu'on ne peut concevoir l'idée d'une meilleure disposition. Et d'abord, pour commencer par la

---

[1] Dans la partie de la *Dissertation sur l'anatomie de Galien*, consacrée aux considérations générales sur les muscles, j'ai montré comment et pourquoi Galien séparait l'étude des tendons de celle des muscles proprement dits.

quantité (car il importe, avant de traiter de leur utilité, de dire quel est leur nombre total, dans quelle région chacun d'eux est situé, quel mouvement leur est confié), leur nombre au bras et à la main s'élève à vingt-trois; il y en a sept petits à la main; un nombre égal de grands muscles embrasse toute la région interne de l'avant-bras; les neuf autres occupent toute la région externe[1].

CHAPITRE II. — Du nombre des muscles qui meuvent les doigts ; des fonctions de chaque groupe. — Dénomination des différentes parties du bras.

Les petits muscles qui se trouvent à la main exécutent donc l'un des mouvements latéraux (voy. chap. III). — Parmi les muscles situés à la partie interne du cubitus, les deux plus grands fléchissent les doigts (*fléchiss. superf.* et *prof.* avec l'*appendice pour le pouce*); les deux qui viennent après eux, pour la grandeur, et qui sont également au nombre de deux, fléchissent tout le carpe (*radial*, et *cubital antér.*); les deux obliques tournent d'abord le radius et ensuite, avec lui, tout le membre dans la pronation (*pronateurs*); celui qui reste, le septième, le plus petit de ceux qui sont étendus le long de l'avant-bras (*palmaire grêle*), fléchirait aussi les cinq doigts si on en croyait les anatomistes qui m'ont précédé, mais en réalité il n'imprime de mouvement direct à aucun des doigts ; ce muscle a été créé pour une autre fonction admirable que nous ferons connaître dans la suite de ce livre (voy. chap. III, IV, V, et particul. chap. VI). Des neuf muscles situés à la partie externe de l'avant-bras, un étend les quatre doigts excepté le grand (*extenseur commun*); deux font mouvoir latéralement les quatre doigts (*extenseurs propres des doigts*; voy. p. 155), un quatrième meut le grand doigt seul (*extenseur propre du pouce*), en lui imprimant le plus oblique des mouvements externes dont il jouit; un autre accomplit l'autre mouve-

---

[1] Voyez la *Dissertation* précitée, sur le nombre des muscles de l'avant-bras et de la main. — Je ferai seulement remarquer ici que Galien, dans le traité qui nous occupe, ne parle qu'en passant des *interosseux* (chap. III, p. 173) et qu'il paraît confondre en une seule masse, pour le pouce, les muscles de l'*éminence thénar* autres que l'*adducteur*, et pour l'auriculaire, les muscles de l'*éminence hypothénar* autres que l'*opposant*, lequel rentre pour lui dans la catégorie des *interosseux*. (Voy. chap. III, *init.* et I, XVII.) J'examine cette question difficile dans la partie de ma *Dissertation* qui regarde les muscles de la main.

ment du grand doigt et étend modérément tout le carpe (*long abducteur divisé en deux faisceaux*)[1]; mais deux autres muscles (*cubital postérieur*, et *groupe des radiaux réunis*) opèrent vigoureusement ce mouvement d'extension du carpe. Deux autres muscles (*supinateurs*) impriment au radius le mouvement de supination et entraînent tout le membre dans ce mouvement. Ces dispositions sont révélées par la dissection; ce qui suit fera connaître en vue de quoi chacune d'elles a été prise.

Mais auparavant, la clarté exige que nous nous arrêtions quelques instants sur les noms dont nous nous servirons dans ce traité. — Le membre supérieur se divise en trois grandes parties, qui sont appelées *le bras* (βραχίων)[2], *l'avant-bras* (πῆχυς), *la main* (ἀκρόχειρον). Nous n'avons pas du tout besoin de parler ici du bras. On appelle *avant-bras* toute la partie du membre comprise entre le carpe et l'articulation du coude. Le coude (ἀγκών) est, dit Hippocrate (*De fract.*, § 3, t. III, p. 426), la partie sur laquelle nous nous appuyons. Un des os de l'avant-bras, le plus grand, dont une partie est ce qu'Hippocrate appelle *coude* et que les attiques nomment *olécrâne*, car le corps de l'os est appelé plus spécialement *cubitus* (πῆχυς), vous paraîtra situé inférieurement quand le membre est placé dans une position moyenne, entre la supination et la pronation; l'autre os, le *radius* (κερκίς), sera placé au-dessus de lui[3]. C'est eu égard à cette disposition qu'on peut dire de l'avant-bras qu'il a une face interne, une externe, une partie supérieure,

---

[1] Dans le traité *De la Dissection des muscles*, Galien considère ces deux faisceaux comme deux muscles; ce qui porte le nombre des muscles internes à dix. — Chez les singes d'une organisation inférieure, comme chez le magot, le saï, etc., le *court extenseur du pouce* manque.

[2] On trouvera dans la *Dissertation* précitée l'historique de tous les termes techniques usités par Galien.

[3] Galien aurait dû ajouter : *quand l'avant-bras est fléchi sur le bras*, position dans laquelle il décrit les muscles de cette partie du membre thoracique dans le traité *De la dissection des muscles*, et qu'il a également conservée dans le traité qui nous occupe. Autrement, c'est-à-dire si l'avant-bras est pendant et dans une *position moyenne*, le cubitus sera en arrière et le radius en avant. — Les *Commentaires* de Galien sur les traités d'Hippocrate *Des fractures* et *Des luxations*, renferment des détails intéressants sur la position anatomique et sur la description des membres. J'aurai soin de les mettre sous les yeux du lecteur dans la *Dissertation sur l'anatomie*.

une inférieure. — Les apophyses convexes qu'on remarque au cubitus et au radius, et qui s'articulent au carpe, s'appellent soit simplement *apophyses*, ce qu'elles sont en effet, soit *têtes* et *condyles*. Après avoir appris la valeur de ces noms convenus, vous apprendrez maintenant les choses elles-mêmes.

CHAPITRE III. — Des muscles qui constituent le *thénar* et l'*hypothénar*. — Énumération des sept muscles qui opèrent les mouvements latéraux des doigts. — Utilité du nombre, de la disposition et de la situation des muscles *fléchisseurs* des doigts. Du muscle *palmaire*, mal décrit par les anatomistes qui avaient précédé Galien. — Autres erreurs des mêmes anatomistes. — Qu'il ne faut pas se fier à leurs livres, mais seulement aux dissections.

Le nombre des muscles qui se trouvent à la main est facile à voir : chaque doigt a un petit muscle qui lui est propre (*lombrical*), ainsi qu'il a été dit plus haut (voy. chap. II); puis viennent s'ajouter les deux muscles qui constituent les éminences appelées *thénars*, ce sont les plus grands qui parcourent cette région, et c'est par eux que la chair de la main est en relief [sur les côtés] et en creux au milieu. Ces deux muscles écartent fortement des autres doigts, l'un (*court abducteur*, voy. p. 169, note 1) le grand doigt, l'autre (*pisi-phalangien*) le petit. La nature a usé de ces muscles pour remplir un but utile; d'une part elle les a construits pour que les *thénars* fussent charnus et plus élevés que le milieu de la main; d'une autre part, une fois que les muscles ont été créés, elle ne souffrit pas qu'ils fussent des chairs inutiles et sans mouvement, mais elle leur a confié le soin de mouvoir les doigts dans un certain sens. Le muscle qui est entre le grand doigt et l'indicateur (*adducteur*) a été fait pour que cette partie de la main fût charnue; la nature s'est servie en même temps de ce muscle pour l'accomplissement du mouvement qui ramène le pouce vers l'indicateur. Sachant que le pouce avait besoin de mouvements latéraux vigoureux, elle ne les confia pas seulement aux muscles dont il a été parlé plus haut (*adducteur* et *court abducteur*), mais tirant des muscles de l'avant-bras de forts tendons (*long extenseur* et *long abducteur*), elle les a fixés sur lui. De la même façon, pour le petit doigt, elle n'a pas confié au seul muscle précité celui des mouvements obliques qui l'éloigne des autres[1];

[1] Le muscle *précité* est le *pisi-phalangien* réuni au *court fléchisseur* (voy. p. 169,

mais le mouvement qui le rapproche des autres, elle l'a commis au [seul] muscle qui est placé à son côté interne (4e *lombrical*). Quant aux mouvements analogues des trois autres doigts, qui ne devaient pas [non plus] être énergiques, comme cela a été démontré dans le livre précédent (chap. XIX), la nature les a fait exécuter par les seuls muscles qui sont dans la main (*lombricaux*).

Puisqu'il y a quatre de ces [petits] muscles [pour les doigts] et de plus deux pour le pouce, et un pour le petit doigt, ces sept muscles ont été placés avec raison dans la main même; avec raison aussi ils sont tous munis d'un tendon unique; en effet, ils ne pourraient ni être divisés en un plus grand nombre de tendons, étant tout à fait petits, ni, s'ils avaient été plus grands, avoir la position et l'utilité convenables pour faire converger vers un seul point les principes de plusieurs mouvements. Le livre précédent a établi que cela était possible et en même temps utile pour le muscle qui étend les doigts (*extenseur commun*), pour ceux qui les fléchissent (*fléchisseurs communs*), et aussi pour ceux qui éloignent les autres doigts du pouce (*extens. propres des quatre doigts*). Puisque, et cela a été également démontré (Cf. chapp. XVII, XVIII), un seul tendon suffisait pour l'extension de chaque doigt, mais que pour la flexion il en fallait deux, l'un qui mût la première et la troisième articulation, l'autre qui mît en mouvement la seconde, un seul muscle, l'externe, a été fabriqué pour étendre tous les doigts, mais il n'y en eut pas qu'un seul pour la flexion; or, comme les tendons sont doubles, les muscles qui continuent ce tendon furent aussi créés doubles et très-grands, parce que les tendons étaient très-grands. Le muscle extérieur (*extens. commun*) est beaucoup moins gros, parce que les tendons étaient beaucoup moins volumineux.

---

note 1), l'autre muscle, qui est *sous-entendu*, est l'*extenseur propre du petit doigt*, lequel envoie aussi un tendon à l'*annulaire*. — Les *mouvements analogues* dont il est question dans la phrase suivante sont les mouvements latéraux d'adduction par rapport au pouce ou à l'axe du corps. En considération de ces mouvements latéraux que Galien attribue aux *extenseurs propres*, d'une part, et aux *lombricaux*, de l'autre, il conviendrait de les appeler, les premiers *abducteurs* et les seconds *adducteurs*, par rapport à l'axe du corps, l'avant-bras étant en demi-pronation, position dans laquelle Galien considère ordinairement cette partie du membre thoracique.

Dans le précédent livre (chap. XVII) on a établi la doctrine de l'utilité des tendons; certes, c'est avec raison que des deux muscles internes celui dont les tendons meuvent la première et la troisième phalange (*fléchiss. profond*) est plus gros, tandis que celui dont les tendons meuvent la seconde (*fléchiss. superf.*) est beaucoup plus petit; là aussi, en effet, la grandeur des muscles est proportionnée au volume des tendons. De plus, le muscle qui produit les tendons les plus volumineux et qui sont préposés à un double mouvement, est situé profondément; l'autre, au contraire, est superficiel, la nature protégeant toujours plus efficacement les parties chargées d'accomplir les fonctions les plus nombreuses et les plus utiles (Cf. I, XVII, p. 148). Ces deux muscles occupent exactement la région moyenne, parce qu'il était mieux, ainsi que nous l'avons démontré plus haut (I, XVII), que les têtes des tendons fléchisseurs atteignissent aussi la région moyenne. De chaque côté est un muscle qui fléchit le carpe (*radial* et *cubital antérieurs*); nous parlerons de l'utilité de ces muscles lorsque nous traiterons des mouvements du carpe (chap. VIII). — Il reste un cinquième muscle (*palmaire grêle*), faisant partie de ceux qui s'étendent le long de la face interne de l'avant-bras, superficiel et en même temps le plus mince des muscles précités, sur le compte duquel se sont trompés tous les anatomistes qui m'ont précédé, en pensant qu'il servait à fléchir les doigts. Non-seulement ils ont commis cette erreur, mais encore ils ont entièrement ignoré l'existence des petits muscles qui fléchissent la première phalange des doigts (*interosseux*), ignorance que nous avons partagée nous-même pendant longtemps; ces petits muscles sont décrits avec clarté dans le traité de la *Dissection des muscles* (chap. XXIII) et dans le *Manuel des dissections* (I, IX).

Je voulais poursuivre le présent traité sans faire mention de ceux qui se sont trompés, j'avais même formé ce projet en commençant[1]; mais dans l'exposition de ce sujet j'ai craint que mes futurs lecteurs, en me voyant en dissentiment avec lés autres anatomistes, ne

[1] Galien était trop jaloux de sa réputation, et trop enclin à critiquer ses confrères, morts ou vivants, pour tenir une semblable résolution. Nous devons même nous applaudir de ce qu'il a suivi son penchant naturel : cette vanité a bien servi l'histoire de la science, et en particulier celle de l'anatomie; nous lui devons de connaître, sur beaucoup de points, les opinions des devanciers et des contemporains du médecin de Pergame et ses propres découvertes.

viennent à supposer que c'est moi qui suis dans l'erreur et non pas eux; car il est plus raisonnable, ce me semble, de supposer un seul individu que tout le monde dans l'erreur. Cette opinion se formera encore plus volontiers chez les personnes qui ne sont pas du reste familiarisées avec nos autres traités d'anatomie, dans lesquels après avoir indiqué en quoi nos prédécesseurs s'étaient trompés dans la dissection, nous avons encore expliqué les causes de leurs erreurs, causes qui entraîneront dans les mêmes fautes ceux qui voudront disséquer s'ils ne se tiennent pas en garde. Les personnes qui voient ce que nous montrons dans nos dissections, sont frappées d'étonnement de ce que les anatomistes ont méconnu non-seulement certains tendons et certains mouvements, mais encore des muscles entiers; elles appellent aveugles ceux qui commettent des erreurs aussi grossières. Ainsi donc, et pour laisser de côté les autres particularités qui leur échappent dans l'anatomie de la main, qui ne voit, s'il a des yeux, chaque doigt non-seulement étendu et fléchi, mais aussi mû latéralement? Cependant lorsqu'ils font mention des tendons qui meuvent les doigts, les anatomistes parlent de ceux par lesquels ils sont étendus et fléchis, ne sachant pas qu'il y a nécessairement aussi pour les mouvements latéraux certains principes de mouvement. Vous étonnerez-vous encore, ou refuserez-vous de croire que beaucoup de particularités anatomiques peu évidentes soient ignorées de ceux qui méconnaissent les faits qu'on voit même sans dissection? Cela soit dit une fois d'une manière générale, pour tout le reste de l'ouvrage, afin que nous ne soyons pas obligés de répéter plusieurs fois la même chose. Nous sommes maintenant à l'exposition des phénomènes qui apparaissent réellement par la dissection, personne ne s'en étant occupé, avec exactitude, avant nous. Celui donc qui veut contempler les œuvres de la nature ne doit pas se fier aux ouvrages anatomiques, mais s'en rapporter à ses propres yeux, soit qu'il vienne nous trouver nous-même ou quelqu'un de ceux qui travaillent habituellement avec nous, soit que lui-même, par amour de l'étude, s'exerce dans la dissection. Tant qu'il se contentera de lire, il se fiera d'autant plus volontiers à tous les anatomistes, mes prédécesseurs, qu'ils sont plus nombreux[1].

---

[1] Voy. note 2 de la page 149.

CHAPITRE IV. — Situation du muscle *palmaire grêle*, imparfaitement connu par les autres anatomistes. — Des muscles de l'avant-bras qui meuvent les doigts et le poignet. — Utilité comparative de la supination et de la pronation. — Des muscles qui meuvent le poignet. — Des quatre mouvements de l'avant-bras, et par combien de muscles ils sont exercés.

Mais revenant à notre point de départ, parlons du muscle superficiel qui apparaît sous la peau de la partie interne du bras, de ce muscle qu'aucun des anatomistes n'a connu [1], et qui tapisse toute la partie interne nue et sans poil de la main, et qui est créé en vue d'une utilité considérable que je ferai connaître un peu plus loin, après avoir terminé la partie de mon traité consacrée aux muscles [de l'avant-bras] qui meuvent les doigts (chap. VI). A l'intérieur il y a deux muscles seulement (*fléchisseurs*), ainsi qu'il a été dit, et quatre à l'extérieur, l'un étendant les quatre doigts (*extens. commun*) et placé avec raison au milieu des autres, comme cela a été aussi démontré (chap. II et III); deux autres muscles marchent de chaque côté (*cubital postérieur* et *radiaux*); au-dessous de lui est situé le muscle qui opère les mouvements latéraux des deux doigts les plus petits (*extenseur propre de l'auriculaire et de l'annulaire*); à celui-là sont contigus deux autres muscles, unis ensemble jusqu'à un certain point, et regardés pour cette raison, par les anatomistes comme ne faisant qu'un seul muscle. De l'un s'échappent deux tendons allant à deux doigts, un pour chacun (*extenseur du médius et de l'index*); l'un se rend au doigt le plus long et qui par position occupe le milieu, l'autre vers l'indicateur; de l'autre muscle vient un tendon qui s'implante sur le plus grand des doigts, qu'on appelle aussi *anti-main* (*long extens. propre du pouce*). Tous ces muscles, parfaitement bien situés à l'avant-bras, meuvent les doigts latéralement. En effet, de même que le muscle qui opère l'extension directe des quatre doigts occupe la région moyenne, pour la même raison ceux qui sont chargés des mouvements obliques sont placés dans les régions vers lesquelles ils doivent attirer les doigts, ce qui est encore, je pense, une très-grande preuve d'un art excellent. Car la nature n'a pas, à l'imitation d'un ouvrier inculte, placé le principe des mouvements latéraux des doigts dans les

[1] Il faut sans doute lire *n'a bien connu* (voy. p. 173).

muscles les plus proches, mais dans ceux qui étaient plus éloignés et en même temps plus propres à cette fonction. La tête du grand doigt est si près du radius qu'elle y touche presque ; toutefois le muscle qui le met en mouvement (*long ext. propre*) naît du cubitus ; il en est de même du muscle qui meut latéralement les deux doigts placés après lui (*extens. propre de l'index et du médius*) ; il se comporte ainsi d'une façon opposée à celui qui tourne tout le carpe (*faisceau carpien du long abducteur*). En effet, ce dernier, prenant son origine sur le radius, s'attache par un petit tendon à la région qui est en avant de l'index et du doigt du milieu (voy. chap. XII) ; et on peut voir que, par leur position respective, ils forment une figure semblable à celle d'un *chi* (X). En effet, ils ont reçu dans l'origine, une position conforme aux mouvements que chacun d'eux avait à accomplir.

Vous serez encore plus convaincu de ce qui vient d'être exposé si vous considérez tous les muscles qui meuvent le carpe, dont je parlerai dans la suite (voy. p. 177, et chap. v), en y joignant encore l'autre tendon du pouce, afin qu'il ne reste rien à dire sur ces muscles. Il a été établi précédemment (I, XVII, p. 146) qu'il était mieux pour le grand doigt de ne pas subir une tension moyenne exacte, accomplie par un seul tendon, mais par deux tendons obliques. On a dit aussi tout à l'heure (p. 175) comment sont le tendon et le muscle qui le tournent vers l'index (*extenseur propre*). Celui qui l'éloigne de ce doigt (*faisceau métacarpien du long abducteur*) a une origine commune avec celui qui tourne tout le carpe en supination (*faisceau carpien du long abducteur*) ; il a été créé rond comme un soutien étendu le long du doigt jusqu'à la dernière phalange[1]. Celui qui procède de la même origine que lui et qui s'insère, en s'élargissant, à la partie du carpe située en avant du pouce, porte la main en supination (*faisceau carpien du long abducteur*). Comme il y a quatre mouvements pour le carpe, l'extension, la flexion, la pronation et la supination, il y a deux tendons et deux

[1] Ce membre de phrase me paraît déplacé ; il ne peut se rapporter qu'au muscle *long extenseur propre du pouce*, le seul dont le tendon arrive jusqu'à l'extrémité de la *phalange unguéale*. Galien fait arrêter le *faisceau métacarpien du long abducteur* du pouce à la tête même de l'os métacarpien ; c'est, on le sait, la disposition naturelle. Voy. du reste la *Dissertation* déjà souvent citée, pour ce passage en particulier, et pour tout le paragraphe.

muscles pour la flexion et deux autres pour l'extension ; les mêmes muscles règlent les mouvements latéraux, aidés, pour la pronation, par un cinquième muscle placé à la partie externe de l'avant-bras et se terminant principalement au milieu du métacarpe par un double tendon (*radiaux*). Les tendons qui fléchissent le carpe sont placés tous deux à la face interne de l'avant-bras, et se portent, l'un à la région qui est au-dessus du petit doigt (*cubital interne*), l'autre à celle qui est au-dessus du grand doigt (*radial interne*). De même, les deux muscles extenseurs couchés sur la face externe de l'avant-bras s'insèrent, l'un au-dessus du petit doigt (*cubit. ext.*), l'autre au-dessus du pouce (*faisceau carpien du long abducteur*). Si deux de ces muscles se contractent ensemble, ils fléchissent la main, si ce sont les muscles internes; ils l'étendent, si ce sont les externes. Si l'un d'eux se contracte, soit le muscle interne, situé près du grand doigt (*rad. int.*), soit l'externe qui est auprès du petit doigt (*cubit. ext.*), la main est portée faiblement en pronation. Si le muscle interne du côté du petit doigt (*cubit. int.*), ou le muscle externe du côté du grand (*faisc. trap. du long abd.*), se contracte, la main est placée légèrement en supination ; d'un autre côté, si deux muscles, l'interne du côté du grand doigt (*radial int.*), et l'externe du côté du petit (*cubit. int.*), se contractent ensemble, la main n'est pas mise en pronation d'une façon peu sensible, mais le plus possible ; de même quand c'est le muscle interne du côté du petit doigt (*cubit. int.*), et l'externe du côté du grand doigt (*faisc. carpien du long abd.*), qui se contractent simultanément, la main est portée complétement en supination.

Comme pour les usages ordinaires de la vie la pronation unie à l'extension du carpe est de beaucoup la position la plus utile, il convenait que ce mouvement fût mieux servi que celui de supination; aussi la nature a-t-elle ajouté un cinquième tendon bifurqué pour le charger de ce mouvement de pronation, tendon qui naît du muscle situé sur le radius et qui se fixe à la région du métacarpe correspondant au doigt du milieu et de l'index (*radiaux*). Pourquoi donc la nature n'a-t-elle pas confié à un seul tendon ou à un seul muscle l'extension ou la flexion de la main? car je pense que la solution de ce problème manque encore à mon discours ; c'est d'abord parce qu'un seul muscle n'eût procuré à toute l'articulation un mouvement de flexion ni exact ni ferme ; au contraire, l'articulation eût été très-facile à déplacer et lâche; mais comme les choses sont disposées maintenant, la main est tout à fait ferme et assurée dans ses mouvements; ensuite la nature n'aurait pas trouvé la région moyenne libre, dans laquelle elle aurait dû loger nécessairement un tendon unique, car cet espace est déjà rempli en dedans par les muscles *fléchisseurs* des doigts, et en dehors par les *extenseurs;* et en troisième lieu, elle aurait eu besoin d'autres tendons pour opérer les mouvements latéraux. Comme les choses sont disposées maintenant, les muscles *extenseurs* et les *fléchisseurs* étant doubles, nous jouissons par eux des autres mouvements de la main, les muscles qui les opèrent ne sont pas privés d'une position favorable, et de cette façon nous agissons beaucoup plus fortement et plus sûrement que s'ils avaient été construits comme on supposait plus haut; tout cela était précisément nécessaire.

Il faut ici prêter attention à la suite du discours et distinguer les mouvements du carpe de ceux de tout l'avant-bras. L'avant-bras a quatre mouvements qui ont de l'analogie avec ceux du carpe, et sur lesquels nous disserterons plus longtemps dans la suite (chapp. XV-XVI). Maintenant il suffit de savoir, en ce qui les concerne, que si on tient la main dans une immobilité complète, on constatera manifestement ces quatre mouvements de l'avant-bras opérés par son articulation avec le bras, et on verra que toute cette partie du membre est portée dans l'extension, la flexion, la pronation et la supination, la main restant immobile. L'articulation du cubitus avec la partie moyenne de l'humérus est le siége de l'extension et de la flexion; les mouvements latéraux de rotation sont accomplis par l'articulation du radius avec le côté externe de la tête du cubitus. La suite du discours (chapp. VII et XVI) fera connaître en temps opportun les muscles préposés à chacune de ces articulations, quels ils sont, et quel est leur volume; actuellement il suffit de savoir que les muscles *fléchisseurs* et les *extenseurs* de l'avant-bras sont situés sur l'humérus, que ceux qui opèrent les mouvements de rotation (*pronateurs*) s'insèrent sur le cubitus même, qu'ils sont obliques parce que leur mouvement est oblique, et qu'ils se fixent sur le radius parce que ce mouvement est opéré par son articulation avec le bras; il sera aussi question de ces mouvements dans la suite (chapp. VII, XV, XVI). Il en a été fait mention ici parce que j'avais l'intention de faire le dénombrement de tous les muscles de l'avant-bras; or, on trouvera que la nature en a créé, avec raison, neuf externes et sept internes, en rattachant à chacun de ces groupes les deux paires de muscles dont je viens de parler (*pronateurs* et *supinateurs*); en sorte que les muscles de l'avant-bras, disposés pour les mouvements de la main, restent au nombre de sept à la partie externe et de cinq à la partie interne. Il est mieux de les passer en revue rapidement et en peu de mots, afin qu'on se rappelle facilement ce qui sera dit de leur utilité.

Chapitre v. — Dénombrement des muscles situés à l'avant-bras et destinés à la main.

Le plus grand de tous (*fléchisseur profond*), celui qui fléchit la première et la troisième articulation de chaque doigt est étendu tout le long de l'avant-bras, sur lequel il occupe tout le milieu de la région interne; puis le muscle placé au-dessus de lui (*fléchiss. superfic.*), et qui lui est uni, envoie des tendons aux quatre doigts, tendons que nous avons dit s'implanter sur la deuxième articulation. Après ceux-là vient un troisième (*palmaire grêle*), comme eux étendu tout le long de l'avant-bras et situé sous la peau; il tapisse toute la face interne de la paume de la main. Ces trois muscles occupent la région moyenne; les deux autres muscles, qui sont petits, sont placés de chaque côté de ceux-là; ceux-ci fléchissent le carpe, implantés l'un vers le petit doigt (*cubital inter.*), l'autre vers le pouce (*radial inter.*). Des muscles situés à la face externe, celui qui étend les quatre derniers doigts (*extenseur commun*) est situé superficiellement sous la peau, remplissant surtout la région moyenne du membre. Les autres s'écartent de la région moyenne et se dirigent obliquement; deux se portent aux trois plus grands doigts, le dernier envoie des expansions aux deux autres doigts, qui sont les plus petits (*extenseurs propres*). Des trois autres l'un, comme il a été dit, placé sur le cubitus, étend le carpe au moyen d'un seul tendon (*cubital ext.*); et des deux qui sont situés sur le radius, l'un (*long abducteur*), passant obliquement par-dessus le condyle de cet os et se divisant en deux, étend le carpe et en même temps éloigne le pouce des autres doigts; l'autre placé sur lui à la partie externe (*radiaux*), et que nous avons dit arriver au métacarpe en avant de l'indicateur et du médius, porte la main en pronation et étend le carpe.

CHAPITRE VI. — Du muscle *palmaire grêle* et des *peauciers* en général. Pourquoi quelques-uns de ces derniers sont munis d'un tendon. — La main est à la fois un instrument de préhension et un organe du toucher ; dispositions anatomiques qui en sont la conséquence ; avantages de cette réunion de fonctions. — L'expansion tendineuse du *palmaire grêle* donne à la main la condition nécessaire pour être un organe du toucher.

Il me reste donc à faire connaître le tendon qui tapisse la peau de la partie interne de la main, et qui tire son origine du muscle droit du milieu, lequel est plus petit que les quatre autres muscles[1], parce qu'il ne met en mouvement aucune articulation (voy. II *init.*). Situé superficiellement sous la peau, il occupe la région moyenne du membre. Son tendon naît avant qu'il ait atteint l'articulation du carpe, et il commence à s'aplatir quand il arrive au niveau de cette articulation ; là il ressemble à une seconde peau blanche et exsangue doublant toute la peau de la main et des doigts. Ainsi on peut détacher de tout le corps le reste de la peau, et c'est pour cette raison, je pense, qu'on dit que la peau a été nommée δέρμα ; mais celle qui occupe la partie interne des mains (voy. XI, xv), et dont il est question maintenant, de même que celle qui est à la plante des pieds, et encore celle qui est étendue sur le front, sur presque tout le visage, et sur d'autres parties du corps de l'animal, ne peut pas être arrachée à cause des tendons et des muscles qui s'y insèrent[2]. En traitant de chaque partie je ferai connaître comment ces muscles et ces tendons s'y insèrent et quelle est leur

---

[1] Les quatre autres muscles auxquels Galien fait allusion sont le *cubital antérieur* ou *interne*, le *grand palmaire* ou *radial interne*, et les deux *fléchisseurs communs*. Voy. chap. v et la *Dissertation sur l'anatomie de Galien*.

[2] On voit que Galien assimile le *palmaire grêle* aux *peauciers* proprement dits (portions plus ou moins distinctes du *pannicule charnu*) ; mais le *palmaire grêle* n'est pas plus un peaucier que le *tenseur du fascia lata ;* il agit par une force *tonique* plutôt qu'*active* sur l'aponévrose palmaire. Ni chez les singes ni chez l'homme, il n'agit directement sur la peau. Dans la *Dissertation* précitée, je reviens sur les rôles divers que Galien fait jouer aux peauciers. On y trouvera aussi des explications sur le mot δέρμα.

utilité; mais il faut savoir ce seul fait d'une manière générale, c'est que la nature a fait pour certaines parties naître certains tendons de la peau, soit pour lui donner une sensibilité plus exquise ou un mouvement volontaire, soit pour la rendre moins mobile, ou dure, ou sans poil. Aux mains, instrument de préhension, il convenait, ce me semble, que la peau fût peu mobile, pour, entre autres usages, rendre parfaite et sûre la préhension des objets peu volumineux, et en même temps pour que cette partie fût douée d'un sentiment plus délicat que celui de tout le reste de la peau. Il ne fallait pas qu'il y eût un instrument pour la préhension, et un autre pour le toucher, ni un organe pour prendre chaque objet extérieur, l'enlever, le changer de place, le manier de toute façon, et un autre pour apprécier le degré de chaleur et de froid, de dureté ou de mollesse, et les autres différences tangibles; mais il valait mieux qu'aussitôt après avoir pris un objet, on pût juger en même temps de quelle nature il est. Il n'était ni plus expédient, ni plus convenable de confier à un autre organe du corps, excepté à la main, le soin de faire ce discernement; encore ne fallait-il pas le confier à la main tout entière, mais seulement à ses parties internes par lesquelles elle était un organe de préhension. S'il fallait que la main fût un organe du toucher, puisqu'elle était un organe de préhension, il était rationnel d'en faire un organe du toucher par les mêmes parties qu'elle est un instrument de préhension (voy. I, v, p. 118, note 1). Or, l'absence de poil, produite à l'intérieur de la main par l'épanouissement sous-cutané du tendon susdit, n'est pas de peu d'importance pour distinguer exactement toutes les qualités tangibles; en effet, de même que si elle eût été recouverte de poils touffus, elle n'aurait pu toucher [immédiatement] les corps avec lesquels elle était en contact par l'interposition des poils qui empêcherait les corps d'arriver jusqu'à elle, de même, étant tout à fait glabre, aucune partie des objets avec lesquels elle se met en rapport ne peut lui échapper; mais entrant directement en rapport avec toute la surface de ces corps, elle les sent dans toute leur étendue. Comme l'expansion du tendon donne de la dureté à cette partie de la main, il est évident pour tout le monde que cette disposition est utile dans beaucoup des opérations auxquelles nous nous livrons. Voilà pourquoi le tendon [du petit muscle] tapisse la partie interne de la main.

CHAPITRE VII. — Des muscles obliques qui meuvent le radius; pourquoi trois ont-ils été faits sans tendons (*pronateurs* et *court supinateur*) et un quatrième (*long supinateur*) avec un tendon. — Description de chacun de ces muscles; de l'artifice de la nature dans leur disposition. — Les parties importantes sont toujours profondes, celles qui le sont moins sont superficielles. — Que la dissection, en faisant connaître la structure des parties, révèle l'art admirable de la nature, et nous instruit en même temps sur l'utilité de ces parties.

Il est temps de revenir à ce qui reste à dire touchant le cubitus et le radius, car presque tout ce qui concerne ces deux os a déjà été exposé (Cf. chap. II-V); nous avons encore à traiter quelques autres points, très-peu nombreux, de l'histoire des muscles obliques qui meuvent le radius. Pourquoi y a-t-il deux muscles qui portent le radius en pronation, et deux qui le ramènent en supination, et pourquoi trois de ces muscles n'ont-ils pas de tendons (voy. XII, III)? A propos des muscles qui étendent et fléchissent le carpe, il a été démontré (chap. IV) que le mieux était pour ces muscles d'être fixés, au nombre de deux, sur les extrémités des os qui devaient être mis en mouvement; eh bien, il en est de même pour ceux qui meuvent le radius; là aussi, en effet, il ne valait pas mieux confier tout ce mouvement à un seul muscle implanté au milieu du radius que de créer deux muscles, pour borner les insertions de l'un aux parties supérieures, à celles qui avoisinent l'humérus, et celles de l'autre aux parties inférieures, à celles qui touchent au carpe, mais chacun d'eux a une grande étendue, et ne se fixe pas seulement à l'extrémité de l'os, attendu que tous deux s'insèrent par leur partie charnue avant de s'être transformés en tendons. Comme leurs insertions sont faibles, ils ont besoin d'embrasser une plus grande surface, afin que la puissance que donne un tendon fixé sur un seul point, à cause de la force de ses fibres, soit regagnée par la multiplicité dans les insertions charnues qui sont faibles. Si on se rappelle ce qui a été dit précédemment (chap. IV), on a déjà vu pourquoi il n'était ni convenable, ni possible que des tendons aient pu naître de ces muscles. Si on ne le voit pas, je le rappellerai en peu de mots : un os ne reçoit pas d'insertions musculaires, soit parce qu'il est dur, soit parce qu'il est petit, soit parce qu'il était mieux que le membre fût exempt de chair et léger. On ne peut alléguer aucune de ces raisons pour le radius, car il n'est ni dur ni petit, et il ne demande pas à être plutôt léger que charnu ; de plus il était impossible, les deux os étant si rapprochés les uns des autres, qu'un muscle prenant son origine sur le cubitus puisse devenir aponévrotique avant de s'insérer au radius. Les tendons doivent leur origine à la réunion, opérée peu à peu, des nerfs et des ligaments répandus dans la chair du muscle; mais le *peu à peu* exige encore un assez long chemin à parcourir, surtout lorsqu'il s'agit d'un grand muscle [1]. Le muscle placé à la partie supérieure du radius (*long supinateur*) est une preuve de ce que j'avance; ce muscle est, en effet, des quatre dont il est question ici, le seul qui donne naissance à un tendon membraneux, lequel prend naissance sur le radius à la partie interne, près du carpe; lui seul, en effet, devait mouvoir cet os en l'embrassant par des attaches peu nombreuses, puisqu'il est, eu égard aux fibres charnues, le plus long non-seulement de tous ceux qui meuvent le radius, mais encore de tous les autres muscles de l'avant-bras. C'est pour cette raison que ces muscles ont été faits au nombre de quatre, qu'ils ont une position oblique, et qu'ils sont tout entiers charnus, excepté le quatrième dont il est parlé maintenant, car ce dernier, comme je l'ai annoncé, donne naissance à un tendon membraneux très-court.

La nature a placé chacun d'eux dans la région la plus convenable; ceux qui doivent porter le membre en pronation (*pronateurs*), elle les a placés à la partie interne et plus profondément que tous les autres, pour les mieux préserver (voy. pp. 168 et 173), car il a été démontré plus haut (II, IV) que la plupart des mouvements, et aussi les plus nécessaires et les plus forts, sont accomplis la main étant en pronation. Les muscles qui portent la main en supination (*supinateurs*) la nature a dû de toute nécessité les placer à la partie externe; mais il n'était pas possible de placer ces deux muscles de la même façon que les muscles internes (les *pronateurs*), aux deux extrémités du radius, en effet, la partie qui avoisine le carpe devant être légère et peu fournie de chair, et se trouvant déjà occupée par les origines des tendons qui meuvent la main, ne pouvait pas recevoir deux muscles obliques. Ainsi l'un de ces

---

[1] J'étudie toutes ces questions générales dans la *Dissertation* précitée.

muscles constitué uniquement par de la chair, la nature l'a caché dans l'espace fourni par l'écartement des deux os, et elle l'a fait partir du cubitus pour le diriger vers le radius (*court supinateur*); l'autre (*long supinateur*), comme il lui était impossible de le placer dans cette région qui déjà pouvait à peine contenir un seul muscle, et qu'elle n'avait pas d'autre place libre, elle le fixa au-dessus du radius lui-même, l'ayant fait le plus long de tous les muscles situés dans cette région du membre. Son extrémité supérieure arrive vers la partie externe (*condyle*) de l'humérus; suspendu dans une certaine étendue au-dessus des muscles de cette région, il descend au milieu d'eux par sa partie la plus mince; son extrémité [supérieure] ressemble à une tête, son autre extrémité, l'inférieure, celle qui met le radius en mouvement, se fixe à la partie interne, près de son articulation avec le carpe, en se terminant par un tendon membraneux.

Les anatomistes qui m'ont précédé se sont grandement trompés dans la description de ces muscles, et cela par plusieurs raisons que j'ai exposées dans mon *Manuel des dissections*[1]; mais pour le présent je crois avoir suffisamment démontré l'art industrieux de la nature dans la manière de les disposer. Pour les prémunir elle a caché dans la profondeur du membre les muscles internes, et un seul des muscles externes, parce qu'il n'était pas possible de les y loger tous les deux, et que les fonctions du bras ne sont pas fort compromises lorsque le muscle couché sur le radius vient à être lésé; mais quand le muscle interne éprouve quelque lésion, il arrive que les fonctions les plus importantes de la main sont abolies. En effet, il ne saurait être endommagé par quelque choc extérieur avant que les os situés dans cette région soient entièrement divisés ou broyés. La nature ménage ainsi toujours dans sa prévoyance une protection semblable aux parties les plus importantes. De même pour les tendons qui meuvent les doigts et le carpe, et dont nous avons parlé plus haut (chap. II), les moins importants sont superficiels et les plus nécessaires sont profonds. Puisque la nature, ainsi que nous l'avons dit, a été forcée de placer en haut sur le radius le muscle le moins important, c'est avec

---

[1] Voy., dans la *Dissertation* précitée, le paragraphe consacré aux *supinateurs*.

raison qu'elle l'a conduit sur les parties externes de l'humérus, car c'est seulement par cette position qu'il pouvait devenir oblique, direction qu'il devait nécessairement avoir puisqu'il est chargé d'un mouvement oblique. Il est donc évident, pour quiconque n'a pas entendu avec une complète inattention ce qui précède, que la nature a bien agi, non-seulement en créant ces muscles en aussi grand nombre qu'ils sont, mais encore en les disposant tels qu'ils sont actuellement, eu égard à la longueur, à la situation et à la division des tendons. Si dans mon discours il se trouve quelque chose qui n'ait pas été expliqué, comme ce sera quelque point analogue à ce qui a déjà été dit, ou semblable à ce dont on traitera plus tard, ce point ne sera pas difficile à trouver pour vous qui avez déjà tant de moyens de découverte, pour peu que vous restiez fidèles en toute occasion à un seul de ces moyens qui sera comme une lumière brillante vous conduisant où il faut, et vous amenant vite à la découverte de ce que vous chercherez : ce moyen a été indiqué dès le commencement de ce traité (I, VIII et IX ; cf. XVI). Quel est-il donc? Il faut connaître exactement la fonction et avant cela la structure de chaque partie, en voyant par soi-même les faits que révèlent les dissections, puisque les livres de ceux qui s'appellent anatomistes fourmillent de mille erreurs que nous relevons dans un autre écrit[1], montrant non-seulement les fautes commises a propos de chaque partie, mais faisant ressortir les causes de ces fautes. Il ne vous sera donc pas difficile de trouver l'utilité des parties, si seulement vous connaissez exactement leur structure, étant instruit par la nature elle-même ; et pour prendre aussitôt un exemple : les tendons étant couchés sur le carpe aux extrémités du cubitus et du radius, extrémités privées de chairs, nues et glissantes à cause de leur convexité, on peut constater, seulement par l'anatomie, de quelle manière la nature a pourvu à leur sûreté ; car il n'est personne si dénué de sens qui, voyant l'os creusé d'une gouttière égale au tendon qu'elle doit recevoir, cherche encore, doute et demande si la nature a pourvu à la sûreté des

[1] Galien fait sans doute allusion à son *Manuel des dissections*, dans lequel il relève fréquemment, et non sans aigreur, les fautes commises par les autres anatomistes. Je signale tous ces passages dans la *Dissertation sur l'anatomie de Galien.*

parties. Si on a l'intelligence courte et tout à fait obscurcie, on pourra encore conserver de l'hésitation après avoir constaté ces dispositions sur un, deux ou trois os; mais voyant toujours que, s'il s'agit pour un nerf ou pour un tendon de franchir une grande convexité d'un os, il arrive l'une ou l'autre de ces trois choses : l'os est ou creusé, ou percé, ou, du moins, le nerf est enroulé autour de la base de cet os, ne flotte jamais à nu et sans protection sur la convexité, on comprendra alors tout à fait quel art la nature déploie pour protéger chaque partie. Si on constate encore que dans les cavités des os, non-seulement les nerfs et les tendons, mais encore les vaisseaux sont consolidés par des membranes qui, jetées par-dessus, les environnent en haut et en bas, on reconnaîtra mieux encore, je pense, que toutes ces dispositions ont été prises par la nature pour rendre les parties invulnérables : ces précautions se rencontrent aussi bien dans toutes les parties du corps que pour les éminences des os du carpe. En effet, les apophyses du cubitus et du radius ont été creusées pour recevoir les tendons des trois muscles qui sont situés à la partie externe du membre et qui meuvent le carpe (*radiaux*, *cubital externe*, *faisceau carpien du long abducteur*). En conséquence tous les tendons qui se trouvent dans cette partie sont entourés de tous côtés par des membranes larges, fortes et dures, naissant des os sur lesquels les tendons sont reçus, de sorte qu'ils ne peuvent être ni très-facilement blessés par les chocs extérieurs, ni souffrir de la dureté des os. Ainsi donc, de même que pour constater que la nature a pourvu à la sûreté des parties, il suffit d'avoir vu avec soin les faits révélés par l'anatomie, de la même manière on peut constater qu'elle a proportionné la grandeur de chaque muscle et de chaque tendon aux fonctions, comme cela a été démontré dans le premier livre (chap. XVII), confiant les fonctions faibles aux muscles et aux tendons peu volumineux, et les fonctions énergiques à des muscles qu'elle a créés non-seulement plus volumineux que les autres, mais même doubles. J'ai démontré que la nature avait également ordonné avec un art exquis le nombre de tous ces muscles et leurs positions, et il ne me reste rien à dire sur ce qui les concerne.

ʼHAPITRE VIII. — Du carpe et du métacarpe; artifice de la nature dans le nombre, la forme, la situation et la disposition des os qui composent ces parties. — De l'union du carpe avec le métacarpe, et de l'un et de l'autre avec l'avant-bras. — Des mouvements du carpe et du métacarpe; rapports de ces mouvements avec ceux de la main. — Utilité de la multiplicité des os du carpe et du métacarpe. — Cf. chap. IX.

Mais il est temps de passer aux os, en commençant par la main, uisqu'elle en a aussi beaucoup. Il a été démontré plus haut (I, IV) que chaque doigt devait avoir nécessairement trois os, ayant ı forme, la position et la grandeur qu'ils ont actuellement; mais n n'a pas dit du tout dans ce qui précède pourquoi la nature a omposé le carpe de huit os, le métacarpe de quatre, à qui elle a onné une forme variée, pourquoi les os du carpe sont placés sur eux rangs, et ceux du métacarpe sur un seul rang; on n'a pas arlé non plus de la forme, de la dureté, de la position de ces os. faut commencer par traiter de leur nombre. En effet, il nous paûtra étrange que le fabricateur de toutes choses, qui a fait d'un ul os la cuisse et le bras, les deux plus grands membres du orps, ait donné huit os à une partie aussi petite que le carpe, et uatre au métacarpe. Pour les doigts, la variété des figures qu'ils rennent dans leurs mouvements est sans doute une démonstration e l'utilité de leur nombre, mais pour le carpe et le métacarpe on e voit rien de semblable; cependant, car il faut bien prendre sa vanche en soutenant le contraire, comme dit quelque part Hippocrate (*Rég. des mal. aig.*, § 2, t. II, p. 302)[1], ces parties sont si tistement disposées, qu'il ne manque rien à l'excellence de la erfection. Pour le prouver immédiatement, aucun des huit os du urpe ne ressemble en rien, ni pour la forme, ni pour la grandeur, son voisin. Cependant ils sont unis dans une telle harmonie, 'on peut difficilement en saisir le nombre; car à moins que vous enleviez exactement les ligaments et que vous ne dépouilliez le urpe des membranes qui le recouvrent, il vous semblera que tous s os n'en font qu'un. Comment ne verra-t-on pas se révéler un

---

[1] Hippocrate dit précisément le contraire : Le texte porte : « *Voyons maintent ce qui peut être soutenu en faveur du raisonnement de mes adversaires.* » C'est, ns doute, par une sorte d'*antiphrase* que Galien cite ici Hippocrate.

art admirable, joint à la prévoyance, dans cette disposition que le carpe, composé comme il est de plusieurs os de formes si différentes, a été creusé à sa face interne autant qu'il convenait à la main, et rendu convexe à sa face externe autant que cela était également nécessaire? Offrir à sa partie supérieure, celle qui touche à l'avant-bras, une convexité de telle forme et de telle proportion qu'elle fût le mieux disposée par sa figure et par sa dimension, pour s'articuler avec les os placés au-dessus de lui, n'est-ce donc pas encore pour le carpe, une preuve de la meilleure prévoyance, et de la perfection de l'art? Certes vous n'admirerez pas seulement cette disposition; mais regardez aussi la partie inférieure, vous y verrez quatre petites cavités placées à la suite les unes des autres, et qui s'articulent avec les os du métacarpe. Un cartilage revêt non-seulement ces cavités; mais, dans le carpe lui-même, tous les points de jonction des os entre eux; à l'extérieur toutes ces parties sont maintenues rapprochées par de fortes membranes qui servent de liens aux articulations, et de moyen de protection aux os qu'elles entourent. — Pour le métacarpe, ce sont quatre os parallèles qui se portent jusqu'aux doigts; ils sont séparés les uns des autres, et ne sont pas entièrement réunis comme ceux du carpe, parce qu'ils devaient s'articuler avec les doigts, organes destinés à s'écarter le plus possible les uns des autres, tandis que les parties supérieures du carpe s'articulent avec les extrémités du cubitus et du radius, qui sont réunies. A la face externe les os du métacarpe sont légèrement convexes, mais à la face interne ils sont plutôt aplatis, car placés après le carpe ils doivent en imiter la forme, et ils leur ressemblent si bien que la réunion des uns et des autres présente deux surfaces lisses, une surface concave à la partie interne, et une surface convexe à la partie externe. Lors donc que nous avons besoin d'étendre exactement la main, les tendons externes étendent tous les doigts, comme s'ils les repliaient, et l'articulation du carpe est étendue en même temps. Serrés entre les doigts et l'avant-bras, soulevés violemment [par les tendons?] comme par un levier, le carpe et le métacarpe sont forcés de sortir de leur place primitive; mais ne pouvant s'échapper par la partie externe à cause de la tension des tendons qui s'y trouvent, il leur reste le déplacement vers la face interne, et, pressés de toutes parts ils se porteraient aussi fortement que possible de ce côté si leur igaments étaient lâches et minces; maintenant la force de ces liganents leur vient en aide, de façon qu'ils ne peuvent se luxer. Ainsi lonc, chaque articulation, prise à part, se déplaçant peu, il résulte de :es déplacements multiples un grand et notable mouvement. C'est ıux tendons externes que revient la plus grande puissance pour la production de ces mouvements; en s'étendant sur la convexité des s, ils les refoulent tous vers l'intérieur. Il résulte de là pendant la ension un double phénomène évident pour les sens; d'une part le :reux de la main disparaît, étant rempli par les os qui se portent ers lui, et de l'autre, la convexité qui existait primitivement à la ace externe est effacée. Ce n'est donc pas seulement parce que le :reux de la main est rempli, mais aussi parce que la convexité est edressée, qu'il est possible au carpe et au métacarpe d'être étendus. Quand nous voulons former exactement la main en creux, ıous faisons tout le contraire; en relâchant les tendons externes :endus et en tendant les internes, nous fléchissons les doigts; à l'aide de toutes ces combinaisons chacun des os est facilement ramené dans la place qu'il occupait à la partie externe. Mais aucun de ces deux mouvements n'aurait jamais lieu si les os ne pouvaient pas céder, et ils ne céderaient pas s'ils formaient un tout indivis; il en résulte qu'ayant la faculté de changer de position, à cause de leur multiplicité, les os du carpe et du métacarpe rendent la main tantôt creuse autant que possible, et tantôt plane, parce que nous avons besoin tour à tour de ces deux dispositions[1]. L'une de ces conditions eût fait nécessairement défaut à ces parties si les os n'eussent pas été en grand nombre : une telle disposition assure non-seulement les fonctions de la main, mais sa sûreté. S'il n'y eût eu entre les doigts et l'avant-bras qu'un seul os concave en dedans, convexe en dehors, et nu comme il convenait qu'il fût, ainsi que cela a été démontré dans le livre précédent (chap. XVII), il eût été facilement brisé par tout corps dur qui l'eût frappé, et, brisée, cette masse eût été entièrement désorganisée, n'étant composée que d'une seule pièce; maintenant, comme elle se compose de douze os, le douzième de toute la construction est seul compromis

[1] Voy., pour ces mouvements du métacarpe sur le carpe, et du carpe sur le radius, chap. X et la section de la *Dissertation* précitée relative aux muscles de la main et de l'avant-bras.

quand un des os est lésé. Mais encore pour empêcher complétement qu'elle ne fût lésée, il était mieux qu'elle fût composée de plusieurs os, et surtout d'os aussi durs qu'ils le sont; en effet, cédant aux corps qui les frappent, ils brisent, au moyen de leurs articulations, la force de ces corps; de la même façon, les armes offensives, la lance, et tout autre corps semblable, traversent plus facilement les tissus quand ils sont tendus que s'ils sont relâchés, parce que, dans le premier cas, il y a résistance, et que, dans le second, les tissus cédant de proche en proche, amortissent la force des corps qui viennent les frapper. Les os du carpe et du métacarpe, par leur assemblage, jouissent d'un double avantage : immunité tenant à l'ensemble des os, immunité tenant à la nature de chacun d'eux en particulier; le premier est dû à leur nombre, le second à leur dureté. La variété des formes procure merveilleusement l'immunité de l'ensemble, car la main cède de mille manières aux corps qui la frappent de tous côtés; s'il n'y avait en effet qu'une seule forme pour les os, la main ne serait pas à l'abri du danger, parce qu'elle ne pourrait pas céder dans divers sens; voilà pourquoi les os de la main sont nombreux et ont été joints ensemble comme ils le sont actuellement.

Chapitre IX. — Du nombre des os au carpe et au métacarpe. — Comparaison du pied et de la main sous le rapport de la position des doigts. — Nécessité de la position latérale du pouce, pour assurer les opérations de la main; il devait être placé du côté de l'indicateur, et non du côté du petit doigt.

Pourquoi huit os au carpe et quatre au métacarpe[1], et pourquoi il était mieux qu'il n'y en eût ni plus ni moins? Je l'exposerai dans ce qui suit, en rappelant d'abord une partie de ce qui a été dit à la fin du premier livre, et en donnant maintenant la démonstration de l'autre partie.

Le premier livre (chap. XXIII) explique pourquoi il était mieux qu'il n'y eût ni plus ni moins de cinq doigts; mais pourquoi les doigts ne sont-ils pas disposés à la main, comme aux pieds, sur une même ligne, et pourquoi le grand doigt est-il opposé aux autres? Nous avons déjà traité de ce sujet, mais il faut ajouter ici tout ce qui a été omis plus haut. Le pied est un organe de progression, la main est un organe de préhension (III, VI; voy. aussi pp. 118 et181); il fallait donc au pied la solidité de sustentation, et à la main la variété de la préhension; la sûreté de sustentation exigeait que tous les doigts fussent placés sur le même rang; l'aptitude à revêtir des formes diverses pour la préhension réclamait l'opposition du pouce avec les autres doigts. Si le pouce eût été opposé directement aux autres doigts, en occupant le milieu de la région interne du carpe, beaucoup des opérations de la main eussent été compromises, surtout celles qui s'accomplissent avec le concours des éminences thénars soit d'une seule main, soit des deux à la fois. Voilà donc pourquoi il fallait qu'il fût placé latéralement, et très-écarté des autres. Comme il y avait deux côtés sur lequel on pouvait le placer, celui du petit doigt et celui de l'indicateur, il était rationnel de le placer du côté de l'indicateur, car les mains devaient être ainsi tournées l'une vers l'autre, et avec la forme opposée elles eussent été tournées dans un sens opposé[1]. De plus dans les flexions extrêmes des doigts, le petit doigt ne laisse aucun espace vide, l'indicateur en laisse un considérable, qui a évidemment besoin du pouce comme d'un couvercle. Puisqu'il fallait donc que le pouce fût situé dans cette région, la nature a articulé sa première phalange sur l'os le plus proche du carpe; car s'il eût été uni à quelque os du métacarpe, il n'eût pas pu s'écarter assez de l'indicateur, et s'il en eût été ainsi, il eût mal fonctionné avec ce doigt, mal aussi avec chacun des autres, plus mal encore s'il s'agissait d'entourer un objet; car dans chacune de ces fonctions l'utilité du pouce ressort assez de sa grande distance d'avec les autres doigts. C'est pourquoi la nature a éloigné ce doigt le plus possible des autres.

Chapitre x. — Utilité du nombre huit pour les os du carpe et du nombre quatre pour le métacarpe. — Raisons de la différence dans le mode de fonctions de la rangée carpo-cubitale et de la rangée carpo-métacarpienne tirées des mouvements et de la disposition de l'avant-bras, du métacarpe et des doigts.

La nature a placé entre l'avant-bras et les quatre doigts le carpe et le métacarpe, composés de plusieurs os pour les raisons qui ont été exposées plus haut (chap. viii). Mais pourquoi l'un est-il com-

---

[1] De pareilles suppositions (et Galien ne s'y livre que trop souvent) sont tout à fait anti-scientifiques, et compromettent plutôt la doctrine des causes finales, qu'elles ne servent à l'établir sur des bases solides.—Voy. aussi I, xxiv, p. 166.

posé de quatre os et l'autre de huit? c'est ce qui reste à dire maintenant. Le métacarpe est composé de quatre os pour la raison suivante : les doigts étant au nombre de cinq, le pouce s'articule avec le carpe, chacun des autres avec le métacarpe. — Pourquoi fallait-il que le carpe fût composé de huit os, et ensuite que ces os fussent disposés sur deux rangs? C'est ce qu'il faut d'abord démontrer. La nature a séparé les uns des autres les os du métacarpe, parce qu'ils devaient être en rapport avec des os séparés sensiblement les uns des autres, et parce qu'elle-même voulait préparer ainsi un écartement pour les muscles (*interosseux*) sur la disposition très-rationnelle desquels nous avons parlé plus haut (II, III, p. 173). Tous les os du carpe se touchent ensemble. Ceux qui sont liés à l'avant-bras sont serrés plus étroitement : ceux qui sont unis au métacarpe le sont moins ; car il fallait que les premiers ne fissent pour ainsi dire qu'un, devant être, en quelque sorte, unis comme un seul os à ceux de l'avant-bras, et accomplir des mouvements nombreux et violents. Toutes les actions violentes de la main sont, en effet, des mouvements qui se passent dans l'articulation du carpe avec l'avant-bras. Mais il n'était pas nécessaire pour les autres qu'ils fussent unis comme un tout avec les os du métacarpe, lesquels sont séparés les uns des autres ; ils ne devaient accomplir aucun mouvement violent ; il était même beaucoup plus utile pour leur immunité d'être unis un peu lâchement, car cette disposition brise plus efficacement la violence des chocs extérieurs. Puisqu'il était mieux d'une part que les os du carpe fussent nombreux, et de l'autre que ceux qui touchent à l'avant-bras ne fussent pas unis de la même manière que ceux qui touchent au métacarpe, la nature les a mis sur deux rangs. Comme les os du métacarpe sont nécessairement au nombre de quatre, le premier os du pouce étant situé à côté d'eux sur une même ligne (raison pour laquelle certains anatomistes le comptent parmi les os du métacarpe[1]), et que toute la rangée du métacarpe s'articule avec la partie inférieure du carpe, cette partie a été avec raison composée de quatre os, tandis que l'autre, qui s'articule avec l'avant-bras, l'est de trois. La partie du carpe qui s'articule avec l'avant-bras devant être très-étroite et l'insertion des doigts étant très-large, toute la portion intermédiaire participe d'autant plus à la largeur

[1] Voy. la note de la page 136.

et à l'étroitesse qu'elle s'éloigne plus des extrémités. Comme il y a trois rangées d'os entre l'avant-bras et les doigts, la première, du côté de l'avant-bras, composée de trois os, la seconde de quatre, la troisième, qui s'articule avec la précédente, de cinq, dont un est l'os du pouce, les quatre autres constituant le métacarpe. Il semblerait donc ainsi que le carpe est composé de sept os; mais si vous attendez un peu ce qui sera dit (chap. XII) spécialement de l'os allongé et flottant (*pisiforme*), situé à la partie intérieure du carpe, par laquelle il s'articule avec la petite apophyse du cubitus, et si vous considérez en vue de quels usages la nature a fait cet os, vous serez complétement persuadés qu'on ne pouvait pas trouver pour le carpe, une meilleure combinaison que huit os, ni plus ni moins[1]. Sur ce sujet, ce qui précède étant suffisant, les con-

---

[1] Broc a aussi appliqué le raisonnement à la structure des diverses sections du membre thoracique. On lira avec intérêt une partie de ces considérations ingénieuses. Sur quelques points, Broc s'est rencontré avec Galien sans l'avoir jamais lu, sur d'autres il est à la fois plus réservé et un peu plus exact. « La main s'éloigne à tel point de ce qui, à la rigueur, suffirait à l'exercice de la fonction, que l'esprit le plus pénétrant ne saurait, je crois, découvrir la manière dont elle est conformée. Qui pourrait inventer un carpe, les huit os qui le composent, la manière dont ils sont disposés, le mode de leurs articulations, le genre des mouvements qu'ils exécutent? Qui serait capable de prévoir qu'au carpe succède le métacarpe, composé de cinq os, etc., etc.? L'esprit qui préside aux sciences et aux arts mécaniques, ne saurait s'étendre jusque-là. Observons, toutefois, que les os du membre dont le nombre s'accroît successivement à mesure qu'on les considère plus près de l'extrémité inférieure, répondent exactement aux termes de la progression arithmétique, 1, 2, 3, 4, 5. Le bras, en effet, renferme 1 os, l'avant-bras, 2; la rangée supérieure du carpe, 3; l'inférieure, 4; et le métacarpe, dont les doigts sont en quelque sorte le prolongement, 5 (l'os *pisiforme* ne devant pas être considéré puisqu'il est hors rang). C'est cette progression uniformément croissante qui rend le membre de plus en plus large, depuis son extrémité supérieure jusqu'à l'inférieure : l'humérus, en effet, a moins d'étendue, d'un côté à l'autre, que n'en ont les deux os de l'avant-bras, ces os, moins que le carpe, et celui-ci moins que le métacarpe. Il suit de là que le membre, vu en avant ou en arrière, représente un long triangle à sommet supérieur, tandis que, vu de côté, il forme encore un long triangle, mais à sommet inférieur (*sic*). Il a donc à la fois à chacune de ses extrémités le sommet de l'un de ces triangles et la base de l'autre. La progression croissante 1, 2, 3, etc. établit un passage aussi insensible qu'il puisse l'être entre le volume des os supérieurs et celui des os inférieurs, puisque, en nombre entiers, il n'y a pas de différence plus petite que l'unité. » T. II, p. 132-4.

sidérations suivantes se rapporteront à la fois aux *apophyses* et aux *épiphyses*[1], non-seulement du carpe, mais de tous les membres.

CHAPITRE XI. — De la forme des apophyses et des épiphyses en général; de celles de l'articulation brachio-carpienne en particulier. — Décomposion de l'articulation du carpe en deux parties; usage de chacune de ces deux parties dans les mouvements de la main. — Que la nature a mis à profit la forme des éminences osseuses pour la protection des muscles des doigts.

Puisque là où les os, surtout les grands, doivent s'articuler, il faut que l'un d'eux reçoive et que l'autre soit reçu, puisqu'il faut en même temps que celui qui reçoit ait une cavité et que celui qui est reçu présente une convexité, la nature a créé certaines *apophyses* ou certaines *épiphyses* pour les uns et pour les autres. Pour les os qui sont reçus, elles sont convexes et arrondies de tous côtés[2]; pour ceux qui reçoivent, elles sont concaves intérieurement et convexes extérieurement. Ainsi le carpe devant s'articuler avec l'extrémité du cubitus et du radius, chacun de ces deux os possède avec raison une épiphyse convexe et arrondie à l'extérieur, concave à l'intérieur. L'épiphyse du radius est munie circulairement et dans toute son étendue d'un rebord qui étreint exactement l'extrémité du carpe placée de ce côté. Celle du cubitus n'est pas entièrement semblable. La partie interne et qui regarde le radius, ressemble à l'épiphyse de ce dernier os; mais l'autre partie qui continue en ligne droite la longueur du membre se termine en une tête arrondie, laquelle loge, à l'aide d'une cavité glénoïde, dans l'os du carpe qui est situé de ce côté; en sorte que l'articulation du carpe est double; l'une est constituée par les extrémités des os du carpe, logées dans la cavité qui est située entre les épiphyses du radius et du cubitus; l'autre, la petite, par l'os qui embrasse la petite apophyse du cubitus[3]. Cette dernière a été créée

---

[1] Voy. pag. 170, note 2.

[2] Voy. sur cette proposition générale la partie de la *Dissertation sur l'anatomie de Galien*, consacrée aux notions générales sur l'ostéologie.

[3] Chez l'homme, il n'y a pas à proprement parler d'articulation *cubito-carpienne;* mais il n'en est pas de même chez le singe, et particulièrement chez le magot, ainsi que je l'établis dans la *Dissertation sur l'anatomie de Galien.* Tout ce chapitre et le suivant ont donné lieu, dans le XVIe et XVIIe siècles, à de longues

en vue des mouvements de rotation de la main pour la pronation et la supination. C'est à l'aide de la grande articulation que le carpe s'étend et se fléchit. C'est en vue de ces fonctions, que les extrémités du radius et du cubitus ont été créées globuleuses; mais la nature a encore mis cette disposition à profit pour un autre usage, suivant la coutume où elle est d'employer souvent pour un usage une partie faite pour un autre : car elle a placé les têtes des tendons qui meuvent les doigts dans les cavités formées par l'intervalle des éminences. Ainsi elle a donné à ces tendons une espèce de mur ou de tour, comme moyen certain de protection.

Chapitre xii. — Du huitième os du carpe (*pisiforme*); de l'artifice dont la nature a usé en le formant et en lui assignant la place qu'il occupe. De la disposition de l'os pisiforme et des tendons qui y sont attachés. — Du mode d'insertion des deux autres tendons qui meuvent le carpe.

Comme du côté externe (*face postér.*), il y avait un relief suffisant à l'extrémité du cubitus, mais que les parties internes étaient abaissées à cause de la direction de la petite apophyse qui se porte du côté externe et en bas, et qui est embrassée, ainsi que nous l'avons dit (chap. xi), par un des os du carpe, la nature a placé là, comme une palissade, un os oblong, qui se dirige directement en dedans et qui protége les parties molles placées dans cette région, entre autres le nerf (*cubital*), venu de la moelle pour se distribuer à la partie interne de la main. C'est le huitième os du carpe. Nous avons différé dans ce qui précède de parler de sa formation si opportune. Comme il existe une parfaite harmonie entre tous les os du carpe, la nature manquant de place pour y loger avec une entière sûreté l'os en question, a imaginé dans sa sagesse beaucoup de choses admirables. D'abord elle a fait l'extrémité inférieure de cet os très-mince, ne pouvant espérer de trouver autrement une place convenable pour l'y fixer; ensuite l'allongeant suffisamment, elle l'a fait à son autre extrémité spon-

---

controverses, qui presque toujours portent à faux, parce qu'on ne s'est presque jamais donné la peine de recourir à la nature. Le résumé de ces controverses, l'étude critique de ces chapitres, la discussion de tous les points obscurs qu'ils renferment, seront mieux placés dans la *Dissertation* précitée que dans ces notes.

gieux et cartilagineux. Ainsi elle a disposé un espace suffisant pour l'insertion du tendon (*cubital inter.*) qui fléchit le carpe dans cet endroit; car ce tendon était trop volumineux pour pouvoir s'insérer avec sûreté par un petit cartilage sur un des os du carpe lui-même; la nature a donc fixé ce tendon au *pisiforme*. Quant à la petite extrémité de cet os, elle l'a dirigée vers le bas, et l'a placée entre l'os qui embrasse la petite apophyse du cubitus et la grande tête qu'on appelle *condyle*, tête d'où part un petit col qui, se détachant sur les parties extérieures et inférieures, se termine en une autre petite tête, laquelle s'articule, ainsi qu'on la démontré (chap. XI), avec un des os du carpe (*semi-lunaire*)[1]. Cet os cartilagineux, étant logé dans une très-petite cavité, courait nécessairement du danger, et devenait sujet à une grande mobilité, mais la nature l'a uni aux os voisins par de fortes membranes qui exercent une traction égale dans tous les sens, de sorte qu'il se maintient droit, mais encore avec peine, flottant sur le rebord de l'os qui embrasse la petite apophyse du cubitus. Comme le grand tendon (*cubital int.*) qui fléchit le carpe s'applique sur la tête de cette apophyse, et devait attirer à lui le petit os et le renverser, la nature lui a opposé une autre traction d'égale force, en faisant naître des parties opposées un ligament qui se termine au métacarpe. Ainsi l'os cartilagineux, tiré également en tous sens, ne tombe d'aucun côté. Telle est la disposition des os du carpe qui sont du côté du petit doigt.

Quant à la région [interne] correspondante au pouce, comme il fallait aussi dans cette région une certaine protection pour l'un des

---

[1] On verra, dans la *Dissertation* précitée, et à l'aide des figures, que l'articulation *cubito-carpienne* a lieu à la fois chez le magot par le *semi-lunaire* et le *pyramidal*. C'est sans doute ce que Galien a voulu exprimer dans ce passage, obscur au premier abord, surtout si on le compare au passage parallèle du chapitre XI, où il semble ne parler, pour cette articulation, que d'un seul os du carpe, le *pyramidal*. Mais, en y regardant de plus près, il paraît bien évident que la *grande articulation* du chapitre XI, est constituée à la fois par le *scaphoïde* et le *semi-lunaire*, ce dernier os étant en connexion avec les deux os de l'avant-bras, tandis que le *pyramidal* n'est en rapport qu'avec le cubitus, et constitue la *petite articulation*, faite en vue des mouvements de rotation (*supination* et *pronation*). — Cela ressort aussi très-nettement du chap. XVII du traité *Des os*, éd. de Horne, pag. 80.

nerfs qui viennent d'en haut, c'est-à-dire pour celui qui se distribue en partie au côté externe de la main (*n. médian*), et de plus une surface pour l'insertion de celui des tendons fléchisseurs de la main dont nous n'avons pas encore parlé, mais qu'il n'y avait point de place pour y fixer un autre os analogue à celui qui est du côté du petit doigt, la nature a donné, en conséquence, au premier os du carpe (*scaphoïde*) une apophyse allongée, cartilagineuse et spongieuse, qui se dirige vers la partie interne de la main, et elle y a inséré ce tendon qui fléchit la main (*radial interne*). Elle n'a pas voulu borner toute l'insertion à cette seule apophyse; mais elle l'a prolongée jusqu'au métacarpe en vue d'une plus grande solidité, ayant fait double ce tendon. Elle a attaché un des prolongements à l'extrémité postérieure des os correspondant à l'index et au doigt médius. Les dispositions qu'elle avait prises à la face interne de la main pour les tendons qui meuvent la première et la troisième articulation des doigts, la nature les a prises dans cette région par la même raison. En effet, ces tendons qui ne devaient pas s'arrêter seulement à la première phalange, mais s'avancer jusqu'à la troisième, elle les a fixés aux os par des ligaments; de même le tendon dont il est maintenant question, elle ne l'a pas fixé sur l'apophyse elle-même, mais sur le ligament qui l'environne, afin qu'il puisse s'avancer plus loin; car les tendons qui s'insèrent directement sur les os s'y terminent. La nature a créé une autre épiphyse consistant en un petit os cartilagineux, uni par de forts ligaments à l'os du carpe dont nous parlons, et à celui qui vient après et qui est articulé avec la première phalange du pouce[1], pour y attacher l'une des deux divisions du tendon qui, on l'a vu plus haut (II, IV-V), meut le pouce et le carpe (*faisc. carpien du long abducteur*). Ainsi on pourrait compter neuf os au carpe, mais les anatomistes ne les comptent pas plus que les autres os appelés *sésamoïdes* qui sont placés par surcroît auprès de plusieurs articulations des pieds et des mains dans un but de protection. Les deux autres tendons qui meuvent le carpe s'insèrent tous deux en s'élargissant, l'un sur les os du métacarpe qui sont en avant

---

[1] Pour la discussion de ce passage, pour la prétendue insertion du *cubital antérieur* au scaphoïde, enfin pour le nombre des os du carpe, voy. la *Dissertation sur l'anatomie de Galien*.

de l'indicateur et du médius (*radiaux*), l'autre sur l'os du métacarpe qui est en avant du petit doigt (*cubital externe*) ainsi qu'on l'a déjà dit plus haut (chapp. IV-V); mais ni l'un ni l'autre n'avait besoin ni d'une apophyse ni d'une épiphyse, ni de quelque autre proéminence extérieure de l'os. Il leur suffisait de se fixer à l'os au moyen du cartilage, puisqu'ils sont petits et qu'ils sont chargés de mouvements faibles. — J'ai exposé presque tout ce qu'il y a de plus important touchant la main, car si j'ai oublié quelque petite particularité, on la trouvera facilement, ainsi que je l'ai déjà dit, en examinant seulement la structure de la partie. Ainsi parmi les quatre tendons qui étendent ou fléchissent le carpe, les externes paraîtront manifestement obliques; ils s'insèrent, l'un (*cubital externe*), surtout à la partie externe de l'os qui est en avant du petit doigt, tandis que l'autre se fixe sur le côté interne de celui qui est en avant du pouce (*faisc. métac. du long abducteur*). Si l'on regarde attentivement, on verra facilement que les tendons internes (*radial* et *cubital internes*) ont aussi une certaine obliquité, et que cette disposition leur donnera l'avantage non-seulement d'étendre et de fléchir le carpe, mais aussi d'imprimer à la main un mouvement latéral. Ce que j'ai dit suffit sur ce sujet.

CHAPITRE XIII. — De la position du radius et du cubitus; que l'espèce d'obliquité du radius est en rapport avec les mouvements de pronation. — Raison des diverses dispositions du radius par rapport au cubitus, et de la forme respective de ces deux os.

Je dois parler de la position et de la conformation du radius; je traiterai en même temps du cubitus. C'est avec raison que la position du radius est oblique, comme celle du cubitus est droite. Il fallait que la position de chacun des deux os fût en rapport avec la nature de leurs mouvements respectifs. Le mouvement de flexion et d'extension s'opère suivant la longueur du membre, et la pronation et la supination sont des mouvements latéraux. En conséquence le radius est oblique et le cubitus est droit. Celui-ci sert au mouvement d'extension et de flexion, celui-là aux mouvements de circumduction. C'est aussi pour cela que les surfaces articulaires de l'un et l'autre os, en rapport avec l'humérus, sont différentes, mais je parlerai un peu plus loin (chapp. XIV-XV) de cette disposition. Quant à la position du radius, j'ai déjà dit qu'elle était oblique.

Comme en toutes choses la position oblique est de deux espèces, car ou bien elle se dirige de la partie interne vers l'externe, ou au contraire de la partie externe vers l'interne, j'expliquerai maintenant pourquoi la nature a choisi pour le radius la seconde de ces positions. A propos des mouvements latéraux du bras, on a vu plus haut (chap. IV, p. 177) que les mouvements de supination ont pour but les fonctions les moins nombreuses, tandis que les mouvements de pronation servent des fonctions beaucoup plus nombreuses et plus essentielles. C'est donc pour cela que la nature a disposé le radius de façon à ce qu'il obéisse facilement aux mouvements de pronation, en plaçant son extrémité supérieure sur la tête externe de l'humérus, et en dirigeant l'extrémité inférieure vers le grand doigt; mais avec une disposition contraire les mouvements du radius eussent été plus faciles pour la supination que pour la pronation, car la pronation est la figure la plus voisine de la position actuelle, et la supination, de la position contraire. En effet, pour tout ce qui se meut, le transport est plus prompt et plus facile vers ce qui est proche, et plus difficile vers ce qui est éloigné. Voilà pourquoi le radius est oblique, et pourquoi il a même une certaine obliquité plutôt qu'une autre. Mais pourquoi repose-t-il sur le cubitus? Parce que le cubitus est plus long que le radius, et parce qu'il occupe la plus grande partie de l'articulation de l'os du bras; or, il était rationnel de faire rouler l'os le plus court sur le plus long. Pourquoi les deux os sont-ils minces au milieu et épais du côté du coude et du carpe ? Parce qu'il fallait que la région moyenne fournît de la place aux muscles, et que les extrémités reçussent du développement par les épiphyses. Nous avons déjà dit plus haut (chap. XI) que les épiphyses étaient nécessaires pour les articulations. Pourquoi des deux extrémités de chacun des os, celle du cubitus est-elle la plus épaisse du côté du coude, et celle du radius du côté du carpe? N'est-ce pas parce qu'il y a pour le carpe une articulation commune aux deux os (voy. chap. XI, et p. 194, note 3), et parce qu'il était nécessaire que pour le coude le cubitus l'emportât d'autant plus par son volume sur le radius que l'articulation du coude était plus utile pour les mouvements de tout le membre.

CHAPITRE XIV. — Situation et forme des deux apophyses du cubitus; figure sigmoïde qui en résulte. — Nom commun de ces apophyses; nom particulier de la grande.

Comme on a traité suffisamment de la position et de la forme, non-seulement du radius, mais aussi du cubitus, il reste à parler de l'articulation de ces deux os avec l'humérus. Il y a dans cette région pour le cubitus deux apophyses convexes en dehors, concaves en dedans, l'une, la plus grande, part de la partie postérieure et inférieure; l'autre, beaucoup plus petite s'élève des parties supérieures et antérieures. La concavité de ces deux apophyses se regardant, il en résulte une grande cavité semblable à la lettre *sigma* (*grande cavité sigmoïde*). On appelle ces apophyses du nom commun de *couronnes* (*olécrâne* et *apophyse coronoïde*)[1]. Ce nom leur vient de ce qu'elles ont la figure d'une demi-sphère. Ainsi que nous l'avons dit ci-dessus (cf. chap. II, p. 170), les Athéniens appellent *olécrâne* la grande apophyse, celle qui est postérieure, et Hippocrate la nomme ἀγκών (*coude*). Telle est la disposition de l'extrémité de l'avant-bras.

CHAPITRE XV. — Des cavités (*bathmides*. — *Cavités coronoïde* et *olécrânienne*) situées aux faces dorsale et palmaire de l'extrémité inférieure de l'humérus, et des couronnes (*apophyse coronoïde* et *olécrâne*) du cubitus; rapport de ces cavités avec les *couronnes*. — Utilité de la disposition et de la forme des *bathmides* et des *couronnes*, pour les mouvements d'extension et de flexion, et les autres fonctions de l'avant-bras. — Inconvénients qui résulteraient des dispositions contraires. — Utilité de la tête interne et de la tête externe de l'humérus. — Des ligaments du coude.

L'humérus a une épiphyse de chaque côté de la tête, l'une au côté externe (*épicondyle* et *condyle*), l'autre au côté interne (*épitrochlée*). Entre ces épiphyses existe une cavité lisse, arrondie, semblable à celles des instruments qu'on appelle *poulies*, sur laquelle se meuvent les *couronnes* du cubitus. Là où finit cette cavité, de chaque côté sont les *bathmides* (c'est ainsi qu'Hippocrate, *De fract.*, § 2, t. III, p. 420, nomme les cavités de l'humérus) dans lesquelles

---

[1] L'apophyse horizontale est la seule à laquelle les modernes donnent l'épithète de *coronoïde*. La verticale est encore appelée *olécrane*, comme le faisaient les Athéniens.

entrent les *couronnes* du cubitus, quand on étend ou qu'on fléchit tout l'avant-bras ; elles servent de limite à l'extension et à la flexion extrêmes. Voilà pourquoi elles ont été faites par la nature telles, et d'une telle étendue ; c'est aussi pour cela qu'elles ont été placées sur cette partie de l'humérus. Aussi lorsque la *couronne* antérieure (*apoph. coronoïde*) commence à se mouvoir, le cubitus tout entier opère un mouvement de circumduction, et l'avant-bras se fléchit, car le mouvement du cubitus en dedans entraîne la flexion. Mais si le cubitus se tourne de l'autre côté (cela a lieu lorsque sa couronne postérieure (*olécrâne*) commence le mouvement), l'avant-bras est étendu. Aussi loin que les couronnes roulent librement sur les convexités de l'humérus, l'antérieure entraîne toute l'articulation dans la flexion, et la postérieure dans l'extension ; mais lorsqu'elles sont arrivées sur les *bathmides* et qu'elles y sont logées, elles ne peuvent aller au delà, et c'est là la limite de leurs mouvements. Si les *bathmides* n'existaient pas du tout, ou si elles étaient soit plus grandes, soit plus petites qu'elles ne sont en réalité, beaucoup de mouvements de l'avant-bras en souffriraient : s'il n'y avait pas de *bathmides* du tout, l'extension et la flexion seraient entièrement abolies, les convexités de l'humérus venant heurter les *couronnes* du cubitus ; si elles étaient plus petites qu'elles ne sont, l'extension et la flexion complètes de l'avant-bras en seraient gênées d'autant plus vite que les *bathmides* rencontreraient les couronnes plus tôt qu'il ne convient. Si les *bathmides* étaient plus grandes qu'elles ne sont, ou si l'humérus était percé de part en part, il est évident pour tous que le cubitus serait porté en arrière au delà de l'extension parfaite ; et s'il en était ainsi, nous ne pourrions obtenir aucune résistance pour les ouvrages violents et forts que nous accomplissons le bras étant exactement étendu. Si donc la *couronne* postérieure du cubitus était sans aucun point d'appui et complétement lâche, elle s'échapperait aisément de dessus la convexité humérale, et elle nuirait d'autant plus à la force des fonctions qu'elle retomberait davantage. Mais avec la grandeur actuelle des *bathmides* l'extension et la flexion de l'avant-bras sont parfaitement exactes, en sorte que les mouvements ne pèchent ni par excès ni par défaut.

Pour quiconque veut regarder, il est évident que c'est en vue de ce qu'il y a de plus excellent, que la forme des *bathmides* est dans le rapport le plus parfait avec les *couronnes* qu'elles reçoivent ; en effet, le mieux était que les proéminences fussent serrées exactement de tous côtés dans les cavités, de façon qu'il n'existât aucun espace vide. Il n'était pas possible que les choses fussent plus convenablement disposées qu'elles ne le sont, chaque *bathmide* partant de la partie la plus large de la lèvre supérieure, et se terminant inférieurement par une extrémité très-étroite[1]. De plus, que les cavités aillent, en se rétrécissant peu à peu, pour correspondre aux *couronnes*, de telle sorte qu'il n'y a sur aucun point ni constriction, ni laxité, ni manque d'appui, cela n'est pas une petite preuve de prévoyance. L'artifice de la position des *bathmides* se révèle encore par cette circonstance qu'elles sont précisément placées là où devaient venir frapper les *couronnes* du cubitus dans l'extension et la flexion complètes de l'avant-bras. Cela est évident pour tous. En effet, si l'on considère qu'on ne trouve de cavité dans aucune autre partie de l'humérus[2], et que celles qui existent n'ont pas été faites en vain, ni jetées au hasard, mais qu'elles apparaissent comme étant disposées dans le lieu le plus propice, qui n'avouera que ces dispositions ont été prises pour le mieux ? car outre leur position, toute leur structure eu égard à la grandeur et à la forme est si convenablement et si exactement appropriée aux fonctions du bras, que s'il y avait le plus petit changement, le membre en serait estropié.

Vous apprendrez qu'à leur tour les *couronnes* du cubitus sont parfaitement constituées, si vous réfléchissez que ces couronnes étant ou plus courtes, ou plus longues, ou plus obliques, ou plus droites, ou plus recourbées, ou plus arrondies, ou plus étroites, ou plus larges qu'elles ne sont, ou modifiées de quelque manière que ce

---

[1] Galien parle ici de la circonférence antérieure ou évasement, et du fond des *cavités olécrâniennes et coronoïdes*. La *circonférence* est ce qu'il nomme la *lèvre supérieure*, et l'*extrémité inférieure* est ce que nous appelons le *fond*. — Ces particularités sont surtout remarquables pour la cavité olécrânienne, et plus encore sur le singe que sur l'homme, disposition qui tient, sans doute, à ce que chez le singe, le membre thoracique sert à la fois à la progression et à la préhension.

[2] Les manuscrits et les imprimés portent τοῦ πήχεως (*du cubitus*). Daleschamps a mis *humérus*, comme s'il avait lu τοῦ βραχίονος. Ce changement me paraît tout à fait justifié par le contexte ; car il s'agit évidemment, non du cubitus, mais de l'humérus.

soit, les fonctions du bras seraient lésées en proportion. Si, par hypothèse, les *couronnes* étaient plus longues qu'elles ne le sont actuellement, il est évident pour tous que, venant frapper plus tôt le bras, elles gêneraient en quelque chose le mouvement complet d'extension ou de flexion. Si on les suppose plus courtes, il en résultera d'une part que le cubitus sera replié et se fléchira en arrière [1], d'une autre que toute l'articulation perdra de sa solidité, en sorte que l'humérus quittera facilement le cubitus, en dépassant l'apophyse postérieure dans la flexion, et l'antérieure dans l'extension. Si elles étaient plus arrondies ou plus droites qu'elles ne le sont, elles ôteraient nécessairement une grande partie de sa fixité à la cavité située entre les condyles de l'humérus, et qui est arrondie ; à son tour cette cavité ne s'adapterait plus comme maintenant dans toute l'étendue de sa surface aux *couronnes* du cubitus. Si ces *couronnes* étaient plus étroites, comme la cavité moyenne de l'humérus sur laquelle elles rouleraient se trouverait alors trop large, elles seraient de nouveau privées de fixité, et flottant, pour ainsi dire, elles se porteraient souvent sur les côtés, en sorte que la faculté de mouvoir tout le cubitus d'une façon rectiligne serait compromise ; il s'ensuivrait que les fonctions de l'avant-bras privé de soutien et de point d'appui, seraient impuissantes. De même si elles étaient plus larges que la partie moyenne de l'humérus, elles ne pourraient pas entrer dans la cavité, mais elles resteraient suspendues sur les crêtes des têtes de l'humérus. Maintenant leur surface s'adaptant exactement à la cavité trochléenne, chacune des *couronnes* est exactement serrée de tous côtés par les condyles de l'humérus, et le cubitus ne peut en aucune façon dévier sur les côtés, de sorte que l'articulation devient solide et propre aux fonctions du bras.

Des deux têtes de l'humérus, l'externe (*épicondyle* et *condyle*),

---

[1] Il semble ici que le texte, bien qu'il soit identique dans les manuscrits et dans les imprimés, a subi primitivement quelque altération, car Galien parle à la fois des apophyses antérieures et postérieures, d'où il résulte que si elles sont plus courtes, le cubitus se portera au delà des limites naturelles, aussi bien en avant qu'en arrière. Dalechamps a traduit, *par manière de déclaration*, ainsi qu'il le dit, « *L'os du coude... se réfléchirait aussi bien en la partie postérieure qu'en l'antérieure.* »

qui est la plus petite, a été faite en vue de l'articulation avec le radius; l'interne (*épitrochlée*), la plus grande, n'a aucun os qui lui soit contigu; aussi elle proémine à la partie interne du bras, et elle apparaît nue et dépourvue de chair quand on la regarde ou qu'on la touche; mais il sera plus opportun d'en parler à propos des vaisseaux qui se répandent dans tout le corps, non-seulement des artères et des veines, mais encore des nerfs (liv. XVI), car j'ai résolu de parler en particulier de chaque point, au fur et à mesure que j'avancerai dans mon exposition; de sorte que je traiterai de la tête interne de l'humérus quand il s'agira des vaisseaux et des nerfs, pour la sûreté desquels elle a été faite (XVI, VIII). La nature se sert encore par surcroît de cette tête pour un autre usage, en y attachant la *tête* de l'extrémité supérieure des muscles qui sont couchés en droite ligne sur la partie interne du cubitus [1]. A propos de la tête externe, je dois dire ici que le radius, régulateur des mouvements de rotation de l'avant-bras, embrasse cette tête par sa cavité glénoïde, et aussi que des ligaments membraneux, forts, partant des épiphyses, servent de lien d'attache et de constriction en enveloppant de tous côtés l'articulation, de telle façon que la tête de l'humérus ne peut ni s'échapper de la cavité sur laquelle il est placé, bien que cette cavité soit superficielle et peu profonde, ni être gênée dans ses mouvements, la nature des ligaments étant telle qu'ils peuvent être très-allongés en proportion des tractions, et ne se refuser à aucun mouvement. Tels sont aussi la nature et l'usage des ligaments pour toutes les autres articulations; car aucune articulation n'est entièrement dépourvue de ligaments. Les unes en ont de nombreux et de forts, les autres de moins abondants et de plus faibles. La nature n'a pas pris ces dispositions au hasard, mais elle a créé les ligaments d'autant plus nombreux et d'autant plus forts que l'articulation avait besoin de plus de sûreté dans la protection et de plus de liberté dans les mouvements; car la nature n'aime rien faire ni de trop peu, ni de trop et d'inutile. Pour cette raison donc, la nature proportionnant à l'usage

---

[1] Cf. II, III, et la *Dissertation sur l'anatomie de Galien*. — Ce sont les muscles *cubital* (par une languette) et *radial antérieurs*, *fléchisseur commun superficiel*, *palmaire grêle* et *rond pronateur*.

du radius dont nous parlons actuellement, l'épaisseur et le nombre des ligaments, n'a pas donné à son articulation des ligaments moins resistants qu'à toutes les autres articulations du reste du corps, de même elle a muni de vigoureux ligaments l'articulation du cubitus avec l'humérus ; et, bien que cette articulation fût très-solide par elle-même, craignant la force des mouvements qui s'y passent, elle a attaché par de forts liens le radius au cubitus à chacune de leurs extrémités. Mais c'est assez sur l'articulation du coude ; parlons maintenant des autres parties du bras.

Chapitre xvi. — Utilité de la forme de l'humérus. — Usage des chairs dont il est revêtu ; les anatomistes n'ont pas traité de cet usage. — Heureuse disposition des muscles du bras. Ils servent à la fois aux mouvements du membre et à la protection de l'humérus ; ignorance fâcheuse des médecins à cet égard ; ils ne peuvent connaître l'utilité d'une partie dont ils ignorent la fonction et la position. — Rapports des deux masses musculaires du bras, externes et internes. — Proportion exacte entre le volume des muscles et celui des os.

Il me reste à traiter, pour ce qui regarde le bras, de quatre muscles et d'un os, car je m'occuperai des nerfs, des artères et des veines du bras quand je décrirai tous les vaisseaux qui se répandent dans l'universalité du corps (XVI, viii). L'humérus est avec raison convexe à sa face externe et concave à sa face interne ; car il était mieux, ainsi qu'il a été dit au commencement, que les bras fussent tournés l'un vers l'autre[1] ; cela étant, il était mieux aussi que les os se regardassent par leur concavité, et que leur convexité fût tournée du côté externe. Disons de suite que cette construction a rendu les bras très-propres à embrasser les corps ronds, en même temps qu'elle prépare un abri aux vaisseaux qui se distribuent à tout le membre. De plus il était mieux, et cela est évident, je pense, que l'os du bras fût recouvert par les muscles qui mettent l'avant-bras en mouvement ; car cet os avait besoin d'un moyen de défense et de revêtement, non-seulement contre le froid et le chaud (Cf. I, xiii), mais encore, et surtout, en vue du contact des corps durs ; car la peau privée de chair n'était pas capable de résister seule contre la moindre de ces in-

[1] Voy. I, v, p. 119 et la note correspondante. — Voy. aussi plus loin le chapitre xix et le livre XVII.

fluences. Que la chair soit une partie du muscle, c'est ce qui a été dit par presque tous les anatomistes, et aussi par nous dans le traité *Du Mouvement des muscles* (I, I) ; mais on n'a pas parlé avec exactitude de son mode de connexion avec les nerfs et avec les ligaments, et on n'a pas expliqué ses usages. Nous en traiterons dans la suite de cet ouvrage (XII, III). Il suffit maintenant de considérer ce qui est admis et ce qui apparaît dans les dissections, je veux dire que les chairs font partie de la substance des muscles. Donc l'humérus devant être entouré de tout côté par les chairs, et devant nécessairement aussi fournir des points d'attache aux muscles qui meuvent l'avant-bras, a reçu non pas des chairs isolées et oisives, et des muscles isolés, mais des chairs en tant qu'elles font partie des muscles.

Comme l'avant-bras jouit de deux mouvements, l'un d'extension, l'autre de flexion, il était nécessaire que le muscle chargé de la flexion fût situé en dedans, et celui qui opère l'extension en dehors. Si les choses se passaient ainsi, toutes les parties intermédiaires de l'humérus, c'est-à-dire les faces supérieures et les inférieures (cf. II, II, *in fine*), seraient tout à fait nues, aucun muscle ne les revêtant. Il fallait donc ou se résigner à laisser l'humérus complétement exposé à toutes les lésions à cause de sa nudité, ou faire naître sur les membres des chairs inutiles qui ne devaient faire en aucune façon partie des muscles ; mais l'une ou l'autre disposition était de la négligence, et, de plus, contraire aux habitudes de la nature. Pour ne pas engendrer une chair inutile et pour ne pas laisser sans défense et nue une partie du membre, elle a donc rendu les mouvements plus forts et en même temps plus sûrs, en doublant le nombre des muscles. Que quatre muscles tirent plus vigoureusement que deux, cela est tout à fait évident ; et que le mouvement soit alors plus sûr, cela n'a pas besoin non plus d'une longue démonstration. Comme chacun des muscles est *deux* au lieu *d'un*, si l'un des deux subit quelque lésion, l'autre suffit pour mouvoir le membre ; mais si la nature eût fait seulement les muscles doubles, et qu'elle les eût disposés les uns sur les autres ; elle eût donné, il est vrai, par ce moyen de la force et de la sûreté aux mouvements, mais elle n'eût pas encore recouvert les parties intermédiaires du bras ; comme elle a placé chacun d'eux obliquement sur le membre en les croisant mutuellement en forme de *chi* (X)[1], au niveau des parties susdites, elle arrive à remplir cette région de tout côté. Si ces muscles avaient dû mouvoir le membre par des tractions en ligne droite, en étendant ou en fléchissant l'articulation du coude, non-seulement la position oblique ne leur eût servi de rien, mais elle eût produit un effet tout contraire. N'est-ce pas une très-grande preuve de leur excellente construction que de pouvoir exécuter un mouvement rectiligne à l'aide d'un double mouvement oblique, comme les tendons qui meuvent le carpe ? En effet, l'un des muscles qui fléchissent l'avant-bras (*biceps brachial*) prend naissance sur les parties internes de la région de l'épaule, et se porte de là sur les parties antérieures du bras; l'autre, plus petit (*brachial antérieur*), procède des parties externes de l'humérus, puis se porte insensiblement vers la région interne, d'où il est évident que leur situation respective est en forme de *chi*. Il est également manifeste que leur mouvement est oblique. Quand le plus grand des deux muscles (*biceps*) agit, la main touche la région interne de l'articulation de l'épaule; quand c'est le petit muscle (*brachial*), elle arrive sur les parties opposées qui sont au côté externe. C'est la première chose qu'il faut chercher sur les singes quand on dépouille le bras et qu'on tire les attaches des muscles, comme nous l'avons dit dans notre *Manuel des dissections* (I, III), et comme nous pouvons le faire sur nous-mêmes sans dissection, car en laissant dans l'immobilité toutes les autres articulations, et en fléchissant seulement l'articulation du coude, nous ne pouvons jamais porter la main au delà des régions susdites.

De la même façon vous trouverez les muscles (*triceps brachial*) de la partie postérieure du bras disposés de telle sorte qu'ils sont opposés à chacun des muscles de la région interne. Tous deux s'insèrent au coude, mais la plus grande partie de l'un se fixe à la région interne et la plus grande partie de l'autre à la région externe. Les origines supérieures du premier de ces deux muscles s'insèrent surtout sur les parties internes de l'humérus, et celles de l'autre muscle sur la région postérieure[2].

---

[1] Ces dispositions et celles qui sont indiquées plus bas ne peuvent être rendues sensibles que par les figures au trait que j'ai ajoutées à la *Dissertation sur l'anatomie de Galien.*

[2] Galien décrit ici fort obscurément le *triceps*, avec son *appendice*, qui est

Mais, comme on l'a déjà dit au commencement de ce traité (I, XVI), il n'est pas possible de trouver l'utilité d'aucune partie avant d'avoir déterminé sa fonction ; aussi presque tous les médecins, ignorant les fonctions de la plupart des parties, quelques-uns même, ne connaissant pas leur structure, ne savent conséquemment rien d'exact touchant leur utilité ; il leur paraît suffisant de savoir qu'il y a deux muscles extenseurs de l'avant-bras et deux muscles fléchisseurs, mais ils déclarent qu'il est inutile de chercher laborieusement où commence et où finit chacun de ces muscles. Un de ces médecins, voyant un jour avec moi un jeune homme qui pouvait bien, en fléchissant l'avant-bras, porter la main vers la région interne de l'épaule, mais ne le pouvait pas vers la région externe, ce médecin, dis-je, n'était pas capable de reconnaître à quel muscle appartenait l'affection ; il ignorait complétement aussi que le grand muscle (*biceps brachial*) s'insère au radius et que le petit (*brachial antérieur*) se fixe sur le cubitus ; mais il pensait que les deux muscles se portent sur l'espace qui sépare les deux os. Comment aurait-il pu trouver l'utilité de leur situation, puisqu'il ignorait même cette situation ? Ignorant la position, il ne connaissait pas non plus la fonction.

Ces deux muscles, quand ils agissent ensemble, fléchissent l'avant-bras en ligne droite. Si l'un d'eux entre en action, l'autre demeurant en repos, la ligne droite déviera un peu d'un côté ou de l'autre, ainsi qu'il a été dit. On ne doit pas s'étonner que, si l'un des deux muscles attire l'un des deux os, celui-ci le cubitus, celui-là le radius, l'autre suit, ces deux os étant de tous côtés unis par des ligaments nombreux et puissants ; car s'il est possible aux muscles qui sont couchés sur le cubitus de mouvoir le radius tout seul, c'est que le mouvement est très-borné, et que les attaches qui l'opèrent sont nombreuses. Quant au muscle qui descend en droite ligne de l'humérus (*biceps*), qui agit par un seul tendon, et qui produit

---

propre aux singes ; il serait difficile de reconnaître ces muscles si on ne recourait à la partie de la *Dissertation* où je traite des muscles du bras. — Par ces expressions : *les origines supérieures* (ἄνωθεν ἐκφύσεις), Galien n'entend certainement pas l'origine première, ou la tête même de ces muscles, mais, au contraire, l'insertion du prolongement de cette origine première, ou de cette tête, sur l'humérus, avant que les muscles deviennent tendineux.

ainsi un mouvement considérable de tout le membre, de façon à porter les doigts sur l'épaule, il n'est ni étonnant ni impossible qu'en mettant un os en mouvement, il entraîne aussi l'autre, d'autant plus qu'une partie de son tendon s'insère sur les ligaments communs au cubitus et au radius. Ces dispositions ont été prises avec beaucoup d'artifice par la nature, et les deux muscles ont été faits avec raison, l'un petit et l'autre grand. J'ai déjà dit souvent (cf. I, XVII) que pour les bras les mouvements en dedans l'emportent sur les autres; puis donc que chacun des deux muscles écarte l'avant-bras de la parfaite ligne droite, il était naturel que le muscle placé en dedans (*biceps*) fût plus fort que celui qui est placé en dehors (*brachial ant.*). Il était naturel aussi que les muscles (*triceps*) qui leur sont opposés fussent, eu égard au volume, dans un rapport direct avec chacun d'eux; car si la nature eût opposé au plus grand des muscles internes le plus petit des muscles externes, et au plus petit des internes le plus grand des externes, elle eût été à bon droit accusée d'impéritie. Mais ni dans cette partie, ni dans aucune autre elle n'a commis une pareille méprise.

Si jamais un créateur a fait preuve d'une grande prévoyance pour ce qui regarde l'égalité et la proportionnalité, la nature a aussi donné cette preuve dans la formation du corps des animaux, d'où Hippocrate lui décerne avec raison le nom de *juste*[1]. En effet, comment n'est-il pas juste aussi que les muscles du bras soient plus longs que ceux de l'avant-bras[2]; les premiers meuvent l'avant-bras, et les seconds le carpe et les doigts, en sorte qu'il y a, eu égard à la grandeur, une égale proportion entre les parties qui doivent être mues et les muscles qui les meuvent. Il devait exister nécessairement une analogie entre les muscles et le volume des os qu'ils doivent mettre en mouvement, de telle sorte que le bras est plus grand que l'avant-bras pour la même raison que la cuisse est plus grande que la jambe. Si outre qu'ils sont volumineux, les os avaient été sans cavités, sans moelle, durs et denses, les membres eussent eu un poids énorme. Aussi les grands os sont-ils

---

[1] Voy. I, XXII, p. 163, note 1.

[2] Il est vrai, ainsi que Galien le dit plus bas, que l'os du bras est plus long que ceux de l'avant-bras, mais quelques-uns des muscles de l'avant-bras, sans même tenir compte des tendons, sont plus longs que les plus grands muscles du bras.

moins denses, plus caverneux et plus creux que tous les petits os. La nature tire encore accessoirement très-bon parti de leurs cavités; elle y a mis en réserve la nourriture propre de l'os et qu'on appelle *moelle;* mais j'en parlerai dans la suite (XI, XVIII).

CHAPITRE XVII. — Pourquoi un os au bras et deux à l'avant-bras? — Prévoyance de la nature dans la structure des articulations (Voy. aussi I, XV; II, VIII, et XII, V). — Structure différente des articulations, eu égard à la variété ou à la solidité des mouvements; laquelle de ces deux conditions prédomine dans les articulations de l'épaule, du coude, du carpe et des doigts. — Dispositions particulières prises par la nature pour les articulations du coude, du carpe et des phalanges.

Pourquoi y a-t-il un seul os au bras et deux à l'avant-bras[1]? c'est ce qu'il faudrait dire maintenant; mais avant cela il convient de parler d'une manière générale des articulations. On a dit plus haut que la nature a non-seulement donné pour chaque organe, aux parties qui les constituent, la forme qui est propre aux fonctions pour lesquelles ces organes ont été faits, mais qu'elle

---

[1] Galien n'a pas répondu à cette question dans ce livre, il le fait en partie dans le 1er chapitre du livre XVII. Broc s'est aussi posé le même problème, et voici comment il le résout : « Quelque compliqué que puisse être le membre supérieur, la première division ne doit renfermer qu'un os, car elle est le centre, le point de départ de tous les grands mouvements, ceux qui s'étendent à tout le reste du membre, et qui dit centre, dit unité : c'est comme le tronc d'un arbre d'où tout part en se divisant ; s'il y en avait deux, l'un pouvant suffire, rendrait l'autre inutile. Supposez aussi qu'il y ait deux os au bras ; ils exécuteront à eux deux toute espèce de mouvements ; mais un seul les exécuterait aussi, et même mieux, parce que celui auquel il serait joint le gênerait dans divers sens; donc le bras ne doit, en effet, renfermer qu'un os. L'avant-bras est une des parties qui peuvent être le plus rigoureusement déterminées. En effet, il a maintenant deux fonctions très-distinctes : d'un côté, il doit se mouvoir à angle autour de son extrémité supérieure, afin que le membre puisse être convenablement raccourci, et, d'un autre côté, il fait tourner la main sur elle-même. Or, ces deux fonctions exigent nécessairement deux os, un pour chacune d'elles : un seul ne pourrait les remplir sans donner lieu aux plus graves inconvénients ; c'est ce qu'il est aisé de démontrer. » Broc va encore plus loin que Galien; le raisonnement lui fait trouver, *a priori*, les moindres dispositions des douze os! Ces considérations peuvent passer pour très-ingénieuses; mais l'analyse scientifique y reconnaît des vices radicaux. C'est ce que je cherche a établir dans ma *Dissertation historique sur la théorie des causes finales*.

n'a pas pris moins de soin pour les mettre à l'abri des lésions (II, vii). On en fera maintenant une application aux articulations : là où le mouvement devait servir à des fonctions énergiques et nombreuses et où il y avait à craindre que la violence du mouvement n'entraînât une luxation, elle unit, elle serre les os par des liens externes nombreux et épais, non pas seulement membraneux, mais arrondis; elle couronne de cartilages les têtes articulaires; elle crée des proéminences de dimensions égales aux cavités qui doivent les contenir, de telle façon qu'il n'y a aucun espace vide; de plus elle munit exactement la circonférence de ces cavités de crêtes et d'espèces de sourcils. Quand l'articulation est faite en vue de mouvements peu nombreux et peu énergiques, la nature, qui n'a plus de crainte à avoir, fait naître des ligaments minces et membraneux, et la jonction entière des os est tout à fait lâche. En avançant dans mon sujet, je démontrerai pour chaque membre que cette manière de procéder se rencontre dans les articulations de tout le corps. Mais c'est ici le lieu de montrer qu'il en est ainsi pour les bras dont il est question actuellement.

Nous accomplissons les fonctions les plus énergiques et les plus nombreuses en imprimant des mouvements à l'articulation du carpe et à celle du coude; il était donc naturel que ces articulations fussent mises hors de danger et par le mode d'union des os, et par les ligaments qui les entourent, ligaments qui devaient être non-seulement épais, mais durs de tous côtés. Comme l'articulation de l'épaule est peu souvent appelée à faire des mouvements violents et que le plus souvent elle est complétement au repos ou qu'elle agit faiblement, les os y sont joints d'une façon très-lâche, et les membranes qui l'entourent sont encore plus lâches. La nature ne les a faites ni cartilagineuses, ni épaisses, ni tout à fait dures, mais suffisamment minces et molles, et capables de s'étendre beaucoup.

Pour les articulations du coude et du carpe, on trouve des ligaments non-seulement épais, mais durs, rapprochant de tous côtés les os qui entrent dans la composition de l'articulation et les empêchant le plus possible de s'écarter les uns des autres. Bien qu'ils doivent souvent agir avec une grande énergie, ils sont moins sujets aux luxations que les os de l'épaule; car il ne se peut pas qu'un os s'éloigne d'un autre sans qu'il y ait un écartement aussi grand que possible : or l'écartement provient de la faiblesse et de la laxité soit des ligaments, soit du mode d'union des os entre eux, ce qui arrive pour les os quand les rebords de leurs cavités sont très-peu élevés et qu'ils n'ont de crêtes d'aucun côté. Et certes, bien que les cavités soient munies de crêtes, lorsque le rebord de ces crêtes est brisé dans des mouvements violents, non-seulement les os se luxent actuellement, mais cette disposition à se luxer leur reste toujours ; d'où l'on voit que la structure parfaite des articulations ne contribue pas peu à les empêcher de se luxer.

Pourquoi donc la nature n'a-t-elle pas mis toutes les articulations à l'abri du danger? parce qu'il existe un antagonisme nécessaire entre la variété des mouvements et la solidité des articulations, et que ces deux conditions ne pouvaient pas coexister au même degré. L'une dépend de la laxité dans les moyens d'union, l'autre d'une contraction circulaire exacte et ferme. Là où la variété des mouvements était sans danger, il était inutile et superflu d'inventer quelque chose pour la solidité ; mais là où cette variété était dangereuse et exposait aux déplacements, elle a préféré la sûreté à la variété[1]. Pourvoyant plutôt à la sûreté qu'à la variété dans les articulations du coude et du carpe, et s'exposant en même temps au danger de rendre le bras semblable à un membre estropié en le réduisant à un seul mouvement, elle a ajouté à chacune de ces articulations une articulation accessoire[2], mode d'union qui permet les mouvements latéraux. Quant à l'articulation de l'épaule, il ne s'y passe pas seulement des mouvements d'extension et de flexion, mais aussi des mouvements de rotation en tous sens; en effet, la tête de l'humérus est ronde, les liens sont lâches, enfin la cavité du col de l'omoplate est peu profonde, et dans toute son étendue en harmonie parfaite avec la tête de l'humérus. L'articulation du carpe comme celle du coude, étant au contraire fortement serrée de tous côtés, ne peut avoir ni un mouvement varié,

---

[1] Dans son ardeur à tout expliquer et à tout justifier, Galien ne s'est pas aperçu qu'à l'épaule comme dans toutes les articulations dont les mouvements sont variés, la facilité aux déplacements est plus grande qu'aux articulations fortement serrées, et que les luxations y sont souvent très-difficiles à réduire. Pour l'épaule, du moins chez l'homme, la nature a évidemment sacrifié la solidité des mouvements à leur variété et à leur étendue.

[2] Voy. II, XI, et la note 3 sur l'articulation du carpe avec l'avant-bras. — Cf. aussi plus bas le chap. XVIII.

ni un mouvement circulaire, ce qui rendait superflu tout soin de la variété des mouvements[1]. Comme ce mouvement circulaire était impossible et qu'il ne fallait pas cependant négliger le soin de la variété, la nature a créé dans ces régions une double jointure, afin que ce qui manque à chacune d'elles prise isolément fût suppléé par l'intervention de la seconde. En effet, les mouvements de circumduction latérale des membres sont accomplis en haut par l'articulation du radius avec l'humérus, et en bas par celle du carpe avec la petite apophyse du cubitus[2]. — L'articulation de chacun des doigts jouit aussi d'un mouvement latéral, comme celle de l'épaule; mais ce mouvement n'est pas aussi étendu, bien que les ligaments circulaires soient membraneux et minces, attendu que la structure des os des doigts est différente de celle des os de l'épaule; car les têtes des os ne sont pas uniformes dans toute leur surface; en effet, elles n'ont pas une rotondité parfaite, et les cavités qui les reçoivent sont munies de rebords qui se terminent en petites crêtes minces, lesquelles produisent une constriction circulaire exacte. Il existe de plus des os appelés *sésamoïdes*, en sorte que chaque articulation des doigts a, en quelque sorte, une structure moyenne. Autant il manque de solidité à ces articulations, si on les compare au carpe et au coude, autant elles surpassent sous ce rapport l'articulation de l'épaule; et en cela la nature a agi rationnellement : en effet, bien que les doigts soient particulièrement destinés à saisir les petits objets lorsqu'ils fonctionnent seuls, ils n'en viennent pas moins puissamment en aide au coude et au carpe quand il s'agit de saisir des corps volumineux, et leurs articulations qui ne sont recouvertes d'aucun côté servent à un bien plus grand nombre de fonctions que toutes les autres. Elles ne sont pas, comme l'épaule, entourées circulairement de vastes muscles qui, dans cette région, ne gênent en aucune façon les mouvements et qui ne contribuent pas

---

[1] Cette dernière réflexion paraîtra sans doute fort inutile. Galien (que ses mânes ne s'en offensent point!) est parfois d'une ingénuité qu'on ne peut expliquer dans un aussi grand esprit que par l'aveuglement d'une doctrine poussée à ses dernières conséquences. Il serait, au moins, désirable qu'il ne rendît pas, en quelque sorte, la nature, *si juste et si sage*, solidaire de sa puérilité.

[2] Voy. note 3 de la page 194.

peu à la solidité ; en sorte que la solidité de l'articulation dépend de deux conditions, les ligaments et l'union exacte des os. On trouve ces deux conditions réunies pour le coude et le carpe ; une seule prédomine dans les doigts, et l'épaule n'en remplit aucune d'une façon complète. Aussi la nature a-t-elle agi avec discernement en unissant le radius au cubitus en vue d'une double fonction, puisqu'il n'était pas possible aux articulations solides et fortement serrées de tous côtés de jouir de la variété des mouvements.

Chapitre xviii. — Pourquoi les mouvements du carpe sont-ils très-bornés, et pourquoi ceux du bras sont-ils très-étendus ? — De l'apophyse du cubitus appelée *styloïde*. De sa jonction avec le petit os du carpe qui correspond à l'*auriculaire*.

Il n'est pas besoin de longs discours pour établir pourquoi les mouvements sont bornés et obliques au carpe et pourquoi ils sont très-étendus au coude. En effet, à la partie inférieure de l'avant-bras les os du carpe sont fortement unis, et le radius lui-même est solidement joint au cubitus, d'où beaucoup de médecins ont conclu que ni l'un ni l'autre de ces os ne jouissent d'un mouvement propre, mais que, soudés comme un seul os, ils n'avaient qu'un seul mouvement commun. Toutefois au coude, le radius est séparé du cubitus par une distance telle qu'il peut exécuter des mouvements étendus sans que le cubitus y participe. Au poignet, ce n'est pas possible. L'articulation de l'apophyse mince du cubitus, appelée *styloïde*, avec l'os du carpe qui correspond au petit doigt (*pyramidal*), est elle-même extrêmement petite, car l'os du carpe, nécessairement petit, jouit d'un mouvement très-restreint, et à cause de son peu de volume, et aussi parce que dans cette région le cubitus est lié au radius, et que cet os du carpe est uni avec les autres os de cette partie. Il n'aurait pu exister un mouvement étendu que si les os susdits avaient été suffisamment écartés les uns des autres.

Chapitre xix. — Récapitulation du IIe livre. Il sera traité des artères, des veines et des nerfs du bras, à propos des parties communes à tout le corps. — Pourquoi il faut réserver pour la fin de l'ouvrage ce qui regarde la grandeur et la situation du bras. — Il sera question des muscles de l'épaule dans le XIIIe livre.

J'ai exposé à peu près tout ce qui concerne le bras ; car les artères, les veines et les nerfs sont des instruments communs à tout le corps. Pour cette raison, ainsi que je l'ai déjà dit plus haut, j'en parlerai quand je m'occuperai des parties générales (XVI, VIII). Je traiterai à la fin de cet ouvrage (XVII, I) de la grandeur et de la position des bras, en même temps que de celles de tous les autres membres; car c'est en les comparant les uns aux autres qu'on peut établir leur bonne structure, eu égard à la grandeur et à leurs mutuelles relations. Laissant donc les bras pour le moment, nous passons aux jambes, à cause de leur analogie de structure. — Je décrirai les muscles qui meuvent l'articulation de l'épaule dans le XIIIe livre, en même temps que je traiterai ce qui me reste à dire sur cette partie et sur l'omoplate.

LIVRE TROISIÈME

DU MEMBRE ABDOMINAL ET DE SES DIVERSES PARTIES.

CHAPITRE Ier. — L'homme ne saurait avoir ni quatre jambes comme les animaux, ni quatre jambes et deux bras comme les Centaures, tels que les poëtes, et en particulier Pindare, nous les représentent. — Un tel assemblage serait contraire aux lois de la physiologie, et produirait un monstre inhabile à l'exercice de tous les arts.

Seul de tous les animaux l'homme a été pourvu de mains, instruments qui conviennent particulièrement à un être sage (cf. I, III) : comme il a des mains, il est aussi le seul des êtres destinés à marcher, qui jouisse de la station bipède et verticale. La partie du corps nécessaire à la vie étant complète avec les organes du thorax et de l'abdomen, et réclamant des membres pour la marche, les cerfs, les chiens, les chevaux et les autres animaux du même genre[1], ont des jambes pour membres antérieurs et pour membres postérieurs ; cette disposition leur est avantageuse pour la rapidité de la course ; mais pour l'homme les membres antérieurs sont devenus des mains, l'homme en effet n'avait pas besoin de vitesse personnelle, car il devait dompter le cheval, grâce à son intelligence et à ses mains (cf. I, III et IV) ; posséder des instruments nécessaires dans l'exercice de tous les arts était plus avantageux pour lui que d'avoir une marche rapide. Mais pourquoi n'a-t-il pas quatre jambes et en outre des mains comme les Centaures?

---

[1] Ce passage a été altéré dans les deux mss. que j'ai à ma disposition : Τοῦ γὰρ ἀναγκαίου πρὸς τὴν ζωὴν σώματος ἐκ τῶν κατὰ τὸν θώρακά τε [καὶ κυνῶν καὶ ἵππων καὶ τῶν παραπλησίων] καὶ κοιλίαν συμπληρουμένου μορίων καὶ δεομένων (en corr. δεομένου) κώλων εἰς βάσιν (βάδισιν 2148) ἐπὶ μὲν ἐλάφων τε καὶ κυνῶν καὶ ἵππων καὶ τῶν παραπλησίων, κ. τ. λ. codd. 985 et 2148. — Le texte vulgaire retranche avec juste raison les mots que j'ai mis entre deux crochets ; ils semblent, en effet, une répétition maladroite d'une partie du membre de phrase suivant. — Comme Galien ne nomme pas la tête, il faut bien admettre qu'il veut parler seulement de la *vie végétative ;* c'est en effet dans la poitrine et dans l'abdomen que sont renfermés les organes essentiels à cette vie ; mais encore faut-il sous-entendre que ces organes sont sous la dépendance du système nerveux cérébro-rachidien, dans l'immense majorité des animaux.

D'abord, parce qu'il était impossible à la nature d'unir des corps aussi différents ; car il ne lui suffisait pas, comme aux statuaires et aux peintres, d'associer des couleurs et des formes ; mais il lui fallait encore mélanger intégralement des substances qui ne sont ni combinées, ni tempérées. Supposez le commerce d'un homme et d'une cavale, la matrice ne pourra jamais élaborer le sperme. Que Pindare, comme poëte, accueille la fable des centaures, on peut le tolérer ; mais si c'est comme un homme sage et comme se donnant pour plus instruit que le vulgaire qu'il ose écrire (Pyth. II, vers 44-48, éd. de Bergk) : « ce mortel s'unit au pied du Pélion avec les cavales de Magnésie : de cette union naquit un peuple merveilleux semblable à ses parents ; il tenait de la mère par la partie inférieure du corps, et du père par la partie supérieure[1], » on l'accuserait avec raison de s'arroger une fausse sagesse[2].

Une jument pourrait, il est vrai, recevoir, conserver la semence de l'âne, et l'élaborer jusqu'à formation d'un animal d'un

---

[1] Suivant Pindare, Ixion fut puni par Jupiter pour avoir osé prétendre aux faveurs de Junon. En arrivant à la couche de la reine des dieux, il n'embrassa qu'une nuée monstrueuse dont il eut un fils, nommé *Centaure*, lequel s'unit aux cavales de Magnésie. De ce couple naquit la race des *Hippocentaures*, qu'on appelle plus ordinairement *Centaures*. — Voy. les scholies sur ce passage dans l'éd. de Boeckh, t. II, p. 319-20, et ses *explicat.*, t. II pars 2ª, p. 246 ; voy. aussi la note de Heyne, t. I, p. 219. — Cf. sur la fable des Centaures, Hoffmann, *l. l.*, p. 36, et surtout Jacobi, *Dictionnaire mythologique* (en all.) voce *Kentauren*.

[2] On me permettra de rappeler ici les vers où Lucrèce a combattu la fable des Centaures (chant V, v. 878, éd. de Lachmann, Berl. 1850 ; v. 876, éd. d'Havercamp et de Wakefield. — Cf. aussi le texte de Jac. Bernays, 1852) :

Sed neque centauri fuerunt, nec tempore in ullo
Esse queunt duplici natura et corpore bino
Ex alienigenis membris compacta ; potestas
Hinc illinc partis ut si par esse potissit.
. . . .
Principio circum tribus actis impiger annis
Floret equus, puer haud quaquam ; nam sæpe etiam nunc
Ubera mammarum in somnis lactantia quærit.
. . . .
. . Neque florescunt pariter nec robora sumunt
Corporibus, neque proiciunt ætate senecta,
Nec simili Venere ardescunt, nec moribus unis
Conveniunt, neque sunt eadem iucunda per artus.
Quippe videre licet pinguescere sæpe cicuta
Barbigeras pecudes, homini quæ est acre venenum.

genre mixte; il en est de même de l'ânesse par rapport au cheval, de la louve par rapport au chien, du chien par rapport à la louve ou même à la femelle du renard, et encore du renard par rapport à la femelle du chien[1]; mais une cavale ne saurait sans doute pas recueillir au fond de sa matrice la semence de l'homme, car il faudrait pour cela un membre viril plus long que n'est celui de l'homme; et cette semence, lors même qu'elle s'y introduirait, se corromprait à l'instant, ou du moins très-promptement.

Nous t'accordons, ô Pindare, les chants et les fictions de la Fable, sachant que la Muse de la poésie exige plus encore le merveilleux que les ornements qui lui sont propres; car elle a, je pense, moins la prétention d'instruire que celle de surprendre l'imagination et de charmer les oreilles[2]. Pour nous, qui avons souci bien plus de la vérité que de la fable, nous savons clairement que la substance de l'homme et celle du cheval ne sauraient être en aucune façon mélangées.

Mais admettons que les semences se mélangent pendant la gestation et qu'il se forme ainsi cet animal ridicule et étrange, de quels aliments nourrirez-vous ce produit? Je ne puis l'imaginer. Donnerez-vous par hasard des herbes et de l'orge crus à la partie inférieure chevaline, et à la partie supérieure les substances cuites dont l'homme s'alimente? Mais alors il serait peut-être mieux de créer deux bouches, l'une d'homme, l'autre de cheval, et si on veut faire des conjectures sur la poitrine de cet animal on trouvera qu'il court risque aussi d'avoir deux cœurs[3]. Que si cependant on passe par-dessus toutes ces absurdités, et si on admet que cet homme à jambes de cheval puisse naître et vivre, quel autre

---

[1] Aristote (*Hist. anim.*, VIII, XXVIII, § 8, p 170, éd. Bussem.) rapporte qu'en Cyrénaïque, on voit des animaux de genre différent (μὴ ὁμοφύλων), par exemple le chien et le loup, le renard et le chien, le tigre et le chien, cohabiter et donner naissance à des produits. — Voy. dans l'*Hist. nat. de l'homme*, par Prichard (trad. du docteur Roulin, Paris, 1843, in-8°, t. I, pp. 15-24), les considérations sur l'hybridité.

[2] Hoffmann (*l. l.*, pp. 36-38) dans sa longue note sur ce passage a donné toute une théorie des licences poétiques.

[3] Aristote (*De gener. anim.*, IV, III, p 401, l. 28, éd. Bussem.) a donné une autre raison de l'impossibilité de pareils monstres : — « Il est impossible, dit-il, qu'un semblable monstre, c'est-à-dire un animal dans un autre animal, puisse prendre naissance; la durée de la gestation qui diffère beaucoup chez la femme,

avantage tirera-t-il de sa conformation si ce n'est la vitesse? et encore cette rapidité ne pourra-t-il la mettre à profit en tous lieux, mais seulement sur une plaine unie et sans inégalités. Si on a besoin de gravir ou de descendre, de marcher sur un terrain en pente ou accidenté, la disposition actuelle des jambes de l'homme est de beaucoup préférable. Ainsi soit pour franchir un obstacle, soit pour escalader des rochers pointus et escarpés, en un mot pour triompher de tous les obstacles de la route, l'homme vaut mieux que ce centaure monstrueux.

Je voudrais le voir, ce centaure, bâtissant une maison, construisant un vaisseau, grimpant à l'aide des mâts sur les antennes des navires; bref, mettant la main à quelque manœuvre nautique. Quelle insigne maladresse en toutes choses et souvent quelle impuissance absolue ne montrerait-il pas! Comment, s'il s'agit de bâtir une maison, monterait-il au sommet des murs élevés, sur des échelles longues et étroites? Comment grimperait-il sur les antennes des vaisseaux? Comment serait-il en état de ramer, puisqu'il ne saurait s'asseoir convenablement? Supposez qu'il le pût, ses jambes de devant empêcheraient le service de ses mains. Peut-être nautonier incapable, serait-il bon laboureur? Mais dans ce dernier métier son incapacité éclaterait encore davantage, surtout s'il lui fallait travailler sur un arbre en y grimpant et cueillir certains fruits. Ne considérez pas son ineptie seulement dans cette situation, passez en revue toutes les industries : le voilà forgeron, cordonnier, tisserand, écrivain; regardez-le, comment s'assiéra-t-il, sur quelles jambes posera-t-il son livre[1], comment maniera-t-il

---

chez la brebis, chez la vache et chez la chienne, le démontre. Il n'est pas possible que chaque animal ne naisse pas à son temps. » — Au commencement du chapitre suivant, Aristote combat Démocrite qui attribuait la formation des monstres au mélange de deux semences étrangères l'une à l'autre, et dans le chap. x du même livre IV, il a longuement disserté sur la durée de la gestation pour les divers genres d'animaux. — Cf. aussi le passage de Lucrèce cité plus haut et les notes dans l'éd. *Ad usum Delphini* et dans celle de P. A. Lemaire. — Hier. Magius, dans ses *Variæ lectiones, seu miscell.* (*Venet.*, 1564, I, xx, pp. 57 et suiv.), combat l'existence des centaures et des autres monstres imaginaires auxquels le vulgaire, et même certains savants, croyaient encore de son temps.

[1] Hoffmann (*l. l.*, p. 38), remarque, à propos de ce passage, que les anciens

un instrument quelconque de travail? En effet, outre tous les privilèges dont l'homme est favorisé, seul de tous les animaux il jouit de la faculté de s'asseoir commodément sur ses ischions. Cette remarque échappe au vulgaire ; on pense que l'homme seul se tient debout (voy. chap. II, *in fine*, III, et Aristote, *Part. anim.*, IV, X, init.), mais l'on ne sait pas que seul aussi il peut s'asseoir. Ce centaure imaginé par les poëtes, et qu'on nommerait, à juste titre, non pas *homme* mais *homme-cheval*, ne pourrait donc pas se tenir solidement sur ses ischions; et cela lui fût-il possible, il ne se servirait pas avec adresse de ses mains, gêné qu'il serait dans toutes ses actions par ses jambes de devant, comme nous le serions nous-mêmes par deux longs morceaux de bois fixés sur notre poitrine.

Accommodés de la sorte, si l'on nous faisait coucher sur un petit lit de repos[1], nous formerions une étrange assemblée, bien plus étrange encore si nous venions à nous endormir. Ne serait-ce pas, en vérité, une chose admirable que de voir ces centaures ne pouvant reposer ni sur un lit, ni sur le sol. En effet, l'assemblage

---

écrivaient ou lisaient sur leurs genoux, et il cite à l'appui le 3e vers de la *Batrachomyomachie :*

Ἣν νέον ἐν δέλτοισι ἐμοῖς ἐπὶ γούνασι θῆκα.

C'est-à-dire, *Muses.... protégez les vers que j'ai tracés naguère sur des tablettes placées sur mes genoux*. — Dans le chap. IX du même livre III, Galien fait encore allusion à l'habitude d'écrire sur les genoux. — Cf. sur cette question les remarques de Lambecius (*Comment. de Bibl. Cæs.*, II, VII, pp. 570-571, éd. de 1669), et voy. Montfaucon, *Palæogr. gr.*, p. 203. — On sait aussi que dans l'antiquité il y avait de *petits lits de travail* (*lucubratoriæ lectulæ*), devant lesquels étaient ordinairement placés des *pupitres* ou des *tables*. Voy. Hoffmann, *l. l.*; Casaubon, *Ad Sueton.;* Augustus, § 78, dans l'éd. in-4° de Burmann, pp. 406-407, et les notes de Burmann lui-même; Pitiscus, *Ad Sueton.*, *loc. laud.* p. 328; Casaub., *Ad Persium,* sat. I, vers 17 et 52-3, p. 50 et 73, éd. Dübner. — Cf. aussi Properce, III, IV, v. 14, ibique Burmann et Hertzberg (III, VI, 14); Ovide, *Trist.*, I, XI, 38, ibique Burm.; enfin Géraud, *Essai sur les livres dans l'antiquité,* Paris, 1840, in-8°, pp. 44-47.

[1] Ἐν σκιμποδίῳ. Voy. le *Trésor grec* sur ce mot. Hoffmann (*l. l.*, p. 38) a traduit comme s'il s'agissait des lits sur lesquels on se couchait pour manger ; mais σκιμπ. est proprement un *lit de repos* sur lequel on pouvait appuyer sa tête et dont on se servait quand on était fatigué ou souffrant. — Voy. aussi sur σκίμπους, Smith, *Dict. of Greek and Rom. antiq.* au mot *lectus*, et Becker Charikles, IIe partie, p. 121 ; ce mot paraît surtout désigner un lit pour les classes pauvres, *un grabat*.

des parties qui constituent leur corps réclamerait le lit pour la partie humaine et la terre pour la partie chevaline.

Peut-être, dira-t-on, vaudrait-il mieux avoir quatre jambes, non de cheval, mais d'homme. Mais de cette façon, l'homme, sans rien gagner pour aucune de ses fonctions, perdrait encore sa vitesse. Si nous renonçons aux quatre jambes, soit de cheval, soit d'homme, nous ne réclamerons certes pas celles d'autres animaux; car elles ont de la ressemblance, les unes surtout avec les jambes du cheval, les autres surtout avec celles de l'homme. Sur quatre jambes, si deux sont superflues, sur six jambes et davantage, nous en aurions évidemment encore plus d'inutiles. En un mot, un être qui veut se servir utilement de ses mains, ne doit trouver sur sa poitrine aucun obstacle proéminent, soit naturel, soit artificiel.

Chapitre ii. — Inutilité des mains pour les animaux, et, par conséquent, inutilité pour eux de la station bipède. — Inconvénients et dangers qui résulteraient pour les animaux, de n'avoir que deux jambes et point de membres de devant. — De la forme et du nombre des jambes chez les animaux suivant leur naturel, le volume de leur corps et les fonctions qu'ils ont à remplir. — Chez les quadrupèdes, les jambes de devant, outre qu'elles servent à protéger la poitrine et le ventre, sont utiles pour la rapidité de la marche, et de plus, chez les carnivores, pour saisir la proie et porter la nourriture à la bouche. — Chez l'homme seul, les jambes continuent la direction du rachis en ligne droite; chez les animaux, elles sont unies avec lui à angle droit.

Comme le cheval, le bœuf, le chien, le lion et les autres animaux semblables ne devaient exercer aucun art, il leur était inutile d'avoir des mains et aussi de marcher sur deux pieds. Quel avantage en effet eût procuré la station bipède à des êtres dépourvus de mains? Loin de me paraître mieux partagés, s'ils eussent été conformés de cette sorte, ils auraient, ce me semble, perdu leurs qualités actuelles; je veux dire, d'abord, la facilité pour manger; en second lieu, la solidité des membres antérieurs; et, troisièmement enfin, la vitesse. N'ayant pas de mains, ils étaient obligés, les uns de porter la nourriture à leur bouche avec leurs jambes de devant, les autres de la prendre en se baissant (cf. VIII, I). Parmi les animaux, les carnivores ont les pieds divisés en plusieurs doigts; les herbivores ont des sabots, les uns fendus, les autres d'une seule pièce. Les premiers se montrent tous, en toute occasion, pleins de courage; aussi leurs pieds, non-seulement sont divisés en plusieurs doigts, mais encore ces doigts sont armés d'ongles vigoureux et crochus, car ils devaient ainsi et saisir plus vite la proie et la retenir plus facilement; mais il n'est pas d'herbivores aussi courageux que les carnassiers.

Cependant, comme en plus d'une circonstance, le cheval et le taureau montrent beaucoup de courage, ils sont armés, l'un de sabots, l'autre de cornes. Quant aux animaux tout à fait timides, ils ne sont pourvus ni de sabots, ni de cornes pour se défendre; ils ont seulement le pied fourchu, aussi paissent-ils en baissant la tête. Quant aux carnassiers, ils se servent des pieds antérieurs en guise de mains[1] pour retenir la proie qu'ils ont saisie à la chasse et pour porter la nourriture à leur bouche. Si avec leur corps nerveux et vigoureux, ils avaient le pied affermi par un sabot solide, ils seraient, à la vérité, beaucoup plus rapides qu'ils ne sont actuellement; mais les avantages qu'ils retirent de leurs jambes et que je signalais, avantages bien plus nécessaires, leur feraient défaut.

Comme les animaux privés de sang sont plus froids par tempérament et que, par conséquent, ils manquent tout à fait de force et de vivacité dans leurs mouvements, ils ont des jambes petites et nombreuses; petites, parce qu'ils sont incapables de porter de gros fardeaux et de les changer de place; nombreuses, parce qu'elles sont petites. La rapidité de la marche résultant, en effet, du nombre ou de la grandeur des jambes, les animaux privés de grands membres à cause de leur propre nature, ne pouvaient trouver de compensation que dans le nombre. Aussi quelques animaux, par exemple l'iule et le scolopendre, ont-ils un corps extrêmement allongé, la prévoyante nature ayant ainsi ménagé un espace étendu pour l'insertion d'un nombre considérable de pattes; mais chez les animaux qu'elle pouvait douer, sinon de grosses jambes, du moins de jambes longues et grêles, par exemple chez les sauterelles et les grillons, elle n'avait pas besoin de multiplier ces organes.

On trouve dans Aristote (*Hist. anim.*, IV, I, seqq.) une longue

---

[1] Voy. liv. VIII, chap. I, et cf. Aristote (*Hist. anim.*, II, I, sect. 1, § 2, p. 17; *Part. anim.*, II, XVI, l. 33-40, p. 248, et IV, X, p. 288 à 289, éd. Bussem.), que Galien suit et paraphrase.

et belle dissertation sur la différence que présentent les animaux privés de sang.

Quant aux animaux pourvus de sang, qui marchent et qui ressemblent le plus à l'homme, ils ont tous reçu quatre pieds, lesquels ont été créés dans l'intérêt de la vitesse et de leur protection; et même chez les animaux farouches ces pieds remplissent en outre quelquefois l'office de mains (voy. p. 222 et note 1). J'ai assez parlé des avantages que les pieds, tels qu'ils sont conformés pour la course, ont, chez les animaux farouches, pour la chasse et pour la préhension de la nourriture. Si on veut se convaincre qu'il y a bien plus de sécurité pour ces animaux dans la marche sur quatre pieds que dans la station verticale bipède [avec absence de mains], il suffit de réfléchir que les parties contenues dans le ventre et dans la poitrine sont bien plus facilement lésées que celles du rachis (voy. XII, x et xi), et que, dans la manière actuelle de marcher des animaux dont il s'agit, les parties les plus délicates sont cachées et protégées par des parties superposées, tandis que ce sont les parties moins délicates qui sont exposées aux chocs et qui font saillie; dans la station bipède, au contraire, les parties renfermées dans le ventre, loin d'être couvertes et abritées, sont nues, sans protection, exposées de toutes parts. Les animaux n'ayant à leur service ni les mains, ni l'intelligence dont l'homme dispose, il fallait qu'un moyen de protection extérieur fût placé en avant de leur ventre et de leur poitrine pour remédier à la faiblesse naturelle des organes qui y sont contenus. Ainsi il était mieux que les animaux pourvus de sang fussent quadrupèdes, et que les animaux privés de sang fussent polypèdes; pour des motifs contraires, il était préférable que l'homme fût bipède, puisqu'il n'avait pas besoin de jouir des avantages que les autres animaux retirent du nombre de leurs jambes, et qu'il eût été gêné dans beaucoup de ses actes s'il n'avait pas joui de la station bipède. Il est vrai que les oiseaux sont également bipèdes [1]; mais l'homme est, de tous les animaux, le seul

---

[1] Aristote (*Part. anim.*, IV, xii, p. 298, l. 26), dit : « Les oiseaux ont deux jambes comme les hommes, mais elles sont brisées d'avant en arrière comme chez les quadrupèdes, et non d'arrière en avant, comme chez l'homme (cf. *Hist. anim.*, II, i, sect. 1, §§ 4 et suiv., p. 18, éd. Bussem.); leurs ailes se fléchissent d'arrière en avant, comme les jambes de devant chez les quadrupèdes [de sorte

qui se tienne droit, car chez lui seul l'épine du dos continue en ligne droite la direction des jambes; s'il en est ainsi de l'épine, toutes les parties du corps nécessaires à la vie se comportent de même. L'épine sert comme de carène au corps (Cf. XII, x), et tandis qu'elle fait un angle droit avec les pattes des oiseaux comme avec les jambes des quadrupèdes, chez l'homme seul elle continue la même ligne droite. Chez les quadrupèdes et chez les oiseaux les jambes offrent donc dans la marche, par rapport à l'épine, la même figure que les jambes de l'homme dans la position assise. Aussi disions-nous tout à l'heure (chap. I), qu'à l'exception de l'homme, aucun animal ne jouissait de la station verticale (voy. p. 227, note 1).

CHAPITRE III. — La position assise n'est possible qu'à la condition de pouvoir fléchir d'arrière en avant la cuisse sur le bassin, et d'avant en arrière la jambe sur la cuisse; mais cette possibilité manque aux animaux; aussi les uns rampent, et les autres sont plus ou moins inclinés vers la terre. — L'homme s'assied et se tient debout non pas seulement dans le but de pouvoir regarder le ciel, mais pour être en mesure de se servir des mains dans l'exercice des arts. — Le vulgaire se trompe étrangement à cet égard et ne comprend pas le sens des paroles de Platon. C'est pour Galien une nouvelle raison d'écrire *Sur l'utilité des parties.*

Pourquoi donc les animaux ne peuvent-ils pas s'asseoir en s'appuyant, comme l'homme, sur leurs ischions (car il me reste encore à traiter cette question[1])? C'est parce que les membres attachés aux os coxaux doivent se fléchir d'avant en arrière à l'articulation du

que les ouvertures des angles formés par les articulations des quatre membres se regardent] (cf. *De incessu anim.*, cap. XII et XV). Les oiseaux sont nécessairement bipèdes, car il est de leur essence d'être des animaux pourvus de sang, de plus ils sont ailés; or, les animaux pourvus de sang n'ont pas plus de quatre points d'appui mobiles (cf. *Incess. anim.*, VI et VII; p. 307-8). Les oiseaux ont donc quatre extrémités pendantes ainsi que les autres animaux terrestres qui marchent. Mais chez ces derniers, les quatre extrémités sont constituées par des bras et des jambes [ou des jambes seulement], tandis que les oiseaux ont spécialement des ailes au lieu de jambes de devant. » — Dans Galien, au lieu de ὀρθῶς δὲ μόνος ζώων du texte vulgaire, j'ai lu ὀρθίος κ. τ. λ. avec le ms. 985.

[1] Dans le livre XV, chap. VIII, Galien a montré aussi de quelle utilité étaient les muscles fessiers pour la position assise. — Aristote a remarqué également (*Hist. anim.*, II, I, sect. 2, § 7, p. 20, éd. Bussem, et surtout *Part. anim.*, IV, X, p. 293-4) que les animaux n'ont pas de fesses. — Cf. p. 227, note 1.

fémur avec le tibia. Dans la position assise, l'épine fait un angle droit avec la cuisse. Si, à son tour, le fémur ne faisait pas avec le tibia un autre angle droit, la jambe ne poserait pas droit sur le sol, et la sûreté de la position assise serait détruite. Puisque cette position résulte de ce fait que les membres attachés aux os coxaux se fléchissent [en arrière] au niveau du genou, il est évident qu'elle est refusée à tout quadrupède, car tous fléchissent en avant leurs membres postérieurs. Comme chez l'homme, leurs membres antérieurs s'attachent aux omoplates et leurs membres postérieurs aux os coxaux; mais, au rebours de ce qui se passe chez l'homme, l'ouverture de l'angle de flexion de leurs membres antérieurs est placée en arrière et celle de leurs membres postérieurs en avant[1]. Il était en effet préférable pour les quadrupèdes que les ouvertures des angles de flexion fussent tournées l'une vers l'autre (cf. p. 223, note 1); mais l'homme, dont les membres attachés aux épaules sont devenus les bras, trouve avantage à ce que la flexion ait lieu au coude d'arrière en avant[2]. Il a été prouvé dans un des livres précédents (I, v, p. 119), qu'il valait mieux que les mains fussent tournées l'une vers l'autre; c'est aussi avec raison que les jambes sont douées au genou de la flexion d'avant en arrière; car c'est seulement à cette condition que l'homme doit de pouvoir s'asseoir commodément comme nous venons de le démontrer. Aussi l'axe de

---

[1] Aristote répète cette proposition en plus de vingt endroits; et l'on voit clairement que pour les membres postérieurs, par exemple, il compare l'articulation *tibio-fémorale* de l'homme avec l'articulation la plus apparente chez les animaux, c'est-à-dire avec celle qui représente l'articulation *tibio-tarsienne* de l'homme. — Voici, du reste, les réflexions de Schneider (*in Arist. Hist. anim.*, II, I, § 4, t. III, p. 62), sur cette erreur qui tient à ce qu'Aristote considérait plutôt l'*attitude* des membres que la véritable analogie de leur diverses parties: « Doctrinam « Aristotelis de motu et flexione artuum et articulorum humanorum contrario « motui quadrupedum erroneam esse apparet. Erroris autem causa in eo sita est, « quod os humeri et coxæ in quadrupedibus, inprimis longipedibus, breve, « adstrictum et corporis tegumento communi comprehensum est, neque ita, ut « in homine, quadrumanibus animalibus, urso et elephanto, liberum exstat mo« veturque. Itaque diversa ossa animalium cum humanis compararunt, falsisque « nominibus appellarunt. »

[2] Aristote (*Inc. anim.*, XII et XVI; cf. p. 223, note 1) détermine le sens de la flexion, non par l'ouverture, mais par le sommet de l'angle. On voit par ce passage que c'est le contraire pour Galien.

l'épine continuant en ligne droite celui des jambes, l'homme peut prendre trois positions différentes : s'il est couché à terre sur l'épine du dos, la supination est parfaite, s'il est couché sur le ventre, la pronation est complète, s'il se tient fermement sur ses pieds, la station verticale est régulière ; mais si les jambes forment un angle avec l'épine, il est évident qu'aucune de ces positions ne sera exactement rectiligne. Aussi avons-nous dit avec juste raison que l'homme seul se tient droit ; car les autres animaux sont tous, les uns plus, les autres moins, inclinés en avant ; ils marchent tout à fait de la même façon que les enfants qui se traînent sur les mains[1]. Les gékos et tous les animaux à courtes jambes sont complétement inclinés en avant, car leur ventre touche perpétuellement la terre ; chez les serpents cette disposition est plus manifeste encore. Le cheval, le chien, le bœuf, le lion et

---

[1] « Au lieu des jambes et des pieds de devant, l'homme a des bras et des mains, car, de tous les animaux, il est le seul qui, à cause de sa nature et de son essence divine, se tienne droit ; or l'office d'un être très-divin, c'est de comprendre et de penser, et cet office n'est pas facilement rempli si un corps volumineux pèse d'en haut ; car le poids rend l'intelligence lente et appesantit le centre commun des sensations ; aussi la corpulence et le poids étant augmentés chez les animaux, leurs corps sont nécessairement penchés vers la terre ; c'est pourquoi aux quadrupèdes la nature a donné des jambes et des pieds de devant au lieu de bras et de mains.... Tous les animaux, à l'exception de l'homme, sont nains ; un nain est un être chez qui la partie supérieure du corps est volumineuse, tandis que la partie qui supporte le tronc et qui préside à la marche est petite. La partie supérieure est ce qu'on appelle *tronc* et qui s'étend depuis la tête jusqu'à la région par où s'échappent les excréments Dans l'espèce humaine, le volume de cette partie est proportionné à celui de la partie inférieure ; chez les hommes faits, la première est beaucoup plus petite que la seconde. Chez les enfants, au contraire, la partie supérieure est volumineuse et l'inférieure est petite ; aussi les enfants rampent et ne peuvent marcher ; en naissant ils ne peuvent pas même ramper, mais ils sont immobiles ; car tous les enfants sont nains. A mesure qu'on avance en âge, les parties inférieures se développent chez l'homme ; chez les quadrupèdes, c'est le contraire : les parties inférieures sont d'abord très-volumineuses ; lorsqu'ils grandissent, les parties supérieures augmentent de volume. » Aristote (*Part. anim.*, IV, x, p. 289, éd. Bussem.)—Aristote a dit ailleurs (*Hist. anim.*, II, I, sect. § 6, p. 22, éd. Bussem.) que chez les animaux les parties supérieures sont les plus fortes et que c'est le contraire chez l'homme. — Ces passages et ceux de Galien qui regardent le même sujet, soulèvent plusieurs questions de statique que nous reprendrons en traitant de la physiologie générale de Galien.

tous les quadrupèdes ont une attitude qui tient le milieu entre la position exactement inclinée et la station parfaitement droite. Il en est de même de tous les oiseaux, bien qu'ils soient bipèdes, car ils n'ont pas les organes de la marche situés sur la même ligne droite que l'épine.

Ainsi donc seul de tous les animaux l'homme se tient droit, et nous avons démontré que seul il est conformé pour s'asseoir (Cf. chap. I, II, III). Toutes les fonctions que remplissent les mains dans l'exercice des arts, exigent ces deux positions; car nous nous servons de nos mains tantôt debout, tantôt assis; personne ne travaille jamais couché sur le dos ou sur le ventre. La nature a eu raison de ne donner à aucun des autres animaux une structure telle qu'il pût se tenir debout ou assis [1], puisque aucun ne devait se servir de ses mains pour travailler. S'imaginer que si l'homme se tient droit c'est pour regarder le ciel à son aise, et pouvoir s'écrier: « Je réfléchis l'Olympe dans mes yeux avec un regard intrépide, » est le fait de gens qui n'ont jamais vu le poisson appelé *Contemplateur du ciel* (*prêtre*, *rascasse blanche*, *uranoscopus scaber* [2]). Ce poisson, même contre son gré, regarde toujours le ciel, l'homme à moins de fléchir son cou en arrière ne verra jamais le ciel. Il ne jouit pas seul de cette faculté de fléchir le cou, l'âne

---

[1] Cette proposition est très-vraie; aucun animal ne se tient *régulièrement* assis ou debout. — Voy. la *Dissert. sur l'anat. de Galien.*

[2] Il semble que ce passage est dirigé contre ces vers d'Ovide (*Metam.*, I, 84-86, imités par Silius Italicus, *Punic.*, XV, v. 84-7) :

> Pronaque cum spectent animalia cætera terram,
> Os homini sublime dedit, cœlumque tueri
> Jussit, et erectos ad sidera tollere vultus;

ou contre ce passage de Cicéron (*De legib.*, I, IX) : « Figuram corporis habilem et aptam ingenio humano dedit; nam cum cæteras animantes objecisset ad pastum, solum hominem erexit, ad cœlique quasi cognationis domiciliique pristini conspectum excitavit. » Voy. aussi *De natura Deor.*, II, LVI). — Comme on demandait à Anaxagore pourquoi il avait été créé: « Pour regarder le soleil, la lune et le ciel, » répondit-il (Diog. Laert., II, III, 6; et voy. sur ce passage, Ménage, p. 77). — Les Pères de l'Église et les autres écrivains ecclésiastiques qui se sont occupés de la structure de l'homme, partagent tous l'opinion que Galien blâme avec plus de subtilité que de raison. — Hoffmann déclare ignorer complétement de quel auteur Galien a tiré le vers qu'il cite; je n'ai pas été plus heureux que lui dans mes recherches.

la possède également, sans parler des oiseaux à long col, qui non-seulement, s'ils le veulent, regardent facilement en haut, mais encore tournent aisément leurs yeux de tous les côtés. Ne pas comprendre cette parole de Platon (*De republ.*, p. 529 B)[1], est encore, chez de tels gens, la preuve d'une grande inattention : « Regarder les choses d'en haut, ce n'est pas être couché sur le dos, la bouche béante, c'est, je pense, contempler par son intelligence la nature des êtres. » Mais, ainsi que je l'ai remarqué dès le début de mon traité, peu de mes prédécesseurs ont connu exactement l'utilité des parties. C'est une raison pour nous d'insister davantage et de faire effort pour étudier le sujet dans tous ses détails, n'omettant absolument aucun caractère des parties; c'est-à-dire, comme nous l'avons déjà observé, ni la situation, la grandeur, ni la texture, ni la forme, ni les configurations variées, ni la mollesse, ni la dureté, ni les autres caractères inhérents aux divers tempéraments, ni la communauté qui s'établit entre les parties par leurs connexions, leurs points d'attache, leur juxtaposition, ou les dispositions prises pour leur sécurité.

CHAPITRE IV. — L'auteur se propose de démontrer que la jambe, dans son ensemble et dans les diverses parties qui la constituent, est parfaitement appropriée à un être raisonnable bipède. — Comparaison de la jambe de l'homme avec celle du cheval ; avantages qui résultent de leur structure respective. Comme il était impossible de réunir ces avantages, il a fallu choisir pour l'homme ceux qui sont le plus en rapport avec sa nature et les fonctions qu'il doit remplir.

Commençons donc par les jambes et montrons que chacune de leurs parties est construite si habilement, qu'on ne saurait imaginer une meilleure structure. La suite du raisonnement, l'invention

---

[1] Galien ne fait que rapporter le sens du passage de Platon. A propos d'une discussion sur la prééminence de l'astronomie qui, suivant l'un des interlocuteurs, oblige l'âme à passer des choses de la terre aux contemplations de celles du ciel, Socrate répond : « Pour moi, je ne puis considérer d'autre science qui fasse regarder l'âme en haut, que celle qui a pour objet ce qui est (τὸ ὄν, *ens*), bien qu'on ne le voie pas; mais si quelqu'un, soit en regardant en haut la bouche béante, soit en baissant la tête et fermant à demi les yeux, s'occupe à étudier les choses sensibles, jamais je ne dirai qu'il apprend, parce que rien de sensible n'est l'objet de la *science;* je ne dirai pas non plus que son âme regarde ni en haut, ni en bas, lors même que, couché à la renverse sur la terre ou sur la mer, il croirait apprendre. » Glaucon donne son plein assentiment à cette réponse.

et la démonstration de chaque proposition seront conformes à la méthode indiquée dès le principe. De même que la main est l'instrument de la préhension, de même la jambe est l'organe de la marche, et comme ce n'est pas simplement un organe de la marche, mais un organe approprié surtout à un être raisonnable (c'est là ce que j'avais en vue, quand je dissertais plus haut sur le nombre des jambes, — chap. II), il s'agit de montrer que chacune des parties de la jambe est construite de la manière la plus utile pour un animal raisonnable, bipède. Était-il mieux que l'homme eût des pieds ronds et durs comme ceux du cheval, ou allongés, larges, mous et fendus en plusieurs parties comme ils sont actuellement disposés? La vitesse et la difficulté à être lésés eussent été peut-être une conséquence de la première disposition; la seconde n'a en propre ni l'un ni l'autre avantage; néanmoins, elle paraît manifestement convenable pour surmonter toutes les difficultés, quand il nous faut grimper sur les murs élevés, sur les arbres ou sur les rochers. S'il est vrai que ni l'une ni l'autre de ces deux dispositions ne pouvait réunir ce double avantage, et si on se trouvait absolument dans la nécessité de choisir, il est évident que le premier avantage était préférable pour le cheval et le second pour l'homme. Le cheval, attendu qu'il est quadrupède, marchera solidement sur quatre pieds qui sont arrondis, tandis que pour un bipède une telle disposition serait complétement dangereuse, à moins qu'on ne lui supposât des sabots arrondis, et de plus très-grands et très-larges. Mais alors, on chargerait l'animal d'un fardeau superflu, et les jambes deviendraient tout l'opposé d'un instrument de vitesse. Il faut donc, si c'est dans l'intérêt de la vitesse que les pieds doivent être arrondis, qu'ils soient encore petits comme le sont ceux du cheval. D'un autre côté, la dureté du sabot est un bon moyen pour prévenir les lésions chez cet animal; mais l'homme qui peut se fabriquer des chaussures, loin de retirer aucun avantage de cette dureté, y rencontrerait souvent des inconvénients. Dans l'état actuel, si notre chaussure vient à être endommagée, il nous est très-facile de la remplacer par une nouvelle; mais si nos pieds avaient une chaussure naturelle, par exemple, des sabots fendus comme ceux du bœuf, ou non fendus comme ceux du cheval, nous boiterions aussitôt que cette chaussure aurait éprouvé quelque lésion. Les chevaux étant dépourvus de mains et d'industrie, mieux valait pour eux avoir des pieds protégés d'une manière quelconque contre les lésions. Mais chez l'homme qui peut choisir dans chaque circonstance la chaussure la plus convenable, et qui d'un autre côté a souvent besoin de se servir de ses pieds nus, il était mieux que les pieds fussent primitivement dépourvus de toute protection.

Chapitre v. — Définition de la marche et de la course; du rôle qu'y jouent le pied et la jambe : le premier sert à la sustentation, la seconde à la progression. — L'ablation soit des orteils, soit du métatarse ou du tarse, établit la nécessité de la conformation actuelle du pied. — Comparaison du pied et de la main sous le rapport de la variété des articulations et de la faculté de se modeler sur les corps. — Supériorité sous ce rapport de la jambe de l'homme sur celles des animaux, pour marcher sur les terrains inégaux et pour monter aux échelles. — En résumé, le pied offre la structure la meilleure pour la sustentation, la marche et l'ascension.

Il a été suffisamment démontré qu'il valait mieux que les pieds fussent non-seulement allongés mais mous. Maintenant pourquoi ont-ils ce degré de longueur et ce degré de largeur qu'ils possèdent effectivement, ce creux insensible à la face inférieure, cette élévation à la face supérieure, enfin cette division en doigts? nous allons le démontrer immédiatement. La jambe de l'homme étant, comme nous avons dit, non pas simplement un organe pour la marche, mais un organe le mieux approprié à un être raisonnable, suivons cette idée d'organe composé et non pas simple absolument. Ainsi nous avons à dire en premier lieu comment s'opère la marche en général, en second lieu par quelle modification la marche devient appropriée à l'homme. La marche s'opère quand une des jambes pose sur le sol, tandis que l'autre se porte en avant en opérant un mouvement de circumduction : mais s'appuyer sur le sol est l'œuvre du pied seul, tandis que se porter ainsi en avant est l'œuvre de la jambe tout entière; de telle sorte que la marche résultant de l'application sur le sol et du mouvement, les pieds sont des organes d'appui, et les jambes entières des organes du mouvement [1]. Cela est très-manifeste quand on se tient de-

[1] Aristote, *De incessu anim.*, cap. XII, p. 313, éd. Bussem. dit aussi qu'il n'y aurait point de mouvement s'il n'y avait pas de flexion dans les jambes, et que le poids du corps repose sur les pieds.

bout et immobile, car les pieds n'en remplissent pas moins alors leur office de sustentation pour lequel ils ont été créés. Dans la marche ou dans la course, l'un des pieds s'applique sur le sol, l'autre, en même temps que toute la jambe, se porte en avant. Si nous changeons de place, c'est par le moyen de la jambe qui se meut, car c'est elle qui opère cette translation; et si nous ne tombons pas, c'est grâce au pied solidemennt appuyé sur le sol; mais comment pourrait-il porter en avant l'animal, lui qui ne se meut pas lui-même?

Nous trouverons la preuve suffisante de cette proposition dans deux événements survenus récemment, je veux parler d'une part de cette peste qui fit de grands ravages et qui produisait des *dépôts* aux pieds [1], et de l'autre de ce brigand qui exerçait sa cruauté près de Coracèse en Pamphylie [2]. La peste réduisait les pieds en putréfaction, et le brigand, les coupait. Les malheureux privés de cette partie ne pouvaient plus marcher sans bâton, non certes que ce bâton servît au mouvement des jambes, mais il aidait à la sustentation que les pieds leur avaient jusque-là procurée. Appuyés sur deux pieds mutilés ils pouvaient à la vérité se tenir debout, mais ils ne pouvaient marcher, attendu qu'il fallait alors confier la sustentation de tout le corps à un seul membre mutilé.

J'ai vu aussi des gens qui avaient perdu seulement les doigts des pieds, mortifiés par la neige [3]; pour la station, la marche et la course, du moins sur un terrain uni et égal, ces individus ne le cédaient pas à ceux dont tous les membres sont en bon état; mais s'il fallait franchir un endroit difficile, surtout si le terrain était escarpé, non-seulement ils restaient en arrière, mais ils étaient

---

[1] C'est avec raison que M. Hæser (*Geschichte der Volkskrankheiten*, t. I, p. 75), rapporte ce passage à la *peste antonine*, dont Galien fait souvent mention dans ses ouvrages. — On sait que la perte des extrémités par la gangrène fut souvent, dans la *peste d'Athènes*, une crise salutaire.

[2] Voy. sur ce passage Hoffmann, *l. l.*, p. 42.

[3] Les Grecs appelaient cet accident χίμετλον ou χείμετλον quand il n'était pas très-prononcé (*engelure, brûlure simple*). On lit dans Suidas : Χίμετλα τὰ ἀποκαύματα λεγόμενα, ἅπερ γίνεται χειμῶνος ἐν τοῖς ποσίν. — Voy. les notes des éditeurs, et Pollux, II, 198. — Sur le mot καίειν (*brûler*) appliqué à l'action de la neige, cf. le *Trésor grec*, *voce*.

complétement incapables de lutter et impuissants. Ceux qui avaient perdu par la gangrène non-seulement les orteils, mais la partie du pied qui les précède et qu'on nomme *métatarse*, avaient une démarche chancelante, aussi bien sur un terrain égal que sur un terrain difficile. Si la partie du pied qui précède le métatarse et qu'on nomme *tarse* est perdue, non-seulement on ne peut pas marcher avec sûreté, mais la station même n'est pas ferme.

Tous ces faits démontrent que pour la sécurité de la station, des pieds larges et longs sont nécessaires; et c'est pour cette raison que de tels pieds ont été donnés à l'homme, qui, plus que les quadrupèdes, a besoin d'assurance dans la marche. C'est uniquement en qualité de bipède et non en qualité d'être raisonnable que l'homme a un pied ainsi conformé. En cette dernière qualité, c'est la variété dans la station qui lui a été attribuée en propre, puisqu'il avait besoin de marcher dans tous les lieux difficiles, ce qui ne lui eût pas été possible si les pieds n'avaient pas présenté des articulations variées. A propos des mains, nous avons démontré précédemment (II, VIII)[1] que de leur cavité intérieure et de leurs articulations variées résultait pour elles la faculté de s'adapter à toutes les formes d'un corps; de même les pieds, qui imitent les mains autant que possible, jouissent sur tous les terrains

[1] « Après avoir indiqué le livre II auquel Galien fait allusion, mais où il parle surtout de l'aptitude que les doigts ont, en raison de leur structure, à s'adapter à la forme de tous les corps, et non de la cavité des mains, Hoffmann ajoute p. 42 : « Cum de cavitate manuum nihil legatur (proposition exagérée; « voy. p. 188), confirmatur id quod Galeno objicit Argenterius, in præf. Operum « suorum (Hanov. 1610; col. 5 D.) et fatetur ipse libro *De libris propriis*, cap. I, non « solitum illum fuisse relegere sua. Quidquid sit, addendum id esse ex hoc loco, « monui ego, moneoque denuo. Hac de re pulchra est observatio Varoli (*Anat.*, « I, XI). — *Quoniam, inquit, nullum corpus grave duobus tantum fundamentis erec-* « *tum detinetur, nisi fuerit infixum : ideo cruribus hominis pedes adficiuntur in media* « *planta concavi, ita ut quilibet horum duobus extremis inhæreat, hominesque duobus* « *quidem cruribus innixi, quatuor tamen fundamentis stent et incedant.* Hæc Ille; e « quibus intelligitur, cur illi quibus a mala conformatione pedes ima parte plani « sunt (*plancos* aut *plantos* Latini, λειόποδας Græci vocant), tam infeliciter stent « ambulentque.... Cavitatis ergo si hic est usus, apprehensio ; quis usus est gibbo- « sitatis? Explicat istam Gal. cap. VII jam dicto, itemque cap. IX extr. *firmitas* « seu *securitas*. » — Voy. Hippocrate (*De Articulis*, § 55, t. IV, p. 238), et le *Commentaire* de Galien (III, 92-4, t. XVIII, p. 613, sqq.).

d'une assiette solide, grâce à leurs articulations variées et à la cavité qui occupe précisément la partie destinée à fouler les aspérités. C'est en cela même que consiste la supériorité des jambes de l'homme, supériorité que nous désirions trouver tout à l'heure en disant que la nature lui avait donné des pieds appropriés non-seulement à un être fait pour marcher, mais encore à une créature raisonnable; et si on voulait rappeler dans une définition unique et concise les avantages du pied de l'homme, on dirait qu'ils tiennent à la division en doigts et à la cavité qu'il présente au milieu de la partie inférieure. En effet vous ne sauriez reconnaître avec plus d'évidence combien ces avantages contribuent à l'assurance de la marche sur un terrain convexe, qu'en considérant un homme qui monte sur une échelle longue et mince. Avec le creux de son pied il embrasse la convexité des échelons, puis, repliant les deux extrémités, ses doigts et son talon, autant qu'il est possible, il arrondit la plante qui embrasse comme une main le corps sous-jacent. Ce nouveau raisonnement vient, ce nous semble, à l'appui de ce que nous avions établi dès le principe.

Nous démontrions tout à l'heure que les pieds avaient été créés pour une station solide, et que les mieux appropriés à une station semblable étaient les pieds longs, mous et larges. Maintenant en prouvant que le pied de l'homme est capable de se poser solidement sur tous les terrains, et en ajoutant que c'est une conséquence nécessaire de sa structure, nous n'avons pas entamé un sujet différent; nous confirmons seulement notre proposition initiale. Que manque-t-il donc encore à notre raisonnement? c'est d'embrasser sous un seul titre la question relative à la nécessité de cette disposition, question qui paraîtrait actuellement se scinder en deux parties. Nous disions, en effet, que le pied de l'homme était avec raison partagé en doigts, et creux au milieu afin qu'il pût marcher sur toute espèce de terrain; avec cette cavité médiane, disions-nous, il embrasse les convexités du terrain, et ses orteils lui servent surtout (c'est encore une chose à ajouter) dans les lieux escarpés, obliques ou inclinés. Quelle est donc la cause première de tous ces détails de structure, cause que nous puissions résumer en un mot? C'est celle que nous faisions pressentir dans notre raisonnement, quand, forcé par la nature des choses, nous disions que le pied de l'homme imitait la main autant que possible (p. 232 — cf. aussi chap. vii). Si cette proposition est vraie, et que la main soit un organe de préhension, il est clair que le pied doit l'être aussi, du moins dans une certaine mesure. Il n'en est pas de même du pied du cheval, attendu qu'il est complétement privé de toute préhension; ce pied a la vitesse en partage, non en vue de la variété de mouvements attribuée à l'être raisonnable, mais en vue de la légèreté et de l'agilité. Le pied du loup, du lion, du chien, offre une structure intermédiaire, il n'est pas complétement simple comme celui du cheval, mais il n'a pas les articulations variées du pied de l'homme. Ces animaux se servent, il est vrai, de leur pied comme d'une main à la chasse et pour la préhension de leur nourriture; mais pour les autres actions nombreuses que l'homme accomplit, ils sont complétement impuissants.

Chapitre vi. — Principes qui doivent servir à comprendre la structure du pied; comme il est à la fois un organe de préhension et un organe de sustentation, la structure doit réunir les deux conditions de cette double action, sans que les dispositions qui y concourent soient poussées à l'extrême. — Comparaison du pied et de la main. — Galien distingue l'*astragale*, le *calcaneum* et le *scaphoïde* des autres os du tarse.

Ici encore notre raisonnement nous a forcé, par la nature des choses, à assimiler aux mains les pieds divisés en doigts. Prenons pour principe, comme élément de tout ce que nous allons dire dans la suite, les considérations suivantes : il était absolument nécessaire que le pied de l'homme ne servît pas seulement à la simple sustentation comme cela a lieu chez le cheval, il fallait encore qu'il fût construit en vue de la préhension (cf. II, ix); enfin les avantages extrêmes de chacune de ces dispositions ne pouvaient se rencontrer en même temps, autrement l'homme aurait eu pour pieds ou des mains, ou des pieds de cheval. S'il avait des mains, le gros doigt devait être opposé aux autres doigts, le livre précédent l'a démontré (chap. ix), et la base de sustentation serait alors entièrement perdue. S'il avait les pieds absolument petits, arrondis, durs et légers comme sont ceux du cheval, le membre perdait alors complétement la faculté de préhension. Pour arriver donc, autant que possible, non-seulement à conserver les avantages des deux dispositions, mais encore à en éviter les inconvénients, la nature a créé le pied de l'homme avec plusieurs doigts et des articulations multiples, ainsi que cela a lieu pour la main ; toutefois, au lieu d'opposer le gros orteil aux autres doigts, elle les a tous placés et disposés sur un même plan à la suite les uns des autres.

Est-ce donc la seule différence de structure entre les pieds et les mains? ou bien, comme instruments de sustentation, présentent-ils une autre disposition plus remarquable encore? Cette disposition n'est ni peu importante, ni fortuite, mais elle constitue surtout ce qu'il y a de commun dans tous les pieds ; elle se rencontre seule chez le cheval dont le pied n'est modelé en aucune façon sur la main ; chez les autres animaux, cette disposition ne se trouve pas à un degré égal ; mais chez tous, la construction du pied a quelque chose d'analogue à celle de la main. Chez l'homme, rien ne manque à la similitude, il y a une partie semblable au carpe, on la nomme *tarse*, et une autre semblable au métacarpe, elle a reçu des médecins modernes le nom de πεδίον (*plante du pied*, *métatarse*) : enfin les doigts des pieds sont assez semblables à ceux de la main [1].

Voici donc trois parties du pied correspondantes à celles de la main, les doigts, le métatarse et le tarse ; aucune ne se trouve chez le cheval. Quant à la partie du pied sous-jacente à la jambe, partie sur laquelle ce membre tout entier repose perpendiculairement et qui est commune à tous les pieds, elle n'a pas un nom unique comme le tarse et le métatarse. Elle se compose de trois os qui ont chacun leur nom, savoir : l'*astragale* (ἀστράγαλον) et le *calcanéum* (πτέρνη), noms connus généralement, et le *scaphoïde* (σκαφοειδής), ainsi dénommé par les médecins anatomistes. Aucun de ces os n'a d'analogue dans la main [2], ils sont exactement et uniquement

---

[1] Voy. sur la comparaison du tarse et du métatarse avec le carpe et le métacarpe et de la jambe dans son ensemble avec le bras, la *Dissertation sur l'anatomie de Galien*. — Galien réduit le *tarse* aux quatre os qui s'articulent avec les os métatarsiens. — Hoffmann (*l. l.*, p. 43) remarque que pour rendre la similitude plus complète entre le carpe et le tarse, il convient de réunir sous le nom commun de *tarse* tous les os compris entre le tibia et les os métatarsiens. Voy. note suiv.

[2] On ne s'explique pas pourquoi Galien a séparé le calcanéum, l'astragale et le scaphoïde, des os du tarse proprement dit ; et, quoi qu'il en dise, avec cette manière de voir que les modernes ne partagent pas, l'analogie entre le tarse et le

des organes de sustentation, tandis que tous les autres servent à la fois à la sustentation et à la préhension. En effet, ni le tarse, ni le métatarse ne constituent chacun une partie simple, mais ils sont composés d'os nombreux, petits et durs.

CHAPITRE VII. — Galien se propose d'étudier chacune des parties qui entrent dans la composition du pied, considéré comme organe de la marche, et de démontrer qu'elles ne pouvaient être mieux construites. — De la longueur des orteils comparée à celle des doigts. — Différence d'épaisseur des diverses parties du pied. — Utilité de cette différence. — Structure particulière du *calcanéum* et des autres os du tarse en rapport avec cette disposition.

Disons maintenant, comme nous l'avons fait pour la main, quelle est la grandeur de chacune des parties simples du pied, quelle forme elles revêtent, quelle est leur position, quelles connexions elles ont entre elles, enfin, quel est leur nombre. Parlons aussi de leur mollesse, de leur dureté, de leur degré de consistance ou de raréfaction et des autres qualités générales des corps que les pieds possèdent aussi, indiquons en toutes circonstances leur utilité, et montrons qu'on ne pouvait mieux faire en les construisant d'une autre façon. Ce sujet ne demanderait pas moins de détails que la main, si la ressemblance de structure n'abrégeait notre démonstration. En effet, pour les ressemblances du pied avec la main comme organe de préhension, nous n'avons qu'à renvoyer aux développements donnés sur la main ; il ne nous reste qu'à considérer dans le pied l'instrument de la marche. Avoir des os nombreux de formes diverses qui présentent des articulations variées, et qui sont attachés entre eux au moyen de ligaments membraneux, est une disposition qui appartient au pied en sa qualité d'organe de préhension. C'est comme tel aussi qu'il a cinq doigts pourvus chacun d'un certain nombre d'articulations ; quant à la disposition de tous ces doigts sur une seule ligne, elle est particulière au pied en tant qu'organe de sustentation. C'est encore pour la même raison que les doigts des pieds sont plus courts que ceux des mains. Des doigts longs étaient nécessaires à un organe destiné uniquement à la préhension ; mais,

---

carpe est très-difficile à établir ; je reviens sur cette question dans la *Dissertation* précitée. — Voy. note précédente.

pour les pieds, comme ils sont organes de préhension uniquement pour que la marche soit possible en tout lieu, la dimension actuelle des orteils est suffisante. De plus, leurs parties internes (*côté du gros orteil*) sont plus élevées, et les parties externes (*côté du petit orteil*) plus basses, double disposition qui convient à un organe de préhension, pour saisir et embrasser les convexités du terrain et à un organe de sustentation; en effet, puisque dans la marche, l'une des jambes se meut, tandis que l'autre, appuyée tout entière sur le sol, supporte le poids du corps, la nature a eu raison de donner plus d'élévation à la partie interne; car, si le pied avait exactement la même hauteur des deux côtés, ce serait surtout vers la jambe qui est en l'air que s'inclinerait d'abord le pied lui-même, puis toute la jambe [qui est appuyée]. De cette façon, il est clair qu'en marchant nous tomberions facilement. C'est donc pour la plus grande sécurité de la marche que les parties internes des pieds sont plus élevées. Quand elles ne sont pas plus élevées, si on lutte, si on court, ou, parfois même, si on marche seulement sur un sol inégal, on tombe à terre. L'évidence de cette démonstration vous frappera plus encore en avançant dans la lecture de ce livre : pour le moment cette observation suffit. Il paraît, en effet, très-raisonnable que les parties internes du pied soient à la fois élevées et creuses pour assurer la solidité de la station et l'exactitude de la préhension.

Vous ne chercherez donc plus pourquoi la partie antérieure du calcanéum est plus effilée et plus étroite, et pourquoi elle semble rentrer du côté du petit doigt; car, si cet os était en avant épais et large comme en arrière, et qu'il s'étendît avec les mêmes dimensions vers la partie antérieure du pied, comment ce pied aurait-il une cavité intérieure (*plantaire*)? La nature a donc eu raison de lui enlever à l'intérieur du pied une grande partie de son épaisseur et de sa largeur ; c'est pour cela qu'il paraît se prolonger du côté du petit doigt. C'est pour cela encore que l'astragale semble se porter davantage à l'intérieur, bien que sa partie postérieure s'appuie contre le milieu du calcanéum; mais comme ce dernier s'amincit de plus en plus à la partie antérieure et semble s'écarter de dedans en dehors, l'astragale paraît avec raison placé en avant du calcanéum et comme suspendu sur lui; car, comment pouvait-on mieux former la cavité interne du pied qu'en rendant l'os inférieur (le *calcanéum*) plus mince, plus étroit à sa partie interne, et en conservant à l'os superposé sa largeur première? En effet, le calcanéum a dû, puisqu'il supportait le membre tout entier, s'appuyer toujours avec solidité sur le sol, tandis que l'os superposé devait être suspendu sur lui. C'est pour cette raison que parmi les os qui s'articulent avec l'astragale et le calcanéum, l'os nommé *cuboïde* qui s'unit au calcanéum est situé du côté externe du pied, et pose solidement sur le sol, tandis que celui qu'on nomme *scaphoïde* et qui s'unit à l'astragale est suspendu comme l'astragale lui-même, élevé de terre et placé du côté interne du pied. De même les trois os du tarse attachés au scaphoïde paraissent suspendus de la même façon et sont situés à la partie interne du pied; car, à leur côté externe s'étend un os appuyé avec fermeté et abaissé, l'os cuboïde, lequel s'articule, comme on le disait, avec le calcanéum. Ainsi, déjà l'utilité des sept premiers os du pied est évidente.

CHAPITRE VIII. — De la figure et de la situation des os du tarse, du métatarse et des orteils. — Comparaison du gros orteil avec le pouce. — Galien qui avait assimilé le premier métacarpien à une phalange (Voy. I, XIV, p. 136) range le premier métatarsien parmi les métatarsiens des autres doigts. — Discussion contre Eudème qui ne regardait ni le premier métatarsien, ni le premier métacarpien comme des phalanges. — Comparaison du tarse et du carpe. — Mode d'articulation des os du tarse. — Du volume du calcanéum, de son mode d'articulation avec les autres os; de sa consistance. — De la voûte plantaire et de son utilité. — Comparaison du pied du singe avec celui de l'homme.

C'est avec raison que le calcanéum a été fait le plus grand des os du pied, qu'il est lisse à sa face inférieure, arrondi à la face postérieure et supérieure, et allongé du côté externe du pied. Il est très-grand, parce qu'il sert perpendiculairement de base au membre entier; lisse inférieurement pour reposer avec fermeté sur le sol; arrondi, sur ses autres faces, pour être à l'abri des lésions; allongé du côté du petit doigt et se rétrécissant peu à peu, pour former la cavité interne du pied. C'est pour la même raison que l'astragale ne s'effile pas, mais que, demeurant suspendu, il s'articule, en restant élevé, avec le scaphoïde qui est lui-même élevé, et qu'il offre en cet endroit la forme d'une voûte.

Après ces os viennent ceux du tarse; trois s'articulent avec le scaphoïde, le quatrième (*cuboïde*) avec le calcanéum. Ce dernier, nous l'avons dit, s'appuie solidement sur le sol du côté externe du pied ; les autres s'élèvent insensiblement : le scaphoïde est le plus élevé de tous pour contribuer à consolider la partie du membre nommée *tarse* et à rehausser les parties internes du pied. — Viennent ensuite d'abord les os du métatarse qui sont en contact avec le sol et qui sont placés en avant de l'astragale, [du cuboïde], du scaphoïde et des trois os du tarse (*cunéiformes*) articulés avec ce dernier. — C'est de cette circonstance (c'est-à-dire *de fouler le sol*), que les anatomistes ont tiré le nom de cette partie (πεδίον, *métatarse*, *plante*). En dernier lieu viennent les orteils.

Le plus gros d'entre eux, situé à la partie interne, n'est pas composé de trois phalanges comme les autres, mais de deux. En effet, la partie interne du pied devant être haute et former comme le cintre d'une voûte, il était raisonnable de placer aux deux extrémités l'appui solide que pouvaient former les plus gros os. En arrière se trouvait déjà le calcanéum ; en avant, si l'orteil n'avait pas été beaucoup plus gros que les autres doigts et composé seulement de deux phalanges, il n'y aurait eu aucune sécurité pour les os qui sont comme suspendus. Aussi en premier lieu, le gros orteil, relativement aux autres doigts du pied, n'est pas gros seulement dans la proportion du pouce aux doigts de la main, il l'est bien davantage. En second lieu, il n'est pas composé de trois os comme le pouce et tous les autres doigts, mais de deux. Comme la nature avait, je pense, besoin d'établir là de gros os, elle s'est bien gardée de les diviser en un grand nombre de petits. La partie même du métatarse qui précède le gros orteil, paraît avoir reçu à sa face inférieure comme deux remparts, deux soutiens (*sésamoïdes*), afin que le premier os de l'orteil ne s'articule avec cette portion du métatarse que quand elle repose déjà complétement sur le sol, la nature donnant, je crois, de tous côtés, des appuis à cette partie du pied qui devait fatiguer singulièrement à cause de la cavité antérieure (c'est-à-dire *la cavité plantaire*) et de l'espèce de voûte que forment les os placés avant lui.

Le métatarse correspond-il au métacarpe ou en diffère-t-il en quelque chose ? C'est le moment de traiter cette question. La ressemblance, quant à moi, ne me paraît pas complète. De part et d'autre la première phalange de chacun des doigts est précédée d'un os; mais dans le pied où tous les doigts sont placés sur un seul rang, le nombre des os du métatarse égale avec raison le nombre de ces doigts. Comme dans la main le pouce occupe une place particulière, qu'il est séparé le plus possible des autres doigts et qu'il s'en écarte au niveau de son articulation avec le carpe, le métacarpe n'est avec raison composé que de quatre os. Eudème en prétendant que le métatarse et le métacarpe sont également composés chacun de cinq os, et que le pouce n'a que deux phalanges comme l'orteil (car il se croit dans l'obligation de conserver une analogie exacte), s'écarte de la vérité. Le pouce évidemment est formé par trois os comme le montrent les articulations et les mouvements ; mais bien que les choses se passent ainsi, l'analogie des parties n'est pas moins manifeste sans que nous ayons besoin de partager l'erreur d'Eudème.

L'analogie même de construction du carpe comparé au tarse ne présente pas d'obscurité. En effet le tarse est formé de quatre os, tandis que le nombre est double pour le carpe, attendu qu'il se compose de deux rangées [1]. Il convenait que des organes de préhension fussent composés de parties petites et nombreuses, et que des parties plus grosses et moins nombreuses entrassent dans la construction des organes de locomotion. Les parties antérieures du pied étant exactement semblables aux organes de préhension, ont un nombre d'os égal à celui des mains. Comme le seul os qui avait été retranché du gros orteil est ajouté au métatarse, le nombre reste le même. Quant aux parties postérieures du pied qui ne sont exclusivement que des organes de locomotion, elles n'ont pas d'analogue dans la main. La partie moyenne qui reste n'est pas exactement semblable aux deux autres, elle n'est pas non plus complétement dissemblable ; mais le tarse a reçu la seule forme convenable à une partie qui, devant être placée entre deux extrémités si différentes, ne pouvait participer que dans une certaine mesure, à la nature de chacune d'elles. — L'os nommé *cuboïde*, placé à la partie externe du tarse, s'articule avec la cavité que forme le calcanéum à son extrémité ; les trois autres os du tarse s'adaptent au scaphoïde sous forme de trois cubes (c'est-à-dire *par trois faces carrées*). Celui-ci, de son côté, embrasse la tête de l'astragale ; ce dernier est serré entre les épiphyses du tibia et du

---

[1] Voy. p. 235, notes 1 et 2.

péroné, par ses faces supérieure, latérale et postérieure. Il repose sur le calcanéum et s'insère par deux éminences dans deux cavités de ces os. L'extension et la flexion du pied dépendent de l'articulation supérieure de l'astragale qui s'opère, ainsi qu'on l'a dit, au moyen des épiphyses du tibia et du péroné, les mouvements de circumduction latérale résultent de son articulation avec le scaphoïde ; car les autres articulations des os du pied comme analogues aux articulations nombreuses et petites de la main, concourent faiblement au résultat décrit ; mais ces articulations ne sont pas perceptibles par elles-mêmes.

De ces remarques on peut inférer que l'astragale est le plus important des os du pied qui concourent aux mouvements de cette partie, et que le calcanéum est le plus important de ceux qui servent à la station. Il convenait donc que l'un se terminât de tous côtés en formes arrondies, et que l'autre eût une face inférieure unie, inébranlable au plus haut degré et solidement attachée aux os environnants. De plus, il fallait qu'il surpassât en grosseur non-seulement les autres os, mais l'astragale lui-même. Ce dernier est cependant volumineux aussi, car à sa partie supérieure il s'articule à de très-gros os, et à sa face antérieure il forme, pour s'unir au scaphoïde, une apophyse considérable. Néanmoins le calcanéum est bien plus volumineux, car en arrière il dépasse non-seulement l'astragale mais le tibia même ; sa partie antérieure se prolonge considérablement, sa largeur est proportionnée à sa longueur, et sa profondeur est en rapport avec ces deux dimensions, attendu qu'il fait suite à l'axe du tibia et qu'il est presque seul pour le supporter tout entier, et avec lui le fémur, et, avec le fémur, la masse du corps, surtout quand il nous arrive de sauter ou de marcher à grands pas. Il fallait donc, pour ces raisons, que le calcanéum fût doué d'une grosseur remarquable, autrement la nature aurait eu tort de lui confier des fardeaux si pesants. Pour ce même motif, il convenait encore que son mode d'insertion fût solide et non pas fragile ni lâche. S'il se fût articulé avec le tibia et le péroné sans l'intermédiaire de l'astragale, il serait absolument privé de fermeté et de consistance. En effet, le pied commençant où la jambe finit, c'est là que devaient nécessairement se trouver la plus importante de toutes les articulations et le mouvement le plus considérable du pied. Aussi l'astragale est-il placé entre le tibia et le calcanéum ;

mais comme ce dernier os devait nécessairement s'articuler avec l'astragale, la nature craignant que par suite du voisinage de l'astragale, le calcanéum ne perde, en acquérant des mouvements trop violents, quelque chose de la solidité de son assiette, elle a d'abord, comme nous l'avons dit, inséré solidement deux apophyses de l'astragale dans les cavités du calcanéum; puis elle a attaché celui-ci, non-seulement à l'astragale, mais encore à tous les os voisins par des membranes nombreuses, dures et cartilagineuses, les unes aplaties, les autres arrondies; elle les a disposés, autant que possible, de manière à conserver la solidité convenable. Sachant en outre que, plus qu'aucun autre os, le calcanéum devait beaucoup fatiguer, elle a rendu sa substance extrêmement ferme et elle a étendu sous lui une peau résistante très-propre à amortir et à briser les chocs de tous les corps violents et durs.

Mais, ainsi qu'il a été dit, comme les parties externes du pied devaient être plus basses, et les parties internes plus hautes, et qu'il était à craindre que le pied ne s'alourdît s'il acquérait de l'élévation au moyen d'os nombreux et volumineux, la nature a pratiqué à sa face inférieure une cavité moyenne, prévoyant que de cette disposition résulterait pour les pieds, en tant qu'organes de préhension, un autre avantage important pour la sûreté de la station sur les éminences de terrain; avantages que nous avons déjà signalés (cf., chap. v et vii). Cette cavité paraît donc avoir été pratiquée pour trois motifs : l'élévation des parties internes du pied, la préhension et enfin la légèreté. Le premier importe à la sûreté de la station, le second à la variété de la marche, le troisième à la rapidité du mouvement.

Disons ici un mot du pied du singe (cf. I, xxii). Sa main, pourvue d'un pouce estropié offrait une imitation risible de la main de l'homme; mais il n'en est pas ainsi du pied : ce n'est pas l'infériorité de structure d'une seule de ses parties, mais d'un grand nombre qui le distingue du pied de l'homme. Les doigts sont très-séparés les uns des autres et bien plus grands que ceux de la main. Celui qui devait être le plus grand de tous en est le plus petit. Il n'y a dans les parties disposées en avant (*en arrière*) de ce doigt rien de ce qui affermit le métatarse; aussi la solidité manque-t-elle complétement à leur base qui est pourvue plutôt d'une cavité comme la main. Chez le singe, les jambes ne continuent pas non plus exactement la direction de l'épine comme cela a lieu chez l'homme. La flexion du genou ne s'opère pas non plus comme chez l'homme. Le singe est aussi totalement dépourvu aux ischions de ces masses de chairs (cf. III, III, p. 224) qui, en arrière, recouvrent et cachent l'ouverture par laquelle s'échappent les excréments, chairs si utiles encore comme moyen de protection contre les corps sur lesquels on est assis ; de telle sorte que le singe ne peut ni s'asseoir commodément, ni se tenir debout, ni même courir. En revanche, il grimpe très-rapidement comme les souris sur des corps droits et polis, au moyen de la cavité de son pied et de ses doigts extrêmement fendus[1]. Une telle disposition qui permet au pied de s'appliquer aisément autour de tous les corps convexes et de les embrasser solidement de toutes parts convient aux animaux faits pour s'élever en grimpant.

Chapitre IX. — Du fémur, de sa direction et de son mode d'articulation avec l'ischion. — Des *bancals* et des *cagneux*. — L'écartement du fémur est destiné à fournir une place convenable aux vaisseaux, aux nerfs et aux autres parties qui se trouvent à l'aine; cet écartement garantit aussi la solidité de la marche et de la station droite ou assise. — Exemple tiré de ceux qui ont les jambes arquées. — Récapitulation.

J'ai parlé suffisamment des os du pied. Je dirai tout à l'heure quelque chose des tendons et des muscles ; je me propose de parler d'abord des os de la jambe entière, car ils contribuent à produire les effets énumérés plus haut (chap. V). La cuisse, comme le bras, n'a qu'un os, la jambe en a deux analogues à ceux de l'avant-bras ; le plus grand se nomme *tibia* (κνήμη), comme tout le membre lui-même; le plus petit, *péroné* (περόνη). Le fémur est à juste titre le plus grand de tous les os du corps. Son extrémité supérieure est fixée dans la cavité cotyloïde, elle supporte tout le poids du corps qui pèse sur lui. La nature a préparé dans la cavité de l'os nommé *ischion* une place excellente pour la tête du fémur. Il ne se continue pas en ligne droite avec cette cavité; il paraîtrait même assez mal conformé si on examinait avec peu de soin ; en effet, à la partie

[1] Ici Galien abandonne, mais pour y revenir bientôt, ses idées ordinaires sur le singe; il ne le regarde plus seulement comme une caricature de l'homme, mais il semble reconnaître que c'est un animal destiné primitivement à vivre au milieu des forêts et à grimper.

supérieure et externe, il est convexe (*bombé*), et déprimé (*concave*) à la partie opposée. Hippocrate[1] connaissait sa vraie forme; en cas de fracture, il prescrit de la conserver, de ne pas l'altérer. Ceux qui ont naturellement le fémur plus droit qu'il ne faut, ont les genoux tout à fait en dehors. C'est un grand inconvénient, dit-il en quelque endroit, non-seulement pour la course, mais aussi pour la marche et la station ferme[2]. Le premier venu, je pense, doit reconnaître tous les jours à la simple vue combien est grand cet inconvénient. Si le col du fémur ne se portait pas obliquement en dehors dès sa sortie de la cavité cotyloïde, il se trouverait trop rapproché du col de l'autre fémur. Si cela avait lieu, quelle place resterait pour les muscles intérieurs de la cuisse qui nécessairement doivent être très-forts? Quelle place pour les nerfs de la moelle épinière qui se distribuent dans toute la jambe? Quelle place pour les veines, pour les artères, pour les glandes qui remplissent leurs interstices? On ne pourrait pas dire qu'il fallait faire arriver ces parties au côté externe du fémur, car elles eussent été facilement exposées à tous les chocs extérieurs des corps qui les auraient heurtées.

---

[1] Voici le passage d'Hippocrate (*Des fractures*, § 20, t. III, p. 484, éd. Littré) : « Il faut en outre observer que cet os est bombé plus en dehors qu'en dedans, plus en avant qu'en arrière, c'est donc de ces côtés qu'il se déforme, quand le traitement est irrégulier; c'est là aussi qu'il est le moins recouvert par les chairs, de sorte qu'il n'est pas possible d'en dissimuler la déviation. » Ce qu'Hippocrate appelle γαῦσος (*bombé*), Galien l'appelle κυρτός, et dans son *Commentaire* sur le passage précité (*Comm.*, II, texte, 69, t. XVIII[2], p. 517), il nous apprend que de son temps le mot γαῦσος n'était plus en usage, et il disserte sur l'accent qu'il doit recevoir. — Voy. aussi dans mes *Notices et Extraits des mss. d'Angleterre*, scholie sur Hipp., n° XVI, p. 212.

[2] Hippocrate, dans le traité *Des articulations*, t. IV, § 53, p. 232-234, dit que la luxation de la cuisse, du genou ou du pied en dedans (ce qui porte le pied en dehors), rend *cagneux*, βλαισός, *valgus*, et alors la station est chancelante ; la difformité contraire (*bancal*, *varus*, κυλλός), n'entraîne pas la faiblesse dans la station. Galien, dans son *Commentaire* sur ce passage (*Comm.*, III ; t. 87, t. XVIII[1], p. 604-606), nous dit qu'on appelait ῥοικοί et ῥαιβοί ceux qui présentaient naturellement, mais à un degré peu prononcé, la conformation des individus qui étaient κυλλοί par suite d'une luxation du genou en dehors. Il nous a conservé à ce propos un fragment du poëte Archiloque, ou les ῥοικόμηροι sont célébrés (voy. les *Notices précitées*, *schol.* n° XV, p. 211), et il ajoute : Quant aux βλαισότεροι, nous savons tous qu'ils se tiennent difficilement, qu'ils ne peuvent pas courir, qu'ils sont facilement renversés et qu'ils tombent souvent pour la moindre cause.

Peut-être aurions-nous su nous-mêmes éviter un pareil inconvénient; à plus forte raison la nature s'est-elle gardée de placer, là où ils devaient être exposés aux lésions, des vaisseaux si importants, que si un d'eux était blessé, l'animal aurait peine à survivre. Car si la blessure atteignait une des artères considérables situées dans cette région, l'animal succomberait infailliblement. Si donc il fallait y préparer une place pour les veines, artères, glandes, nerfs et muscles qui devaient être nombreux et volumineux, il était nécessaire de faire saillir obliquement le fémur hors de la cavité. Il s'en écarte donc, et ses parties externes paraissent dépasser le plan latéral externe du corps. Si chez certaines personnes le col du fémur est moins projeté en dehors, les parties qui remplissent les aines se trouvant resserrées sont broyées les unes contre les autres, et, pour cette raison, ces personnes sont forcées de marcher les cuisses et les genoux en dehors.

Pourquoi, dira-t-on, la nature n'a-t-elle pas établi plus en dehors les cavités cotyloïdes et ne les a-t-elle pas portées là où sont actuellement les convexités (*tubérosités*) des fémurs; car de cette façon le col du fémur eût continué en ligne droite la direction même de la tête, et l'os eût été droit? C'est qu'il fallait que le poids du corps reposât en ligne droite et perpendiculairement sur la cavité cotyloïde et sur la tête de l'os, surtout lorsque dans la marche ou dans la course nous portons une jambe en avant tandis que l'autre est posée sur le sol : phénomène qui se produit à la condition que la partie qui supporte ait un appui solide au centre. Si une position semblable de la jambe est la plus sûre quand on marche, la position contraire entraînerait évidemment le plus de danger. Aussi n'était-il pas prudent d'éloigner vers les parties externes des ischions les cavités cotyloïdes et avec elle les têtes des fémurs. La meilleure disposition est celle qu'ils ont actuellement. En second lieu, pour prévenir l'étroitesse des parties qui en pouvait résulter, il n'y avait qu'un seul moyen, c'était de ne pas prolonger le fémur en droite ligne avec sa tête, mais de le faire dévier en dehors comme il l'est actuellement. D'un autre côté, si les fémurs s'étaient prolongés jusqu'au genou en s'écartant toujours et sans revenir en aucune façon vers le côté interne, on aurait eu les jambes cagneuses d'une autre façon que celle dont il a été question plus haut. C'est donc avec raison que l'extrémité supérieure du col s'écarte notablement de la tête de l'os en dehors, que le fémur se prolonge dans une moitié de sa diaphyse en continuant cet écartement pour se porter ensuite en dedans et se diriger vers le genou. C'est pourquoi le fémur, considéré dans son ensemble, présente une convexité externe et une concavité interne; de même, en arrière, il est plus déprimé, et plus convexe en avant. Cette disposition favorise la position assise, et beaucoup des actes que nous faisons assis, comme d'écrire avec le livre étendu sur la cuisse (voy. p. 219, note 1). Ainsi, tout autre objet se tient étendu sur la convexité des cuisses plus facilement que si elles avaient été faites d'une autre façon. De plus, quand notre corps est appuyé sur une seule jambe (nous savons que cette position nous est souvent utile dans toutes les circonstances de la vie et dans l'exercice de diverses industries), la forme arquée est préférable à la droite.

S'il y avait égalité de largeur des membres qui supportent et des parties du corps qui sont supportées, la station sur l'un ou l'autre de ces membres serait particulièrement sûre et inébranlable, chacune des parties supérieures du corps trouvant dans ce membre un point d'appui perpendiculaire. De même le fémur formant un arc, attendu qu'une portion de son corps se porte surtout en dehors, une autre surtout en dedans, et qu'enfin une troisième occupe une position moyenne, il en résulte qu'aucune des parties supérieures du corps ne manque d'un appui en ligne droite. C'est en vue de la même utilité que la nature a fait non-seulement le fémur, mais encore le tibia plus convexe à la partie externe.

La plus grande preuve de ce que j'avance, est celle-ci : c'est que les personnes dont les jambes sont le plus arquées, de dedans en dehors (ῥαιβοί), que ce soit un vice congénial, ou produit par la première éducation, ont dans la station sur les deux pieds ou sur un seul, bien plus de fermeté et de consistance que les personnes dont les membres sont droits (voy. p. 244, note 2). La nature ne cherchait pas seulement la solidité de la station dans la construction des jambes, elle n'a pas mis moins de prévoyance à nous rendre capables de courir rapidement, s'il le fallait; elle a évité un écartement excessif des jambes, et leur a donné une courbure suffisante qui leur procure une station ferme sans gêner en rien la rapidité de la course. Puis donc comme il était rationnel, ainsi que nous venons de le montrer, que la partie supérieure du tibia venant après le genou, s'inclinât insensiblement en dehors, que la partie inférieure rapprochée de la cheville du pied s'inclinât vers l'intérieur, il fallait aussi pour la même raison que les parties internes du pied fussent plus hautes afin de contrebalancer l'inclinaison intérieure de la partie du tibia en cet endroit. C'était là le fait que nous avions différé d'exposer quand nous dissertions sur l'utilité des parties internes du pied (chap. VII).

Nous voyons, jusqu'ici, qu'aucun des os de la jambe n'a été laissé inachevé : la grandeur, la petitesse, la position, la forme, la connexion, la différence de dureté de chacun de ces os, les ligaments arrondis et circulaires qui les unissent entre eux, tout a été créé par la nature avec une prévoyance et un art suprêmes[1]. —

---

[1] Broc (*Traité d'anat.*, t. II, p. 153 suiv.) s'est livré, sur la structure du membre abdominal, à une série de raisonnements, dont quelques-uns sont ingénieux et se rapportent de loin ou de près à ceux de Galien lui-même. J'extrais les passages les plus importants : — « Le membre abdominal supporte le poids du corps ; il se meut dans tous les sens, mais ses mouvements sont moins étendus que ceux du membre supérieur, en exceptant néanmoins la rotation qui l'emporte sur celle de ce membre. Voilà les données fondamentales ; examinons-en les conséquences. Puisque le membre inférieur supporte le poids du corps, il doit nécessairement s'articuler, en haut, de la manière la plus solide, ce qui rend indispensables deux dispositions : d'abord, la grande profondeur de la cavité articulaire, et, ensuite, l'extrême solidité du système osseux sur lequel cette cavité sera creusée ; détruisez l'une de ces dispositions, et vous excluez de toute nécessité la première donnée.... Il est donc évident qu'il n'y aura pas pour le membre inférieur une épaule mobile, comme il y en a une pour le supérieur, et que cette épaule, au lieu d'être indépendante du tronc, devra se confondre intimement avec lui : la solidité entraînera l'intimité d'union qu'exclut la mobilité. Quel sera le minimum de la longueur du membre inférieur ? Je ne crois pas qu'on puisse la déterminer comme pour le supérieur, car, ce membre fût-il dix fois moins long qu'il ne l'est, le pas pourrait être formé, la fonction serait à la rigueur remplie.... Pourvu de certaines dimensions, sera-t-il formé d'une seule pièce ? Il est évident que non ; car, lorsque, pour la formation du pas, il aurait été placé en arrière, il deviendrait impossible de le porter en avant, à moins de lui faire décrire sur les côtés un très-grand arc de cercle, ce qui rendrait la progression très-difficile, et surtout extrêmement lente, puisqu'on n'avancerait jamais par le plus court chemin ; on marcherait à la manière dont se meut le compas de l'arpenteur, et il est certain que la course deviendrait impossible ; il est encore évident qu'on ne pourrait ni sauter, ni se placer debout, après avoir pris une situation horizontale, etc. Il est donc certain que le membre doit être au moins composé de deux parties mobiles l'une sur l'autre. Étant ainsi formé,

Il nous reste à parler des muscles et des tendons. — Quant aux artères et aux veines, nous avons dit que nous en traiterions dans la

---

il en résulte des avantages qui sont trop bien connus pour qu'il soit nécessaire de les indiquer ; ils sont, au reste, dans une opposition parfaite avec les inconvénients produits par l'unité de composition. La première pièce sera-t-elle suivie d'une troisième ? Elle est destinée à appuyer sur le sol, et à s'y soutenir en équilibre ; or, cette fonction n'exige, à la rigueur, qu'un support disposé comme ceux que l'art a inventés, c'est-à-dire arrondi ou ovalaire, et plus ou moins creux en dessous, afin que ses bords puissent s'appliquer plus exactement contre le plan de sustentation, souvent pourvu d'inégalités ; mais on conçoit qu'un semblable support peut faire une seule pièce avec la seconde partie du membre, sans rendre absolument impossible l'exercice de la fonction. Donc, différent du membre supérieur, l'inférieur pourra n'être composé que de deux parties ; mais nous savons qu'il en a trois : admettons donc ce fait, comme ne pouvant point être soumis au raisonnement.... Le fémur sera-t-il droit ou courbé ? vertical ou oblique ? et, en haut, rectiligne ou réfléchi ? Tel qu'il est disposé, il remplit très-bien ses fonctions ; mais on conçoit qu'il pourrait encore les remplir s'il était droit et vertical ; il en résulterait des conditions moins favorables dans l'appui, dans l'équilibre, dans la transmission de l'ébranlement ; mais ces inconvénients sont relatifs à un défaut de perfection conciliable avec les limites d'un esprit ordinaire. L'admission du mouvement que l'avant-bras communique à la main a rendu facile la détermination des diverses manières d'être de la première de ces parties ; mais, ici, en sachant que le pied ne reçoit aucune espèce de mobilité de la jambe, qui par une de ses parties contribue au contraire à le fixer, on n'apprend absolument rien sur la manière dont doit être composée cette seconde division du membre. Inventer un péroné pour rendre le pied moins mobile ! Voilà ce dont serait incapable l'esprit le plus pénétrant, le plus inventif ; et, en effet, pour remplir les fonctions de cet os, pourquoi le tibia n'aurait-il pas en dehors une malléole, comme il en a une en dedans ? L'articulation serait elle moins solide, le bord externe du pied moins assujetti ? Il est vrai qu'un os un peu mobile n'est pas exposé à se rompre, comme le serait un prolongement osseux partout continu ; il n'offre point, dans l'appui, la dureté, la résistance brusque que ce prolongement ne manquerait de produire ; mais voilà un degré de perfection qu'on ne pourrait imaginer qu'après avoir observé les inconvénients déterminés par la disposition supposée. Et la rotule ! qui pourrait être capable d'en prévoir la nécessité ? qui irait s'aviser de placer un os libre devant une articulation parfaitement analogue à celle du coude, dans laquelle un os semblable n'existe pas ? Il n'y a donc à la jambe qu'un os qui soit accessible au raisonnement. Ses fonctions doivent autoriser à penser qu'il sera très-volumineux, surtout à sa partie supérieure, et d'autant plus qu'il est censé être seul ; enfin, pour des raisons jusqu'à un certain point semblables à celles qui ont été exposées au sujet de l'avant-bras, il ne devra se mouvoir qu'en avant et en arrière, et, par conséquent, l'os de la cuisse sera pourvu, en bas, comme l'humérus, d'une

suite de notre ouvrage (voy. liv. XVI). Ce sont des organes communs à tout le corps, qui ont reçu une mission commune : celle de rafraîchir, de nourrir tous les membres et de leur communiquer la force vitale.

---

cavité articulaire plus ou moins analogue à une poulie. Mais voici le raisonnement en défaut, car, quoique le fémur offre en effet une poulie, celle-ci ne s'articule point avec le tibia ; elle est uniquement destinée à recevoir la rotule.... Ossifiez le tissu qui unit la rotule au tibia et au fémur, et l'extrémité supérieure du tibia, en tout semblable à l'extrémité correspondante du cubitus, offrira une cavité articulaire bornée, du côté de l'extension, par une grosse éminence, et propre à recevoir une poulie. Réciproquement, ramollissez la partie inférieure de l'olécrâne, et ce qui restera de cette éminence sera une véritable rotule ; le cubitus ne différera point du tibia.... Le membre inférieur, au contraire, qui supporte le poids du corps, éprouve des secousses, des ébranlements, qui vont quelquefois jusqu'à produire la rupture des os si solides qui le constituent, et, alors, le genou en particulier devient le siége des plus grands efforts. Si donc un prolongement osseux fût passé au-devant de cette partie pour en borner l'extension, fortement pressé à ses extrémités par le tibia et le fémur, os si volumineux, mus par de si fortes masses charnues, il aurait été extrêmement exposé à se rompre, et il se serait en effet rompu très-souvent. Or, pour prévenir cette lésion, la nature a remplacé une partie de ce prolongement osseux par un tissu mou ; mais, comme alors l'articulation n'aurait pas offert, en avant, un assez haut degré de fixité, elle a en même temps placé à sa partie postérieure de forts ligaments qui sont essentiellement destinés à borner l'extension de la jambe ; de sorte qu'on peut dire que ces ligaments, qui ont toute la force, toute la résistance des os sans en avoir la fragilité, sont, à l'égard de la fonction, le véritable olécrâne du genou. Qui serait capable de deviner tout cela ? Enfin le pied est, comme nous l'avons déjà dit, une partie dont les dispositions essentielles sont extrêmement simples ; mais elles s'unissent à d'autres si nombreuses, si compliquées, qu'il devient absolument impossible de les déterminer.... Par quelle suite de raisonnements, de considérations, serait-on conduit à imaginer cette double articulation à surfaces superposées ? cette latéralisation successive des os placés au-devant du centre des mouvements ? cette voûte qui, à la fois souple et solide, offre dans la manière dont elle est construite, disposée, assujettie, un chef-d'œuvre de perfection ? ces cinq prolongements flexibles, séparés les uns des autres, fixés au bord antérieur de la voûte, pour que, soustraits au poids du corps, ils pussent jouir de tous les avantages d'une main qui serait destinée à saisir le sol ? » — Cf aussi Galien, chapp. VIII (*tarse*) ; XIII et XIV (*tibia et péroné*) ; XV (*articulation du genou, rotule*).

CHAPITRE X. — Galien se propose de traiter des muscles de la jambe ; il les comparera rapidement à ceux du bras, et s'arrêtera plus longuement sur les dispositions propres aux jambes. — Nouvelles preuves de l'artifice de la nature. — Différences générales que les muscles de la jambe et du pied présentent avec ceux de l'avant-bras et de la main. — Dénombrement et brève description des muscles de la jambe et du pied. — Hymne en l'honneur du Créateur, qui excelle dans la construction de toutes les parties du corps, comme dans celle de toutes les parties du monde.

Il s'agit maintenant d'exposer quel est le nombre et quelle est la nature des mouvements variés et multipliés que nous voyons exécuter par les jambes, de montrer que le mieux était que ces mouvements ne fussent ni plus nombreux, ni moins nombreux, ni distribués d'une autre manière ; en nous rappelant en même temps et les mouvements des mains et le double but de la nature qui a construit les jambes de l'homme, non-seulement pour la course, comme celles du cheval, mais encore pour une station ferme, en sorte qu'elle leur a accordé, jusqu'à un certain point, la préhension comme aux mains. De cette façon tout notre discours sera abrégé, si nous passons rapidement sur les rapports de construction communs aux pieds et aux mains, pour insister sur les caractères propres aux pieds. — L'art de la nature éclatera avec plus d'évidence si, dans ce traité, nous faisons ressortir toute l'analogie de construction des membres, si nous montrons qu'en aucun cas rien ne fait défaut et rien n'est en excès. Nous avons, dans notre livre précédent, suffisamment discouru sur les mains. Quiconque n'a pas admiré l'habileté de la nature, ou est insensé, ou a un intérêt particulier pour ne pas la reconnaître; car, en vérité, il me faudrait ici emprunter les paroles de Thucydide [1]. Il est donc insensé celui qui ne comprend pas les fonctions attribuées si excellemment aux mains, ou qui pense qu'elles retireraient plus d'avantages d'une autre structure ; ou bien

[1] Galien fait ici allusion à ce passage du discours de Diodote contre Cléon dans l'affaire de Mytilène : « Celui qui conteste avec acharnement que la parole soit la maîtresse des affaires, ou bien est intéressé, ou bien est mû par un intérêt personnel, etc. » Thucyd., III, XLII. — Hoffmann (*l. l.*, p. 47) range sous trois chefs les motifs de l'intérêt particulier : l'amour de la secte, l'amour de sa propre opinion, la crainte de perdre une gloire acquise ; il cite à ce propos plusieurs passages d'auteurs anciens et en particulier de Galien.

il est mû par quelque intérêt particulier, celui dont l'esprit a été nourri dans de mauvaises doctrines qui ne permettent pas de reconnaître que la nature a créé toutes choses avec art.

Plaignons ceux qui, dès le principe sont si mal partagés en ce qui touche les grandes conceptions; instruisons les hommes intelligents et qui aiment la vérité; après leur avoir rappelé qu'en traitant de la structure de la main (I, xvii), nous avons enseigné que quatre mouvements étaient nécessaires à chacun des doigts, que ces doigts sont pourvus de deux grands tendons *fléchisseurs*, de tendons *extenseurs* simples et plus petits que les *fléchisseurs*, d'autres plus petits encore et chargés des mouvements externes dans le sens du petit doigt (*extenseurs propres*); enfin d'autres très-petits, nés, avons-nous dit, des muscles de la main et chargés de l'autre mouvement, l'interne, celui qui s'opère dans le sens du pouce (*lombricaux*), nous démontrerons que les mêmes mouvements existent avec raison à chacun des orteils; ils sont fléchis par les tendons les plus grands; leur mouvement latéral interne est opéré par les tendons les plus petits; les tendons extenseurs et ceux qui sont chargés du mouvement latéral externe ont une grandeur intermédiaire.

Toutefois les muscles *fléchisseurs* ne sont pas aussi grands que ceux des mains, parce que le pied ne devait pas être un instrument de préhension identique à la main. La nature tout en conservant dans le pied les mêmes points d'insertion que ces tendons avaient dans les mains pour les motifs exposés par nous au sujet de ces derniers organes (Cf. I, xvii), en a réduit la grandeur. Car si les pieds sont plus forts que les mains, les tendons des pieds, loin d'être plus grands que ceux des mains, leur sont de beaucoup inférieurs. — L'usage des doigts de la main est plus étendu et exige des actions plus fréquentes et plus énergiques. C'est donc avec juste raison que, non-seulement les doigts, mais encore les tendons des pieds et des mains sont dans un rapport inverse pour la grandeur. En effet, autant le pied, dans son ensemble, est plus grand que la main entière, autant les doigts et les tendons du pied sont plus petits que ceux de la main; car, l'action principale des mains est dans les doigts, lesquels sont faits pour être des organes de préhension. Les pieds qui ne sont pas uniquement disposés pour la préhension, mais particulièrement pour la sûreté de la station, et qui sont destinés à supporter le poids de l'animal entier, devaient être beaucoup plus forts que les mains, et il était avantageux pour eux d'avoir de petits doigts. De sorte qu'il était préférable que leurs tendons fussent beaucoup plus petits que ceux des mains, puisqu'ils devaient imprimer le mouvement à des organes plus petits et disposés pour des mouvements moins étendus et moins vigoureux. Il n'était donc pas convenable que quatre espèces de tendons moteurs des orteils naquissent des muscles de la jambe, comme les mêmes tendons des doigts naissent des muscles de l'avant-bras; cela n'était nécessaire que pour deux, celui qui étend les orteils (*long extenseur commun des orteils*) et celui qui fléchit la seconde et la troisième articulation des quatre orteils (*long fléchisseur commun des orteils*). C'est en cela surtout que l'art de la nature est admirable : trouvant des ressemblances et des dissemblances, elle a ordonné les ressemblances d'une manière analogue et les dissemblances d'une manière différente. En effet, s'il faut que chacune des articulations des doigts soit douée de quatre mouvements, que les mouvements internes soient toujours supérieurs et que pour cela ils dérivent de deux principes, cela constituera un point de ressemblance entre les pieds et les mains. Mais comme les doigts des pieds ont besoin de tendons plus petits et comme les parties qui les composent sont plus nombreuses et plus fortes, cela établit une dissemblance dans ces membres.

C'est ici le moment d'exposer les heureuses dispositions prises par la nature. Elle a attribué à chacune des articulations [des orteils] quatre mouvements qu'elle a fait procéder, comme aux mains, de cinq chefs, lesquels cependant ne naissent pas de lieux analogues. Aux mains les tendons chargés du mouvement latéral interne (*lombricaux*) sont, ainsi que nous l'avons démontré (I, XVII, XVIII), les seuls qui naissent des petits muscles situés à la région interne de cette partie; tous les autres descendent de l'avant-bras; mais pour les pieds il n'en est pas ainsi : trois prennent leur origine dans les pieds mêmes (*pédieux*, *court fléchisseur des orteils*, *lombricaux*), deux viennent de la jambe (*long extenseur* et *long fléchisseur des orteils*). En effet, la main n'offrait pas d'autre place libre [pour une semblable disposition]. Le pied étant long, la nature a établi sous le métatarse les muscles qui président au mouvement oblique interne (*lombricaux*) et dans le reste du pied, jusqu'au calcanéum, ceux qui fléchissent la seconde articulation de chacun des quatre doigts (*court fléchisseur commun*). Aux parties supérieures du pied, elle a placé un autre muscle (*pédieux*) qui doit effectuer le mouvement oblique externe. Pour la main, il fallait des muscles correspondants plus forts, bien qu'elle fût plus petite que le pied; il était donc impossible d'y établir ces deux espèces de muscles: aussi contient-elle seulement le premier genre de muscles dont nous avons parlé (*lombricaux*). La main renferme donc sept muscles en tout (voy. II, III, p. 171), puisque deux ont été ajoutés aux cinq qui sont chargés du mouvement interne : l'un, celui du petit doigt est placé au côté externe (*pisi-phalangien*), l'autre est celui qui rapproche le pouce de l'index (*adducteur*). Au pied, l'on trouve non-seulement ces muscles, mais aussi celui qui produit le mouvement latéral externe (*pédieux*) et celui qui fléchit la seconde articulation de chacun des quatre doigts (*court fléchisseur*); car seul de tous, le gros orteil reçoit des plus grands tendons (*long fléchiss. commun*) un prolongement qui s'insère sur la seconde articulation et sur la troisième, comme cela a lieu pour le pouce.

C'est ainsi qu'il y a ressemblance et différence entre les tendons du pied et de la main : ressemblance en ce qu'il existe [dans l'un et l'autre] cinq espèces de tendons communiquant quatre mouvements à chaque doigt[1], différence quant à l'origine. Dans les mains, le mouvement interne oblique est le seul qui ait sa source dans les muscles des mains (*lombricaux*), les quatre autres mouvements procèdent des muscles placés sur l'avant-bras; tandis que pour les pieds, deux mouvements viennent de la jambe, et d'en haut; trois ont leur source à la partie inférieure, c'est-à-dire dans les pieds eux-mêmes: nous en avons dit la cause (voy. p. 252). Comme ces mouvements réclamaient des petits tendons, conséquemment des petits muscles et qu'il y avait une place libre dans les

---

[1] Pour la main : *extenseurs commun et propres*, *fléchisseurs profond et superficiel*, *lombricaux*; — pour le pied : *long extenseur commun*, *pédieux*, *long et court fléchisseur commun* (Galien ne mentionne pas l'*accessoire du long fléchisseur* ou *chair carrée*), *lombricaux*. — Galien assimile le *pédieux* aux *extenseurs propres*, mais il n'a pas noté ces différences capitales que le *pédieux* ne forme qu'un seul faisceau musculaire, et qu'il se distribue au pouce et aux trois orteils suivants, tandis que les *extenseurs propres* constituent, chez les singes, trois faisceaux, et se distribuent à tous les doigts. — Cf. la *Dissert. sur l'anat. de Galien.*

pieds, les principes de ces mouvements ont été établis dans cet endroit. C'est sous ce rapport que dans les pieds et dans les mains diffère la distribution des tendons; dans les mains, aux *fléchisseurs* de la première et de la troisième articulation de chaque doigt (*fléch. prof.*) ne vient se joindre aucun autre tendon naissant d'un autre muscle; tandis que dans les pieds, les tendons qui correspondent à ceux-ci ne naissent pas d'un muscle unique; mais ils sont tout à fait semblables aux nerfs, qui venant de la région cervicale de la moelle pour se distribuer dans le bras, s'unissent et s'entremêlent[1]. C'est aussi à peu près de cette façon que se comportent dans la jambe les nerfs qui viennent de la région lombaire. Cette disposition a été prise par la nature pour que chacun des organes mus de la sorte eût deux sources de mouvement, de telle sorte que si l'une vient à être lésée, l'autre du moins remplisse sa fonction. Ainsi lorsqu'il y a un espace assez long à parcourir ou que la partie est exposée, la nature alors ménage cet entrelacement. Dans les bras et dans les jambes, la distance entre les deux extrémités des nerfs est considérable. A la partie inférieure du pied, c'est la situation qui expose au danger. L'animal s'appuyant toujours sur le pied, il en résulte que les tendons placés en cet endroit sont bien plus exposés que les tendons correspondants de la main à être coupés, brisés et lésés de toutes façons. C'est pour cela qu'a lieu dans cette région l'entrelacement des tendons que nous avons signalé.

Quant aux muscles tout à fait petits, négligés par les anatomistes et par nous pendant longtemps (cf. II, III : — *interosseux*), ils fléchissent la première articulation (*métat.-phal.*) de chaque doigt aux pieds comme aux mains. C'est déjà une raison d'admirer la nature. Une autre raison non moins considérable, c'est qu'elle n'a étendu du tibia sur le péroné aucun muscle oblique analogue à ceux qui dans la main unissent le radius au cubitus (cf. II, VII). En effet, à propos de la main, nous avons montré précédemment (II, VII, XVII et XVIII) qu'il fallait non-seulement étendre et fléchir tout le membre, mais encore lui imprimer dans les deux sens des mouvements de circumduction. Quant à la jambe, sa disposition ayant pour [principal] but, non la variété de la préhension, mais la solidité de la station, des mouvements semblables à ceux du bras, loin

---

[1] Voy. la *Dissert.* précitée sur l'entre-croisement des deux faisceaux du *long fléch.*

de lui procurer aucun avantage, lui auraient enlevé quelque chose de sa solidité. Il fallait moins d'articulations et des mouvements plus simples à un membre qui ne devait être renversé en aucun sens par une action violente. Aussi la nature n'a pas articulé séparément avec la cuisse chacun des os, le tibia et le péroné, comme elle a fait à l'égard du bras où le radius et le cubitus s'articulent chacun avec l'humérus, elle n'a pas non plus séparé l'une de l'autre les deux extrémités du tibia et du péroné, mais elle les a réunies des deux côtés. Il était en effet superflu de disposer des articulations ou des muscles pour des mouvements inutiles au membre, de même qu'il y eût eu négligence à en omettre un qui lui fût nécessaire. Mais il n'y a eu de la part de la nature, ni omission pour aucun des deux membres, ni multiplicité oisive et inutile; le nombre des muscles, comme tout le reste, indique, envers l'animal, le plus haut degré de prévoyance.

Nous avons dit précédemment, au sujet des muscles de l'avant-bras (II, VII, p. 184-5), qu'ils ne devaient être ni moins ni plus nombreux, ni plus petits, ni plus grands, ni disposés autrement qu'ils ne le sont. A la jambe, il y a treize chefs de tendons : six en arrière, sept en avant ; ils communiquent au pied tous les mouvements convenables [1]. Or, quatre mouvements sont dévolus au pied considéré dans son ensemble et indépendamment des orteils. Rappelez-vous, pour abréger, ce qui a été dit au sujet du carpe, et voyons l'analogie qui existe entre le pied et le carpe.

Nous trouvions au carpe deux *aponévroses musculaires* internes, deux externes qui meuvent le carpe selon quatre directions (Cf. II, IV) ; de même nous voyons se détacher du muscle étendu sur la partie antérieure du tibia un tendon vigoureux qui, se divisant en deux, se rend à la partie du pied qui précède le gros orteil (*tibial antér.* et *l. abduct.*?), tandis que de l'autre muscle qui enveloppe le péroné procède un tendon qui va en avant du petit doigt (*court péronier lat.*). S'ils sont tendus tous deux, ils relèvent et recourbent tout le pied, comme les tendons analogues de la main étendent le carpe, ainsi que nous le disions. Si l'un d'eux agit seul, ce sont les mouvements obliques qui s'opèrent comme au carpe. — A la partie

---

[1] Voy. dans la *Dissertation sur l'anatomie de Galien*, le résumé des muscles de la jambe, et la discussion sur ce passage.

postérieure, la nature leur a, comme dans les mains, opposé deux *aponévroses musculaires* qui doivent opérer les mouvements contraires à ceux que nous venons de décrire. L'une plus petite naissant du muscle qui est situé profondément, vient s'insérer en avant du gros orteil à la partie inférieure (*tibial postérieur*), l'autre plus considérable est ce tendon si apparent qui s'attache à la partie postérieure du calcanéum, tendon très-fort et très-grand dont la lésion suffit seule pour faire boiter (*tendon d'Achille* fourni par les *jumeaux*). — Comme l'os appelé *calcanéum*, qui continue en droite ligne la jambe au-dessous de laquelle il est placé, est le plus grand et le plus fort de tous les os du pied, quand le tendon en question, le tire à lui, il affermit tout le membre à tel point qu'il vous est loisible de vous tenir sur un pied en levant l'autre, sans être renversé, et sans tomber, lors même qu'un des autres tendons est lésé, tant sa puissance est grande et contre-balance celle de tous les autres. Comment n'en aurait-il pas été ainsi, quand ce tendon s'insère au premier, au plus important organe de la marche, au calcanéum. (voy. chap. VIII), et que seul il l'unit au tibia? Quant à la position et quant à l'action qui lui est confiée, ce tendon a tout à fait son analogue dans celui qui est implanté en avant du petit doigt de la main, du côté interne (*cubital antér.*); mais quant à la préexcellence de son usage, elle lui vient du calcanéum qui n'a pas d'analogue dans la main, ainsi que nous l'avons dit (chap. VI), et qui seul supporte tout le corps. La nature sachant cela, lui a en conséquence donné un triple principe de mouvement. Je pense donc que vous admirerez surtout son habileté, si prêtant attention à ce que nous révèlent les dissections, vous observez les faits suivants : le muscle qui étend les orteils (*long extenseur commun*), qui dessert beaucoup de parties, est unique ; d'un autre côté chacun des autres muscles étendus de la jambe au pied se termine par plusieurs tendons, ou du moins par un, s'il est petit, comme cela a lieu aussi pour les muscles [intrinsèques] du pied, tandis que seul le tendon du calcanéum dérive de trois grands muscles [1], afin que l'un d'entre eux ou même deux venant à être lésés, les deux autres, ou le seul

---

[1] Voy. dans la *Dissertation sur l'anatomie de Galien*, la section consacrée à la myologie de la jambe.

restant remplissent la fonction. C'est sur plusieurs autres points du corps que la nature a montré une aussi grande prévoyance en multipliant les principes de mouvement, là où le mouvement importe beaucoup à l'animal. Ici donc où des deux grands muscles placés à la partie postérieure de la jambe, elle détache un tendon sur le calcanéum, elle a évidemment prévu l'utilité éminente de cet os, et l'a garanti autant que possible contre toute lésion.

Tous les anatomistes venus avant moi pensent que les tro muscles qui constituent le mollet s'arrêtent sur le calcanéum; mais il n'en est pas ainsi. Une portion notable d'un de ces tendons (*plant. grêle*) dépassant le calcanéum s'épanouit sous toute la partie inférieure du pied, et peut-être vaudrait-il mieux, au lieu de le rattacher au troisième muscle (*jumeau ext.*), en faire un quatrième complétement séparé. Mais, comme je l'ai déjà dit (II, VII), je donne dans le *Manuel des dissections* (I, IV) les raisons de tout ce qu'ignoraient les précédents anatomistes. Ils n'ont pas même su que des trois muscles qui s'insèrent en réalité sur le calcanéum, l'un (*soléaire*) dérivant du péroné et restant charnu, a une insertion plus élevée, et que ceux qui naissent des têtes du fémur (*jumeaux*) pour se terminer par un fort tendon, s'attachent au-dessous du précédent, au sommet du calcanéum. Ce n'est pas seulement dans le *Manuel des dissections* qu'on trouvera l'anatomie exacte des muscles; j'écrirai aussi sur ce sujet un traité particulier (*Dissection des muscles*)[1].

Pour qui veut étudier dans ces traités d'où naissent ces muscles et où ils s'insèrent, il sera aisé de comprendre la justesse frappante de ce que j'avançais dans le livre précédent (II, IV et VII), à savoir que la nature a disposé obliquement sur les membres les muscles qui doivent présider aux mouvements obliques; et en ligne droite les muscles chargés de la flexion ou de l'extension exacte. Il n'est donc pas difficile maintenant de trouver la cause de la position de tous les muscles de la jambe, de la grandeur de chacun d'eux et de leur nombre. En effet, comme trois de ces muscles meuvent le calcanéum et constituent la partie du pied privée de poils, et qu'après eux trois autres fléchissent les doigts (*faisceau péro-*

[1] Voy. pour ce passage, dans ma *Dissertation préliminaire* la discussion sur la chronologie des livres anatomiques de Galien.

nier ; faisc. tibial du long fléch. commun; tibial postérieur) et exécutent dans le pied le mouvement analogue à celui qu'opère dans la main le tendon inséré en avant du pouce (*faisceau métacarpien du long abducteur*), c'est avec raison que tous les six se trouvent placés en arrière de la jambe, chacun suivant la direction de la partie qu'il doit mettre en mouvement.

Au lieu de six muscles on peut n'en compter que cinq comme les anatomistes mes prédécesseurs, qui des deux derniers (voy. p. 257, l. 35) ne font qu'un, parce qu'ils sont unis dans leur plus grande longueur. Pour le même motif, ils n'ont vu dans la partie antérieure de la jambe que trois muscles, bien qu'on en puisse compter six ou sept avec plus de raison [1]. Le muscle qui étend les quatre doigts (*long extens. commun*) est unique pour eux, comme il l'est en réalité. De chaque côté se trouve un muscle qui se termine en donnant naissance à trois tendons (*tibial antér., long abduct.*, et *long extenseur du gros orteil. — Péroniers*). Si l'on examine ces muscles mêmes et leurs usages, on en comptera six ou sept, comme cela est démontré dans le *Manuel des dissections* (II, VII et VIII). Mais poursuivons notre raisonnement en adoptant le nombre trois. Il y a deux de ces muscles qui, ainsi que nous l'avons dit plus haut, recourbent le pied, arrivant l'un à la région qui précède le gros orteil (1er *groupe*), l'autre à celle qui précède le petit orteil (2e *groupe*), le troisième et dernier placé entre les autres étend les orteils (*long extens. commun*)[2]. Ce dernier est plus petit que les autres puisqu'il devait mouvoir de plus petits organes, et il descend directement, le long de la partie moyenne de la jambe, vers les doigts qu'il est destiné à mouvoir. La meilleure position des muscles est celle où ils sont situés dans la direction des parties qu'ils doivent mouvoir.

Ne demandez donc plus pourquoi le muscle qui s'étend le long

---

[1] Voy. pour ce passage la section qui regarde les muscles de la jambe, dans la *Dissertation sur l'anatomie de Galien.*

[2] Pour se rendre compte de cette phrase, il faut, si je ne me trompe, admettre que Galien ne considère dans le premier groupe de muscles que le tendon tarso-métatarsien du *tibial antérieur*, et dans le second que le tendon du *court péronier latéral ;* peut-être aussi réunit-il dans une action commune le tendon du *court abducteur du gros orteil* à celui du *tibial antérieur*, et le tendon du *péronier antérieur* à celui du *court péronier latéral.* — Voy. du reste la *Dissertation* précitée.

du péroné et qui exécute le mouvement externe du pied (2e *groupe*) se porte de bas en haut ainsi que le muscle attaché au tibia et qui opère le mouvement interne (1er *groupe*). Ces muscles devaient être placés dans le sens des mouvements qu'ils exécutent. — Ne demandez pas pourquoi le muscle externe est petit, ni pourquoi le muscle qui s'étend à la partie interne de la jambe est beaucoup plus grand. La nature, juste en tout, a mesuré leur grandeur à l'utilité de la fonction que chacun d'eux devait remplir. Ne demandez pas non plus pourquoi un tendon du muscle du péroné (2e *groupe.—Péronier antér.*) s'insère aux parties externes du petit doigt, et un autre tendon de celui du tibia (1er *groupe.—Long extens. du gros orteil*), plus grand que l'autre du double, se fixe au gros orteil. Une imagination trop vive vous porterait peut-être à croire que ceci est particulier aux pieds et tout à fait contraire à ce qui existe dans les mains. Mais si l'on réfléchit avec attention sur ce sujet, on trouvera que là aussi le pied a la plus grande analogie avec la main. A propos des mains nous disions (II, III) que le petit doigt et le pouce ont un mouvement de plus que les autres doigts. Il fallait donc aussi que cette distinction se rencontrât dans les pieds. S'ils n'avaient pas été avantagés des mouvements dont nous parlons ici, ces doigts n'ayant rien de plus que les autres ne jouiraient que de quatre mouvements, comme leurs voisins, en sorte qu'ils ne s'écarteraient pas fortement des autres, facultés réservées à eux seuls, et que le pouce, au lieu d'être pourvu de deux mouvements obliques qui tirent leur principe d'en haut, n'aurait que le mouvement d'extension qui est commun aux autres. Ainsi en cela encore l'analogie entre les doigts du pied et ceux de la main est conservée tout entière. Il n'est pas nécessaire de dire que l'analogie s'étend aux ongles, et que les pieds en sont doués en leur qualité d'organes de préhension.

Mais tandis qu'elle a disposé équitablement toutes les choses dont nous venons de parler, celles qui devaient être analogues dans le pied et dans la main, et celles qui devaient être différentes, la nature aurait-elle, négligeant la structure de la peau, revêtu la plante du pied d'une peau à peine sensible, lâche et molle (voy. II, VI et XI, XV)? Fussiez-vous de ces gens qui, dans leur ignorance des œuvres de la nature, la taxent d'inhabileté, pour peu que vous fassiez attention à cette partie du pied en la disséquant, je pense que vous rougirez de honte, que vous confesserez votre erreur, que vous reviendrez à un esprit meilleur, enfin que vous vous laisserez gagner à l'opinion d'Hippocrate qui partout célèbre la justice de la nature et sa prévoyance à l'égard des animaux (voy. I, XXII). Est-il superflu, selon vous, que la peau de la plante des pieds, comme celle de la paume des mains, soit unie aux parties sous-jacentes, ou bien ignorez-vous absolument qu'elle est si intimement attachée aux tendons sous-jacents qu'elle ne peut s'écorcher comme le reste de la peau de tout l'animal? Mais si vous le savez, trouveriez-vous mieux que la plante du pied fût recouverte d'une peau lâche et glissant aisément? Si vous dites qu'il en eût été mieux ainsi, je dois croire qu'à une chaussure serrée de toutes parts et collée exactement à votre pied vous préférez une chaussure lâche et cédant de tous côtés, de telle sorte qu'étendant à tout votre habileté vous n'hésitiez pas même à élever la voix contre les choses reconnues évidentes par tout le monde; ou bien si vous accordez que la chaussure qu'on adapte au pied doit le presser de toutes parts, pour bien remplir son usage, nierez-vous que la chaussure naturelle doive bien plus encore le serrer et le presser fermement, en s'unissant exactement aux parties sur lesquelles elle repose? Ce serait un second Corœbus [1] celui qui, non content de ne pas admirer les œuvres si belles de la nature, oserait encore les dénigrer.

Pour vous qui lisez ces écrits, le moment en est venu, examinez si vous voulez prendre place à côté de Platon, d'Hippocrate et de tous ceux qui admirent les œuvres de la nature, ou si vous vous rangez avec ceux qui la blâment de n'avoir pas fait des pieds la voie par où s'échappent les excréments. Combien devait-il être énervé et corrompu par les voluptés celui qui osa me dire qu'il était bien pénible de se lever de son lit pour aller à la selle, et

---

[1] Corœbus, mis en scène par le poëte Euphorion pour sa stupidité, est devenu un type de bêtise, ainsi qu'on le voit par Virgile (*Æn.*, II, v, 341; — cf. Servius, *in hunc loc.*), et par Lucien (*Amor.*, § 53, t. II, p. 455; éd. Hemerst; *Philopseud.*, § 3, t. III, p. 32. Cf. sur ce dernier passage les notes et le scholiaste). — Le scholiaste d'Aristophane (*Ran.*, v. 990) fait aussi mention de ce Corœbus. — On disait dans l'antiquité *bête comme Corœbus*.. — Voy. Érasme (*Adag.* chil. II, cent. IX, prov. 64...) sur ce proverbe, et dans la *Collection des paroemiographes* (éd. de Leutsch), Mich. Apostolius, X, § 9, et XI, § 93; t. II, p 483 et 539.

qu'il eût mieux valu que l'homme fût construit de façon qu'en tendant seulement le pied il se déchargeât par cette voie de ses excréments. Quels doivent être, pensez-vous, les déréglements infâmes qu'un tel homme se permet dans son intérieur, son insolence contre tous les conduits excréteurs du corps, la dépravation, la corruption des plus belles facultés de son esprit, puisqu'il appauvrit et obscurcit cette puissance divine qui seule permet à l'homme de contempler la vérité, et qu'il accroît, fortifie et rend insatiable ce désir de volupté contre nature, puissance abrutissante et détestable qui exerce sur lui sa tyrannie farouche?

Si je m'arrêtais plus longtemps à parler de telles brutes, j'encourrais peut-être les justes reproches des hommes sensés; ils m'accuseraient de profaner le discours sacré que je consacre comme un hymne sincère au Créateur des hommes. Je pense que la piété véritable consiste non à immoler des hécatombes sans nombre, non à brûler mille encens, mille parfums[1]; mais à connaître d'abord et ensuite à apprendre à mes semblables combien grande est la sagesse, la puissance et la bonté du Créateur[2]. S'il a donné, autant que possible, à chaque être sa parure appropriée, si rien n'échappe à ses bienfaits, je déclare que c'est la marque d'une bonté achevée : qu'il soit donc par nous célébré comme bon! S'il a su trouver en tout les dispositions les plus parfaites, c'est le comble de la sagesse! S'il a fait tout comme il l'a voulu, c'est la preuve d'une puissance invincible.

Si donc vous admirez le bel ordre qui règne dans le soleil, dans la lune et dans le cortége des astres; si vous contemplez avec étonnement leur grandeur, leur beauté, leur mouvement éternel, leur retour périodique, n'allez pas, en comparant les choses de ce monde, les trouver mesquines ou mal ordonnées. Ici même vous rencontrerez une sagesse, une puissance, une prévoyance égales. Examinez bien la matière, principe de chaque chose, et ne vous

---

[1] Μυρία μύρα καὶ κασίας. — Voy. sur *la casse*, considérée comme un type de parfums, Hoffmann, *l. l.*, p. 48, et, pour sa détermination botanique, Meyer, *Éclaircissements botaniques sur la Géogr. de Strabon*, Koenigsb., 1852 (en allem.), p. 130 et suiv. Dans ce chapitre Meyer traite aussi des parfums en général.

[2] Plusieurs philosophes anciens ont exprimé l'opinion qu'il fallait préférer la vie morale et les belles actions ou les nobles pensées aux hécatombes et autres sacrifices. — Voy. Hoffmann, *l. l.*, p. 48.

imaginez pas que du sang menstruel ou du sperme puisse donner naissance à un être immortel, impassible, agité d'un mouvement perpétuel, aussi brillant, aussi beau que le soleil; mais comme vous jugez l'habileté d'un Phidias, pesez aussi l'art du Créateur de toutes ces choses. Peut-être ce qui vous frappe de surprise dans le Jupiter olympien, c'est l'ornement extérieur, l'ivoire brillant, la masse d'or, la grandeur de toute la statue? Si vous voyiez la même statue en argile, peut-être passeriez-vous avec un regard de dédain? Mais pour l'artiste, pour l'homme qui connaît le mérite des œuvres d'art, il louera également Phidias, sa statue fût-elle de bois vil, de pierre commune, de cire ou de boue [1]. Ce qui frappe l'ignorant, c'est la beauté de la matière; l'artiste admire la beauté de l'œuvre.

Eh bien, instruisez-vous dans les merveilles de la nature, afin que nous vous traitions, non plus d'ignorant, mais d'homme instruit dans les choses de la nature. Faites abstraction de la différence des matières, considérez l'art nu; quand vous examinez la structure de l'œil, songez que c'est l'organe de la vision; quand vous examinez le pied, que c'est l'organe de la marche. Si vous voulez avoir des yeux faits de la substance du soleil, et des pieds d'or pur, non de chair et d'os, vous oubliez quelle matière les constitue. Considérez si cette substance est une lumière céleste ou un terrestre limon, car vous me permettrez de donner ce nom au sang de la mère qui pénètre dans l'utérus. Si vous avez donné de l'argile à Phidias, vous ne lui réclamerez pas une statue d'ivoire. De même avec du sang vous n'obtiendrez jamais un soleil, une lune ou ce corps brillant et beau dont ils sont faits (*éther*). Ce sont des corps divins et célestes, nous ne sommes, nous, que des statues de limon. L'art du Créateur est égal de part et d'autre.

Le pied est une partie de l'animal, petite et abjecte : qui le nie? Le soleil est grand; c'est le plus beau des corps de l'univers : nous ne l'ignorons pas. Mais considérez quelle était la place nécessaire du soleil dans l'univers, celle du pied dans l'animal. Dans l'univers, le soleil devait tenir le milieu entre les planètes; dans

---

[1] Débutades de Sicyone était un artiste en grand renom pour ses statues d'argile. Pline, *Hist. nat.*, XXXV, XLIII. — Voy. aussi sur la perfection de structure des moindres animaux la fin du chap. I du livre XVII de l'*Utilité des parties*.

l'animal, le pied devait occuper la partie inférieure. Quelle en est la raison évidente? Attribuez en esprit une autre place et voyez ce qui en résulterait. Si vous abaissez le soleil à l'endroit où est la lune, vous brûlerez tout sur la terre; si vous l'élevez à la région de l'éther où se trouvent Pyroeis (*Mars*) et Phaéthon (*Jupiter*), le froid rendra inhabitables tous les pays du monde. Si le soleil est aussi grand et tel que nous le voyons, il le doit à sa nature intime; mais cette place qu'il occupe dans le monde, c'est l'œuvre de l'Ordonnateur. Pour un corps de telle nature et si vaste, vous ne trouverez pas une place meilleure dans tout l'univers. Pour le pied non plus vous ne pouvez trouver dans le corps une place préférable à celle qu'il occupe. La position du pied et du soleil dénote une égale habileté. Ce n'est pas sans dessein que je compare l'astre le plus brillant à la partie du corps la plus abjecte. Qu'y a-t-il de plus vil que le calcanéum? Rien. Cependant nulle part ailleurs il ne serait mieux placé. Qu'y a-t-il de plus noble que le soleil? Rien. Dans tout l'univers il ne saurait être placé plus convenablement. L'univers est ce qu'il y a de plus grand et de plus beau. Qui le nie? L'animal est comme un petit univers, au dire des anciens, instruits des merveilles de la nature. Vous trouverez donc la science du Créateur égale dans ces deux œuvres.

Montrez-moi donc, direz-vous, le soleil dans le corps de l'animal? Quel est ce langage? Exigerez-vous qu'un peu de sang et de boue si corruptibles constitue l'essence du soleil? Vous êtes fou, malheureux! Voici l'impiété véritable! elle ne consiste pas à s'abstenir d'offrandes et de sacrifices. Je ne vous montrerai pas le soleil dans le corps de l'animal; mais je vous montrerai l'œil, l'organe le plus brillant, le plus semblable au soleil qu'on puisse trouver dans une partie de l'animal. Je dirai sa position, sa grandeur, sa forme, tout ce qui le concerne, et je montrerai que toutes choses dans l'œil sont si bien établies qu'elles n'auraient pu l'être mieux d'une autre façon. Ce sujet viendra plus tard (liv. X).

Chapitre xi. — Le pied et le cerveau sont aussi bien construits l'un que l'autre, eu égard à la fonction qu'ils ont à remplir. — Que la peau du pied est, comme celle de la main, mais à un moindre degré, douée de sensibilité.

Le pied, car c'est de cette partie que je me propose de traiter dans ce livre, n'a pas une construction inférieure à celle de l'œil ou du cerveau. Toutes ses parties sont parfaitement disposées pour la fonction qu'il est appelé à remplir. Si le mieux et le meilleur peuvent être réclamés, c'est dans les choses qui n'atteignent pas la perfection, mais non pas dans celles qui sont complétement irréprochables. Le cerveau est la source de la sensation et des nerfs. Cela prouve-t-il que la construction du cerveau soit supérieure à celle du pied, si chacun d'eux s'acquitte au mieux de la fonction pour laquelle il a été créé dès le principe? Le cerveau sans le pied serait incomplet, comme le pied sans le cerveau. L'un a besoin, je pense, d'un véhicule, l'autre de sensation. Le cerveau a pour véhicule les pieds et tout le reste du corps : il leur procure à tous la sensation. Remarquez encore une fois ce que j'ai dit au commencement (voy. aussi XI, xv). — La peau du pied devait être douée de sensibilité, parce qu'elle était destinée à fouler souvent des corps durs et aigus qui, en le heurtant ou le blessant, l'auraient détérioré de mille façons, si à l'instant la sensation n'eût averti l'animal de fuir le danger. C'est pourquoi du tendon [d'Achille], qui s'implante sur le calcanéum, tendon engendré, avons-nous dit, par trois muscles (voy. p. 257), se détache et se prolonge vers la partie inférieure du pied, le feuillet superficiel qui vient s'insérer à la surface interne de la peau (*épanouissement du plantaire grêle*).

Dans la profondeur même du pied, immédiatement après la peau, à l'endroit où se trouvent les deux petits muscles, se distribuent des ramifications (*n. plantaires*) de nerfs qui partent de la moelle épinière. Elles sont beaucoup plus ténues que celles de la main, laquelle a, bien plus que le pied, besoin d'une sensation exquise, puisque elle est organe, non-seulement de préhension, mais de tact. Quant au pied (cette partie ne devant pas être l'organe commun du toucher pour tout le corps, mais seulement l'instrument de la marche), il n'est doué que de la sensibilité nécessaire pour éviter d'être blessé trop facilement. Si je vous apprenais la route suivie par les nerfs depuis leur naissance jusqu'au pied; si je vous exposais les précautions qu'a prises, pour leur sécurité, la nature inquiète de la longueur du trajet, redoutant quelque lésion à cause de leur mollesse qui ne leur permettait pas de suffire à ce long circuit, je vous forcerais, j'en suis certain, à admirer l'art de la nature; mais cette digression allongerait outre mesure l'exposition de ce qui regarde le pied ; d'ailleurs je traiterai plus tard des nerfs en particulier (XVI, VIII).

Chapitre XII. — De la disposition de la peau à la plante des pieds ; elle offre un degré moyen de mollesse et de dureté.

La peau du pied adhère exactement à toutes les parties sur lesquelles elle repose, afin qu'elle ne se replie aisément sur elle-même dans aucun sens ; les prolongements du tendon du calcanéum la tapissent dans toute son étendue, pour qu'elle ne se replie pas facilement sur elle-même et pour qu'elle soit pourvue d'une sensibilité suffisante. Elle est douée d'une mollesse et d'une dureté moyennes, exemptes de tout excès, attendu qu'elle ne devait être ni trop sensible ni trop insensible. Une substance extrêmement dure doit être à peu près insensible[1], comme les sabots fendus et non fendus, l'enveloppe des crabes, des langoustes, des baleines, des éléphants. Une substance extrêmement molle doit être d'autant plus exposée aux lésions, qu'elle a une sensibilité plus développée. La nature donc, pour prévenir une insensibilité extrême ou une facilité trop grande a être lésée, a garanti la peau de la plante des deux excès, et l'a créée dans un juste degré de mollesse et de dureté. Ainsi nous avons reconnu dans le pied toutes les conditions appropriées à un être raisonnable.

Chapitre XIII. — Du tibia et du péroné. — De la triple utilité du péroné. — Réfutation de ceux qui prétendent que la jambe n'a aucun besoin absolu du péroné, et que le tibia seul disposé autrement qu'il ne l'est actuellement pouvait suffire. — Entre les conditions qui assurent la solidité et la facilité des mouvements, la nature, dans un organe de mouvement, a dû donner la préférence aux secondes, tout en tenant compte des premières. La grosseur démesurée du tibia assurait la solidité, mais nuisait aux mouvements ; en conséquence, cet os a été fait assez gros pour supporter le fémur, mais pas assez pour gêner la marche, et le péroné lui a été adjoint pour élargir et assurer la base de sustentation.

Tout ce qui, dans la jambe, regarde la situation, la direction, la grandeur, la petitesse, et, en général, le nombre des artères, des

---

[1] Hoffmann, *l. l.*, p. 50, renvoie pour l'explication de cette proposition à Aristote (*De anim.* II. XII, 4) mais dans ce passage il ne s'agit que des plantes : « Elles ne sentent pas, dit l'auteur, bien qu'elles aient une portion d'âme et qu'elles

veines et des nerfs ne doit pas être exposé maintenant (voy. liv. XVI). Quant au nombre, à la situation des muscles, à leurs différences de grandeur ou de petitesse, nous avons dit un peu plus haut (chap. x), tout ce qui se rapporte à ce sujet. Il nous reste à exposer la nature des deux os, et c'est le moment convenable de le faire. Le plus grand est appelé comme le membre tout entier, κνήμη (*tibia*), et l'autre *péroné* (περόνη). Ce dernier est très-mince, bien moins fort que le tibia et placé en dehors. Il a, pour l'animal, une utilité double, utilité principale et indispensable, et, par surcroît, pour ainsi dire, une troisième utilité. Voici quelle est sa première utilité : il constitue presque toute la partie externe de l'articulation de l'astragale, où se passent, avons-nous dit, les mouvements d'extension et de flexion du pied sur la jambe, de même que le tibia en forme la partie interne. Seconde utilité : le péroné est justement placé là où tous les vaisseaux et les muscles renfermés dans la jambe pourraient être le plus facilement blessés par un choc extérieur. La troisième utilité est en vue de la tête (*condyle*) externe du fémur que supporte le tibia, et à laquelle le péroné, en servant de point d'appui, procure une sécurité et une fermeté considérables.

Prétendre que la jambe n'a aucun besoin de péroné, et que le tibia s'articulant seul, au genou, avec le fémur, pourrait également s'articuler seul avec l'astragale, c'est vouloir à son insu que le tibia ait une dimension telle, qu'il ne le cède en rien au fémur. Chez un animal de pierre ou de bois, cela est possible, et outre qu'il ne se blessera pas, il portera, je pense, d'une manière plus sûre, les membres supérieurs, comme cela aurait lieu pour le pied s'il avait été créé beaucoup plus grand qu'il ne l'est réellement. Mais, pour un animal réel, qui doit mouvoir les parties inférieures des membres à l'aide des supérieures, une pareille disposition est complétement impraticable. Il faut plus de puis-

---

soient affectées par les choses du toucher ; la cause en est qu'elles n'ont ni qualité moyenne, ni principe capable de recevoir les formes des choses sensibles. » Il n'y a donc pas, comme le veut Hoffmann, une complète similitude entre les deux propositions. Galien ne fait qu'appliquer à un cas particulier la doctrine d'Aristote, suivant laquelle il n'y a point de *sensation* sans *altération* (ἀλλοίωσις), sans *affection* (πάθος).

sance et de grandeur dans les parties motrices que dans les parties mises en mouvement. C'est donc avec raison que la nature en appliquant le péroné à la partie externe du tibia, l'a donné pour rempart aux muscles et aux vaisseaux, et a placé dans l'intérieur plusieurs muscles destinés à mouvoir le pied. Si elle n'eût placé en cet endroit qu'un seul grand os, et qu'elle l'eût entouré à la partie externe des vaisseaux et des muscles sans défense, elle eût, de cette façon, rendu le membre entier épais et lourd. On aurait aussi tort de dire qu'il eût mieux valu créer à la partie supérieure et inférieure des épiphyses par lesquelles il se serait articulé aux os voisins, tandis que la diaphyse de l'os serait restée mince dans toute l'étendue de la jambe. Le péril eût été grand pour ces apophyses[1], particulièrement pour celles de l'astragale, qui eussent dépassé de beaucoup l'axe de l'os. N'est-il donc pas juste d'admirer ici encore la prévoyance du Créateur qui, pour deux résultats avantageux, quoique opposés, a construit, dans une harmonie et un rapport exact, les parties du membre entier. La partie supérieure devant être supportée par l'inférieure, cette dernière devait être naturellement plus forte et plus grande, comme cela se voit dans les colonnes, les murs, les maisons, les tours et toutes les choses inanimées. D'un autre côté, comme la partie supérieure devait mouvoir et que la partie inférieure devait être mue, il était raisonnable que la première fût plus grande et plus forte, comme cela existe pour l'humérus, le cubitus et la main. Ainsi, pour porter aisément le fémur, le tibia devait préférablement être plus fort; mais pour être mû facilement il devait l'être moins; l'alternative étant obligatoire, puisque les deux conditions ne pouvaient être unies, il était raisonnable, en optant pour la plus utile, de tenir quelque compte de l'autre. Dans un organe créé pour la marche, une conformation appropriée au mouvement est de beaucoup plus utile que celle qu'eût exigée la sûreté de la sustentation. C'est pour ce motif que la nature a fait le tibia plus petit que le fémur, mais il ne lui est pas tellement inférieur qu'il ne puisse le supporter avec aisance. Ici rappelez-vous le principe énoncé dès le commencement (I, IX); il faut,

---

[1] Voy. sur les *apophyses* et les *épiphyses*, la *Dissertation sur les termes anatomiques*.

disions-nous, rapporter l'utilité de chacune des parties à la fonction de l'organe tout entier, et, de plus, si en imaginant un arrangement autre des parties, nous ne trouvons rien de préférable, ni disposition, ni forme, ni grandeur, ni structure, ni quoi que ce soit des éléments nécessaires d'un corps, nous devons déclarer parfaite et accomplie de tout point la construction actuelle.

CHAPITRE XIV. — Suite du même sujet. — **Preuves tirées de diverses affections de la jambe, et qui servent à démontrer que la jambe est par rapport à la cuisse dans les meilleures proportions. — Différences entre le péroné et le radius. — Que le membre inférieur n'a ni trop, ni trop peu d'articulations.**

Il n'est personne qui, en prêtant attention à ce que je viens de dire, ne reconnaisse que cette méthode a été suivie par nous exactement dans tout ce qui précède et qu'elle sera également observée dans la suite. Pour se convaincre que la grandeur du tibia est dans une juste convenance avec le fémur et le pied, qu'elle est parfaitement disposée pour la rapidité du mouvement, qu'elle ne nuit en rien à la sécurité de la station, il suffit de regarder une jambe soit enflée par des varices, ou par une tuméfaction squirrheuse, soit au contraire amaigrie par quelque affection d'un autre genre. La jambe est-elle enflée, son poids, trop grand, gêne et empêche la rapidité de la marche; si elle est trop grêle, on est renversé et l'on tombe aisément, surtout si l'on veut accélérer le mouvement. Pour marcher avec aisance il faut, comme nous l'avons dit (chap. v), que le corps tout entier s'appuie fermement sur une jambe, tandis que l'autre le porte rapidement en avant. Or ces deux conditions se rencontrent naturellement dans la grandeur du tibia, car il est d'un volume tel qu'il peut supporter les parties superposées (*fémur*) et être facilement mis en mouvement par elles. On voit déjà clairement par là que le tibia ne devait pas être plus grand qu'il n'est et que, cette grandeur étant donnée, le péroné fournit un appui considérable par son insertion avec l'astragale, par le rempart qu'il offre contre les lésions extérieures, et de plus par le soutien qu'il prête à la tête du tibia.

Il résulte évidemment de ce que nous avons dit qu'il y a une grande différence entre la construction du péroné et celle du radius, et que la nature a été sage en rendant complétement immobiles les os juxtaposés dans un endroit où la multiplicité des articulations n'aurait produit aucun avantage pour un organe de locomotion. En effet si la promptitude et la variété des mouvements sont plus utiles aux organes de préhension, la sécurité de la station l'est davantage aux organes de locomotion. Ainsi tandis que le radius s'articule par diarthrose à ses deux extrémités, c'est par synarthrose que le péroné s'attache au tibia aux deux points extrêmes. De même que si la jambe, dans toute sa longueur, n'était composée que d'une seule pièce et n'était coupée d'aucune articulation, elle aurait bien plus de fermeté pour porter l'animal tout entier; de même dans l'état actuel, exempte de beaucoup d'articulations, elle a une fermeté voisine de la perfection. Si elle était complétement dépourvue d'articulations, on ne pourrait la tendre ni la fléchir, et ainsi serait détruit l'usage pour lequel elle a été créée; si elle était au contraire brisée en un grand nombre d'articulations, elle serait si sujette à chanceler et à s'affaisser qu'on ne pourrait se tenir solidement sur une jambe sans plier sur soi-même et tomber à l'instant. Il faut encore ici admirer la nature, qui, en présence de deux conditions contraires, se combattant et se détruisant l'une l'autre, toutes deux étant cependant nécessaires à la jambe, les a unies dans une mesure telle qu'elle n'a compromis ni l'aisance du mouvement, ni la sûreté de la station.

Chapitre xv. — De l'articulation du genou. — De la rotule. — Utilité de cet os démontrée par l'exemple d'un jeune athlète qui éprouva une luxation de la rotule sur le devant du fémur. — Réflexions générales sur la structure des articulations. — Comparaison du genou et du coude. — Que l'appareil ligamenteux du genou est en harmonie parfaite avec les mouvements à exécuter par cette partie.

Toutes ces dispositions prises par la nature sont admirables; l'articulation du genou l'est plus encore. Les épiphyses de l'os appelé μηρός (*fémur*) comme la cuisse tout entière, trouvent dans le tibia des cavités où elles s'adaptent merveilleusement, de manière qu'il ne résulte ni relâchement dans l'emboîtement, ni gêne dans les mouvements à cause de l'étroitesse du lieu. Les ligaments qui l'environnent de toutes parts protégent et maintiennent l'articulation avec tant de sûreté que ni les flexions ni les tensions nombreuses de la jambe ne font glisser le fémur sur le tibia. La partie appelée μύλη (*meule*) par les uns, et ἐπιγονατίς (*couvercle du genou*) par les autres, est un os cartilagineux qui occupe toute la partie antérieure de l'articulation, elle empêche le fémur même de se porter en glissant vers les parties antérieures, surtout dans les positions que l'on appelle γνύξ et ὀκλάξ (*se mettre à genoux, et plier les genoux*[1]). Elle nous garantit puissamment contre les chutes surtout sur les terrains en pente où tout notre corps s'incline en avant. Nous en voyons un exemple frappant dans un de ces jeunes gens qui s'exercent dans l'arène : pendant qu'il luttait, sa rotule brisant ses ligaments se détacha du genou, remonta vers le fémur, et il y avait pour lui un égal péril à plier le genou et à marcher sur les terrains en pente : aussi avait-il besoin d'un bâton pour traverser de pareils lieux.

Si donc j'énumérais toutes les cavités et les éminences du genou, si je montrais qu'aucune éminence ne manque d'une cavité qui lui corresponde exactement, qu'aucune cavité ne manque d'une éminence qui s'y adapte, qu'éminences et cavités sont dans un rapport parfait l'une avec l'autre, qu'au dehors elles sont maintenues par certains rebords des os mêmes et par des ligaments, les uns aplatis, les autres arrondis, j'allongerais mon discours au delà des bornes que je me suis proposées sans le rendre plus concluant. Il suffit en effet de ce que j'ai dit précédemment (II, XI et XVII) d'une manière générale sur la structure de toutes les articulations. Si on lit ce traité comme un conte de vieille femme[2], il ne me servirait à rien d'entrer dans de plus longs détails ; mais si l'on veut examiner et vérifier exactement chacune des particularités par ce que l'on voit dans les dissections, on reconnaîtra avec admiration, je pense, que la nature a, non-seulement pour l'articulation du genou, mais encore pour chacune des autres, créé dans un rapport exact, eu égard à la forme et à la grandeur, les éminences et les cavités destinées à les recevoir. On ne professerait pas une moindre admiration pour tous leurs moyens de protection extérieure dont la force a été calculée sur la puissance de la fonction ; nous le démontrions tout à l'heure (chap. X) à pro-

---

[1] Voy. le *Trésor grec* sur ces deux mots.

[2] Platon se sert volontiers de cette expression. Voy. *Gorg.*, p. 527 A. ; — *Polit.*, I, p. 350 B (γραὸς μῦθος) ; — *Theaet.*, p. 176 B (γραῶν ὕθλος).

pos des articulations du pied comparées à celles de la main, et nous le prouvons encore en marquant la différence de construction entre l'articulation du genou et celle du coude[1]. Ces deux parties offriront, en effet, une analogie manifeste, si on considère les autres circonstances que j'ai énumérées plus haut (*correspondance des cavités et des proéminences articulaires*), et de plus la force des ligaments et l'existence de la rotule; mais la nature n'a pas seulement créé des ligaments profonds (*ligam. croisés*) qui, sans être tout à fait arrondis, sont cependant très-forts, elle a aussi construit un ligament qui relie les parties externes des os (*ligam. latér. externe*), et un autre les parties internes (voy. p. 272, l. 3-4); enfin elle en a placé[2] sur les parties antérieures (*ligament antérieur*); en sorte que de toutes parts une ceinture étroite maintient l'articulation serrée.

L'articulation du genou présente, en effet, quatre régions, antérieure, postérieure, droite et gauche; la première, outre qu'elle est plus exposée, fatigue plus que les autres; puis vient la région externe plus en danger que la région interne d'être foulée et blessée par les chocs qu'éprouve le membre; la région postérieure redoute plus la fatigue que les lésions. En conséquence la première région a pour protection la rotule, la seconde le fort ligament rond (*ligam. postérieur*) et l'extrémité du muscle large (*demi-membra-*

---

[1] Quand Hoffmann (*l. l.*, p. 52) demande où Galien a marqué la différence de structure entre le coude et le genou, il paraît ne s'être pas bien rendu compte de la phrase suivante qui contient précisément, quoique d'une manière un peu confuse, l'énoncé de cette différence. Voici, ce me semble, comment il faut entendre cette phrase: *analogies:* force des ligaments, emboîtement exact des proéminences dans les cavités; au genou, la rotule; au coude, l'olécrâne; *différences:* existence au genou des *ligaments croisés* et du *fort ligament antérieur* qui manquent au coude.

[2] Ἐπιθέσεις vulg. et ms. 2148; mais il est évident par le contexte qu'il faut lire ἐπιθείσης avec le traducteur latin et avec Daleschamps. — La fin de la phrase m'a fait penser qu'il s'agissait du ligament antérieur (car le régime d'ἐπιθείσης est sous-entendu), mais on pourrait admettre aussi qu'il s'agit de la rotule, et que Galien a voulu marquer une troisième différence entre le genou et le coude, en disant que la nature avait placé la rotule en avant, tandis que l'olécrâne est en arrière. — Il a oublié, Hoffmann le lui reproche avec raison, de noter que la rotule est une *épiphyse libre*, tandis que l'olécrâne est une *apophyse soudée*. — Cf. aussi ma *Dissertation sur l'anatomie de Galien*.

neux? [particlier]), la troisième l'autre ligament (*lig. latér. externe*), la quatrième ni os, ni ligament remarquable autre que ces ligaments larges et minces (*épanouissement fibreux des muscles, particul. du triceps, et ligam. lat. int. confondus*) qui unissent l'articulation tout entière. Si la nature n'eût pas montré une prévoyance et une habileté extrêmes, qui l'eût empêchée en plaçant la rotule en arrière et en laissant la partie antérieure sans protection, de supprimer la flexion du genou et de rendre le membre susceptible de luxation? Qui eût empêché le changement de plaec des ligaments ronds? Toutefois, comme nous l'avons dit, si l'on examine toutes les précautions prises non-seulement pour le genou, mais pour chacune des articulations, on verra que tout indique le comble de l'habileté et de la prévoyance. Ne nous arrêtons pas plus à ces considérations.

Chapitre xvi. — Division en trois groupes et énumération des muscles de la cuisse chargés des mouvements de l'articulation du genou. Que la plus grande puissance d'action réside dans les extenseurs de la jambe, ce qui est précisément le contraire pour le bras. — Conséquences qui en résultent pour l'antagonisme des muscles de la cuisse qui meuvent la jambe. — Nouvelles déclamations contre ceux qui méconnaissent ou attaquent la nature. — Galien établit, en supposant diverses dispositions différentes de celles qui existent, qu'on ne saurait en trouver de meilleures que celles qui ont été prises par la nature. — Comparaison des insertions musculaires chez le singe et chez l'homme.

Il nous reste à dire maintenant pourquoi les muscles de la cuisse sont en tout au nombre de neuf. Leur fonction même indique la cause de leur existence. — Trois d'entre eux, les plus grands muscles de cette partie, placés à la partie antérieure du fémur, se rendent droit au genou (*triceps*); l'un d'eux (*crural* et *vaste interne*) s'insère sur la rotule par des fibres charnues, les deux autres (*vaste externe* et *droit antérieur*) engendrent un très-grand tendon. Celui-ci s'élargissant s'insère sur toute la rotule, il la serre exactement et la rattache aux parties inférieures; puis dépassant l'articulation il se fixe aux parties antérieures du tibia, s'il est tendu, il le relève et étend toute l'articulation du genou. Deux autres muscles de chaque côté de ceux que nous avons nommés, s'insèrent sur les côtés du tibia, l'un à la partie externe, l'autre à la partie interne, tous deux président aux mouvements obliques. L'un de ces muscles ramène la jambe de dehors en dedans, l'autre la porte en dehors. Le premier (*droit interne*) naît à la symphyse des os du pubis; le second (*biceps*)[1] à la partie la plus externe de l'ischion. Il n'y avait pas de situation meilleure pour imprimer à la jambe des mouvements obliques. — Au milieu de ceux-ci naissent trois autres muscles disposés par ordre et chargés des petits mouvements du genou. Celui (*demi-tendineux*) qui est contigu[2] au muscle interne (*droit interne*), fléchit le genou et ramène la jambe en dedans; celui (*demi-membraneux*) qui touche le muscle externe (*biceps*)[3], ramène la jambe en dehors en même temps qu'il la fléchit comme s'il la déroulait. — Le dernier, qui occupe la région moyenne (*faisceau isolé du grand adducteur*)[4], s'insère sur la tête (*condyle*) interne du fémur, fléchit toute la cuisse, entraîne en même temps la jambe, et se rattache aux parties voisines de l'articulation jusqu'à l'un des deux plus grands muscles de la jambe (*jumeau interne*) avec lequel il tire la jambe tout entière. — Le neuvième et dernier des muscles moteurs de l'articulation du genou, étroit et long, naissant de l'os iliaque (*couturier*) élève la jambe et contribue particulièrement à la placer dans cette position

---

[1] Ce muscle est réduit à un seul faisceau chez les singes. Voy. la *Dissertation sur l'anatomie de Galien.*

[2] Par son insertion tibiale; en effet, par leur insertion inférieure ces deux muscles sont très-écartés, de telle sorte qu'ils forment un triangle allongé dont le sommet est au tibia et dont la base est à l'ischion; les deux côtés sont constitués en dedans par le *droit interne*, et en dehors par le *demi-tendineux*.

[3] Par son insertion ischiale; l'accolement de ces deux muscles se prolonge jusque vers le milieu de la jambe; là, le *demi-membraneux* se sépare et se porte en dedans pour former le côté interne du creux du jarret. — Du reste, pour peu qu'on lise avec quelque attention toute cette partie du chapitre XVI, on verra que Galien reconnaît deux groupes dans les muscles postérieurs de la jambe : 1° ceux qui occupent la région moyenne, et qui sont surtout antagonistes du *triceps* (*demi-tendineux*, *demi-membraneux*, *faisceau isolé du grand adducteur*); 2° ceux qui sont chargés des mouvements de circumduction (*droit interne* et *biceps*).

[4] Voy. pour ce muscle qui, selon Galien, appartient à la fois aux articulations *coxo et tibio-fémorales*, et qui par conséquent ne fait pas partie de ceux qui sont chargés de mouvoir *directement* la jambe sur la cuisse, la *Dissertation sur l'anatomie de Galien*. Ce muscle occupe en effet le milieu du bord inférieur de l'ischion; de chaque côté s'insèrent les muscles *biceps*, *demi-tendineux* et *demi-membraneux* d'une part, et de l'autre le *droit interne* et une partie des *adduct.*

qui consiste à croiser les jambes [1] en portant le pied vers la racine de l'autre membre. — Outre tous ces muscles, il y a encore le petit muscle, situé au jarret (*poplité*), et qui est fléchisseur du genou [2]. Ici encore la nature a disposé avec une prévoyance si admirable le nombre, la grandeur, la place et l'insertion des muscles, qu'avec une pareille conformation, rien ne manque plus au mouvement du genou, et que si une seule de ces dispositions venait à être changée, un des mouvements serait gêné ou complétement détruit.

Les trois grands muscles qui sont à la fois extenseurs de la jambe, constricteurs et releveurs de la rotule (*triceps*), fourniront, je pense, pour qui se souviendra de mes paroles, un exemple assez frappant d'une prévoyance infinie; c'est, en effet, dans ces muscles que devait résider presque toute la puissance des mouvements du genou (voy. XV, VIII). Toute la jambe doit déployer sa force et se tendre exactement lorsque, dans la marche, l'une des jambes élevée se porte en avant, tandis que tout le poids du corps repose sur l'autre qui reste appuyée et fixée sur le sol. Pour cela nous avons besoin que les muscles extenseurs du genou, au nombre de trois, comme nous l'avons dit, agissent et se tendent exactement; car la flexion de l'articulation du genou est produite par les muscles postérieurs, et l'extension par les muscles antérieurs. Si donc quand notre jambe doit être le plus tendue possible, nous confions à ces trois muscles seuls le soin de maintenir le genou exactement droit, de tirer, de ramener en arrière et de comprimer la rotule afin que par elle la position verticale des muscles soit conservée, il est évident qu'en eux réside la puissance d'action des jambes [3]. Leur faculté d'imprimer des mouvements obliques est en effet une faculté surajoutée; car,

---

[1] Le texte vulg. et le ms. 2148 porte : μαλάττοντες; mais conformément au passage parallèle du *Manuel des dissections* (II, IV), il faut μεταλλάττοντες. — Voy. aussi Dietz, in libr. *De dissect. muscul.*, p. 87.

[2] On verra dans la *Dissertation* précitée que Galien s'attribue la découverte de ce muscle.

[3] Galien, à propos des muscles du membre thoracique (voy. p. ex. I, XVII, p. 145), a remarqué que la force des fléchisseurs l'emporte sur celle des extenseurs; c'est le contraire pour les muscles du membre abdominal, où les extenseurs ont une prédominance marquée, plus encore peut-être chez l'homme que chez les singes. Voy. aussi Vrolik (*Anat. du chimpansé*, p. 38), et le paragraphe suivant.

à la fonction nécessaire des membres la nature ajoute toujours quelque chose en surplus. La première fonction des jambes, celle pour laquelle elles ont été créées, c'est la marche : or, pour l'effectuer, nous avons surtout besoin de muscles extenseurs du genou qui mettent en action son articulation. Si donc, comme nous l'avons dit, c'est avec raison que pour le pied deux muscles (*jumeaux*) s'insèrent à la partie postérieure du calcanéum, au moyen d'un très-grand tendon, il n'était pas moins important pour le genou que les muscles s'insérassent à l'extrémité supérieure et antérieure du tibia. Le pied a trouvé dans ces trois muscles la solidité de station, et la jambe tout entière acquiert par les siens la rigidité de tension.

Aux trois muscles [extenseurs-*triceps*], la nature en a opposé en arrière trois autres (*demi-tendineux*, *demi-membraneux*, *faisceau isolé du grand adducteur*) qui ne sont pas aussi forts et qui ne se réunissent pas [comme le triceps] pour former un tendon unique. Il fallait absolument, comme cela a été démontré dans notre traité *Sur les mouvements des muscles* (I, IV. — Voy. aussi *Utilité des parties*, I, XIX), que chaque muscle eût son antagoniste, opérant un mouvement contraire, sans que le mouvement de flexion du genou égalât en puissance le mouvement de tension. La nature voulant donc créer des muscles antagonistes ou opérant un mouvement contraire, en a fait trois qui cependant ne sont pas aussi forts que les autres (le *triceps*), et qui ne se terminent pas par d'aussi forts tendons. Elle a accordé aux deux muscles (*droit interne? demi-membraneux*), situés de chaque côté de celui du milieu (*faisceau isolé du grand adducteur*) un mouvement oblique d'une certaine étendue. Mais pour que l'articulation puisse se porter circulairement de tous côtés la nature a placé à droite et à gauche deux muscles, l'un (*biceps*) à côté des muscles antérieurs, l'autre (*droit interne*) à côté des muscles postérieurs.

Si des articulations plus importantes sont mues par des muscles grands ou nombreux ou par des tendons puissants, tandis que des articulations plus petites ont des muscles et des tendons, ou moins nombreux, ou plus petits, ou moins forts, je ne vois pas là de motif pour ne pas admirer l'habileté de la nature, à moins que quelqu'un n'aille prétendre qu'il était plus équitable d'attribuer aux grandes articulations, à celles qui sont le plus importantes, des muscles peu nombreux, petits et faibles, et au contraire des muscles puissants, grands et nombreux aux petites articulations. Peut-être aussi un tel homme demandera-t-il que les muscles obliques président aux mouvements directs, et réciproquement les muscles droits aux mouvements obliques.

Certes la grandeur des muscles de la cuisse, leur nombre et leur position ont été fixés par la nature avec une prévoyance extrême; tous s'insèrent à l'extrémité du tibia au-dessous de l'articulation, et la nature a fait là aussi preuve d'une grande habileté. Ceux qui mettent en mouvement des marionnettes de bois au moyen de fils (voy. I, XVII) attachent ces fils au-dessous de l'articulation à l'extrémité supérieure du membre qui doit être agité. La nature devançant l'art a opéré de même à l'égard de chaque articulation. Mais si après avoir réuni tant d'autres artifices divers pour mouvoir la jambe, la nature eût négligé le mode d'insertion si important des tendons, les autres artifices devenaient inutiles. Il est donc évident que si, avant de dépasser l'articulation, les tendons s'inséraient à son extrémité, ils ne remueraient pas la jambe ; si même après avoir dépassé l'articulation, ils s'inséraient non pas au point actuel, mais soit à l'origine même de la jambe, soit le plus bas possible, la jambe resterait immobile, cela est encore certain. Supposons, en effet, que les tendons viennent s'insérer à l'extrémité du tibia, ils manqueraient à la fois d'assurance et de force, puisqu'ils doivent mouvoir tout le membre par un petit nombre d'attaches fixées à l'extrémité de ce membre. Supposons encore que cette insertion ait lieu plus bas, vers le milieu du tibia, comme cela se voit chez les singes, il n'est plus possible d'étendre parfaitement le membre, car cette insertion produit une position moyenne (*demi-flexion*); les jambes seraient en effet comme liées et suspendues aux parties postérieures du fémur, ainsi que cela se remarque chez les singes [1]. En effet, les muscles qui

[1] Ici Galien compare indirectement le singe à l'homme, et cette comparaison partielle, il pouvait la faire sans avoir disséqué de cadavre humain. Du reste je discute ce passage ainsi que d'autres de la même nature dans ma *Dissertation sur l'anatomie de Galien*. — Cuvier, *Anat. comp.*, t. I, p. 521-2 et Vrolik, *Anat. du chimpansé*, p. 22 et 35, ont fait sur l'insertion des muscles de la jambe les mêmes réflexions que Galien.

viennent des parties postérieures (*particulièrement le biceps*), s'insérant chez ces animaux presque au milieu du tibia ou un peu au-dessus, contrebalançant l'action des muscles antérieurs, extenseurs du membre, et tirant la jambe en arrière ne permettent pas aux genoux une exacte tension.

Ici vous pouvez vérifier un principe énoncé dès le début de ce traité (I, II, III), c'est que chez tous les animaux la nature a modelé les diverses parties du corps sur leurs mœurs et sur leurs facultés : c'est ainsi qu'elle a enveloppé dans un corps ridicule l'âme du singe, qui imite d'une manière ridicule et défectueuse les mœurs de l'homme, ainsi que nous avons dit (I, XXII). La disposition des os de sa jambe ne lui permettant pas de se tenir debout commodément, il a, par conséquent, en arrière des muscles très-singuliers, d'une structure gênante ; il semble boiteux, quand il est de plein-pied [1], et il ne peut garder exactement, ni sûrement la position verticale. Voyez un homme qui, contrefaisant par dérision un boiteux, se tient debout, marche et court en boitant, c'est précisément ainsi que le singe se sert de ses jambes.

J'ai presque tout dit sur la structure des jambes; quant aux muscles qui meuvent l'articulation de l'ischion, j'en parlerai alors que je traiterai de l'anatomie de cette région (XV, VIII).

---

[1] Ἀὐτῷ γελοιοτάτους ὄπισθεν μῦς ἐναντιουμένους τῇ κατασκευῇ κέκτηται καὶ ἐν τῇ παιδιακῇ τὸ μυουροῦν, vulg. et 2168. — Ce texte est fort embarrassant, et les interprètes ne me paraissent pas avoir été heureux dans leurs conjectures et dans leurs traductions. Le traducteur latin a : *In puerorum ludicro velut claudo subsaltans*, et Daleschamps : *Quand les enfants par plaisir le contraignent de marcher droit, il va comme s'il était boiteux en saultelant.* — Hoffmann (*l. l.*, p. 53, et dans l'*Append. var. lectionum*) pense que Galien a comparé la marche du singe à une espèce de jeu dont il ne connaît pas la nature. Mais d'abord παιδιακῇ n'est pas grec, ensuite il n'y a point de verbe μυουρέω ou μυουρόω (ou μειουρέω-ρόω) ; en second lieu, il faudrait changer *καί* en ὡς, encore la phrase resterait embarrassée. Il y a, je crois, une correction plus simple, c'est de lire πεδιακῇ et μύουρον, en rapportant κέκτηται à μῦς γελ. et à μύουρον (*il a l'air tronqué, écourté, quand il est sur la plaine*).

LIVRE QUATRIÈME.

DES ORGANES ALIMENTAIRES ET DE LEURS ANNEXES.

Chapitre premier. — Galien commence l'énumération des diverses parties du canal intestinal et compare l'estomac d'abord à un grenier d'abondance, puis à un homme intelligent qui sépare le bon grain du mauvais.

Comme les diverses parties de l'animal doivent nécessairement être nourries, et qu'il n'existe qu'une voie, la bouche, pour l'introduction des aliments dans le corps, c'est avec raison que la nature a étendu à partir de cette cavité des routes nombreuses, dont les unes sont, pour ainsi dire, des chemins larges et communs de tous les aliments (*canal intest.*), et les autres d'étroits sentiers (*vaisseaux*) qui apportent la nourriture à chacune des parties [1].

---

[1] Ailleurs (XVI, I) Galien compare les artères et les veines aux divisions d'un aqueduc. — Dans le *Manuel des Dissections* (VI, II; cf. aussi chap. III, *in med.*) Galien prouve qu'il a très-bien compris, comme Aristote, l'unité de composition qui préside à l'organisation des animaux, lorsqu'il écrit, à propos des organes alimentaires : « Ce que j'ai à dire des organes de la nutrition vous paraîtra peut-être difficile à croire au premier abord ; mais si vous examinez beaucoup d'animaux d'espèces semblables ou dissemblables, vous ne trouverez plus rien d'incroyable, vous admirerez au contraire ; et cela vous démontrera qu'un seul art a fabriqué tous les animaux, puisque l'artiste a fait de l'utilité même des parties le but de leur structure (τοὺς σκοποὺς τῆς κατασκευῆς τῶν μορίων τὰς χρείας αὐτῶν πεποίηται). Comme il y a dans tous les animaux une seule utilité commune, en vue de laquelle ils ont besoin de nourriture, vous trouverez dans chaque espèce trois catégories d'organes de l'alimentation. Certains, pour une première raison, ont été créés par la nature dans le dessein de recevoir et d'élaborer l'aliment et de le distribuer dans tout le corps ; les autres, pour une seconde raison, sont destinés à recevoir les superfluités (peu importe qu'on dise περιττά ou περιττώματα avec Aristote) ; les autres organes, qui sont les troisièmes, sont destinés, pour une troisième raison, à l'excrétion de ces superfluités. » Galien ajoute : « L'estomac (γαστήρ) reçoit l'aliment et en prépare l'élaboration qui doit être achevée par le foie, où les veines le prennent pour le distribuer dans le corps. Mais, avant cette distribution, il est purifié au moyen d'organes spéciaux qui enlèvent, les uns les superfluités ténues et légères (conduits que les médecins appellent *cholédoques*, comme la vésicule biliaire; cf. *Util. des part.*, IV, XII) ; les autres, les superfluités terreuses et pesantes (*rate* et la partie inférieure des intestins qui précède le rectum); enfin les derniers, les superfluités qui tiennent le milieu

La route commune la plus grande et la première conduit de la bouche à l'estomac (γαστήρ), lequel est comme le grenier général de toutes les parties, et situé au centre de l'animal. Le nom particulier de ce conduit est *œsophage* (οἰσοφάγος), son nom commun est *canal étroit* (στόμαχος)[1], car c'est la dénomination ordinaire d'un col étroit placé comme un isthme à l'entrée de toute cavité. Le réservoir qui reçoit d'abord tous les aliments, et qui est une œuvre vraiment divine et non humaine, leur fait subir une première élaboration sans laquelle ils seraient inutiles pour l'animal, et ne lui procureraient aucun avantage. Les gens habiles dans la préparation du blé le séparent des particules terreuses, des pierres et des graines sauvages qui pourraient nuire au corps; tel l'estomac doué d'une faculté semblable, expulse tous les corps de cette espèce, s'il s'en rencontre, et tout ce qui reste d'utile à la nature de l'animal, après l'avoir rendu plus utile encore, il le distribue dans les veines qui arrivent sur ses propres parois (cf. chap. VIII et XIII) et sur celles des intestins (cf. dans ce volume, *Des habit.*, chap. II, p. 102)[2].

---

entre les deux espèces précédentes, c'est-à-dire celles qui sont aqueuses et séreuses (*organes urinaires*). Afin de prévenir l'expulsion involontaire et intempestive des excréments (voy. plus loin, chap XIX), la nature a placé des muscles à l'extrémité des conduits ou des réservoirs par où doivent s'échapper ces excréments; c'est pour la troisième raison (l'*excrétion*) que ces muscles font partie des organes de l'alimentation. Ces trois espèces d'organes, disposées en vue de la nutrition, sont communes à tous les animaux, et les mêmes chez tous. »

[1] Pour ce mot, et pour tous les autres analogues qui se trouvent dans ce livre, voy. ma *Dissertation* sur les termes anatomiques employés par Galien. Cf. aussi Hoffmann, *l. l.*, p. 59.

[2] On peut rapprocher de ce passage les paroles suivantes de Lactance (*De opificio Dei*, cap. XI, § 15-16, éd. de Rome, 1754, 8°.) « Cibi vero in alvum recepti, et cum potus humore permixti, quum jam calore percocti fuerint, « eorum succus, inenarrabili modo per membra diffusus, irrigat universum « corpus, et vegetat. — Intestinorum quoque multiplices spiræ, ac longitudo « in se convoluta, et uno tantum substricta vinculo, quam mirificum Dei opus « est! nam ubi maceratos ex se cibos emiserit, paulatim per illos internorum « anfractus extruduntur, ut quicquid ipsis inest succi, quo corpus alitur, membris omnibus dividatur. » — Dans la *Dissertation sur la physiologie de Galien*, je discute les théories anciennes sur la digestion.

CHAPITRE II. — Comparaison des veines avec les portefaix qui transportent le blé du grenier à la boulangerie, et du foie avec une boulangerie. — Origine du nom de la *veine porte*. Comparaison des ouvrages et des soufflets automates de Vulcain avec les parties du corps.

Ces veines sont comme les portefaix des villes. Ceux-ci prennent le blé nettoyé dans le grenier et le portent à une des boulangeries communes de la cité, où il sera cuit et transformé en un aliment déjà utile : de même les veines conduisent la nourriture élaborée dans l'*estomac* à un lieu de coction commun à tout l'animal, lieu que nous appelons foie (ἧπαρ). La route qui y mène, coupée de nombreux sentiers, est unique. Elle a reçu d'un ancien habile, je pense, dans les choses de la nature[1], le nom de *porte* (πύλη *sillon de la veine porte*), qu'elle a gardé jusqu'à ce jour. C'est ce nom que lui donnent aussi Hippocrate[2], et tous les disciples d'Esculape, rendant hommage à la sagesse de leur devancier qui assimila l'économie animale à l'administration d'une cité.

De même qu'Homère[3] chante ces ouvrages (*trépieds*) automates de Vulcain[4], ces soufflets qui, sur un ordre du maître,

---

[1] On ne sait pas du tout quel est cet ancien, ni s'il fut médecin ou philosophe. Il en est souvent des dénominations comme des inventions; les siècles adoptent les unes et perfectionnent les autres sans en savoir la première origine. — « Le foie, dit ailleurs Galien (*Manuel des dissections*, VI, XI, *init.*), reçoit à sa partie concave les veines qui viennent du mésentère; on appelle *portes du foie* le lieu vers lequel toutes ces veines se réunissent en un seul tronc. Vous trouverez donc là une très-grande embouchure de veine (*veine porte*). » Ce que les anciens appelaient *portes du foie*, c'est le point d'immergence du tronc de la *veine porte* dans le *sillon transversal*, ou ce sillon lui-même. — Voy. la *Dissertation sur les termes anatomiques*.

[2] *De natura ossium*, p. 1., éd. de Bâle, *Épid.* II, IV, 1, t. V, p. 122, éd. Littré; *De anat.*, § 5, éd. de Triller dans ses *Opuscula*, t. II, p. 272; cf. aussi Hoffmann, *l. l.*, p. 59, et les notes de Triller; Platon (*Timée*, p. 71 c) se sert aussi de cette expression. Cf. Aristote, *Hist. anim.*, I, XVII, § 6, p. 16, et VII, VIII, § 2, p. 142, éd. Bussem.

[3] Cette citation est empruntée au livre XVIII de l'Iliade, où Homère peint l'entrevue de Thétis et de Vulcain ; cf. Hoffmann, *l. l.*, p. 59-61 ; Galien, *De fœt. form.*, cap. VI, t. IV, p. 607 suiv., et ma *Dissertation sur la physiologie de Galien*.

[4] Χρύσεα δέ σφ' ὑπὸ κύκλα (sc. τρίποδας) ἑκάστῳ πυθμένι θῆκεν,
Ὄφρα οἱ αὐτόματοι θεῖον δυσαίατ' ἀγῶνα,
Ἠδ' αὖθις πρὸς δῶμα νεοίατο, θαῦμα ἰδέσθαι (*l. l.*, v. 375-7).

lancent à l'instant leur souffle varié (c'est-à-dire *tantôt plus faible, tantôt plus fort*) et prompt à s'enflammer [1], et ces servantes d'or qui se meuvent spontanément comme l'artiste qui les a faites [2] : de même, figurez-vous que dans le corps de l'animal aucune partie ne demeure ni paresseuse, ni inactive. Toutes sont douées par le Créateur, non-seulement d'une structure convenable, mais aussi de puissances divines ; et les veines ne se bornent pas à mener l'aliment de l'estomac au foie, elles l'attirent et lui font subir une première préparation très-conforme à celle qui s'achève dans ce viscère, attendu qu'elles sont d'une nature voisine de la sienne et qu'elles tirent de lui leur première origine [3].

Chapitre iii. Si l'estomac élimine des aliments les parties les plus grossières, le foie à son tour, quand il a reçu ces aliments, leur fait subir une seconde purification. — Comparaison de la formation du sang à la fabrication du vin.

Après que le foie a reçu l'aliment déjà préparé d'avance par ses serviteurs, et offrant, pour ainsi dire, une certaine ébauche et une image obscure du sang, il lui donne la dernière préparation nécessaire pour qu'il devienne sang parfait. L'estomac ayant éliminé les parties qui dans l'aliment nuisent au même titre que nuisent dans le blé les particules terreuses, les pierres, les graviers et les plantes sauvages, il reste encore des parties grossières analogues à la glume et au son du blé, lesquelles ont besoin d'une autre élimination ; c'est le foie qui se charge de cette seconde opération.

Il vaudrait mieux, pour rendre l'image plus vive, comparer le

---

1 . . . . βῆ δ' ἐπὶ φύσας·
Τὰς δ' ἐς πῦρ ἔτρεψε, κέλευσέ τε ἐργάζεσθαι.
Φῦσαι δ' ἐν χοάνοισιν ἐείκοσι πᾶσαι ἐφύσων,
Παντοίην εὔπρηστον ἀϋτμὴν ἐξανιεῖσαι,
. . . .
Ὅππως Ἥφαιστος τ' ἐθέλοι καὶ ἔργον ἄνοιτο (*l. l.*, v. 468-73).

2 . . . . ὑπὸ δ' ἀμφίπολοι ῥώοντο ἄνακτι
Χρύσειαι, ζωῇσι νεήνισιν εἰοικυῖαι.
. . . .
Αἳ μὲν ὕπαιθα ἄνακτος ἐποίπνυον (*l. l.*, v. 417-21).

3 Voy. Hoffmann, *l. l.*, p. 61, et mes *Dissertations sur la physiologie et sur l'anatomie de Galien.*

suc (χυλόν) conduit par les veines de l'estomac dans le foie, non pas à des aliments secs, mais à une humeur liquide (χυμὸς ὑγρός), ayant déjà subi une coction et une élaboration préalables, et réclamant une coction plus complète. C'est un vin récemment exprimé des grappes, versé dans un tonneau, mais travaillant, déposant, bouillonnant et fermentant encore par sa chaleur naturelle; la partie lourde et terreuse de son résidu, cette partie qu'on appelle, je pense, *lie*, est tombée au fond du vase, la partie légère et volatile surnage : cette partie s'appelle *fleur*, elle se montre particulièrement sur les vins ténus, de même que le dépôt est surtout considérable dans les vins plus épais. Pour suivre la comparaison que j'ai choisie, imaginez que le suc versé de l'estomac dans le foie, par suite de la chaleur du viscère, fermente et bouillonne comme le vin doux, et se transforme en un sang pur. Dans cette fermentation les éléments terreux et épais du résidu se déposent, tandis que les éléments ténus et légers surnagent comme une écume à la surface du sang.

CHAPITRE IV. — Heureuses dispositions prises par la nature pour la position de la vésicule biliaire et de la rate. — De la veine splénique.

C'est donc avec raison que la nature a préparé, en vue de ces résidus, des organes creux pour qu'ils puissent recevoir aisément, et pourvus aux deux côtés de la cavité de cols allongés en forme de canal (οἷον στομάχους), et propres, l'un à attirer le résidu, l'autre à l'expulser. Mais il fallait encore donner [à ces cols] une position convenable eu égard à la route que suit le résidu, et trouver pour les canaux un lieu d'insertion sur le foie en rapport avec cette position. C'est donc de cette façon que les choses paraissent, en effet, disposées; car la nature a attaché au foie la vessie (*vésicule biliaire*) qui devait recevoir le résidu léger et jaune[1].

---

[1] Dans ce paragraphe fort obscur Galien, si je ne me trompe, compare la rate avec la *veine splénique* et les *veines courtes* (*vasa breviora*) à la vésicule biliaire avec les canaux hépatiques et cholédoques. Dans le chapitre VI cette comparaison est implicitement étendue aux reins avec les veines émulgentes et les uretères. La rate et le rein sont donc considérés, vu leur structure spongieuse, comme des organes creux, dont les aréoles représentent pour ainsi dire une grande cavité cloisonnée. Le canal hépatique, la veine splénique, les veines émulgentes, sont les

Quant à la rate qui tire à elle les matériaux épais et terreux, la nature eût bien voulu aussi la fixer vers ces *portes*, où le résidu atrabilaire devait être entraîné par son propre poids; mais il n'y avait pas de place vacante, l'estomac s'étant hâté de l'occuper tout entière. Un large espace restant libre au côté gauche, elle y a logé la rate, et des parties concaves de ce viscère (*scissure de la rate*), tirant une espèce de conduit, qui est un vaisseau veineux (*veine splénique*), elle l'a étendu jusqu'aux *portes* (*sillon de la veine porte*)[1], de façon que le foie ne fût pas moins purifié que si la rate eût été placée près de lui, et qu'au lieu d'entraîner le résidu à travers un long canal, elle l'attirât par un canal très-court. L'humeur (χυμός) préparée dans le foie pour la nourriture de l'animal, quand elle a déposé les deux résidus mentionnés et subi une coction complète par la chaleur naturelle, remonte déjà rouge et pure à la partie convexe du foie, montrant par sa couleur qu'elle a reçu et qu'elle a assimilé à sa partie liquide une portion du feu divin, comme a dit Platon[2].

---

canaux qui attirent; les veines courtes et les uretères sont les canaux qui expulsent, les veines courtes déversent dans l'estomac les résidus que la rate ne peut pas s'assimiler (voy. V, IV, *fine*), et les uretères portent dans la vessie la surabondance de la partie aqueuse du sang. — Quand Galien dit que ces deux espèces de conduits sont placés de chaque côté de la cavité, il faut aider un peu à la lettre du texte et admettre que, par l'expression ἑκατέρωθεν τῆς κοιλότητος, il a entendu que ces canaux se dirigent dans deux sens opposés par rapport à la cavité. Ainsi les canaux hépatique et cholédoque, eu égard à leur direction, peuvent être considérés comme deux branches de bifurcation du canal cystique; et par conséquent ils sont placés à peu près de chaque côté de la vésicule. La veine splénique est à peu près horizontale et les veines courtes en partent à angle aigu, ouvert en haut et à droite. Une disposition analogue existe pour les veines émulgentes et les uretères, seulement l'angle est ouvert en bas. Voy. du reste la *Dissertat. sur l'anatomie*.

[1] Galien admet qu'il y a des veines à double courant en sens inverse, et pour lui le tronc de la veine porte paraît être de ce nombre; de cette façon, il a pu faire arriver la *veine splénique* aux *portes* du foie; ainsi le tronc de la veine porte serait *moitié veine splénique* et *moitié veine porte proprement dite*.

[2] Voici le passage de Platon dont j'emprunte la traduction à M. H. Martin (*Études sur le Timée*, p. 215; cf. les notes correspondantes); « Le feu divise les aliments, s'élève dans l'intérieur du corps en suivant le mouvement de l'expiration, et remplit les veines en s'élevant hors du ventre, dans lequel il puise les aliments divisés en petites parties : c'est ainsi que dans le corps entier de chaque animal se sont formés ces courants de la nourriture qui viennent l'arroser. Mais

CHAPITRE V. — Comparaison de la veine cave à un aqueduc. — Utilité de la partie aqueuse du sang (*sérum*); elle sert de véhicule au sang proprement dit.

Cette humeur est alors reçue par une très-grande veine qui, née de la partie convexe du foie [*par les veines hépatiques*], se porte aux deux extrémités supérieure et inférieure de l'animal (*veines caves*)[1]. Vous diriez un aqueduc plein de sang, d'où s'échappent de nombreux canaux, les uns petits, les autres grands, qui se distribuent dans toutes les parties de l'animal. Dans cette veine, en effet, le sang est encore chargé d'une humidité (ὑγρότης) ténue et aqueuse, qu'Hippocrate appelle *véhicule*

ces parties nutritives, nouvellement retranchées de substances qui tiennent, les unes de la nature des fruits, les autres de celle de l'herbe, et que Dieu a produites à notre intention précisément pour cet usage, c'est-à-dire pour nous nourrir, ont toutes sortes de couleurs à cause de leur mélange; cependant la couleur qui s'y répand en plus grande abondance, c'est la couleur rouge, formée par l'action incisive du feu, qui s'imprime dans le liquide : c'est pourquoi la couleur du liquide qui parcourt le corps offre cet aspect que nous avons décrit; et ce liquide, c'est ce que nous nommons le sang; c'est lui qui nourrit les chairs et le corps entier, c'est en lui que tous les membres puisent de quoi remplir le vide formé par la fuite des parties qui sortent. Ces pertes et la nutrition qui les répare, ont lieu de la même manière que le mouvement de toutes choses dans l'univers, d'après lequel le semblable se porte toujours vers son semblable. »

[1] Rappelons ici quelques propositions qu'on trouvera développées et commentées dans les *Dissertations sur l'anatomie et sur la physiologie*. Pour Galien comme pour les modernes, le contenu de la veine porte se dirige des viscères abdominaux vers le foie; mais suivant Galien, cette veine, qui elle-même part du foie, comme toutes les autres veines, transporte un aliment qui a déjà subi un commencement d'élaboration que le foie est chargé d'achever. — La veine cave naît des veines hépatiques; elle se porte en haut et en bas et ne constitue en réalité qu'une seule veine, puisque l'oreillette droite n'en est qu'un *diverticulum* et, pour ainsi dire, une *dilatation* (voy. liv. VI, IX, XI, XV). La portion de la veine cave qui est au-dessus de l'insertion des veines hépatiques porte le sang dans les parties supérieures, en sorte que, pour Galien, c'est la *partie ascendante*, tandis que la portion située au-dessous de l'insertion de ces veines hépatiques porte le sang aux parties inférieures, et constitue par conséquent la *partie descendante*. Donc, pour Galien, la veine cave se comporte par rapport au foie comme l'aorte par rapport au cœur. — Quand Galien dit que la veine cave naît de la face convexe du foie, il entend que c'est plus particulièrement dans cette région qu'on trouve les grosses branches des veines hépatiques, car il savait très-bien que les ramifications de ces veines pénètrent dans tout le parenchyme et s'anastomosent avec celles de la veine porte.

du sang[1], marquant son usage par cette seule dénomination. En effet, l'humeur provenant des aliments ne pouvait ni passer aisément de l'estomac dans les veines, ni traverser facilement les veines du foie si nombreuses et si étroites, si une humidité ténue et aqueuse ne se mêlait à lui, comme pour lui servir de véhicule. Telle est, pour les animaux, l'utilité [secondaire] de l'eau (cf. V, v-viii). Elle ne peut nourrir aucune partie de l'animal[2], mais l'humeur sortant de l'estomac ne pouvait se distribuer dans les veines que charriée ainsi au moyen d'un liquide.

Chapitre vi. — Les reins ont été créés pour attirer et expulser au dehors l'humeur aqueuse, véhicule du sang proprement dit, et pour décharger ainsi la veine cave d'une humidité inutile (cf. V, v-viii). — La chaleur du foie, et celle plus intense du cœur, rendent le sang coulant; par conséquent, cette humidité devient inutile, une fois que le sang est arrivé du foie à la veine cave.

Ces humeurs ténues, leur fonction accomplie, ne doivent plus demeurer dans le corps, attendu qu'elles deviendraient pour les veines un fardeau étranger. C'est pour les en décharger qu'existent les reins, organes creux qui attirent par des canaux, et qui expulsent, par d'autres, ce résidu ténu et aqueux. Ils sont situés aux deux côtés de la veine cave (que tout à l'heure nous appelions une très-grande veine), un peu au-dessous du foie, afin que tout le sang qui y afflue se purifie à l'instant, et que, pur désormais, il pénètre dans tout le corps, n'entraînant plus avec lui que très-peu d'humidité aqueuse; car, pour couler, il n'a plus besoin maintenant d'une quantité considérable de ce véhicule, puisqu'il chemine sur de grandes routes, et qu'il est déjà devenu coulant en fondant d'abord à la chaleur du foie, et plus tard à celle du cœur[3], laquelle est beaucoup plus intense, attendu que chez

---

[1] Ὑγρασίη τροφῆς ὄχημα, *De aliment.*, in fine. Cf. Hoffmann, *l. l.*, p. 62.

[2] On a beaucoup discuté sur la faculté nutritive de l'eau. Comme le débat remonte jusqu'aux temps hippocratiques, que les arguments pour et contre allégués de part et d'autre sont nombreux et ont un certain intérêt, je réserve la discussion de cette question, qui d'ailleurs est assez compliquée, pour la *Dissertation sur la physiologie de Galien*.—Voy. du reste G. Stuckius, *Antiq. convivialium*, III, vi, Tiguri, 1598, f° 316 v°; Bonamicus, *De alimento*, III, i-iii, Florent., 1603, p. 256 suiv.; Nonnius, *De re cibaria*, IV, iv; Robin et Verdeil, *Chimie anatomique*, Paris, 1853, chap. viii, et particulièrement § 779, p. 148.

[3] Cf. Hoffmann, *l. l.*, et la *Dissertation* précitée.

l'homme et chez tous les quadrupèdes la veine cave aboutit à la cavité (*ventricule*) droite (voy. VI, IV); mais chez les animaux dépourvus de cette cavité, les veines du corps entier participent à la chaleur du cœur en s'anastomosant avec les artères (cf. VI, XVII), tous ces points ont été traités ailleurs [1]. Maintenant (nous l'avons déclaré dès le commencement de ce livre) notre but n'est pas d'exposer les fonctions, mais comme on ne peut découvrir l'utilité des parties quand les fonctions sont inconnues (voy. liv. I, chap. VIII et XVI), après avoir rappelé les fonctions, nous passerons immédiatement aux utilités, en commençant par l'estomac.

CHAPITRE VII. Des quatre facultés de l'estomac. — Comparaison du mode d'alimentation des animaux et des végétaux. — Que l'estomac est la seule partie du corps qui soit par elle-même le siége de l'appétit. — De la sagesse de la nature dans les dispositions qu'elle a prises pour trouver à l'estomac la place la plus convenable. — De la forme de ce viscère et de ses prolongements. — Usage de la substance glanduleuse qui se trouve chez beaucoup d'animaux à l'orifice pylorique de l'estomac. — Des mouvements de rétention et d'expulsion de l'estomac; état des deux orifices pendant ces mouvements. — Dans quel rapport sont avec l'estomac les prolongements supérieurs et inférieurs.

L'estomac possède une faculté attractive, des qualités qui lui sont propres, comme cela est démontré dans l'ouvrage *Sur les facultés naturelles* (III, VI); il retient les matériaux qu'il reçoit (*faculté rétentive*), expulse les résidus (*faculté expulsive*), et avant tout il les transforme (*faculté transformatrice* ou *assimilatrice*); c'est à cause de cette dernière faculté qu'il avait besoin des premières. Toutes les autres parties du corps, bien qu'elles soient douées des mêmes facultés, n'ont cependant pas reçu de la nature le sentiment du besoin, mais elles se nourrissent comme les plantes, puisant perpétuellement leur nourriture dans les veines. L'estomac seul, et surtout les parties qui constituent son orifice (*cardia*), ressentent naturellement ce besoin qui pousse, qui excite l'animal à prendre de la nourriture [2]. La nature a agi en cela raisonnablement. En effet, toutes les parties du corps tirant leur nourriture des veines qui naissent de la veine cave, celle-ci, à son tour, la

[1] Galien fait surtout allusion ici à son traité *Des facultés naturelles*, et à celui *De l'usage du pouls*. — Voy. la *Dissertation* précitée.

[2] Cf. Hoffmann, *l. l.*, p. 62-63, et la *Dissertation* précitée.

puisant dans les veines du foie, de leur côté ces veines l'empruntant aux veines qui vont aux *portes* du foie, celles-ci la prenant à l'estomac et aux intestins [1], enfin, aucune partie ne pouvant la fournir à l'estomac, l'animal devait remplir ce viscère de matériaux tirés du dehors, et c'est en cela qu'il diffère déjà des plantes.

Les plantes, quoiqu'elles soient certainement douées comme les animaux des quatre facultés énumérées un peu plus haut, n'ont pas le sentiment du besoin; car elles ne devaient pas se nourrir à l'aide d'une bouche, puisque la terre à laquelle elles sont fixées et enchaînées est pour elles un réservoir inépuisable, où elles trouvent abondamment des aliments toujours renaissants [2].

La substance même des animaux, outre qu'elle n'a aucune affinité avec la terre par les propriétés inhérentes à ses parties, est douée du mouvement volontaire et de la faculté de passer d'une région dans une autre, et de changer de place; de telle sorte que pour ces deux raisons, il était impossible aux animaux de puiser comme les plantes l'humeur nutritive dans la terre. En conséquence, ils ont été obligés, chacun eu égard à leur diversité de nature, de se nourrir d'herbes, de graines, de fruits ou de la chair d'autres animaux, et de prendre ces aliments au moment où l'estomac en éprouve le besoin.

Mais aucune partie de l'animal n'éprouve par elle-même ce sentiment inné; cela a été démontré ailleurs [3]. Cette propriété devait donc émaner d'une source étrangère, et arriver, pour ainsi dire, à l'estomac à travers certains conduits (*nerfs*), en partant du principe commun de la sensation. Une paire de nerfs assez grands (*pneumo-gastriques*) descend donc à l'estomac, s'y divise,

---

[1] Voy. dans la *Dissertation* précitée la figure au trait qui représente ce double mouvement décrit par Galien.

[2] Tout ce passage semble un commentaire de deux phrases d'Aristote (*Part, anim.*, II, III, p. 234, l. 41, et IV, IV, p. 276, l. 40, éd. Bussemaker) : « Les plantes ont des racines dans la terre, car c'est de là qu'elles tirent un aliment tout préparé; mais pour les animaux, l'estomac et la puissance (*faculté*, δύναμις) des intestins sont une terre dont ils doivent tirer leur nourriture. C'est pour cette raison qu'existe le mésentère, substance pour qui les veines qui le parcourent sont comme des racines. »

[3] Cf. *Facult. nat.*, III, VI; *Dogm. Hipp. et Plat.*, VIII, IX; *Comment. in Aph.*, II, 20, et la *Dissert. sur la physiol.*

enlace spécialement l'orifice et les parties contiguës, et se ramifie sur le reste de ce viscère jusqu'à son extrémité inférieure.

L'estomac ne suit pas immédiatement la bouche, bien qu'il ait besoin d'elle pour recevoir les aliments; mais la nature a placé d'abord[1] la partie qu'on appelle *thorax* et les viscères qu'il renferme, et cela afin que l'estomac eût à sa partie inférieure des voies d'écoulement pour le résidu des aliments, que tour à tour le thorax aspirant et expulsant l'air à travers la bouche, il devînt l'artisan de la voix et de la respiration. Il sera parlé plus au long, dans les livres suivants (VIe, VIIe et VIIIe), du thorax et des viscères qu'il renferme; mais revenons à l'estomac : ce n'est pas seulement pour l'avoir établi au-dessous du thorax que la nature mérite des éloges; elle en mérite bien plus encore pour l'avoir placé, non pas exactement au centre, entre les parties droites et gauches de l'animal, mais plutôt du côté gauche. En effet, comme elle devait le flanquer de deux viscères (*le foie et la rate*), qui ne sont égaux ni pour la grandeur, ni pour l'importance, elle a donné au plus grand et au plus important des deux une place à la fois plus grande et plus noble, et l'a établi au côté droit; quant au second, comme il n'est qu'un émonctoire (ἐκμαγεῖον) de l'autre, elle l'a étendu au côté gauche de l'estomac. Le foie occupant une position élevée de manière à toucher le diaphragme, et la rate une position inférieure pour la cause indiquée plus haut (voy. chap. IV), la nature, avec raison, a dirigé vers la droite le fond de l'estomac, autrement cette place eût été inoccupée et complétement vide, le foie n'y parvenant pas. Telle a été la prévoyance qui a présidé à la disposition des trois organes : le foie, la rate et l'estomac. Telle est maintenant celle qui a ordonné leur figure, leur conformation générale, et de plus leur contexture et leur union avec les parties voisines :

L'estomac ayant été créé dans le but de recevoir les aliments et devant occuper tout l'espace situé entre le foie et la rate, présente avec raison une forme ronde et allongée. Il est sphérique, attendu que cette figure est la moins exposée aux lésions et offre la plus grande capacité; car de toutes les figures qui ont le même périmètre, les plus grandes sont le cercle parmi les figures

[1] Προὔταξεν · c'est-à-dire elle a placé le thorax entre la bouche et l'estomac.

planes, et la sphère parmi les solides; il est allongé, parce qu'à sa partie inférieure il a un prolongement vers les intestins (*duodénum*), et qu'à sa partie supérieure il s'avance lui-même vers l'œsophage; là où il rencontre les vertèbres, il se moule sur ces parties, et la régularité de sa convexité est altérée. Chez l'homme, le fond de l'estomac est plus large que son orifice, parce qu'il tend vers le bas, l'homme étant le seul animal qui jouisse de la station droite (voy. III, I, II, III). Chez les autres animaux, l'estomac incline en avant vers l'hypocondre qui, chez eux, est placé à la partie inférieure. — Voici un procédé qui vous rendra toute sa figure évidente : Supposez une sphère parfaite, représentez-vous-la aussitôt un peu élargie à sa partie inférieure, puis donnez-lui deux prolongements : l'un plus large, celui qui est du côté de l'œsophage; l'autre plus étroit, celui qui se porte en bas; ensuite comprimez cette sphère, déprimez sa convexité postérieure, et vous aurez sous les yeux la figure complète de l'estomac. Le reste est clair.

Mais quel est le motif de la différence que présentent les prolongements? car, à l'extrémité supérieure, là où l'estomac lui-même est étroit, l'œsophage s'élargit, et à l'extrémité inférieure, là où l'estomac est large, le prolongement (*duodénum*)[1], qui se dirige vers les intestins, offre le plus d'étroitesse. N'est-ce pas pour les motifs suivants? Les animaux avalent parfois des aliments non broyés, durs et volumineux qui, pour pénétrer, exigent qu'une large voie leur soit ouverte à travers l'œsophage; au contraire, par la partie inférieure, rien ne doit passer qui soit gros, dur, non réduit en liquide et non soumis à la *coction*, et l'orifice

[1] Le *duodénum* était considéré tantôt comme un *prolongement* (ἔκφυσις) soit de l'intestin vers l'estomac, soit de l'estomac vers les intestins (voy. p. 329, note 3, et la *Dissertation sur les termes anatomiques*), mais ne faisant pas, à proprement parler, partie des intestins, et tantôt comme une partie même du canal intestinal. Galien adopte indifféremment dans ses descriptions, l'une et l'autre manière de voir; aussi le mot ἔκφυσις est-il pris par lui tantôt dans un sens général, tantôt dans un sens propre, pour désigner la partie qui s'étend du *pylore* au *jejunum*, de même que στόμαχος signifie *œsophage* en particulier ou *tout canal étroit*. Dans la phrase qui nous occupe nous avons pour l'un et l'autre mot des exemples de ces deux acceptions. — De même encore Galien donne dans ce paragraphe au mot πυλωρός son sens générique et, dans d'autres passages, par exemple dans le *Manuel des dissections*, ce mot est le nom propre de l'*orifice stomacho-duodénal* (voy. p. 329, note 3, et, pour tout ce passage assez obscur, la *Dissert*. précitée).

étroit du duodénum est comme un portier (πυλωρός) équitable qui n'accorde un passage facile vers le bas à aucune particule alimentaire, si elle n'a été liquéfiée et *cuite*.

Chez beaucoup d'animaux il existe en cet endroit une substance d'apparence glanduleuse[1] qui augmente l'étroitesse du passage, surtout quand l'estomac, en vertu de sa faculté rétentrice, se ramasse de toutes parts, opère des mouvements péristaltiques, et se replie en spirale sur son contenu pour en opérer la coction. Alors l'un et l'autre canal se resserre au plus haut degré, et se ferme; au contraire, quand agit la faculté qu'on appelle *expulsive*, tandis que tout le reste se rétrécit, se resserre et se contracte, l'estomac laisse le passage libre aux matériaux qui doivent être expulsés.

Ces actes de l'estomac décrits par nous dans d'autres livres (*Des facultés naturelles*, III, IV et suiv.) paraissent être dans un rapport admirable avec sa structure. Considérez, en outre, d'une part l'élargissement progressif de l'estomac à partir de l'insertion de l'œsophage, d'où il résulte clairement que l'œsophage n'est que le prolongement de ce viscère; et de l'autre la naissance, non pas lente mais immédiate, de l'intestin à partir du fond de l'estomac, de sorte qu'il n'en est pas une partie constituante, mais que c'est une partie étrangère adjacente (voy. p. 289, note 1).

CHAPITRE VIII. — Comparaison de la structure des tuniques de l'estomac, de l'œsophage et des intestins; raisons des différences qu'elles présentent dans ces diverses parties. — Le foie entoure l'estomac pour échauffer le viscère, qui doit à son tour échauffer les aliments.

De plus, la nature des tuniques de l'estomac et de l'œsophage est semblable, mais celle des intestins est différente[2]. La tunique

---

[1] Chez l'homme le pylore est, pour ainsi dire, plus limité que chez les singes; il forme, chez l'homme un anneau, chez le singe une espèce d'entonnoir, en sorte que le pylore est beaucoup plus prononcé et beaucoup plus étendu dans ces animaux que dans l'homme. — Cet anneau, de forme irrégulière présente en effet au premier abord l'apparence glanduleuse dont parle Galien. Cuvier (*Anat. comp.*, t. IV, 2e part., p. 25) ne décrit cette disposition que pour les orangs et pour quelques singes de l'Amérique; mais je l'ai constatée aussi sur les magots.— Elle existe encore chez des animaux d'un autre ordre.

[2] Au chap. VII du livre VI du *Manuel des dissections*, Galien dit que tout ce qu'il a raconté au sujet des tuniques de l'estomac et des intestins dans le traité

interne de l'œstomac et de l'œsophage, qui est surtout membraneuse, a des fibres longitudinales qui se portent de haut en bas; la tunique externe, qui est surtout charnue, a des fibres obliques semblables à celles que possèdent les deux tuniques intestinales. Cela est juste : en effet, l'estomac devait attirer à lui, à travers l'œsophage, les aliments et les boissons, en les entraînant au moyen de ces fibres droites comme avec des mains; il devait les expulser

---

De l'utilité des parties, est très-exact; aussi ajoute-t-il très-peu de détails. « La vessie et l'utérus ont, dit-il, une seule tunique (voy. *Utilité des parties*, V, XI, XII), non compris le péritoine, qu'on regarde comme une tunique et qui, par conséquent, forme la troisième de l'estomac et des intestins, et la seconde de la vessie et de la matrice. — La tunique interne de l'estomac a des fibres droites, l'externe des fibres circulaires; le péritoine n'a des fibres d'aucun genre, attendu que c'est un corps tout à fait simple (voy. *Utilité des parties*, V, XI). Ce n'est cependant pas un fil d'araignée qui n'a pas encore été tissé. Dans les intestins les fibres sont pour la plupart circulaires, quelques fibres droites sont couchées sur ces fibres. » Cette dernière particularité n'est pas notée dans l'*Utilité des parties*, ni au chap. VIII, ni au chap. X. — En somme, Galien a connu et assez exactement décrit les tuniques musculeuse et séreuse de l'estomac; mais il a ignoré l'existence de la tunique celluleuse, ou peut-être n'a-t-il pas considéré comme une véritable tunique le lacis de vaisseaux et de tissu cellulaire qui la constitue. Il a bien distingué les deux couches (*fibres droites* et *fibres circulaires*) dans la tunique musculeuse de l'estomac et des intestins; et si on considère sa description des deux tuniques de l'estomac, dont l'une, dit-il (*Utilité des parties*, chap. VIII, *init.*), est constituée par des fibres droites (*première couche ou couche superficielle*), et l'autre par des fibres transverses (*premier et deuxième plan de la seconde couche*), on sera porté à croire qu'il n'a pas connu la tunique muqueuse, ou du moins qu'il ne l'a pas distinguée de la tunique musculeuse; et bien qu'il ne s'exprime pas aussi clairement au sujet des intestins, on peut très-légitimement conclure de l'estomac à ces derniers. Les deux tuniques qu'il leur accorde paraissent n'être autre chose que les deux plans de fibres de la tunique musculeuse. On remarquera aussi que, soit pour l'estomac, soit pour les intestins, la tunique séreuse n'est, pour Galien, qu'une enveloppe accessoire de protection, et que la tunique musculeuse joue le principal rôle dans ses théories sur l'utilité des tuniques. — Quand Galien dit (*Utilité des parties*, V, XII, *init.*) que la couche interne (*fibres longitudinales ou droites*) possède très-peu de fibres obliques, faudrait-il chercher à retrouver dans ce passage la mention des fibres obliques qui, dans l'estomac, appartiennent à la portion cardiaque de la seconde couche de fibres circulaires? Je n'oserais pas l'affirmer. Voy du reste les chap. XI et XII du livre V, et la *Dissertation sur l'anatomie de Galien*, où j'ai rassemblé tout ce qui, dans ses ouvrages, regarde la nature des tuniques de l'estomac et des intestins. Dans la *Dissertation sur la physiologie*, on trouve ce qui concerne leurs usages.

au moyen des fibres transverses. Quant aux intestins, comme ils n'avaient en aucune façon besoin de la faculté attractive, ils ne possèdent que les fibres propres à l'expulsion. De plus, il y a continuité dans la tunique interne de l'estomac, de l'œsophage et de toutes les parties de la bouche. Ces dispositions étaient, en effet, une des conditions les plus favorables à l'attraction (*déglutition*) des aliments contenus dans la bouche, et à la dépression de la langue, en même temps que des muscles situés près des amygdales; relevé par la tension simultanée de toutes ces parties, et venant à la rencontre de l'épiglotte, le larynx est bouché par elle, ce qui prévient la chute précipitée des liquides dans le poumon (cf. surtout VII, XVI, et la note correspondante).

Pourquoi le tissu de ces organes est-il plus dur et plus serré que celui des intestins? C'est que les intestins n'ont d'autre office que de distribuer l'aliment cuit, tandis que l'estomac, l'œsophage et la bouche sont créés pour être résistants. Souvent, en effet, nous avalons des choses dures, volumineuses et rugueuses, qui meurtriraient et écorcheraient les parties, si leur tissu n'était pas dur et serré. C'est pour la même raison que cette tunique, commune à la bouche, à l'œsophage, à l'estomac, se raréfie et se ramollit peu à peu en avançant vers le fond de la cavité; en sorte que cette dernière partie comparée à la bouche vous paraîtra beaucoup plus molle[1]. Le premier organe auquel se présentent des aliments qui n'ont encore subi aucune élaboration, devait naturellement offrir la plus grande résistance. C'est pour cette raison encore que des veines aboutissent en grand nombre à chacun des intestins, et en petit nombre à l'extrémité inférieure de l'estomac et à la bouche, et qu'elles sont à peine visibles à l'œsophage; car ce dernier ne devait être que le canal des aliments, tandis que l'estomac est l'organe de la coction et que l'intestin est celui de leur distribution. Là où devait uniquement s'opérer la coction des ali-

---

[1] « L'estomac est, après l'œsophage, celle des parties du tube alimentaire qui a les parois les plus épaisses... Toutes les tuniques, à l'exception de la séreuse, augmentent d'épaisseur et de solidité de gauche à droite : le grand cul-de-sac est donc la partie la plus mince, et le pylore la plus épaisse. La grande courbure paraît aussi avoir des parois plus minces que les parties supérieures du viscère. » — Huschke, *Splanchn.*, p. 48.

ments, il convenait que les tuniques ne fussent percées que d'un très-petit nombre de veines pour absorber ce qui pouvait déjà servir à l'animal; tandis que les aliments complétement élaborés exigent la plus prompte distribution. Le conduit des aliments (*œsophage*) ne réclamait que les veines indispensables à sa propre nourriture. C'est donc avec raison que très-peu de veines lui sont attribuées en partage; l'estomac (κοιλία) en a une quantité moyenne, et l'intestin en est abondamment pourvu.

Mais pourquoi l'estomac est-il entouré par le foie? Est-ce pour être échauffé par lui, et pour que lui-même échauffe les aliments? C'est, en effet, pour cela que le foie avec ses lobes, comme avec des doigts, embrasse exactement l'estomac [1]. Le nombre de ces

---

[1] Chez l'homme le foie n'est formé que d'un grand lobe et d'un rudiment de lobule appelé *lobe de Spigel*. Chez les *orangs*, et surtout chez le *chimpansé*, cet organe est très-semblable à celui de l'homme; mais quand on arrive aux *magots*, on trouve bien évidemment le foie divisé en plusieurs lobes, ainsi que je m'en suis assuré sur plusieurs exemplaires. Voici, du reste, la description donnée par Cuvier (*l. l.*, p. 438): « Dans le *magot*, le lobe principal est partagé par une scissure peu profonde, pour le ligament ombilical, en deux portions inégales, dont la droite est de beaucoup la plus grande; c'est derrière elle que la vésicule est incrustée (Cuvier et M. Duvernoy ont noté que la vésicule, quand elle existe et qu'elle est attachée au foie, se trouve toujours sur le lobe principal. Galien avait fait aussi cette importante remarque; voy. p. 305, note 2, *init.*) — Les lobes latéraux, presque entièrement séparés du lobe principal, sont évidemment surajoutés à ce viscère, ainsi que les lobules, si on le compare à celui de l'homme et des orangs (Cuvier et M. Duvernoy, parlant du foie de l'homme comme type, ou plutôt comme *norme*, ne reconnaissent chez les animaux que des lobes ou lobules *accessoires* au lobe principal et au lobule de Spigel; voy. p. 431-434); ils sont grands, le gauche plus que le droit, celui-là de forme semi-lunaire. Le lobule droit est petit, étroit, mais long, prismatique, situé sur la base du lobe de ce nom, comme son appendice; il n'y est attaché que par un pédicule très-étroit; le lobe gauche est plus petit, attaché à l'extrême base du lobe principal. Sur deux magots je l'ai trouvé sous-divisé à droite en un petit lobule qui est fixé sur le sein droit par un repli du péritoine, *ligament hépato-rénal*. Au-dessous du lobe gauche accessoire se voient les principaux vaisseaux du foie qui sont placés comme dans une sorte d'enfoncement ou sillon transversal, analogue à celui de l'homme. » — Ces remarques suffisent pour établir que Galien a décrit des foies de singe ou d'autres animaux, et non pas des foies d'homme. Voyez, du reste, sur la controverse relative aux lobes du foie et à leur usage, Hoffmann (*l. l.*, p. 65) et la *Dissertation sur l'anatomie de Galien;* on trouvera aussi dans cette *Dissertation* des extraits du chap. VIII du livre VI du *Manuel des dissections*, surtout pour ce qui concerne les notions d'Hérophile, sur le foie.

lobes n'est pas le même chez tous les animaux, car l'estomac n'a exactement chez tous ni la même forme ni la même grandeur. De plus, comme à sa gauche s'étend la rate, qui a une longueur considérable, il est aussi réchauffé de ce côté par ce viscère. En arrière se trouvent l'épine et les muscles appelés *épineux* (*rachidiens*, ῥαχῖται[1]) : celle-ci semblable à un rempart résistant; ceux-là, comparables à un coussin mollet dont le tissu graisseux réchauffe l'estomac; toutes les parties qui viennent d'être énumérées ont donc été créées en vue d'une utilité particulière. L'industrieuse nature les a établies près de l'estomac comme des foyers de chaleur[2].

Chapitre ix. — L'épiploon (Galien décrit surtout l'*épiploon gastro-colique*, bien qu'il semble confondre en un seul cet épiploon et le *gastro-hépatique*, voy. chap. ix *initio*, et la *Dissertation sur l'anatomie*) a été créé pour contribuer à échauffer l'estomac; cela est démontré par la structure de cette membrane, et par les faits pathologiques (ablation partielle ou presque totale de l'épiploon). — De l'étendue comparative de l'épiploon chez l'homme et chez les animaux. — Divers usages et structure du péritoine. — Est-ce une tunique ou une membrane?

Du reste, la face antérieure de l'estomac n'offrait aucune partie disposée dans un but d'utilité particulière qui pût servir à cet usage (c'est-à-dire *à le réchauffer*); aussi la nature, dans le but même d'accroître la chaleur de l'estomac (cf. IV, xi), n'a pas hésité à créer à sa partie antérieure, pour l'en revêtir complète-

---

[1] S'agit-il des muscles antérieurs et internes (*psoas-iliaque*), ou de la masse des muscles postérieurs qui descendent latéralement le long de la colonne vertébrale? C'est là un point assez obscur que je discute dans la *Dissertation sur l'anatomie*. — Voy. aussi la *Dissertation sur les termes anatomiques*.

[2] Οἷον θερμάσματα. Hoffmann (*l. l.*, p. 66) doute s'il faut entendre ce mot dans le sens de *fomentations*, sens que lui donne Hippocrate (*Rég. des malad. aig.*, § 7, t. II, p. 268), ou dans celui de *réchauds*, θερμαντήρια. Au fond, ces deux sens reviennent au même; il s'agit de *foyers*, de réservoirs de chaleur avec lesquels l'estomac est toujours en contact. — Dans le *Traité des facultés naturelles* (III, vii, t. II, p. 163-64), Galien, après avoir énuméré certaines circonstances qui favorisent la coction, parle non-seulement du foie, de la rate et de l'épiploon (voy. aussi plus loin, chap. ix), comme étant chargés de communiquer leur chaleur à l'estomac, mais il ajoute le cœur et le diaphragme (dans le livre XIV, chap xii, de l'*Utilité des parties*, il compte aussi le poumon) et il les compare à de nombreux foyers ardents placés autour d'un grand chaudron (καθάπερ τινὶ λέβητι μεγάλῳ πυρὸς ἑστίας πολλάς).

ment, un corps d'une substance à la fois dense, légère et chaude (*épiploon*) : dense, pour retenir intérieurement la chaleur naturelle; légère, pour échauffer sans nuire et sans comprimer; chaude (ceci n'a pas besoin d'explication), parce qu'elle était créée précisément pour échauffer. Une substance à la fois légère et dense devait être nécessairement membraneuse ; peut-on trouver, en effet, dans l'animal une autre partie plus légère et plus dense? Pour être chaude, elle doit être pourvue de nombreux vaisseaux, veines et artères, et enveloppée d'une graisse abondante. Qu'elle soit une substance chaude, c'est ce qu'indique la sensation à ceux qui en emploient la graisse en guise d'huile ; cela n'est pas moins prouvé par la facilité avec laquelle elle prend feu, circonstance qui démontre quelle affinité elle a par nature avec la flamme; car rien de ce qui est froid ne brûle aisément.

Vous reconnaissez déjà par ce que je viens de dire la membrane appelée *épiploon* (ἐπίπλοον[1], *épiploon gastro-colique*, et *épipl. gastro-hépatique*), composée de deux tuniques superposées, denses et minces, d'artères et de veines nombreuses et d'une graisse abondante. Vous reconnaîtrez manifestement que cette membrane est faite pour échauffer, si vous considérez les personnes blessées à l'épigastre, et chez qui une partie de l'épiploon s'étant échappée par la blessure et devenant livide, il y a nécessité pour les médecins d'opérer l'ablation de la partie affectée. Tous ces blessés sentent leur estomac refroidi, ils digèrent moins bien et ont besoin d'être plus couverts, surtout quand la partie enlevée est d'une étendue notable. Nous-même avons fait une ablation presque complète de l'épiploon à un gladiateur blessé dans cette région. L'homme guérit promptement, mais il était devenu si sensible, si impressionnable au froid extérieur, qu'il ne pouvait endurer d'avoir le ventre (κοιλία) découvert, et qu'il l'enveloppait constamment de laine[2];

---

[1] Les anciens Grecs, suivant Galien, dans le *Manuel des dissections* (VI, v, *init.*), disaient ἐπίπλοον, ou ἐπίπλουν ; voy. la *Dissertation sur les termes anatomiques*.

[2] « On a dit que la graisse du grand épiploon servait à entretenir une chaleur utile dans l'estomac et les intestins, tandis que le foie faisait en haut, pour l'estomac ce que faisait en bas cet épiploon : on croyait ces abris caloriques d'autant plus nécessaires, que l'estomac et l'intestin étaient des parties membraneuses,

cet homme était naturellement maigre de tout le corps et particulièrement du ventre (γαστήρ), ce qui le prédisposait, je crois, à se refroidir promptement.

---

dites privées de sang, et conséquemment plus facilement frappées par le froid; on s'appuyait de l'exemple des animaux qui hivernent, et que nous avons dit avoir un épiploon plus large et chargé de plus de graisse; on a argué surtout d'une observation de Galien, qui raconte qu'un gladiateur, auquel il avait enlevé une portion du grand épiploon, a ensuite éprouvé une sensation continuelle de froid en cette partie, a été sujet à de fréquentes indigestions (Galien ne parle que de la sensation de froid; Chaussier a confondu deux observations, celle de Galien et celle de Nancelius; voy. *De omento*, par Fr. Reebmann, Argentor., 1753, 4°, p. 22). Mais les motifs sur lesquels on fonde une plus grande disposition de l'estomac et des intestins à être refroidis, sont hypothétiques et vains : les animaux hivernants n'ont pas constamment l'épiploon plus grand et garni de plus de graisse (Cuvier, *Anat. comp.*, 2ᵉ éd., t. IV, 2ᵉ part., p. 67-69, suiv., paraît cependant regarder ce fait comme général). Mille fois on a enlevé, dans des cas de hernie, de grandes portions d'épiploon sans avoir observé l'effet qu'a signalé Galien ; enfin cet usage ne serait encore applicable qu'à la portion *gastro-colique* de l'épiploon. » Chaussier et Adelon, article *Epiploon* du *Dict. des sc. médic.* — Ziegerus (*De omento*, Lips., 1717, 4°, p. 20) avait déja combattu cette opinion de Galien, renouvelée d'Aristote (*Part anim.*, IV, III, p. 276), partagée par beaucoup d'auteurs, et en particulier par Nancelius (*Analog. Microc. ad Macroc.*, éd. de 1611, col. 621); il lui oppose l'observation de Forestus (*Observ. chirurg.*, VI, obs. 7, t. IV, p. 154, éd. de 1653. Voici, du reste, comment Reebmann (*l. l.*, p. 22-23) s'exprime sur ce sujet : « Cum Forestus de aliquo vulnerato, cui in« doctus chirurgus omentum abscidit, cuique reliquum suppuratione porro ab« scessit, quod cum curatus fuerit, non melius se vestiverit, nec a frigore læsus « fuerit beneque comederit, memoret; cum etiam in herniarum operatione « omentum sæpe resecetur, absque frigoris sensu aut coctionis detrimento rema« nente, usum hunc alii firmo stare talo non autument. Attamen, cum exem« pla in contrarium adsint, et gladiator, de quo Galenus loquitur, gracilior « fuerit, in macilentis subjectis omenti præsentiam aut absentiam plus prodesse « aut obesse quam quidem in obesioribus, in hac historiarum collisione inferre « debemus. » — Toutefois quelques auteurs modernes, entre autres Huschke (*Traité de Splanchn.*, trad. de Jourdan, p. 196), ne donnent pas aussi formellement tort à Galien, et admettent que la situation de l'épiploon et la sécrétion graisseuse dont il est le siége font qu'il maintient la chaleur des intestins. — Les usages mécaniques de l'épiploon paraissent beaucoup plus certains; voy. par exemple le travail de Chaussier (*Essai sur la structure et les usages des épiploons*, dans *Mém. de l'Acad. de Dijon*, 1784, p. 118-127; Huschke, *l. l.*, p. 195-6). — On trouvera d'amples et curieux détails sur l'histoire et la critique des dénominations et des usages de l'épiploon dans la thèse de Ziegerus, soutenue sous la présidence de Rivinus. Ziegerus, comme son maître Rivinus, chercher à prouver, par une

Pourquoi dans l'homme cette partie se prolonge-t-elle au point de couvrir tous les intestins? Est-ce parce que chez lui la coction s'opère très-difficilement; que la peau extérieure est très-molle, dépourvue de poils et très-susceptible? Chez les autres animaux, l'épiploon ne couvre pas non plus l'estomac seulement, mais il s'étend sur les intestins plus ou moins, selon la nature de chacun d'eux[1].

---

série d'arguments qui n'ont pas une très-grande valeur scientifique, que l'épiploon est un *diverticulum* et un *réservoir* du sang pour l'estomac. Chaussier (*l. l.*) ne serait pas éloigné d'adopter cette manière de voir, du moins pour la portion *gastro-colique :* néanmoins il cherche surtout à démontrer que le péritoine a pour usage de permettre l'ampliation de l'estomac. — J'ai peine à croire que le membre de phrase suivant (*cet homme était naturellement*, etc.), qui semble précisément détruire, au moins en grande partie, l'explication donnée par Galien, appartienne au texte primitif; j'incline à le regarder comme une addition marginale fort ancienne passée depuis dans le texte.

[1] « Les hommes et les singes ont l'épiploon très-grand : aussi beaucoup d'hommes sont-ils appelés souvent *porte-épiploon* (ἐπιπλοοκομισταί); en effet on nomme ainsi [ceux qui portent] une hernie dans laquelle l'épiploon passe à travers le conduit qui descend aux testicules (*canal inguinal*). Après l'homme aucun autre animal, si ce n'est le singe, n'est sujet à cet accident. » (Galien, *Manuel des dissections*, VI, v, *initio*.) — « L'épiploon existe dans tous les mammifères, et son étendue varie beaucoup, sans suivre le rapport des ordres naturels. On sait que cette étendue n'est pas, à beaucoup près, la même dans les différents individus de l'espèce humaine, que l'épiploon quelquefois n'atteint pas l'ombilic ; que d'autres fois il dépasse à peine ce point ; que dans d'autres cas il descend jusqu'au pubis. Les différences moins marquées dans les autres mammifères pour les individus d'une même espèce, ont lieu pour des espèces d'un même genre et surtout pour des genres différents, quoique d'un même ordre naturel. Ainsi l'on a trouvé que l'épiploon de l'ours brun ne dépassait pas le milieu de l'abdomen, tandis que dans le blaireau et le raton, il se prolongeait jusqu'au pubis. Cependant il a le plus ordinairement cette dernière étendue et remonte même sur les côtés jusqu'aux reins. Dans quelques cas, il est tellement développé qu'après avoir embrassé les intestins en arrière et s'être enfoncé dans le bassin, il revient en avant en longeant le rectum. C'est ce que nous avons observé plusieurs fois dans quelques espèces de singes. L'espèce de cul-de-sac qu'il formait en arrière, en se repliant ainsi sur les boyaux, était retenu par un fort tissu cellulaire à la vessie, au rectum, au mésorectum, et aux côtés du péritoine. Lorsque l'épiploon a cette disposition, non-seulement il augmente les enveloppes des intestins, mais encore il fixe ces viscères plus qu'ils ne l'auraient été sans lui, et empêche, en les contenant, qu'ils ne pèsent trop contre les points faibles des parois de l'abdomen. » (Cuvier, *Anat. comp.*, 2e édit., t. IV, 2e part., p. 676-7.)

J'aurai exposé presque tout ce qui regarde l'estomac, si je dis en outre quels sont les ligaments qui unissent ce viscère à l'épine, et quelle est l'origine de l'épiploon; car l'estomac devait être fixé solidement, et l'épiploon ne pouvait pas prendre son origine au hasard. Le Créateur paraît avoir employé merveilleusement le péritoine (περιτόναιον) à ce double usage; mais il est nécessaire de dire auparavant quelle est la nature de ce péritoine dont le Créateur s'est servi convenablement pour les usages susdits, et de quelle utilité il peut être aux animaux. Quant à sa substance, le péritoine est un corps membraneux [1]; ses utilités chez les animaux sont nombreuses : d'abord, il sert d'enveloppe aux parties qu'il recouvre, savoir : l'estomac, les intestins et les autres viscères situés au-dessous du diaphragme (φρένες); puis il sert comme de barrière (ὡς διαφράγματος) entre ces divers viscères et les muscles placés à la partie externe; ensuite il accélère la descente du résidu des aliments secs; il prévient encore le développement trop facile des vents dans les intestins et dans l'estomac; enfin, il sert à relier toutes les parties placées au-dessous du diaphragme et à recouvrir chacune d'elles d'une espèce de peau.

La première utilité est assez médiocre, les parties recouvertes par le péritoine étant suffisamment protégées par les corps extérieurs (*parois abdominales*) qui reposent sur elles. Là, en effet, se trouvent des muscles forts, pourvus d'une graisse abondante, et une peau épaisse. Toutes les autres utilités sont dignes de considération; quelques-unes même sont tout à fait importantes et d'un grand intérêt pour les animaux. Voici donc quelle est son utilité comme barrière. Des muscles nombreux et forts étant disposés sur l'abdomen pour aider à la voix, à l'exsufflation [2], à l'évacuation des fèces et de l'urine, ainsi qu'il a été montré ailleurs (*Manuel des dissect.*, VI, XIV; *Facultés naturelles*, III, III, *Des causes de la respiration*), et ainsi qu'il sera dit dans les livres

---

[1] Les modernes ont noté que le péritoine est plus mince que la plupart des autres membranes séreuses. Dans le *Manuel des Dissections* (VI, IV) Galien compare le péritoine (pour l'épaisseur du moins) à une large toile d'araignée. C'est par le péritoine qu'il commence la description des organes abdominaux, mais la manière dont cette membrane se comporte est beaucoup plus facile à saisir quand on a décrit d'abord les organes qu'elle enveloppe.

[2] Ἐκφύσησις. C'est pour Galien un des éléments de la voix. Voy. VII, v.

suivants (V, XIV-XV), il pouvait se glisser, dans les intervalles qui les séparent, quelques-uns des intestins grêles qui comprimant et comprimés, resserrant et resserrés, causant de la douleur et en éprouvant auraient contrarié le mouvement de ces muscles et contribué à ralentir eux-mêmes la sortie des excréments. On peut apprendre par les personnes blessées au péritoine et mal traitées, combien elles sont sujettes aux affections susdites. Dans l'état actuel le péritoine formant une enveloppe générale, rien ne contrarie les mouvements, et la position mutuelle des parties garantit de la compression et les muscles placés en dehors, et tout ce qui est à l'intérieur, non-seulement les intestins, mais encore les viscères.

Il est une autre utilité de l'enveloppe appelée péritoine : s'étendant exactement sur toutes les parties internes (c'est de là que lui vient son nom[1]), touchant par ses extrémités supérieures au sternum, aux fausses côtes, rencontrant la face oblique du diaphragme[2], il aide au mouvement péristaltique (περισταλτικὴ κίνησις[3]) de l'estomac et des intestins qui opère, disions-nous, la défécation (chap. VII). Le péritoine et le diaphragme (cf. V, XIV, et surtout XV), comme deux mains, unis en haut et séparés en bas, compriment et serrent les viscères intermédiaires, et poussent les excréments vers le bas, de telle sorte que si le péritoine eût été uni à sa partie inférieure avec un autre muscle de la nature du diaphragme et en

---

[1] « Le péritoine enveloppe les viscères, les intestins, les vaisseaux situés entre le diaphragme et la naissance des jambes, et de plus la matrice et la vessie. Son nom dérive de cet usage même (ἀπὸ τοῦ περιτετάσθαι). » *Manuel des Dissections*, VI, IV, *init.* — Voy. l'*Appendice* et la *Dissert. sur l'anat.*

[2] De ce passage et du commencement du chap. X, il résulte que Galien n'a pas connu le *péritoine pariétal.* — Voy. la *Dissert. précitée.* — Il accorde aussi, mais à tort, une faculté contractile au péritoine.

[3] Sur ces mouvements péristaltiques voy. la longue note d'Hoffmann, p. 67-8, et ma *Dissertation sur la physiologie de Galien.* — « Le péritoine procure aux viscères abdominaux la faculté de se mouvoir librement. Il est la conséquence et plus tard la cause du mouvement de ces organes, la *conséquence* du travail de l'accroissement qui a pour résultat de les séparer des parois abdominales, et la *cause* de la mobilité dont ils jouissent plus tard. Cette mobilité manque à tous les organes qui ne reçoivent de lui aucune enveloppe ou auxquels il n'en fournit qu'une incomplète (*pancréas, reins, capsules surrénales, duodénum*, etc.). Nulle autre membrane séreuse ne permet aux parties qu'elle tapisse des mouvements aussi libres et aussi variés. » Huschke, *Traité de splanch.*, p. 179.

eût été séparé à la partie supérieure, ce mouvement péristaltique opéré par les fibres transverses dont nous parlions tout à l'heure (chap. VIII) aurait chassé les aliments autant vers le haut que vers le bas.

Ce n'est donc pas un mince service que rend le péritoine, qu'on l'appelle *tunique*, *membrane*, ou *enveloppe*[1], ou de tout autre nom que s'amusera à forger quelqu'un de ces gens qui passent leur vie entière à se disputer sur les mots. En effet les uns réservent ce nom de *tuniques* (χιτών) aux enveloppes composées (σύνθετα), les autres aux enveloppes épaisses. Il en est qui leur refusent cette dénomination si elles ne sont par nature à la fois composées et épaisses. On dispute de la même façon au sujet des *membranes* (ὑμήν). Pour ceux-ci il suffit qu'elles soient simples, pour ceux-là qu'elles soient minces. Les autres veulent, pour leur donner ce nom, trouver réunis ces deux caractères, et si l'enveloppe n'est pas à la fois mince et simple, ils ne croient pas devoir l'appeler *membrane*. Les anciens appelaient *tuniques*, *membranes*, *méninges* (μήνιγξ [2]) et ces parties et toutes les autres de nature semblable; à leur exemple nous nous abstiendrons d'un vain bavardage sur les noms, et nous poursuivrons notre discours.

Voici la quatrième utilité de l'enveloppe appelée péritoine : en embrassant exactement et en comprimant tous les viscères abdominaux, il prévient dans ces viscères la naissance trop facile des vents. Ces viscères sont aidés eux-mêmes par leur faculté propre ; en l'exerçant, comme il a été démontré ailleurs (*Des facultés naturelles*, III, IV), ils se replient sur leur contenu en opérant un mouvement péristaltique et le compriment de tous côtés. Le péritoine n'est pas non plus d'un médiocre secours, lorsque ces viscères étant trop faibles, trop débiles pour se replier aisément sur les aliments quels qu'ils soient, se remplissent de vents et de vapeurs flatulentes, d'où résulte nécessairement un défaut de coction des aliments, et un retard dans leur distribution. Au contraire, grâce à la vigueur des parties, et à la compression péristaltique qu'exercent l'estomac, les intestins et le péritoine, les aliments

---

[1] On trouvera à peu près les mêmes choses dans le *Manuel des dissections*, VI, IV, *init.*; voy. aussi la fin du présent chapitre et le VIIe vers la fin.

[2] Voy. pour le mot μήνιγξ la *Dissert. sur les termes anatom. et physiologiques.*

ingérés fussent-ils flatulents au plus haut degré, se digèrent et se distribuent aisément. En effet, l'éructation dissipe en partie les vents, et ils sont en partie chassés par le bas, et tout ce qu'ils renferment de vapeurs utiles est pris par les veines. Telles sont donc toutes les différentes utilités du péritoine.

Chapitre x. — Manière dont le péritoine se comporte avec les viscères abdominaux. — Pourquoi le péritoine est-il plus épais au niveau de l'estomac que dans le reste de son étendue.

Comment le péritoine relie-t-il et enveloppe-t-il chacun des organes placés sous le thorax. C'est ce qu'il nous reste à dire pour entrer d'une certaine façon en matière. Il s'étend uniformément sur la face antérieure de tous ces organes; de là il descend à droite et à gauche par les fosses iliaques jusqu'aux vertèbres lombaires, de telle sorte qu'il enveloppe chacun des intestins et des viscères, toutes les artères, les veines et tous les nerfs. Quant à ses deux extrémités supérieure et inférieure, la première s'unit à la face inférieure du diaphragme, la seconde s'attache aux os appelés *os du pubis* (ἥϐης ὀστοῖς) et aux os des iles (τοῖς τῶν λαγόνων). Il en résulte donc que parmi les organes situés à ces deux points extrêmes, l'estomac et le foie qui occupent la région supérieure sont enveloppés par la portion du péritoine qui s'insère au diaphragme, tandis que ceux qui sont placés à la partie inférieure, comme la vessie et les intestins, ont pour enveloppe la portion insérée à l'os du pubis. Je parlerai plus tard des autres organes (voy. livres V et XIV). La portion venant du diaphragme et qui s'insère extérieurement à l'orifice de l'estomac, s'unit aux parties qui montent de chaque côté de l'épine. C'est l'origine de la troisième tunique (*tunique séreuse fournie par le péritoine*) qui enveloppe tout l'estomac extérieurement, et qui est donnée par la nature comme enveloppe, comme rempart à la seconde tunique, laquelle est charnue (voy. chap. VIII), et comme ligament de l'estomac entier avec les corps voisins de l'épine.

Cette tunique vous paraîtra épaisse, bien que tous les autres prolongements du péritoine qui se dirigent vers les organes de la nutrition, soient minces. Mais comme l'estomac est une partie considérable, éprouvant de très-grandes distensions par l'accumulation des aliments solides et liquides, il avait précisément besoin d'enveloppes et de ligaments très-forts [1].

CHAPITRE XI. — De l'origine de l'épiploon sur la courbure de l'estomac. Il soutient les vaisseaux artériels et veineux qui, à la partie supérieure de l'abdomen, partent de l'aorte et de la veine-cave inférieure. — Attaches de cette membrane aux différents viscères abdominaux.

Mais pour revenir au point dont je me suis écarté, la nature a établi le péritoine de manière qu'il soit très-peu exposé aux lésions, et très-propre à donner naissance à l'épiploon.

Les parties du péritoine qui remontent de chaque côté à partir de l'épine, se rencontrant à la partie la plus recourbée et la plus élevée de l'estomac, et y trouvant une grande artère et une veine qui s'étend dans sa longueur, toute cette région donne naissance à l'épiploon, qui déjà possède ainsi tout ce qui lui est nécessaire [2]. En effet, c'est dans cette région que sont la grande artère et la grande veine, deux portions du péritoine et la partie de l'estomac qui a besoin de chaleur [3]. La nature en cet endroit, faisant naître de chacun des grands vaisseaux (voy. note 2) un nombre considérable de veines et d'artères, a prolongé en même temps les deux portions du péritoine qui enveloppent et relient la partie des vaisseaux qui les avoisine [4]. La région située entre les vaisseaux est tapissée des portions du péritoine qui se repliant l'une sur l'autre en façon de feuillets, y accumulent une quantité

---

[1] Dans le *Manuel des dissections* (VI, IV, *in fine*), Galien remarque aussi que la partie de péritoine qui enveloppe l'estomac, est plus épaisse que celle qui recouvre le foie.

[2] Voy. pour ce passage très-obscur la *Dissertation sur l'anatomie de Galien*, et, dans l'*Appendice*, le chap. IV et V du livre VI du *Manuel des dissect.*

[3] Dans l'*Appendice* (chap. V et VI du VIe livre du *Manuel des dissections*) et dans la *Dissertation sur l'anatomie de Galien*, on trouve tous les renseignements qui peuvent faire comprendre comment Galien s'est représenté la naissance, les insertions, les connexions, la forme et la marche aussi bien du péritoine que de l'épiploon.

[4] « On a dit avec raison que l'épiploon servait à soutenir les rameaux artériels et veineux qui se distribuent à l'estomac et aux intestins, et à soutenir en général les vaisseaux, tant sanguins que sécréteurs et excréteurs, qui font communiquer la rate et le foie avec l'intestin *duodénum*. » Chaussier et Adelon, *Dict. des sc. médic.*, article *Épiploon*. — C'était aussi l'opinion de Vésale, liv. V, chap. IV.

considérable de graisse qui fournit de la chaleur à l'estomac, lubrifie les membranes, et en l'absence d'aliments entretient la chaleur naturelle [1].

Si donc pour les motifs énoncés il était bon que l'épiploon fût placé et surnageât pour ainsi dire sur l'estomac (c'est de là qu'il tire son nom [2]), il ne fallait pas d'un autre côté que, détaché complétement des autres parties, il se balançât au-dessus d'elles. Se repliant trop aisément il se serait enroulé, contourné à plusieurs reprises sur lui-même, et n'aurait plus couvert certaines des parties qui ont besoin de protection. C'est pourquoi la nature l'a attaché à la rate (*épipl. gastro-splénique*), et à la glande appelée *pancréas* [3]. De là encore vient qu'il envoie un prolongement à l'intestin grêle, au mesentère [4], au colon [5] et aux parties recourbées de l'estomac. Si la nature avait voulu seulement attacher l'épiploon à chacun des organes précités, il suffisait d'y insérer sa membrane sans y ajouter des vaisseaux; mais portant plus loin sa prévoyance, elle a, par des vaisseaux, préparé entre ces organes des relations dont l'utilité sera démontrée en temps opportun.

---

[1] Cf. Bauhin, *Theat. anat.*, I, XII, p. 46, éd. de 1621, 4°. — « Ces provisions de graisse, dit M. Duvernoy, dans Cuvier (*Anat. comp.*, 2e éd., t. IV, 2e part., p. 681) en parlant de la graisse épiploïque et de celle des autres replis du péritoine, donnent à l'animal chez lequel elles ont lieu, la faculté de se passer d'aliments aussi longtemps qu'elles ne sont pas épuisées. » Cette proposition se rapproche beaucoup, comme on voit, de celle de Galien.

[2] Voy. le *Manuel des diss.*, VI, x, *init.*, et la *Dissertation sur les termes anatomiques*.

[3] Chez l'homme le *mésocolon transverse* arrive au bord inférieur du pancréas; chez quelques animaux cette glande est contenue dans le dédoublement des lames de ce mésocolon, lequel paraît être, pour Galien, comme du reste, pour plusieurs anatomistes modernes, un prolongement de l'épiploon. — Voy. la *Dissert. précitée*.

[4] Pour ces deux insertions très-problématiques, et pour les rapports de l'épiploon avec le pancréas, voy. la *Dissertation sur l'anatomie de Galien*.

[5] Il serait difficile, d'après ce passage, de savoir si Galien entend seulement ici l'insertion au *colon transverse*, le long du *ligament épiploïque*, ou cette insertion et le prolongement qui descend le long du *colon ascendant* (*épiploon colique* de Haller); mais en se reportant au *Manuel des dissect.*, VI, v, *init.*, où il est dit que l'épiploon se fixe à droite au colon (κατὰ τὰ δεξιὰ μέρη τῷ κώλῳ συναπτόμενον), on sera tenté de croire que Galien a connu cet *épiploon colique*. — Voy., du reste, pour tout ce paragraphe, la *Dissertation* précitée.

CHAPITRE XII. — Principes qui doivent présider à la recherche des fonctions du foie. — Le foie est l'origine des veines et le principe de la sanguification. — Quelles sont les parties qui dans le foie fournissent cette origine et constituent ce principe ? Le parenchyme même de cette partie. — Faits et raisonnements qui le démontrent.

C'est maintenant le moment convenable de passer au foie en rappelant tout d'abord les principes établis dans d'autres traités (*Des Dogmes d'Hipp. et de Platon*, VI, VIII, t. V, p. 568, suiv. — Cf. aussi *Utilité des Parties*, I, XIII), principes utiles non pas seulement à notre but actuel, mais à toute la suite de notre discours. Nous avons dit qu'à l'égard des parties (μόρια) composées du corps auxquelles est confiée quelque fonction, et que nous nommons *organes* (ὄργανα), il faut, à l'aide des dissections, examiner quelle est la partie qui ne se rencontre pas ailleurs dans tout le corps, et se persuader que dans l'organe entier c'est elle qui est le principe de l'action spéciale, tandis que les autres parties ont des usages communs. Il en est ainsi du foie que nous tenons pour être le principe des veines et le premier instrument de la sanguification. C'est ce que nous avons démontré ailleurs [1].

Recherchons quelle est cette partie même qui est à la fois le principe des veines et la cause de la génération du sang. Il n'est pas possible en effet d'attribuer ce résultat ni aux artères, ni aux veines, ni aux nerfs (car ces parties sont communes à tout le corps), ni à la membrane extérieure placée sur le foie, et que tout à l'heure nous disions venir du péritoine (chap. X.). Si ces parties n'y sont pour rien, il nous reste à examiner les conduits de la bile, et ce qui est comme la chair du foie. L'un ou l'autre, ou tous deux sont-ils les principes de la fonction spéciale de l'organe? Quant aux conduits de la bile, ne serait-il pas ridicule de les supposer l'organe de la sanguification ou de voir en eux l'origine des veines? Ces conduits, en effet, naissant de la vessie (κύστις, *vésicule biliaire*) attachée au foie, et appelée *réservoir biliaire* (χοληδόχος), présentent une nature identique à celle de cette vésicule et contiennent de la bile, non du sang. On les trouve non pas seulement dans le foie, mais hors du foie; je citerai celui

[1] Voy. Hoffmann, *l. l.*, p. 69, et ma *Dissertation sur la physiologie de Galien.*

qui se rend dans l'intestin (*canal cholédoque*), et ceux qui aboutissent à la vésicule même (*canaux hépatiques*)[1], laquelle n'est certes pas non plus une partie du foie. Chez certains animaux mêmes, on ne trouve pas trace de vésicule, les conduits seuls portent directement la bile du foie à l'intestin grêle[2].

Il ne reste donc que la chair du foie[3], autrement dit la substance

---

[1] Voy. dans l'*Appendice* le chap. XII, du livre VI, du *Manuel des dissect.*, qui contient la description des canaux biliaires. — Voy. aussi la *Dissertation* précitée sur la manière dont Galien conçoit le rapport de ces canaux avec la vésicule.

[2] Galien dit la même chose dans le *Manuel des dissect.*, VI, VIII, *init.*, et il ajoute : « On trouve le foie chez tous les animaux pourvus de sang, et non pas seulement dans les six espèces de ces animaux (voy. chap. III, *init.*). Quand le foie existe, la rate existe aussi, ainsi que les conduits biliaires; mais tous les animaux ne sont pas pourvus de vésicule. Toutefois ils ne sont pas dans la vérité, les anatomistes qui ont écrit sur tous les animaux chez lesquels ils disent que la vésicule manque. C'est ainsi que Mnésithée s'est trompé à propos de l'éléphant, car cet animal possède une vésicule attachée au foie et d'un volume proportionnel à celui de tout ce viscère. Du reste, la position de la vésicule est toujours la même chez tous les animaux qui en ont une ; elle est attachée au plus grand des lobes du foie (cf., chap. VIII, p. 293, la note 1 sur les lobes du foie). » — Aristote (*Hist. anim.*, II, XV, § 5) énumère un certain nombre d'animaux qui n'ont point de vésicule (il l'appelle simplement χολή ; voy. aussi Rufus dans Oribase, *Collect. méd.*, VII, XXVI, t. II, p. 105 de notre édition); mais il n'en accorde pas à tous les animaux pourvus de sang (voy. aussi *Part. anim.*, IV, II, *init.*), comme le fait Galien, et en cela il est d'accord avec Cuvier et Duvernoy (voy. Cuvier, *Anat. comp.*, 2ᵉ éd. t. IV, 2ᵉ p., p. 548 et suiv., et confrontez l'énumération d'Aristote avec celle de ces deux auteurs). La loi qui préside à cette distribution de la vésicule dans les divers animaux, n'est pas encore trouvée ; toutefois on a remarqué que la vésicule manque rarement chez les carnivores, à quelque classe qu'ils appartiennent. — Aristote (*l. l.*, § 7) et Cuvier (*l. l.*, p. 549) s'accordent encore contre Galien à refuser une vésicule biliaire à l'éléphant ; seulement Aristote dit que si on incise la place où doit se trouver la vésicule chez les animaux qui en sont pourvus, il s'écoule un liquide bilieux plus ou moins abondant. — Le même auteur (*Part. anim.*, IV, II, *init.*) a très-bien remarqué aussi que la vésicule, quand elle existe, est tantôt attachée au foie, et que tantôt elle en est isolée ; que dans un même genre d'animaux, les uns ont une vésicule et les autres n'en ont pas, et il ajoute : « Ceci se voit aussi chez l'homme, car quelques-uns paraissent avoir une vésicule attachée au foie, et les autres paraissent n'en pas avoir (voy. pour ce passage ma *Dissert. sur l'anat. de Galien*). Cette particularité est la source de contestations sur tout le genre, car ceux qui ont rencontré l'une ou l'autre disposition sur tous les animaux [qu'ils ont vus] l'attribuent à tous les autres animaux [du même genre]. »

[3] Galien (*Manuel des dissect.*, VI, XI, *in medio*) nous apprend qu'Érasistrate

même du viscère, qu'on puisse regarder comme le premier organe de la sanguification et le principe des veines. En examinant sa nature, on voit manifestement qu'elle est analogue à celle du sang. Si vous vous représentez du sang desséché et épaissi par la chaleur, vous ne verrez rien autre chose se produire que la chair du foie[1]. L'état des parties vient encore à l'appui de ce fait souvent démontré dans d'autres écrits[2], à savoir que chacune des parties qui altèrent l'aliment a pour but et pour fin de s'assimiler l'aliment altéré. — Si vous vous figurez le liquide (χυλόν) pris à l'estomac, modifié par la chair du foie, et transformé rapidement en sa propre nature, vous le trouverez nécessairement plus épais et plus rouge qu'il ne doit être quand il n'a pas encore été complétement assimilé à la substance du foie. En effet, j'ai aussi prouvé (*Facultés nat.*, I, x) qu'aucune chose ne peut prendre des qualités opposées, ou du moins très-différentes, sans avoir d'abord passé par les degrés intermédiaires. Si donc la chair du foie a pour but de s'assimiler la nourriture, cette assimilation ne pouvant s'opérer rapidement, le sang constituera l'intermédiaire, et sera autant inférieur à la chair du foie qu'il est supérieur à l'humeur (χυμός) élaborée dans l'estomac. Ceci a été démontré ailleurs plus en détail (*De l'utilité du pouls*). Ces considérations suffisent maintenant pour instruire de l'utilité des parties.

La chair du foie, qui est sa substance même, est le premier organe de la sanguification et le principe des veines. C'est pour

---

appelait cette chair du foie *parenchyme*, παρέγχυμα (*quasi* περιέχχυμα *dixisset, hoc est effusum vasis suis sanguinem, et circum illa demum concretum;* Hoffm., *l. l.*, p. 69). Et il ajoute que cette substance est une espèce de calfeutrage (δίκην στοίϐης) placé entre les divisions des vaisseaux et qu'on peut l'enlever complétement avec les doigts, et laisser ainsi ces vaisseaux à nu. — Ce mot de *parenchyme* est resté dans la science moderne, mais on n'a plus tenu compte de la dérivation primitive ; il signifie la *substance propre* d'un viscère.

[1] Voy. Aristote, *Part. anim.*, III, XIII. — Cf. chap. VII, p. 264, l. 39 suiv. — Suivant cet auteur, les viscères diffèrent de la chair, non-seulement par le volume, mais encore parce que [dans les muscles] la chair est à l'extérieur, et que dans les viscères elle est à l'intérieur ; la cause en est que les viscères ont une communauté de nature avec les veines, que les uns sont créés en vue des veines et que les autres n'existent pas sans les veines.

[2] *Facultés nat.*, III, VII ; *Tempér.*, III, II; *Dogmes d'Hipp. et de Platon*, VI, VIII. — Voy. la *Dissert. sur la physiologie de Galien*.

cela que les veines de l'estomac et de tous les intestins ont une certaine faculté formatrice du sang, en vertu de laquelle l'humeur (χυμός) provenant des aliments s'hématose déjà par l'action des veines avant de pénétrer dans le foie. Les conduits venant de la vésicule biliaire (*canaux cystique* et *cholédoque*) ont évidemment pour fonction de séparer la bile. La membrane [péritonéale] extérieure est pour le foie une sorte de peau. Un nerf (*plexus hépatique*) vient s'y insérer afin que le viscère ne soit pas complétement dépourvu de sensibilité, comme aussi une artère (*artère hépatique*) pour maintenir la chaleur naturelle dans un degré moyen : c'est ce que nous avons démontré dans le livre *Sur l'utilité du pouls*. Avons-nous donc parcouru toutes les parties du foie ou en reste-t-il quelqu'une à décrire? Il n'en reste pas une. Tout est compris dans notre énumération, veines, artères, nerfs, substance propre du foie, conduits de la bile, membrane recouvrant le tout.

Chapitre xiii. — Série des problèmes qu'on doit savoir résoudre pour bien juger de l'utilité du foie. — Il ne suffit pas de connaître l'utilité d'une partie, il faut approfondir celle de toutes les parties, en tenant compte de toutes les circonstances anatomiques essentielles ou accessoires. — Galien résout successivement les problèmes qu'il s'est posés, et attaque en passant Érasistrate à propos des fonctions qu'il attribue aux ramifications de la *veine porte* dans le foie. — L'existence des plexus veineux du foie a pour but la transformation en sang (*hématose*) de l'aliment venu de l'estomac. — De la position respective des *veines porte* et *hépatiques* et des canaux biliaires dans l'intérieur du foie. — Pourquoi une artère petite et un nerf très-petit pour le foie? — Le foie ne jouit comme les plantes que de la *faculté nutritive*. — Doit-on l'appeler *nature* ou *âme nutritive*?

Il reste à décrire la position, le nombre, la grandeur, la contexture, la configuration, l'union, les rapports de ces parties entre elles. L'art de la nature se montre avec évidence, si elle ne paraît pas disposer seulement dans un but déterminé la substance des parties [essentielles], mais si elle fait concourir aussi à ce but les dispositions accidentelles. Si vous n'apprenez sans tarder pourquoi la nature n'a pas créé une grande cavité unique au foie, semblable aux deux cavités du cœur, vous méconnaissez l'admirable prévoyance dont elle a fait preuve ici. Vous méconnaissez également cette prévoyance si vous ne savez pas pourquoi le nerf s'insère sur la tunique du foie, mais ne pénètre pas manifestement vers les parties intérieures[1]; pourquoi l'artère se ramifie toujours conjointement avec les veines; pourquoi, à la partie concave du foie, les veines situées près des *portes* de cet organe (*veine porte*) ont été, avec les artères, placées sur le premier plan; pourquoi les conduits de la bile le sont sur le second, et pourquoi les veines qui, à la partie convexe du foie, convergent vers la veine cave (*veines hépatiques*), occupent la dernière place[2]; pourquoi l'artère [hépatique] est extrêmement petite, le nerf plus petit qu'elle (Cf. page 314, note 3), tandis que les conduits de la bile sont plus grands, et que les veines (*surtout les branches de la veine porte*) les surpassent tous en grandeur; pourquoi les veines des parties concaves ne sont pas unies[3] aux veines des parties convexes (voy. plus loin, p. 314-5); pourquoi toutes les veines du foie ont une tunique très-mince[4]; pourquoi le foie s'unit au diaphragme; pourquoi cette union se fait au niveau de la veine cave? Enfin, vous méconnaissez cette prévoyance si vous ignorez les relations du foie avec toutes les parties avoisinantes.

Si vous n'êtes instruit de tous ces faits, je nie que vous sachiez rien de bon sur l'utilité des parties; mieux vaudrait pour vous, à

---

[1] « Le plexus hépatique, très-peu considérable proportionnellement à la glande, pénètre, à travers le sillon transverse dans l'intérieur du foie, au pourtour de l'artère hépatique; mais on ne peut suivre ses ramifications qu'à une très-petite distance dans la capsule de Glisson, et on ignore encore quel est son mode de distribution dans les lobules. » — Huschke, *l. l.*, p. 131. — Comparativement à celui des veines et des conduits biliaires, le calibre de l'artère hépatique est certainement petit; mais si on considère cette artère en elle-même, elle n'est pas aussi grêle que le dit Galien un peu plus bas.

[2] Pour cette espèce de topographie en apparence si étrange des divers canaux bilieux, artériels et veineux qui parcourent le foie, je renvoie à la *Dissertation sur l'anatomie de Galien*, et aux figures qui l'accompagnent; il me serait impossible de donner ici en peu de mots une explication suffisante.

[3] Οὐ συνάπτονται. Il ne faut pas croire que Galien nie les anastomoses des veines hépatiques avec la veine porte; il connaissait très-bien ces anastomoses, comme on le verra dans la *Dissertation sur l'anatomie*, il veut simplement dire que les branches des deux ordres de veines ne marchent pas accolées l'une à l'autre.

[4] « Les parois des veines du foie [surtout des veines hépatiques] sont fort minces et paraissent n'être formées que de la seule tunique interne des vaisseaux. Les grosses branches elles-mêmes ne m'ont paru entourées que d'une couche mince de tissu cellulaire; elles ne reçoivent pas de prolongement de la capsule de Glisson. » — Huschke, *l. l.*, p. 130.

mon avis, n'avoir pas commencé que de ne pas traiter compléte-ment le sujet, comme font bien des gens; quelques-uns, se bornant à parler de l'origine de chaque partie, n'examinent pas sa situation, sa grandeur, sa contexture, sa configuration et autres points semblables; d'autres n'ont pas songé à dire un mot de toutes ces questions, et parmi ces derniers, certains ont omis les faits les plus importants et les plus nombreux. Les uns et les autres excitent un étonnement naturel. En effet, s'il est bon de connaître les utilités des parties, je ne sais pourquoi il ne serait pas bon de connaître celles de toutes les parties. Si c'est un travail superflu et vain, je ne vois pas non plus pourquoi une dissertation sur quelques-unes n'est pas superflue.

Il est très-facile, en effet, de dire, comme nous venons de le faire, que les veines des parties concaves du foie (*tronc et ramifications de la veine porte*) apportent de l'estomac les aliments, que les veines des parties convexes (*veines hépatiques*) s'emparent de ces aliments, que les conduits de la vésicule déversent les impuretés [dans le *duodénum*], que le nerf est le conducteur de la sensibilité, que les artères entretiennent dans tout le viscère sa chaleur naturelle, qu'il est ceint de sa tunique (*membr. séreuse, fournie par le péritoine*) comme d'une enveloppe et d'un vêtement, et qu'elle est pour lui une tunique véritable, que la chair (*parenchyme*) du foie est le principe des veines et le premier organe de la sanguification; mais si l'on n'ajoute pas [la solution de] chacune des autres questions que j'ai posées, on ignore plus d'utilités des parties du foie qu'on n'en connaît.

Et, pour commencer par la première des questions posées, pourquoi la nature, après avoir réuni aux *portes* du foie (*tronc de la veine porte*) ces veines nombreuses qui apportent de bas en haut la nourriture de l'estomac et de tous les intestins, les divise-t-elle de nouveau en veines innombrables[1]? Car elle a réuni les ramifications [gastro-intestinales], comme n'ayant besoin que d'un seul tronc; puis elle les divise à l'instant, comme les ayant réunies inutilement, tandis qu'elle aurait pu, créant dans le viscère

[1] Voyez dans l'*Appendice* les extraits curieux du chap. XI, livre VI du *Manuel des dissections*, sur l'anatomie des veines du foie.

une grande cavité sanguine, y insérer, à la partie inférieure, la veine (*veine porte*) qui, se trouvant aux *portes* du foie, charrie de bas en haut le sang [fourni par la transformation des aliments dans l'estomac et les intestins], et à la partie supérieure, celle qui lui succède et qui promène cet aliment dans tout le corps (*veine cave*)[1].

Les assertions d'Érasistrate tendent à démontrer que c'est pour la sécrétion de la bile jaune qu'existent dans le foie ces ramifications des veines; mais un examen un peu attentif prouve que cette allégation est erronée, la nature pouvant, sans un plexus veineux aussi considérable et ainsi disposé, opérer la sécrétion des résidus, comme elle l'a montré clairement dans les reins. En effet, beaucoup de ces buveurs intrépides qui engloutissent des amphores entières[2], et qui urinent à proportion de l'abondance du breuvage absorbé, n'éprouvent aucune gêne dans cette sécrétion. Le sang qui afflue dans la veine cave, se purifie tout entier très-promptement et très-facilement au moyen des reins qui ne sont même pas en contact avec la veine. On doit s'étonner qu'Érasistrate, qui nous fait une longue dissertation sur la sécrétion de la bile jaune du sang, ne s'occupe absolument pas de celle de l'urine. Il fallait, en effet, ou ne rien dire ni de l'une ni de l'autre, ou les mentionner également toutes deux. Mais sur ces questions et sur toutes les autres facultés naturelles, il existe [de moi] des traités particuliers[3], où il est démontré que chacune des parties du corps possède une vertu attractive (ou *séparative*) de la qualité qui lui est propre. C'est ainsi que les conduits de la bile attirent cette bile et que les reins attirent l'urine.

Ce n'est donc pas en vue de l'élimination que la nature a créé dans le foie un si vaste plexus veineux, c'est pour que la nourriture séjournant dans le viscère s'y hématose complétement; car si elle eût créé, dans le foie comme dans le cœur, une grande

---

[1] Galien semble concéder que la nature n'a pas fait ce qu'elle aurait dû faire, mais ce n'est là qu'un artifice de langage, une sorte d'ironie dont il use volontiers pour mieux écraser ensuite ses adversaires.

[2] Voy. sur ces insatiables buveurs, Athénée, X, II, et les notes de Casaubon. Cf. aussi Aristote, *Hist. anim.*, VI, II.

[3] Galien renvoie ici à son traité *Des facultés naturelles*, en trois livres (cf. particul., I, XIII, suiv., et le livre II), et à celui qui est intitulé: *De la substance des facultés naturelles*, mais dont il ne reste qu'un fragment.

cavité unique pour servir de réceptacle ; si ensuite elle y avait introduit le sang par une seule veine pour l'en faire sortir par une autre, l'*humeur* (χυμός) apportée de l'estomac n'aurait pas séjourné un instant dans le foie, mais traversant rapidement tout ce viscère, il eût été entraîné par la force du courant qui le distribue dans le corps.

C'est donc pour arrêter plus longtemps et pour transformer complétement l'aliment qu'existe ce réseau de voies étroites dans le foie, le pylore dans l'estomac, et les circonvolutions dans les intestins. C'est ainsi encore qu'en avant des testicules se trouvent ces replis variés d'artères et de veines, et à la tête, sous la dure-mère, ce plexus artériel appelé *plexus rétiforme*.

Quand la nature veut prolonger en un endroit le séjour de quelque matière, elle oppose un obstacle à sa marche progressive. S'il n'eût existé dans le foie qu'une grande cavité, le sang n'y eût pas séjourné aussi longtemps, une très-faible partie de ce sang aurait été mise en contact avec la substance du viscère, en sorte que la sanguification eût été imparfaite. Car si la substance propre du foie est le premier organe de l'hématose, l'aliment, qui avait avec elle un contact prolongé, devait s'approprier la forme du sang avec plus de promptitude et d'efficacité. C'est pour cela que les veines mêmes du foie ont été créées par la nature plus grêles que toutes celles du corps entier. Ces dernières, éloignées du principe de l'hématose, et ayant besoin de défense contre les lésions, ont été avec raison douées par elle d'une grande force. Une preuve considérable à l'appui de cette assertion, c'est que leur tunique est plus ou moins épaisse en raison de la protection qu'elles réclament, ainsi qu'on le verra par la suite du discours[1] ; celles du foie, au contraire, sont très-minces, car elles ne courent aucun risque (attendu qu'elles trouvent un appui sûr dans le viscère) ; elles opèrent ainsi beaucoup mieux l'hématose.

Il était encore préférable que les canaux qui attirent la bile jaune fussent placés sur les veines (*ram. de la veine porte*) qui apportent de l'estomac la nourriture avant les veines destinées à recevoir le

[1] Galien semble renvoyer ici au livre XVI, où il traite particulièrement de la distribution des veines (chap. XIII et XIV) ; mais je n'y trouve pas de mention du fait qu'il annonce ici.

sang (*veines hépatiques*), cela me paraît aussi de toute évidence. En effet, la veine cave ne devait recevoir le sang que déjà parfaitement purifié par ces vaisseaux, grâce à la situation opportune[1]; pour cette raison encore, la situation des artères mérite d'être louée. La nature ne les a pas établies [exactement] entre les veines supérieures (*hépatiques*) et inférieures (*veine porte*), afin qu'elles ne soient pas rafraîchies de la même manière[2], mais elle les a pla-

---

[1] « Cur ita factum est, ut in simis hepatis sint rami venæ portæ, in gibbis « cavæ [*v. hepaticæ*], in medio horum pori choledechi ? — Ut eo melius purgetur « sanguis a bile. Sed revera, imaginarium hoc est totum. Rami enim venæ cavæ « non minus perreptant sima hepatis, quam gibba; quemadmodum rami venæ « portæ non minus gibba, quam sima. Et his omnibus locis interjiciuntur pori « illi, ut ex omnibus pariter angustiis prolectent bilem. Heic cogitat animus « humanus, si Galenus inter ramos utriusque venæ interponit poros bilarios, « quomodo rami συναναστομοῦνται ? Et ne putes Galenum non agnoscere has συνα- « στομώσεις, vide quæ de hepatis obstructionibus docet *Loc. affect.*, V, VII. » Hoffmann *l. l.*, p. 70. — Évidemment Galien ne pouvait pas se rendre très-bien compte de la manière dont s'anastomosent les vaisseaux du foie, et comment les veines *porte et sus-hépatiques* se comportent avec les radicules des canaux biliaires. Toutefois je pense qu'il ne faut pas entendre la phrase, sujet de cette note, comme le fait Hoffmann. Galien ne me paraît pas avoir regardé les canaux biliaires comme des intermédiaires entre les radicules de la *veine porte* et ceux de la *veine sus-hépatique ;* mais il s'est figuré que de la *veine porte* naissaient, suivant un certain angle, les radicules des conduits biliaires, avant que le sang encore impur dans la *veine porte*, passât dans les *veines sus-hépatiques.* Voici le texte grec : Βέλτιον ἦν ἐπὶ ταῖς ἀναφερούσαις τὴν ἐκ τῆς κοιλίας τροφὴν φλεψὶ, προτέρους τῶν διαδεξαμένων φλεβῶν τοὺς ἕλκοντας τὴν ξανθὴν χολὴν τετάχθαι πόρους, ce que les traducteurs latins ont, suivant moi, rendu imparfaitement par ces mots : *Satius fuit post venas alimentum ex ventriculo sursum ferentes excepturis id venis poros attrahentes flavam bilem priores fuisse locatos.* — Voyez du reste mes *Dissertations sur l'anatomie et sur la physiologie de Galien.*

[2] Ἵνα μὴ ἀμφοτέρας ὁμοίως διαψύχωσιν vulg. et ms. 2148 (la fin de ce chapitre manque au 2154). Les traducteurs latins suppriment la négation; mais je crois qu'il faut la conserver, Galien ayant voulu dire que la nature ne voulait pas rafraîchir les deux espèces de veines de la même manière. — Hoffmann (*l. l.*, p. 70) veut voir une contradiction entre ce que Galien dit ici sur les artères, et ce qu'il affirme plus haut (même chap., p. 308), que les divisions de l'artère accompagnent celles des veines dans tout leur trajet ; mais il s'agit de deux faits différents, et dans le passage qui nous occupe, Galien s'est représenté les ramifications des veines *sus-hépatiques* plus distantes des radicules de l'artère, que celles de la veine *porte*. Du reste, on comprendra mieux toutes ces idées théoriques sur le rôle des artères dans le foie, quand on aura lu dans les *Dissertations* précitées l'ensemble des opinions de Galien sur l'anatomie et la physiologie du foie.

cées au-dessous des veines de la partie concave, sachant que le voisinage du diaphragme communiquait à la partie convexe du foie un mouvement incessant [et, par conséquent, une chaleur suffisante]. Ces artères ont été créées très-petites, et c'est avec raison, car elles servent seulement à rafraîchir la partie concave du viscère; elles ne doivent ni prendre du sang (lequel n'a pas encore rejeté ses impuretés), ni fournir au foie, comme à d'autres organes, un esprit vital abondant, ni nourrir son tissu avec un aliment ténu et vaporeux. Nous traiterons bientôt ce point avec plus de détail (chap. XV).

La nature n'a donné au foie qu'un très-petit nerf (voy. p. 308 et 314-5), car elle ne voulait pas en faire, pour l'animal, un principe ni de mouvement, ni de sensation. En effet, le foie, ainsi que les veines qui en partent, est le principe d'une faculté, et jouit d'une action analogue à celles que les plantes ont en partage (*faculté végétative*). Ceci a reçu ailleurs plus de développement (voy. liv. V, chap. IX et X), et il faut se souvenir d'un principe énoncé et démontré dès le commencement de ce traité (I, VIII), c'est qu'on ne peut bien découvrir aucune utilité d'aucune partie avant de connaître la fonction de tout l'organe; or, nous n'avons pas maintenant à démontrer les fonctions, mais, après avoir rappelé seulement celles que nous avons démontrées, nous leur donnons toujours pour corollaire ce qui regarde les diverses utilités. Ainsi donc, vous n'aurez plus de scrupule au sujet de la petitesse du nerf, si vous vous rappelez notre démonstration; peut-être au contraire demanderez-vous dans quel but la nature a même donné au foie ce petit nerf. Car ce viscère étant le principe de la nature nutritive (*fac. végétat.* ou *nutritive*), comme est celle des plantes ne paraît en aucune façon avoir besoin d'un nerf. Faut-il l'appeler *nature nutritive* ou *âme nutritive*? je laisse à décider ce point aux hommes habiles sur les mots seulement, et qui consument à cela toute leur vie, comme s'ils n'avaient pas à rechercher beaucoup de choses plus intéressantes, puisque ni l'un ni l'autre de ces termes n'éclaire le fait suffisamment. Observons en toute chose, et rappelons-nous toujours le précepte de Platon [1] :

---

[1] *Politicus*, p. 261 E. — Hoffmann (*l. l.*, p. 71-2) a établi par une longue suite de citations, que Platon et Galien ne se montrent pas systématiquement

« Si nous négligeons les mots, nous parviendrons à la vieillesse plus riches de sagesse. »

Que le foie soit le siége d'une faculté semblable à celle qui régit les plantes, c'est ce que nous avons démontré ailleurs[1]. Cette faculté devait se joindre aux deux autres (*facultés rationelle et animale*) et n'en être pas absolument séparée, comme celles-ci ne sont pas non plus séparées l'une de l'autre. — Le foie, dit Platon[2], est une espèce de bête sauvage, et c'est une stricte obligation de le nourrir, si l'on veut perpétuer la race mortelle. La partie raisonnable qui constitue l'homme (cf. XVII, I), partie située dans l'encéphale, a l'irascibilité (θυμόν) pour serviteur, pour appui, pour défenseur contre cette bête sauvage. Au moyen des prolongements qui les unissent l'une à l'autre, l'artisan de notre corps les a disposées pour se servir mutuellement. — Mais ces considérations sont d'un ordre supérieur et divin, et nous les avons développées dans notre livre *Sur les dogmes d'Hippocrate et de Platon* (II, VI). Pour le moment, si vous répétez, comme je le disais tout à l'heure, que c'est pour maintenir dans le viscère l'égalité de température, que des artères viennent du cœur au foie; qu'un nerf s'insère sur la tunique péritonéale (cf. p. 307-8) pour qu'il ne soit pas dénué de toute sensibilité, cette assertion paraîtra plus probable et plus claire au grand nombre. Si le foie ne devait pas éprouver la sensation que cause soit une inflammation, soit un abcès, soit une autre affection, il ne différerait aucunement d'un végétal. S'il ressent toutes ces affections d'une façon obscure[3] et non pas vive comme les autres parties du corps, c'est que le nerf étant petit est distribué sur la tunique

---

contraires à la recherche des noms, quand ces noms peuvent servir à faire comprendre les choses.

[1] Voy. tout le livre VI des *Dogmes d'Hippocrate et de Platon*, et les extraits que j'en ai donnés dans ma *Dissertation sur la physiologie de Galien*. — Cf. Hoffmann, *l. l.*, p. 72.

[2] Ce n'est pas du foie, mais de l'âme végétative qui y habite, que Platon (*Timée*, p. 70 E) dit que c'est une *bête sauvage* (θρέμμα ἄγριον). « Le Créateur, ajoute-t-il, l'a placée aussi loin que possible du cerveau, afin que l'âme délibérante ne fût ni distraite, ni troublée par les appétits grossiers de cette âme végétative. » — Voy. du reste dans la *Dissertation* précitée les extraits du traité des *Dogmes d'Hippocrate et de Platon*, auquel Galien renvoie un peu plus bas.

[3] Les modernes ont confirmé cette remarque sur le peu de degré de sensibilité du foie à l'état sain ou morbide.

péritonéale, ou n'adhère pas du tout au viscère, ou ne pénètre pas dans la totalité. Nous avons démontré encore que les facultés d'une partie se communiquent jusqu'à un certain point aux parties voisines. Aussi était-il superflu que le nerf s'insérât dans le viscère tout entier, car il devait lui communiquer son obscure sensation par transmission.

CHAPITRE XIV. — Moyens dont la nature s'est servie pour maintenir le foie en place. — Mention particulière du *ligament suspenseur*. — Galien ne paraît pas s'être exactement rendu compte du *ligament coronaire* et du *ligament rond*. — Il pense que la veine cave contribue à rattacher le foie au cœur; à ce propos il rappelle combien les blessures de la veine cave sont dangereuses. — Homère, suivant Galien, connaissait déjà l'importance de cette veine. — Précautions prises par la nature pour sa sûreté.

Tout ce qui concerne le foie se trouve déjà suffisamment décrit, il ne reste à signaler que la sûreté de sa position, à laquelle dès le principe la nature a pourvu avec sollicitude. Uni à l'estomac et à tous les intestins[1] par les veines et par la tunique qui les enveloppe, il était, vu sa forme et ses lobes, difficile de l'en séparer. Cela ne suffisait pas encore. La nature donc, le munissant de tous côtés de ligaments, l'a rattaché aux parties voisines; le plus grand est [une portion de] cette tunique (*épiploon gastro-hépatique* ou *péritoine?*) destinée à les protéger toutes, laquelle, naissant du péritoine, devait le relier à toutes les parties internes; car cette tunique les recouvre toutes. Un autre grand ligament le rattache aussi au diaphragme (*ligament suspenseur fourni par le péritoine* (voy. p. 308)), d'autres membraneux et petits (*ligaments semi-lunaires?*) aux fausses côtes[2]. Ce ligament même qui, avons-

---

[1] Les ligaments sont le *petit épiploon*, les ligaments *hépato-duodénal* et *hépato-colique*; il y a aussi un ligament *hépato-rénal*. Voy. pour ce dernier, note 1, *in medio* de la page 293.

[2] Hoffmann (*l. l.*, p. 74) remarque avec raison que Galien ne parle pas du *ligament rond* formé par la veine ombilicale du fœtus oblitérée, et qu'il regarde même cette veine comme inutile après la naissance (voy. VI, XXI). Du reste ce canal veineux n'est, à vrai dire, un ligament qu'*accidentellement* et *secondairement*. Galien ne paraît pas avoir non plus distingué ce qu'on appelle le *ligament coronaire* (voy. p. 318, note 2). — Hoffmann ajoute : « Experientia docuit, adeo in « sublimi continere hepar, ut reciso umbilico subito suffocetur animal, impe- « dito jam diaphragmatis motu ab hepate propendente. Hoc docuerunt Ægyptii

nous dit, le rattache au diaphragme, a une substance analogue à celle du péritoine. Le foie prend en effet naissance de la tunique qui l'enveloppe et de celle qui tapisse la face inférieure du diaphragme, lesquelles sont toutes deux, ainsi que nous l'avons dit, les prolongements du péritoine. Par son épaisseur, sa force et sa résistance aux lésions, il diffère grandement du péritoine. Il le fallait ainsi; car dans la station droite, c'est au diaphragme que le foie est nécessairement suspendu; il courait donc un grand risque d'être aisément rompu par des mouvements un peu violents, et d'entraîner ainsi la mort soudaine de l'animal. En effet, dans cet endroit, ce n'est pas seulement au diaphragme que se rattache le foie; par l'intermédiaire du diaphragme, il se rattache encore au cœur[1].

Cette veine cave dont j'ai déjà parlé, distribuant le sang par tout le corps, devait nécessairement remonter au cœur; or, on ne pouvait pas choisir un meilleur passage, puisqu'il lui faut absolument traverser le diaphragme, situé entre les deux viscères. Il n'était donc pas convenable de disposer pour la veine des ligaments autres que pour le viscère. Il valait mieux donner à la veine et à tout le viscère un ligament dur et épais, servant à la fois et de revêtement à la veine cave et de lien commun avec le diaphragme[2]. Cette place était donc des plus importantes, et la bles-

« primi omnium anatomici (!). Hi enim, scribente Scaligero adversus Cardanum, « p. 246, grassatores et rebelles pro supplicio vivos exuunt corio. Ita ii demum « magno cum cruciatu vivunt, si carnifex umbilicum ferro non attingat. Eo « enim tacto, subito exspirant. Sed quæ causa est?... Concidente (inquit Lau« rentius, *Hist.* 1, cap. XVII; cf. etiam cap. VIII) vena umbilicali, hepatis vin« culo, collabitur hepar, a quo trahitur diaphragma, princeps respirationis « organum. Ex hoc causam reddit subitaneæ mortis adolescentis cujusdam « F. Hildanus, *Sel. observ. chir.* [obs. 20, à la suite de Fontanonus, Francof. « 1600, 8°, p. 557]. »

[1] Je trouve dans Cuvier (*Anat. compar.*, t. IV, 2e part., p. 425) des vues analogues, mais nécessairement appuyées sur des considérations d'un autre ordre. « Le foie est constamment rapproché du cœur, comme si la veine cave avait dû se débarrasser de suite du sang qu'elle reçoit par les veines hépatiques; ou pour pouvoir, dans des cas plus rares, se décharger au besoin dans ces dernières veines, du sang qui ne peut arriver dans les poumons, lorsque la respiration est momentanément suspendue dans les mammifères et les oiseaux, surtout dans ceux qui plongent. Ce rapprochement entre le foie et le cœur tient, sans doute encore, à la circulation du fœtus. »

[2] Voy. pour l'explication de ce passage la *Dissert. sur l'anat.* et p. 317, note 2.

sure faite à la veine en cet endroit devait réagir sur toutes les veines de l'animal, comme souffrirait un arbre entier s'il était frappé à la souche; une mort rapide suit en effet la blessure ou le déchirement de cette veine. Aussi, quand le poëte[1] dépeint le très-sage Ulysse méditant et préparant le meurtre du cyclope si supérieur à lui par la taille, dans quelle partie du corps le montre-t-il disposé à plonger son épée, sinon à l'endroit où le diaphragme retient le foie? Et il l'eût fait ainsi, ajoute Homère, s'il eût espéré pouvoir, après la mort du cyclope, écarter de ses mains le rocher énorme qui obstruait la porte. Il ne doutait pas, tant était grande sa certitude du danger que présentait une blessure dans cette région, que le cyclope n'y survivrait pas un instant.

Pour le grand et dur ligament qui enveloppe la veine cave, la nature a établi à la partie postérieure la paroi la plus mince, et la paroi la plus épaisse à la partie antérieure[2], afin d'écarter d'elle la facilité d'être lésée, non-seulement par une cause qui est du fait des animaux eux-mêmes, mais aussi par une cause externe. Tous les accidents résultant pour la veine mal attachée, de course ou de sauts trop violents, sont du fait de l'animal. Les autres accidents qui viennent de corps dont le choc brise ou blesse, ont une cause externe (voy. chap. xx, p. 334). Donc, la paroi antérieure étant seule exposée à souffrir d'une telle rencontre, l'en-

---

[1] Τὸν μὲν ἐγὼ βούλευσα κατὰ μεγαλήτορα θυμὸν,
Ἄσσον ἰὼν, ξίφος ὀξὺ ἐρυσσάμενος παρὰ μηροῦ,
Οὐτάμεναι πρὸς στῆθος, ὅθι φρένες ἧπαρ ἔχουσι,
Χεῖρ' ἐπιμασσάμενος.
((*Odyssée*, IX, 299-302.)

Il ne paraît pas certain, quoi qu'en dise Galien, qu'Homère ait eu en vue l'ouverture de la veine *cave*; ses expressions sont si vagues qu'on peut seulement en conclure qu'il se figurait une blessure intéressant à la fois les organes contenus dans la poitrine, et quelques-uns des viscères les plus importants de l'abdomen.

[2] D'une part le péritoine remonte sur la veine jusqu'au point où elle rencontre le diaphragme; d'une autre part la portion aponévrotique de ce muscle que traverse la veine cave lui envoie des deux côtés des prolongements fibreux. De plus, cette veine est maintenue dans la gouttière du foie par des faisceaux fibreux ou par la substance même du foie qui convertissent cette gouttière en canal. Dans la *Dissertation sur l'anatomie*, je tâche de déterminer lequel de ces moyens Galien a décrit.

veloppe de la veine cave, loin d'être d'égale épaisseur, devait opposer à cette plus grande facilité de lésion une plus vigoureuse résistance. Or, le diaphragme (φρένες) n'étant pas seulement, comme le qualifie Platon (*Timée*, p. 70 A, et 84 D), une cloison (διάφραγμα)[1] entre les viscères inférieurs et les supérieurs, mais comme nous l'avons montré ailleurs (cf. VII, xxi, et XIII, v), un instrument qui a une importance considérable dans l'acte de la respiration, il ne fallait pas qu'il fût ni comprimé, ni resserré, ni gêné dans la liberté de ses mouvements par aucune des parties inférieures. Dans cette prévision, le Créateur a écarté autant que possible les deux organes voisins. Il n'a pas immédiatement rattaché la cavité de l'estomac à l'œsophage à sa sortie du diaphragme; mais à un prolongement étroit comme un isthme, il a fixé, en l'élargissant peu à peu, le canal qui venant après devait former ce qu'on appelle l'orifice de l'estomac (voy. chap. vi-vii); il n'a pas attaché non plus au diaphragme toute la convexité du foie, mais élevant davantage, recourbant et ramenant en haut la partie (*bord postérieur*, voy. p. 308)) d'où sort la veine cave, c'est par ce côté seul qu'il a mis les parties en contact. Telle est la grande habileté qui éclate dans la disposition du foie.

Chapitre xv. — Attaques contre Érasistrate, qui niait l'utilité de la rate, tout en proclamant que la nature ne fait rien en vain (cf. V, v.). — Pour Galien la rate a pour fonction de purifier les humeurs épaisses et chargées de bile noire qui s'engendrent dans le foie. — Des fonctions des vaisseaux spléniques en rapport avec cette fonction. — De la structure des diverses parties de la rate : parenchyme, artères spléniques, leur utilité spéciale. — Différence que présentent d'une part la substance du poumon, du foie et de la rate, et d'une autre le sang que ces trois viscères reçoivent, l'un du cœur, l'autre de l'estomac et des intestins, le troisième du foie. — Utilité commune des artères de la rate.

Pour achever ce que nous nous étions proposé de traiter, il ne nous reste plus à étudier que la rate dont Érasistrate dit qu'elle a été

---

[1] Voy. la *Dissertation sur les termes anatomiques* pour les mots φρήν et διάφραγμα.

[2] Les modernes ont confirmé cette observation. Voici comment Huschke s'exprime à cet égard (*l. l.*, p. 114) : « Le *ligament suspenseur* n'est pas tendu verticalement : ses deux faces, la droite et la gauche, se tournent en même temps,

créée sans but par une sagesse en défaut. Et il ne rougit pas de prétendre que la nature, qui ne fait rien sans raison (c'est sa propre expression), a créé un si grand viscère sans utilité[1]. Craignant apparemment [selon Érasistrate] de ne pas donner partout des preuves de son habileté, la nature après avoir, au côté droit, façonné le foie de l'animal, encore caché dans le sein maternel, lui opposa la rate au côté gauche, voulant aussi créer quelque chose dans cette partie même; comme s'il ne lui eût pas été loisible, en prolongeant un peu l'estomac vers cette région, de s'épargner une besogne inutile. Puis, comme on peut le voir dans les écrits de ce médecin, il combat longuement les opinions les plus ridicules sur la déglutition, la digestion et la coction. Quant aux opinions les plus solidement établies et les plus fameuses, il n'y fait pas la moindre objection; parfois seulement il les mentionne; parfois ne les rappelant même pas, il les néglige comme dénuées de toute valeur; toutefois, à défaut d'autre raison, du moins le nom de leurs auteurs illustres dans la Grèce ne méritait pas un pareil dédain, mais une contradiction sérieuse et des preuves puissantes à l'appui de la réfutation.

Nous avons démontré, dans notre traité *Sur les facultés naturelles* (II, IX; cf. aussi III, XIII), que la rate est un organe destiné à purifier les humeurs terreuses, épaisses, chargées de bile noire et qui sont engendrées dans le foie (cf. chap. VII). Elle les attire, avons-nous dit précédemment (chap. IV), à l'aide d'un

---

la première vers le haut, pour entrer en contact avec la tunique péritonéale du diaphragme, la seconde en bas, pour reposer sur la face supérieure du lobe droit, de manière que cette portion du foie n'arrive jamais à toucher le diaphragme. » — Si je ne me trompe, il faut encore trouver dans le passage qui nous occupe une nouvelle allusion au *ligament suspenseur*. — Voy. p. 315, note 2.

[1] Il me semble, d'après la phrase suivante, qui se rapporte évidemment à Érasistrate, que cet auteur n'a pas nié *absolument* l'utilité de la rate, comme Galien le lui reproche; car s'il ne lui accordait aucune fonction active, il la regardait du moins comme formant une espèce de contrepoids au foie, ou plutôt comme représentant en quelque sorte ce viscère à gauche et rétablissant ainsi le parallélisme entre les deux côtés de l'abdomen. Cela me paraît avoir été aussi le sentiment de Rufus (*De appell. part. corp. hum.*, p. 59, éd. de Clinch) qui qualifie la rate ἄπρακτος καὶ ἀνέργητος. — Voy. du reste la *Dissertation sur la physiologie de Galien*.

canal veineux (*veine splénique*), comme à travers un conduit (οἷον στομάχου). Une fois attirées, la rate ne les déverse pas immédiatement dans l'estomac, mais elle commence par les élaborer et les transformer à loisir, en se servant principalement pour ce travail des artères grandes et nombreuses répandues dans tout le viscère par la nature qui ne les y a pas distribuées au hasard, ni pour être oisives, mais qui a voulu que par leur mouvement incessant, par la chaleur naturelle que le cœur transmet à ces artères, elles pussent élaborer, broyer, altérer, transformer les sucs épais venus du foie dans la rate. Tous les matériaux transformés en une humeur appropriée au viscère, deviennent l'aliment de la rate. Ceux qui ont échappé à cette élaboration, qui ne peuvent ni se transformer en particules ténues d'un sang utile, ni servir aucunement à la nutrition, sont déversés par la rate dans l'estomac au moyen d'un autre conduit veineux (*veines courtes*), et là ils sont d'une utilité non médiocre que j'indiquerai en traitant des excréments (livre V, chap. IV).

Actuellement, nous examinerons les autres détails de structure de la rate, et d'abord sa substance propre, appelée par quelques-uns *parenchyme*; c'est par cette substance même que la rate a la puissance d'attirer dans son sein les humeurs atrabilaires; cette substance a été faite assez flasque et assez rare, comme est une éponge, pour attirer aisément et recueillir ces humeurs épaisses. Pour maintenir perpétuellement cette propriété dans le tissu de la rate, les artères se ramifient en tous sens dans le viscère, artères qui, dans une autre circonstance indiquée tout à l'heure, sont encore d'une utilité assez importante; car nous avons dit qu'elles servaient puissamment à élaborer les sucs apportés du foie dans la rate[1]. Elles conservent aussi toujours la substance du viscère dans un état de raréfaction, comme celle du poumon. Car si nous avons démontré nettement dans notre traité *Sur les facultés naturelles* (III, XIV?) que chacun des organes nourris tire son aliment des vaisseaux voisins, celui qu'il emprunte aux artères, est naturellement plus ténu, celui que lui fournissent les veines,

---

[1] Cf. chap. XIII et suivez la comparaison du foie et de la rate, comparaison qui est certainement dans la pensée de Galien. — Voy. Hoffmann *l. l.*, p. 76.

est plus épais; car les artères ont une tunique plus dense que les veines, et le sang qu'elles contiennent est plus subtil et plus vaporeux; or, un tel sang convient mieux pour nourrir une substance flasque, comme un sang plus épais est plus propre à servir d'aliment à une substance dense. Mais ce sang si ténu renfermé dans les artères de la rate est engendré par ces excréments épais et chargés de bile noire dont j'ai parlé. Il résulte de là que la substance de la rate, bien que flasque, diffère grandement de celle du poumon. Cette dernière est très-flasque, très-légère, à peu près blanche, ayant l'apparence de l'écume congelée. Elle se nourrit en effet d'un sang parfaitement pur, jaune rougeâtre, subtil et chargé d'air. Le sang que lui envoie le cœur, possède tous ces avantages. Mais nous traiterons en particulier de la nature de ce viscère (VII, II).

La substance de la rate étant aussi flasque par rapport au foie qu'elle est dense par rapport au poumon, est avec raison nourrie par un sang plus subtil. Il est vrai que le sang, quand il est dans la rate, est plus épais que celui du foie; mais élaboré par les artères de la rate et par les veines munies d'une tunique bien plus épaisse que celle des veines du foie, il pénètre dans la chair de la rate, non pas en masse et épais, mais ténu et peu à peu. De là vient que la substance de ce viscère est plus rare, et plus légère que celle du foie, mais non pas plus rouge ou plus jaune. En effet, l'humeur qu'elle a purifiée et qui, élaborée, lui a servi de nourriture, était chargée de bile noire. Le sang qui alimente le foie est bon, quoique épais, à cause de la ténuité des tuniques de ses veines, et de la grandeur des ouvertures dont il est percé.

En résumé, voilà comment sont nourris les trois viscères: le foie tire sa nourriture d'un sang rouge et épais, la rate d'un sang ténu, mais noir; le poumon d'un sang parfait, élaboré, jaune rougeâtre, ténu, chargé de pneuma et pur. La substance de ces viscères répond, par son aspect, à celui de l'humeur qui les nourrit, ou plutôt ces substances devant être telles qu'elles sont, la nature leur a préparé un aliment approprié.

Nous avons indiqué les deux utilités (*purification du sang*, *alimentation du viscère*) de la multitude d'artères répandues dans la rate. Elles présentent encore une autre utilité résultant de leur fonction et de leur usage propres. Nous avons montré[1] que le mouvement des artères avait pour but surtout de maintenir la chaleur naturelle dans chaque partie; leur diastole rafraîchit en attirant une qualité froide (*l'air*), leur systole expulse les éléments fuligineux. La rate devant contenir une grande quantité de ces éléments fuligineux, à cause de la nocuité et de la grossièreté des sucs qui s'y élaborent, il était raisonnable de lui donner de nombreuses et grandes artères. Si le poumon a exigé une réfrigération puissante, la rate a besoin d'être purifiée suffisamment. Quant au foie, comme il n'a pas besoin d'une purification semblable (car il a trois autres utilités très-importantes), ni d'une réfrigération puissante comme le cœur et comme le poumon qui a été fait en vue du cœur, il ne demandait avec raison que de petites artères. C'est pour ces motifs que la substance de la rate est rare, légère et sillonnée d'artères.

CHAPITRE XVI. — Figure de la rate. — Lieu d'insertion de ses vaisseaux. — Ses ligaments, sa tunique.

La partie concave (*face interne*) de la rate est dirigée vers le foie et l'estomac, la partie convexe (*face externe*) est naturellement en sens inverse. A la partie concave (*scissure de la rate*) sont insérées les veines et les artères; c'est là aussi que se trouve le prolongement vers l'épiploon[2]. Sur la partie convexe qui se porte vers les fausses côtes et les cavités iliaques, il ne s'implante aucun vaisseau; mais quelques prolongements membraneux relient dans cet endroit la rate aux parties environnantes; ces membranes diffèrent de grandeur et de nombre selon les animaux; on trouve une différence de figure non-seulement dans les espèces, mais

---

[1] Voy. particul. *Util. du pouls*, chap. I; *Causes du pouls*, I, III; *Différ. du pouls*, IV, II; *Prés. tirés du p.*, IV, XII; *Causes des sympt.*, chap. III.—Cf. la *Dissertation sur la physiologie de Galien*.

[2] Galien parle de deux prolongements qui vont de la rate vers l'épiploon. Dans le *Manuel des dissections* (VI, X, voy. note 62 du même chap., p. 323), il s'agit évidemment d'un prolongement vasculaire, mais il me semble que l'auteur a voulu parler ici du ligament *gastro-splénique* qui, à vrai dire, n'est qu'un appendice gauche et postérieur du grand épiploon avec lequel il se continue sans interruption. Cette interprétation me semble aussi résulter de ce qui est dit des attaches de l'épiploon à la fin de notre chap. XI.

dans les divers individus, car elles n'ont été créées, comme nous l'avons dit, que pour servir de ligaments. Aussi trouve-t-on plus ou moins nombreux, plus ou moins forts, distribués en plus ou moins de places, les ligaments non-seulement de la rate, mais encore du foie. La tunique (*membrane séreuse fournie par le péritoine*) qui enveloppe la rate, n'est pas seulement un ligament[1], mais une tunique comme l'indique son nom (χιτών), tunique protégeant, couvrant le viscère de tous les côtés. Elle tire aussi son origine du péritoine, ainsi que nous l'avons dit précédemment (chap. x et xi). Toutefois nous avons établi (chap. x) aussi que la plus épaisse de toutes les enveloppes devait être celle de l'estomac[2]. Telle est la manière dont se comportent les diverses parties de l'estomac, du foie, de l'épiploon et de la rate.

---

[1] Je ne sais s'il faut voir ici un rappel du ligament *gastro-splénique* (voy. chap. xi, p. 303).

[2] Dans le *Manuel des dissect.*, VI, x, on trouve quelques autres détails anatomiques sur la rate : « La concavité de la rate est tournée à droite ; du foie lui vient une veine (*v. splénique*, qui est un rameau de la veine *porte*), et, à son tour, cette veine en envoie une à l'estomac ; quand la veine venue du foie s'est ramifiée dans toutes les parties du viscère, une partie de cette veine (*veines courtes*) se porte à la partie convexe de l'estomac (*grosse tubérosité*), une autre au côté gauche de l'épiploon (*v. gastro-éplipl. gauche*). Ces dispositions sont communes à tous les animaux pourvus de sang ; mais la rate n'a ni la même grandeur, ni la même couleur chez tous les animaux ; chez ceux qui sont vigoureux et d'un tempérament chaud (le lion, le chien, par exemple), elle est passablement noire ; chez le cochon et chez tous ceux dont le tempérament est froid et humide, elle est plus blanche. » (Voy. Cuvier, t. IV, 2e part., p. 625, suiv. et 638).— Galien n'a point parlé des crénelures du bord antérieur, attendu qu'elles sont à peine marquées sur le magot ; chez cet animal la rate est seulement divisée, par une légère scissure, en deux lobes arrondis. Du reste il est difficile, sur les singes qui meurent dans les pays froids, de juger de la forme régulière de la rate, car ce viscère est presque toujours farci de tubercules qui en changent les contours. — Galien a négligé de décrire, et il a seulement mentionné d'une façon fort obscure les ligaments qui unissent la rate au diaphragme et à l'estomac (lig. *phrénico-splénique* et *gastro-splénique*), et qui cependant sont très-apparents. — Le moyen d'union et de suspension qu'il paraît distinguer le plus nettement, c'est le tissu cellulaire dense qui fixe la rate par son bord postérieur et par une petite portion de sa convexité, à la région lombaire du diaphragme, voy. le commencement du chapitre, p. 322. — Galien parle des nerfs de la rate dans le chap. v du livre X.

CHAPITRE XVII. — De la double utilité des intestins ; ils sont doués d'une faculté altératrice, analogue à celle de l'estomac, et ont pour fonctions de distribuer l'aliment dans les veines, mais ils ne sont *primitivement* chargés ni d'élaborer l'aliment, ni de charrier les excréments.— La preuve que les intestins ne sont pas seulement une voie de transport, c'est que le rectum ne fait pas immédiatement suite à l'estomac, ou qu'il n'existe pas entre ces deux parties une simple cavité, mais qu'ils sont séparés par les replis nombreux et variés des intestins. — L'étroitesse et les circonvolutions des intestins préparent merveilleusement l'aliment à pénétrer dans le foie à travers les veines (*radicules de la veine porte*). — Passages de Platon et d'Aristote sur ce sujet. — Que la structure des intestins grêles (voy. V, III) est en rapport avec leurs fonctions.

Il faut parler maintenant des intestins. Donc l'aliment s'élabore encore en traversant les intestins, comme le sang dans toutes les veines, et pourtant aucun des intestins n'est destiné [primitivement] à cette élaboration non plus que les veines à l'hématose; mais comme nous l'avons dit, d'un côté la nature se sert, jusqu'à un certain point, *en vue du mieux*, de chacun des organes, de l'autre une utilité nécessaire est attachée aux organes créés dans un but déterminé [1]. C'est ainsi que créant les veines pour être les instruments de distribution, elle leur a donné en outre une puissance génératrice du sang, afin que le temps ne fût pas perdu en vain pour l'aliment pendant qu'il circule dans les veines. De même les intestins créés pour distribuer cet aliment dans les veines sont doués aussi [secondairement] de la propriété d'élaborer les aliments. Mais il était impossible, comme nous l'avons montré dans notre traité *Sur les facultés naturelles* (*passim*), que chacune des parties de l'animal ne fût pas douée également d'une faculté altératrice. Aussi la substance des intestins diffère peu de celle de l'estomac. Si donc ils devaient jouir nécessairement d'une faculté altératrice, et encore d'une faculté altératrice semblable à celle de l'estomac, il s'ensuit non moins nécessairement que l'aliment sera soumis aussi à la coction dans leur intérieur. Or si le foie est pour ainsi dire l'officine de l'hématose, l'estomac est l'officine de la coction.

---

[1] Τὸ μέν πού τι συγχρῆται πρὸς τὸ βέλτιον ἑκάστῳ τῶν ὀργάνων ἡ φύσις, τὸ δέ τι κἀξ ἀνάγκης ἕπεται πᾶσι τοῖς ἕνεκά του γεγονόσιν. — C'est là une formule aristotélique que, dans ma *Dissertation sur la physiologie de Galien*, j'ai discutée, après avoir rapporté les divers passages des écrits d'Aristote, où elle se trouve. — Cf. aussi Hoffmann, p. 77-8.

Mais il faut apprendre par les considérations suivantes que les intestins n'ont pas été créés directement ni pour charrier les excréments, ni pour élaborer les aliments, mais pour distribuer dans les veines tout le suc qui s'est formé dans l'estomac : d'abord chez aucun animal, l'estomac n'a été créé contigu aux organes d'excrétion, quoiqu'il eût été possible de prolonger immédiatement son extrémité jusqu'à la partie appelée *siége* (ἕδρα); en second lieu, chez la plupart des animaux les intestins se replient en circonvolutions très-nombreuses; enfin l'aliment ne sort de l'estomac que parfaitement élaboré. Ceci a été déjà démontré (chap. VII). Ce fait que chez les animaux l'estomac et le rectum ne sont pas réunis, indique clairement qu'il devait exister des organes différents pour la coction des aliments et pour leur distribution (ἀνάδοσις). Supposez leur jonction, les veines couraient souvent risque d'absorber un aliment cru et mal élaboré. Il fallait donc éviter ce danger, car il est clair qu'à l'un des organes revenait la coction, à l'autre la distribution. Ce que nous avancions tout à l'heure est encore confirmé par cette circonstance que non-seulement l'estomac ne se prolonge pas jusqu'à l'anus, mais qu'il en est encore séparé par des replis nombreux et disposés en cercle, circonstance qui empêche la sortie trop prompte de l'aliment du corps de l'animal.— Supposez un second estomac faisant suite au premier, réservoir destiné à la distribution, comme le précédent à la coction, il n'arriverait pas au foie, en si peu de temps et à travers tant de veines, une quantité assez considérable d'aliments. Dans l'état actuel les circonvolutions des intestins dans lesquelles pénètre un nombre infini de veines du foie, renvoient à ce viscère toute l'humeur cuite par l'estomac.

Dans notre [première] hypothèse le foie ne recevrait de loin en loin par les embouchures de veines peu nombreuses qu'une faible quantité d'aliment liquéfié, et la distribution serait ralentie et durerait longtemps. En effet, les orifices des vaisseaux doivent être en contact avec l'humeur élaborée et cuite. D'un autre côté, avec un second estomac établi sous la première grande cavité, l'aliment ne serait en contact qu'avec une petite portion de cet estomac, avec celle-là seule qui la toucherait; la plus grande partie perdue dans la profondeur de ce viscère échapperait à l'action absorbante des veines. Maintenant l'étroitesse du conduit en réduisant tout ce qui constitue l'aliment en minces particules, le contraint en totalité ou à peu près à se mettre en contact avec la tunique des intestins, où viennent s'aboucher les veines, et par conséquent avec les orifices mêmes de ces vaisseaux. Si quelque parcelle d'aliment échappe en traversant le premier repli, elle sera saisie, soit au second, au troisième, au quatrième, au cinquième, soit à un suivant, car ils sont très-nombreux.

Dans ce conduit si long, si étroit, si tortueux, toutes les parties de l'aliment rencontrent nécessairement l'orifice d'un vaisseau. En effet, la circonférence de l'intestin est percée d'un nombre infini d'orifices intérieurs qui saisissent au passage la partie utile de l'aliment qui le parcourt. De cette façon il n'échappe et ne se perd aucune partie de l'humeur bonne pour la nourriture de l'animal, quand du moins la loi naturelle régit les fonctions du corps. Car maintenant c'est l'état normal que nous exposons et non l'état morbide, où l'économie humaine est bouleversée, où l'art de la nature ne peut plus se manifester et réclame un aide qui tende une main, et écarte le mal. Si nous ne faisons pas cette remarque à chacune des utilités que nous passons en revue, ce n'est pas notre silence qu'il faut taxer de négligence, mais c'est d'inintelligence qu'il faut accuser celui qui ne comprend pas ce sous-entendu.

Nous avons donc montré que les sinuosités des intestins avaient pour but l'exacte distribution de tout l'aliment élaboré. Telle était la pensée de Platon (*Timée*, p. 72 E, 73 A) : « [ceux qui nous formèrent ont créé les intestins avec des circonvolutions] de peur que la nourriture, en les traversant rapidement, ne réduisît le corps à réclamer bientôt des aliments nouveaux, et qu'en produisant ainsi une insatiable gloutonnerie, le genre humain ne devînt étranger à la philosophie et aux muses. » Tous les animaux dépourvus de ces sinuosités et dont l'intestin se prolonge en ligne droite de l'estomac au siége, sont d'une voracité insatiable, et comme les plantes ils ne sont occupés qu'à se nourrir. On trouve à ce propos dans Aristote [1] de belles réflexions, celle-ci

---

[1] Cette pensée se trouve dans l'*Histoire des animaux*, VIII, I, § 2-3, mais Galien ne l'a pas rapportée textuellement, il n'en prend que le sens le plus général; voici la traduction du passage d'Aristote : « Ainsi la nature passe peu à peu des êtres inanimés aux animaux, de sorte que, dans la série continue, on ne peut

entre autres : La nature, s'écartant peu à peu du type végétal, a créé les animaux dans un ordre ascendant de perfection jusqu'à ce qu'elle arrivât au plus parfait de tous, l'homme, sujet de notre livre.

Je ne veux donc parler ni du nombre des estomacs dans les ruminants, ni de l'estomac et des autres organes de la nutrition dans chaque espèce d'animaux. Aristote a traité habilement tous ces sujets[1]. Si la brièveté de la vie n'interdisait pas les plus belles recherches, peut-être un jour pourrai-je compléter ce qui reste à dire sur ce sujet. Maintenant qu'il nous suffise d'exposer si nous le pouvons, dans tous ses détails, la structure de l'homme. Reprenons donc le fil de notre discours là où nous l'avons interrompu, en avertissant nos lecteurs de ne pas attendre la démonstration d'aucune fonction, car nous les avons exposées toutes dans notre traité *Sur les facultés naturelles;* nous avons expliqué aussi (*Facultés natur.*, III, XIII, XIV et XV) comment les orifices des artères qui pénètrent dans l'intestin, absorbent peu de nourriture, tandis

---

reconnaître lesquels sont aux confins et lesquels occupent le milieu; car, après les êtres inanimés vient d'abord le genre des plantes, et, parmi elles, les unes diffèrent des autres suivant qu'elles paraissent plus ou moins participer à la vie. Tout ce genre, comparé aux autres corps, paraît presque animé ; comparé aux animaux, il paraît inanimé. Le passage des plantes aux animaux est insensible; car, parmi les êtres qui sont dans la mer, on peut se demander, pour quelques-uns, si ce sont des animaux ou des plantes. » — Aristote étend les mêmes considérations aux manifestations générales de la vie, mouvement, sensibilité, nutrition, génération; plus haut il avait montré que les mœurs des animaux sont un vestige de celles mieux dessinées de l'homme ; sous ce rapport, les animaux ne diffèrent de l'homme que du plus au moins, et l'homme ne diffère aussi de beaucoup d'animaux que du plus au moins. — « Du reste, ajoute-t-il, l'enfant n'a que les vestiges des mœurs qu'il aura plus tard, de sorte qu'à cet âge l'âme ne diffère guère de celle des brutes ; aussi n'est-il pas étonnant que les animaux aient des mœurs, ou identiques, ou semblables, ou analogues à celles de l'homme. » — Cf. aussi Galien, *Utilité des parties*, XIV, VI.

[1] *Part. anim.*, III, XIV ; *Hist. anim.*, II, XVII. — Cf. Galien lui-même, *Adm. anat.*, VI, III. — On voit, du reste, qu'il avait eu le dessein d'écrire plus amplement sur ce sujet, mais il ne paraît pas avoir accompli son projet, ou son livre n'est pas arrivé jusqu'à nous. — Voy. sur la longueur proportionnelle et la forme comparative des intestins, Cuvier, t. IV, p. 173, suiv. et p. 226, suiv. — Les modernes ont confirmé l'opinion des anciens, que la forme et la longueur du canal intestinal sont en rapport avec le genre d'alimentation.

que la plus grande partie passe dans les veines. Ce fait même que les artères contiennent naturellement le sang, est établi à part dans un autre traité [1].

Il ne nous reste maintenant qu'à achever la description de la structure des intestins. Nous avons montré (chap. VIII, cf. *Fac. nat.*, III, x-xi) que toutes les fonctions, toutes les facultés dites *éliminatoires* et *propulsives* (ἐκκριτικαί τε καὶ προωστικαί) résultaient du mouvement des fibres transversales, comme les propriétés *attractives* du mouvement des fibres droites. Si donc l'estomac, doué de ces deux facultés, réclamait deux tuniques disposées en sens inverse, chaque intestin n'ayant pas d'autre espèce de mouvement que la propulsion, ne devait posséder qu'une espèce de tunique se déroulant en fibres transversales et circulaires. Pourquoi donc les intestins sont-ils pourvus de deux tuniques si elles se comportent de la même façon [2]? L'une des deux paraît superflue. Il n'en est rien. Si la tunique des intestins est double, c'est pour exercer plus fortement la puissance d'expulsion, et pour protéger les organes mêmes contre les lésions. De même que le séjour prolongé des aliments dans l'estomac importait à leur complète coction, de même le séjour dans les intestins était préjudiciable. Il suffisait, en effet, de leur passage à travers un conduit long et étroit, pour en opérer dans le foie une distribution exacte.

La sécurité des intestins, leur résistance parfaite aux causes perturbatrices ne trouve pas une protection médiocre dans la présence des deux tuniques, c'est ce qu'on remarque surtout dans les affections dyssentériques. Nous avons vu maintes fois beaucoup de malades depuis longtemps atteints d'affections très-graves, ayant une grande partie des intestins pourrie au point qu'en beaucoup de places la tunique interne était détruite. Ils vivaient cependant, et continuaient de vivre, grâce à cette seconde tunique qui protégeait la tunique viciée [3]. Certains intestins sont re-

---

[1] Voy. le traité *Si du sang est contenu dans les artères.* — Cf. *Manuel des dissect.*, VI, XVII; *Utilité des parties*, V, XI, et XIV, XIV. — Voy. aussi la *Dissertation sur la physiologie de Galien.*

[2] Voyez, pour cette proposition, amendée et rectifiée un peu plus bas, et pour la détermination de ces tuniques, la *Dissertation sur l'anat. de Galien.*

[3] C'est là une proposition vraie, et qu'on peut établir en partie par la seule

couverts extérieurement dans leur longueur de fibres droites destinées à protéger les fibres transversales. Voilà pourquoi cette disposition se rencontre surtout chez les animaux dont les intestins ont des tuniques minces, ou des fonctions très-énergiques. On pouvait craindre, en effet, une rupture des fibres transversales, si des fibres droites ne les contenaient extérieurement comme serait un ligament. Il suit de là que dans le rectum ces fibres sont plus nombreuses, parce que l'accumulation d'une quantité d'excréments secs et durs exigeait en cet endroit un mouvement péristaltique considérable des tuniques. Elles sont donc entourées à l'extérieur par un ligament que constituent quelques fibres droites. Dans la plupart des animaux le colon tout entier est étreint dans sa longueur par des ligaments robustes qui s'étendent sur lui de haut en bas, un de chaque côté [1]. Nous avons dit plus haut (chap. x et surtout xi), que le péritoine recouvre cette seconde tunique et relie les intestins au rachis et à encore d'autres parties [2]. En un mot, il n'est pas un des organes placés sous le diaphragme qui ne soit enveloppé d'une tunique tirant du péritoine sa première origine. Il suffit de ces observations sur les intestins grêles [3].

---

inspection des matières évacuées, car Galien ne l'avait pas vérifiée par l'anatomie pathologique. Voy. la *Dissertation sur la pathologie de Galien.*

[1] Galien désigne ici les bandelettes musculeuses appelées *ligaments du colon ;* comme les deux latéraux sont beaucoup plus apparents que le postérieur lequel est caché dans l'écartement du mésocolon, il ne mentionne pas ce dernier. — Voy. la *Dissert. sur l'anatomie.*

[2] C'est ce qui constitue la *tunique* ou *membrane séreuse* de la plupart des viscères abdominaux. — Sans doute il faut trouver aussi dans ce passage une mention indirecte du *mésentère* et du *mésocolon.* Voy. la *Dissert. sur l'anatomie* et, dans l'*Appendice*, les chap. iv à vi du livre VI du *Manuel des dissections.*

[3] Galien semble ici ranger le *colon* parmi les *intestins grêles;* mais on verra, en lisant le commencement du chapitre suivant, que c'est simplement un vice de méthode dans l'exposition, et qu'il fait commencer les *gros intestins* avec le *cæcum.* Voici du reste ce que dit Galien sur les intestins dans le chap. ix du livre VI du *Manuel des dissect.:* « La nature des intestins est la même chez tous les animaux ; ils diffèrent seulement par la longueur et par le nombre de leurs circonvolutions. Chez l'éléphant et le cheval, l'intestin est très-large ; chez le cochon, les circonvolutions sont nombreuses, et tout l'intestin est très-long ; il offre, de plus, des particularités notables dans ses diverses parties. — L'intestin a la même forme chez le singe et chez l'homme (un des termes de comparaison,

CHAPITRE XVIII. — Le gros intestin est disposé de façon à retenir les excréments et par conséquent à empêcher la défécation incessante. — Les rapports avec les intestins grêles. — Du nombre des cœcums chez les oiseaux et chez les autres animaux.

Passons aux gros intestins. Si l'intestin grêle est disposé pour la distribution, s'il a été créé dans ce but bien qu'en même temps il élabore l'aliment et le pousse en avant, le gros intestin, de son côté, a été créé pour que l'expulsion des excréments ne fût pas trop précipitée. Cependant chez beaucoup d'animaux voraces dont l'intestin est droit, on peut voir qu'il ne va pas en s'élargissant à l'extrémité inférieure [1]. Mais ces animaux qui se repaissent toujours et se déchargent incessamment de leurs excréments, mènent, comme disait Platon (voy. chap. XVII), une existence tout à fait étrangère aux muses et à la philosophie. Les animaux d'un ordre supérieur et d'une structure achevée ne se repaissent, ni ne se déchargent de leurs excréments sans discontinuer. Nous avons montré (chap. XVII, p. 325-7) que les circonvolutions des intestins ont pour résultat de prévenir le besoin d'une introduction perpétuelle d'aliments. Si

---

l'homme, manquant à Galien, il n'a pu noter chez le magot l'absence de l'appendice cœcal, la forme particulière du cœcum et son mode d'union avec l'intestin grêle. — Voy. Cuvier, *l. l.*, p. 216-217); d'abord on voit le *prolongement* (*duodénum*) que l'intestin reçoit du pylore (cf. *même livre*, chap. v et XII, *initio*, chap. XIII, et voy. aussi *Utilité des parties*, IV, VII, p. 289, note 1); après ce *prolongement* qui a douze doigts d'étendue, comme le dit très-exactement Hérophile, l'intestin se replie de toutes les façons en circonvolutions parsemées d'une multitude de vaisseaux; on appelle cette partie νῆστις (*jéjunum*) parce qu'on la trouve toujours vide d'aliments. La troisième partie (*iléon*), appelée spécialement *intestin grêle*, vient ensuite; elle est semblable par la ténuité de ses parois à la partie précédente, mais elle en diffère en ce qu'elle n'est pas vide d'aliments et qu'elle n'a pas un aussi grand nombre de vaisseaux; à la suite est l'intestin qu'on appelle *borgne* (*cœcum*), puis le *colon*, enfin on trouve l'intestin appelé ἀπευθυσμένον (*rectum*) et qui s'étend depuis le colon jusqu'au siége. » Si on rapproche ce chapitre du chap. XVIII *De l'utilité des parties*, on verra que Galien a divisé et subdivisé les intestins exactement comme les modernes. — Voy. aussi V, II, et la note correspondante.

[1] Cf. Aristote, *Part. anim.*, IV, XIV; *Gener. anim.*, I, IV. — « Chez les mammifères qui manquent de *cœcum*, dit Cuvier (t. IV, 2e part., p. 216), le canal intestinal est tout d'une venue, conservant partout un diamètre à peu près égal, diminuant même un peu quelquefois en allant vers l'anus. »

nous ne sommes pas obligés d'aller à la selle fréquemment, mais seulement à des intervalles assez éloignés, cela résulte de la largeur du gros intestin, espèce de seconde cavité établie au-dessous des intestins, comme la vessie pour l'urine. Car pour prévenir chez les animaux le besoin perpétuel de défécation ou de miction, la nature a disposé pour les excréments liquides la vessie, pour les excréments solides ce qu'on appelle l'*intestin épais* (*gros intestin*, παχὺ ἔντερον) ou encore, suivant quelques-uns, *le ventre inférieur* (ἡ κάτω γαστήρ). Il commence au cœcum (τὸ τυφλὸν ἔντερον). En effet, à l'endroit où se termine l'intestin grêle, se trouvent à droite le cœcum, à gauche le colon qui a d'abord remonté à travers la région iliaque droite. Le cœcum est évidemment comme une cavité épaisse propre à recevoir les résidus, et qui a le colon [descendant] pour lui correspondre.

Dans la plupart des oiseaux, à cause de l'énergie de la coction [de l'estomac et des intestins grêles] le cœcum est double [1]. Si donc quelque particule a échappé à l'absorption en traversant l'intestin grêle, il est à coup sûr complétement épuisé par son séjour prolongé dans les cœcum. Comme presque tous les oiseaux sont doués de cette action énergique de l'estomac et des intestins, il existe pour les excréments des réceptacles doubles qui, en prévenant la sortie trop prompte d'un aliment incomplétement digéré, permettent une défécation collective et unique, au lieu d'une défécation perpétuelle et successive. Chez l'homme et chez tous les animaux qui marchent, la nature a créé un cœcum unique qu'elle a établi dans la région iliaque droite. Il trouvait là une place libre appropriée, le rein droit se trouvant au-dessus de lui pour une cause que nous expliquerons plus tard (V, vi).

---

[1] Ce fait, déjà signalé par Aristote (*Part. anim.*, III, xiv), a été confirmé par les anatomistes modernes. Voy., entre autres, Cuvier (*Anat. comp.*, 2ᵉ éd., t. IV, 2ᵉ part., p. 271 et 273). — On remarquera que Galien ne parle jamais de l'*appendice vermiculaire du cœcum*, appendice qui ne se trouve en effet parmi les singes que chez les gibbons et les orangs. — Cf. Cuvier, *l. l.*, p. 220. — Voy. aussi chap. xvii, p. 330, note 1.

CHAPITRE XIX. — Par la création des sphincters de l'anus et du col de la vessie, la nature a empêché la défécation et la miction involontaires. — Des artifices dont la nature a usé pour la nutrition des intestins et de l'estomac.

Toutes ces dispositions de la nature sont admirables. Ajoutez encore qu'à la double issue des excréments sont établis, comme une barrière, des muscles qui en préviennent l'expulsion continuelle ou intempestive. En effet, ce qu'on appelle le *col de la vessie* est musculeux ; et l'extrémité inférieure du rectum (ἀπευθυσμένου τὸ κάτω πέρας) est resserrée par des muscles circulaires. De là, je crois, lui vient pour quelques-uns le nom de *sphincter* [1]. Car tous les muscles qui sont les instruments du mouvement volontaire, ne permettent aux excréments de sortir qu'après en avoir reçu l'ordre de la raison ; ces sphincters sont les seuls instruments psychiques (*organe de la volonté*) qu'on trouve sur un si long trajet d'organes physiques (*organes du mouvement involontaire*, *ou de la vie animale*), placés aux deux ouvertures destinées à l'évacuation des excréments. Ceux dont les muscles sont paralysés ou gravement affectés de quelque autre façon laissent involontairement échapper leurs excréments, ce qui montre évidemment à quel point la vie eût été honteuse et étrangère aux muses (cf. p. 326 et 330), si dès le principe la nature n'eût pas imaginé quelque chose de mieux.

Les dispositions qu'elle a prises d'avance à cet égard sont admirables comme aussi par rapport à l'estomac et aux intestins qui, non-seulement concourent à nourrir les autres parties du corps, mais encore travaillent à leur propre nutrition ; là aussi la nature n'est restée ni oisive, ni dépourvue d'invention. D'abord elle a créé dans tout le mésentère des veines particulières (*lymphatiques*) destinées à porter la nourriture dans les intestins et qui ne vont pas au foie. Car, ainsi que le disait Hérophile, ces veines aboutissent à

---

[1] Voy. la *Dissertation* précitée sur la détermination des muscles qui entourent le rectum et sur tous ceux qui sont destinés médiatement ou immédiatement, soit à retenir, soit à expulser les excréments. — Cf. V, XIV, et *Manuel des dissect.*, VI, XIV. — Il semble, d'après le passage qui nous occupe, que ce n'était pas au muscle lui-même, mais à l'extrémité du rectum que Galien donnait le nom de *sphincter* : καὶ δὴ τοὔνομα αὐτῷ σφιγκτῆρα διὰ τοῦτο [τὸ ὑπὸ μυῶν ἐν κύκλῳ περικειμένων σφίγγεσθαι] οἱ τεθεικέναι τινάς. — Cf. du reste la *Dissertation sur les termes anatomiques*.

des corps glanduleux (*glandes lymphatiques du mésentère*), tandis que toutes les autres remontent aux *portes* du foie. Ensuite, et principalement dans le même but, elle a disposé dans l'épiploon un nombre infini de vaisseaux qui tous doivent nourrir les parties voisines. Ce sont là deux artifices imaginés par la nature pour nourrir complétement l'estomac et les intestins. Il y a bien encore deux autres auxiliaires de la nutrition, le premier consiste dans l'élaboration même de l'aliment, ceci a été démontré (cf. chap. VII et XVII, et *Fac. nat.*, III, XIII); le second dans la faculté que possèdent les parties inférieures privées d'aliments par suite d'une longue abstinence d'en tirer du foie, même quand la distribution de l'aliment dans le foie, ainsi que l'exacte élaboration et la séparation de cet aliment une fois arrivé dans le viscère, sont accomplies; dans ce cas les organes inférieurs éprouvant le besoin d'aliments, ont la puissance d'attirer un sang capable de nourrir. Il y a des gens qui s'étonnent que les mêmes veines servant naguère à la distribution de l'aliment dans le foie, en ramènent dans cette circonstance un sang qui peut nourrir; ceux-là ignorent les œuvres de la nature et ne connaissent pas davantage la puissance d'attraction des organes qui éprouvent le besoin d'aliments; nous avons démontré ailleurs cette puissance (*Fac. nat.*, III, XIII)[1].

CHAPITRE XX. — La nature a réuni les radicules veineuses et artérielles, en un vaisseau unique, comme les radicules des arbres se réunissent pour former le tronc. — Que l'épiploon et le mésentère sont destinés à soutenir les vaisseaux. — Structure du mésentère.

Il ne nous reste encore pour achever l'exposition des parties traitées ici, qu'à parler à ce propos de l'œuvre et de l'habileté de la nature. Chacun des intestins reçoit un grand nombre d'orifices de veines, semblables aux dernières et minces extrémités des radicules d'un arbre (cf. V, II); mais la nature qui dans les arbres réunit ces petites radicules en racines plus fortes, réunit

[1] Dans la *Dissertation sur la physiologie de Galien*, je cherche à faire comprendre cette théorie, aussi obscure qu'erronée, de l'alimentation des intestins et de l'estomac. On y trouvera discuté un passage qui concerne Hérophile.— Dans l'*Appendice*, j'ai aussi donné la traduction du chap. VI du livre VI du *Manuel des dissections*, sur le mésentère et ses vaisseaux.

également dans les animaux les vaisseaux plus déliés en vaisseaux plus grands, ceux-ci en d'autres plus grands encore et continue ainsi jusqu'au foie où elle les confond tous dans la veine unique qui est située aux *portes* du foie (*tronc de la veine porte*), veine d'où prennent naissance les veines qui se rendent à l'estomac et à la rate. A l'égard des artères elle les réunit également toutes en une grande artère qui repose sur le rachis (*tronc cœliaque*).

Un intervalle considérable séparant l'origine des vaisseaux de leur extrémité, il n'était pas prudent de laisser sans protection de si faibles canaux poursuivre leur trajet. Ceux qui remontent vers les portes du foie auraient été suspendus pour ainsi dire, privés de tout appui solide, dépourvus dans leur route de tout auxiliaire pour les soutenir, les affermir et les consolider. Comment donc la nature a-t-elle assuré leur marche, de façon que ni les sauts, ni la chute de l'animal, ni le choc violent d'un corps extérieur ne puissent occasionner une compression, une rupture ou une lésion des vaisseaux (voy. chap. XIV, p. 317)? Sur la tunique (*membrane séreuse*) qui relie et enveloppe les intestins, tunique engendrée, avons-nous dit (chap. IX-X), par le péritoine, la nature en a inséré une (*mésentère*), analogue au péritoine même et dont elle a revêtu les vaisseaux. Dans les intervalles vides entre les vaisseaux, repliant cette tunique en double sur elle-même, elle l'a rendue ainsi moins accessible aux lésions et l'a donnée aux vaisseaux comme ligament et comme protection sûre.

Quant à la plupart des vaisseaux qui complétement suspendus et droits, remontaient vers le foie, à leur point de jonction (sachant que c'était là qu'ils étaient le plus exposés), la nature a placé une espèce de corps charnus appelés *glandes* (*glandes lymphatiques*) qui fixés en guise de coins là où les vaisseaux se bifurquent, leur fournissent un appui sûr et une défense contre toute violence extérieure. Nous avons terminé ce qui concerne le *mésentère* (μεσάραιον). Il nous faut examiner maintenant quel trajet la nature devait de préférence faire suivre à cette grande veine (*v. porte*) venant du foie qui reçoit toutes les veines du mésentère. Mais ce livre ayant atteint une longueur suffisante, j'exposerai dans le suivant ce point et tous ceux qui restent à traiter sur les organes de la nutrition.

LIVRE CINQUIÈME.

DES ORGANES ALIMENTAIRES ET DE LEURS ANNEXES (*suite*).

CHAPITRE Ier. — Sujet du livre. — L'auteur se propose d'abord de rechercher si la nature a choisi la meilleure place pour y insérer la veine porte et le canal cholédoque.

Examinons maintenant quel trajet la nature devait préférablement faire suivre à la grande veine (*veine porte*) qui naît du foie (voy. chap. II, p. 281) et qui reçoit toutes les veines du mésentère; car cette même veine devait sans doute recevoir aussi celles de l'estomac et de la rate. Il en faut dire autant de l'artère qui naît, disions-nous (chap. XI, p. 302, et les notes), de la grande artère de l'épine (*aorte*). De même les conduits[1] qui partent de la vésicule attachée au foie et qui sont destinés à évacuer la bile, devaient, je pense, eux aussi aboutir, non à un point quelconque de l'estomac, ou des intestins, mais à l'endroit le plus sûr pour eux-mêmes, et le moins affecté de la présence de semblables excréments. Il nous reste à examiner si nous trouverons quelque endroit préférable que la nature aurait négligé, pour donner à chacun des conduits dont nous venons de parler une place moins bonne et moins sûre.

CHAPITRE II. — La veine porte, l'artère et les nerfs et le canal hépatiques, doivent nécessairement aboutir au foie par le même point (*sillon transversal*). — La veine porte devait pénétrer dans le foie non par des rameaux multiples, mais par un tronc unique. — Principes généraux sur la division des artères et des veines, et sur leurs connexions. — Le pancréas est destiné à maintenir en place et à protéger contre toute lésion les vaisseaux des organes alimentaires situés dans l'abdomen.

Commençons notre examen par cette question : Valait-il mieux que la nature, créant un grand nombre de veines, les conduisît

---

[1] Dans la *Dissertation sur l'anatomie*, je cherche à expliquer pourquoi Galien se sert tantôt du singulier et tantôt du pluriel pour désigner le conduit excréteur de la bile. — On voit aussi que, dans ce chapitre comme dans le chap. IV, p. 283, Galien semble faire aboutir à la *veine porte* la *veine splénique*, tandis qu'en réalité il fait partir toutes les veines du foie, aussi bien la *veine porte* que toutes celles des viscères. Tout cela se trouvera expliqué dans la même *Dissertation*.

d'un grand nombre de points du foie vers chacune des parties sous-jacentes, ou bien que, choisissant dans le viscère un point unique convenable, elle en fît dériver une grande veine pour en tirer ensuite les autres veines, comme des branches d'un tronc? Ce dernier choix me semble le meilleur. Non-seulement il n'était sûr ni pour des veines destinées à un long trajet, d'être dès le principe constituées par des filets si minces, ni pour le foie d'être percé d'un si grand nombre de vaisseaux; mais, pour ce viscère, il valait mieux être revêtu d'une forte tunique et ne donner passage en tout qu'à deux veines considérables, en haut la *veine cave*, en bas la veine qui est aux *portes* (*veine porte*)[1].

Puisqu'il était préférable que cette dernière veine fût unique, cherchons maintenant quels étaient pour elle le meilleur trajet et la meilleure distribution. Il me semble qu'arrivant entre l'estomac et les intestins, elle devait, comme elle le fait, se distribuer dans ces viscères. En descendant plus bas elle se fût beaucoup éloignée de l'estomac; en remontant plus haut, d'abord elle s'écartait des intestins, de plus il y avait danger pour elle à reposer sur l'estomac, organe qui change continuellement de forme, tantôt se dilatant extrêmement, quand il est rempli d'aliments, et tantôt s'affaissant, quand il est vide. Donc, pour assurer à la fois une égale répartition des veines dans les organes de la nutrition, et une position solide au vaisseau qui descend du foie, il fallait que ce vaisseau amené entre l'estomac et les intestins, fût appuyé sur les vertèbres [dorsales] qui sont placées en dessous (*en arrière*). Mais il n'était pas bon que la veine occupant une certaine place, l'artère qui se ramifie en même temps qu'elle et qui doit se distribuer à tout le mésentère (*A. mésentérique supér.*) en occupât une autre[2]. Partout, en effet, à moins d'obstacle su-

---

[1] Dans la *Dissertation* précitée, j'ai indiqué, autant du moins qu'on les connaît, les lois qui président à la distribution des vaisseaux artériels et veineux dans les viscères glanduleux ou autres, et dans le reste du corps. Voy. aussi ce que Galien lui-même en dit un peu plus bas.

[2] Évidemment Galien n'a pas entendu parler ici du point d'origine des deux vaisseaux, mais du lieu où leurs ramifications s'enchevêtrent. Du reste, comme il serait difficile de donner ici les explications suffisantes pour faire comprendre la manière dont Galien conçoit et décrit la distribution des vaisseaux destinés

périeur, la nature ramifie les artères en même temps que les veines, afin, d'un côté que les membranes qui protégent les veines et les attachent aux parties voisines servent également aux artères, et de l'autre qu'il y ait communauté d'action entre les vaisseaux et échange des matériaux qu'ils charrient. Cette proposition a été démontrée ailleurs[1].

C'est de cette même artère que la nature devait faire partir le rameau du foie[2]; quant au nerf (*plexus cœliaque* et *mésentérique* confondus) qui se ramifie en même temps que l'artère et la veine dans tout le mésentère, il fallait aussi le faire commencer immédiatement en même temps que ces deux vaisseaux. Et, certes, le rameau que ce nerf envoie au foie (*plexus hépatique*, formé par le *plexus cœliaque*, et le *pneumo-gastrique*) ne pouvait partir d'un lieu plus sûr. Nous démontrerons un peu plus loin (voy. chap. IV, *init.*) que les conduits, qui sont chargés d'évacuer le résidu bilieux contenu dans la vésicule attachée au foie, devaient être établis au même lieu. Si donc il fallait que l'artère, la veine, le nerf et en quatrième lieu le vaisseau cholédoque aboutissent ensemble au même point du foie (*sillon transversal*)[3], il est évi-

---

aux viscères, je me contenterai le plus souvent de renvoyer dans ces notes à la *Dissertation* précitée et aux figures qui l'accompagnent.

[1] Voy. liv. XVI, chap. XIII et XIV ; cf. VI, X et surtout XVII ; *Des facultés naturelles*, III, XV, et la *Dissertation sur la physiologie de Galien*.

[2] Ἀλλὰ καὶ τὴν εἰς ἧπαρ ἀπόφυσιν ἀπὸ τῆς αὐτῆς τοιαύτης (ταύτης, manuscrit 2154), ἀρτηρίας ἔδει ποιήσασθαι. Ce passage est fort embarrassant. Il semble que Galien fasse partir ici l'*artère hépatique* de la *mésentérique supérieure*, tandis qu'ailleurs (voy. particulièrement *Dissection des veines et des artères*, chap. IX, *med.*, et le XIIIe livre inédit du *Manuel des dissections*. — Cf. *Dissertation sur l'anatomie*) il en parle comme d'une branche du *tronc cœliaque*. C'est là sa véritable origine, et sa naissance à la mésentérique est une anomalie signalée par les auteurs. Faut-il admettre que Galien, dans le traité *De l'utilité des parties*, a précisément décrit cette anomalie qui d'ailleurs n'est pas très-rare, tandis que, sans en avertir, il a, dans ses autres ouvrages, indiqué l'origine la plus fréquente de l'artère hépatique, ou bien doit-on supposer quelque altération du texte ? C'est ce qu'il m'a été impossible de déterminer jusqu'à présent.

[3] Εἰς ἓν τοῦτο ἀφικέσθαι. Galien se sert du même mot pour marquer à la fois le point d'émergence du canal cholédoque (ici, il paraît considérer comme un seul canal ce que nous avons distingué en *canaux hépatiques* et *canal cholédoque*) et le point d'immergence de la *veine porte*, de l'artère et du nerf. Ce qui rend cette impropriété de terme encore plus étrange de sa part, c'est que pour lui la *veine*

dent que le commencement de leur division devait se trouver dans cet endroit même.

Or, tout vaisseau est très-exposé là où il se divise, et si quelque mouvement violent doit lui occasionner une lésion, elle surviendra le plus promptement dans le lieu où il se bifurque. Ce lieu réclamait donc une grande protection pour la sûreté des vaisseaux qui s'y distribuent et s'y ramifient. La nature, qui le savait, a créé un corps glanduleux appelé *pancréas*[1], qu'elle a placé sous eux comme un lit et dont elle les a environnés; elle a comblé de la substance de ce corps les divisions des vaisseaux, de façon qu'aucun d'eux ne se divise trop aisément et ne soit privé de soutien : tous, au contraire, reposent sur une substance molle, qui cède dans une juste mesure, et en cas d'un mouvement un peu violent, retombent non sur un corps dur et résistant, mais sur un corps qui les reçoit doucement, où s'amortit peu à peu la violence de la commotion, et qui les préserve à jamais de toute lésion, meurtrissure ou brisure. La nature a revêtu non-seulement chaque vaisseau séparément, mais tous les vaisseaux ensemble, de fortes membranes qui les protégent et les rattachent non pas à la glande seule, mais en premier lieu et principalement aux organes placés au-dessous d'eux le long de l'épine, et en second lieu à tous les autres organes voisins.

Mais la nature n'eût rien accompli convenablement en cet endroit si elle n'y eût ménagé un vaste espace. Car si le jéjunum eût été attaché au fond même de l'estomac (τῆς κοιλίας), les circonvolutions qui sont propres à cet intestin n'auraient pas peu rétréci la place.

---

porte part du foie eu égard à son origine et se dirige vers le canal intestinal, bien que le sang la parcoure dans un sens opposé. Tout cela rend la traduction difficile, et l'interprétation fort obscure.

[1] Voy. pour cette glande les *Dissertations sur l'anatomie, et sur la physiologie de Galien*. — Les anatomistes de la Renaissance ne connaissaient pas plus que Galien les usages du *pancréas*. Voy. par exemple Varole, *Anatom.*, III, II et III, et Bauhin, *Theatr. anat.*, I, XIX. Aux usages mécaniques admis par Galien, ces deux anatomistes ajoutent, avec Hippocrate, celui de séparer du sang la graisse bourbeuse que l'épiploon et le mésentère n'ont pu dévorer (*depascere*)!

Chapitre iii. — Le duodénum est disposé de telle façon qu'il laisse une place libre pour les vaisseaux du foie, de l'estomac et des intestins. — Il y a des parties qui sont créées dans un but déterminé ; il y en a qui n'ont par elles-mêmes aucune utilité, mais qui sont faites en vue de celles qui ont un but. Exemple tiré du *jéjunum*, qui n'a point d'utilité propre, mais seulement une utilité secondaire, accidentelle. — Des conditions qui favorisent sa fonction, laquelle consiste à distribuer l'aliment au foie.

Dans cette prévision la nature n'a pas fait décrire immédiatement des circonvolutions au premier de tous les intestins (*duodénum* (voy. p. 289, note 1, et p. 341, note 1 et 2)), à celui qui est attaché à l'estomac (τῇ γαστρί), mais elle l'a prolongé le long de l'épine autant qu'il fallait pour laisser aux corps sus-nommés un espace suffisant. L'intestin qui vient après, se replie et se contourne ; cette partie des intestins est appelée *jéjunum*, parce qu'on la trouve toujours vide, et qu'elle ne contient jamais la moindre parcelle de nourriture. Quant à l'intestin dénué de replis pour la raison que nous venons de dire, et qui est placé entre le jéjunum et le fond de l'estomac, l'habitude des anatomistes est de le nommer *prolongement* (ἔκφυσις) *vers les intestins*[1], en sorte qu'après l'estomac, voici la suite des organes qui reçoivent les aliments, d'abord le *prolongement* (*duodénum*), ensuite le *jéjunum*, puis l'*intestin grêle*[2] (*ileum*), le *cæcum*, le *colon* et enfin le *rectum*, à l'extrémité duquel sont les muscles constricteurs qui retiennent les excréments.

Quant à l'utilité que l'animal tire de la structure de tous ces intestins, il est évident déjà que nous l'avons signalée : celle du duodénum est indiquée dans le présent livre, et dans le livre précédent celle de toute la différence qui existe entre l'intestin grêle et le gros intestin (IV, xvii, et surtout xviii).

Si quelque fait paraissait omis, on trouvera ou bien que ce fait doit s'expliquer par le même raisonnement que les faits précédents, de telle sorte que, même sans explication spéciale de notre

---

[1] Voy. IV, viii et xvii, et les notes 1 de la p. 289 et 3 de la p. 329.

[2] Galien considère quelquefois l'*iléum* comme l'*intestin grêle* par excellence, mais souvent aussi il confond sous la même épithète de *grêle* les trois premières portions de l'intestin (y compris le *duodénum*), ainsi que le font les modernes. Voy. p. 329, note 3.

part, on reconnaîtra aisément qu'il est une conséquence de l'explication qui précède; ou bien que sans présenter à l'animal aucune utilité, il est une conséquence nécessaire de l'existence d'organes créés dans un but déterminé[1]; c'est ainsi qu'est le *jéjunum* [par rapport aux autres intestins]. Mais nous démontrerons un peu plus loin qu'il n'est pas tel qu'il est en vue d'une utilité propre, et qu'il est fait seulement en vue des organes utiles par eux-mêmes. Si au lieu de trouver soi-même par la réflexion ce qu'on peut facilement déduire de mes raisonnements, on attendait de moi tous les détails, l'exposition actuelle serait entravée par des longueurs infinies; on en pourra juger par ce court échantillon :

Nous venons de dire en effet, à propos du *prolongement* (*duodénum*) qui se dirige vers l'intestin grêle, que ce *prolongement*, s'étendant le long de l'épine, ne doit pas immédiatement faire de replis avant d'avoir laissé une place pour les parties auxquelles il convient d'être situées entre l'estomac et le jéjunum; eh bien, viendra-t-on m'accuser d'avoir omis ce qu'on trouve développé dans Érasistrate? — Le *prolongement vers l'intestin* est situé à droite et tourné vers l'épine.

Pourquoi, dira-t-on, [situé à droite] et tourné vers l'épine? La raison du premier fait a été donnée dans le livre précédent[2]; le second n'a pas nécessairement besoin d'une explication particulière, car nous avons déjà répété des millions de fois que la nature ne laissait rien sans appui (Cf. p. ex. II, VII, *in fine*, et V, II, p. 338). S'il en est ainsi, il était évident qu'elle n'aurait pas laissé suspendu ce *prolongement du fond de l'estomac*, mais que le dirigeant vers l'épine [jusqu'à la quatrième vertèbre lombaire], elle lui donnerait d'abord là un soutien solide (*tissu cellulaire qui le fixe à la colonne vertébrale*) et ensuite le rattacherait par des ligaments membraneux aux parties voisines (*ligaments hépatico-duodénal*, et *duodéno-rénal formés par les replis du péritoine*).

---

[1] Voy. Hoffmann, *l. l.*, p. 83-84, et dans la *Dissertation sur la physiologie*, la discussion des principes généraux du traité *De l'utilité des parties*.

[2] Galien n'a pas énoncé positivement la raison de ce fait dans le IVe livre; mais il n'est pas douteux qu'il la trouvait dans les rapports physiologiques du foie avec le duodénum et dans les rapports même du duodénum avec l'estomac. — Voy. particulièrement livre IV, chap. VII, p. 288 et suiv.

Certaines parties ne présentent aucune utilité et sont faites comme une conséquence nécessaire d'autres parties, ou plutôt ce ne sont pas des *parties* mais des accidents (*des conséquences*, συμπτώματα) : vous en trouvez un exemple dans le *jéjunum ;* dans le livre précédent (chap. XVII) il a été démontré combien était utile la naissance de cet intestin en tant qu'intestin grêle, tandis qu'il n'est pour l'animal d'aucune utilité [directe] en tant que vide de tout aliment; mais il est la conséquence nécessaire de certaines autres choses qui tiennent le premier rang et qui existent en vue d'un but. Voici les choses dont le jéjunum est la conséquence (*c'est-à-dire les raisons pour lesquelles il existe tel qu'il est*) : De tous les intestins [1], le jéjunum, reçoit le premier l'aliment réduit en liquide (χυλωθεῖσαν) et cuit dans l'estomac; il est placé près du foie, il reçoit les orifices de nombreux vaisseaux (*ramifications des vaisseaux mésentériques supérieurs*); un peu au-dessus, les conduits cholédoques viennent verser l'excrément bilieux dans le *prolongement de l'estomac* (*le duodénum*). C'est de ce premier intestin (*c'est-à-dire du jéjunum*)[2] que le foie encore vide tire son aliment. De toutes ces dispositions les unes favorisent la distribution plus rapide de l'aliment, les autres activent la force de propulsion [3].

D'un côté, en effet, comme le *jéjunum* est muni d'un grand nombre de vaisseaux, qu'il est situé près du foie, qu'il reçoit le

[1] Ici Galien semble ne plus considérer le *duodénum* comme un intestin, mais seulement comme un *prolongement de l'estomac* (voy. p. 289, note 1). Il suit en cela la coutume de quelques anatomistes qui appelaient seulement *intestins* les parties du canal alimentaire munies de circonvolutions (voy. *Manuel des Dissections*, VI, XII); par conséquent, pour ces anatomistes le rectum ne comptait pas non plus comme un véritable intestin (cf. *Lieux affectés*, VI, II).

[2] On voit combien Galien est peu fixé dans ses déterminations; ici il appelle le *jéjunum* le premier intestin, et plus haut, p. 339, c'est le duodénum qui est aussi le premier intestin. — On trouve, p. 289, note 1, la raison de ces variations.

[3] « C'est principalement dans cet intestin que s'accomplit la chylification. Dans aucune autre partie du tube digestif, le mouvement péristaltique n'a lieu avec autant de vivacité; de là lui vient le nom de *jéjunum;* ce mouvement ne saurait être aussi vif au duodénum, à cause de sa fixation, ni à l'iléum, parce que sa tunique musculeuse est faible, et que son contenu a déjà peu de consistance. » Huschke, *Splanchn.*, p. 82.

premier les aliments cuits et qu'il les envoie au foie encore vide, la distribution qui s'opère par cet intestin est abondante et rapide; de l'autre, comme il est voisin du lieu où tombe dans l'intestin le premier excrément biliaire, l'énergie de son action en est augmentée. Car l'absorption s'accomplit par les veines plus vite si les veines sont nombreuses que si elles le sont peu, si elles remontent au foie en faisant un court trajet que si elles en font un long, si elles puisent des aliments abondants et utiles plutôt que des aliments dépourvus de ces qualités, enfin si elles apportent la nourriture au foie vide plutôt qu'au foie déjà rempli. La puissance d'action des intestins s'augmente quand la bile n'est pas encore mêlée aux excréments, mais circule pure dans les tuniques des intestins, les stimule et provoque leur faculté d'expulsion. Quand l'intestin envoie l'aliment avec une grande énergie, et que le viscère fait pour recevoir cet aliment le saisit promptement, il doit nécessairement marcher assez vite pour ne pas s'attarder dans le viscère et n'y pas séjourner, mais pour le traverser seulement et encore rapidement. Comme l'intestin ne reçoit pas l'aliment toujours réduit en liquide au même degré, que le foie ne l'attire pas avec une égale énergie, que la bile en s'écoulant ne présente ni la même abondance ni la même qualité, par conséquent le nombre des circonvolutions vides des intestins ne se trouve pas toujours égal chez tous, mais plus chez les uns et moins chez les autres; il est donc évident que la vacuité même des premières circonvolutions est sans but spécial et qu'elle est la conséquence nécessaire de dispositions prises dans un but.

Aussi ne faut-il pas attendre que nous expliquions toutes choses. On se rendra compte des unes en s'appuyant sur nos propres développements, comme nous le disions tout à l'heure à propos de la direction que prend vers le rachis le *prolongement de l'estomac* (*duodénum*); pour les autres, on doit admettre qu'il ne sont pas du ressort de ce traité. En effet nous expliquons dans ce traité non pas les choses qui sont la conséquence nécessaire de celles qui ont un but déterminé, mais celles qui ont été créées par la nature dans un dessein primitif.

CHAPITRE IV. — Utilité de l'insertion du canal cholédoque au *duodénum* : la bile sécrétée dans cette première partie de l'intestin contribue puissamment à expulser les matières phlegmatiques qui s'y accumulent, et dont la surabondance cause de très-grands désordres. — Faits pathologiques et thérapeutiques qui prouvent à la fois la nocuité des superfluités phlegmatiques, et les heureux résultats de la présence de la bile. — Pourquoi une partie du canal cholédoque ne s'insère-t-elle pas à l'estomac, qui lui aussi contient des matières phlegmatiques? Galien répond : La présence de la bile dans l'estomac eût causé de graves accidents, vu la sensibilité exquise de ce viscère; de plus, elle eût trop activé la sortie des aliments ; il est facile, d'une part, à l'aide d'agents introduits par la bouche dans l'estomac, d'évacuer ce phlegme, ce qu'on fait beaucoup plus difficilement par les intestins ; d'une autre, il importe que les aliments séjournent dans l'estomac pour être suffisamment cuits. — A ce propos, Galien compare les règles que suivent l'homme et la nature dans la recherche de l'utile. — Sage précepte des anciens médecins relatif aux vomitifs périodiques. — La bile une fois versée dans les intestins n'est plus reprise dans l'économie animale; d'un autre côté, quand elle est répandue dans le corps, elle n'arrive plus dans les intestins ; la preuve en est dans la couleur des matières excrétées dans l'ictère.—La nature n'a pas agi avec moins de sagesse dans la production des voies d'excrétion de la bile noire que la rate n'a pas pu élaborer entièrement.— Comparaison des qualités de la bile noire avec celles de la bile jaune.

Écoutez la suite de cette exposition sans oublier jamais ce que je viens de dire. Je vais commencer par démontrer, au sujet de l'excrément bilieux, car j'avais ajourné cette démonstration (chap. II), que le mieux était qu'il s'écoulât dans le *prolongement de l'estomac* (*duodénum*). Que la route la plus courte fût préférable pour le conduit même de l'excrément (*canal cholédoque*), appelé ainsi à participer promptement aux avantages préparés par la nature pour la sûreté des vaisseaux qui aboutissent à cet endroit, je pense que c'est là un fait évident pour ceux qui ont écouté attentivement les considérations précédentes (IV, XX et V, II).

Si l'on veut comprendre que cette disposition était préférable aussi pour les organes qui doivent recevoir cette bile, il suffit de savoir quelle quantité d'humeurs phlegmatiques (*mucosités*) il s'y forme inévitablement. Dans mes *Comment. sur les facultés naturelles* (II, IX) j'ai discouru avec exactitude et suffisamment sur la production de ces humeurs, appuyant mon dire par des démonstrations appropriées. Qu'il naisse une quantité d'humeurs semblables, c'est un fait que nous mentionnons en passant; il s'agit maintenant d'en tirer des arguments pour établir ce que nous avions à dire. Avez-vous parfois rencontré un homme repoussant les substances nutritives, vivant dans une abstinence effrayante, ayant des nausées s'il était contraint de manger, ne recherchant que les choses acides qui, loin de lui réussir, provoquaient le gonflement, la distension du ventre et des nausées, n'étant soulagé un peu que par les éructations, enfin chez qui les aliments mêmes se corrompaient parfois dans l'estomac, surtout en devenant acides? Si vous avez rencontré un tel homme et que vous n'ayez pas oublié comment il a été guéri, vous donnerez, je pense, votre assentiment à ce que je vais dire; si vous n'en avez jamais rencontré, je rapporterai le mode de traitement employé avec succès pour les personnes affligées de cette maladie.

Pour vous, si vous recherchez la vérité, prenez votre jugement pour contrôle de mes paroles; lisez les remèdes inventés et décrits par les médecins, ayant pour base du traitement l'expulsion hors de l'estomac du phlegme, matière visqueuse par nature et qui, dans des affections de cette espèce, le devient beaucoup plus encore par son séjour prolongé dans un endroit si échauffé. Quant à moi, j'ai vu un de ces malades vomir une quantité incroyable de phlegme très-épais, après avoir pris des raiforts infusés dans du miel et du vinaigre, et se trouver à l'instant guéri complétement, bien que depuis trois mois il souffrît de l'estomac et que ses digestions se fissent mal. J'ai démontré ailleurs (*Fac. nat.*, II, IX), je l'ai dit, que la production d'un résidu semblable dans l'estomac (ἐν τῇ κοιλίᾳ) et les intestins était nécessaire. Cette production est prouvée par la dissection et par les affections quotidiennes qu'engendre chez l'homme la surabondance de semblables superfluités. La seule guérison est dans un remède capable de diviser, de séparer, de balayer ces matières épaisses et visqueuses. La nature, dès le principe, a ménagé un bon remède dans ce suc âcre et détersif dont il fallait complétement débarrasser le corps, en le versant non dans l'intestin voisin de l'anus, mais dans le premier *prolongement de l'estomac* (*le duodénum*)[1], afin qu'aucun des intestins

[1] Dans le traité *De la méthode thérapeutique* (XIII, XIV), il semble que Galien fait arriver le canal cholédoque au jéjunum, et dans le traité *Des tempéraments* (II, VI), il l'insère tantôt au jéjunum et tantôt au duodénum; il faut, ou voir là une inexactitude de langage, ou bien admettre avec Hoffmann (*l. l.*, p. 85-6) que

suivants n'eût besoin d'un secours étranger. Aussi longtemps que tout se passe bien dans l'économie animale, elle est chaque jour débarrassée de l'excrément phlegmatique. Mais s'il s'en accumule davantage par suite d'une mauvaise disposition du corps, les médecins les plus distingués déclarent qu'il en résulte des *iléus*, des lienteries, des ténesmes, maladies les plus graves qui peuvent affecter l'estomac (γαστέρα) et les entrailles. Ce n'est donc pas un médiocre, ni un fortuit auxiliaire de la santé que la nature a ménagé aux animaux dans l'insertion si opportune du conduit de la bile.

Pourquoi n'a-t-elle donc pas inséré une partie de ce canal dans l'estomac même qui lui aussi engendre une quantité assez considérable de semblables excréments? Vous n'en admirerez que davantage, je pense, sa prévoyance. Pour nous, nous recherchons inconsidérément l'utile, même quand il se trouve plus nuisible en certaines choses qu'avantageux dans celles que nous désirons. Mais dans aucune de ses œuvres la nature n'agit inconsidérément, ni ne préfère, par paresse, de grands maux à un moindre bien; pour chaque chose jugeant le degré convenable avec une parfaite mesure, elle crée toujours le bien dans une proportion beaucoup plus large que le mal. Assurément, si cela était possible, le mal n'aurait aucune part dans la disposition de tous ces détails; mais comme les choses sont établies (car il n'appartient à aucun art d'éviter complétement les inconvénients de la matière, et de créer une œuvre semblable au diamant et entièrement à l'abri d'altérations), il ne lui reste qu'à doter cette matière des attributs qu'elle comporte; or ces attributs diffèrent selon la matière elle-même (cf. III, x, p. 261-3). Les astres sont certainement constitués d'une autre substance que nous-mêmes; nous ne saurions donc réclamer l'invulnérabilité des astres, et accuser la nature en voyant quelque élément pernicieux mêlé à des milliers d'éléments utiles; nous devrions prouver d'abord qu'il était facile d'éviter cet inconvénient sans jeter le trouble et la confusion dans beaucoup d'élé-

---

la fin du *duodénum* était appelée tantôt νῆστις, tantôt ἔκφυσις τῆς γαστρός; mais cette supposition ne paraît guère appuyée sur les textes. — Cf. Fuchsius, *De humani corporis fabrica*, III, vi, et de Tubinge, 1551, 8°, et la *Dissertation sur l'anatomie*.

ments heureusement combinés; alors nous serions en droit de blâmer la nature et de l'accuser de négligence.

Si la bile jaune en pénétrant dans l'estomac ne devait pas y causer de grands dommages, la nature aurait eu tort de négliger l'emploi utile d'une humeur qui chaque jour nous eût débarrassés des superfluités visqueuses. Mais si cet avantage est si mince qu'il puisse être aisément suppléé par un auxiliaire du dehors, tandis que les accidents occasionnés par la bile eussent été capables de détruire entièrement la fonction de l'estomac, je ne conçois pas comment on serait assez ingrat envers une nature pleine de prévoyance à notre égard, assez avare de justes éloges pour lui distribuer non la louange, mais le blâme. Qui donc ignore que la bile jaune est notablement âcre, mordante, et qu'elle exerce encore sur toutes les parties une action détersive? Qui donc a rendu par le bas une quantité considérable de cette bile sans avoir éprouvé une mordication préalable des intestins? Qui ne sait que les vomissements bilieux sont nécessairement précédés de certaines affections douloureuses, entre autres de cardialgie ou mordication de l'orifice de l'estomac (στόμα τῆς γαστρός)? Voulez-vous qu'à ce propos nous rappelions les écrits d'Hippocrate [1] et que nous fassions comparaître un aussi grand témoin pour une chose connue de tous? cela serait complétement inutile et superflu; et cependant si la propriété de la bile jaune est généralement connue, on peut facilement en conclure qu'introduite dans l'estomac elle détruirait toute la fonction de ce viscère. En effet, si la bile en pénétrant sans mélange dans les premiers intestins les stimule, les aiguillonne et y prévient le séjour des aliments, à plus forte raison dans l'estomac doué de plus de sensibilité que le jéjunum, elle l'eût contraint à précipiter la sortie des aliments avant leur parfaite coction. Cette conclusion paraît si évidente qu'elle ne demande pas une plus longue démonstration.

On sait bien, en effet, qu'une mordication violente expulse les aliments encore crus. On comprend donc, qu'en tout état de santé, l'introduction dans l'estomac d'une bile abondante ne permettrait pas aux aliments d'y séjourner. L'estomac stimulé par l'âcreté de

[1] Voy. dans mon édit. *Pronost.*, § 24; cf. *Aph.*, IV, 17; *De l'ancienne médecine*, § 19, t. I, p. 618, édition des *OEuvres d'Hippocrate*, par E. Littré.

cette bile est révolté, aiguillonné, et hâte la sortie des aliments qu'il contient. Si ce liquide remonte vers l'orifice [supérieur] de l'estomac (*cardia*), comme cette partie est éminemment sensible, la mordication qu'il cause excite une vive douleur, des nausées et des vomissements. S'il se précipite vers le fond du viscère, il coule rapidement vers le bas et entraîne toujours les aliments avec lui. En effet, l'estomac étant pris d'un violent mouvement péristaltique, si l'un des orifices vient à s'ouvrir, soit celui qui fait suite à l'œsophage (*orifice cardiaque*), soit celui qui est au fond du viscère (*pylore*), tous les aliments qu'il renferme sont également expulsés. Il résulte évidemment de là qu'en affluant dans l'estomac, la bile détruirait ou pervertirait la fonction propre de ce viscère, s'il est vrai que cette fonction consiste à cuire les aliments, que cette coction exige un temps assez long et que, la présence de la bile ne laisse pas séjourner les aliments dans l'estomac.

Les anciens médecins, indépendamment des autres préceptes salutaires, recommandaient donc avec raison de prendre chaque mois un vomitif après avoir mangé, les uns pensant qu'un seul suffisait, les autres jugeant qu'il en fallait deux, tous conseillant dans ces circonstances de choisir des aliments d'une nature âcre et détersive afin de nettoyer l'estomac de tout phlegme, et d'empêcher ainsi que l'économie ne soit infectée par la cacochymie[1]; car les aliments doués de propriétés excitantes et détersives engendrent en général la bile et les humeurs mauvaises. Ces médecins ont donc eu raison de borner à l'estomac une action purgative qui ménageât le foie. Ils ont reconnu qu'il est naturellement très-facile de purger l'estomac, mais difficile de purger les intestins sans engendrer dans l'animal des humeurs nuisibles.

La raison pour laquelle la nature ne fait pas remonter l'excrément bilieux des intestins[2], dans les veines et les artères, a été

---

[1] Voy. pour l'historique de cette coutume nos notes sur Oribase, t. II, liv. VIII, chap. xx et xxi. — Hoffmann, dans la note qu'il consacre à ce passage (p. 86-7), n'a pas distingué le vomissement préservatif et, par conséquent, hygiénique qui est recommandé ici, du vomissement gastronomique sur lequel on trouvera aussi des renseignements dans les notes auxquelles je viens de renvoyer.

[2] « Nota obiter, qui Galeni quam veritatis studiosior es! Si (quod ait Galenus « heic) bilis in vasa non it; si vera est ejus rei demonstratio, quam mox subjicit « de varietate excretorum; si (quo se refert heic) *Facult. nat.*, II, ii, bilis a san-

donnée par nous dans ces *Commentaires* où nous passons en revue toutes les œuvres de la nature (*Facultés natur.* II, II). Celui qui veut avoir des notions exactes sur l'utilité des organes de la nutrition, doit être d'abord familiarisé avec ce traité, car nous avons déjà répété souvent et dès le commencement de tout l'ouvrage [*Sur l'utilité des parties*, voy. I, VIII], nous avons démontré qu'on ne saurait découvrir l'utilité d'aucune partie avant de connaître parfaitement la fonction de tout l'organe. — Il ne nous convient donc pas de laisser de côté nos observations sur l'utilité des parties pour entrer dans la démonstration de leurs fonctions; mais prenant les démonstrations données ailleurs pour base de notre exposition ultérieure, nous poursuivons notre ouvrage jusqu'à sa terminaison.

De même que nous avons démontré ailleurs (*Fac. nat.*, II, IX) que la génération d'excréments phlegmatiques dans le canal intestinal est inévitable, et que nous rappelons ici que leur production est réelle, nous agirons de la même façon pour prouver que la bile n'est plus absorbée dans l'économie [une fois qu'elle a été versée dans les intestins]. La preuve la plus convaincante à l'appui de cette assertion, c'est la différence qui existe entre les déjections alvines. Dans l'ictère, elles conservent la couleur des aliments ingérés, ce qui montre que la bile, au lieu de descendre par les intestins, s'est répandue dans toute l'économie; dans l'état de santé

« guine ἀκριβῶς διακρίνεται, *exquisite separatur*; si verum est, quod huic non dis« simile dixit, liv. IV, cap. XIII, sanguinem a vena cava suscipi, postquam a « poris biliariis καλῶς, *bene et exacte*, perpurgatus est : quomodo dici potest : « Aliquid bilis in vasa recipi ut inde nutriantur partes biliosæ? Certe ubique « verum est illud vulgatum : Mendacem oportet esse memorem, nisi veritati vel « invitus testimonium dare volet. » Hoffmann, *l. l.*, p. 87. — Voilà certes une accusation bien vive de la part d'un commentateur habitué à admirer son auteur, mais cette accusation n'est pas fondée de tout point. D'abord Galien reconnaît que la bile noire, celle qui doit nourrir la rate, n'est pas séparée par les canaux biliaires, mais par la veine splénique; en second lieu, si le sang qui arrive à la veine cave est bien (καλῶς) purifié de bile jaune, il ne s'ensuit pas, dans la théorie de Galien, qu'il n'en reste pas un peu pour nourrir les parties qui en réclament; et l'on voit clairement du reste, par la fin du chapitre VI, p. 257-8, que les reins attirent du sang une certaine quantité de bile jaune en même temps que le sérum. Il y a dans Galien beaucoup d'autres contradictions plus éloquantes et qu'Hoffmann n'a pas toujours relevées avec autant d'amertume (voy. par exemple ma note 3 de la page 358).

elles ont une couleur jaune parce que la bile circule avec les excréments dans les intestins. Si de là cette bile remontait dans le foie, il est évident que non-seulement les déjections alvines, mais encore la couleur générale du corps se comporteraient précisément comme dans la jaunisse.

Ne nous étonnons donc plus si la bile noire excrémentitielle qui n'a pu subir dans la rate ni élaboration, ni changement (cf. IV, xv) est évacuée non dans l'intestin voisin de l'anus, mais dans l'estomac (κοιλίαν) même. En effet, si nous prouvons qu'en cet endroit elle ne devait causer aucune gêne, et que si la nature avait prolongé jusqu'à l'intestin voisin de l'anus le conduit qui la reçoit, ce conduit eût dû en même temps être étroit eu égard à la faible proportion de la bile et nécessairement d'une longueur égale à la distance, par conséquent, sujet à accident par cette dimension même, vous trouverez raisonnable, je pense, que l'atrabile pénètre par un court vaisseau (*veines courtes*) dans l'estomac situé si près de la rate [1]. Quant à n'occasionner aucune gêne dans l'estomac, si vous vous rappelez ce que j'ai dit au sujet de la bile jaune, il me semble que vous n'avez pas besoin d'une plus longue explication. Si cette humeur (*la bile noire*) n'est pas résorbée par l'économie tout entière, et n'incommode en rien l'estomac, quel autre dommage pourrait-elle causer? Que la bile noire ne soit pas résorbée, on le comprend manifestement en voyant que la bile jaune, bien plus ténue, ne l'est pas non plus. Qu'elle n'incommode pas l'estomac (κοιλία), c'est ce qu'indiquent ses qualités. En effet, la bile noire est astringente, acide, capable de contracter et de resserrer l'estomac, non de le bouleverser comme la bile jaune. Il est donc évident que, si nous signalions celle-ci comme nuisible parce qu'elle empêchait la coction des aliments en s'opposant à leur séjour prolongé dans l'estomac, nous trouverons non-seulement que la bile noire ne présente aucun inconvénient mais qu'elle aide même à l'action de l'estomac. Car elle resserre cet organe, le contracte sur lui-même et le contraint

---

[1] Galien ayant terminé ce qui regarde la bile jaune passe à la bile noire, et il tâche de prouver que la nature a très-bien agi en conduisant de la rate à l'estomac les *vasa breviora* qu'il suppose chargés de verser dans ce dernier viscère la partie de bile noire que la rate n'a pas pu utiliser pour sa nutrition.

à se mouler exactement sur les aliments et à les retenir jusqu'à ce qu'ils soient suffisamment cuits. — C'est ainsi que la nature a pourvu à l'écoulement des excréments bilieux.

Chapitre v. — Que la nature a dû placer les reins près du foie, et la vessie à la partie inférieure du tronc, et qu'elle devait par conséquent établir entre ces organes une voie de communication (les uretères). — Énumération des sujets que Galien se propose de traiter à propos des reins. — Attaques contre Érasistrate ; ses théories sur les artères l'empêchaient de comprendre l'utilité de celles de la rate. — Le même Érasistrate, tout en accordant que la nature ne fait rien en vain, néanmoins ne cherche pas à prouver que chacune de ses œuvres mérite des éloges. — Conditions qu'on doit remplir pour chercher avec fruit l'utilité des parties. — Les vaisseaux qui vont aux reins sont volumineux parce qu'ils sont chargés d'y transporter le sang que ces viscères doivent débarrasser de l'humeur séreuse. — Attaques contre Lycus, qui prétendait que l'urine n'était que le résidu de la nourriture de la rate. — Cf. IV, v.

Il reste encore cet excrément ténu et aqueux que nous appelons *urine ;* la nature qui a créé les reins pour séparer cet excrément [du sang] les a placés près du foie (cf. IV, v et vi); pour que son expulsion ait lieu convenablement, elle a disposé d'abord un réceptacle, la vessie en guise de réservoir, puis, à l'extrémité de la vessie, un muscle qui prévient la sortie intempestive du liquide (voy. ch. xvi). Si la meilleure place pour la vessie était à la partie la plus déclive où sont évacués les résidus des aliments, si la meilleure aussi pour les reins, comme nous venons de le dire, était près du foie, il était nécessaire de créer entre les reins et la vessie quelque moyen de communication. Tel est le but des conduits appelés *uretères* (οὐρητῆρες), conduits longs et forts, qui unissent les reins à la vessie. Ainsi c'est par l'action des reins que l'urine se sépare du sang ; de là elle descend à travers les uretères dans la vessie d'où elle est expulsée au temps marqué par la volonté.

Ces notions ne suffisent pas pour admirer l'art de la nature, il faut encore connaître l'utilité qui résulte de la position des reins, le rein droit étant situé plus haut et souvent touchant le foie, le rein gauche étant situé plus bas[1]. A propos de leur forme nous

---

[1] Galien va donner tout à l'heure (voy. chap. vi) les plus belles raisons pour établir que cette disposition est utile, nécessaire, et directement en rapport avec

dirons pourquoi ils sont concaves à l'endroit où pénètrent l'artère et la veine, et exactement convexes à la partie opposée ; nous expliquerons le but de leur substance, de leur connexion, de leur cavité, de leur tunique, de la présence d'une grande artère, d'une grande veine et, au contraire, d'un nerf tout-à-fait délié et imperceptible. De même au sujet des uretères et de la vessie, je pense qu'il est bon d'étudier non-seulement celle qui reçoit l'urine, mais encore celle qui reçoit la bile, dans leur substance, leur connexion, leur grandeur, leur forme, enfin dans toutes les autres particularités que nous passons en revue à propos de chaque organe. En effet on admirera davantage l'art de la nature si aucun de ces points ne passe sans examen, et l'on confirmera les notions que l'on possède sur les fonctions de ces organes en les vérifiant sur chacun d'eux séparément.

Et pour entrer immédiatement en matière (afin de démontrer tout d'abord que la recherche de l'utilité des parties convainc d'erreur les opinions fausses avancées au sujet des fonctions)[1],

---

la fonction des reins. Mais voici que la comparaison de l'homme avec les animaux ruine toute cette belle théorie. Chez l'homme, en effet, c'est précisément le rein gauche qui est le plus haut, et le rein droit qui est le plus bas (voy. Cuvier, *Anat. comp.*, 2e éd., t. VII, p. 558 et 563), sans que pour cela la fonction des reins soit autre chez l'homme que chez les animaux, attendu que la position des reins est un effet purement mécanique du mode de station, duquel il résulte que le foie pèse ou ne pèse pas sur le rein droit. On a là un exemple bien frappant du vice général de la méthode de Galien. Ainsi, faute de notions anatomiques complètes, faute d'avoir pu comparer l'homme aux animaux, faute surtout de ne pas savoir s'arrêter à temps dans son ardeur à tout expliquer, il ne donne au pancréas qu'une utilité mécanique (voy. p. 338), et il trouve au contraire dans la position des reins une utilité dynamique imaginaire. — Voy. aussi Eustachius (*De renum structura, officio et administ.* dans *Opusc. anatom.* Venet., 1575, cap. XII et XVIII), qui combat victorieusement Galien, et J. Alexandrinus, *Annot. in lib. De us. part.*, p. 223, qui le défend par de misérables arguments.

[1] Galien, après avoir répété souvent que la connaissance des fonctions doit précéder la recherche de l'utilité des parties, déclare que cette recherche peut, à son tour, corriger les fausses opinions sur les fonctions. Il n'y a là aucune contradiction dans les termes, car s'il est vrai de dire qu'on ne peut pas reconnaître qu'une partie est bien disposée si on ne sait pas à quoi elle sert, il n'est pas moins vrai que, dans certains cas, savoir qu'une partie est disposée de telle ou telle façon peut conduire à déterminer sa véritable fonction, surtout lorsqu'il s'agit, comme dans le cas présent, d'une partie qui n'est pas unique et isolée, mais qu'on

ni Érasistrate ni tout autre qui voudrait prétendre que le *pneuma* seul est renfermé dans les artères, ne saurait expliquer l'utilité de la grandeur de celles qui s'insèrent dans les reins; car si les reins purifient seulement les veines, et reçoivent dans ce but, tout exigus qu'ils sont, des veines considérables, il ne fallait pas que les artères fussent égales en grandeur aux veines; que dis-je, peut-être il ne devait même pas s'insérer d'artères sur les reins, à moins qu'elles ne fussent petites et complétement invisibles comme les nerfs. Asclépiade, dès qu'il rencontre une difficulté, prétend tout de suite que la nature a fait une chose inutile (voy. I, xxi, xxii). Érasistrate la loue, il est vrai, sans cesse de ce qu'elle ne fait rien en vain; mais, en réalité, il ne poursuit pas cette idée, et ne cherche pas à montrer que, pour chaque organe, cette louange est vraiment méritée; loin de là, volontiers, il tait, il cache, il omet beaucoup de points de la structure des parties. Qu'il suffise à ce sujet de ce que j'ai dit dans mes *Commentaires sur les facultés naturelles* (cf. particul. I, xii et suiv. et presque tout le liv. II). Pour le moment, j'engage seulement ceux qui ont lu ces écrits à n'omettre par paresse aucune partie, et, à notre exemple, à examiner avec soin le genre de leur substance, leur conformation, leur connexion, à rechercher également et leurs prolongements et leurs insertions, la grandeur ou la petitesse de chacune d'elles, leur nombre, leurs relations, leur position; ensuite si chacune de ces circonstances prises à part démontre évidemment la justesse du raisonnement sur la fonction, vous lui devez votre assentiment; mais s'il se trouve défectueux par quelque endroit, même peu important, tenez-le pour suspect et ne lui accordez plus votre attention. Telle a été notre méthode : nous avons examiné longtemps, nous avons jugé ce qui a été dit par tous les auteurs sur chaque organe; ce que nous avons trouvé conforme à la réalité visible, nous l'avons reconnu plus digne de confiance que ce qui s'en écartait. C'est une règle que j'engage à suivre, non pas seulement dans le cas actuel, mais pour toute la suite de l'ouvrage.

---

retrouve dans tout le corps. Cette note n'a pas pour but (ai-je besoin de le dire?) de justifier la théorie de Galien sur le rôle des artères, mais seulement sa manière de procéder. — Dans la *Dissertation sur la physiologie*, j'ai discuté les opinions d'Érasistrate et toutes celles qui s'y rattachent.

Je reviens maintenant à mon sujet : je disais que l'insertion des artères sur les reins prouvait que j'avais raison en affirmant qu'elles contenaient aussi du sang[1]. Car si ce n'est pas pour purifier le sang qu'elles charrient, qu'on me dise pourquoi la nature les a créées si considérables, pourquoi elle les a prolongées et ramifiées ainsi que les veines jusque dans la cavité des reins. Quant aux reins, la grandeur de leurs vaisseaux prouve que nous avions raison de dire qu'ils débarrassent le sang de tout le liquide séreux. Si l'urine n'est que le résidu de la nourriture des reins (et le macédonien Lycus a poussé l'ineptie jusqu'à admettre cette opinion. — Cf. *Facultés nat.*, I, XVII), pourquoi le Créateur, qui ne fait rien au hasard, a-t-il inséré sur des corps aussi petits que les reins des artères et des veines aussi considérables? C'est ce qu'on ne saurait expliquer. Il faut, ou que Lycus avoue une maladresse de la nature, ce qu'il ne veut pas faire, ou qu'il soit manifestement convaincu de n'avoir sur les fonctions aucune notion saine.

CHAPITRE VI. — Raisons pour lesquelles la nature a placé le rein droit plus haut que le gauche. — Pourquoi la nature a-t-elle fait deux petits reins au lieu d'en faire un seul gros à gauche ; et pourquoi, d'un autre côté, n'a-t-elle fait qu'une rate et qu'une vésicule? — Cela tient d'une part à la symétrie, et de l'autre à la nature même des excréments. — Les reins suffisent à purifier le sang de tout le sérum, cela est prouvé par le peu de sérum qu'on trouve sur le caillot après les saignées. — La grandeur des orifices artériels dans les reins prouve qu'ils attirent une humeur mélangée ; il en est de même de la rate, car les émonctoires qui doivent attirer une humeur sans mélange, comme la vésicule biliaire, ont de petits orifices dans le viscère qu'ils doivent purifier. — Cf. IV, VI.

Pourquoi donc l'un des reins (*le droit*) est-il situé plus haut, l'autre (*le gauche*) plus bas [2]? Cette disposition est conforme à ce

---

[1] Ainsi Galien veut trouver ici dans un fait particulier une preuve indirecte que toutes les artères contiennent du sang ; son raisonnement revient à peu près à celui-ci : En apparence les artères ne contiennent pas de sang, mais elles en contiennent en réalité, autrement elles ne serviraient à rien dans les reins, mais elles doivent servir à quelque chose, et vu leur grosseur elles ne peuvent servir qu'à amener du sang qui doit être purifié. — Voilà quelle est (trop souvent pour son honneur) la force des arguments de Galien, mais voilà aussi comment il a pu dire avec raison, d'après sa théorie, que la recherche de l'utilité des parties pouvait rectifier les fausses opinions sur les fonctions (voy. note précédente).

[2] Voy. chap. V, et la note 1, p. 350; ajoutez d'après le *Manuel des dissections*

que nous avons démontré à leur sujet; car s'ils purifient le sang en le débarrassant de son sérum, il est évident que s'ils eussent été placés sur la même ligne, chacun eût empêché l'attraction exercée par l'autre en agissant dans un sens opposé[1]. Avec leur situation actuelle, chacun exerce seul sans empêchement son action attractive, ne trouvant aucun rival établi en face de lui. Mais pourquoi le rein droit est-il placé en haut et le premier, tandis que le rein gauche est en bas et le second? Parce que le viscère purifié (*le foie*) était situé à droite, et qu'un grand nombre de branches de la veine cave (*veines hépatiques*) venaient s'ouvrir au côté droit, amenant dans cette veine le sang des parties convexes du foie [2]; or tout corps doué de force attractive exerce mieux cette action en ligne directe.

Nous avons montré précédemment (IV, IV, VII, p. 288; cf. aussi XVI) qu'il valait mieux pour la rate être rapprochée de la partie inférieure de l'estomac, et pour le foie, de la partie supérieure. La place n'était donc pas aussi libre à gauche qu'à droite, en sorte qu'autant le foie est plus élevé que la rate, autant il était raisonnable que le rein droit fût établi plus haut que le rein gauche[3].

(VI, XIII) que l'observation de Galien sur la fonction du rein droit chez les animaux [mammifères] est parfaitement fondée.

[1] Galien semble ici comparer très-improprement l'urine à un corps solide qui, sollicité par deux forces égales, mais agissant en sens opposé, reste immobile.

[2] Galien a voulu dire que les veines qui versent le sang du foie dans la veine cave étant situées à droite, le rein droit (celui qu'il a surtout en vue dans ces considérations) devait être placé plus près du foie, afin que la séparation du sérum fût ainsi plus directe, et par cela même plus facile. — Voy. aussi Oribase, *Coll. méd.*, VII, XXIII, t. II, p. 80, l. 8-9, et note corresp. Mais il est inutile de s'arrêter plus longtemps sur de pareilles théories, ou plutôt sur de pareilles rêveries; assez de questions curieuses et intéressantes réclament notre temps.

[3] Voilà la vraie raison de la situation du rein droit, c'est la situation même du foie. Mais dans Galien cette raison n'est que secondaire; elle est la conséquence, d'une part, de vues purement théoriques sur la position respective du foie et de la rate par rapport à l'estomac et à la veine cave, et, de l'autre, de l'antagonisme qu'il supposait devoir exister entre les deux reins, s'ils eussent été placés sur la même ligne (voy. note 1). — On remarquera aussi que Galien tout en se montrant, dans le livre précédent (chap. XV, *init.*), si vif contre Érasistrate qui avait osé regarder la rate comme n'étant qu'un organe d'équilibre et de symétrie, est bien près de considérer le rein gauche de la même façon. Toutefois, il y a entre Galien et Érasistrate cette différence capitale que pour le premier la symétrie,

Mais, dira-t-on, la nature avait-elle absolument besoin de deux organes pour purifier le sang du liquide séreux? Si deux organes sont préférables, elle peut paraître avoir failli en ne créant qu'une rate et qu'une vessie biliaire. D'un autre côté, si un seul organe suffit, on peut trouver qu'elle a été prodigue en créant un rein à gauche après en avoir placé un à droite. Ne faut-il pas en cela admirer aussi l'habileté de la nature? En effet, la bile noire excrémentitielle est très-peu abondante, la bile jaune l'est plus, et l'urine encore plus que les deux autres excréments; mais la première est très-épaisse, la dernière très-ténue, l'autre est d'une densité moyenne.—A l'excrément peu abondant, épais, difficile à mouvoir et devant parcourir un long trajet (à travers la *veine splénique*, voy. IV, IV, p. 283), la nature a attribué un organe très-grand et d'une structure très-poreuse; cet organe (*la rate*), elle l'a placé au côté gauche de l'estomac afin que, suivant notre précédente démonstration (voy. IV, IV; VII, p. 288, et surtout XV), l'humeur épaisse, élaborée dans son sein, lui servît d'aliment. — Quant à la vésicule placée sous le foie, bien qu'elle attire un suc d'une consistance et d'une quantité moyennes, la nature cependant ne lui a donné qu'un petit volume, attendu qu'elle l'emporte sur les autres organes de purification du foie et par sa position et par le nombre de ses orifices de traction. La nature, à son égard, n'a donc rien fait qui ne soit digne d'approbation.

Venons maintenant à la question du rein droit qui pouvait suffire seul selon cette assertion calomniatrice que nous venons de signaler. Il est d'abord évident que seul il ne pouvait suffire à une sécrétion aussi considérable à moins d'avoir le double de son volume actuel. Supposons que le rein droit soit doué d'un volume double, et que l'autre manque entièrement, ce n'est plus un reproche calomnieux, mais un reproche fondé qu'on ferait à la nature en l'accusant d'avoir créé l'animal dépourvu de symétrie (cf. IV, VII, p. 288); et cela, je pense, est manifeste. En effet, nous montrions, dans le livre précédent avant de parler des reins, (IV, IV; cf. aussi VII, p. 288, la note 1 de la p. 319 et la note 3 de la p. 354),

---

l'équilibre ne sont qu'accessoires, qu'il y a une utilité supérieure, qu'à la rigueur la symétrie aurait pu ne pas exister, qu'elle existe seulement en vue du *mieux* et de la plus grande perfection de la fonction.

que l'équilibre de l'animal résultait de la position opportune de la rate, de l'estomac et du foie. Maintenant, au lieu de ce juste et bel équilibre, supposons un rein unique considérable d'un côté, nous faisons pencher l'animal en un sens. La nature n'a rien fait de semblable. Au lieu d'un rein unique considérable, placé dans un côté, elle a reconnu qu'il était plus équitable d'en placer deux petits de part et d'autre. Le fait prouve que tels qu'ils sont, ils suffisent tous deux à purifier le sang. Dans les saignées sans nombre que nous faisons journellement, nous trouvons très-faible la quantité d'eau qui surnage sur le sang coagulé. Cependant, tous ceux qui ont besoin d'être saignés éprouvent quelque incommodité corporelle, un dérangement notable dans leur économie; néanmoins il ne surnage, comme nous le disions, sur leur sang coagulé, qu'une très-faible proportion de sérum [1]. Dans l'état de santé, les reins débarrassent donc complétement le sang de son sérum : c'est ce que prouvent les faits énoncés et d'autres plus nombreux encore. Mais je trouve superflu d'insister davantage sur ce point, car tout le

---

[1] Il semble que Galien n'a jamais fait, ou du moins n'a jamais cru faire de saignée sur une personne saine (cf. cependant *De element.*, II, II, *fine; De atrabile*, cap. II), ou même qu'il n'a jamais observé le sang qui s'écoule d'une blessure petite ou grande, alors qu'il n'existe aucun état pathologique interne, car il eût vu que dans l'état de santé aussi bien que dans celui de maladie, le caillot est toujours contenu dans une quantité plus ou moins grande de sérum. En tout cas cette quantité n'est jamais aussi faible chez les malades que Galien veut bien le dire. Mais pour accorder son raisonnement avec les faits qu'il avait observés, il a atténué autant que possible par cette expression *une très-faible proportion de sérum*, ce que ces faits pouvaient avoir de contradictoire avec la théorie. C'est là un procédé peu consciencieux, mais dont Galien n'use que trop souvent, et quelquefois, pour ainsi dire, à son insu, tant les idées préconçues l'aveuglent et le détournent de la droite voie de l'observation! — Je trouve aussi dans Hoffmann (*l. l.*, p. 89) les réflexions suivantes que j'ai cru devoir rapporter : « Restringenda est universalis [propositio], et explicanda « de plerisque omnibus. Secamus enim venam etiam plethoricis, quibus neque « corpus male affectum est, neque ulla naturalis administratio læsa. Huc tendit « Alexandrini [*l. l.* p. 234] παραμυθία : in plethoricis timeri morbum, nisi « solvuntur ex præcepto Hippocratis *Aphor.*, I, 3; et notum est alias Celsi « [II, II, *init.*] illud : qui solito nitidiores sunt, inspecta debent habere « bona sua. De toto hoc negotio in medio est accuratissima disputatio Al. « Massaria contra Horat. Augenium et hujus responsio, cui iterum respondit « Massaria. »

monde m'accordera aisément et sera convaincu que les reins suffisent à l'usage pour lequel ils ont été créés.

Toutefois si les deux reins enlèvent au sang tout son sérum, et si cet excrément est plus abondant que les autres, rien ne contribue plus à la rapidité de sa séparation d'avec le sang que l'extrême ténuité du liquide qui en est séparé. Car c'est aussi un fait évident que tout fluide ténu est attiré plus aisément qu'un fluide épais. Voici donc la cause du tissu serré des reins, ou plutôt les causes, car il y en a deux : l'attraction facile d'un tel liquide, surtout quand l'organe qui attire est si proche, et la condition imposée aux reins de se nourrir de ce fluide. Car c'est aussi un point démontré par nous dans les *Commentaires sur les facultés naturelles*, qu'il n'est pas de partie du corps attirant une humeur spéciale par de larges orifices, qui reçoive cette humeur seule, pure, sans mélange, elle est toujours altérée par la présence de quelque substance étrangère. Si les organes qui attirent des sucs spéciaux se terminent par des orifices extrêmement ténus et perceptibles seulement par le raisonnement, ces humeurs attirées seront pures, et exemptes de tout mélange. C'est donc avec raison que la vésicule [biliaire] attachée au foie, par les radicules invisibles et tout à fait étroites des vaisseaux qui l'unissent au foie [1], attire une seule humeur exempte de toute autre qualité, et que la nature l'a destinée à attirer. Mais ni la rate, ni les reins n'attirent uniquement leur humeur spéciale; la rate entraîne aussi un peu du sang qui, avant d'y pénétrer, a subi l'attraction des veines de l'épiploon (voy. IV, xv); les deux reins attirent beaucoup de bile

[1] Dans quelques mammifères la bile arrive directement du foie dans la vésicule biliaire au moyen de rameaux fins du canal hépatique qui sortent du foie ou de la partie de ce canal qui est hors du viscère. Ces rameaux aboutissent à différents points du corps de la vésicule, ou à son col. On le trouve plus particulièrement dans le bœuf, le bélier et aussi chez le loup et le chien (voy. Cuvier, *Anat. compar.*, t. IV, 2e part., p. 570). Comme Galien semble avoir décrit le foie uniquement sur le magot, je ne crois pas qu'il s'agisse de ces rameaux du canal hépatique où ils manquent certainement, mais il a en vue soit des rameaux imaginaires, soit des radicules des vaisseaux nourriciers hépato-cystiques. L'espèce d'exsudation bilieuse qu'on observe quand on détache la vésicule du foie, surtout quand les animaux sont morts depuis quelque temps, a peut-être donné lieu à cette opinion de Galien. — Voy. du reste la *Dissertation sur l'anatomie*.

jaune (voy. 347, note 2), presque toute celle que renferment les veines et les artères qui pénètrent dans leur cavité, et aussi beaucoup de sang, c'est-à-dire toute la partie aqueuse et ténue de ce sang. Tout ce qui, dans la bile, n'est pas complétement épais, s'échappe avec l'urine. Le sang, comme un limon, vient imprégner la substance même des reins; puis, successivement, et sous forme de vapeurs, il se répand dans la masse de toute leur substance, y adhère, s'y attache et devient la nourriture des reins [1].

Chapitre vii. — Motifs de la différence de structure des reins et de la rate. — Pourquoi les reins et la rate n'ont pas besoin d'un vaisseau nourricier spécial? Parce qu'avec l'humeur que ces organes sont spécialement chargés d'éliminer, ils attirent un peu de sang. — C'est le contraire pour la vésicule biliaire et pour la vessie urinaire. — Que la vessie urinaire devait avoir des vaisseaux et des nerfs plus considérables que la vésicule biliaire, vu sa plus grande capacité.

Donc, pour empêcher le sang de couler avec l'urine, comme la bile ténue, par les conduits des reins, il était préférable de donner aux reins une substance serrée. Au contraire, le tissu de la rate, nous l'avons prouvé précédemment (IV, xv, p. 320), devait être assez lâche et spongieux. Cette condition était plus favorable pour attirer d'un lieu éloigné une humeur épaisse, et il n'y avait aucun danger à ce qu'un peu de sang l'accompagnât. En effet, elle devait expulser l'excrément bilieux, non pas immédiatement et sans l'avoir élaboré, cuit et transformé comme les reins font pour l'urine, mais après l'avoir retenu très-longtemps pour l'altérer et en tirer sa nourriture. Il était donc naturel que son tissu fût lâche, tandis que celui des reins est serré. Ces organes n'avaient pas besoin, pour subvenir à leur nourriture, d'un troisième vaisseau ajouté aux deux grands vaisseaux, issus l'un de l'artère de l'épine (*aorte*), l'autre de la veine cave [2]. Mais les deux vessies (*vésicule biliaire* et *vessie urinaire*) qui reçoivent l'une la bile jaune, l'autre l'urine, attirant toutes deux leur résidu spécial pur et sans mélange [3],

---

[1] Voy. sur toutes ces questions la *Dissertat. sur la physiologie de Galien*, et Hoffmann (*l. l.*, p. 89).

[2] Voy. plus loin sur les vaisseaux des reins le chap. viii et dans l'*Appendice* le chap. xiii du livre VI du *Manuel des dissections*.

[3] Mais Galien a dit quelques lignes plus haut, à la fin du chap. vi, et il ré-

avaient raisonnablement besoin d'autres vaisseaux qui doivent leur apporter leur nourriture.

Puisque le liquide séreux est beaucoup plus abondant que la bile jaune, il était juste que son réservoir fût plus large. Étant plus large, il lui fallait, avec raison, des veines, des artères, des nerfs plus considérables. On peut voir que dans les deux vessies ces parties diverses ont des dimensions respectives parfaitement en harmonie avec l'utilité et la grandeur des vessies.

Chapitre viii. — Origine et distribution des vaisseaux et des nerfs de la vessie, et de la vésicule biliaire. — Des précautions prises par la nature pour les protéger dans leur trajet, et sur les parties elles-mêmes. — En quoi les vaisseaux de la vessie urinaire diffèrent chez l'homme et chez la femme.

Ce n'est pas non plus d'un point quelconque que la nature a conduit dans chacune de ces vessies et le nerf et l'artère et la veine, elle paraît encore avoir adopté, à cet égard, le meilleur parti. Le meilleur était la voie la moins longue et la plus sûre. — La vessie, réservoir de l'urine, reçoit donc ses nerfs de la moëlle (*rameaux de la branche antérieure du troisième nerf sacré*) au niveau de l'os large appelé *os sacré*, région dont elle est très-proche ; elle reçoit ses veines et ses artères de vaisseaux très-voisins, à l'endroit où les grands vaisseaux situés le long de l'épine (*aorte et veine cave*) se bifurquent pour se diriger vers les membres inférieurs. Quant à la vésicule du foie, elle reçoit une artère et un nerf détachés de l'artère et du nerf qui pénètrent dans le viscère lui-même, l'un et l'autre également ténu et difficile à voir ; de plus, une veine très-visible et très-nette engendrée par la veine porte : la nature a inséré ces trois rameaux sur le corps de la vésicule, au même endroit, vers la partie qu'on appelle *col* [1]. Cette partie étant la plus robuste

---

pète à la fin du chap. x qu'une certaine quantité de bile jaune pénétrait dans la vessie avec l'urine ! — Voy. pour cette contradiction la *Dissert. sur la physiol.*

[1] Voy. pour la détermination de ces nerfs la *Dissert. sur l'anatomie.* — Cf. Hoffmann, p. 90, où on lit : « Vesica quæ ad jecur.... nervum habet tenuissi- « mum, quia (ut recentiores affirmant) vix opus est illo, ob acrimoniam bilis. At « vero hoc Galenus numquam admiserit, propter illa, quæ de altera vesica dixit. « Dicis : At idem Galenus, *Facult. nat.*, III, xii, ait vesicam hanc nervorum « plane expertem esse ? Resp. ex codice græco, in quo est ὅτι νεύρων ἥκιστα

peut servir de base solide à de minces filets, et de plus elle était établie près des *portes* du foie. De même, dans l'autre grande vessie, au col même, la nature a implanté les six vaisseaux[1] : trois de chaque côté. De cette façon le trajet était le plus court possible pour les vaisseaux, et il valait mieux pour la vessie les recevoir dans ses parties charnues.

Peut-être supposez-vous que ces expédients créés pour la sécurité [des vaisseaux et des nerfs] suffisent, car vous êtes moins habiles et moins prévoyants que la nature? Mais elle, non contente d'avoir borné leur trajet, de leur avoir donné une insertion solide, a imaginé incontinent un troisième moyen de les garantir de toute lésion, en enveloppant chacun des vaisseaux de membranes minces proportionnées à leur petitesse et en les reliant tous ensemble par ces mêmes membranes (*plexus artériels*, *veineux et nerveux*). Les vaisseaux insérés dans la petite vessie (*vésicule biliaire*) se ramifiant surtout sur sa surface, arrivent jusqu'au fond. Les vaisseaux qui parviennent sur le col de la grande vessie (*vessie urinaire*) se partagent dès leur implantation en deux branches; l'une à l'exemple de ce qui a lieu dans la petite vessie, se répand sur toute la surface, l'autre se détourne vers la partie inférieure en descendant le long du col : petite chez la femme, où elle doit se diviser tout entière dans cette région; elle est grande chez l'homme, lequel est pourvu d'une partie spéciale appelée *verge* (καυλός) et située à l'extrémité du col de la vessie. Dans la suite de notre traité nous montrerons en détail (livre XIV, et partie du livre XV; cf. surtout XIV, VI) l'habileté déployée par la nature pour la structure des organes génitaux.

Quant aux organes dont il s'agit maintenant, qui sont chargés d'éliminer les excréments, les uns sont alimentés par les vaisseaux mêmes qui transportent ces excréments, comme la rate et les reins, les autres avaient besoin de vaisseaux nourriciers comme la vessie, ainsi qu'il me semble l'avoir déjà établi (cf. chap. VII). — La pe-

---

« μετέχει ; heic enim τὸ ἥκιστα non significat οὐδαμῶς, ut Leonicenus putavit, sed « ἐλάχιστα, minimum. Habere autem vocem aliquando hunc sensum, docet Eu- « stachius ex III articul. 114, referente Costæo in marg. »

[1] Voy. la *Dissertation* précitée pour la détermination de ces vaisseaux.

titesse de chacun des vaisseaux ou leur grandeur, le mode de leur insertion, l'endroit d'où ils naissent, la sécurité apportée à leur trajet, en un mot, tout ce qu'on observe en eux manifeste donc l'art merveilleux de la nature.

CHAPITRE IX. — Les nerfs du foie, de la rate, des reins, de la vésicule biliaire sont très-ténus; ils ne leur en est accordé que pour les distinguer des plantes, et pour leur donner le sentiment des lésions qu'ils peuvent éprouver. — Ce que la nature se propose en accordant des nerfs aux parties; elles sont distinguées en celles qui sont douées de perception et de mouvements, ou simplement du sentiment des lésions dont elles sont atteintes. Ce sont là de nouvelles raisons d'admirer l'art et la prévoyance de la nature, plus juste que la justice.

Reprenons ce qui nous reste à exposer sur chacun de ces organes, c'est-à-dire, d'abord les nerfs qui pénètrent dans les reins, ensuite les conduits de l'urine, et de plus, en troisième lieu, la substance du corps des vessies, et aussi de celui des reins, de la rate et de toutes les autres parties dont nous avons déjà décrit la structure générale. Les reins ont des nerfs (*plexus rénal du grand sympathique*) comme la rate (*plexus splénique du grand sympathique*), le foie (*rameaux du plexus hépatique et du pneumo-gastrique*), et la vessie (*branches du plexus hépatique*) qu'on appelle *réceptacle de la bile* (κύστει τῇ καλουμένῃ χοληδόχῳ)[1]. Tous ces corps reçoivent des nerfs excessivement grêles, qu'on voit sur la face externe de leurs tuniques. La nature a doué ces organes du degré de sensibilité convenable pour qu'ils se distinguent des végétaux, et qu'ils constituent des parties d'animal.

La nature, en effet, a eu un triple but dans la distribution des nerfs : elle a voulu donner la sensibilité aux organes de perception, le mouvement aux organes de locomotion, à tous les autres la faculté de reconnaître les lésions qu'ils éprouvent[2]. La langue, les yeux, les oreilles, sont pourvus de très-grands nerfs pour

---

[1] Χοληδόχος (qui reçoit la bile, de χολή, bile, et δέχομαι, je reçois) est un adjectif qui, chez les anciens, s'applique aussi bien à la vésicule qu'à ses conduits. C'est donc par une restriction assez mal entendue que nous donnons seulement cette qualification au canal chargé de verser la bile dans le duodénum ; d'ailleurs la vésicule qui reçoit la bile et qui la conserve pendant un certain temps mériterait surtout l'épithète de *cholédoque*.

[2] Et par conséquent d'en avertir le centre commun, l'axe cérébro-spinal.

sentir, ainsi que la partie interne des mains et l'orifice [cardiaque] de l'estomac ; car ces organes sont aussi en quelque sorte des organes de perception. En effet, les mains sont douées d'une sensibilité tactile supérieure à celle de toutes les autres parties, si nombreuses d'ailleurs, qui possèdent cette faculté. L'orifice de l'estomac a le sentiment du besoin des aliments dont l'animal se nourrit, sentiment que nous appelons *faim*. Dans toutes ces parties, en tant que douées de sensibilité, on trouve de grands nerfs ; en second lieu, les organes du mouvement volontaire, c'est-à-dire les muscles, attendu qu'ils sont destinés à mouvoir les parties du corps, reçoivent aussi de très-grands nerfs ; et comme nécessairement la sensibilité est inhérente à tout nerf [1], il en est résulté pour ces nerfs une puissance de sensibilité tactile pour reconnaître les corps sensibles, plus grande qu'ils n'en avaient besoin pour eux-mêmes. Le troisième but de la nature dans la distribution des nerfs, est la perception de ce qui peut nuire. Considérant dans les dissections comment s'opère la distribution des nerfs, et recherchant si la nature a eu tort ou raison de distribuer, non pas des nerfs égaux à toutes les parties, mais de plus grands à celles-ci, de moindres à celles-là, vous répéterez, même malgré vous, avec Hippocrate et dans les mêmes termes que lui (Cf. I, XXII, p. 163) : *Que la nature se montre pour les animaux pleine de savoir, de justice, d'habileté et de prévoyance.*

En effet, si l'office de la justice est d'examiner avec soin et d'attribuer à chacun selon son mérite, comment la nature ne serait-elle pas supérieure à tout en équité ? N'a-t-elle pas comparé entre eux tous les organes de même espèce, les organes de sensation avec les organes de sensation, les muscles avec les muscles, pesant d'abord le volume des corps, la suprématie des fonctions, l'énergie ou la faiblesse des mouvements, et aussi la continuité ou la discontinuité de leur action, mesurant les besoins de l'une et de l'autre série d'organes, enfin appréciant exactement l'importance de chaque partie, avant d'attribuer à l'une un grand nerf, à l'autre un nerf moindre, à chacune celui que prescrivait l'équité ? La suite du traité (cf. XVI, I) vous instruira de tous ces faits.

---

[1] Voy. pour cette proposition la *Dissert. sur la physiologie*.

Chapitre x. — Danger qui résulterait pour les viscères, et en particulier pour les intestins, s'ils n'étaient pas avertis par les nerfs des affections morbides, ou des matières nuisibles. — Faits pathologiques qui le prouvent. — Ni le foie, ni la rate, ni les reins n'avaient besoin d'une sensibilité exquise; ce qui le démontre, c'est l'innocuité du séjour dans leur intérieur des matières excrémentitielles qui sont propres à chacun d'eux. — Il n'en est pas de même de la vessie, qui a été créée, en vue de l'urine et non en vue de la bile que contient naturellement l'urine, de telle sorte qu'elle serait lésée si elle n'évacuait pas promptement son contenu.

Dans ce livre, il faut passer en revue les organes de nutrition, et montrer l'équité de la nature à leur égard. Aucun d'eux n'étant un organe de perception, ni de mouvement, il ne devait leur être attribué que de petits nerfs, servant uniquement au troisième but, c'est-à-dire à leur faire reconnaître ce qui peut leur nuire. S'ils ne possédaient pas cette propriété, et s'ils ne sentaient pas les affections qui sont en eux, les animaux périraient infailliblement en peu de temps. Maintenant, éprouvons-nous quelque mordication dans les intestins, à l'instant nous nous hâtons d'expulser la matière qui nous incommode; mais si ces organes étaient complètement dépourvus de sensibilité, ils seraient tous bientôt, je pense, ulcérés, rongés, pourris facilement par les excréments qui s'accumulent constamment; dans l'état actuel, doués comme ils sont de sensibilité, et ne laissant pas un instant séjourner en eux ces matières âcres et mordantes, ils sont cependant ulcérés, raclés, rongés et pourris par le seul passage de la bile pure, jaune ou noire! C'est pourquoi Hippocrate dit quelque part (*Aph.* IV, 24) : « La dyssenterie provenant de la bile noire est mortelle. » Peut-être nous demandera-t-on s'il y a une dyssenterie causée par la bile noire, quand les intestins sont doués d'une sensibilité telle qu'ils expulsent immédiatement ce qui les incommode. Je répondrai d'abord : Il est évident par les faits qu'une espèce de la dyssenterie provient de cette bile. Mais si vous voulez ensuite en savoir la cause, rappelez-vous avec moi les détours que suivent les aliments dans les circonvolutions intestinales, pour ne pas en sortir trop vite, comme nous l'avons montré (IV, xvii). Les excréments âcres, arrêtés parfois dans ces circuits et ces inflexions, raclent d'abord l'intestin, puis ils le rongent. Si donc dans l'état actuel l'extrême sensibilité des intestins ne suffit pas pour prévenir toute lésion, soit à cause de l'âcreté des matières qui parfois ulcère et ronge leur tunique, soit à cause de l'amas excessif de ces matières, qui les affaisse comme sous la pression d'un cataclysme, que n'auraient-ils pas à souffrir, pensez-vous, s'ils étaient insensibles? C'est pour cette raison que dans chacun des replis vient se ramifier un nerf aussi bien qu'une artère et qu'une veine.

Cependant sur le foie, viscère si grand et si important, la nature n'a implanté qu'un nerf très-petit, parce qu'il n'est pas doué du mouvement comme les muscles, et qu'il n'a pas besoin comme les intestins d'une sensibilité exquise. En effet, le passage des matières excrémentitielles nuit à ces derniers, tandis que le foie est purifié par quatre organes, qui sont les deux reins, la rate et la vésicule, qui y est attachée, de telle sorte que ce viscère ne devant conserver dans son intérieur aucun liquide malfaisant et âcre, n'avait pas besoin d'une sensibilité exquise. Quant à ces quatre parties mêmes qui purifient le foie, comme elles ne devaient éprouver aucune incommodité des excréments qui leur sont propres, elles ne réclamaient pas une plus grande sensibilité. Elles n'auraient pu, en effet, attirer de semblables matières, si elles n'avaient avec elles quelques propriétés communes. Pendant l'existence des animaux qui dure tant d'années, on peut voir, renfermée dans la vésicule du foie, la bile jaune tantôt plus, tantôt moins abondante. Quand les animaux sont morts nous pouvons enlever du foie les vésicules avec leur bile et les garder longtemps sans que la substance de ces vésicules en souffre dans l'intervalle; tant il est vrai qu'une façon d'être innée et propre à la substance est exempte de tout dommage. La nature a donc eu raison de ne pas donner plus de sensibilité à ces organes, que ne doivent pas incommoder les résidus qu'ils renferment.

Quant à la grande vessie qui reçoit l'urine, elle eût été lésée souvent, si elle n'eût promptement évacué l'urine, âcre et bilieuse, car elle n'a pas comme la vésicule biliaire une substance analogue à la nature de la bile, mais seulement à celle de l'urine, en vue de laquelle elle a été précisément créée. Aussi quand toutes les fonctions de l'animal s'exécutent bien, aucune de ses parties n'est incommodée, et la substance des excréments séreux n'est ni âcre ni douloureuse pour la vessie; mais si les organes de la coction, se trouvant dans quelque fâcheux état, n'ont produit qu'un sang défectueux, les autres matières excrémentitielles et l'urine deviennent tellement âcres et nuisibles, qu'elles raclent et rongent la vessie. L'animal alors n'attend pas le moment fixé par la nature pour évacuer l'urine, mais il se hâte de l'expulser avant que sa vessie se remplisse. La nature, dans cette prévision, a donné à cette partie des nerfs plus grands et plus nombreux pour en accroître la sensibilité.

Chapitre xi. — La nature a dispensé les tuniques aux viscères, en tenant compte, non de l'importance de ces viscères, mais de leurs usages. — De la tunique séreuse commune à tous les viscères, et semblable pour tous. — Des variétés que présente la tunique musculeuse, eu égard au nombre des couches et à la direction des fibres, suivant les parties. — De la tunique musculeuse de la vessie en particulier.

Quant à l'épaisseur des tuniques externes qui recouvrent tous les organes susdits, tuniques engendrées, disions-nous (IV, ix et x), par le péritoine, la nature avec raison a considéré, en les distribuant, non l'importance ni la grandeur des organes, mais ce à quoi ils servent. Bien que le foie soit un organe considérable supérieur à tous les autres organes de la nutrition, il ne devait pas pour cela recevoir une tunique plus forte que la vessie; celle-ci, destinée à être remplie, distendue, vidée aussitôt et resserrée plusieurs fois la nuit et le jour, devait de préférence être munie d'une enveloppe plus solide. En effet, toute partie destinée à subir en peu de temps une distension ou une compression excessive, doit avoir une force capable de supporter alternativement ces deux états si opposés l'un à l'autre. La nature a donc fait preuve d'équité dans cette répartition de force, et bien plus encore dans la forme de la substance de chacune des tuniques.

En effet, tous les organes dont il s'agit sont revêtus extérieurement de tuniques semblables à des toiles d'araignée (*tunique séreuse formée par le péritoine.* Cf. IV, ix et x, et partic. note 1, p. 298), quelques-unes par leur ténuité même, toutes par la forme. Aucune d'elles ne se partage en fibres, comme les tuniques intérieures propres des organes eux-mêmes et qui servent à leur action; mais elles sont complétement simples, semblables de tout point, et exactement membraneuses. Les deux tuniques internes, celles qui constituent le corps même des parties, sont munies, à l'estomac et à l'œsophage, comme nous l'avons dit précédemment (IV, VII), de fibres circulaires extérieurement, et de fibres droites à l'intérieur. Les tuniques des intestins sont formées toutes deux de fibres transversales exactement circulaires (voy. IV, VIII et la note complémentaire et rectificative, p. 290-1). Celles des vessies ont leurs fibres droites, circulaires et obliques.

Chacune des deux vessies n'ayant qu'une tunique[1], cette tunique a reçu une conformation propre à toute espèce de mouvement. Il était raisonnable, en effet, qu'elles eussent le mouvement des fibres droites pour attirer, celui des fibres transversales pour expulser, celui des fibres obliques pour retenir le contenu en l'embrassant de tous côtés; car la tension des fibres transversales seules rétracte la largeur, celle des fibres droites seules raccourcit la longueur. Si toutes les fibres à la fois, droites, transversales et obliques, se resserrent sur elles-mêmes, la partie tout entière est contractée; au contraire, si toutes s'allongent, toute la partie est tendue. Les vessies devant donc avoir une seule tunique pour le motif que je dirai un peu plus tard (chap. XII), il était bon que chaque espèce de fibres se trouvât en elle pour produire toute espèce de mouvement.

Les intestins (car leur fonction était non d'attirer, ni de retenir,

---

[1] La vésicule biliaire comme la vessie a quatre tuniques, une séreuse, une celluleuse, une musculeuse (cette tunique est incomplète pour la vésicule, et même elle est niée par quelques anatomistes. Voy. Huschke, *Splanchnologie*, p. 133-134, et Cruveilhier, 3e éd., t. III, p. 421-2), enfin une tunique muqueuse. Quand Galien dit que ces deux réservoirs n'ont qu'une tunique, il faut entendre une tunique propre, car il savait très-bien, et il le dit à peu près expressément pour la vessie urinaire (cf. le chap. X avec le commencement du chap. XI. — Voy. aussi IV, IX, p. 298; toutefois on remarquera que dans les deux chap. XI-XII, Galien ne considère presque jamais la tunique péritonéale, comme une vraie tunique; mais dans le livre IVe il n'en est pas de même), qu'ils possèdent une tunique séreuse fournie par le péritoine. La tunique propre était sans doute pour lui, dans la vésicule la tunique cellulo-fibreuse, et dans la vessie la membrane musculeuse, où l'on reconnait des fibres longitudinales (*detrusor urinæ*), et des fibres circulaires, *régulières* (*région du col*) et *irrégulières* (*obliques en spirale*) : ces dernières, les plus nombreuses, sont sans doute les *fibres obliques* de Galien. Il ne parle explicitement, pas plus ici, qu'à propos des intestins, de la tunique muqueuse (voy. IV, VIII, p. 290-1, note 2, et la *Dissert. sur l'anatom.*)

mais seulement d'expulser par un mouvement péristaltique) ne devant exécuter qu'un mouvement, ne réclamaient qu'une espèce de fibres. — Il en est autrement de l'estomac. Il doit, pendant la déglutition, attirer les aliments, les retenir pendant la coction, les expulser quand ils sont élaborés. Aussi est-il avec raison pourvu de toutes les espèces de fibres.

Chapitre xii. — Pourquoi dans les tuniques les fibres transversales à l'extérieur, et les longitudinales à l'intérieur, et pourquoi y a-t-il peu de fibres obliques ? — Pourquoi tantôt deux tuniques comme aux intestins, et tantôt une seule comme aux vessies ? — Galien a répondu à une partie de cette première question dans le chapitre précédent ; mais il n'achève pas la réponse dans celui-ci. — Pour la seconde question, il prouve par la nature des fonctions que les intestins devaient avoir deux tuniques, et les vessies seulement une.

Pourquoi la tunique externe présente-t-elle seulement des fibres transversales, tandis que celles de la tunique interne sont droites pour la plupart et qu'il y en a très-peu d'obliques[1]? Pourquoi aussi trouve-t-on deux tuniques dans le canal alimentaire, la nature pouvant produire les trois actions dans les organes au moyen d'une seule tunique comme elle l'a montré dans les vessies et dans l'utérus? Ce sont des considérations qu'il vaut mieux ajouter au présent discours, pour le terminer par là.

Nous avons dit précédemment (IV, xv, p. 328) au sujet des intestins, qu'une double tunique leur a été donnée pour les protéger contre les lésions, et que souvent l'une d'elles venant à être complétement pourrie dans certaines dyssenteries malignes, l'autre suffisait seule à l'animal. Cette proposition est, je pense, encore justifiée davantage, après que nous avons montré (cf. V, iv, x) que les flux de bile sont naturellement très-contraires aux intestins, que la bile jaune étant complétement propre à la vésicule du foie, n'y cause aucune douleur, qu'elle devient rarement nuisible pour l'autre vessie, celle qui reçoit l'urine, à moins qu'elle ne s'y accumule en grande quantité et qu'elle ne soit d'une nature maligne; ordinairement elle agit avec mesure et sans douleur sur sa substance. Ajoutons encore cette raison : L'aliment, devant se transformer

---

[1] Voy. pour l'examen de cette question compliquée, les *Dissertations sur l'anatomie et sur la physiologie*.

dans les cavités de l'estomac et des intestins en la substance propre à l'animal, il était raisonnable que leur tunique fût très-épaisse. Car une tunique semblable altère, échauffe, transforme bien mieux qu'une tunique mince et froide. Aussi les personnes dont tout l'estomac a naturellement très-peu d'épaisseur, cuisent-elles plus mal les aliments que celles dont l'estomac est charnu (cf. IV, VIII). Au contraire les organes excrétoires ne devaient rien digérer; aussi sont-ils, avec raison, minces. Il n'était donc pas possible de donner deux tuniques à des corps minces.

Dans l'estomac, les deux tuniques ont été construites en vue de trois utilités : la diversité des fonctions, la résistance aux lésions, et l'épaisseur. Ainsi la nature de la substance même est différente dans les vessies et dans les organes de la coction : membraneuse, dure, presque dépourvue de sang et froide dans les vessies, elle est charnue et pleine de chaleur dans ces organes. Les vessies, destinées à se distendre et à se contracter excessivement, exigeaient une conformation analogue à leur action; ces organes avaient besoin, pour cuire les aliments, d'une plus grande chaleur. Ainsi la dureté a été donnée aux vessies pour résister aux lésions et venir en aide à leur peu d'épaisseur, et l'épaisseur a été répartie aux organes de la coction pour protéger leur substance molle.

CHAPITRE XIII. — Les conduits des excréments doivent être de la même substance que les réservoirs qui contiennent ces mêmes excréments. — Art admirable du Créateur dans l'insertion du canal cholédoque au duodénum, et des uretères à la vessie.

Ainsi dans toutes ces dispositions la nature s'est montrée parfaitement juste. Qu'elle ait fait preuve de la même justice en formant les uretères d'une substance analogue à celle de la grande vessie de l'urine et les conduits de la bile de la même substance que la vésicule biliaire, c'est un fait évident pour tous. Il ne fallait pas, en effet, que les réservoirs des excréments fussent d'une substance et les conduits d'une autre; cette substance devait être la même et tolérer également les [mêmes] excréments.

Le mode d'insertion des uretères dans la vessie, et du canal cholédoque dans l'intestin, est au-dessus de toute admiration. Les uretères s'insinuent d'abord obliquement dans la vessie (*vessie urinaire*), pénètrent toujours obliquement et après un long trajet jusqu'à la cavité de la vessie, en détachant comme une certaine membrane interne (*muqueuse?*) de l'organe, qui se renverse et s'ouvre pour l'introduction des fluides, et qui le reste du temps retombe, se contracte et ferme si exactement le conduit qu'il est impossible, non-seulement aux fluides, mais à l'air lui-même de retourner en arrière [1]. Ce fait se manifeste surtout dans les vessies gonflées et remplies d'air, dont le col est exactement serré par un lien. On voit que tout l'air intérieur demeure retenu et renfermé même quand on comprime fortement la vessie à l'extérieur. Car si le flux des liquides qui entrent repousse cette membrane en dedans, la pression des liquides intérieurs la resserre et la contracte du côté du conduit. Que ce soit là pour vous la preuve de la prévoyance du Créateur à l'égard des animaux et de son habileté supérieure. C'est ainsi que tous les organes de nutrition ont été ordonnés d'une manière admirable. En effet, les médecins ont l'habitude de compter comme organes de nutrition les réservoirs des excrétions aussi bien que les autres organes; en conséquence ils appellent les deux vessies et les gros intestins *organes de nutrition*.

Chapitre xiv. — Énumération des muscles de l'anus et de l'abdomen. — Du rapport admirable qui existe entre la direction de leurs fibres et les fonctions qu'ils ont à remplir. — Le nombre des muscles de l'abdomen est réglé par la symétrie des deux côtés du corps, et comme il n'y a que quatre directions possibles de fibres, il ne pouvait y avoir que quatre muscles de chaque côté; ce nombre suffit du reste pour accomplir toutes les fonctions dévolues aux muscles de cette région. — Ce nombre ne peut être ni augmenté ni diminué. — Suppositions qui le prouvent.

Le sujet nous amène à parler maintenant des muscles créés en vue des excréments; eux aussi sont jusqu'à un certain point des organes de la nutrition. A la tête, et au premier rang de ces organes

[1] On trouvera d'une part dans la *Dissertation sur l'anatomie* des extraits du *Manuel des dissections* sur le mode d'insertion des uretères dans la vessie, et d'une autre part dans le traité *Des facultés naturelles*, I, xiii, une longue discussion contre Asclépiade, qui prétendait (ne voyant pas les orifices vésicaux des uretères) que l'urine arrivait par transsudation à la vessie; ce médecin professait une opinion analogue au sujet du canal cholédoque.

sont ceux qui cuisent les aliments et qui en distribuent les parties utiles; au second rang ceux qui purifient les aliments, et ceux qui conduisent et reçoivent les excréments. On peut mettre au troisième rang des organes de la nutrition ceux qui servent à leur écoulement; ces derniers se divisent en deux espèces : les uns empêchent leur sortie intempestive, les autres la précipitent quand le temps est venu. Les muscles qui constituent le siége (ἕδρα) préviennent une expulsion intempestive; tous ceux de l'abdomen la hâtent au moment convenable.

L'un des muscles de l'anus (*sphincter interne*), impair, enveloppe transversalement cette partie pour fermer le rectum (ἀπευθυσμένον ἔντερον) d'une manière exacte et sûre. A son extrémité inférieure se trouve un corps transversal d'une nature intermédiaire entre celle du muscle et celle de la peau (*sphincter externe*), et formée de ces deux substances, comme est l'extrémité des lèvres. Ce corps a un usage semblable à celui d'un muscle, à cette exception près qu'il est inférieur pour la force et la vigueur de l'action à un véritable muscle. Les deux autres muscles, ceux qui sont obliques (*releveurs de l'anus*), relèvent l'anus, étant placés aux deux côtés et à la partie supérieure du muscle rond (c'est-à-dire *circulaire*, *sphincter interne*). Ils servent, lorsque l'anus par suite de grands efforts s'est complétement retourné, à le ramener aussitôt en haut. Lorsque ces muscles viennent à être paralysés ou à perdre de leur force, l'anus est relevé difficilement et avec peine, et peut même demeurer complétement renversé, exigeant l'aide des mains pour reprendre sa place. Tel est le nombre, la nature et l'utilité des muscles de l'anus servant aux usages susdits.

Des huit muscles de l'épigastre (*abdomen*), les deux muscles étendus en droite ligne suivant la longueur de l'animal (*grands droits de l'abdomen et pyramidaux réunis*), s'étendent du sternum aux os du pubis, occupant surtout la région moyenne de l'abdomen. — Deux autres muscles transversaux (*transverses de l'abdomen*) formant des angles droits avec les précédents recouvrent tout le péritoine. — Des quatre autres muscles obliques, deux (*petits obliques ou obliques internes*) ont leurs fibres étendues, des hypocondres aux os iliaques, les deux autres (*grands obliques, ou obliques externes*), coupant ceux-ci en forme de X, s'étendent des côtes à l'hypogastre.

L'office commun de tous ces muscles est, après avoir tendu leurs fibres, de se rétracter sur eux-mêmes. Il résulte de cette action, quant à l'anus, que l'orifice inférieur du gros intestin se ferme exactement, et quant à l'épigastre, que toutes les parties sous-jacentes étant comprimées, sont refoulées en dedans. L'anus venant à se fermer, il s'ensuit nécessairement qu'aucun excrément poussé en avant par l'action des intestins ne sort intempestivement, tandis que la compression de l'abdomen (τὰ κατὰ τὴν γαστέρα) est suivie du relâchement de l'anus qui donne passage au contenu des gros intestins.

Il faut ici admirer l'habileté de la nature dans la création de chaque espèce de muscles. Pour fermer l'ouverture terminale du gros intestin, elle a créé transversales les fibres du muscle établi en cet endroit. De telles fibres, avons-nous dit précédemment (IV, VIII, et XVII; cf. V, XI et XII, et XIV, XIV) à propos de l'estomac, de l'intestin de l'utérus et des vessies, sont éminemment propres à fermer les orifices des organes. D'un autre côté, pour opérer la dépression vigoureuse des parties sous-jacentes refoulées par les muscles superposés comme par des mains, elle a fixé en cet endroit les muscles droits sur les muscles transverses, et les muscles obliques les uns sur les autres et se coupant à angle droit. C'est ainsi que nous-mêmes, si nous voulons repousser fortement et comprimer un corps, nous le saisissons de nos mains enlacées et opposées l'une à l'autre (voy. note 1, p. 374). Telle a été la sage prévoyance de la nature dans le calcul du nombre de chacune des espèces de muscles. Nous venons de l'indiquer pour ceux de l'anus, nous allons parler de ceux de l'épigastre.

Si l'action des organes dépend de la direction des fibres, et si cette direction est quadruple, droite, transversale et oblique en deux sens [l'une de gauche à droite, l'autre de droite à gauche], il est constant que les quatre muscles ci-dessus énoncés représentent toutes les directions des fibres. Le corps étant double, c'est-à-dire étant composé de deux parties exactement semblables à droite et à gauche, il y a quatre muscles de chaque côté et par conséquent en tout huit, égaux en grandeur et en nombre, offrant une direction identique de fibres, en sorte que les uns ne sont supérieurs ni inférieurs aux autres en aucun point. Les muscles droits (*grands droits*) qui s'étendent en longueur et qui procèdent en haut des deux côtés du cartilage xiphoïde (τοῦ ξιφοειδοῦς χόνδρου) descendent jusqu'aux os du pubis, en se touchant l'un l'autre, munis de fibres droites étendues également de haut en bas; ils sont exactement semblables l'un à l'autre, non-seulement en longueur, mais aussi en largeur et en épaisseur. Placés sous ces derniers, les muscles transverses (*transverses de l'abdomen*) occupant, l'un toute la partie droite, l'autre toute la partie gauche du péritoine, égaux eux aussi et semblables en tout l'un à l'autre, sont placés sous la face postérieure des deux muscles susnommés par leur partie tendineuse (*bord antérieur*), sous les autres (*obliques internes et externes*), par leur partie charnue. Ceux-ci de leur côté, superposés sur les précédents, se portent, par ce qu'on appelle des *aponévroses*, aux muscles droits qui occupent la région moyenne. Aucune différence n'existe entre les muscles de droite et ceux de gauche; ils sont absolument égaux et semblables eu égard à leurs fibres, les uns remontant des os iliaques à l'hypocondre (*obliques internes*), chacun d'eux se dirigeant isolément en haut, les autres descendant des côtes à la partie antérieure (*obliques externes*)[1].

Les directions des fibres se réduisant toutes à quatre, il existe avec raison autant de muscles de part et d'autre. Il ne nous est même pas possible d'imaginer l'adjonction d'un autre muscle; en effet, il sera ou droit, ou transversal, ou oblique, par conséquent superflu. Nous ne pouvons pas non plus les supposer moins nombreux sans qu'il en résulte un grave inconvénient. Retranchez un des muscles transversaux, la tension des muscles droits privés d'antagonisme exerce sur les régions inférieures une compression inégale et irrégulière, de façon à tout refouler du côté des fausses côtes et des os iliaques. Imaginez l'absence d'un des muscles droits, en conservant les muscles transverses, tout ce qui se trouve entre les os iliaques et les fausses côtes est refoulé vers le milieu de l'abdomen. Enlevez ceux que vous voulez des muscles obliques, ceux qui restent dépriment les parties sous-jacentes vers l'endroit où les autres manquent. Ce n'est donc pas de cette façon mais d'une manière complètement égale de tous les côtés que doit

[1] On trouvera dans la *Dissertation sur l'anatomie* la description des muscles de l'anus et de l'abdomen chez le magot.

s'opérer la compression. Il en résulte évidemment que c'est à dessein et en vue du mieux que le nombre des muscles n'est pas inférieur à huit. Nous avons montré qu'il ne devait pas non plus être dépassé. Le nombre de ces huit muscles de l'épigastre et aussi celui des muscles de l'anus n'est donc ni inférieur, ni supérieur à celui qu'exigeait l'utilité, mais rigoureusement juste.

Chapitre xv. — Comme la pression égale que les muscles de l'abdomen exercent sur les matières contenues dans le canal intestinal pressait ces matières aussi bien en haut qu'en bas, la nature a imaginé le diaphragme pour déterminer la sortie par le bas, de sorte que ce muscle sert à la fois à la respiration, et à l'expulsion des excréments. — Galien compare l'action simultanée de ce muscle et de ceux de l'abdomen à deux mains superposées et pressant un objet qui peut s'échapper ou couler. — Le diaphragme trouve un auxiliaire puissant dans l'action des muscles intercostaux. — D'un autre côté les muscles du larynx servent à empêcher la sortie trop abondante de l'air pendant l'acte de la défécation. — Combien il faut admirer la nature qui sait se servir des mêmes organes pour plusieurs fins.

Il me suffit de ces considérations pour démontrer l'art de la nature, si vous ne les trouvez pas suffisantes, je vous convaincrai peut-être par les observations suivantes : L'action des muscles, comme nous l'avons vu, s'exerçant d'une manière égale sur toutes les parties de l'abdomen, par la raison que ces muscles, comprimant également de tous les côtés, repoussent violemment le contenu vers les lieux qui cèdent. Deux ouvertures existant, l'une supérieure à l'œsophage (στόμαχος), l'autre inférieure au rectum, à l'extrémité duquel se trouve ce que nous avons appelé plus haut le *siége* (ἕδρα), il était, certes, préférable que tous les excréments fussent évacués par l'ouverture inférieure. La structure des huit muscles de l'abdomen n'est pas suffisante pour déterminer ce trajet, attendu que la compression qu'ils exercent ne porte pas plus du côté de l'anus que du côté de l'orifice de l'estomac. En effet, la compression égale, pratiquée sur toutes les parties de l'abdomen, devait pousser également dans les deux sens toutes les matières contenues dans les parties comprimées, si la nature n'avait imaginé quelque ingénieux moyen pour leur faire suivre le trajet inférieur et les détourner du canal supérieur. Quel est ce moyen? par quel organe est-il mis en jeu? C'est ce que comprendra seulement tout lecteur d'un esprit attentif.

Il existe un muscle, grand, circulaire, appelé avec raison *diaphragme* (διάφραγμα, *séparation*), qui sépare les conduits de l'alimentation des organes respiratoires. Fixé au-dessus des premiers, il est placé sous les seconds. Outre son utilité naturelle comme cloison, et son utilité plus grande encore comme concourant à la respiration (cf. VII, xx), il en offre une autre que nous allons décrire. Sa partie supérieure prend naissance au bas des derniers cartilages du sternum, à l'endroit où s'attachent les extrémités des *muscles droits* de l'abdomen; descendant à droite et à gauche en longeant les extrémités des fausses côtes inférieures, il devient très-oblique à sa partie postérieure et inférieure. Tel est le moyen trouvé par la nature pour que dans la forte compression générale exercée également par les muscles, toutes les matières soient chassées non vers l'œsophage (στόμαχος), mais vers l'anus.

Supposez, en effet, deux mains (Cf. IV, ix, p. 299) appuyées l'une contre l'autre au poignet, s'écartant toujours de plus en plus jusqu'au bout des doigts. Mettez dans la main inférieure une éponge, un morceau de pâte ou un autre corps d'une nature telle que la main supérieure se rapprochant et le pressant, il s'échappe sans peine. Songez que, pour conserver l'analogie dans ma comparaison, la main inférieure représente le diaphragme, et la main superposée tous les muscles de l'abdomen, le grand doigt du milieu figurant les muscles droits, et les doigts voisins de chaque côté les autres muscles[1]. Figurez-vous ensuite que l'action compressive des muscles abdominaux reproduit celle des doigts embrassant et serrant la pâte. Que résultera-t-il de cette action? N'est-ce pas que les matières seront précipitées en bas, étant refoulées comme par deux mains unies au poignet et s'écartant de plus en plus vers la partie inférieure? Si donc, quand les mains se rapprochent et compriment les corps placés entre elles, ceux-ci s'échap-

[1] L'extrémité des doigts par où les mains s'écartent le plus, représente l'anus. Si Galien a fait cette comparaison en supposant l'animal couché sur le dos, il a pu dire avec une certaine vérité que le diaphragme, vu son obliquité, était représenté par la main inférieure; mais si l'animal est droit il fallait supposer les mains non pas dans une position horizontale, mais dans une position oblique de telle sorte que l'une des mains fût à la fois inférieure et postérieure, et l'autre supérieure et antérieure.

pent tous par leurs extrémités distantes l'une de l'autre, n'est-il pas évident pour les matières [contenues dans l'abdomen] qu'elles seront toutes précipitées vers le bas [par l'action simultanée des huit muscles et du diaphragme]? De ce côté, en effet, les muscles abdominaux sont le plus éloignés du *centre phrénique* (car φρένες est aussi le nom du diaphragme), tandis que du côté opposé ils s'appuient sur lui, le touchent, les muscles longs, au bas du sternum, tous les autres muscles a droite et à gauche.

Sont-ce là les seules dispositions admirables de la nature pour l'expulsion des excréments, et n'a-t-elle pas négligé ou omis quelque détail, si petit qu'il soit? Mais la nature a droit à notre admiration absolue, attendu qu'en disposant si bien les grandes fonctions, elle ne néglige pas de corriger les conséquences nuisibles inévitables. C'est ainsi que ne se bornant pas à créer les huit muscles abdominaux capables de comprimer exactement toutes les matières et de les refouler intérieurement, elle a établi au-dessus d'eux et obliquement le diaphragme pour éviter tout retour de ces matières dans l'œsophage, et que de plus encore elle a disposé comme auxiliaires du diaphragme les muscles dits *intercostaux*. En effet, le diaphragme, muscle unique, aurait été mis très-facilement en mouvement par les huit muscles abdominaux grands et nombreux; et rejeté ainsi dans la cavité thoracique, il eût perdu de sa force de compression. Afin donc de prévenir cet inconvénient, la nature a disposé de telle façon tous les muscles des côtes thoraciques qu'ils sont capables d'être tendus et de resserrer de dehors en dedans le thorax, en sorte que toute la cavité supérieure (*la poitrine, le ventre supérieur*) étant pressée de toutes parts, le diaphragme demeure ferme à sa place, n'en trouvant pas une ailleurs où il puisse être reçu.

D'un autre côté, si l'animal tend tous les muscles du thorax et de l'abdomen, et qu'il tienne ouvert son larynx, il en résulte que l'air s'échappera par cet endroit, et qu'ainsi la fonction de la défécation sera troublée. La nature donc, pour que l'animal restât sans respirer [pendant cet acte], a établi autour du larynx certains muscles assez nombreux destinés les uns à le fermer, les autres à l'ouvrir. Quand nous traiterons des parties du cou (VII, XI-XII) nous dirons quels sont ces muscles, comment ils effectuent la double action dont nous parlions. De même quand nous arriverons au thorax (VII, xx), il sera question des muscles *intercostaux*. Pour le moment, il suffit de reconnaître que jamais la nature ne néglige rien en quoi que ce soit, car elle sait, elle prévoit les conséquences nécessaires et accessoires de l'existence des dispositions prises en vue d'un but déterminé, et y apporte d'avance tous les redressements. L'abondance des ressources qu'elle déploie dans la structure de l'appareil dont il s'agit est une preuve de son admirable habileté.

Ainsi le diaphragme étant créé pour une autre fin (cf. VII, xxi, et XIII, v), elle l'utilise, par suite de sa position oblique, pour l'expulsion des excréments; de même les muscles du larynx et du thorax (cf. VII, x, xi, xx), destinés à d'autres fonctions capitales, elles les fait servir encore au même but. En sens inverse, elle établit les muscles abdominaux à la fois comme protection et enveloppe des parties inférieures, et comme organes d'expulsion des excréments; néanmoins elle en use aussi pour aider à l'exsufflation, à la production de la voix, et même encore à l'enfantement, et à ce que Praxagore appelle habituellement la *rétention du souffle* [1]. Nous enseignerons en temps convenable comment s'exécute chacune de ces actions.

Chapitre xvi. — Différences qui existent entre le muscle qui ferme le rectum et celui qui ferme la vessie (voy. pour ces muscles difficiles à déterminer la *Dissertation sur l'anatomie de Galien*). — Des usages particuliers du muscle de la vessie. — De la courbure du canal de l'urètre chez l'homme et chez la femme.

Quant à l'expulsion des excréments, sujet du présent livre, nous venons d'expliquer comment s'opère celle des solides; c'est maintenant le lieu de parler du superflu des boissons, que nous appelons *urine*. Nous avons montré ailleurs (*De la dissection des muscles*, chap. xxviii), que le muscle transverse de l'anus n'est

[1] Dans les notes du Ier vol. des *Œuvres* d'Oribase (p. 636-7), M. Bussemaker et moi avons donné l'explication de cette expression : *rétention du souffle*. Seulement ce passage du traité de l'*Utilité des parties* nous avait échappé ; cependant il mérite d'être noté, car il semble en résulter que c'est Praxagore qui est l'inventeur de cette expression laquelle désigne *la rétention de la respiration lorsqu'on tend et qu'on contracte à la fois tous les muscles de la poitrine*, rétention dont il y avait trois espèces ou variétés (voy. la note précitée).

pas disposé de la même façon que le muscle du col de la vessie; le premier est destiné seulement à fermer le conduit, et le second a pour but d'abord de pousser en avant son contenu en se contractant sur ce contenu, ensuite de servir de couvercle. Je vais expliquer l'avantage de cette structure. La vessie, outre qu'elle a un canal étroit, présente des fibres de toute espèce, comme l'estomac et l'utérus. Ces viscères, en se contractant sur leur contenu, ferment leurs orifices. Il en est de même de la vessie. Cette propriété ne se trouve pas dans les intestins, pourvus de fibres transversales, mais aussi d'un canal suffisamment large. Ils avaient donc besoin d'un muscle pour les fermer. Mais la vessie n'a pas besoin de grande assistance, étant capable de se fermer même sans muscle. C'est pour empêcher que l'urine, pénétrant, par suite du resserrement de la vessie, dans le canal si oblique de l'urètre, ne séjournât trop longtemps dans ce canal que la nature l'a revêtu extérieurement d'un muscle composé de fibres transversales (*bulbo-caverneux?*). Ce muscle devait être aussi d'une utilité incessante pour l'occlusion de l'orifice de la vessie. Toutes ces dispositions de la nature paraissent admirables.

Ainsi, pour prévenir tout retour dans les reins de l'urine contenue dans la vessie, la nature insère obliquement les uretères dans ce réservoir pour empêcher une émission continuelle, et munit la vessie de fibres variées, principalement de fibres obliques. En tendant toutes ces fibres, la vessie se contracte sur son contenu, trouvant aide et assistance dans le muscle dont nous parlions tout à l'heure, jusqu'à ce qu'elle soit fatiguée par l'accumulation du liquide. Quand vient le moment de l'expulsion, elle relâche toutes les fibres, à l'exception des transversales qu'elle tend. Elle trouve aussi à ce moment dans les muscles un secours considérable; tandis que celui du canal de l'urètre se relâche à son point de jonction avec la vessie, tous les muscles abdominaux sont fortement tendus de manière à refouler, à comprimer la vessie, et le muscle du col se contractant, presse sur l'urine qu'elle précipite dans le canal. Toute l'urine ne franchirait pas le canal de l'urètre avec la rapidité, la régularité actuelle due à la compression des muscles de la vessie et de l'abdomen, si la nature n'avait donné ce muscle (*bulbo-caverneux*) pour ceinture extérieure à l'urètre qui a une direction si oblique. L'urine est-elle évacuée, s'il en est rendu encore goutte à goutte, surtout quand elle est mordante, cela est dû à l'action, non pas d'un des organes supérieurs, mais à celle de ce muscle seul. La première utilité de ce muscle consiste donc à ne pas laisser d'urine dans le canal, la seconde à aider à l'occlusion de l'orifice de la vessie, la troisième à hâter la sortie de l'urine.

Parmi les dispositions secondaires qui dépendent nécessairement de dispositions prises dans un but déterminé, se trouve l'obliquité du col de la vessie et de tout le conduit urinaire. En effet, situé derrière le pubis, au devant du rectum et de l'os appelé sacrum, chez la femme, au-devant du col de l'utérus, il descend dans toute cette région, suivant la longueur de l'animal, jusqu'à ce qu'il fasse saillie hors des os. De là il remonte le long du périnée jusqu'à la naissance de la verge au travers de laquelle il descend. Il est évident qu'il suit une marche très-oblique, et qu'il ressemble beaucoup pour la forme à l'S des Romains [1]. L'urine n'eût pu parcourir rapidement ce trajet sinueux si elle eût été poussée seulement par la compression qui s'opère de haut en bas, et si elle n'eût trouvé là un secours tout préparé. Chez la femme l'urètre ne se recourbe qu'une fois dans le col même de la vessie; chez l'homme où le pénis fait extérieurement suite au col de la vessie, le canal forme une seconde courbure. On voit (et c'est une conséquence nécessaire) que l'obliquité de l'urètre est plus grande chez l'homme, et moindre chez la femme. Afin que l'urine ne puisse s'arrêter dans l'urètre, ce canal est revêtu extérieurement d'un muscle composé de fibres transversales (*bulbo-caverneux*) qui de la vessie précipite l'urine jusqu'à l'extrémité du pénis.

---

[1] C'est en raison de cette courbure qu'Érasistrate (Galien, *Introd. seu medicus*, t. XIV, p. 751 et 788) avait inventé la sonde en S remise en faveur ou plutôt inventée de nouveau par J. L. Petit. L'usage de cette sonde paraît avoir été assez répandue dans l'antiquité, car Rufus (*Du nom des parties du corps*, p. 68, l. 1-2, éd. de Clinch) compare la clavicule à une sonde d'homme. — Voy. en une représentation dans *Illustr. di tutti gli strumenti chirurgici scavati in Ercoleno e in Pompei*, dal caval. B. Vulpes, Napoli, 1847, 4°; pl. III, fig. 1. — On trouvera du reste l'histoire des sondes dans les notes de notre IIIe vol. des œuvres d'Oribase. — Voy. aussi la *Dissertation sur l'anatomie*.

LIVRE SIXIEME.

DES ORGANES RESPIRATOIRES.

Chapitre premier. — Ce livre comprendra, outre les viscères thoraciques proprement dits, la suite de la description de l'œsophage et de la veine cave.

Dans les deux livres précédents, nous avons exposé l'économie des organes établis par la nature pour distribuer les aliments, et nous avons conduit la veine cave jusqu'au diaphragme.

Ce qui vient après[1] nous a paru devoir être mieux placé dans l'exposition des organes contenus dans le thorax; nous en avons donc ajourné l'explication au présent livre. Pour le canal (στόμαχος) de l'estomac (κοιλίας) qu'on appelle *œsophage*, nous en avons déjà traité en partie précédemment; mais le trajet qu'il parcourt dans le thorax, le soin extrême apporté à sa conformation par la nature, qui s'est montrée si exempte de toute négligence, de toute superfluité, de toute inutilité que l'esprit ne peut concevoir une autre structure meilleure, voilà des questions qu'il nous a paru nécessaire de réserver pour l'exposition actuelle. Nos développements à cet égard auraient absolument manqué de clarté, si l'on n'avait connu toutes les parties du thorax. Aussi ne donnerons-nous pas ces développements tout d'abord, mais nous commencerons par présener sur la structure du thorax autant de détails qu'il est nécessaire, et dans une mesure telle que si on les ignore, notre explication sera très-obscure, et qu'elle deviendra très-claire, si on les connaît.

Chapitre II. — Définition du thorax. — Galien ne se propose de parler, ni de la façon dont s'accomplit la respiration, ni de l'utilité de cette fonction, mais seulement de l'utilité des parties contenues dans le thorax en prenant pour point de départ l'utilité supposée connue de la respiration (*la réfrigération du cœur*). — Inconvénients et dangers qui résulteraient de l'absence d'un réservoir d'air entre le cœur et la trachée-artère. — Situation du cœur.

Les médecins ont coutume d'appeler *thorax*, toute cette cavité circonscrite à droite et à gauche par les côtes, arrivant à la partie

---

[1] C'est-à-dire le trajet de la veine cave et de l'œsophage dans le thorax, à partir du diaphragme.

antérieure jusqu'au sternum et au diaphragme ; et à sa partie postérieure, descendant par une courbe vers l'épine dorsale. Sa capacité intérieure est clairement indiquée par son contour extérieur, car la dimension interne est, peu s'en faut, égale à la grandeur apparente du thorax ; il suffit de retrancher, et la différence est légère, l'espace occupé par les côtes dont le corps est tout à fait mince. Cette cavité ne renferme que le cœur chez les poissons, race conséquemment privée de voix, car elle manque d'un des organes nécessaires à la production de la voix, le poumon[1]. Les animaux qui tour à tour tirent de l'atmosphère et lui renvoient par la bouche les matériaux de la respiration, ont tous la cavité de la poitrine remplie par le poumon, à la fois organe de la voix et de la respiration.

Le principe de son mouvement réside dans le thorax, comme nous l'avons montré dans notre traité *Sur la respiration*[2]. Quant à la part d'action qu'il a dans la production de la voix, elle a été indiquée dans notre ouvrage *Sur la voix*.

Maintenant je me propose, non d'expliquer les fonctions, mais d'exposer la structure des organes. Ne croyez donc pas que je vais expliquer en vue de quoi nous respirons. Cette question, ayant été traitée ailleurs[3], et servant de base à mon raisonnement, je

---

[1] On sait que les poumons proprement dits n'existent que dans les trois premières classes des vertébrés (*mammifères, oiseaux et reptiles*). Les oiseaux ont, outre les poumons, des cellules aériennes qui sont, pour ainsi dire, des poumons accessoires, et parmi les reptiles, quelques genres de l'ordre des batraciens ont, *à la fois*, des poumons et des branchies ; mais les poissons n'ont que des branchies. Voy. Cuvier, *Anat. comp.*, 2e édit., t. VII, p. 19 et 172. Cf. Aristote, *Hist. anim.*, II, XV, 4, qui refuse absolument (mais on ne saurait lui en faire un reproche) les poumons à tout animal pourvu de branchies.

[2] Galien renvoie ici à son traité *Des causes de la respiration*, en deux livres, traité qui, malheureusement, n'est pas arrivé jusqu'à nous, et dont il ne reste qu'un fragment cité par Galien lui-même, dans son ouvrage *Sur les dogmes d'Hippocrate et de Platon* (II, IV). Nous avons également perdu le traité en quatre livres *Sur la voix*, mentionné deux lignes plus bas, ou du moins il n'en reste que d'assez longs fragments dans un livre inédit d'Oribase, fragments que nous ferons connaître dans notre *Appendice* et dans la *Dissert. sur la physiologie*.

[3] *De l'utilité de la respiration*, ouvrage que nous possédons encore et dont on trouvera une analyse et des extraits dans la *Dissertation sur la physiologie de Galien*.

retrace maintenant l'utilité des parties du cœur, du poumon et de tout le thorax. De plus, comme je l'ai dit, je vais exposer la situation de l'œsophage et de la veine cave [dans le thorax].

La respiration chez les animaux, avons-nous vu[1], existe dans l'intérêt du cœur, lequel a besoin de la substance de l'air, et brûlé de chaleur, désire bien plus encore la fraîcheur qu'il lui procure. Pénétrant avec sa vertu frigorifique, l'air rafraîchit le cœur; il en sort, entraînant avec lui des particules effervescentes, et comme brûlées et fuligineuses. C'est pour cela que le cœur a un double mouvement dépendant de parties qui agissent en sens contraire, car il attire en se dilatant, et en se contractant il se vide. Considérez tout d'abord, à ce propos, la prévoyance de la nature. Comme il était avantageux à l'homme de posséder la voix, et que le son, pour être formé, a nécessairement besoin de l'air, elle a employé à le produire tout l'air qui autrement eût été expiré sans profit ni utilité. Quant aux organes de la voix, au jeu de ces organes, ce sont des questions développées dans nos *Commentaires sur la voix* (voy. p. 380, note 2). Ici, nous rappellerons seulement dans le courant du livre, ce qui est nécessaire à notre sujet.

C'est le lieu maintenant de louer la nature : en effet, elle n'a pas chargé le cœur d'aspirer l'air immédiatement par le pharynx[2]; mais entre ces deux organes, elle a établi le poumon, comme un réservoir de l'air, capable de remplir à la fois les deux fonctions. Si le cœur, en se dilatant, eût attiré l'air du pharynx et le lui eût bientôt renvoyé en se contractant, la concordance eût été nécessaire entre le rhythme de la respiration et le battement (σφυγμός) du cœur; il en résultait pour l'animal, de nombreux et graves inconvénients qui mettaient en danger, non pas seulement le bien-être de la vie, mais la vie même. En effet, l'interruption fréquente de la voix, suite d'une pareille conformation, ne serait pas une médiocre atteinte à ce qui fait le charme de la vie; d'un autre côté, l'impossibilité, soit de se plonger dans l'eau de peur d'être suffoqué, soit de retenir un instant sa respiration pour traverser la

---

[1] Dans le traité *De l'utilité de la respiration* (voy. note précédente).

[2] Galien prend tantôt le mot *pharynx* dans le sens de vestibule commun des voies aériennes et respiratoires, tantôt comme synonyme de *larynx*. Voy. du reste la *Dissertation sur les termes anatomiques*.

fumée, la poussière, un air malsain, empoisonné, corrompu par des miasmes qui s'exhalent de corps putréfiés, ou par d'autres causes, attaquerait bientôt la vie dans son principe et détruirait complétement l'animal. Mais c'est du poumon et non pas du pharynx, ni du dehors immédiatement que le cœur attire l'air, bientôt renvoyé à ce même poumon ; et cette disposition nous permet, tantôt d'user longtemps de la voix, tantôt de nous abstenir complétement de respirer, sans nuire en rien à la fonction du cœur. Si, par le pharynx, le cœur eût aspiré sans intermédiaire l'air du dehors, et l'eût également expiré au dehors, il en résultait nécessairement l'un ou l'autre de ces deux dangers, ou de respirer malencontreusement un air pernicieux, ou d'être suffoqué sur-le-champ, faute de respirer. C'est pourquoi la nature n'a pas chargé le cœur seul de la fonction respiratoire, elle l'a enveloppé du poumon et du thorax, qui sont chargés de lui fournir l'air en même temps qu'ils doivent produire voix. De plus, le cœur est environné d'une part par le poumon, qui sera pour lui comme un coussin élastique mollet, selon l'expression de Platon [1], de l'autre par le thorax, qui forme une robuste ceinture protectrice, non-seulement du cœur, mais aussi du poumon.

La nature a établi le cœur au centre même de la cavité thoracique, place très-favorable à sa sécurité, et qui lui procure, de la

---

[1] Voici le passage de Platon (*Timée*, p. 70 c.), auquel Galien fait allusion : « En vue des palpitations violentes du cœur (πηδήσει τῆς καρδίας) qui se manifestent dans l'attente du danger et dans la surexcitation de l'âme énergique, les Dieux (sachant d'avance que tout ce gonflement causé par les passions devait se produire par le feu), pour porter secours au cœur, imaginèrent la *forme* du poumon, d'une part, molle et exsangue, de l'autre, percée à l'intérieur d'une multitude de trous comme une éponge; ils y implantèrent le cœur afin que, le poumon en le refroidissant par l'admission de l'air et de la boisson (voy. mon édit. des *Frag. du comment. de Galien sur le Timée*, note 53, p. 48, et la *Dissert. sur la physiol. de Galien*), permette l'aspiration de l'air (ἀναπνοήν) et procure du soulagement dans la chaleur brûlante. C'est pourquoi ils distribuèrent dans le poumon les conduits de l'*artère* (la *trachée artère*) et ils étendirent le poumon autour du cœur comme un coussin mollet (ἄγμα μαλακόν, vulg.; ἅλμα μ. Galien; μάλαγμα, Hermann, dans son édit de Platon; *Collect. Teubner*, t. IV, p. 25), afin que le cœur, lorsque l'âme énergique est fortement agitée en lui, frappant contre un corps qui cède et qui rafraîchit, en éprouve moins de souffrance, et puisse mieux obéir à la raison unie à l'âme énergique. »

part de tout le poumon, une égale répartition du froid. Le vulgaire croit que le cœur n'occupe pas exactement la position centrale, mais qu'il incline davantage du côté gauche; cette opinion erronée vient de ce qu'on voit battre le cœur (σφύγμος) sous la mamelle gauche, où se trouve le ventricule, origine de toutes les artères[1]; mais, à sa droite se trouve un autre ventricule tourné

[1] On a beaucoup disputé sur la position du cœur; mais toutes ces disputes tiennent, soit à un malentendu, soit à cette circonstance qui se représente à chaque instant dans l'histoire de l'anatomie, qu'on a voulu rapporter à l'homme les particularités de l'histoire des animaux. Voyons d'abord ce que l'observation moderne nous apprend sur cette question : « La situation du cœur des mammifères est peut-être la circonstance par laquelle il s'éloigne le plus souvent de celui de l'homme, ce qui tient à la marche horizontale de la plupart de ces animaux. Sa position est généralement moins oblique et plus directe d'avant en arrière. Dans les orangs, il présente encore cette obliquité d'une manière marquée, et il touche au diaphragme par une aussi grande étendue que chez l'homme. Dans les autres singes, il ne répond à ce muscle que par sa pointe, qui conserve un peu d'obliquité à gauche; et, dans la très-grande partie des autres mammifères, cette pointe n'atteint même pas jusqu'à ce muscle; elle vient se poser, ainsi qu'une portion de la face inférieure du cœur, sur la partie moyenne du sternum. De sorte que chez ces animaux le cœur est placé sur la ligne médiane du corps [cependant, ajoute le nouvel éditeur, M. Duvernoy, dans une situation plus ou moins oblique d'avant en arrière, de haut en bas et de droite à gauche, voy. p. 279, note 1] et à une certaine distance du diaphragme. Comme dans l'homme, il n'est assujetti dans la poitrine que par les gros vaisseaux et le sac qui le contient. » Cuvier, *Anat. comp.*, 2e éd. t. VI, p. 278. — Suivant Aristote (*Hist. anim.*, II, XVII, init.). et en cela il est d'accord avec Cuvier, le cœur, chez l'homme, dévie sensiblement vers la gauche, tandis que chez les autres animaux il est situé au milieu du thorax. — Dans le traité *Des parties des animaux* (II, IV, p. 258, l. 21, éd. Busem.), il dit : « Le cœur a, dans le thorax, la place la plus noble; il est, en effet, situé vers le milieu, mais plutôt en haut qu'en bas, et plutôt en avant qu'en arrière. » — Dans ses propositions sur la situation du cœur, Galien se montre plus sophiste qu'observateur, et l'on voit évidemment, du reste, qu'il veut rapporter à l'homme ce qui est propre aux animaux. L'opinion du vulgaire, qu'il combat et qui est aussi celle d'Aristote et de tous les modernes, est la seule vraie pour l'homme. Dans le *Manuel des dissections* (VII, VII, init.) il se montre un peu plus exact, surtout pour ce qui regarde les animaux, quand il dit : « Le cœur occupe le milieu entre les cavités droite et gauche du thorax; s'il paraît situé plutôt à gauche qu'à droite, cela tient à deux causes : c'est que le ventricule pneumatique est situé de ce côté, et qu'il se porte surtout à gauche, *car la pointe du cœur n'est pas comme la base, située exactement entre les parties droites et gauches du thorax.* » Ainsi, un plan divisant le thorax en deux moitiés égales, ne couperait pas en même temps le cœur en deux

vers la veine cave et le foie. C'est une preuve que le cœur n'est pas situé en totalité dans le côté gauche, mais qu'il occupe précisément le centre, dans le sens non-seulement de la largeur, mais aussi des deux autres dimensions, profondeur et longueur du thorax. En effet, le cœur est à égale distance des vertèbres, en arrière; du sternum, en avant; il est aussi éloigné des clavicules fixées à la partie supérieure que du diaphragme placé à la partie inférieure (voy. p. 438, note 1). On comprend qu'ainsi établi au centre de la poitrine, selon toutes les dimensions, il attire également l'air de toutes les parties du poumon et qu'il occupe une position parfaitement sûre, étant si éloigné des corps extérieurs qui, pour arriver jusqu'à lui devront pénétrer à travers le thorax.

---

moitiés parfaitement égales, mais laisserait une partie plus considérable à gauche qu'à droite, la base seule serait atteinte sur la ligne médiane; tel est, si je ne me trompe, le sens de la phrase soulignée de Galien. On peut aussi le trouver jusqu'à un certain point dans le passage du traité de l'*Utilité des parties*, qui est le sujet de cette note. C'est de la même façon que, suivant Galien (voy. plus loin, chap. VI, p. 395, note 1), l'œsophage occupe le milieu de la colonne vertébrale.— L'anecdote suivante, que C. Hoffmann (p. 98) tenait de l'illustre Bauhin, montrera mieux que ne sauraient le faire les plus longues discussions, comment encore, au XVIIe siècle, on résolvait les problèmes d'anatomie; cette anecdote nous fournit, en outre, quelques traits de mœurs intéressants à recueillir : « Palpitatione cordis laborabat illustrissimus Ernestus-Fridericus Marchio Badensis, « vocabatque Heidelberga Theophilum Maderum et Lubertum Esthium, qui medico suo aulico, dicto Matthaeo, subsidio essent. Quid fit? Applicabat tonsor, « absentibus medicis omnibus, epithema, et applicabat medio pectori. Princeps « cui persuasum erat id, quod vulgo, increpat tonsorem, qui provocat ad Doc-« torem. Is interrogatus ubi situm esset cor? In medio thorace, respondit. « Commotus princeps jubet interrogare hidelbergenses. Respondit Esthius, in « sinistro latere esse. Ibi commotior ille, jubet Matthaeum facessere ex aula. Is « postridie expostulat cum Esthio, praetensa Galeni auctoritate, omniumque « Anatomicorum. At Esthius, secto in conspectu principis porcello, persuadet, in « sinistro esse. Igitur rata est dimissio. Matthaeus corrogatis aliquot Anatomi-« corum vivorum testimoniis, impetrat iterum gratiam Principis *sed cum multo* « *minore stipendio*. Tum verò nata est Matthaeo enodatio illa scholastica ut « vocat, quæstionum medicarum [voy. ses *Quæst. medicin.*, n° 18, où il donne « un long catalogue des anatomistes qui sont d'accord avec Galien]. Non tamen « quievit etiam Esthius. Primo enim thesibus quibusdam addidit hoc ἐπίμετρον « contra veritatem et αὐτοψίαν esse dictum cor esse in medio thorace. Mox inte-« gras conscripsit theses, principique dicavit, in quibus idipsum agit. »

Chapitre III. — Des usages primitifs et secondaires des médiastins et de la plèvre proprement dite; ces membranes servent d'abord à diviser la poitrine en deux moitiés latérales, puis à maintenir en place et à isoler les diverses parties contenues dans cette cavité, artères, veines, nerfs, œsophage, cœur et poumons. — (Cf. XIII, v et IX sur la protection que ces membranes fournissent aux nerfs du diaphragme et à tout le pneumo-gastrique.)

Tout le thorax est partagé et divisé au milieu par de fortes membranes [*médiastines*] qui descendent de haut en bas dans sa longueur, elles s'insèrent solidement en arrière, aux vertèbres du rachis, en avant, à la partie de l'os (*sternum*) qui occupe le milieu de la poitrine et qui, d'un côté, se termine à son extrémité inférieure par le cartilage appelé *xiphoïde*, situé au niveau de l'orifice de l'estomac (cf. VII, XXI), et d'un autre, forme en haut le moyen d'attache des deux clavicules. Le principal, le plus important usage des membranes est de diviser le thorax en deux cavités, de sorte que si l'une vient à recevoir une grave blessure (comme nous l'exposions dans notre traité *Sur le mouvement du thorax et du poumon* [1]) et perd la faculté de respirer, l'autre ca-

[1] C'est là encore un traité perdu et dont il reste seulement un court fragment en latin (voy. éd. Des Juntes, *Fragm.* f° 27 b). — Dans le *Manuel des dissections* (VII, II), Galien a consacré un chapitre spécial à la plèvre et aux médiastins; en voici le résumé : Il compare la plèvre, pour la substance et pour les usages, au péritoine; elle s'appelle ὑμὴν ὑπεζωκώς (*membrana succingens*), parce qu'elle tapisse à l'intérieur les parois de la poitrine; les uns l'appellent *tunique*, à cause de ses usages, les autres, *membrane* eu égard à sa substance (voy. IV, IX, p. 300 et la note 1; voy. aussi la *Dissert. sur les termes anat.*). C'est d'elle que naissent les cloisons qui séparent la poitrine en plusieurs cavités. Aussi est-elle exactement double (plèvre droite et plèvre gauche), et non pas unique comme le péritoine. Pour bien étudier les deux plèvres, on coupe le sternum sur la ligne médiane, et on sépare les deux sacs pleuraux jusqu'au rachis. Cette opération est encore plus facile quand on a relevé sur les côtés les deux moitiés du sternum; par ce procédé, on découvre aussi le péricarde uni au sternum par le sommet et par les parties qui sont situées de chaque côté du sommet; il faut tâcher de ne pas ouvrir le péricarde, bien que cela n'ait pas un bien grand inconvénient, si les cloisons du thorax restent intactes. — Voici comment Galien décrit le trajet des plèvres; il paraît évident d'après ce passage, qu'il a bien connu les deux feuillets, dont l'un tapisse le poumon et l'autre les côtes; mais il n'a pas fait la distinction, factice du reste, des deux médiastins : « Chacune des deux cloisons est contiguë l'une par rapport à l'autre dans toute son étendue; celle qui est à droite du thorax et celle qui est à gauche revêtent toute la région interne

vité intacte remplit la moitié de la fonction. Aussi l'animal perd-il la moitié de la voix ou de la respiration à l'instant où l'une des cavités de la poitrine est atteinte de blessures pénétrantes; si toutes les deux sont percées, il perd complétement la voix et la respiration.

Telle est la grande utilité que procurent à l'animal les membranes de séparation du thorax, et c'est le but principal de leur création; mais la nature est si ingénieuse, qu'un organe créé pour une fin est encore employé par elle à une autre (cf. par ex. IV, XVII, *init.;* V, XV, *fine*, VIII, VI, *fine*, et VII, *init.;* IX, I, *fine*, et V, *med.;* X, XIV, *fine*, et XV); elle trouve donc dans ces membranes, comme enveloppes et comme ligaments, un moyen de protection pour tous les organes internes du thorax. Ces membranes rattachent à tout le thorax et enveloppent de leurs replis les artères, les veines, les nerfs que renferme cette cavité, l'œsophage et aussi le poumon lui-même tout entier (*plèvre médiastine* et *viscérale*). Leur utilité comme ligaments est égale pour tous les organes précités. En effet, la fixité de la position est également avantageuse à tous ces organes. Comme tuniques et comme enveloppes, leur utilité est inégale et très-diverse. En effet, quelques-uns de ces organes, naturellement doués de force et d'épaisseur, n'ont aucun besoin d'enveloppes, ainsi les artères, le cœur et l'œsophage; d'autres, comme le poumon, n'en ont qu'un médiocre besoin. Quant aux veines répandues dans tout le thorax, surtout la veine cave, elles tirent la plus grande utilité de l'insertion des membranes qui les entourent. Nous nous étions proposé dès le commencement de discourir sur cette veine, mais il nous fallait [pour être en mesure d'achever ce qui la concerne] décrire les parties du thorax, autant qu'il était nécessaire pour connaître le cœur même, sa situation, la division du thorax au moyen des membranes qui, se prolongeant du milieu du sternum au rachis, le séparent en deux moitiés.

---

des côtes et toute la face supérieure du diaphragme qui lui correspond *s'étendant aussi sur le poumon*, comme le péritoine, ainsi que nous l'avons dit, s'étend sur tous les viscères sous-diaphragmatiques. Comme lui, la plèvre enveloppe les vaisseaux, aussi bien les grands vaisseaux qui longent le rachis (*aorte et veine cave*), que ceux qui sont suspendus dans la cavité thoracique; elle entoure aussi l'œsophage, de là, s'étendant jusqu'au sternum, elle est bien double, ainsi que je l'ai avancé plus haut » — Voy. aussi *De la saignée contre les Érasistrat.*, chap. VI.

Chapitre iv. — Des précautions prises par la nature pour protéger la veine cave dans son trajet à travers la poitrine depuis le diaphragme jusqu'au cou (Galien considère la veine cave supérieure comme une continuation directe de la veine cave inférieure, l'oreillette droite n'étant qu'un diverticulum ou un lieu de passage). Outre les enveloppes fournies par la plèvre médiastine, la veine cave est soutenue : 1° par un prolongement du cœur (oreillette droite); 2° par le cinquième lobe du poumon ; 3° et enfin par le thymus. — Galien insiste longuement sur ce cinquième lobe et sur le thymus; c'est au niveau de cette glande que la veine cave se divise en ses deux branches principales, et qu'elle envoie quelques branches collatérales directes : c'est là un nouveau motif de louer l'art inimitable de la nature.

Il était nécessaire que la veine cave, veine qui est d'une si grande utilité pour l'animal, comme nous l'avons montré précédemment (IV, v et xiv), remontât dans le cœur en traversant le diaphragme, et que du cœur elle s'élevât dans la région qu'on appelle *endroit pour égorger* (σφαγή, *fossette sus-sternale, fourchette*), comme nous le montrerons bientôt (page 391). Mais le cœur lui-même, le poumon, le diaphragme, et tout le thorax étant dans une agitation perpétuelle, le trajet de la veine cave, au centre de ce large espace, n'eût pas été sûr si la nature ne l'eût fortifié de quelques appuis extérieurs. Grâce à ces appuis, la veine cave, bien qu'ébranlée continuellement et pour ainsi dire suspendue, oppose de la résistance aux secousses, et l'animal vînt-il à faire une chute violente sur le dos ou sur le sternum, la veine fût-elle frappée par quelque corps extérieur, elle reste intacte et sauve, non moins protégée malgré sa mince tunique, que l'artère (*aorte*) qui est beaucoup plus épaisse.

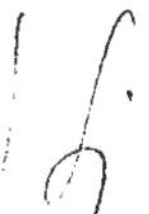

Il faut dire maintenant quels sont les moyens imaginés par la nature pour la préservation de la veine cave : ces moyens communs, non-seulement à toutes les parties de la veine cave, mais encore à ses ramifications, ce sont les tuniques dont nous venons de parler (chap. iii[1]), et dont les points d'attache naissent sur

[1] Pour bien comprendre ce que dit Galien du trajet de la veine cave à travers la poitrine et de ses moyens d'attache, il ne faut pas oublier que dans son système, cette veine est *supérieure* ou ascendante (voy. IV, v, p. 284, note 1), à partir du foie jusqu'à sa division en troncs *brachio-céphaliques;* par conséquent l'oreillette droite n'est qu'une sorte d'ampoule, un diverticulum, une apophyse membraneuse du cœur (voy. plus loin, chap. ix, xi, xv, et *Manuel des*

toute l'étendue de ces ramifications pour les fixer partout aux parties environnantes, et aussi pour donner plus de force à la masse de la tunique; elles accompagnent la veine cave depuis le diaphragme jusqu'à la *fourchette*. Quant aux moyens d'attache four-

---

dissections, VII, IX), qui se rencontre le long de son trajet, dans le but de faire arriver le sang au ventricule droit, d'où il doit aller nourrir le poumon. Il semble, au premier abord, que l'abouchement isolé des deux veines caves (*la supérieure et l'inférieure*) dans l'oreillette, soit un obstacle à cette manière de voir, liée essentiellement, du reste, à la théorie ancienne du cours du sang dans les veines; mais évidemment Galien considérait le canal de ce que nous appelons la veine cave descendante, comme la continuation de celui de la veine cave ascendante à travers la cavité de l'oreillette; de telle sorte que le sang, en partie continuait directement sa marche, et en partie se rendait dans le ventricule droit. — Maintenant quelles sont ces tuniques communes qui servent à fixer la veine cave? Galien l'indique lui-même : ce sont les plèvres. En effet, la portion de la veine cave qui représente pour nous la *veine cave supérieure* dans la partie libre, c'est-à-dire celle qui n'est pas renfermée dans le péricarde, est recouverte à droite et en arrière par le feuillet séreux droit du médiastin. Quant à la portion de la *veine cave inférieure* contenue dans la cavité thoracique, chez l'homme elle pénètre immédiatement dans le péricarde après avoir traversé le diaphragme; mais chez la plupart des mammifères (voy. p. 438, note 1) la *veine cave inférieure* a un véritable trajet *intra-thoracique* avant de pénétrer dans le péricarde, à cause de la situation même de ce sac qui est plus ou moins distant du diaphragme. C'est ainsi qu'on peut s'expliquer le sens de cette expression : *Les moyens de fixité communs*, *non-seulement à toutes les parties de la veine*, *mais même à ses rameaux* (αἱ μηχαναὶ.... αἱ μὲν κοιναὶ πάντων αὐτῆς, οὐ μόνον τῶν μερῶν, ἀλλὰ καὶ τῶν ἐκφύσεων). Galien prolongeait donc la plèvre, sur la veine cave *supérieure* et *inférieure*, sur les troncs brachio-céphaliques, enfin sur les veines qui aboutissent directement à la veine cave supérieure, c'est-à-dire qui en partent, d'après sa théorie. — A la fin du chapitre III, p. 386, il dit que la plèvre contribue à former une des tuniques des veines contenues dans le thorax, et particulièrement de la veine cave; dans le *Manuel des dissections* (VII, V), il est encore beaucoup plus explicite sur ce point : « Les veines de tout le corps, dit-il, sont formées par *une seule tunique propre*, *car la membrane qui les entoure quelquefois extérieurement*, *n'existe que là où il y a nécessité d'unir les veines à quelque corps voisin*, *de les fixer*, *ou de les recouvrir* [*pour les protéger*]. Quant aux artères, elles ont deux tuniques propres, une externe (*tunique celluleuse*), semblable à la tunique [propre] des veines, une interne à peu près cinq fois plus épaisse (*tunique moyenne*); elle est aussi plus dure et formée de fibres transversales, tandis que la tunique externe [la seule propre] que possèdent aussi les veines, n'a que des fibres longitudinales et aucune transversale (les anatomistes allemands admettent, dans la tunique moyenne, des rudiments de fibres annulaires). La tunique interne de l'artère, celle qui est épaisse et dure, présente à la surface interne une espèce de peau qui resnis à chacune de ses parties, ils sont triples. Au centre du thorax, le cœur lui tend, en guise de main, un prolongement *nerveux* et fort [1] ; à la partie inférieure, elle s'appuie sur le cinquième lobe du poumon (voy. VII, x, *et la note correspondante sur les lobes du poumon*); à la partie supérieure, sur une glande très-grosse et très-molle, appelée *thymus* (θύμος). L'apophyse du cœur, utile à

---

semble manifestement à une toile d'araignée, qui est surtout visible sur les grosses artères, et que quelques-uns regardent comme la troisième tunique des artères (*tunique séreuse*). Il n'existe pas une quatrième tunique propre, mais pour les artères comme pour certaines veines, on trouve une membrane mince, qui recouvre, fixe et rattache aux corps voisins certaines portions de ces artères. Pour les vaisseaux veineux et artériels situés sous le diaphragme, cette tunique est surtout fournie par le péritoine (les anatomistes modernes ne considèrent point comme une tunique le revêtement des vaisseaux par le péritoine, la plèvre ou le péricarde, ainsi qu'ils le font pour les viscères abdominaux eu égard au péritoine, et c'est avec raison, car pour les vaisseaux, ce revêtement est très-incomplet et très-limité); *pour les vaisseaux que renferme la poitrine, cet office est rempli par la membrane qui tapisse les côtes.* » — En rapprochant ces divers passages, on voit que Galien a vu presque aussi bien que les modernes les rapports de la veine cave avec la plèvre pariétale; mais il faut ajouter que, ne distinguant pas très-nettement le tissu cellulaire amorphe du tissu cellulaire étalé en membrane, il a regardé comme étant aussi une expansion de la plèvre le tissu cellulaire assez dense, qui environne les troncs brachio-céphaliques et les rameaux qui se rendent directement à la veine cave supérieure (voy. dans l'*Encyclop. anatomique* le *Traité d'angéiologie* de Theile, p. 628). De cette façon, il a pu dire que toutes les parties de la veine cave et ses ramifications étaient soutenues par la plèvre, qui servait à la fois de tunique et de ligament suspenseur. — Il est bon d'ajouter encore que cette tunique accessoire qui, suivant Galien, vient *renforcer* la tunique propre des veines, ne répond en aucune façon à la *tunique cellulaire* ou *adventive*. Cette tunique cellulaire est, suivant les uns, distincte de la *tunique moyenne* ou *fibreuse*, et suivant les autres, ces deux tuniques n'en forment qu'une seule inextricable. Galien ne paraît pas avoir reconnu la tunique séreuse des veines, tandis qu'il la décrit avec assez d'exactitude pour les artères, bien qu'il ne croie pas devoir la regarder comme une *tunique propre*.

[1] Galien désigne de cette façon, un peu obscure pour des anatomistes modernes, l'oreillette droite, qu'il ne regarde pas comme une partie constitutive du cœur, mais comme une *apophyse* qui sert à fixer la veine cave (voy. la note précédente, *init.*). Mon interprétation est confirmée par la fin même de ce paragraphe et aussi par le chapitre xv. J'avais d'abord cru qu'il s'agissait du prolongement du péricarde sur la veine cave supérieure, mais dans le *Manuel des dissections*, VII, vi, *medio*, viii, *init*. Galien fait partir le péricarde des vaisseaux eux-mêmes et non du cœur. Cf. aussi VII, *fine*.

cette fin, est d'une utilité bien plus grande encore pour le cœur même, et que nous expliquerons dans la suite du discours (chap. XV).

Le cinquième lobe et aussi le *thymus* ont été créés par la nature dans l'intérêt de la grande veine (*veine cave*).

Votre admiration s'augmentera, je pense, si, ne vous bornant pas à une description verbale, vous disséquez un animal quelconque, et contemplez de vos propres yeux ce merveilleux spectacle. Vous ne verrez pas seulement le lobe placé sous la veine, vous le verrez encore se creuser peu à peu afin que la veine repose plus solidement sur lui. De plus, ce lobe n'est pas tissu de vaisseaux grands et nombreux, mais sa substance se compose en grande partie de la chair du poumon, chair que quelques-uns appellent *parenchyme*. La nature par là montre clairement qu'elle n'a pas voulu faire de ce lobe un organe de respiration, mais une sorte de coussin moëlleux servant à la veine cave. Je pense, en effet, que le propre d'un organe respiratoire est d'offrir à l'air de grandes et nombreuses cellules; si son office est, au contraire, de porter un organe superposé en l'abritant contre toute atteinte ou lésion, il doit jouir très-peu de la faculté de se dilater et en général de se mouvoir violemment. En effet, l'utilité des organes respiratoires tient au mouvement, tandis que celle des organes qui servent de soutien tient justement au repos. En créant deux lobes dans la partie gauche du thorax et trois dans la partie droite, la nature indique clairement l'utilité du cinquième. En effet, la veine cave naissant à la partie droite de l'animal, vers le foie, et remontant vers le ventricule droit du cœur, est située par conséquent dans le côté droit; il était donc nécessaire que le lobe créé pour son usage fût établi à la droite du thorax.

Cette création de la nature si juste, création qu'on pourrait peut-être se figurer mauvaise si on s'en rapportait aux sens seuls et non à l'intelligence, mais qui en réalité est la plus équitable, si jamais il en fut une digne de cette épithète, vous devez la célébrer par vos hymnes, car la nature a choisi l'égalité non eu égard à l'apparence extérieure, mais eu égard à la puissance de l'organe. Or, c'est là l'œuvre d'une justice véritable et divine. En effet, quand l'utilité de l'action de deux organes, comme les yeux, les oreilles, les mains et les pieds est égale, la nature crée l'organe droit exactement identique au gauche. Dans le cas où l'un des organes possède une utilité propre qui manque à son congénère, elle fabrique quelque partie accessoire. Nous avons indiqué ce fait dans un des livres précédents, à propos des organes de la nutrition ; il ressort non moins évidemment de l'existence du cinquième lobe du poumon, créé par la nature dans l'intérêt de la veine cave; elle a adapté à son usage, la grandeur du lobe, sa connexion, sa position, sa forme et toutes les autres particularités.

Vous ne trouverez pas d'animal où le nombre des lobes de la partie droite ne surpasse d'au moins un celui des lobes de la partie gauche. Toutefois, les animaux n'ont pas tous deux lobes de chaque côté comme l'homme. Certains d'entre eux en présentent aussi davantage. Chez tous donc, il en existe un particulier, établi sous la veine cave. Mais je n'ai pas l'intention d'exposer le nombre des lobes qui se trouvent dans chacun des autres animaux. En effet, je n'ai jamais mentionné la structure d'aucun de leurs organes que par nécessité, et comme point de départ de mes explications sur celle de l'homme. Mais si la mort ne prévient pas mon intention, j'exposerai un jour la structure des animaux, disséquant chacun de leurs moindres organes, comme je le fais pour l'homme. Maintenant je me contenterai de finir ma tâche, qui exige, pour être terminée, plus d'espace que la partie déjà achevée.

Ainsi, bornant là cette digression et passant à un autre sujet, examinons comment, dans la dilatation du thorax, toute une partie de sa cavité est remplie par le lobe supérieur, tandis que la partie oblique et étroite, circonscrite en bas par les fausses côtes, est occupée par l'autre lobe allongé. Ainsi de chaque côté de la poitrine sont les deux grands lobes du poumon; quant au cinquième et petit lobe placé au côté droit, dans l'intérêt de la veine cave, il s'étend depuis le diaphragme jusqu'à l'oreillette du cœur (ἄχρι τοῦ τῆς καρδίας ὠτός). A cet endroit, une des parties de la veine cave (*veine cave inférieure*) s'insère sur le cœur; l'autre, la plus volumineuse (*veine cave supérieure*), s'élève directement vers la *fourchette;* elle est déviée jusqu'à un certain point par les prolongements du cœur (voy. p. 390, note 2), et s'appuie ensuite sur le corps appelé *thymus*. Cette glande, si grosse et si molle à la fois, la nature l'a étendue à la partie supérieure de la face interne de l'os médian du thorax appelé *sternum*, de façon à ce que cet os ne touche pas la veine cave, et que toutes les ramifications de cette veine, si nombreuses en cet endroit, soient maintenues en place au lieu même de leur naissance. Partout, en effet, où la nature divise un vaisseau qui est suspendu, elle établit toujours une glande au milieu même de la séparation pour combler l'intervalle[1].

Dans cette région sont les racines des très-grandes veines qui se portent aux omoplates et aux bras[2], et encore avant cela les racines d'autres veines, d'une part de celles qui se distribuent dans les parties supérieures du thorax ; d'une autre, de celles qui se répandent dans les parties antérieures et inférieures, et dont la portion la plus considérable, descendant le long des mamelles, se prolonge jusqu'à l'épigastre[3] (*veine mammaire int.*). La nature a fourni

---

[1] Voy. IV, XIX, p. 334 ; cf. V, II, p. 336 ; et *Man. des dissect.*, VII, IX *fine*.

[2] Galien fait cesser la veine cave à la *fourchette*, c'est-à-dire au moment où elle produit les deux troncs brachio-céphaliques ; par conséquent les ἀποβλαστήματα des grandes veines, qui vont se distribuer à l'épaule et au bras, sont les troncs brachio-céphaliques eux-mêmes, dont la sous-clavière est la continuation la plus directe, et qui est continuée à son tour par l'axillaire, laquelle, toujours en suivant le système de Galien, se ramifie dans le bras et dans une partie de l'épaule. On voit que Galien ne tient pas compte ici des jugulaires, et qu'il ne distingue pas, comme les modernes, diverses parties dans le segment vasculaire volumineux qui s'étend de la terminaison de la veine cave au bras. Quand notre auteur dit ensuite qu'*avant cela* (πρὸ τούτων), c'est-à-dire avant les ἀποβλαστήματα, il y a les racines d'autres veines, de celles qui se distribuent aux parties supérieures du thorax, et de celles qui alimentent les parties inférieures et antérieures, et quand on sait que dans d'autres traités il montre une connaissance vraiment étonnante de l'origine, soit sur la veine cave elle-même, soit sur le tronc brachio-céphalique, des veines thoraciques ; quand on le voit enfin signaler les différences que ces veines présentent à droite et à gauche, et les anomalies mêmes qu'on rencontre dans leur point d'insertion, il est évident que πρὸ τούτων ne doit pas être pris dans un sens trop restreint. Cette expression ne signifie pas exclusivement *avant la naissance des troncs brachio-céphaliques ;* mais il faut, suivant moi, l'interpréter ainsi : Dans la région du thymus, avant la division de la veine cave, et avant le prolongement direct des veines qui se portent au bras, se détachent les veines qui nourrissent le thorax. — Voy. du reste la *Dissertation sur l'anatomie*.

[3] Le texte vulgaire porte ὑπογάστριον, mais avec le manuscrit 2154, il faut lire ἐπιγάστριον. Les faits anatomiques commandent cette leçon, car la *mammaire interne*, dont il s'agit évidemment ici, ne descend pas plus bas que l'épigastre. Du

un très-grand secours à toutes les ramifications des veines, et avant tout, à la veine cave elle-même, en établissant proche des os, comme une séparation tout à fait semblable à un tissu foulé, cette glande dont nous venons de parler, et qui devait en même temps fournir une base de sustentation, et donner à toutes les parties de la veine une grande sécurité[1]. C'est ainsi que la nature a, du diaphragme jusqu'au cou, conduit la veine cave avec toute sûreté.

Chapitre v. — La nature a dirigé et fixé l'œsophage de telle façon qu'il est solidement attaché, qu'il n'est pas gêné par les parties contenues dans le thorax, et qu'il ne les gêne pas. — L'obliquité qu'il présente dans une partie de son trajet est une preuve de la prévoyance de la nature qui ménage ainsi une place pour l'aorte descendante.

Dirigé en sens inverse de la veine cave, c'est-à-dire de haut en bas, l'œsophage qui, de la bouche, conduit les aliments à l'estomac, a été établi par la nature dans la poitrine, à l'endroit le plus convenable. Je désire que vous m'accordiez maintenant votre attention, car je veux prouver que la route suivie à travers la poitrine par l'œsophage, non-seulement est la meilleure pour lui-même, mais encore qu'elle est la plus sûre, eu égard aux organes respi-

---

reste, cette leçon est encore confirmée par d'autres passages parallèles de Galien lui-même; voyez par exemple le livre XIII du *Manuel des dissections*, encore inédit, et l'opuscule *Sur la dissection des veines*, chapitre II, *fine*, où Galien fait venir cette veine seulement jusqu'aux hypocondres (μέχρι τῶν ὑποχονδρίων).

[1] Le texte vulgaire porte ταύταις πάσαις.... τὸν προειρημένον ἀδένα μέγιστον ὄφελος ἡ φύσις ἐτεχνήσατο διάφραγμά τε ἅμα τῶν πλησίον ὀστῶν εἵμασι καταθεῖσα τοῖς ἐν τοῖς πιλητικοῖς κτίσμασιν ὁμοιότατον, ἕδραν τε παρέξοντα (sous-entendu τὸν πρ. ἀδένα) καὶ πολλὴν ἅπασιν αὐτοῖς ἀσφάλειαν ἐκποριοῦντα. Cette phrase a beaucoup souffert de la part des copistes, d'abord il m'a paru que le mot εἵμασι devait disparaître comme étant une glose de κτήμασι (car il faut lire ainsi, et non κτίσμασι, voy. Platon, *Timée*, p. 74 BC; cf. *Utilité des parties*, I, XIII, p. 134), maladroitement insérée dans le texte. Cette conjecture a été heureusement confirmée par le manuscrit 2154, qui a κτήμασι seulement, et à sa véritable place. Secondement, on doit, toujours conformément au passage précité du *Timée*, lire πιλητοῖς au lieu de πιλητικοῖς (*des objets foulés ou propres à être foulés*, et non *des objets servant à fouler*); en troisième lieu, les mots ἐν τοῖς, qui manquent dans le manuscrit, doivent en effet disparaître; enfin, à ἅπασιν αὐτοῖς, je préfère ἅπασιν αὐτῆς (sous-entendu κοιλῆς) de 2154. Avec toutes ces corrections, ἅμα reste encore embarrassant, sinon pour le sens, au moins pour la syntaxe.

ratoires. En effet, le poumon, le cœur, le thorax entier avec toutes les artères qu'il renferme, doivent, en se dilatant ou en se contractant, n'être gênés par quoi que ce soit dans aucun de leurs mouvements; et le conduit lui-même, ne doit pas traverser comme suspendu le milieu de la cavité de la poitrine, mais reposer sur un soutien solide. La nature, au moyen de la situation opportune qu'elle a imaginée, a merveilleusement réalisé ces deux conditions : exemption absolue de gêne pour les organes du *pneuma*, grande commodité pour l'œsophage. A la fois fixé et flottant sur les vertèbres de l'épine [1], et traversant de cette façon tout le thorax, il réunit, en effet, à une position sûre, abritée de toutes parts, l'avantage de n'apporter aucune gêne au cœur, au poumon, ni à aucune des parties de la poitrine.

L'obliquité de sa position vous apprendra mieux encore (voy. chap. VI), que si la nature lui a ouvert cette voie, c'est aussi en vue de deux avantages : ne causer aucune lésion aux organes du *pneuma* et lui-même n'en éprouver aucune. En effet, il est placé exactement sur le milieu des quatre premières vertèbres dorsales, sans faire le moindre coude, attendu que dans cette région il ne saurait comprimer aucun des organes du thorax, que lui-même jouit d'une assiette solide, grâce à cette position, et qu'il ne peut être facilement lésé par aucun corps extérieur. Trouvant pour protection derrière lui, outre les vertèbres, les apophyses dites *épineuses*, en avant, le sternum et toute la cavité de la poitrine, il est évident que nul corps extérieur, tombant, ne pourra le blesser ni le broyer à travers les remparts si épais et si solides qui l'environnent. Au niveau de la cinquième vertèbre, il se détourne de la ligne qu'il suivait en descendant, et se dirige vers la droite pour céder la meilleure place à un autre organe plus important, à la plus grande de toutes les artères (*aorte*). Il était juste, en effet, que cette artère, qui naît du ventricule gauche du cœur et se ra-

---

[1] L'œsophage est uni par un tissu cellulaire lâche aux parties qui l'avoisinent. Les auteurs signalent ses points d'attache avec la trachée, la glande thyréoïde, les deux dernières vertèbres cervicales (il semble que Galien a en vue ici, non-seulement ces vertèbres, mais toutes celles le long desquelles descend l'œsophage), à la plèvre, à l'aorte, au canal thoracique, à la veine azygos, au péricarde et au trou œsophagien du diaphragme. De cette façon, il se trouve maintenu, sans être pour cela gêné dans ses mouvements de dilatation et de resserrement.

mifie dans tout le corps, se partageât d'abord en deux branches inégales, dont la plus considérable devait se diriger vers les parties inférieures (puisqu'à partir du cœur ces parties sont chez l'animal beaucoup plus nombreuses et plus fortes que les supérieures, voy. p. 226, note 1), et s'appuyer sur la région la plus favorable des vertèbres; or, c'est la région moyenne.

Chapitre vi. — Rapports de l'aorte avec l'œsophage. — Détermination de leur position respective sur la colonne vertébrale. — Raisons qui ont déterminé la nature à fixer ainsi ces places. — La double obliquité de l'œsophage (d'abord de gauche à droite, puis de droite à gauche), outre l'utilité propre à l'œsophage lui-même, est encore une garantie pour les nerfs [pneumo-gastriques] qui descendent avec lui sur l'estomac.

Nous dirons un peu plus loin (p. 396) pourquoi l'artère (*aorte*) vient à la cinquième vertèbre, pourquoi il valait mieux pour elle n'arriver sur l'épine, ni plus haut ni plus bas, quand nous en aurons fini d'abord avec l'œsophage pour qui, nous l'avons convenablement démontré (chap. v), il était préférable de s'écarter de la région médiane. Je vais maintenant (prêtez-moi ici votre attention) montrer pourquoi c'est à droite plutôt qu'à gauche qu'il se dirige. L'artère [*aorte*], en arrivant sur le milieu des vertèbres, ne vient pas impérieusement et ambitieusement détourner l'œsophage; elle-même, s'écartant quelque peu, l'accueille et l'admet à partager l'appui solide que fournissent les vertèbres. Imaginez une ligne tirée de haut en bas, passant par le milieu de l'épine, faites cheminer l'aorte sur cette ligne, de manière que la plus grande portion incline sur le côté gauche de l'animal, et l'autre portion sur le côté opposé; vous ne trouvez pas là de contradiction à ce que j'ai avancé, en disant d'un côté que la région médiane des vertèbres est occupée par l'artère, et d'un autre que cette artère n'occupe pas le centre exactement, mais plutôt la partie gauche [1].

---

[1] C'est de la même façon qu'il faut concevoir aussi que le cœur est placé au centre et non pas à gauche dans la poitrine, ainsi que Galien le répète encore dans le *Manuel des dissections*, VII, vii, *init.*, voy. p. 383, note 1. — Du reste, chez le magot aussi bien que chez l'homme c'est plutôt encore l'œsophage que l'aorte qui repose sur la partie médiane du corps des vertèbres. Je crains que la théorie n'ait encore ici détourné Galien de l'observation rigoureuse. Quoi qu'il en soit, il a très-bien vu les divers sens d'obliquité de l'œsophage à partir

De même, avons-nous dit avec raison, que la première place était justement réservée pour l'artère, en sa qualité de partie plus importante que l'œsophage ; de même il convient de bien établir que l'œsophage n'est pas une partie si peu importante qu'elle ne mérite aucune considération. En tenant compte de leur importance respective, vous ne trouverez pour aucun de ces deux organes une place préférable à celle qu'ils occupent maintenant.

Comme il fallait absolument que l'artère cheminât sur cette ligne centrale et s'écartât un peu obliquement vers les parties latérales, considérez de nouveau, à ce propos, la prévoyance en même temps que l'habileté de la nature. L'artère née au côté gauche du cœur devait naturellement s'avancer vers la gauche en ligne directe. Si, dans tout l'intervalle entre le cœur et l'épine (*crosse de l'aorte*), elle marche comme suspendue, sans appui, dans une région si périlleuse, rien ne saurait être plus avantageux que la brièveté du trajet. Eh bien, si vous êtes familiarisé avec les dissections, si vous avez observé par vous-même, vous admirez, je pense, que l'artère ait suivi, entre l'épine et le cœur, la route la plus courte, et qu'elle montre clairement à ceux qui ont des yeux et de l'intelligence, son empressement d'arriver à l'épine. Voilà pourquoi elle s'avance sur la cinquième vertèbre dorsale, car elle sort du cœur exactement au niveau de l'origine de cette vertèbre. Mais nous parlerons un peu plus loin des organes de la respiration [1].

Le conduit de l'estomac descend sur les quatre premières vertèbres du thorax, il s'infléchit [jusqu'à la terminaison] à la droite des huit autres [2] pour les causes indiquées. Dès qu'il a touché le

---

des vertèbres dorsales, mais il ne dit rien de sa première inflexion à gauche, ni de la position qu'il occupe d'abord au-devant et à droite de l'aorte ; il ne mentionne que la position à droite de ce vaisseau.

[1] Galien ne regarde pas l'aorte comme un organe direct de la respiration, mais il croit qu'elle sert indirectement à cette fonction par le *pneuma* qu'elle contient et qu'elle attire du cœur.

[2] L'œsophage traverse le diaphragme au niveau de la neuvième vertèbre dorsale, chez le magot aussi bien que chez l'homme. Mais comme à partir de ce point il est difficile de dire où finit ce canal, et où commence l'estomac, vu l'infundibulum que présente ce dernier, on ne saurait préciser la limite fixe où se termine l'œsophage. — Galien a négligé d'indiquer où commence ce conduit, à peu près au niveau de la cinquième vertèbre cervicale.

diaphragme qui limite inférieurement le thorax, de fortes membranes l'élèvent à une hauteur suffisante; il passe de nouveau de l'autre côté par-dessus la grande artère, et là, traversant le diaphragme, débouche dans l'estomac. S'il s'élève, c'est pour ne pas peser sur l'artère quand il est chargé d'aliments un peu lourds; s'il passe à gauche, c'est qu'il était préférable que l'orifice de l'estomac fût établi de ce côté, comme nous l'avons enseigné précédemment (IV, IV et VII).

De plus, les nerfs [*pneumo-gastriques*] qui de l'encéphale descendent le long du conduit jusqu'à l'estomac, devaient trouver, dans un trajet oblique, bien plus de sécurité que dans un trajet direct. Ces filets si mous, si grêles, supposez-les tendus en ligne droite dans toute leur longueur et tenant suspendu par leur portion la plus considérable, l'estomac, organe destiné à être rempli d'aliments, ils seraient avec lui entraînés par sa masse, par son poids, et rompraient trop aisément. Pour éviter ce danger, la nature, qui attachait les nerfs sur le conduit même, lui a donné, pour divers motifs ci-dessus énoncés et pour la sécurité des nerfs eux-mêmes, une position oblique et tortueuse; et de plus, ces nerfs mêmes, lorsqu'ils approchent de l'estomac, elle ne les y insère qu'après les avoir enroulés sur l'œsophage. Plus tard, il sera parlé des nerfs plus en détail (liv. XVI).

Chapitre VII. — Galien se propose d'étudier toutes les manières d'être qui caractérisent les organes de la respiration (au nombre desquels le cœur est placé). — De la position et de l'importance relatives des diverses parties du cœur. — Règles générales pour reconnaître dans un animal, quelles parties ont le plus d'importance et quelles en ont moins. La base de cette distinction c'est l'utilité. —Utilité et par conséquent importance comparative des deux cavités (*ventricules*) du cœur. — Comme c'est de la base du cœur que partent les vaisseaux, cette partie a dû présenter une surface beaucoup plus étendue que l'extrémité inférieure.

Maintenant (car nous en avons fini avec la situation de la veine cave et de l'œsophage), revenant aux organes de la respiration, nous montrerons quelle habileté la nature a déployée dans leur structure. Elle a réglé de la manière la plus heureuse, la position, la connexion, la configuration, le volume, la forme des parties, leur degré de mollesse ou de dureté, de pesanteur ou de légèreté, et toutes les autres manières d'être inhérentes aux corps; elle les répartit entre tous avec une suprême équité. Nous dirons aussi avec quelle prévoyance elle établit entre eux des rapports, unissant les uns, accolant les autres, entourant ceux-ci, enveloppant ceux-là, imaginant tout ce qui importe à leur sécurité : voilà tout ce que nous allons exposer, en commençant aussitôt par le cœur.

Que le cœur doive être établi au centre du thorax, environné du poumon qui l'embrasse avec ses lobes comme avec des doigts (cf. IV, VIII, p. 293 et note 1); que tous deux doivent être enveloppés extérieurement par le thorax : c'est un point éclairci par nos explications antérieures (chap. II).

Pourquoi le cœur, au lieu d'être exactement sphérique, commence-t-il par être large et sphéroïdal à partir de la base, qu'on nomme *tête* (*base du cœur*), et ensuite s'amoindrit-il graduellement en forme de cône, se rétrécissant et s'effilant vers son extrémité inférieure (*pointe*)[1] ? C'est ce que nous n'avons pas encore examiné précédemment, et c'est surtout par là qu'il nous faut entamer notre exposition.

Toutes les parties du cœur ne réclamaient pas la même sécurité, parce que toutes ne remplissent pas la même fonction. Les parties supérieures, vers la base, sont consacrées à la génération des vaisseaux; de ce point jusqu'à l'extrémité inférieure, les parties latérales doivent, de chaque côté, donner naissance aux ventricules; l'extrémité inférieure (*pointe*) représente un prolongement épais et solide qui sert en même temps de couvercle aux ventricules et de rempart à tout le cœur, et qui, dans les secousses un peu fortes, d'où peut résulter une impulsion violente contre les os antérieurs du thorax (*sternum*), l'empêche d'être entravé et fatigué dans son action d'une manière quelconque, et par conséquent lui

---

[1] « Quand le cœur est mis à nu, *Manuel des dissect.* (VII, XI *initio*) vous verrez que le ventricule gauche descend jusqu'au sommet du cœur, mais que le droit finit beaucoup plus tôt et qu'il a souvent une circonspection propre, plus chez les grands animaux, bien qu'on le remarque aussi chez les petits. Quelqu'un sacrifiant un jour un coq aux Dieux, trouvant que le cœur avait deux sommets, et croyant que c'était là un augure, interrogeait à ce sujet les interprètes. Quant à moi je reconnus bien qu'il n'y avait pas deux cœurs, mais que le sommet du ventricule droit avait une circonscription propre, car chez tout animal, grand ou petit, qui respire dans l'air, le cœur a une structure semblable, ou plutôt une structure qui est la même quant à la forme. »

permet de conserver intact et régulier le rhythme de ses mouvements. Cette partie du cœur est la moins noble ; celle qui donne naissance aux vaisseaux est, au contraire, la plus importante de toutes. Les parties intermédiaires ont une importance qui tient de celle de leurs voisines. Ainsi, les parties qui touchent à la base sont, à peu de chose près, les plus importantes; celles qui touchent au sommet sont, à peu de chose près, les moins importantes; les parties intermédiaires, selon qu'elles s'éloignent de chacune des extrémités, perdent ou gagnent de l'importance de celles-ci. Ne vous étonnez donc pas que le cœur ait la forme d'un cône, et que la *tête* (*base*) étant la partie la plus importante, occupe la position la plus sûre, tandis que le fond (pointe) étant la partie la moins importante soit, par sa position, le plus exposé.

Quand on dit que, dans le cœur, une partie est moins importante que l'autre, je ne crois pas que personne pousse l'erreur jusqu'à comprendre qu'elle est dénuée de toute importance. En effet, vous ne trouverez pas dans le cœur une partie, une seule, même l'extrémité inférieure, qui ne dépasse en importance toutes les parties qui existent, par exemple, dans les pieds ou dans les mains. Toutes étant importantes, comparées l'une à l'autre, il faut concevoir celle-ci comme plus, celle-là comme moins importante.

Afin que cette observation vous serve à me bien comprendre, non pas seulement pour l'occasion présente, mais dans la suite du récit, je veux vous indiquer les moyens de distinguer dans un animal une partie importante de celle qui ne l'est pas. L'utilité doit être la base de la distinction. Or, l'utilité est de trois sortes : elle a trait ou à la vie même, ou à la commodité de la vie, ou à la conservation de l'une et de l'autre; tenez pour tout à fait importantes les parties utiles à la vie même; et parmi celles des deux autres espèces, lesquelles sont moins importantes, mettez au premier rang les parties qui partagent facilement les affections des parties maîtresses, et au second, celles qui ne les ressentent pas.

Le cœur étant comme le foyer et la source de la chaleur innée qui vivifie l'animal, à ce titre toutes ses parties ont une importance capitale, et en premier lieu celles dont l'action entretient la vie dans tout l'animal. Ce sont les deux orifices des vaisseaux situés dans la cavité gauche, que les médecins appellent habituellement *cavité* (*ventricule*) *pneumatique*. En effet, par le plus petit de ces orifices (*orifice auriculo-ventriculaire gauche*, que Galien regarde comme étant la véritable embouchure des *veines pulmonaires*, ou *artères veineuses*, voy. p. 399, notes 1 et 2), le cœur se continue avec les artères du poumon, et par le plus grand (*orifice aortique*), avec toutes les artères qui se ramifient dans l'animal. Moins importants sont les orifices de l'autre cavité dite *cavité sanguine*, bien que leur importance dépasse celle des autres parties du cœur, puisque l'un (*orif. auriculo-ventricul. droit*[1]) verse le sang dans le cœur, et que l'autre (*orifice de l'artère pulmon.* ou *veine artérieuse*) le conduit au poumon[2]. Si telle est l'utilité capitale de ces vaisseaux et orifices, le cœur a dû avoir une très-grande surface là où ils se trouvent; il occupe aussi avec raison le centre de la poitrine, abri sûr où il est le plus éloigné du choc des corps extérieurs. En effet, tout corps susceptible d'écraser, de couper, d'échauffer, de refroidir l'animal, ou de lui nuire de quelque autre façon, doit d'abord léser et traverser les parties du thorax, du poumon et même du cœur, bien avant de pénétrer et d'atteindre une des parties (*vaisseaux et orifices*) que nous venons de nommer.

CHAPITRE VIII. — De la substance du cœur; il a des fibres charnues comme un muscle; toutefois la diversité de ses fibres établit entre lui et les muscles une différence notable. — Mais cette même diversité de fibres permet d'assimiler le cœur à l'utérus, aux vessies (*vésicule biliaire et vessie urinaire*) et à l'estomac, etc. — C'est à l'action de ces fibres, et aussi à celle des tendons (*colonnes charnues*) qu'est due la systole, la diastole et le repos intermédiaire.

Voilà ce qui concerne la forme du cœur et la position de chacune de ses parties. J'arrive à la composition de sa substance même. Le cœur est une chair dure qui n'est pas facilement lésée[3],

---

[1] Même remarque que pour l'*orifice auriculo-ventriculaire gauche*.

[2] Pour Galien le cœur est essentiellement constitué par les deux ventricules, les oreillettes et surtout la droite ne sont que des appendices; aussi quand il se sert du mot *cavités du cœur*, il faut toujours entendre qu'il s'agit des *ventricules*. — C'est donc à dessein que j'ai employé le mot *cavité*, qui est une expression caractéristique de la doctrine anatomique de Galien; tandis que, dans le langage actuel, ce mot n'aurait aucun sens déterminé, et se rapporterait aussi bien aux oreillettes qu'aux ventricules.

[3] Dans le traité *Des maladies*, liv. IV, § 40, t. VII, p. 560; cf. aussi § 38, p. 554, on lit que la substance du cœur est dure et dense, de telle sorte qu'elle n'est pas lésée par l'humeur, et que le cœur n'est pas sujet aux maladies.

et qui est constituée par des fibres de diverses espèces; bien que ces deux caractères paraissent lui donner de la ressemblance avec les muscles, il en diffère évidemment[1]. Les muscles, en effet, sont pourvus de fibres d'une seule nature. Ils ont seulement des fibres, soit droites dans le sens de leur longueur, soit transverses dans celui de leur largeur; aucun n'en a des deux espèces à la fois[2].

— Aristote (*Part. anim.*, III, IV, *fine*) développe ainsi cette proposition : « Seul de tous les viscères, et en général de toutes les parties du corps, le cœur n'est pas sujet à des maladies qui aient le temps de devenir graves; et ce n'est pas sans cause, car si le principe est lésé, quel moyen a-t-il de venir en aide (*entretenir la vie*) aux autres parties qui sont sous sa dépendance. La preuve que le cœur ne contracte aucune affection, c'est que sur aucun des animaux immolés pour les sacrifices on ne voit dans ce viscère nulle trace des maladies qui attaquent les autres. Les reins et le foie sont souvent farcis de calculs, de tubercules (φυμάτων) et de petites pustules (δοθιήνων); il en est de même du poumon et surtout de la rate. Beaucoup d'autres affections se rencontrent dans ces organes; mais elles sont plus rares pour le poumon au voisinage de l'artère, et pour le foie à son point de jonction avec la grande veine, et cela avec raison, car c'est par ces points que ces deux viscères sont le plus en rapport avec le cœur. Mais chez tous les animaux qui meurent de maladies et chez qui se présentent ces affections, nous avons trouvé, en les disséquant, des états morbides du côté du cœur. » — Ces notions si grossières sur les maladies du cœur, malgré quelques essais déjà fort anciens, comme on le voit, d'anatomie pathologique, nous expliquent assez comment cette partie de la pathologie a été si peu avancée dans l'antiquité. Il faut reconnaître, du reste, que les altérations que les affections du cœur et des gros vaisseaux laissent sur le cadavre sont beaucoup plus difficiles à constater que celles des autres viscères. Ajoutez enfin, pour excuser les anciens qu'ils étaient privés d'un des moyens les plus puissants créés par les modernes, l'auscultation. Toutefois, s'il leur était permis de ne pas distinguer les unes des autres les nombreuses affections du cœur, on ne peut guère s'expliquer comment les palpitations violentes, ou certains autres symptômes ne les ont pas mis sur la voie et ne leur ont pas inspiré quelques scrupules, lorsqu'ils répétaient à l'envi qne le cœur, ou n'est pas du tout sujet aux maladies, ou du moins y est moins sujet qu'aucun autre organe. — Cf. toutefois VI, XVII, p. 442, l. 26-27.

[1] Galien revient sur cette proposition en plusieurs de ses livres et particulièrement dans le chap. VIII du livre VII du *Manuel des dissections;* j'ai traduit ce chapitre important dans l'*Appendice*, et je renvoie aussi aux *Dissertations sur l'anatomie et sur la physiologie* pour l'historique de cette question de la nature du cœur. — Voy. aussi Hoffmann, *l. l.*, p. 103.

[2] Cette proposition est vraie pour les muscles de la vie de relation; toutefois il faut remarquer que ce n'est pas la direction des fibres, mais la nature même

Le cœur, lui, en possède des droites et des transverses, et de plus, il en a d'obliques[1]. Les fibres du cœur se distinguent encore beaucoup de toutes les autres espèces de fibres par leur dureté, leur rigidité, leur vigueur considérable, leur résistance aux lésions. En effet, aucun organe n'exerce une action aussi continue, aussi énergique que le cœur. Aussi, la substance même du cœur a-t-elle été avec raison créée pour être forte et résistante.

Cette variété de fibres, qui n'existe dans aucun muscle, nous avons montré précédemment (IV, VIII ; V, XI et XII) que la nature en avait pourvu beaucoup d'organes, par exemple l'utérus, les vessies (*vessie urinaire et vésicule biliaire*), et l'estomac, afin que ces organes fussent doués de mouvements divers. Chacun des muscles a donc un mouvement simple et unique, comme nous l'avons aussi démontré ailleurs (*Du mouvement des muscles*, I, IV). Quant à l'estomac, à l'utérus et aux deux vessies, elles attirent, retiennent et expulsent comme le cœur. Aussi trouve-t-on dans chacun de ces organes, ainsi que nous l'avons montré (V, XI et XII) des fibres de diverses espèces : droites, pour attirer par leur contraction ; transverses, pour expulser et pour retenir quand elles se replient toutes à la fois sur leur contenu.

Vous pouvez observer un tel mouvement du cœur dans deux cas différents : examinez-le quand on vient de le détacher tout palpitant encore de la poitrine de l'animal, ou soulevez une partie de l'os antérieur nommé *sternum*, de la façon indiquée dans le *Manuel des dissections* (VII, XII et suiv.)[2]. Les fibres longues du cœur venant à se contracter, tandis que toutes les autres sont relâchées et distendues, il diminue de longueur, mais il augmente de largeur : vous verrez alors tout le cœur se dilater. Au contraire,

---

de la fibre élémentaire qui constitue essentiellement le *muscle*. Galien s'est donc complétement trompé quand il refuse au cœur la qualité de *muscle*. Comme la même question se représente pour l'utérus, la vessie, le canal intestinal, etc., je la traiterai plus en détail dans la *Dissertation sur l'anatomie*.

[1] Ce n'est pas dans une note que je pourrais même esquisser l'histoire de la structure du cœur ; je traite cette question dans la *Dissertation sur l'anatomie de Galien*.

[2] Soit dans l'*Appendice*, soit dans la *Dissertation sur la physiologie*, on trouvera la traduction ou les extraits des chapitres du *Manuel des dissections* auxquels Galien renvoie.

vous le verrez se contracter, si les fibres longues se relâchent, tandis que les fibres disposées en largeur se replient sur elles-mêmes. Dans l'intervalle des mouvements a lieu un court repos pendant lequel le cœur presse exactement son contenu, toutes les fibres exerçant alors leur action, surtout les obliques. Les ligaments (σύνδεσμοι, *colonnes charnues avec leurs tendons*), fixés intérieurement dans les cavités mêmes du cœur, ligaments doués d'une telle force qu'ils peuvent, en se contractant, ramener en dedans les parois du cœur, contribuent beaucoup à opérer la systole, ou plutôt l'opèrent en grande partie [1]; car il existe, entre les deux cavités, une sorte de cloison où se terminent les ligaments tendus, et cette cloison, ils la relient aux corps qui recouvrent extérieurement les deux cavités (*ventricules*), corps que l'on nomme *tuniques* (*parois*) du cœur. Quant ces tuniques se rapprochent de la cloison, le cœur se tend alors dans sa longueur et se replie dans sa largeur. Quand elles s'en écartent le plus, il augmente de largeur, mais sa longueur diminue. Si donc la dilatation (*systole*) et la contraction (*diastole*) du cœur ne sont autre chose que le plus haut degré d'écartement ou de rapprochement dans la largeur des cavités, nous avons découvert comment s'opère l'un et l'autre mouvement.

Ainsi, le cœur est pourvu de ligaments forts et de fibres variées pour s'adapter rapidement et sans peine aux trois conditions diverses, se dilatant (*diastole*) lorsqu'il veut attirer quelque substance utile, se repliant sur lui-même (*moment de repos*) pendant le temps qu'il doit jouir des substances attirées, se contractant (*systole*) lorsqu'il se hâte d'expulser le résidu de ces substances. Nous avons développé ailleurs ce sujet (*Manuel des dissections*, VII, VIII), et particulièrement dans notre traité *Sur l'utilité de la respiration* [2]. Par Jupiter! il est donc tout à fait inutile de prolonger cette dissertation sur le mouvement du cœur.

---

[1] Galien (voy. particul. *Des dogmes d'Hippocrate et de Platon*, I, VIII et X), ainsi que nous le verrons dans la *Dissertation sur l'anatomie*, reprend très-vivement Aristote d'avoir considéré comme des *nerfs* les tendons de ces colonnes charnues.

[2] Voy. la *Dissertat. sur la physiologie*.

CHAPITRE IX. — Le nombre des cavités (ventricules du cœur) n'est pas le même chez tous les animaux. — L'existence du ventricule droit est liée nécessairement à celle du poumon (car dans la théorie de Galien ce ventricule est uniquement destiné à l'alimentation du poumon). — Le nombre des ventricules ne tient pas, comme Aristote le pensait, à la grosseur des animaux, mais à la différence d'action et à l'utilité. — Mode de respiration des poissons.

Il faut maintenant énumérer les vaisseaux du cœur, expliquer la forme de l'orifice de chacun d'eux, dire un mot du nombre lui-même des cavités du cœur, et parcourir toutes les questions connexes.

Le nombre des cavités du cœur (il est naturel de commencer par là) n'est par le même chez tous les animaux. Tous ceux qui respirent l'air par l'arrière-gorge (φαρύγξ), le nez et la bouche, ont, par cela même, un poumon, et par cela même aussi la cavité (*ventricule*) droite du cœur; tous les autres n'ont ni poumon, ni cavité droite du cœur. L'absence de poumon est toujours et nécessairement accompagnée chez l'animal, de la privation de la voix et de la cavité droite du cœur[1], et l'on voit par là de quelle utilité sont le poumon et cette cavité droite, car elle existe dans l'intérêt du poumon, et le poumon même est l'organe de la respiration et de la voix. Aristote[2] a donc eu tort de baser la distinction du nombre des ventricules du cœur sur la petitesse ou la grandeur de l'animal. En effet, tous les plus gros animaux n'ont pas trois ventricules, et les plus petits n'en ont pas tous un seul. Le cheval, qui est un animal très-grand, a un cœur exactement conformé comme celui du plus petit moineau. Disséquez une souris, un bœuf ou quelque autre animal plus petit qu'une souris, s'il y en

---

[1] Ainsi, parmi les vertébrés, les poissons n'ont qu'un ventricule et qu'une oreillette, et sont parfaitement muets; parmi les reptiles quelques ordres ont un cœur qui se rapproche beaucoup par la simplicité de sa structure de celui des poissons. Voy. Cuvier, *Anat. comp.*, 2ᵉ éd., t. VI, p. 301 suiv., et p. 335 suiv. — Cf. aussi Müller, *Manuel de physiologie*, 2ᵉ éd. française, Paris, 1851, t. II, p. 244; *Organes vocaux*.

[2] Il est peu de points aussi obscurs dans l'histoire de l'anatomie que la doctrine d'Aristote sur le nombre des ventricules du cœur; dans l'impossibilité où je suis de rassembler et de discuter dans une note les divers passages qui se rapportent à cette question, je renvoie à la *Dissertation sur l'anatomie*; on y trouvera aussi ce que les hippocratistes ont dit de la forme et de la structure du cœur.

a [parmi les mammifères], ou plus gros qu'un bœuf, le nombre des ventricules est le même, et la structure du cœur est identique. La nature n'a pas considéré la grandeur ou la petitesse des corps en variant la forme des organes, elle n'a eu d'autre but, dans cette diversité de structure, que la différence d'action, et cette action même, elle la mesure sur l'utilité première. Il en résulte un enchaînement admirable d'utilités et de fonctions successives.

Ce fait, précédemment démontré, ne ressortira pas moins clairement du discours actuel aux yeux de quiconque l'examinera avec attention. En voici les points principaux :

Aux poissons, la voix n'était d'aucune utilité, puisqu'ils vivent dans l'eau ; ils ne peuvent pas respirer par l'arrière-gorge pas plus que nous ne le pouvons nous-mêmes quand nous sommes plongés dans l'eau. Il n'était donc pas avantageux aux poissons d'être pourvus, comme les animaux qui volent et qui marchent, d'un canal grand et unique de la respiration et de la voix. La structure de l'organe appelé *branchies* (βραγχία) leur tient lieu de poumon. Percées d'une foule de petits trous qui donnent passage à l'air et aux vapeurs, et qui, vu leur étroitesse, le refusent à la masse de l'eau, les branchies repoussent l'eau et laissent passer aisément l'air et les vapeurs[1]. D'ailleurs les poissons ont une nature assez froide pour que le cœur n'ait pas besoin d'une réfrigération considérable. Leur tempérament est clairement indiqué par beaucoup d'autres circonstances, et surtout par le manque de sang, qui, chez eux, est absolu ou presque absolu[2]. Aussi, les animaux pourvus d'un sang abondant et chaud, qui vivent dans l'eau, tels que le dauphin, le phoque, la baleine, tirent de l'air les matériaux de leur respiration par un mécanisme admirable. Puissions-nous un jour entrer dans quelques détails à ce sujet et

[1] On a beaucoup discuté dans l'antiquité, à la renaissance et même à une époque plus rapprochée de nous, sur le mécanisme de la respiration des poissons, mais comme l'exposé de cette discussion dépasserait les limites d'une note, et que d'un autre côté l'histoire générale de la respiration trouve place dans la *Dissertation sur la physiologie*, je renvoie à cette *Dissertation* pour tout ce paragraphe. On remarquera seulement en passant que Galien a très-bien vu que les poissons respirent l'air contenu dans l'eau.

[2] C'est là une proposition erronée qu'on trouvera discutée dans la *Dissertation sur la physiologie de Galien*.

exposer la structure des autres animaux, comme nous faisons maintenant pour l'homme. Mais il est temps de revenir à lui après cette digression, qui suffit pour démontrer l'utilité du poumon et de la cavité droite du cœur (*ventricule droit*).

Chapitre x. — Le poumon avait besoin d'aliment; mais comme il ne pouvait le recevoir directement de la veine cave, la nature a créé en vue de cette utilité la cavité droite du cœur d'où part un vaisseau d'une nature particulière qui a les fonctions d'une veine et les tuniques d'une artère (*artère pulmonaire* ou *veine artérieuse*). — Galien démontre d'abord que les tuniques des veines devaient être poreuses pour que le sang qu'elles contiennent et qui est épais, puisse facilement les traverser pour aller nourrir les parties, tandis que les tuniques des artères devaient être denses afin de mieux contenir le pneuma qui est très-ténu, et qui s'échappe facilement. — Mais la nature devait précisément prendre des dispositions contraires pour les vaisseaux du poumon; cela tient à ce que les veines chargées de nourrir le poumon (*artères pulmonaires*) n'ont pas besoin de suivre les mouvements d'inspiration et d'expiration du thorax et du poumon, tandis que les artères (*veines pulmonaires*) doivent précisément suivre ce mouvement, pour attirer et recevoir le *pneuma;* leurs tuniques devaient donc être très-fortes, vu les mouvements violents dont le poumon est agité. — Mais le poumon courra risque de ne rien attirer à travers les parois épaisses de l'*artère pulmonaire;* la nature a prévenu cette objection : le poumon ne devant, eu égard à sa nature, être nourri que par un sang subtil, la tunique vasculaire ne laisse s'échapper que cette espèce de sang. — Considérations générales sur la manière dont toutes les parties et le poumon en particulier se nourrissent. — Pourquoi à son embouchure l'artère pulmonaire a-t-elle des valvules? Pour empêcher le reflux du sang; pour que la respiration ne fût pas gênée par une action synergique des veines et des artères du poumon; pour qu'à l'extrémité des artères et des veines du poumon il y eût un échange de sang et de pneuma.

En communiquant au poumon les aliments qu'il tire du foie, le cœur semble le payer de retour et le récompenser ainsi de l'air qu'il lui envoie. Le poumon avait, en effet, besoin d'aliments. Or il n'était pas avantageux que le sang lui arrivât directement de la veine cave, bien qu'elle passe près de lui et le touche, car la nature devait créer, pour le nourrir, une autre espèce de vaisseau qui ne ressemble nullement à la veine cave, et disposer pour ce vaisseau une épiphyse membraneuse (ἐπίφυσιν ὑμένων, *valvules sigmoïdes de l'art. pulmon.* ou *veine artérieuse*, voy. p. 412, et chap. xiv) telle qu'il la possède. Et ce changement de vaisseau, ainsi que la naissance de l'épiphyse, ne pouvait absolument dépendre d'aucun organe, si ce n'est du cœur. La nature, si sage en toutes circonstances, et qui, dans tous les animaux, n'a pas créé un seul détail en vain et au hasard, a de même agi à l'égard du poumon. Elle a échangé les tuniques des vaisseaux, donnant à la veine celle de l'artère (*artère pulmonaire* ou *veine artérieuse*), et à l'artère celle de la veine (*veine pulmonaire* ou *artère veineuse*). Dans toutes les autres parties où les dimensions de l'artère et de la veine sont les mêmes, l'épaisseur des tuniques n'est pas la même. Il existe une différence considérable, et Hérophile paraît avoir estimé juste, en déclarant l'épaisseur de l'artère six fois plus considérable que celle de la veine[1]. De tous les organes, de toutes les parties, il n'y a que le poumon où l'artère (*veine pulmonaire*) ait les tuniques d'une veine, et la veine (*artère pulmonaire*) les tuniques d'une artère[2].

---

[1] Les modernes ont aussi constaté une différence d'épaisseur entre les veines et les artères; mais je ne sache pas qu'ils aient établi une proportion déterminée; car les variations sont trop grandes d'un vaisseau à un autre, ou dans les parties d'un même vaisseau. Dans son *Commentaire sur le Timée de Platon* (voy. les fragments que j'en ai publiés, Paris, 1848, in-8°, p. 14), Galien dit, mais sans nommer Hérophile, que les artères sont cinq à six fois plus épaisses que les veines.

[2] Dès les premières recherches anatomiques sur les vaisseaux cardiaco-pulmonaires, on s'était aperçu de cette particularité que le vaisseau qui devait naturellement être, eu égard au contenu, une veine par rapport au système veineux général, et une artère par rapport au système artériel général, avait précisément l'apparence ou le caractère, le premier d'une artère et le second d'une veine. Mais pour cette espèce de substitution les anciens et les modernes sont partis de considérations d'un ordre différent. Au dire de Rufus (*Du nom des parties du corps*, p. 42, éd. de Clinch), Hérophile appelait *veine artérieuse* ce que nous nommons aujourd'hui *artère pulmonaire*, et, sans doute aussi, *artères veineuses* les *veines pulmonaires*. Dans le *Manuel des Dissections* (VII, IV), Galien a longuement discuté sur ces dénominations. Voici le résumé de cette discussion : Tout le monde, dit-il, appelle *cœur* le *viscère qui bat* (σφύζον σπλάγχνον), et *artères* les *vaisseaux qui battent;* mais comme on ne saurait saisir à l'extérieur par les sens les mouvements des vaisseaux du poumon, on cherche, en prenant pour point de départ leur connexion avec le ventricule gauche, à arriver par conjecture, et même de science certaine (c'est-à-dire par des vivisections que je rapporte dans la *Dissert. sur la physiol.*), à reconnaître quelle est la fonction de ces vaisseaux ; mais on n'y arrive pas de la même manière, parce qu'on ne part pas des mêmes principes. Ainsi les sectateurs d'Érasistrate pensent qu'à chaque diastole du cœur le pneuma est attiré du poumon à travers ces vaisseaux, d'où résulte un battement passif (voy. la *Dissert. sur la physiol.*). Les autres donnent aux artères du poumon comme aux autres artères, comme au cœur lui-même une force pulsative propre à l'artère. Après avoir indiqué les vivisections mentionnées plus haut, Galien ajoute : Tout

Recherchons d'abord quel est l'artifice de la nature, nous parlerons ensuite de l'épiphyse membraneuse, puis nous explique-

---

vaisseau qui bat, appelez-le *artère;* mais ne vous hâtez pas de dénommer soit le vaisseau du ventricule droit, soit celui du ventricule gauche, avant d'avoir contrôlé manifestement son mouvement, afin de ne pas faire comme certains anatomistes qui donnent le nom d'*artère* et de *veine* soit au vaisseau droit, soit au gauche. Galien approuve ceux qui ont fait un compromis en réunissant les deux noms pour chaque vaisseau, et en tenant plutôt compte de la nature des tuniques qui est un caractère visible, que du mouvement qui est difficile à observer. Le nom principal se tirera donc de la connexion des vaisseaux avec l'un ou l'autre ventricule, et le nom accessoire de la substance même du vaisseau.— Considérant particulièrement la fonction de ces deux ordres de vaisseaux, nous appelons *veines* les vaisseaux qui ramènent le sang hématosé du poumon dans l'oreillette gauche du cœur, parce que nous sommes convenus de donner le nom de *veine* à tout vaisseau qui rapporte le sang de la circonférence au centre, de même nous appelons *artère* le vaisseau qui conduit aux poumons le sang venu de toutes les parties du corps, après qu'il a traversé les cavités droites du cœur, quoique en réalité, par leur contenu, ces deux vaisseaux répondent très-bien, le premier à une artère et le second à une veine, d'où il me semble que les dénominations adoptées par les anatomistes modernes ne sont pas parfaitement régulières, bien qu'elles aient pour l'esprit une signification réelle. Quoi qu'il en soit, ce n'est pas sur des raisons de ce genre que les anciens ont distingué des autres *veines* le vaisseau qui va du cœur au poumon, et des autres *artères* ceux qui reviennent du poumon au cœur. L'idée de cercle pour le mouvement des liquides et des fluides dans les vaisseaux leur était complétement étrangère, bien qu'ils reconnussent qu'un peu de sang passe de la *veine artérieuse* dans l'*artère veineuse*. Ils admettaient tout aussi bien pour les veines que pour les artères un mouvement du centre à la circonférence, dans le but de la nutrition des parties. Ce qui les avait frappés dans les vaisseaux *cardiaco-pulmonaires*, ce qui paraissait à leurs yeux les distinguer des vaisseaux de même nature dans le reste du corps, c'est la différence d'épaisseur et l'apparence des tuniques. Il ne s'agissait pour eux que du plus ou moins dans la structure; mais le caractère fondamental n'en subsistait pas moins puisque le contenu était le même, le mouvement centripète ou centrifuge n'étant d'ailleurs pris en aucune considération. Ainsi Hérophile et avec lui Rufus et Galien appellent *veine artérieuse* l'artère pulmonaire parce que le vaisseau a l'épaisseur des artères, tandis qu'ils appelaient *artère veineuse* la veine pulmonaire, parce que les tuniques ont la ténuité de celles des veines; mais l'une est toujours *veine* puisqu'elle contient du sang, et l'autre toujours *artère* puisqu'elle renferme surtout du pneuma. Quelques auteurs modernes, et en particulier Haller (*Éléments physiol.*.....), ont tenu aussi quelque compte de ces deux caractères extérieurs, épaisseur et apparence; mais ainsi que je l'ai dit ce n'est pas sur cette considération qu'ils se sont principalement appuyés pour distinguer ces deux vaisseaux d'une manière beaucoup plus absolue que les anciens. — En résumé, pour Galien, l'*artère pulmonaire* est essentiellement une

rons comment la veine cave ne pouvait donner naissance ni à un vaisseau artériel, ni à des membranes semblables. Si ces divers points ne sont pas d'abord exposés, on ne saurait démontrer l'utilité de la création de la cavité droite du cœur. Commençons donc par la première question, et prouvons que le poumon trouve avantage à posséder une artère à tunique de veine, et une veine à tunique artérielle. La question paraît double et comme gémellaire. En effet, il ne faut pas prouver seulement qu'il est avantageux au poumon d'avoir une veine à tunique épaisse et une artère à tunique mince, il faut prouver encore que, dans toutes les autres parties de l'animal, il était plus avantageux que la tunique de l'artère fût épaisse et que celle de la veine fût mince. Voilà des questions que ne peut négliger l'homme qui a résolu de ne laisser dans le doute, dans l'obscurité ou dans l'inconnu aucune des œuvres de la nature.

Il est avantageux que dans tout le corps de l'animal, le sang soit renfermé dans une tunique mince, poreuse, et que le *pneuma* le soit dans une tunique épaisse et serrée, c'est là une question qui, je pense, n'exige pas de grands développements. Il suffit de rappeler la nature des deux substances : le sang étant épais, lourd, difficile à mouvoir (cf. chap. XVI, init.), le *pneuma* étant ténu, léger et rapide dans ses mouvements, il était à craindre que le *pneuma* ne se dissipât aisément, s'il n'était retenu par des tuniques épaisses, denses et parfaitement serrées. Au contraire pour le sang, si la tunique enveloppante n'eût été mince et poreuse, il aurait eu de la peine à se distribuer dans les parties voisines, et ainsi toute son utilité eût été complétement perdue. Dans cette prévision, notre Créateur a fait les tuniques des vaisseaux en opposition avec la nature de leurs matériaux, voulant prévenir la dispersion prématurée du *pneuma*, et le séjour prolongé du sang.

---

veine puisqu'elle sert à alimenter le poumon, et la *veine pulmonaire* est une *artère* puisqu'elle rapporte de l'air au cœur, seulement l'artère a une tunique de veine et réciproquement, et c'est dans la théorie galénique un fait capital. Pour les modernes, l'*artère pulmonaire* est une *veine*, eu égard à son contenu ; de même et pour la même raison, la *veine pulmonaire* est une artère; mais il y a substitution dans le sens du courant, et par conséquent dans celui de l'organisation, et de l'essence de la fonction. Peut-être, ainsi que je le disais plus haut, les dénominations sont plus justes et plus rationnelles chez les anciens que chez les modernes, puisqu'elles tiennent compte à la fois du contenu et du contenant.

Mais pourquoi dans le poumon n'a-t-il pas donné à la veine une enveloppe mince et à l'artère une tunique épaisse? Là aussi, comme partout, le pneuma est rare, léger, et a besoin d'être enveloppé; le sang est, au contraire, épais, lourd et doit être distribué dans toutes les parties du poumon qui réclament une nourriture plus abondante que les autres parties de l'animal, vu l'agitation incessante de ce viscère et l'excessive chaleur que communiquent au poumon le voisinage du cœur et son propre mouvement qui est continuel. Vous admirez sans doute, je pense, la prévoyance de l'artiste. Comment ne serait-ce pas, en effet, la preuve manifeste d'une admirable prévoyance que d'avoir donné au poumon une structure différente de celle de toutes les autres parties, puisque seul il était entouré de tous côtés par le thorax, organe si résistant, et mû si fortement? Dans notre traité *Sur le mouvement du thorax* (voy. p. 385), nous avons établi que, privé d'un mouvement propre, le poumon était toujours mû par le thorax [1]; que ce dernier se contractant, le poumon se contractait par suite de la compression générale, comme il arrive dans l'expiration et dans l'émission de la voix; que le thorax se dilatant, le poumon suivait ce mouvement et se dilatait en tous sens ainsi que le thorax au moment de l'inspiration. Mais ni dans l'inspiration, ni dans l'expiration les veines ne devaient se dilater à l'égal des artères parce que la même fonction ne leur est pas confiée. Ces dernières creusées par la nature pour recevoir le *pneuma*, avaient besoin dans l'inspiration de se remplir aisément, et de se vider promptement dans l'expiration et dans la formation de la voix. Quant aux veines établies comme réservoirs de l'aliment, elles n'ont besoin ni de se dilater dans l'inspiration, ni de se contracter dans l'expiration. Il était donc bon de donner une substance (σῶμα) molle aux unes (*v. pulmonaires*), dure aux autres (*art. pulmon.*), s'il était préférable que les unes obéissent promptement à la double action du thorax, et que les autres ne s'y conformassent pas.

Si nous avons ailleurs (*Facultés nat.*, I, XI et III, XV) démontré convenablement que les corps se nourrissent du sang qu'ils attirent

---

[1] Dans la *Dissertation sur la physiologie*, j'expose la théorie de Galien sur les mouvements du thorax et du poumon, et je la compare aux théories actuelles. Nons n'avons plus qu'un fragment du *Traité sur le mouvement du thorax*.

à travers la tunique des vaisseaux, le poumon court donc risque de manquer d'un vaisseau nourricier puisque la tunique de la veine a été créée très-épaisse. Mais il vous suffira, je pense, pour découvrir une autre preuve de l'admirable prévoyance de la nature, de vous rappeler à cet égard les observations suivantes : que certaines parties dans les animaux réclament pour nourriture un sang plus épais et, pour ainsi dire, bourbeux; que d'autres au contraire veulent un sang plus léger et plus vaporeux [1]; que toutes les autres, y compris les artères et les veines, participent à tous les genres d'aliment [les uns plus les autres moins]; les premières demandent un sang peu abondant, ténu et vaporeux, tandis que les veines réclament un *pneuma* peu abondant, mais épais et nébuleux. S'il en est donc bien réellement ainsi et que la substance du poumon, au lieu de réclamer comme le foie une nourriture épaisse et bourbeuse pour ainsi dire, la veuille ténue, légère et vaporeuse, on voit que le Créateur des animaux a tout disposé admirablement. En effet, chaque partie est nourrie d'aliments analogues à sa nature, comme nous l'avons démontré. Or, la substance du poumon est légère, poreuse et comme formée d'une concrétion d'écume de sang; elle a besoin, en conséquence, d'un sang vaporeux, léger, pur, et non pas comme le foie, d'un sang épais et bourbeux. C'est pourquoi ses vaisseaux ont une nature non-seulement opposée à celle des vaisseaux du foie, mais encore aux autres parties de l'animal. Dans celles-ci, la tunique du vaisseau distributeur du sang étant ténue et poreuse, ce vaisseau verse facilement aux organes environnants une grande quantité de sang épais. Dans le poumon, comme cette tunique est épaisse et serrée, elle ne laisse échapper que la portion la plus subtile du sang. Dans les autres parties, les artères, pourvues de tuniques épaisses et serrées, ne permettent aux parties environnantes que d'avoir une quantité très-faible d'un sang vaporeux. Dans le poumon seul, elles livrent à une grande quantité d'autre sang une issue plus large, étant incapables de le retenir vu leur enveloppe mince et poreuse.

Ainsi le poumon présente, avec toutes les autres parties du corps,

---

[1] Voy. pour cette proposition la *Dissertation* précitée. — Cf. aussi liv. IV, chap. XV, *fine*, et Hoffman, *l. l.*, p. 108-109.

une anomalie complète sous le rapport de l'alimentation et de l'aspect de sa substance. En effet, vous ne sauriez trouver une autre partie qui soit aussi légère et aussi aérienne; vous n'en trouverez pas qui soit nourrie d'un sang à beaucoup près aussi pur, aussi léger et aussi vaporeux. Si les veines dont la tunique est épaisse et serrée lui fournissent un sang trop peu abondant, les artères comblent la différence en lui versant en grande quantité un sang léger, pur et vaporeux. Mais cela ne suffisait pas à un viscère si chaud et si agité. C'est pourquoi la nature a créé dans son intérieur des veines très-grosses, afin que, si l'épaisseur de leur tunique les empêche de distribuer une nourriture assez abondante, ce défaut soit amoindri par leur volume. La nature, pour lui procurer une alimentation suffisante, a encore ménagé trois autres ressources qu'elle savait aussi être nécessaires [dans un autre but]: l'une, c'est l'abondance de chaleur naturelle qui divise en petites parcelles et dissémine tout l'aliment, afin qu'il soit plus facilement vaporisé; l'autre, c'est la dilatation du poumon pendant l'inspiration, dilatation qui arrache ainsi violemment quelque chose même aux organes les plus serrés (c'est-à-dire, *aux ramifications des veines pulmonaires*); la troisième et la plus importante, c'est que le sang qui est envoyé au poumon seul, par le cœur, est parfaitement élaboré et atténué dans ce dernier viscère.

Ce n'est pas la seule raison pour laquelle il était préférable que le poumon fût nourri par le cœur: une autre raison encore, nous avons promis au commencement de ce chapitre de la développer, c'est que le poumon devait être pourvu de veines à tuniques d'artères, et d'épiphyses membraneuses, tuniques et épiphyses qui ne pouvaient être ni les unes ni les autres engendrées par la veine cave. De ces deux points, le premier (c'est-à-dire *la nécessité de tuniques artérielles*) est déjà démontré; il convient de passer au second. Ce point, c'est qu'il valait mieux pour l'orifice de cette veine artérielle (*orifice auriculo-ventriculaire droit*) être pourvu de membranes de la forme et de la grandeur qu'elles ont effectivement. Bien que le vaisseau ait été créé très-épais et très-fort pour ne pas se dilater ni se contracter aisément, il n'est pas doué d'une telle résistance qu'il ne soit vaincu par l'action si énergique, si grande, si impétueuse, d'un organe comme le thorax, surtout quand nous faisons une grande inspiration, que nous parlons à haute voix, ou que de toute autre façon nous ramenons de tous côtés le thorax en tendant fort énergiquement tous les muscles. Dans aucune de ces circonstances les ramifications des veines ne sont complétement exemptes de compression ni de contraction. Si donc le thorax est comprimé et resserré, le sang redescendra aisément de toutes les ramifications, reviendra au premier orifice et sera reporté en arrière. Il en résulte un triple inconvénient : d'abord le sang exécute inutilement et sans fin ce double voyage; quand le poumon se dilate, le sang coule et remplit toutes les veines du poumon; quand il se contracte, il s'opère comme un reflux qui se meut sans cesse ainsi que les flots dans un détroit, reflux qui donne au sang un mouvement de va-et-vient qui ne lui est nullement propice. Ce désagrément est peut-être léger [par lui-même]; mais la gêne qui en résulte pour l'utilité de la respiration n'est pas un inconvénient médiocre. Car si la meilleure condition était que la plus grande quantité possible d'air fût attirée par un seul acte de la respiration quand nous inspirons, et expulsée quand nous expirons, ce résultat ne peut se produire si les artères ne se dilatent et ne se contractent pas le plus possible aussi. Or, plus l'action des veines se rapproche de celle des artères, plus elles gênent et détournent l'étendue du mouvement de ces artères [en les comprimant]. On voit combien nuiraient à l'ensemble de la respiration, la dilatation et la contraction des organes de la nutrition (c'est-à-dire *des veines*). En effet, leur repos doit être complet comme s'ils n'existaient pas et n'occupaient aucune place dans la poitrine où se dilatent et se contractent les organes respiratoires. Il convient, en effet, à ceux-ci d'avoir toute la place libre; ils peuvent ainsi, dans l'inspiration, en se dilatant le plus possible, attirer du dehors la plus grande quantité d'air possible, et dans l'expiration, en se contractant aussi le plus possible, expulser également la plus grande quantité d'air possible. Un troisième inconvénient eût accompagné le retour en arrière du sang dans l'expiration, si notre Créateur n'eût imaginé les épiphyses membraneuses (*valvules*). Quelles sont ces membranes, et comment elles préviennent le retour du sang, vous ne tarderez pas à le comprendre clairement (chap. XIV). Je vais dire maintenant combien leur absence serait préjudiciable à l'animal; prêtez-moi donc votre attention, je donne pour base à mon discours une démonstration déjà faite ailleurs (*Facultés natur.*, III, xv; cf. aussi *Utilité des parties*, VI, xvii et XVI, xiv) :

Dans tout le corps les artères s'abouchent avec les veines et échangent entre elles l'air et le sang au moyen d'ouvertures invisibles et extrêmement fines. Si le grand orifice de la veine artérielle (*orifice auric.-ventr. droit*) eût été toujours également ouvert, et que la nature n'eût pas inventé un moyen pour le fermer et l'ouvrir tour à tour dans le temps convenable, jamais le sang par les ouvertures invisibles et étroites n'eût pénétré dans les artères quand le thorax se contracte[1]. Toutes choses n'ont pas la même propension à être attirées ou rejetées par toute espèce de corps. Si une substance légère, plus facilement qu'une lourde, est attirée par la dilatation des organes et rejetée par leur contraction, ce qui marche dans un conduit large est plus facilement attiré et réciproquement plus facilement renvoyé que ce qui chemine dans un conduit étroit. Quand le thorax se contracte, les artères du poumon à tunique de veine (*veines pulmonaires*), intérieurement repoussées et refoulées avec force de toutes parts, expriment à l'instant le *pneuma* qu'elles renferment, et en échange s'imprègnent par ces étroits conduits de particules de sang[2], ce qui n'eût jamais été possible si ce sang eût pu rebrousser chemin par le grand orifice [*auriculo-ventr. droit*] qui existe à cette veine du côté du cœur. Dans l'état actuel, quand la veine est comprimée de toutes parts, le sang trouvant le passage fermé à travers le grand orifice, pénètre en gouttes fines dans les artères par ces étroits conduits. L'avantage notable qui en résulte pour le poumon frappe déjà peut-être les esprits qui se rappellent ce que j'ai dit au sujet de son alimentation. S'il en est autrement (c'est-à-dire *si on n'est pas convaincu*), je reviendrai sur ce sujet[3], après avoir terminé d'abord la question actuelle.

---

[1] C'est là en réalité tout ce que Galien savait de la petite circulation, ainsi qu'on le verra dans la *Dissertation sur la physiologie*. Sa théorie ne lui permettait même pas d'en savoir davantage. — Cf. p. 437, note 1.

[2] Ce sont les *artères veineuses* (*veines pulmonaires*) qui dans la théorie ancienne transmettent par le moyen du cœur et des artères le *pneuma* à tout le reste du corps.

[3] Il paraît que Galien a trouvé tout le monde parfaitement convaincu, car il ne revient qu'indirectement sur ce sujet dans le chap. xvii.

CHAPITRE XI. — La veine artérieuse (*artère pulmonaire*) vu son épaisseur, sa double tunique et ses valvules, ne pouvait provenir que du cœur et non de la veine cave. — Description et utilité particulière des valvules sigmoïdes. — Utilité commune et propre des autres valvules des orifices du cœur.—Nombre et destination de ces orifices. — La description de ces orifices et de leurs valvules est renvoyée au chapitre XIV. — Récapitulation des trois chapitres précédents.

Après avoir démontré l'utilité considérable de ces membranes (*valvules sigmoïdes*), l'utilité plus grande de cette veine (*artère pulmonaire* ou *veine artérieuse*) si épaisse et si dure qui nourrit le poumon même, il convient de montrer que la veine cave ne pouvait donner naissance ni à un vaisseau artériel, ni à de semblables membranes. Qu'un vaisseau artériel ne pût sortir d'une veine, cela est évident pour tout le monde. La tunique de la veine est unique et mince, celle de l'artère n'est ni unique ni mince, elle est double : la tunique intérieure (voy. chap. IV, p. 387, note 1 *med.*) est fort épaisse, serrée et dure, et se divise en fibres transversales; la tunique extérieure est délicate, mince et poreuse comme celle de la veine. Il n'était donc pas possible à la tunique simple et mince qui recouvre la veine cave d'engendrer une tunique épaisse et double. Le cœur lui-même, tout épais qu'il est, ne donne pas naissance par tous ses points à un vaisseau artériel ou veineux indifféremment. Les vaisseaux à tunique simple, molle et mince naissent, des parties à la fois plus molles et plus minces [1]; les vaisseaux à tunique double dense et dure, des parties plus denses. Les membranes, avec leur forme et leur grandeur, telles qu'on les trouve à l'orifice de la veine artérielle (*artère pulmonaire*), ne pouvaient pas non plus exister sans le concours du cœur. Il leur fallait un lieu sûr qui leur permît de prendre naissance et de trouver des points d'appui pour se maintenir droites et inébranlables dans leur résistance aux

---

[1] Des ventricules partent d'une part l'*artère pulmonaire* (*veine artérieuse*) et de l'autre l'*aorte*. Le ventricule droit est la partie la plus molle, et le ventricule gauche la plus dure du cœur proprement dit. — En admettant que le cœur est le point d'émergence de la *veine artérieuse*, Galien est évidemment infidèle à sa théorie sur l'origine des veines, qu'il fait toutes procéder du foie. Mais il a dû, quoiqu'il ne le dise pas, se donner à lui-même pour excuse la nature toute particulière de ce vaisseau.

courants des matières qui reviennent en arrière, alors que le thorax, agissant violemment, ramène intérieurement et contracte le poumon tout entier par une compression circulaire, et qu'il comprime et refoule les veines. En effet, bien que leur tunique soit entièrement épaisse et difficile à mouvoir, elle n'est pas cependant inflexible à ce point qu'elle ne subisse l'influence de muscles nombreux, si forts, si puissants, et de tant d'os privés de moelle et durs.

Quand tout le thorax se replie fortement sur lui-même, muscles et os assaillent violemment le poumon, et les veines nécessairement sont comprimées et contractées sans néanmoins faire refluer en arrière leur contenu, par l'orifice que déjà les membranes ont fermé.

Plus le thorax tend, par la compression, à chasser le sang avec violence, plus les membranes ferment étroitement l'ouverture. Insérées circulairement de dedans en dehors, et embrassant toute la circonférence, elles offrent chacune une forme et une dimension si exacte, que toutes à la fois tendues et dressées, elles constituent une grande membrane qui obstrue l'orifice. Renversées par le flux, qui s'opère de dedans en dehors, et retombant de ce côté sur la tunique même de la veine, elles livrent à ce flux un passage facile à travers l'orifice qui s'ouvre et se dilate excessivement[1]. Que le courant vienne au contraire de dehors en dedans, il rapproche les membranes qui se serrent l'une sur l'autre, et forment ainsi comme une porte exactement fermée.

A tous les orifices des vaisseaux issus du cœur[2] se trouvent des membranes qui retombent l'une sur l'autre, et qui sont si bien

---

[1] Galien a très-bien vu la direction, et très-bien compris le mécanisme des valvules sigmoïdes de l'artère pulmonaire, car c'est évidemment de ces valvules qu'il s'agit ici. Les modernes disent, presque comme Galien, que ces valvules s'abaissent à la manière d'une écluse sur l'orifice artériel, au moment où le sang tend à refluer des poumons vers le cœur.

[2] Ἐκ τῆς καρδίας ὁρμωμένων ἀγγείων. Cette expression ὁρμωμένων est assez mal choisie, car on voit en lisant tout le paragraphe que Galien entend non-seulement l'aorte et l'artère pulmonaire, mais aussi les orifices auriculo-ventriculaires gauche et droit, qui sont pour lui les orifices par où la veine cave et les veines pulmonaires *débouchent* dans le cœur. Voy. p. 387, note 1, et p. 417, note 1.

constituées que si elles se tendent et se dressent à la fois, elles bouchent tout l'orifice. Il y a pour toutes une utilité commune, qui consiste à s'opposer au retour des matières, et pour chacune une utilité spéciale : les unes font sortir les matières du cœur de manière à ce qu'elles n'y rentrent pas, les autres les y introduisent de façon qu'elles n'en puissent sortir. La nature ne voulait pas imposer au cœur un travail inutile, en le condamnant à envoyer le sang à une partie d'où il était préférable pour lui de le tirer, et au contraire à le tirer souvent d'un endroit où il fallait l'envoyer.

Il existe en tout quatre ouvertures, deux à chaque cavité (*ventricules*), l'une pour introduire (*orifices auriculo-ventric.*), l'autre pour expulser (*orifices ventriculo-vasculaires*)[1]. Nous en parlerons un peu plus loin (chap. XIV), quand nous exposerons toutes les parties du cœur, leur nature, celle des membranes, leur nombre, leur forme, quand nous montrerons qu'elles ne devaient être ni plus, ni moins nombreuses, ni plus grandes, ni plus petites, ni plus épaisses, ni plus minces, ni plus fortes, ni plus faibles. Jusqu'ici nous avons prouvé seulement que ces membranes (*de l'art. pulm.*) sont d'une utilité indispensable, qu'elles ne pouvaient pas naître de la veine cave, mais du cœur, comme cela est effectivement.

---

[1] Cette phrase est une nouvelle preuve que, pour Galien, le cœur est essentiellement constitué par les ventricules. Ce sont les ventricules qu'il appelle le corps, la substance du cœur (τὸ σῶμα τῆς καρδίας) dans le *Manuel des dissections* (VII, IX *medio*). Dans le chapitre XI du même livre, il dit que si, avec Hérophile, on considère les oreillettes comme faisant partie du cœur, on comptera un plus grand nombre d'orifices, c'est-à-dire six au lieu de quatre. On voit aussi qu'Érasistrate était du même avis que Galien ; ce dernier renvoie, du reste, pour plus de détails sur cette question à son traité Περὶ τῆς ἀνατομικῆς διαφωνίας (*De dissent. anatomica* en deux livres) que nous avons perdu (voy. plus bas, note 1, p. 419). Galien (*considérant l'oreillette gauche comme faisant partie des veines pulmonaires*) ajoute enfin que l'artère veineuse (*veine pulmonaire*) ne reste pas longtemps un tronc unique, mais qu'elle se divise en quatre branches qui vont se ramifier dans les lobes du poumon. Ici donc, car il n'en est pas toujours ainsi, Galien fait partir ce vaisseau, non du poumon pour arriver au cœur, mais du cœur pour arriver au poumon, cependant il sait très-bien que les matières marchent dans un sens inverse. J'ai fait la même remarque pour la *veine porte* (voy. IV, v, note 1 de la p. 284). Du reste il n'est pas encore bien sûr que le sens même du courant réponde à celui de la génération des vaisseaux.

Si vous rassemblez toutes les explications que j'ai données ici et précédemment, mon but vous paraîtra atteint. En effet, le poumon ne pouvait être mieux nourri par une autre veine [que par la *veine artérieuse* ou *artère pulmonaire*], et une telle production de tuniques et de membranes ne pouvait être fournie par la veine cave. Il en résulte évidemment qu'il était de beaucoup préférable pour le poumon d'être nourri par le cœur [1]. Or, si des deux vaisseaux, l'un à tunique simple (*veine cave*), pénètre dans le cœur, tandis que l'autre, à double tunique (*artère pulmonaire* ou *veine artérieuse*), en sort, il était nécessaire qu'il y eût une région commune et comme un certain réservoir auquel ces deux vaisseaux aboutissent : par l'un le cœur attire le sang et par l'autre il le renvoie. Ce réservoir est le ventricule droit du cœur, créé comme nous venons de le démontrer, dans l'intérêt du poumon (voy. part. chap. IX, p. 404 et suiv.). Aussi, les animaux dépourvus de poumon n'ont pas les deux cavités du cœur, mais seulement celle qui préside au mouvement de toutes les artères (*l. l.*, note 1). En effet, si les veines naissent du foie, les artères sortent du cœur; nous en avons donné maintes preuves dans notre ouvrage *Sur les dogmes d'Hippocrate et de Platon*, et toutes ces démonstrations se confirment l'une l'autre et témoignent de la vérité de mes assertions[2]. Il est temps de terminer ici cette dissertation sur la cavité droite du cœur, dont l'absence ou l'existence est liée à celle du poumon, dans toutes les espèces d'animaux.

CHAPITRE XII. — Galien se propose de combattre incidemment les erreurs commises par les autres médecins ou philosophes, et en particulier par Asclépiade au sujet des vaisseaux qui vont du cœur au poumon. — Comme préambule à cette réfutation il disserte à la suite de Platon sur ce qu'on peut appeler véritablement une *cause*, et surtout une *cause première*. — A ce propos Galien cite un passage d'Érasistrate.

Si quelqu'un désire apprendre la cause de l'ignorance des médecins et des philosophes, touchant le nombre des cavités du cœur, sur lesquelles ils ont énoncé de si fausses opinions, il trouvera toutes ces questions discutées dans mon traité *Sur toute*

---

[1] Voy. la *Dissertation sur la physiologie de Galien.*

[2] Voy. l'historique de cette question dans la *Dissertation sur l'anatomie.*

espèce de désaccord en matière de dissections[1]. Si l'exposition des fonctions doit précéder notre étude actuelle, celle-ci, à son tour, ne doit venir qu'après une étude sur la discordance en matière de dissections et après les dissections elles-mêmes. Il ne faut donc pas, dans ce livre, rappeler la controverse touchant le nombre de tuniques des artères ou des veines, ou toute autre question traitée déjà ou à traiter. Toutes ces questions, nous les avons exposées, et discutées séparément, afin que notre sujet actuel se renfermât dans ses limites, sans toucher aux autres questions litigieuses. En conséquence, dans ce livre, prenant pour base de nos études actuelles les solutions données ailleurs par nous-mêmes, nous exposons seulement les utilités de chacune des parties, sans réfuter ici, sinon en passant, les interprétations vicieuses présentées par d'autres auteurs, à moins que cette réfutation ne soit nécessaire pour établir plusieurs points de doctrine, ou qu'elle ne doive être d'une utilité générale. Ainsi, j'ai voulu relever les erreurs d'Asclépiade[2] au sujet des vaisseaux du poumon, et prouver que personne ne peut échapper à la loi d'Adrastée[3];

---

[1] Dans son traité *De ordine librorum suorum*, Galien recommande de lire cet ouvrage après le *Manuel des dissections*, car après avoir appris la structure de l'estomac, du foie, etc., il est bon de connaître les controverses qui ont eu lieu sur ces parties. Hoffmann (*l. l.*, p. 113) fait à ce propos une réflexion qu'il importe de consigner : « Hodie fere omnis nostra scientia consistit in quæstionibus « ejusmodi. Qua de re audivi etiam querelas gravissimorum jurisconsultorum, « dicentium, quæstionarios tales aperire adolescentibus impudentiæ ludum. »

[2] Voy. sur les doctrines anatomiques et physiologiques d'Asclépiade les deux dissertations précitées, et Gumpert *Asclepiadis Bithyni fragmenta*, Jenae, 1794, 8°.

[3] « Hæc lex (meminit ejus paulò post iterum [cap. XIII init.] quemadmodum « etiam *Diss. puls.*, II, x, *De sem.*, II, IV ubi Deam ipsum nominat) qualis « fuerit, valde obscurum est.... Docet τὸν 'Αδραστείας θεσμόν esse lumen et splen- « dorem veritatis quo perstricti adversarii cogantur tandem veritati palmam « dare et hæc est *Adrastea platonica in Phædro* [p. 803, lig. 14, éd. Orelli], item « *De republ.*, V [p. 473, lig. 2, et Schol. in hunc locum], cujus Plotinus meminit « libro *De uniuscujusque Dæmone*. Est autem (ut Ficinus apud Platonem interpre- « tatur) ordo causarum fatalium seu naturalium, a providentia divina institutus.... « caussa prima, caussa causarum..., hoc est, cujus vim et efficaciam nemo homi- « num, imo nihil in his sublunaribus, possit effugere aut evitare. Hoc igitur vult « Galenus : In natura omnia tam bene sunt apta suis causis, ut qui studio velit « premere veram alicujus rei causam, non possit id facere perpetuo, sed vel « denuo cogatur dicere, quod ipsa natura disceret, si voce posset uti. » Hoffmann,

fût-on doué d'une certaine éloquence pleine d'astuce, on confessera soi-même sa mauvaise foi, on rendra hommage à la vérité, on aura alors un témoin d'autant plus digne de confiance qu'il témoigne malgré lui.

La première cause de tout ce qui se forme, comme Platon le démontre quelque part[1], est le but de la fonction (σκοπὸς τῆς ἐνεργείας). Si donc l'on demande à quelqu'un pourquoi il est venu au marché, répondra-t-il mieux si, au lieu de la cause véritable, il en déclare une tout autre? Ne sera-t-il pas ridicule si, au lieu de dire qu'il est venu au marché pour acheter un meuble, un esclave, pour trouver un ami, ou pour vendre ceci ou cela, il néglige de faire ces réponses et réplique : c'est que j'ai deux pieds, capables de se mouvoir aisément et de se poser solidement sur le sol, et, que m'appuyant tour à tour sur l'un ou sur l'autre des susdits pieds, je me suis acheminé au marché. Il aura peut-être énoncé une cause, mais non pas la cause véritable et première; la sienne est une cause instrumentale (ὀργανική), une des causes sans lesquelles une chose ne peut pas se faire (ὧν οὐκ ἄνευ), ou mieux, ce n'est pas une cause. — C'est de cette façon que Platon (dans le *Phædon*, p.98 C-E) raisonnait avec justesse sur la nature de la cause.

Pour nous, voulant éviter une dispute de mots, nous accordons qu'il y a plusieurs espèces de causes; la première et la principale : *pourquoi une chose existe* (τὸ δι'ὅ τι); la seconde, *par quoi elle existe* (τὸ ὑφ 'οὗ); la troisième, *de quoi elle vient* (τὸ ἐξ οὗ, *point de départ*); la quatrième, *par quel moyen* (τὸ δι' οὗ); la cinquième, si l'on veut, *selon quoi elle est faite* (τὸ καθ' ὅ)[2].

---

l. l., p. 113-114. Je crois que c'est aller bien loin chercher des explications qui sont très-près : Adrastée était un des noms de Némésis, et dire qu'on est soumis à la loi d'Adrastée, c'est dire qu'on est soumis à cette loi, fatale, inévitable de la justice qui toujours découvre la vérité et confond les faux témoins. — Voy. du reste le *Trésor grec*, voce 'Αδραστεῖα.

[1] Dans le *Phædon*, p. 97, là où à propos de l'opinion d'Anaxagore sur la cause première de toute chose, il discute sur l'essence des causes, et en particulier sur cette *espèce divine de cause* dont Galien parle dans le chapitre suivant, p. 425, et qui est l'Intelligence suprême, ou Dieu.

[2] Examinons jusqu'à quel point l'énumération des diverses espèces de causes, que Galien fait ici dans ce chapitre et ensuite dans le chapitre suivant (p. 426-7) diffère de la classification des causes établie par Aristote, tant sous le rapport

Sur chaque espèce de cause et pour toutes les parties du corps, nous demanderons une réponse, si on a réellement étudié

---

du fond de la question que sous celui des expressions. Au premier abord on croit remarquer une contradiction dans les deux énumérations de Galien, mais en y regardant de plus près, on reconnaît qu'elles sont parfaitement identiques: la seule différence qui existe entre elles, c'est que dans la première il place la *cause matérielle* (τὸ ἐξ οὗ) avant la *cause instrumentale* (τὸ δι' οὗ), tandis que dans la seconde énumération il suit l'ordre inverse. Passons maintenant à Aristote. Il distingue (*Phys. auscult.*, II, 3, *Metaph.*, IV, 2; cf. *De somno et vig.*, 2) la *cause matérielle* (ἐξ οὗ γίνεταί τι ἐνυπάρχοντος), la *cause formelle* (τὸ εἶδος καὶ τὸ παράδειγμα), la *cause motrice* (ὅθεν ἡ ἀρχὴ τῆς κινήσεως, ou ὅθεν ἡ ἀρχὴ τῆς μεταβολῆς ἢ τῆς ἠρεμήσεως), et la *cause finale* (τὸ τέλος, τὸ οὗ ἕνεκα). — Ces quatre causes se retrouvent intégralement dans les énumérations de Galien; seulement il a coupé la *cause matérielle* en deux, conservant à la *cause matérielle éloignée* son nom primitif et donnant à la *cause matérielle plus rapprochée* celle de *cause instrumentale* (τὸ δι' οὗ, τὴν ἐκ τῶν ὀργάνων). Galien désigne la *cause finale*, qu'il appelle la principale, la première et la plus parfaite des causes (p. 422 et 426, l. 9-12), par le terme δι' ὅ, expression qui sert chez Aristote à désigner la relation causale en général (voy. *Physicæ, ausc.*, II, III et VII; *Metaph.*, I, III). Pour désigner la *cause motrice* Galien se sert du terme ὑφ' οὗ qui est également quelquefois employé par Aristote dans le même sens (voy. par exemple *Métaph.*, VI, VII, p. 544, l. 10 et 15). Galien prend ce terme comme synonyme de ἡ ἐκ τοῦ δημιουργοῦ (*le Créateur*) et nous voyons par là qu'en parlant de la cause motrice, il a principalement en vue la cause motrice éloignée et universelle de tous les êtres, c'est-à-dire Dieu; Aristote au contraire parle ordinairement sous cette rubrique d'une cause plus rapprochée, car, dit-il (*Metaph.*, VII, IV, p. 561, l. 49) δεῖ δὲ τὰ ἐγγύτατα αἴτια λέγειν (*il faut parler des causes les plus prochaines*). Ainsi dans le même endroit il dit que la cause motrice de l'homme est le sperme et dans d'autres endroits (*Phys. auscult.*, II, III, *Metaph.*, IV, II) il dit que le père est la cause motrice de la progéniture. Cette manière de voir ressort encore très-manifestement du commencement du traité *De la génération des animaux*. Il annonce en effet qu'ayant déjà exposé (dans le traité *Des parties des animaux* et dans celui *De la marche des animaux*) la cause matérielle et la cause finale (laquelle, ainsi que nous allons le voir, est pour les corps naturels, identique avec la cause formelle) de toutes les parties excepté celle des organes de la génération, le sujet du traité qu'il va maintenant commencer, consiste à étudier la cause motrice de toutes les parties, et toutes les causes des parties destinées à la génération. Aristote ne mentionne que rarement (par exemple *Phys. auscult.*, II, VII, p. 270, l. 1, et *Metaph.*, XI, IV, p. 602, l. 45) une cause motrice première et éloignée sous le nom de τὸ πρῶτον πάντων. — Si j'ai bien saisi la distinction de Galien entre *cause instrumentale* et *cause finale*, la première comprend toutes les circonstances qui se rapportent à la disposition des organes : ainsi, si je ne me trompe, l'endroit cité d'Érasistrate, p. 422, fournit l'exemple d'une cause instrumentale. La *cause matérielle*, dans le sens de Galien, comprend tout ce qui se rapporte aux éléments

la nature. Quant à nous, si l'on nous demande pourquoi la nature des vaisseaux du poumon est intervertie, la veine offrant les caractères de l'artère et l'artère ceux de la veine, nous répondrons en alléguant la cause réelle et première, c'est que, dans ce seul viscère, il était préférable que la veine fût dense et l'artère poreuse. Telle n'est pas la réponse d'Érasistrate; la voici : « La veine naît à l'endroit où les artères qui vont se distribuer dans tout le corps, ont leur principe, et s'ouvre dans la cavité sanguine; l'artère, de son côté, née là où commencent les veines, s'ouvre ensuite dans la cavité pneumatique du cœur[1]. »

---

et aux qualités primitives ou secondaires de la matière, et je crois trouver une exposition d'une cause matérielle dans ce que Galien rapporte d'après Platon, p. 426-7. Ces deux causes rentrent évidemment dans la cause matérielle d'Aristote; seulement l'une est plus éloignée que l'autre. Cela ressort clairement entre autres du commencement du traité *Sur la génération des animaux*, où il est dit : « La matière pour les animaux, ce sont les parties, pour le tout et l'ensemble, ce sont les parties dissimilaires, pour celles-ci les similaires et pour les similaires les éléments. » Du reste Aristote lui-même se sert aussi quelquefois de l'expression ἐξ οὗ pour désigner la cause matérielle (voy. *Metaph.*, VI, VII). Galien d'ailleurs ne semble pas s'en tenir très-rigoureusement à cette distinction entre *cause matérielle et instrumentale* (p. 426, l. 12-17 et p. 426, l. 24) qui ne nous paraît pas très-logique; en faisant ainsi des genres spéciaux de causes des diverses causes appartenant à la même classe d'Aristote, suivant qu'elles sont plus ou moins éloignées, on pourrait multiplier à l'infini le nombre des causes. — La forme dubitative sous laquelle Galien parle de la cause formelle (πέμπτον, εἰ βούλει, τὸ καθ' ὅ) tient probablement à ce que, suivant Aristote, pour les corps naturels la *cause formelle et la cause finale* sont identiques. Ainsi nous lisons *Metaph.*, VI, IV : Τί δ' ὡς τὸ εἶδος (αἰτία ἀνθρώπου); τὸ τὸ ἦν εἶναι. Τί δ'ὡς οὗ ἕνεκα; τὸ τέλος· ἴσως δὲ ταῦτα ἄμφω τὸ αὐτό. — *De gener. anim.*, I, I : Ὑπόκεινται γὰρ αἰτίαι τέτταρες, τό τε οὗ ἕνεκα, ὡς τέλος, καὶ ὁ λόγος τῆς οὐσίας. Ταῦτα μὲν οὖν ὡς ἕν τι σχεδὸν ὑπολαβεῖν δεῖ, κ. τ. λ. — *Phys. auscult.*, II, VII, p. 271, l. 22 : Καὶ ἐπεὶ ἡ φύσις διττὴ, ἡ μὲν ὡς ὕλη, ἡ δ' ὡς μορφὴ, τέλος δ' αὕτη, τοῦ τέλους δ' ἕνεκα τὰ ἄλλα, αὕτη ἂν εἴη ἡ αἰτία ἡ οὗ ἕνεκα. — *De gener et corr.*, II, IX, p. 463, l. 36 : Διὸ, καὶ ὡς μὲν ὕλη τοῦτ' (τὸ δυνατὸν εἶναι καὶ μὴ εἶναι) ἐστὶν αἴτιον τοῖς γενητοῖς, ὡς δὲ τὸ οὗ ἕνεκεν ἡ μορφὴ καὶ τὸ εἶδος, τοῦτο δ' ἐστὶν ὁ λόγος ὁ τῆς ἑκάστου οὐσίας. — Hoffmann (*l. l.*, p. 114-115) assimile aussi le καθ' ὅ de Galien au τὸ εἶδος d'Aristote. — Cf. aussi *Theses* Piccarti *De Causis*, anno 1603, si toutefois on a le courage de les lire.

[1] M. Littré, qui cite ce passage dans son *Introduction aux œuvres d'Hippocrate*, p. 221-2, pense qu'il s'agit de la naissance de tous les vaisseaux artériels et veineux du corps, mais, si je ne me trompe, ni le contexte, ni les doctrines d'Érasistrate ne permettent une pareille interprétation. On voit manifestement en lisant tout ce chapitre et en considérant comment la citation d'Érasistrate est amenée

CHAPITRE XIII. — Réfutation des erreurs d'Asclépiade touchant les vaisseaux du poumon. — Galien cite d'abord un passage de ce médecin, d'où il résulte que ce n'est pas *en vue* des mouvements violents, mais *par suite* de ces mouvements que les artères diffèrent des veines eu égard à l'épaisseur. — Cette différence, répond Galien, tient au nombre et à la nature des tuniques, et non pas seulement à l'épaisseur ; autrement quand on fatigue beaucoup, on devrait avoir plus de cinq doigts aux mains, etc. — Asclépiade qui fait étalage de science pour expliquer la cause d'une disposition, paraît manifestement ignorer celle de toutes les autres, et surtout il ignore la *cause du genre divin*, la vraie cause, la *cause finale*. — Asclépiade est aussi ignorant en anatomie, qu'inhabile en dialectique ; ainsi il ne sait pas que chez l'embryon les vaisseaux du poumon ont la même conformation que chez l'adulte, et s'il le sait, comment peut-il concilier ce fait avec les assertions sur la cause de la différence entre les deux ordres de vaisseaux pulmonaires. — Enfin ni le cerveau, ni le cœur, ni le thorax, bien qu'ils aient un mouvement considérable, n'ont des veines artérieuses et des artères veineuses.

Asclépiade, omettant les deux [vraies] causes, celle tirée de la prévoyance du Créateur, et que nous avons dit être la cause première, et la cause *matérielle* (*c'est-à-dire la cause de la catégorie du* τὸ δι' οὗ), qui est la seconde, revient au genre de cause le plus insignifiant de tous ; un dialecticien n'y verrait même pas une cause, je pense ; tout cela ne lui paraîtrait, au plus, qu'une cause accidentelle, une cause conséquente (*secondaire*), et comme une sorte de fausse monnaie : quant à lui, il espère se faire croire, et se répute un sage, oubliant, je pense, la loi d'Adrastée (voy. p. 419, note 3), car aucun autre raisonnement ne saurait mieux

qu'il s'agit des vaisseaux cardiaco-pulmonaires. — Voici quelle doit être, à mon avis, l'interprétation de ce passage : D'après Érasistrate les artères aussi bien que les veines partent du cœur qui est pour elles un principe *médiat*, car, suivant Galien (*Dogm. Hipp. et Plat.*, VI, vi, p. 550), Érasistrate tire les artères, non pas directement du cœur, mais des dernières ramifications de la trachée, d'où elles se rendent d'abord au cœur, pour de là se distribuer dans le reste du corps. Érasistrate paraît être, en effet, un de ces anatomistes qui n'ont pas pris en considération la *substitution des tuniques* dans les vaisseaux cardiaco-pulmonaires. (Voy. note 2 de la p. 407). Ce qu'il appelle l'*artère*, est l'*artère veineuse* de Galien, la *veine pulmonaire* des modernes. Ce vaisseau doit être considéré, à son origine dans le poumon, comme la racine de toutes les artères du corps. A son tour la *veine* (*veine artérieuse*, *artère pulmon.*) naît là où se trouvent les racines de l'*artère*, d'où procèdent *médiatement* toutes celles du corps. Veine et artère du poumon viennent de ce point commun d'origine aboutir aux ventricules droit et gauche du cœur qui semble être un nœud pour ces deux ordres de vaisseaux. — Voy. du reste les *Dissertations sur l'anat. et la physiol.*

convaincre d'absurdité ces opinions que celui qu'Asclépiade s'imagine avoir si savamment inventé.

« En effet, dit-il, de tous les organes, le poumon est le seul où les artères (*v. pulmon.*) soient douées d'un double mouvement, l'un qu'elles ont d'elles-mêmes, attendu qu'elles battent en vertu de leur propre substance; l'autre, qui dépend de l'acte respiratoire et qui est dû à l'agitation perpétuelle du poumon; elles diminuent donc de volume (mot à mot, *s'amaigrissent*), tandis que les artères des autres parties, exécutant avec modération un mouvement unique et propre, sont par cela même fortes et puissantes. Les veines du corps entier, ajoute-t-il, dénuées de mouvement, s'atrophient avec raison, comme un esclave paresseux qui ne prend pas d'exercice; tandis que celles du poumon (*art. pulmon.*), qui obéissent au mouvement du viscère, acquièrent de l'épaisseur, comme les gens qui se livrent à un exercice modéré [1]. »

Mais, ô le plus sagace de tous les hommes! si je voulais, Asclépiade, relever ainsi les autres vices de vos raisonnements, cela demanderait plus de temps que je n'en puis perdre. Mais ces erreurs qui n'échapperaient pas à un enfant, qui, à plus forte raison, ne devraient pas échapper à un homme si plein de lui-même, sont au nombre de deux : elles proviennent, l'une du dédain pour les dissections; l'autre, de l'ignorance des principes du raisonnement. Si vous saviez l'anatomie, vous reconnaîtriez aisément avec nous, qu'une artère diffère d'une veine, non-seulement par l'épaisseur, mais encore par le nombre et par la texture des tuniques. En effet, la tunique intérieure, qui est épaisse et dure, qui est munie de fibres transversales, n'existe absolument pas dans les veines (voy. p. 387 note 1 *medio*). Pour vous, qui vous êtes peu inquiété de vérifier si elle existe ou non, vous osez faire parade de savoir sur des questions où vous manquez de notion précise, vous qui conspuez la science anatomique d'Hérophile, qui condamnez Érasistrate et qui faites peu de cas d'Hippocrate. Est-ce que véritablement vous ignorez que les veines (*veines pulmon.*) du poumon

---

[1] On a vu dans les chap. XXI et XXII du livre I qu'Asclépiade avait émis la même opinion au sujet des tendons. L'histoire de la doctrine des causes finales me conduira tout naturellement à l'appréciation de cette opinion considérée dans sa plus grande généralité et dans ses applications de détail.

(*ce qu'Asclépiade appelle les artères*) n'ont pas cette dure tunique intérieure? Ou bien, si vous le savez, penseriez-vous que quand une partie s'atrophie, c'est, non pas l'épaisseur, mais le nombre de ses tuniques qui diminue? Ainsi l'estomac, chez les personnes excessivement maigres, présentera sans doute une seule tunique, et probablement quatre chez les personnes douées d'une bonne complexion. Ainsi encore, les yeux offriront trois tuniques, par exemple chez les gens attaqués de consomption (cette affection atrophie singulièrement les yeux), quatre dans les autres affections, cinq quand nous sommes bien portants, six, peut-être, chez les personnes d'une forte santé, sept chez les athlètes, un plus grand nombre encore chez les Milon et les Polydamas. Il serait beau de voir aussi le nombre des doigts augmenter dans la bonne santé et diminuer dans la mauvaise. Ce serait en effet un spectacle bien digne de la sagesse d'Asclépiade, que Thersite ayant trois doigts, par exemple, Ajax sept, Achille encore davantage, enfin qu'Orion et Talos en aient sans mesure, et plus, je pense, que les iules n'ont de pattes [1].

O illustre Asclépiade! un homme qui appuie ses opinions sur des principes détestables, ne peut qu'être trouvé ridicule en tous points. En effet, c'est une Intelligence qui règle, qui ordonne toutes choses (voy. *Phædon*, p. 97 C-D), et non des atomes unis entre eux par le hasard. Si donc les artères du poumon offrent les caractères des veines, et les veines ceux des artères, c'est que cela était mieux ainsi. Si le cœur présente deux cavités (*ventricules*) chez les animaux pourvus d'un poumon, et une seule chez ceux qui n'en ont pas, c'est que cela était mieux aussi. Il existe des membranes (*valvules*) à chacun des orifices pour que le cœur ne se fatigue pas en vain, et un cinquième lobe du poumon

---

[1] Les éditions portent Αἴας τέτταρας (sc. δακτύλους). J'ai pensé qu'il valait mieux lire ἑπτά avec le manuscrit 2154 qui ajoute aussi le mot *encore* (ἔτι) après πλείους. — Pour les autres noms cités voyez Pape et Quicherat, *Vocabul. des noms propres grecs et latins*, et surtout Pauly, *Real Encyclopædie der class. Alterthumswissenschaft*, voc. — Le nom de *Talos*, a beaucoup préoccupé les commentateurs de Galien; quelques-uns même, entre autres Alexandrinus, ont voulu le changer en celui d'*Ephialtes*, mais déjà Hoffmann (*l. l.*, p. 116) a montré qu'il fallait conserver Τάλως qui est le nom d'un géant. Il en est de même pour *Orion*, qu'Alexandrinus changeait aussi en *Otus*, Ephialtes et Otus (*Aloïdes*) étant nommés par Homère.

(voy. chap. IV et X, et livre VII, chap. X,) pour que la veine cave ait un appui, et ainsi des autres parties. Pour aucune de ces dispositions, le savant Asclépiade n'indique la cause de son existence parce qu'il l'ignore; il ne la donne que pour une seule entre toutes, muni, à ce qu'il croyait, d'un raisonnement convaincant! Nous t'accordons que tu as trouvé une bonne explication des vaisseaux du poumon; eh bien, cherches-en une aussi pour les autres parties de l'animal?...

Pour nous, en toutes choses, ce n'est pas un seul genre de cause que nous énonçons; nous les énumérons tous, d'abord le premier et le plus important, c'est-à-dire celui qui se rapporte à la catégorie du *mieux*. Au second rang, celui tiré des instruments et de la matière employés par le Créateur pour amener à la forme la plus parfaite chacune de ses œuvres, donnant, par exemple, aux artères du poumon un tissu lâche, aux veines un tissu serré pour la cause que nous avons indiquée (chap. X, p. 406 et suiv.). Il a fait naître les veines des parties artérielles du cœur et les artères des parties veineuses, et cela en vue du mieux. Pour donner aux vaisseaux une substance conforme à leur nature, il a abouché les artères avec le ventricule gauche qui contient le pneuma, et avec l'autre les veines[1]. Comme il était mieux de leur donner une forme moins exposée aux lésions, il les a faites rondes. Comme il fallait les créer avec une matière et au moyen d'instruments, ayant mêlé l'humide au sec et de ce mélange ayant formé une humeur susceptible d'être façonnée comme la cire, il en fit la base des futurs organes. Unissant le chaud et le froid, il les employa comme instruments à élaborer la matière, et grâce à eux, il sécha une partie de la substance par le chaud, en solidifia une autre par le froid, et de leur combinaison constitua un *pneuma* bien tempéré. Avec ce pneuma, ayant ensuite soufflé et étendu la matière, il a construit un vaisseau creux, allongé, rempli de liquide en plus ou moins grande abondance, selon que les parties devaient être plus denses ou plus ténues. — Voilà dans ce passage

[1] Si je ne me trompe, Galien abandonne ici les vaisseaux cardiaco-pulmonaires pour passer au système vasculaire général. La suite du paragraphe s'accorderait mal avec une autre interprétation. Du reste il y aurait ici, non pas simplement artère ou veine, mais *artère veineuse* et *veine artérieuse*.

[imité du *Timée* de Platon] toutes les causes décrites, celles qui regardent le but, le Créateur, les moyens, la matière, enfin la forme.

Pour vous, Asclépiade, si vous voulez omettre les plus importantes, celle du but et celle du Créateur, du moins indiquez les autres pour chacune des parties; mais telle n'est pas votre façon d'agir. On ne saurait en effet, je pense, apporter des arguments concluants pour aucun fait de détails, quand la base du raisonnement est vicieuse. C'était ce vice radical auquel je faisais tout à l'heure allusion, en disant que les erreurs d'Asclépiade naissaient de l'ignorance des principes du raisonnement. Mieux valait, pour toutes choses, omettre la cause en vertu de laquelle chacune d'elles est née; on aurait supposé que si vous gardiez le silence, c'était volontairement. Mais on pousse l'absurdité au point de ne pas comprendre, qu'en exposant seulement une cause ou deux, on rend suspect son silence sur les autres. En effet, en tâchant d'expliquer la raison d'être des artères et des veines du poumon, on énonce, non pas l'*espèce divine de cause*, comme la nomme Platon (*Phædon*, p. 99 c), mais la cause nécessaire (*matérielle*), en omettant toutes les autres. Mais s'il s'agit d'expliquer qu'il était nécessaire que le cœur fût établi à tel endroit [plutôt qu'à tel autre], que certains animaux eussent deux cavités, d'autres une seule, que les êtres privés de poumon n'eussent point de cavité droite, on n'ose pas aborder ces questions, ni les autres analogues; et si on a découvert quelque raison frivole, mais spécieuse, on nous oblige à perdre notre temps pour les réfuter. En effet, si Asclépiade (outre le grave soupçon auquel il s'est exposé, d'impuissance à expliquer les autres points, par là même que pour un, il s'est cru si riche d'arguments) ne fût pas descendu à un tel degré de puérilité, qu'il a encore été convaincu d'ignorance sur les résultats révélés par les dissections, je ne perdrais pas mon temps en cherchant à le réfuter, mais je resterais fidèle, comme je l'ai fait depuis le commencement, à mon dessein bien arrêté de laisser sans réfutation toutes les assertions erronées (cf. II, III, p. 173, et note 1).

Maintenant, comme certains défenseurs de semblables systèmes s'enorgueillissent de choses dont ils devraient rougir, j'ai cru nécessaire de réfuter leur raisonnement pour qu'un plus grand nombre ne s'y laisse pas tromper. La réfutation, comme il a été dit précédemment, est double, étant tirée, l'une de l'anatomie, l'autre des principes du raisonnement. Il a bien paru que le savant Asclépiade ignorait l'un et l'autre, qu'il ne savait pas que les artères diffèrent des veines, non-seulement par l'épaisseur, mais encore par le nombre et la dureté des tuniques, et par la disposition des fibres; que de plus, en traitant sans embarras de ces questions, il trahissait son ignorance sur celles à propos desquelles il garde un silence forcé. Pour qu'il en soit manifestement convaincu, revenons sur les faits que révèle la dissection.

Lui-même reconnaît qu'aucun embryon ne respire. Et moi j'affirme, bien qu'il ne le dise pas, que si l'on prend un animal nouveau-né ou encore dans le sein maternel, et qu'on le dissèque, on verra que les artères du poumon ont les caractères des veines, et les veines ceux des artères. Et certes, il y a désaccord entre ces faits et la théorie d'Asclépiade. Comment prétendrait-on encore que la cause de cette substitution des vaisseaux est le mouvement de la respiration, l'action fatigante des artères ou l'exercice modéré des veines, puisque de telles dispositions apparaissent dans les embryons même avant qu'ils respirent. Mais, au sujet des embryons, nous dirons un peu plus loin (chap. XX et XXI) quel spectacle admirable présente toute la base de leur cœur. Asclépiade n'a pas connu cela, ou s'il l'avait connu, il lui eût été impossible d'en découvrir les causes, lui qui rapporte aux atomes et au vide les principes de tous les phénomènes. Dans le livre actuel, j'ai voulu le railler un peu et lui montrer que je n'ignorais ni l'étendue, ni la nature de sa science anatomique, ni ses notions des conséquences et des contradictions.

Je rappellerai encore à cet homme le thorax et le cœur. Peut-être parce que l'encéphale est éloigné du poumon, a-t-il oublié ce viscère, perpétuellement agité et qui n'a cependant ni les veines *artérielles*, ni les artères *veineuses*[1]. Mais le thorax tout entier

---

[1] Hoffmann (p. 117) trouve contrairement à l'opinion de Galien que les sinus de la dure-mère tiennent à la fois de la nature des veines et de celle des artères, et qu'on pourrait les appeler *veines artérieuses* ou *artères veineuses*. Les anatomistes modernes ont aussi remarqué, quoiqu'en se plaçant à un autre point de vue, la différence que présentent les sinus avec le reste du système veineux. Cf. la *Dissert. sur l'anatomie*.

est mû beaucoup plus fortement que le poumon, au dire d'Asclépiade lui-même; si le poumon, comme un entonnoir, est mis en mouvement par le passage de l'air, le thorax, indépendamment de cette action, éprouve encore une dilatation et une contraction considérable; toutefois, il n'est pas pourvu de veines *artérielles* ni d'artères *veineuses*. Il fallait, je pense [suivant la théorie d'Asclépiade], que les unes, agitées d'un mouvement modéré, devinssent épaisses, que les autres, fatiguant excessivement, finissent par s'amincir. — Que dirai-je encore du cœur qui, mû plus fortement que tous les organes, a néanmoins des veines et des artères semblables à celles de toutes les parties du corps de l'animal, ainsi que le thorax entier, et l'encéphale, comme on l'a vu. Toutes les parties donc, celles qui fatiguent excessivement ou modérément, et celles qui sont entièrement oisives, ont des veines et des artères semblables les unes aux autres[1], parce que cela est mieux. Dans le poumon seul, parce que cela est mieux aussi, la forme de leurs tuniques est intervertie. C'est ainsi qu'en toutes choses notre Créateur n'a qu'un but dans la conformation qu'il donne aux parties : le choix du mieux. Mais en voilà sur Asclépiade plus peut-être qu'il ne faut.

Chapitre xiv. — Du nombre des orifices du cœur ; de la disposition et du nom des valvules qui se trouvent à ces orifices. — Les valvules les plus fortes devaient se trouver à l'entrée des vaisseaux qui apportent les matières, et les plus faibles à celle des vaisseaux qui les expulsent. — Du mode d'action des valvules. — Concours simultané des vaisseaux, des oreillettes et du cœur (principe du mouvement des deux autres parties) pour la progression du sang et du pneuma.

Donnons maintenant les explications qui font suite à ce que nous avons dit précédemment et que nous avons différées jusqu'ici (voy. chap. xi, p. 417). Les orifices du cœur étant au nombre de quatre, pour trois d'entre eux il existe trois membranes, et deux seulement pour l'*artère veineuse* (*valvule bicuspide* ou *mitrale de l'orifice auriculo-ventriculaire gauche*, *que*

[1] Ὁμοίας ἀλλήλαις, c'est-à-dire que les veines et les artères sont toujours semblables à elles-mêmes dans toutes leurs divisions depuis leur origine jusqu'à leur terminaison. — Quant aux vaisseaux du poumon, c'est surtout en vue de l'alimentation de ce viscère qu'il y a eu substitution dans leurs tuniques.

Galien considère comme celui des veines pulmonaires). Toutes naissent des orifices mêmes; mais issues de ce point, les unes pénètrent dans les ventricules du cœur, de manière à s'y attacher même par de forts ligaments; les autres sont tournées en dehors, à l'endroit où les deux vaisseaux s'élèvent du cœur[1]. Il existe

[1] Les valvules du cœur ont été décrites avec assez de soin par l'auteur hippocratique du traité *De corde* (voy. la *Dissert. sur l'anat.*). — Hérophile en a parlé avec peu d'exactitude au dire de Galien, mais Érasistrate les a si bien décrites, que Galien avoue lui-même n'avoir rien à ajouter à sa description. *Dogm. Hipp. et Gal.*, I, x, *init.* — Hérophile appelait *productions nerveuses* (*tendineuses*) les tendons qui vont de ces valvules au cœur (pour les modernes ce sont les tendons des colonnes charnues qui vont se fixer aux valvules), c'est ce qu'Aristote avait pris pour des nerfs (voy. pour cette question la *Dissert. sur l'anat.*). Galien déclare (*l. l.*, t. V, p. 207) que ces productions ont précisément l'office des tendons. Il ne nous a pas conservé ce qu'Érasistrate a écrit sur l'anatomie des valvules, nous savons du moins par lui les opinions du médecin d'Alexandrie sur le rôle de ces membranes et il semble que cette théorie est trouvée d'hier. Pour en faire comprendre toute l'importance il me suffira de traduire en abrégeant un peu (*l. l.*, VI, VI, p. 548 et suiv.). — Il y a, disait Érasistrate dans son traité des *Fièvres*, certaines membranes insérées aux orifices des vaisseaux du cœur, membranes dont ce viscère se sert, soit pour recevoir, soit pour expulser les matières qui y entrent ou qui en sortent. — Quelques-uns, interrompt ici Galien, ont osé nier qu'il y eût de pareilles membranes et les ont regardées comme une fiction d'Érasistrate, ou comme une chose inventée pour appuyer son système, mais elles sont si connues des anatomistes, qu'il faut être bien novice pour ignorer ce que c'est. — Il y a, poursuit Galien, trois de ces membranes à l'orifice de la veine cave (*valvules tricuspides de l'orifice auriculo-ventriculaire droit*) qui ressemblent aux pointes de fer des flèches ou des dards, d'où vient que quelques-uns des disciples d'Érasistrate les ont appelées *triglochines*. Il y en a aussi à l'orifice de l'*artère veineuse* (j'appelle ainsi celle qui partant du ventricule gauche se ramifie dans le poumon) de semblables pour la forme, mais le nom n'en est pas le même, car de tous les orifices celui-là seul n'a que deux de ces membranes. — Dans le *Manuel des dissect.*, VII, IX, comme dans le traité *De l'utilité des parties* (voy. plus loin, p. 431), Galien dit également que le nom de *triglochine* se rapporte à la disposition de ces membranes (τὸ σχῆμα τῆς συνθέσεως) et qu'on l'avait appliqué à celles des deux orifices auriculo-ventriculaires. Voy. la *Dissert. sur les termes anatom.* — Les deux autres orifices, continue Galien (*celui de la veine artérieuse et celui de l'aorte*) en ont aussi chacun trois qui ont la figure de la lettre *sigma* C. Suivant Érasistrate ces deux derniers orifices sont chacun également disposés pour porter les matières hors du cœur; par le premier (*artère pulmon.*) il sort du sang pour aller au poumon, et par le second (*aorte*) de l'esprit pour être répandu dans tout le corps; en sorte que ces membranes rendent *alternativement* au cœur des offices opposés. Celles qui sont attachées aux vaisseaux introducteurs

à la *veine artérielle* (*artère pulmonaire*), qui, disions-nous (chap. x, p. 406 et suiv.), alimente le poumon, trois membranes inclinées de dedans en dehors, appelées, à cause de leur forme, *sigmoïdes*[1], par ceux qui ont pratiqué les dissections avec soin. A la veine qui amène le sang (*veine cave*), se trouvent aussi trois membranes tournées de dehors en dedans (*valvule tricuspide de l'orifice auriculo-ventriculaire droit*), mais dépassant beaucoup les précédentes par l'épaisseur, la force et la grandeur.

Il n'existe pas dans le ventricule droit un troisième orifice. En effet, la veine qui nourrit les parties inférieures du thorax (*grande et petite azygos*) et celle *qui couronne le cœur*, c'est ainsi qu'on la nomme (*veine coronaire* ou *cardiaque*), ont leur origine en dehors de la naissance des membranes[2]. Dans l'autre ventricule du cœur existe un orifice (*orifice aortique*), le plus grand de tous, par où débouche la grande artère (*aorte*), de laquelle naissent toutes les artères de l'animal. Il s'y touve aussi trois membranes *sigmoïdes* tournées de dedans en dehors. L'autre orifice, celui de

---

des matières dans le cœur (*orifices auriculo-ventricul.*), regardent de dehors en dedans afin qu'elles puissent s'abaisser étant poussées par l'impétuosité des matières qui abordent, et que, se couchant jusque dans les ventricules du cœur, elles en ouvrent l'entrée par l'introduction des matières qui y sont attirées. Il ne faut pas croire, en effet, que ces matières y entrent d'elles-mêmes comme dans un receptacle inanimé, mais le cœur, par sa diastole (ou lorsqu'il se dilate) les attire, comme les soufflets des forgerons attirent l'air et c'est là la manière dont le cœur se remplit. Les membranes des vaisseaux qui servent à expulser les matières, sont tournées tout au rebours ; c'est-à-dire qu'elles regardent de dedans au dehors, en sorte qu'étant aisément couchées ou renversées par les matières qui sortent, elles ouvrent les orifices dans le temps que le cœur fournit ou pousse ces matières ; dans les autres moments elles ferment exactement les mêmes orifices, et ne laissent rien retourner en arrière de ce qui est une fois sorti. De même les membranes des vaisseaux qui servent à introduire les matières, ferment les orifices de ces vaisseaux, lors de la systole du cœur ne laissant rien sortir de rechef de ce qui y a été une fois attiré. — On verra dans la *Dissertation sur la physiologie* que Galien ne croit pas avec Érasistrate que *tout retour* ou *tout reflux* soit interdit aux matières qui sont sorties du cœur ou qui y entrent. Cf. *Utilité des parties*, VI, xvi, p. 440, *Utilité du pouls*, t. V, chap. v, p. 166.

[1] Voy. la note précitée et les *Dissertations sur l'anatomie* et *sur les termes anatomiques*.

[2] Voy., pour ces deux vaisseaux, la partie de la *Dissertation sur l'anatomie*, consacrée aux veines. Cf. *Manuel des dissect.*, VII, ix, *fine*, et x, *init.* et *fine*.

l'artère veineuse, laquelle se distribue dans le poumon, offre deux épiphyses membraneuses (*valvule bicuspide* ou *mitrale*, voy. plus haut) s'ouvrant de dehors en dedans, et dont aucun anatomiste n'a tenté de comparer la forme à un corps connu, comme on l'a fait pour les *valvules sigmoïdes*, car le nom de *triglochines*, qu'on leur a donné, se rapporte, non à la forme de chacune d'elles, mais à l'arrangement qu'elles offrent entre elles[1]. En effet, quand elles sont réunies, elles ressemblent exactement à des pointes de dards. Mais ce nom peut s'appliquer [principalement] aux trois membranes qui existent à l'orifice de la veine-cave. Il conviendrait mal à celles de l'orifice de l'artère veineuse (*veine pulmonaire*), lesquelles ne sont qu'au nombre de deux. Je dirai un peu plus loin (chap. xv, p. 437) pourquoi c'est le seul orifice pourvu de deux membranes : car la nature n'a pas, en cette occasion, montré de négligence.

C'est avec raison que pour les vaisseaux qui amènent les matières au cœur, il existe des membranes (*valvules*) grandes et fortes, et qu'elles sont moins robustes dans les vaisseaux qui les expulsent (voy. chap. xv, *medio*). Je vais essayer de démontrer ce fait ainsi que les autres moyens préparés par la nature pour que les matières soient attirées puis expulsées. Il est difficile, même en voyant les parties, d'expliquer clairement de telles choses; mais, sans la vue, cela est presque impossible. Il faut s'efforcer néanmoins, de donner de ces faits une idée aussi nette que possible. Les membranes, disposées de dehors en dedans, lesquelles, disions-nous, sont grandes et fortes, ont, toutes, leurs extrémités attachées dans le cœur même, et retenues par des ligaments solides (*colonnes charnues et leurs ligaments*). Quand le cœur se dilate, chacun de ces ligaments, tendu par l'écartement même du viscère, tire à lui et renverse, pour ainsi dire, la membrane sur le corps même de ce viscère. Les membranes étant donc toutes trois repliées circulairement sur le cœur, les orifices des vaisseaux s'ouvrent, et le cœur attire facilement par une large voie les matières contenues dans ces vaisseaux. Le cœur, par ce mouvement, attire à lui et les matières et le vaisseau même, qui est tendu et entraîné

---

[1] Voy. note 1, p. 430.

au moyen des membranes. Il n'est pas possible, en effet, que les membranes soient attirées par le cœur, et que le vaisseau qui leur fait suite ne ressente rien de cette attraction. Ainsi, par un seul mouvement que fait le cœur en se contractant, les membranes, tirées par le ligament, se rabattent dans la cavité même du cœur, et quand elles sont repliées circulairement en arrière, l'orifice s'ouvre en même temps que les vaisseaux sont attirés par les membranes dans le cœur ; les matières qu'ils renferment pénètrent alors sans empêchement dans les cavités de ce viscère, puisque rien n'y fait obstacle, et qu'au contraire les causes capables d'accélérer le déplacement des matières conspirent toutes pour produire cet effet. Une substance qui change de place doit être, ou attirée, ou lancée par quelque corps, ou amenée[1]. Ces trois modes concourent à l'introduction des matières, quand le cœur se dilate. Le cœur attire ces matières, les cavités des oreillettes établies en avant les lancent, les vaisseaux les amènent. Le principe du mouvement de toutes ces parties réside dans la seule dilatation du cœur même.

Chapitre xv. — Le cœur est doué de toutes les puissances attractives qu'on peut imaginer. — Cette puissance d'action compromettante pour la sûreté des vaisseaux pulmonaires est heureusement contrebalancée par la création des oreillettes. — Les oreillettes contribuent aussi à la prompte réplétion du cœur. — Leur tissu les rend propres à remplir exactement leur fonction, et les met à l'abri des lésions. — De la prévoyance de la nature dans la disposition et le nombre des valvules pour chaque orifice.

Les *oreilles*, épiphyses[2] fibreuses et creuses, placées au devant des orifices, sont habituellement lâches et conséquemment creuses ; mais quand le cœur se dilate, elles se tendent et se contractent

[1] C'est là le mouvement κατὰ τόπον ou φορά d'Aristote. Je reviens sur les catégories du mouvement dans la *Dissertation sur la physiologie*.

[2] Galien s'étend un peu plus sur la description des oreillettes dans le *Manuel des dissections*, VII, IX, *init.* : « Les *oreilles*, dit-il, ont été appelées ainsi par les anciens (οἱ πρόσθεν, voy. la *Dissertation sur les termes anatomiques*), à cause de leur ressemblance avec les oreilles des animaux ; en effet, les oreilles du cœur sont disposées sur ce viscère comme les oreilles sont placées de chaque côté de la tête. Elles sont, cela apparaît manifestement, plus fibreuses et plus membraneuses que la substance du cœur. C'est là toute l'idée qu'on peut donner de leur nature par une description, car il vaut mieux demander une con-

comme les membranes, et par là compriment les matières qu'elles poussent dans le cœur. Comme les orifices des vaisseaux eux-mêmes viennent à la suite et qu'ils sont tirés fortement en dedans par le cœur, ils amènent les matières poussées par les oreillettes. Le cœur même doué de toutes les facultés attractives qu'on peut imaginer[1], reçoit rapidement dans la profondeur de ses cavités les matières introduites qu'il saisit et qu'il aspire pour ainsi dire. En effet, soit que vous preniez pour terme de comparaison ou les soufflets distendus des forgerons qui se gonflent d'air attiré intérieurement (voy. note 1 de la p. 430), vous reconnaîtrez que la même puissance existe au plus haut degré dans le cœur; ou la flamme des lampes qui attire l'huile, vous constaterez que cette faculté ne manque pas non plus au cœur, source de la chaleur naturelle; ou encore la pierre d'Héraclée[2], qui, attire le fer, grâce à l'affinité de ses propriétés avec ce métal [vous trouverez que le cœur possède également cette manière d'attirer].

---

naissance plus complète au toucher et à la vue, qui seuls nous permettent d'apprécier la couleur et la consistance d'une partie. Les oreillettes sont en quelque sorte plus noires que le cœur, elles ressemblent évidemment à des épiphyses membraneuses, et cela dans le but de former une cavité à l'entrée du cœur.... une en avant du ventricule droit, une autre en avant du ventricule gauche.... Quand on les ouvre on voit la substance du cœur (voy. p. 417, note 1).» — J'ai déjà dit (voy. note 1 de la p. 417) qu'Hérophile regardait les oreillettes comme faisant partie du cœur, et c'est là l'opinion généralement reçue. Toutefois l'anatomie philosophique permet de considérer les oreillettes comme une ampliation des tuniques de la veine cave et de la veine pulmonaire; mais comme il est plus que douteux que cette conception ait été dans l'esprit de Galien, car dans le chap. IV, p. 389, il appelle l'oreille droite une *apophyse du cœur*, et comme une main que tend ce viscère, sa manière de voir est anatomiquement inférieure à celle d'Hérophile. — Galien appelle les oreillettes tantôt ἀπόφυσις (voy. chap. IV, p. 389) et tantôt ἐπίφυσις, comme dans le passage qui nous occupe. Hoffmann (*l. l.*, p. 118) voudrait lire partout ἐπίφ. Mais cela n'est pas nécessaire, l'un ou l'autre mot représente bien l'idée que se faisait Galien des oreillettes, qui pour lui ne sont que des appendices, des parties accessoires, et comme les vestibules du cœur. — Il semble que c'est surtout à cause des appendices coniques (*auricules*) qui font partie des oreillettes, que les modernes ont créé le mot *oreillette*, voy. Cuvier, *Anat. comp.*, 2e édit., t. VI, p. 280.

[1] Voy. *Facult. nat.*, III, XV, *Problèmes* d'Alexandre d'Aphrod., II, 60, et Alexandrinus *in hunc loc.*

[2] Voy. dans les *Œuvres* d'Oribase, t. II, la note de la p. 131, l. 13 (livre VII, chap. XXVI) sur l'histoire archéologique de l'aimant.

Quoi de mieux approprié au cœur que l'air pour le rafraîchir? Quoi de plus utile que le sang pour servir d'aliment? Il me semble que le cœur eût rompu quelqu'un des vaisseaux en usant à la fois de toutes ses puissances d'attraction, si le Créateur de l'homme n'eût, pour prévenir un semblable accident, imaginé dans cet endroit un expédient admirable en plaçant, au devant de l'un et de l'autre des orifices qui exercent la fonction d'introducteurs des matières, une cavité particulière en guise de réservoir de l'aliment, afin que le vaisseau ne coure pas risque d'être rompu, si parfois le cœur vient subitement à tirer avec force, puisque son étroitesse ne lui permet pas de fournir abondamment tout ce que demande le viscère. Emplissez d'air un vaisseau et videz-le en attirant l'air par la bouche à travers l'orifice, vous le briserez si vous y mettez de la violence. De même le cœur, qui a besoin de remplir rapidement sa cavité, beaucoup plus considérable que la capacité des deux vaisseaux, les aurait, en tirant violemment, déchirés et rompus, si une cavité extérieure n'eût été fixée au-devant de lui, telle qu'elle existe effectivement, grâce aux deux oreilles.

Les oreilles du cœur n'ont donc pas été créées inutilement, leur nom (ὦτα, *oreillettes* des modernes) seul est frivole[1] : car il semble qu'elles ne sont pas d'une médiocre utilité pour les animaux. En effet, il est de la plus haute importance qu'aucun dommage n'arrive à l'artère qui se distribue dans le poumon (*veine pulmonaire*) ou à la veine-cave ; il est certain que les oreillettes rendent aux animaux le plus grand service. Ces deux vaisseaux, pour ne pas parler des autres particularités de structure, ont des tuniques minces, l'un parce qu'il est tout à fait veine, l'autre, parce qu'il valait mieux, nous l'avons démontré (chap. x et note 2 de la p. 407), que l'artère du poumon fût veineuse. Mais un vaisseau mince et mou, s'il est plus propre à se contracter aisément, est aussi plus susceptible de se rompre s'il est tendu. Ainsi, les deux vaisseaux conducteurs des matières dans le cœur eussent été déchirés aisément, étant pourvus de tuniques minces et molles, et tirés violemment par la dilatation du cœur, si la nature n'eût pas imaginé l'expédient qu'offrent les deux cavités des oreilles.

La disposition de ces oreilles non seulement prévient tout danger

---

[1] Voy. note 2, de la p. 433.

pour les tuniques des vaisseaux, mais encore concourt à remplir promptement le cœur. En effet, les tuniques molles se contractant plus vite que les dures, le cœur se remplit naturellement dans la proportion de cette vitesse; mais seules et dépourvues des cavités adjacentes, elles n'auraient pas suffi pour le remplir, et dans ce moment, tendues par le cœur, elles auraient été aisément rompues. Mais avec le secours de ces cavités, elles ont rapidement rempli le cœur avant d'être tendues excessivement, trouvant dans leur substance lâche une protection efficace contre les lésions. Ces détails vous ont démontré la nécessité pour l'artère pulmonaire (*veine pulmonaire*) d'être veineuse. C'est pour la même cause, je pense, que les deux oreilles ont une tunique mince et fibreuse. Leur ténuité contribue beaucoup à faciliter leur contraction, et la force de leur tissu, à les mettre à l'abri de toute lésion : car le tissu fibreux est très-résistant. — Leur nom ne dérive pas d'une utilité ou d'une fonction, mais d'une légère ressemblance, ces corps étant situés de chaque côté du cœur, comme les oreilles sur la tête de l'animal (voy. note 2 de la p. 433).

Quant aux membranes (*valvules*), celles qui appartiennent aux vaisseaux chargés d'introduire les matières doivent d'autant plus surpasser en force et en grandeur celles qui appartiennent aux vaisseaux chargés de porter les matières au dehors, que le mouvement de dilatation réclamait plus de force que celui de contraction (voy. chap. xiv, *medio*). En effet le cœur doit mettre plus d'énergie pour attirer en se dilatant que pour comprimer en se resserrant. Ces trois membranes (*valvules*), établies à chaque orifice pour le fermer et l'ouvrir exactement et rapidement, sont encore une admirable disposition de la prévoyante nature. S'il y en avait deux seulement, les replis de ces membranes, étant trop grands, ne seraient plus propres ni à fermer, ni à ouvrir les orifices avec exactitude et célérité; s'il y en avait plus de trois, ces deux fonctions seraient accomplies plus exactement, il est vrai, et plus rapidement, vu la brièveté des replis; mais aussi la facilité à être renversés, et la faiblesse, résulteraient nécessairement de cette petitesse. Il était donc indispensable, pour que les orifices s'ouvrissent et se fermassent en même temps avec célérité et aussi avec solidité et exactitude, qu'il existât trois membranes à chacun d'eux, puisqu'un autre nombre ne pouvait offrir toutes ces conditions; inférieur à trois, il y avait moins d'exactitude et plus de lenteur dans l'occlusion; supérieur à trois, la fonction s'accomplissait avec moins de vigueur. C'est donc avec raison qu'un seul orifice, celui de l'*artère veineuse* (*veine pulmonaire*, c'est-à-dire *orifice auriculo-ventr. gauche*), n'offre que deux épiphyses membraneuses[1]. Lui seul, en effet, avait avantage à ne pas être exactement fermé, puisque lui seul, de préférence, avait mission de laisser passer du cœur dans le poumon les résidus fuligineux que la chaleur naturelle au viscère y entretient nécessairement, et qui n'avaient pas de plus courte issue[2].

Nous avons donc évidemment eu raison de prétendre que les membranes (*valvules*) ont été disposées pour servir à la fois d'opercules aux orifices et d'organes de traction. En effet, tendues par le cœur, grâce à ces membranes, les tuniques des vaisseaux, comme nous le disions précédemment (chap. XIV et chap. XV, *init.*), se contractent plus promptement, et poussent plus aisément quand le cœur attire les matières. La tension du cœur lui-même tirant par leurs racines les membranes dirigées de dedans en dehors, les repliant vers la face intérieure du cœur et les redressant toutes, ferme les orifices des vaisseaux (voy. chap. XVI, *medio*). Ainsi cette faculté de dilatation du cœur, cause de plusieurs actes, nous le démontrions tout à l'heure (chap. XIV, *fine*), qui concourent à l'attraction des matières, sert aussi évidemment à fermer l'orifice de la *veine artérieuse* (*artère pulmonaire*) et de la grande artère (*aorte*). Aussi, une prévoyance, un art suprême, se manifestent dans toutes les parties du cœur.

---

[1] Voy. pour cette question la *Dissertation sur la physiol.*, et Hoffman, *l. l.*, p. 120-121. — On a déjà vu, par la note 1 de la p. 430, et l'on verra, par ce qui est dit aux pages 440 et 444 que cette occlusion opérée par les valvules n'est pas assez complète, pour qu'il n'y ait pas un léger reflux, et pour que le sang et le pneuma, que Galien fait passer d'un ventricule à l'autre par les pertuis de la cloison, ne puissent pénétrer, le *pneuma* dans l'*artère pulmonaire* et le *sang* dans les *veines pulmonaires*. Il en résulte que l'échange de deux matières se fait à la fois au cœur, dans l'intérieur du pneuma (voy. p. 414) et aux extrémités du système vasculaire général.

[2] Ici comme en plusieurs autres passages (voy. par exemple, IV, IV; et la note 1 de la p. 283), Galien admet que certains vaisseaux sont le siége d'un double courant. On trouvera cette question développée dans *la Dissertation sur la physiologie*.

CHAPITRE XVI. — Comparaison des deux ventricules eu égard à leur épaisseur; avantages qui résultent pour l'équilibre du cœur de ce que le plus épais contient l'air, et le plus mince, le sang. — Le péricarde en éloignant le cœur à la fois du sternum et du poumon, et présentant lui-même une substance intermédiaire entre celle des os et celle du parenchyme pulmonaire, protége le cœur et les poumons, permet leurs libres mouvements et se trouve lui-même à l'abri des lésions. — Galien récapitule ce qu'il a dit au sujet des valvules; il croit qu'à travers leurs orifices, un peu de sang arrive au ventricule gauche, et un peu d'air au ventricule droit. — Exemples de cette proposition d'Hippocrate que *tout est dans tout*.

En effet, toute la partie gauche du cœur est fort dure et fort épaisse, comme devant servir de parois à la cavité pneumatique; la partie droite, au contraire, est mince et molle, afin que l'une et l'autre soient conformes aux matières qu'elles retiennent et que l'équilibre du cœur soit maintenu. Il était mieux, en effet, que l'air fût contenu dans une tunique plus épaisse, et que le poids du sang enfermé dans la cavité droite fît équilibre à la masse de la cavité gauche. Si la nature avait créé la même cavité à la fois pourvue d'une tunique (*paroi*) épaisse et remplie de sang, tout le cœur eût été entièrement renversé de ce côté. Mais dans l'état actuel, le corps plus lourd recouvrant la substance plus légère, et le corps plus léger la substance plus lourde, l'équilibre du cœur résulte de la pondération des deux parties. Et, bien qu'aucun ligament ne l'attache aux organes voisins, néanmoins il demeure toujours sans incliner, ni pencher, suspendu au centre de cette dure tunique appelée *péricarde*, qui naissant très-large de *la tête* (*base*) du cœur[1], puis se rétrécissant peu à peu, se termine comme le

[1] C'est là une façon inexacte de parler, si Galien entend par la *tête du cœur* la naissance même des ventricules; mais en plusieurs autres endroits (voy. note 1 de la p. 389) il fait partir le péricarde des gros troncs vasculaires qui sont en connexion avec le cœur; on doit donc admettre qu'il ne s'en est pas tenu rigoureusement ici à son système sur les oreillettes, et qu'en disant la *tête* du cœur, il entend particulièrement ce que les anatomistes appellent base des ventricules et face supérieure des oreillettes, là précisément où l'on voit les gros troncs des vaisseaux. — Dans le *Manuel des dissect.* (VII, III) Galien nous montre le péricarde placé entre les deux sacs pleuraux droit et gauche (ailleurs, *Dogmes d'Hipp. et de Platon*, VI, VII, il appelle le péricarde la *troisième cavité de la poitrine*); d'abord accolés l'un à l'autre au niveau des clavicules, ces sacs pleuraux s'accolent

cœur même en sommet de cône attaché au sternum [par du tissu cellulaire]. Ce nom de *tunique* paraît mal choisi quand on s'inquiète de la justesse des désignations : c'est plutôt comme l'habitation, le rempart protecteur du cœur. De tous côtés il en est à une grande distance. Il existe entre lui et le cœur un intervalle assez considérable pour que ce dernier se dilate à son aise. Lui attribuer plus d'espace, c'était empiéter sur la largeur du thorax obligé de se conformer aux mouvements alternatifs d'inspiration et d'expiration.

Voici à coup sûr une nouvelle œuvre admirable de la nature; ce péricarde, qu'on l'appelle *tunique*, *membrane*, *habitation*, ou de tout autre nom, a précisément la forme du viscère qu'il renferme; il a la grandeur convenable pour ne pas gêner le thorax, ni mettre le cœur à l'étroit; le premier ne perd pas de sa largeur plus qu'il ne fallait, et le cœur n'éprouve pas d'embarras dans ses mouvements. Mais ce parfait accord dans son épaisseur et sa force, comment ne l'admirerait-on pas? Car il devait toucher d'un côté les os du thorax, os durs, de l'autre le poumon, le plus mou de tous les viscères. Il était exposé, s'il eût été plus dur qu'il n'est actuellement, à blesser ce viscère froissé

---

ensuite au niveau de la base (βάσις) du cœur que quelques-uns appellent *tête* (κεφαλή) pour envelopper le péricarde auquel ils sont unis [par un tissu cellulaire très-lâche] et qu'ils accompagnent jusqu'à son sommet lequel est conoïde comme celui du cœur. La base du péricarde environne comme d'une couronne la base du cœur, et son sommet qui touche celui du cœur est uni aux parties inférieures du sternum (v. p. 384). — Galien ne mentionne pas les adhérences de cette tunique au diaphragme; mais cela n'a rien d'étonnant, car chez les singes ainsi que le remarque Cuvier (*Anatomie comp.*, 2e édit., t. VI, p. 279) et comme je l'ai moi-même vérifié sur le magot, l'adhérence du péricarde au diaphragme est nulle ou presque nulle (v. p. 387, note 1). Cuvier dit encore que les prolongements du médiastin qui s'avancent à partir du diaphragme sur les côtés du péricarde suppléent aux adhérences de cette enveloppe avec le muscle. On a vu plus haut que cette particularité n'a pas tout à fait échappé à Galien. — Le péricarde, continue Galien, n'adhère pas au cœur, mais il en est séparé par un intervalle assez considérable. A sa base le péricarde est uni avec les vaisseaux qui partent du cœur. — Galien ne parle nulle part du feuillet séreux viscéral, et il ne paraît pas avoir une idée bien exacte du liquide intra-péricardique dont l'existence ne lui semble pas constante. Cf. *Lieux affectés*, V, II, Hoffmann, *l. l.*, p. 121-122, et la *Dissertation sur l'anatomie*.

et comprimé par lui ; s'il eût été plus mou, à être lésé par les os. En conséquence, de même qu'il est situé au milieu de corps de nature opposée, de même il possède une substance intermédiaire entre les extrêmes. Car autant cette substance est plus molle qu'un os, autant elle est plus dure que le poumon. Aussi le voisinage du péricarde avec l'un et l'autre, n'est-il cause d'aucune gêne ; il n'est pas incommodé par les os, et, à son tour, il ne blesse pas le poumon. Le péricarde a donc droit à notre admiration.

Mais l'art éclate dans les orifices du cœur avec d'autant plus d'évidence que leur action est plus puissante. Car presque toutes les fonctions du cœur s'accomplissent par leur intermédiaire. Revenons donc à elles pour éclaircir ce qui a pu manquer de précision dans nos explications et pour y ajouter les détails qui ont pu nous échapper. Le cœur, nous l'avons déjà dit et démontré (chap. XV, *fine*), pendant qu'il se dilate, en tirant les racines des membranes, ouvre les orifices des vaisseaux qui amènent le sang et ferme ceux des vaisseaux qui le renvoient. Nous avons dit aussi (cf. p. 414) que tous les corps plus légers obéissent plus aisément à l'attraction ; que dans tous les orifices il existe trois membranes (chap. XV, *fine*, p. 437) ; que dans l'orifice seul de l'artère veineuse (*veine pulmonaire*, — *ibidem*) il n'en est pas ainsi, parce que seule elle doit livrer passage aux résidus brûlés transportés du cœur au poumon.

Peut-être conclurait-on de là que rien absolument ne repasse dans les trois autres orifices des vaisseaux. Telle n'est pas la vérité[1]. Au moment où il arrive aux membranes (*valvules*) de se fermer, le sang et le pneuma sont nécessairement attirés dans le cœur, et quand elles se contractent avant de se fermer, elles doivent les chasser en se fermant. Même ces membranes fermées, il est possible que dans un mouvement du cœur un peu violent, il s'échappe des particules non-seulement de vapeur et d'air, mais aussi de sang. A propos de la trachée artère, nous avons démontré qu'il était impossible qu'il n'y filtrât pas une goutte des liquides avalés[2], il faut se persuader qu'il en est de même ici ; car si

---

[1] Voy. note 1 de la p. 430, *in fine*, Hoffmann, *l. l.*, p. 122, et la *Dissertation sur la physiologie*.

[2] Voy. livre VII, chap. XVII, *Dogmes d'Hipp et de Platon*, VIII, IX, *Méthod.*

la nature a su mettre obstacle à un transvasement considérable, elle n'a pu trouver un moyen pour prévenir complétement le plus petit écoulement possible. Nous avons démontré ailleurs que *tout est dans tout* comme disait Hippocrate[1], ainsi les artères renferment un sang ténu, pur et subtil, les veines un peu d'air vaporeux. De même nous avons démontré[2] que par l'œsophage il s'introduisait de l'air dans l'estomac quand nous avalons et que nous inspirons; qu'ainsi aucune des parties constitutives du corps n'était absolument pure, et que tout participe à tout; mais elles ne sont pas à un degré égal, les unes des organes spéciaux du sang ou de quelque autre liquide nourricier, et les autres les organes de la respiration. De la même façon quand le thorax est ouvert, on voit palpiter les deux cavités du cœur[3] et cependant toutes deux ne contiennent pas dans la même mesure le sang et le pneuma. La cavité droite renferme le sang et la cavité gauche le pneuma dans une proportion bien plus grande.

Chapitre xvii. — Galien établit contre Érasistrate que les artères contiennent du sang. — Dans la doctrine de ce dernier les anastomoses qui existent entre les veines et les artères, et qu'il admet lui-même, n'auraient servi qu'a produire les inflammations. — Les anastomoses ont une utilité réelle, car par l'échange qu'elles établissent entre le sang et le pneuma, elles permettent que chaque partie reçoive la nourriture qui lui convient. — Des pertuis existent à la cloison interventriculaire et établissent une communication entre les deux ventricules. — Volume proportionnel de la veine et de l'artère pulmonaires, de la veine cave et de l'aorte; utilité de la différence qui existe sous ce rapport entre ces trois vaisseaux. — Que le cœur devait fournir l'aliment du poumon, et recevoir le sien de la veine cave. — L'artère coronaire par son volume vient en aide à la veine pulmonaire pour rafraîchir le cœur.

Si l'on vient à blesser en même temps plusieurs artères principales, elles laissent échapper du sang, c'est un fait reconnu de presque tout le monde. Aussi ceux qui n'attribuent absolument

---

thérap., IV, vii, *Médic. simpl.*, II, v, et surtout la *Dissert. sur la physiologie*, où j'ai exposé cette théorie ancienne sur le passage des liquides dans la trachée artère.

[1] Dans le Traité *De l'aliment*. Voy. aussi la *Dissert.* précitée.

[2] Voy. Hoffmann, *l. l.*, p. 122-123, et la *Dissert.* précitée.

[3] Voy. la *Dissertation* précitée et dans l'*Appendice* les extraits du livre VII du *Manuel des dissections* et particulièrement le chap. xv.

pas de sang aux artères [1], comme Érasistrate, n'en reconnaissent pas moins que les artères s'anastomosent avec les veines; et, bien qu'ils pensent que toutes choses ont été disposées par la nature avec art, que rien n'a été fait en vain, ils ne comprennent pas qu'ils avouent par là que ces anastomoses existent sans cause. Que ces anastomoses fussent disposées sans but et ne rendissent aucun service à l'animal, cela seul serait peu de chose; mais une faute plus grave et qui paraîtrait une erreur sérieuse de la nature, ce serait qu'une chose, non-seulement ne fût pas utile, mais devînt encore extrêmement nuisible, et c'est là la conséquence à laquelle ils arrivent.

Érasistrate lui-même nous apprend donc avec soin que l'inflammation ne saurait naître que d'un épanchement du sang des veines dans les artères. Et cependant, si une inflammation ne peut naître autrement, les animaux ne devraient être tourmentés ni de pleurésie, ni de frénésie, ni de péripneumonie, ces anastomoses étant supprimées; il n'y aurait non plus ni ophtalmie ni esquinancie, ou cynanche, les anastomoses n'existant pas; ni inflammation du foie, de l'estomac, de la rate et des autres parties. Qu'en résulterait-il, sinon que la plupart des maladies les plus graves n'existeraient pas sans ces anastomoses, auxquelles la prévoyante nature n'a accordé aucune utilité pour l'animal, et qu'elle aurait destinées à n'être que les instruments de la naissance de maladies mortelles [2]. En effet, sans les anastomoses, l'inflammation n'irriterait pas les blessures; il n'y aurait ni fièvre produite par la pléthore, ni phlegmasie du foie, de l'estomac, du cœur (cf. p. 400, note 3), ou de quelque autre organe, maladies dont on meurt, et toujours si rapidement. Quant à l'opinion d'Érasistrate sur les artères, opinion qui contredit et combat l'évidence, comme je l'ai déjà discutée, non pas une fois ou deux, mais à plusieurs reprises, je crois inutile maintenant d'y revenir.

---

[1] Voy. pour cette importante question, qui a tant occupé Galien, la *Dissert. sur la physiologie.*

[2] Voy. dans la *Dissert.* précitée l'indication de tous les passages où Galien réfute cette opinion d'Érasistrate. — Suivant la doctrine d'Érasistrate, dit Galien, les anastomoses n'existeraient que pour produire les maladies les plus dangereuses; la nature en les créant aurait donc commis la faute la plus grave, mais ce n'est

Les anastomoses des artères avec les veines, la nature ne les a pas créées inutilement ni en vain, mais pour que l'utilité de la respiration et des pulsations se répartisse, non pas sur le cœur et les artères seulement, mais encore sur les veines. Nous avons dit ailleurs (*Facultés naturelles*, III, XIII) quel genre d'utilité elles présentent. Ces notions suffisent pour le but que nous nous proposons dans ce traité. Nous parlions, il n'y a pas longtemps (chap. x, p. 411), de la nécessité que toutes les parties du corps ne reçussent pas la même nourriture; cette nécessité démontre l'utilité d'une différence dans les vaisseaux. Car, s'il n'y avait pour le sang qu'un seul vaisseau, toutes les parties seraient nourries d'un aliment semblable. Et cependant y aurait-il quelque chose de plus déraisonnable et de plus absurde que de s'imaginer que le foie, par exemple, le plus pesant et le plus dense des viscères, ait besoin, pour se nourrir, du même sang que le poumon, organe le plus léger et le plus poreux.

Aussi la nature a-t-elle eu raison de créer dans le corps des animaux, non-seulement les artères, mais encore les veines. C'est pour cela que le foie est alimenté par des veines seules, veines très-fines et très-poreuses, et que le poumon l'est par des artères. En effet, les veines destinées à l'alimenter, ressemblent aux artères, comme nous l'avons dit plus haut (chap. x, p. 406 et suiv.). Il faut donc admirer ici encore la prévoyance de la nature, qui crée des vaisseaux de deux espèces, dont les extrémités les plus voisines s'anastomosent entre elles et qui, avant tout, fait communiquer entre elles les cavités mêmes du cœur, comme nous l'avons aussi établi ailleurs (chap. XVI, *fine*). Maintenant, en effet, nous ne nous proposons pas de montrer que telle chose a lieu

pas pour une aussi détestable fin qu'elles existent, c'est pour un échange mutuel de sang et de pneuma entre les deux ordres de vaisseaux. Jusqu'ici le raisonnement est irréprochable; mais en rétablissant ce qu'il croit être la vérité sur les anastomoses, Galien ne supprime ni les inflammations, ni les funestes maladies qui en sont la conséquence, en sorte que la nature justifiée sur un point doit être attaquée sur un autre, puisqu'elle n'a pas su prendre ses précautions contre l'inflammation et contre mille autres maladies, puisqu'en un mot elle n'a su nous rendre ni invulnérables, ni immortels! La question n'est donc que reculée et nous voilà conduit *ad absurdum*. Mais Galien s'arrête à temps, ne voyant pas ou ne voulant pas voir où l'entraîne sa logique.

dans le corps de l'animal, mais pourquoi elle a lieu. Comme la connaissance du fait précède nécessairement la cause de ce fait, ainsi que dit Aristote (*Anal. post.*, II, I, II), il est impossible d'exposer les utilités avant d'avoir rappelé les fonctions (cf. I, VIII; cf. aussi p. 351, note 1.)

Les petites fosses (βόθυνοι) qui apparaissent, surtout vers le milieu de la séparation [des deux cavités] du cœur (*cloison inter-ventric.*) ont donc été créées en vue de la communication dont nous avons parlé plus haut (*laquelle existe pour qu'il y ait échange mutuel de sang et de pneuma*)[1]; car outre les autres utilités communes indiquées, il valait mieux que le sang des veines passât tout élaboré dans les artères, de façon que les veines fussent pour les artères ce qu'est l'estomac pour les veines[2]; car il n'est pas du tout déraisonnable d'imaginer que le pneuma vital, s'il est vrai qu'il existe, est une *exhalation* (ἀναθυμίασις) du sang, pourvu que le sang soit pur[3]. Nous avons développé ailleurs (*Util. de la respir.*, chap. V, t. V, p. 501) cette proposition. Pour notre but actuel, il nous suffit d'indiquer seulement qu'il y a utilité à ce que les artères renferment un sang pur et léger, puisqu'il est destiné à alimenter l'air vital.

Tous ces faits sont donc une grande preuve que la nature a été sage de créer cette double espèce de vaisseaux, que de plus, les artères destinées à un mouvement incessant, ont besoin d'une certaine force et d'une certaine espèce de tunique, que celle-ci ne

---

[1] Voy. pour cette prétendue communication chez l'homme entre les deux ventricules, les *Dissert. sur l'anatomie et la physiologie.* — Galien parle aussi de ces fosses qui s'avancent le plus possible dans chacun des ventricules (ἐπὶ πλεῖστον βάθος προήκοντας) à la fin du chap. X du livre VII, du *Manuel des dissect.* — Galien qui dans ce chapitre se moque si bien des médecins qui n'avaient pas su trouver l'os du cœur sur un éléphant mériterait bien d'être raillé pour avoir vu ce qui n'existe pas et s'être laissé tromper par les apparences. Cf. Hoffmann, p. 212.

[2] Voici comment Hoffmann, *l. l.*, p. 124, s'exprime à ce sujet : « Si bene « habet comparatio, ut habet : utique dicere etiam licet ! Quod hepar est venis, « id cor est arteriis. Ut enim ventriculus præparat materiam, quam venæ deinde « elaborare debent ; et venæ præparant materiam, quam arteriæ denique ad ultimam perfectionem deducere debent : ita hepar præparat materiam, cui cor « imponit ultimam manum. Jam igitur cadit hoc, quod Galenus alicubi tantopere negat, hepar non laborare pro corde. Nempe non distinguit publicas « actiones a privatis. » — Voy. la *Dissert. sur la physiologie.*

[3] Cf. Hoffmann, *l. l*, p. 124, et la *Dissert.* précitée.

peut être à la fois forte et mince; que, d'un autre côté, si elle était épaisse, beaucoup de parties du corps ne recevraient pas une nourriture convenable. La nature a donc bien disposé toutes ces choses dans tout le corps de l'animal, et particulièrement dans le cœur même, en imaginant de faire communiquer les veines avec les artères par de petits orifices (*partuis inter-ventriculaires*). Aussi le vaisseau qui s'insère sur le cœur (*veine cave*) est-il plus volumineux que celui qui en sort (*artère pulmonaire*), bien que ce dernier reçoive un sang déjà liquéfié [et par conséquent plus dilaté] par la chaleur naturelle du viscère. Mais comme une grande quantité de sang pénètre dans la cavité gauche par le milieu de la cloison des cavités (*cloison inter-ventriculaire*) et par les ouvertures qui s'y trouvent, il est naturel que le vaisseau qui pénètre dans le poumon (*artère pulmonaire*) soit moins volumineux que celui qui apporte le sang au cœur (*veine cave*). Semblablement l'artère qui, du poumon amène l'air dans le cœur (*v. pulmon.*), est elle-même beaucoup moins volumineuse que la grande artère (*aorte*), de laquelle prennent naissance toutes les artères du corps, parce que la grande artère enlève une partie du sang du ventricule droit, et qu'elle devait être l'origine de toutes les artères du corps entier de l'animal.

Comme la substance du cœur est épaisse, dense, et réclame un aliment épais, elle est alimentée par le sang de la veine cave avant qu'il ne pénètre dans le cœur[1]. En effet, arrivé dans ce viscère, il devait devenir chaud, léger et subtil. Par cette raison, il est donc en tous points raisonnable, bien que cela paraisse singulier à certaines gens, que le cœur fournisse des aliments au poumon et qu'il n'en fournisse pas à lui-même. En effet, le poumon avait besoin d'un sang ténu et vaporeux, le cœur n'avait pas besoin d'un pareil sang. Le cœur, mû en vertu de sa propre puissance, demandait une substance forte, épaisse et dense. Quant au poumon, qui est mû par le thorax, il valait mieux qu'il ne fût ni lourd, ni dense, mais léger et poreux. Chacun d'eux ainsi constitué, réclamant des aliments analogues à sa

[1] On sait que les veines *cardiaques* ou *coronaires* s'ouvrent directement dans l'oreillette droite qui pour Galien fait partie de la veine cave. — Voy., pour la description de ces veines, la *Dissert. sur l'anatomie*.

substance, le cœur, naturellement, voulait un sang épais, et le poumon un sang vaporeux. C'est pourquoi le cœur ne se nourrit pas lui-même; mais avant que la veine cave pénètre dans le ventricule droit, un rameau assez fort (*veine coronaire*) pour nourrir le cœur, s'en détache, et s'enroulant extérieurement à la tête (*base*) de ce viscère, se distribue dans toutes ses parties. Avec cette veine, se déroule et se ramifie, comme cela est juste, une artère, branche issue de la grande artère, assez considérable pour rafraîchir cette même veine et entretenir dans les parties extérieures du cœur, le tempérament exact de la chaleur innée. En effet, il ne suffirait pas du vaisseau qui, partant du poumon, s'insère sur le cœur (*veine pulmonaire*) pour rafraîchir tout ce viscère, si épais et si dense. Car, ainsi que nous l'avons montré dans notre traité *Sur les facultés naturelles* (III, XV), si les matières peuvent bien traverser jusqu'à un certain point les corps mêmes, elles ne sauraient avancer très-loin, à moins qu'un large passage ne leur soit ouvert. C'est pour cela qu'à de courts intervalles, non-seulement dans le cœur, mais encore dans tout l'animal, ont été disposées des artères et des veines que jamais n'aurait établies la nature si elle avait pu, sans une large voie, faire cheminer les matières aussi loin qu'il convient.

CHAPITRE XVIII. — Le cœur a de très-petits nerfs. — Cette disposition est en rapport avec la nature de son action. — Utilité générale des nerfs pour les viscères.

Une artère et une veine embrassent donc circulairement toute la substance du cœur, mais aucun nerf ne paraît y pénétrer, non plus que dans le foie, les reins ou la rate[1]. Seul, le péricarde, enveloppe du cœur, paraît recevoir des ramifications de petits nerfs; ceux-ci se divisant, quelques filets visibles s'implantent manifestement sur le cœur même, du moins chez les grands animaux. Toutefois, il n'est pas encore possible de distinguer clairement, par les sens, comment ils se distribuent dans le viscère, mais le mode d'insertion des nerfs et leur volume est tout à fait

---

[1] Cf. IV, XIII, p. 313; V, VIII, IX, X, et particulièrement p. 364; XVI, III. — Voyez aussi, pour cette proposition la *Dissert. sur l'anatomie*.

le même que pour le foie, les reins et la rate. En effet, chez ces derniers, comme nous l'avons dit naguère, des nerfs visibles s'insèrent sur les tuniques (voy. note de la p. 446); mais il n'est pas non plus possible de les voir se ramifier plus avant dans la substance même des viscères.

Nous avons, dans le livre précédent (chap. VIII, IX, X), assez longuement traité de la distribution des nerfs dans tous les viscères, pour qu'en le lisant avec attention, il vous soit inutile d'entendre dire pourquoi le cœur, ayant une action *naturelle*[1], avait besoin de très-peu de nerfs; car si les muscles, organes d'une action *physique*, réclament tous de grands nerfs, le cœur, à qui aucune action de ce genre n'est confiée, avait besoin de nerfs semblables à ceux des viscères précités et aussi à ceux du poumon. Généralement, tous ces viscères ont reçu des nerfs pour participer à la sensibilité et pour ne pas être complétement des plantes. Le foie et le cœur ont spécialement reçu un nerf, parce qu'ils sont les principes de certaines facultés, l'un des facultés de l'*âme concupiscente*, l'autre de celles de l'*âme énergique*[2]. J'ai dit, dans mes *Commentaires sur les dogmes d'Hippocrate et de Platon*, qu'il faut que les principes (δόγματα) s'obéissent mutuellement, s'accordent entre eux et se rattachent par quelque lien commun.

CHAPITRE XIX. — De l'os du cœur chez les grands animaux. — Raisons données par Aristote pour expliquer la présence de cet os. — Autre raison plus générale alléguée par Galien : tout corps ligamenteux s'attache à un cartilage ou à un os. — Pour les valvules et pour l'origine des tuniques vasculaires, il fallait un os chez les grands animaux, et chez les petits un neuro-cartilage (*fibro-cartilage*).

Comme on trouve aussi un os à la tête (*base*) du cœur dans les gros animaux, il convient de ne pas omettre l'utilité qu'il présente[3]. Celle qu'indique Aristote est peut-être raisonnable. Il dit

---

[1] Cf. VII, VIII; X, IX; XI, XVII; *Mouvem. des muscles*, I, I; *Dissert. du pouls*, IV, II, et la *Dissert. sur la physiologie*.

[2] Voy. la *Dissert. sur la philosophie de Galien ;* les extraits du traité des *Dogmes d'Hippocrate et de Platon*, et dans ce volume le traité *Que les mœurs de l'âme suivent les tempéraments du corps*.

[3] Galien a longuement discuté sur l'os du cœur dans le chap. x du livre VII,

(*Part. des anim.*, III, IV) que cet os est le soutien et comme le fondement du cœur, et que c'est pour cela qu'on le trouve dans les gros animaux. Il est évident qu'un grand cœur, suspendu dans

du *Manuel des dissections*. Voici les passages les plus curieux de ce chapitre : L'os qu'on croit exister chez les grands animaux n'existe pas chez tous ; mais chez tous et chez les autres animaux il y a non pas un os parfait, mais un cartilage. Les choses se passent ainsi en général chez tous les animaux : Les membranes triglochines (*valvules des orifices auriculo-ventriculaires*, voy. note 1 de la p. 430) et la racine des vaisseaux artériels (*aorte* et *artère pulmonaire*) sont appendues à une substance, toujours dure, mais non pas également dure chez tous les animaux : chez les petits animaux, elle est médiocrement cartilagineuse, chez les plus gros c'est un cartilage parfait, chez ceux qui sont tout à fait gros c'est un *cartilage osseux ;* plus l'animal est gros plus ce cartilage participe à la nature de l'os. Aussi chez ces derniers faut-il l'appeler un *os cartilagineux* et non un cartilage osseux, dans ces animaux ce qui naît autour de cette substance n'est pas encore exactement cartilage mais un *neuro-cartilage*. Il n'est pas étonnant que les gens inexpérimentés dans les dissections, ignorent cette particularité sur les petits animaux puisqu'ils ne la reconnaissent pas sur les gros. Que dis-je sur les gros? sur les très-gros, même sur un éléphant ! — Ici Galien raconte avec sa modestie ordinaire l'anecdote suivante : Un éléphant est égorgé à Rome, les médecins se rassemblent aussitôt pour constater par l'anatomie si le cœur à deux sommets (Cf. p. 398, note 1), s'il a deux ou trois ventricules ; avant toute dissection Galien affirme que le cœur est conformé comme chez tous les animaux qui respirent dans l'air, ce que la dissection vérifia aussitôt ; il trouve très-facilement l'os du cœur. Mais les médecins inexpérimentés ne sont pas aussi heureux ; le charitable Galien allait le leur montrer, quand ses élèves riant sous cape lui font remarquer que les confrères cherchent où l'os n'est pas, et l'engagent à les laisser dans leur ignorance, ce à quoi Galien finit par consentir. Les cuisiniers de l'empereur ayant enlevé le cœur, il envoie un de ses élèves demander qu'on lui permît d'ôter l'os, ce qui fut accordé. Cet os qui était très-grand fut conservé par Galien, et quiconque le voyait ne pouvait comprendre comment il avait pu échapper à des anatomistes. — Qu'y a-t-il d'étonnant, s'écrie ensuite Galien, qu'Aristote se soit si souvent trompé en anatomie ! Le rapprochement est, on en conviendra, peu flatteur pour Aristote. Heureusement Galien ajoute aussitôt que Marinus très-versé dans les dissections s'était aussi souvent trompé, et que lui-même, en commençant l'anatomie avait été maintes fois fort embarrassé particulièrement pour trouver l'os du cœur (il coupait ce viscère en petits morceaux !), mais familiarisé avec la recherche de cet os, il finit par être fort habile, surtout lorsqu'il eut remarqué que les valvules y étaient attachées. Voici le procédé qu'il indique pour le découvrir : « Enlever le cœur, découvrir le ventricule gauche ; ouvrir dans sa longueur le prolongement de l'aorte, descendre ainsi jusqu'aux valvules, et de cette façon on arrivera sûrement à l'os. » — Voici maintenant ce qu'il faut penser de cet os qui

un large thorax, avait naturellement besoin d'une telle partie; mais il eût été mieux de dire que partout la nature attache les extrémités des ligaments à un cartilage ou à un os cartilagineux. Elle ne devait donc pas non plus négliger ni les ligaments du cœur, car les membranes (*valvules*) situées aux orifices des vaisseaux sont de cette espèce, ni la tunique des artères, dont la substance est semblable à celle du ligament; loin de là, elle a attaché toutes leurs extrémités à cet os cartilagineux, comme nous le démontrions dans le *Manuel des dissections* (VII, x). Il existe donc un os cartilagineux dans les gros animaux, et dans les très-petits animaux, un corps neuro-cartilagineux (*fibro-cartilage*). Donc tout cœur, chez tous les animaux, possède au même endroit une substance dure, créée pour les mêmes utilités.

Que les cœurs les plus volumineux aient besoin d'une semblable substance, plus dure, cela n'a rien d'étonnant. En effet, pour rattacher plus solidement les extrémités des ligaments, et pour affermir le cœur entier quand il est volumineux, la plus dure substance est la plus convenable dans un grand cœur.

Chapitre xx. — Que la disposition des vaisseaux du poumon et du cœur chez le fœtus n'est pas en contradiction avec ce qui a été démontré plus haut sur l'utilité d'une veine artérieuse et d'une artère veineuse chez l'animal adulte. — Invectives contre ceux qui ont émis à cet égard des opinions erronées et de plus malveillantes pour la nature. — Cf. aussi liv. XV, chap. vi.

Telles sont donc les parties du cœur qui existent dans les êtres déjà formés. Chez ceux qui sont encore dans le sein maternel, on voit certaines *anastomoses* des vaisseaux du cœur. J'avais promis

---

a tant occupé les anatomistes anciens. « L'existence d'un os ou de deux au plus, dans la cloison qui sépare les deux ventricules près de l'origine de l'aorte est une circonstance accidentelle. Elle paraît plus fréquente chez les mâles que chez les femelles; dans les herbivores et particulièrement les *pachydermes*, les *solipèdes* et les ruminants que dans les carnassiers. Mais ces os ou cet os ne se rencontrent pas dans tous les individus du même sexe et d'une seule espèce. Ce n'est donc qu'un accident organique, qui devient une règle, une organisation normale dans d'autres classes, aussi qu'on le voit pour le cœur des chéloniens. » M. Duvernoy, dans Cuvier, *Anat. comp.*, 2e éd., t. VI, p. 292; cf. p. 308. — On voit précisément que Galien ne connaissait que l'*accident*, et qu'il ne dit absolument rien des animaux chez qui l'existence de l'os cardiaque est une disposition normale.

plus haut (chap. XIII, p. 428) d'en parler, je n'en ai rien dit encore, pensant qu'il valait mieux terminer d'abord ce que j'avais à dire sur les êtres déjà formés. Ce but paraissant atteint, il nous faut remplir notre promesse.

Nous avons démontré (voy. particul. VI, X) que le poumon possédait des artères veineuses et des veines artérielles, d'abord pour être nourri d'aliments convenables, ensuite pour avoir des artères (*veines pulmonaires*) qui se contractent aisément, et des veines (*artère pulmonaire*) qui se contractent difficilement. Au sujet des membranes (*valvules*) qui sont fixées à chaque orifice du cœur, nous avons aussi montré (X, XI, et surtout XIV) que celles qui sont tournées de dedans en dehors (*valv. sigmoïdes*) ont pour but de prévenir le retour des matières, et que celles qui s'ouvrent de dehors en dedans (*v. auriculo-ventricul.*), n'ont pas été créés pour cette destination, mais pour être des organes de traction. Toutes ces dispositions, si bien appropriées à des êtres formés, semblent mal convenir à ceux qui sont encore renfermés dans l'utérus. Aussi nos contradicteurs, qui estiment que la nature n'a rien fait avec art, s'emparent précisément de cette particularité et s'en font une arme avec laquelle ils pensent renverser complétement notre opinion. Ils disent, en effet, que, dans les embryons, le pneuma vient non du poumon au cœur, mais du cœur au poumon. En effet, comme l'animal ne respire pas encore par la bouche, et que l'aliment aussi bien que l'air lui est fourni par la matrice au moyen des vaisseaux de l'ombilic, il est probable que l'air vient, non du cœur à la grande artère de l'épine (*aorte*), mais de cette artère au cœur, et qu'il est transmis du cœur au poumon même, non du poumon au cœur. Or, disent-ils, si l'épiphyse membraneuse (*valvule sigmoïde*), placée à l'orifice de la grande artère (*aorte*), est disposée de telle sorte que rien ou presque rien ne revient par elle dans le cœur, et que, d'un autre côté aussi, par l'orifice de l'artère veineuse (*veines pulmonaires*), il n'arrive du cœur au poumon que très-peu de matière, il est évident que ni le cœur, ni le poumon ne recevront d'air.

Ils prétendent également que ce qu'on dit des vaisseaux du poumon, n'est que bavardage et mensonge. Ces vaisseaux, disent-ils, présentent la même nature, que les animaux soient renfermés dans l'utérus ou venus au monde, bien que dans le premier cas ils ne respirent pas encore par la bouche. Or, ajoutent-ils, le raisonnement qui explique l'utilité de la substitution opérée dans ces vaisseaux se basait sur ce que les animaux respiraient déjà par la bouche. Il résulte donc de là, pensent-ils, que la nature n'a pas montré de prévoyance dans la création des animaux, et que nos assertions à cet égard, quoique plausibles, n'ont pas de fondement.

Il faut en partie pardonner aux hommes qui attaquent ainsi nous et les œuvres de la nature, et en partie les blâmer; leur pardonner parce qu'ils ne subtilisent pas, qu'ils ne se trompent pas dans le raisonnement en tant que raisonnement, comme cela leur arrive si souvent; les blâmer de leur indifférence pour l'anatomie, car c'est l'ignorance de cette science qui leur donne l'audace d'avancer de si graves erreurs. Ils agissent de la même façon que cet homme qui, comptant ses ânes, oubliait celui sur lequel il était monté et accusait ses voisins de l'avoir volé, ou que cet autre qui réclamait ce qu'il avait dans la main. Assistant un jour à un pareil spectacle, je ris beaucoup en voyant un homme plein de trouble; il mettait en désordre et bouleversait tout dans sa maison, cherchant des pièces d'or que lui-même portait à une main, renfermées dans un morceau de papyrus. En face de ces cris exagérés, un homme calme, parlant peu, je pense, montrerait à l'un, l'âne sur lequel il est monté, et pour l'autre, il lui ferait toucher sa main gauche avec sa main droite; j'agirai de même, je crois, vis-à-vis de mes adversaires; s'ils ont des yeux, je leur montrerai la branche de la grande artère (*aorte*) et l'orifice de la veine cave (voy. p. 452, n. 2) se portant au poumon chez les animaux encore enfermés dans l'utérus; s'ils sont aveugles, je leur mettrai dans les mains et je leur ferai toucher les vaisseaux. En effet, loin d'être petits et disposés au hasard, ils sont très-larges l'un et l'autre, et présentent intérieurement un canal considérable, dont l'existence peut être constatée, non-seulement par celui qui a des yeux, mais par quiconque possède l'organe du toucher, si l'on veut seulement s'occuper de dissection. Ces raisonneurs méritent donc plus que la nature d'être condamnés pour paresse[1]. En effet, la

---

[1] Voy. Hoffmann, *l. l.*, p. 126-127, sur les lois portées dans l'antiquité contre la paresse.

nature n'a montré ni paresse, ni imprévoyance ; mais (eux-mêmes l'accordent)[1], ayant raisonné, elle a su d'avance que le poumon du fœtus, poumon encore contenu dans l'utérus, en train de se former, exempt d'agitation, n'a pas besoin de la même organisation qu'un poumon parfait et déjà doué de mouvement; elle a donc anastomosé le vaisseau fort, épais et dense (*artère pulmonaire*) avec la grande artère (*aorte*) et le vaisseau faible, mince et poreux (*veines pulmonaires*) avec la veine cave[2].

Mais ces gens ignorent complétement, et par paresse ne cherchent pas à connaître les œuvres de la nature; car il ne faut que voir ces œuvres pour admirer aussitôt l'art qui s'y manifeste. Qui, en effet, après avoir entendu les raisonnements qu'ils emploient pour attaquer la nature, voyant de telles absurdités prévenues par un si petit expédient qu'a imaginé la nature, n'admirerait pas son habileté? Ceux-ci vont criant que le poumon est très-maltraité si, dans l'utérus, il est régi comme à l'état parfait, ou si, étant parfait, il est régi comme dans l'utérus. Car il faut, disent-ils, au poumon respirant et doué de mouvement, une autre organisation qu'au poumon à l'état de repos. Mais la nature, sans bruit et sans fracas, montre son équité par ses œuvres mêmes. On l'admire déjà, nous le savons, à la simple audition; mais l'admiration est moins grande lorsqu'on entend que lorsqu'on voit; aussi faut-il examiner de soi-même ces faits et les autres rapportés ailleurs[3].

---

[1] Les textes imprimés, et le manuscrit 2154 portent ἡ μὲν γὰρ (φύσις) οὔτε ἀργῶς οὔτ' ἀπρονοήτως· ἀλλὰ, ἅπερ οὗτοι λέγουσι, προτέρα λελογισμένη κ. τ. λ. — Ou bien il faut admettre que les mots ἅπερ οὗτ. λέγ. se rapportent maintenant au membre de phrase précédent et qu'il a été déplacé (*La nature n'a montré.... ni imprévoyance, comme ils le prétendent*) ce qui donnerait un sens très-naturel; ou bien on doit entendre que Galien rappelle ici ce qu'il a dit déjà très-souvent que beaucoup de gens tout en reconnaissant que la nature raisonne et n'agit pas au hasard, professent qu'elle commet cependant des fautes, ou qu'elle crée des parties inutiles; c'est un moyen de mettre ses adversaires en contradiction avec eux-mêmes. Ce sens étant très-plausible aussi, je n'ai rien changé au texte.

[2] Il ne me paraît guère douteux qu'il ne faille trouver dans ce passage (voy. aussi p. 451) la mention du *canal artériel* et du *trou de Botal*. On ne doit pas oublier que, pour Galien, les oreillettes font partie des vaisseaux et non du cœur. Voy. du reste pour l'histoire de la circulation du fœtus, la *Dissert. sur la physiologie*.

[3] C'est là un des principes favoris de Galien; mais comme certains philoso-

CHAPITRE XXI. — Chez le fœtus le cœur n'est pas moins bien partagé que le poumon. — Admirables dispositions prises par la nature pour la création des vaisseaux ombilicaux pendant la vie fœtale, et pour leur annihilation après la naissance.

La nature a donc disposé les parties du poumon avec la même équité dans le fœtus que dans l'animal qui respire. Je dirai aussi comment, avec la même industrie, elle a rétabli l'équilibre dans celles du cœur. En effet, en anastomosant la grande artère (*aorte*) avec le vaisseau épais et dense du poumon (*artère pulmonaire*) et la veine cave avec le vaisseau mince et poreux (*veines pulmonaires*, voy. p. 452, n. 2), elle a, comme nous l'avons dit (chap. X et XX), donné au poumon une juste part des deux matières (*sang et pneuma*), et n'en a pas moins affranchi le cœur de sa servitude à l'égard du poumon; en sorte qu'il n'y a plus lieu de s'étonner, si, n'envoyant au poumon ni sang ni pneuma, et n'en fournissant pas aux artères de l'animal entier, comme dans les animaux parfaits, le cœur [chez le fœtus] n'a besoin, pour son existence propre, que d'une très-petite quantité de pneuma. Et ce pneuma, il pouvait, je pense, le tirer de la grande artère même, car les épiphyses membraneuses (*valvules*) ont été inventées, non pas pour qu'il ne pénètre rien absolument dans le cœur, mais pour que la matière n'y entre ni en trop grande abondance, ni trop précipitamment (voy. chap. XVI, *in fine*). Le cœur pouvait même prendre au poumon du sang et du pneuma mélangés (cf. chap. XVI), au moyen de l'orifice sur lequel seul, disions-nous (chap. XIV), s'implantent uniquement deux tuniques (*valvule bicuspide*) dirigées de dehors en dedans. En effet, ce vaisseau, chez les animaux enfermés dans l'utérus, reçoit le sang de la veine cave par une anastomose (*ouverture*) d'une grandeur remarquable (*trou de Botal*).

Nous avons démontré précédemment que chez les animaux parfaits, le sang vient d'organes qui sont chez eux des organes sanguins, et chez le fœtus des organes *pneumatiques*, au moyen

---

phes qui prêchent la liberté des opinions, et qui ne souffrent pas qu'on s'écarte de leur doctrine, il engage sans cesse à voir par ses propres yeux, pourvu qu'on ne s'avise pas de voir autrement que lui, et trop souvent aussi la théorie lui met un bandeau sur les yeux. — Cf. note 2 de la p. 149, livre I, chap. XVII.

d'anastomoses nombreuses et d'une finesse qui échappe à l'œil; mais le sang participe plus facilement au pneuma chez le fœtus, car il faut encore ajouter ce fait évident chez les fœtus; or c'est là une preuve non médiocre que les deux genres de vaisseaux s'anastomosent entre eux [1], et que les veines contiennent aussi des particules de pneuma. En effet, quand l'animal n'est pas encore né, si vous ouvrez l'épigastre, puis l'utérus de la mère en suivant le procédé qui a été indiqué dans le *Manuel des dissections* [2], et si vous liez les artères de l'ombilic, toutes celles du chorion seront privées de pulsation, tandis que celles de l'embryon battront encore. Mais si vous liez les veines de l'ombilic, les artères de l'embryon ne battront plus. Cela prouve que la faculté qui fait mouvoir les artères du chorion vient du cœur du fœtus, et aussi qu'au moyen des anastomoses avec les veines, les artères sont pourvues de pneuma, à l'aide duquel la chaleur naturelle peut être conservée pendant quelque temps.

Il n'est donc pas impossible que pour le cœur lui-même, le vaisseau qui renferme le sang favorise la chaleur innée de la cavité gauche, chaleur qui, nous l'avons démontré (cf. *Utilité de la respir.*, chap. IV, et *Utilité du pouls*, chap. III), rend nécessaires, chez les animaux, la respiration et le pouls. Cela établit clairement que la nature a tout disposé avec prévoyance, que la vérité est partout d'accord avec elle-même, et que les assertions d'Érasistrate sur l'absence complète du mélange des matières ne sont en rapport ni avec les faits, ni avec elles-mêmes.

Ce que nous avons dit tout à l'heure prouve simultanément les trois faits suivants : Les artères ne se dilatent que parce qu'elles se remplissent du pneuma fourni par le cœur; à chaque dilatation elles attirent quelque chose des veines; enfin, chez les embryons, il est nécessaire, comme l'artère veineuse (*veines pulmonaires*) tire du sang de la veine cave [par le trou de Botal], que le cœur, en se dilatant, fasse pénétrer dans la cavité (*ventricule*) gauche une quantité de sang assez considérable, lequel ne trouve pas d'obstacles dans les

---

[1] Voy. Hoffmann, *l. l.*, p. 128-129, et la *Dissert. sur la physiologie.*

[2] Ce procédé se trouve dans les livres encore inédits, livres qu'on trouvera à la suite du traité de l'*Utilité des parties*. Voy. la *Bibliographie*, dans le volume qui comprend mes *Études sur Galien*.

épiphyses membraneuses (*valvules*) qui sont dirigées de dehors en dedans. Ainsi, l'on voit clairement que le cœur communique cette faculté d'impulsion aux artères, non-seulement chez les animaux déjà parfaits, mais encore aux fœtus; elle ne les gonfle ni ne les remplit à la façon des outres. Ce que nous avons dit suffit pour le prouver.

Si, loin qu'elles se dilatent comme des outres, parce qu'elles se remplissent, les artères se remplissent parce qu'elles se dilatent comme les soufflets des forgerons (voy. *Dissert. sur la physiol.*), elles doivent nécessairement tirer quelques particules des veines, puisque les anastomoses réciproques entre les veines et les artères sont admises par Érasistrate lui-même; ce que je dis là est, je pense, un fait évident pour tous. Du reste, si on le nie, je l'ai démontré ailleurs [1]; il est donc inutile d'en parler plus longuement, mais pensant que les anastomoses entre les vaisseaux du cœur ont été faites pour les résultats énumérés par nous, nous y trouverons des preuves considérables en faveur des démonstrations que nous avons données ailleurs.

Si les utilités de beaucoup de parties étaient inexplicables pour Érasistrate, celles-ci, je pense, étaient dans le même cas. En effet, que ces anastomoses existassent ou non, il lui était difficile d'en rendre compte; car si elles existent, nécessairement les matières se mêlent dans le ventricule droit du cœur; si elles n'existent pas, il est difficile de dire comment le cœur recevra le pneuma, et surtout comment il ne serait pas injuste de soumettre le poumon au même régime chez les adultes et chez le fœtus. Mais dans la réalité, ni cette partie du corps, ni les autres n'offrent de problème insoluble; toutes choses sont claires, faciles à expliquer, concordantes, lorsque du moins, dans la recherche des fonctions, on n'est pas parti, au début, d'un principe faux. Mais le développement de cette question sera mieux placé ailleurs.

La nature qui, avec l'âge, dessèche et réduit pour ainsi dire à l'état de cordes la veine qui de l'ombilic s'étend au foie (*veine*

---

[1] Cf. surtout *Facultés natur.*, III, xv, et *Utilité du pouls*, chap. v. — Ici Hoffmann, *l. l.*, p. 129-130, raconte gravement, pour appuyer la proposition de Galien, les histoires rapportées par Tacite sur les morts tragiques arrivées à la suite de l'ouverture des veines!

ombilicale) et les artères (*artère ombil.*) qui vont vers le rachis (*à l'art. hypogastrique*), fait aussi disparaître chez les animaux, une fois nés, les susdites anastomoses des vaisseaux du cœur ; et ceci est, je pense, la chose la plus admirable. Ces parties, dénuées de toute utilité pour des êtres qui ne sont plus renfermés dans l'utérus, elle ne supporte pas même leur existence. La nature, qui donne une partie plus compliquée aux embryons qu'aux animaux parfaits, me semble moins grande en la créant qu'en la détruisant lorsqu'elle n'est plus utile.

Du reste, les parties qui se trouvent chez le fœtus différentes de ce qu'elles sont dans les animaux parfaits, seront toutes décrites par nous en parlant de l'utilité des parties contenues dans la matrice, et cela quand nous aurons d'abord terminé notre sujet actuel (voy. livre XIV et partie du livre XV, chap. IV-VI). Nous n'en aurions même pas fait ici la mention, si l'on n'avait pas attaqué nos explications sur les membranes du cœur et sur la substitution des vaisseaux du poumon. Revenant à mon sujet, je vais achever de l'expliquer. Il ne me reste, je pense, rien à dire sur le cœur ; mais le poumon et le thorax exigent encore des développements considérables. Nous les donnerons tous dans le livre suivant, en ajoutant à ce qui regarde le poumon les explications sur le larynx, lequel se trouve à l'extrémité supérieure de la trachée-artère.

LIVRE SEPTIÈME.

DES ORGANES DE LA VOIX.

Chapitre i. — L'objet du présent livre est l'histoire de la structure du poumon, considéré surtout comme organe de la voix. — Si les descriptions verbales ne suffisent pas pour enseigner l'anatomie, du moins elles remémorent ce qu'on a déjà appris, et elles préparent à mieux profiter des dissections.

Le poumon, avons-nous dit précédemment (VI, ii), est l'organe de la respiration et de la voix. Pourquoi a-t-il été formé de parties si nombreuses et telles que nous les voyons? pourquoi était-il mieux qu'elles ne fussent ni plus ni moins nombreuses, et qu'elles ne différassent de ce qu'elles sont ni par le volume, ni par la forme, ni par la consistance, ni par la configuration? C'est ce que nous dirons dans le présent livre, commençant, comme il est naturel, par exposer les parties du poumon. Sans doute il faut les examiner en disséquant les animaux, et ne pas croire qu'aucune explication puisse, à l'égal des sens, instruire de toutes les particularités du poumon; c'est un fait que personne ne pourra contester (cf. I, xvii, p. 149, note 2. — Voy. aussi VI, xx, *fine;* VII, ii; XII, viii, et *Medic. sec. gen.*, III, ii, t. XII, p. 603 et suiv.); néanmoins il ne faut pas se refuser à exposer sa structure à l'aide de la parole, pour rappeler ainsi cette structure à ceux qui ont disséqué et pour la faire connaître, comme enseignement préparatoire, à ceux qui l'ignorent complétement.

Chapitre ii.—Il existe trois ordres de vaisseaux dans le poumon : veines et artère pulmonaires, trachée-artère. — Comment les vaisseaux se ramifient dans le poumon.

Le poumon est, comme le foie, un lacis de vaisseaux très-nombreux, dont les intervalles sont remplis par une chair molle comme le duvet du *poterium épineux*[1] (στοίβη). Parmi les vaisseaux, l'un

---

[1] Χατάπερ στοίβη. — « Simili locutione utitur, *Exercit. anat.*, VI, xi, cum « ait carnem epatis vasis ipsius interponi δίκην στοίβης. Vertendum autem, non, « quemadmodum Andernacus ibi et Vesalius, *stipationis modo*, sed ut Calaber « hæc, *instar stoebes*. Est enim στοίβη herba quæ φλεώς etiam dicitur Theophrasto, « *Plant. Hist.* [VI, i, 3 éd. Schneider]. » Hoffm., *l. l.*, p. 131. — Il est vrai que στοίβη

naît du ventricule gauche du cœur (*veines pulmonaires* ou *artères veineuses*)[1], l'autre du ventricule droit (*artère pulmonaire* ou *veine artérielle*), le troisième du *pharynx* (*trachée-artère*). Ces vaisseaux en avançant se divisent tous de la même façon, d'abord en deux branches, parce qu'une partie du poumon se trouve à la droite de l'animal, et l'autre à sa gauche, ces deux parties étant séparées par de fortes membranes (*médiastins*). Ensuite chacune de ces branches se partage à son tour en deux autres branches, parce que dans chaque partie du poumon il existe deux lobes; de cette façon les quatre branches de chacun des susdits vaisseaux se distribuent en se ramifiant de mille manières dans les quatre lobes du poumon ; le cinquième et petit lobe placé à droite dans la cavité du thorax, lobe qui, disions-nous (VI, IV, p. 389-391), sert d'appui et comme de coussin à la veine cave, reçoit, des vaisseaux qui se distribuent au grand lobe avec lequel il est en contact, de petites ramifications dont son tissu est entièrement pénétré. Tous les lobes sont enveloppés d'une membrane mince (*plèvre viscérale*), laquelle reçoit quelques rameaux des nerfs qui descendent le long de l'œsophage sur l'estomac (*pneumo-gastrique*). Telle est la nature du poumon. A propos du ventricule droit du cœur, nous avons démontré clairement (VI, X) qu'il était préférable que la veine du poumon fût artérielle et que son artère fût veineuse.

CHAPITRE III. — De la structure de la trachée-artère; partie cartilagineuse et partie membraneuse. — Comment cette artère se ramifie dans le poumon. — Elle est exempte de sang dans l'état normal, tandis que les autres artères, aussi bien l'*artère veineuse* (veine pulmonaire) que celles du reste du corps, en sont pourvues.

Pourquoi à ces deux vaisseaux la nature en a-t-elle adjoint un troisième issu du *larynx*, et nommé *trachée-artère* par les uns,

---

est le nom propre d'une plante dont le duvet servait à rembourrer les selles des bêtes de somme, comme nous l'apprend Tibérius dans les *Hippiatriques* (p. 169, 2), mais dans les Glossaires ce mot signifie aussi *stipatio*, *stramentum;* et les dérivés de στοίϐη prouvent qu'on lui avait aussi donné ce sens anciennement, sens tiré, du reste, des usages auxquels servait le potérium épineux. J'ai donc traduit quelquefois ce mot par *bourre*.

[1] Ce passage prouve encore une fois (cf. VI, XI, p. 416, et note 2 de cette page, ainsi que la note 1 de la p. 417) que Galien, tout en faisant venir les ma-

bronche (βρόγχος)[1] par d'autres. C'est ce que nous dirons maintenant, quand nous aurons d'abord exposé toute la structure du poumon dans le but d'éclaircir notre explication. — Il existe une partie simple dans le corps de l'animal, partie dont nous avons parlé précédemment dans le livre *Sur la main* (I, xi, p. 131); plus dure que toutes les autres, plus molle que l'os seulement, elle a reçu de presque tous les médecins le nom de *cartilage* (χόνδρος). La nature, employant une grande portion de cette matière cartilagineuse à la construction de la trachée-artère, l'a recourbée complétement et lui a donné une forme également cylindrique; la face externe que nous touchons est convexe, l'interne est concave; ensuite disposant ces cerceaux l'un au-dessous de l'autre dans la longueur du cou et remplissant de cette façon tout l'intervalle compris entre le larynx et le poumon [2] elle a rattaché les cerceaux par de forts ligaments membraneux tout à fait semblables à ceux qui rattachent les cerceaux des langoustes [3]. La partie de la trachée qui devait toucher l'œsophage, lequel est sous-jacent (*c'est-à-dire en arrière*) n'est plus composée de cartilage [mais fibro-membraneuse]; le cercle n'est pas complet, et chaque cartilage ressemble à la lettre C. C'est pour cela, je pense, que quelques-uns les nomment *sigmoïdes* (cf. *Manuel des dissections*, VII, v).

---

tières du poumon dans le cœur par la veine pulmonaire, considère néanmoins souvent ce vaisseau comme ayant son origine au cœur. — Voy. aussi plus loin, p. 477.

[1] Voy. la *Dissertation sur les termes anatomiques*, et Hoffmann, *l. l.*, p. 131. — Cf. plus loin, chap. vii, *fine*.

[2] « Dans les mammifères la longueur de la trachée-artère est toujours égale à l'intervalle qui sépare le larynx des poumons; elle est conséquemment en rapport avec celle du cou. On ne connaît qu'une seule exception à cette règle; c'est celle que nous offre le *paresseux aï* chez lequel elle forme deux coudes dans la poitrine. » Cuvier, *Anat. comp.*, 2e édit., t. VII, p. 47. — Cette règle est loin d'être aussi générale pour les oiseaux et les reptiles. — Voy. Cuvier, *l. l.*, p. 60 suiv., et 86 suiv.

[3] Le texte vulgaire porte : ὁμοιοτάτοις τοῖς τῶν κοράκων ὀστράκοις. Plusieurs éditeurs de Galien, entre autres Jul. Alexandrinus et C. Hoffmann, avaient reconnu que ce passage était altéré, et qu'il ne pouvait pas être question ici de corbeaux. Ces éditeurs ont proposé καράβων au lieu de κοράκων, et je trouve cette correction confirmée par notre excellent manuscrit, n° 2154.

Ces ligaments, les autres ligaments ronds (*cerceaux fibreux*) et les cartilages mêmes, sont recouverts uniformément à l'intérieur par une autre tunique exactement périphérique qui les tapisse tous (*membrane muqueuse et tunique à fibres élastiques*[1]). Cette tunique épaisse et forte ayant les fibres droites, longitudinales, fait suite, je me souviens l'avoir dit précédemment (IV, VIII; cf. VII, VII), à celle qui tapisse toute la bouche, l'intérieur de l'œsophage et tout le canal intestinal. Toutes les parties sont extérieurement entourées d'une membrane (*tunique fibreuse commune*, ou *cylindre fibreux*), qui sert comme de vêtement et d'enveloppe à toute la trachée-artère. Telle est la nature de l'artère du cou, au moyen de laquelle les animaux inspirent, expirent, émettent des sons et soufflent. Aussitôt qu'elle a dépassé les clavicules et qu'elle entre dans la cavité du thorax, elle se divise et se porte dans toutes les parties du poumon, s'y distribuant dans tous les lobes avec les vaisseaux qui viennent du cœur (cf. VII, VIII, p. 472 et suiv., et Hoffmann, *l. l.*, p. 132). Néanmoins elle ne s'éloigne pas de la nature qu'elle avait primitivement; elle ne se modifie en rien dans aucune de ses ramifications, mais toutes ces ramifications restent formées de cartilages sigmoïdes nombreux, rattachés les uns aux autres par des ligaments jusqu'aux derniers lobes du poumon[2]. C'est le seul vaisseau du poumon exacte-

---

[1] On voit que Galien n'a pas nominativement distingué de la membrane muqueuse, le cylindre fibreux (*tissu jaune élastique*) sous-jacent, mais sa description montre bien qu'il avait reconnu les caractères anatomiques de ce cylindre fibreux, et qu'il a seulement confondu en une seule deux membranes composées d'éléments différents. Voy. la note suivante.

[2] Οὐδὲ παραλάττει κατά τε τῶν ἀποβλαστημάτων αὐτῆς οὐδὲν, ἀλλὰ ὁμοίως ἅπαντα χόνδροι πολλοὶ σιγμοειδεῖς.... μέχρι τῶν ἐσχάτων λοβῶν.... διαφυλάττονται. — « La structure des bronches est chez les quadrumanes identiquement la même que celle de la trachée-artère. Quand les anneaux de la trachée sont incomplets, ceux des bronches le sont également. Il n'y a de différence que du plus au moins; et quand ils sont complets, comme chez les makis, ceux des bronches le sont aussi. » Voy. Cuvier, *Anat. comp.*, 2e édit., VII, p. 49-51. — Chez l'homme, les ramifications bronchiques offrent cette particularité, que les cerceaux cartilagineux sont représentés par de petites plaques également cartilagineuses et disséminées en spirale dans l'épaisseur de la muqueuse; d'où il résulte que le segment membraneux devient relativement plus considérable dès les premières ramifications des bronches, et que même à l'extrémité de ces ramifications, les plaques

ment privé de sang. Érasistrate répute aussi comme telle l'autre artère, qui est lisse (*veines pulmonaires*), mais à tort, comme nous l'avons dit souvent (voy. VI, XVII, p. 442, et les notes 1 et 2). En effet, celle-ci renferme une quantité non médiocre d'un sang vaporeux léger et pur. La trachée est complétement dépourvue de sang, du moins dans l'état normal. S'il survient un déchirement, une *anastomose*[1] (*ouverture*) ou une érosion d'un vaisseau dans le poumon, alors il se répand dans cette artère du sang qui gêne la respiration, en obstruant le passage de l'air; dans ce cas l'animal tousse et le sang remonte dans la bouche par le pharynx.

---

cartilagineuses disparaissent à leur tour complétement. — La membrane fibreuse n'est pas seulement une enveloppe de la trachée, comme le dit Galien; c'est en définitive la trame essentielle, le tube primitif de la trachée. Les cartilages sont, pour ainsi dire, des accidents. Ils varient de forme, de nombre et de consistance, suivant les animaux. — Hoffmann (*l. l*, p. 133) a reproché à tort à Galien d'avoir cru que les cerceaux cartilagineux des ramifications bronchiques sont incomplets; du reste sa réfutation montre jusqu'à quel point les considérations théoriques sur la cause finale avaient encore d'empire de son temps, et combien elles dominaient l'observation des faits. Voici ses paroles : « Hoc et allatæ rationi repugnat et sensui : rationi : si enim non amplius premunt œsophagum, non est « etiam opus illa naturæ sollicitudine, ut compleat circulum interposita mem- « brana; quin totus debet esse in pulmonibus circulus, ut semper pateat aeri via; « sensui : toti enim sunt circuli in pulmonibus. Idem sensus nos docet, in « pulmonibus non tantum circulares esse, sed et quadratas aliquando, ali- « quando aliæ figuræ. Joh. Alexandrinus vult exculpare Galenum (ut video) τῷ « πολλοί quasi voluerit multos, non omnes annulos esse σιγμοειδεῖς. » — Ce qui peut-être a trompé Hoffman, c'est que sur les bronches les plaques sont disséminées à la périphérie, tandis que les cerceaux de la trachée ne sont situés qu'à la partie antérieure. — Si l'on se contente d'examiner la trachée chez l'homme et chez certains autres animaux, où les cerceaux sont incomplets, on sera tenté de croire avec Galien que la présence d'un segment membraneux tient essentiellement aux rapports de la trachée avec l'œsophage; mais si on pousse plus loin les investigations, on constate bien vite que chez quelques singes, chez beaucoup de carnassiers, de pachydermes, chez les oiseaux, ces anneaux sont ou complets ou presque complets. et cela indépendamment du mode de station des animaux. Il faut donc bien admettre que, si la présence d'un segment membraneux peut faciliter la déglutition quand elle existe, ces segments ne sont pas indispensables sous ce rapport, et que leur existence se rattache à une série de dispositions anatomiques ou d'actes physiologiques encore inconnus.

[1] Voy. la *Dissertation sur la pathologie de Galien*, et Cf. *Méthode thérap.*, V, II.

CHAPITRE IV. — Les cartilages de la trachée-artère servent à l'émission de la voix, et les membranes permettent que cette partie suive les mouvements de resserrement et de dilatation du poumon et du thorax. — Cela est démontré par l'expérimentation sur les animaux morts.

Pourquoi la nature, au lieu de faire cette artère entièrement cartilagineuse ou membraneuse, a-t-elle placé alternativement un cartilage et une membrane, et ces cartilages mêmes, pourquoi, au lieu d'être des cercles parfaits, manquent-ils chacun d'un petit segment? C'est ce que je vais expliquer.

Je prouverai d'abord que l'organe de la voix exigeait absolument des cartilages (voy. chap. V); car j'ai démontré, dans mes *Commentaires sur la voix* [1], que toute percussion de l'air n'est pas capable de produire un son, mais qu'il faut un certain rapport [entre l'air, d'une part] et d'une autre entre la substance et la force du corps qui frappe l'air, de manière que ce dernier oppose quelque résistance, et ne soit pas rejeté vaincu au premier choc. Le cartilage dans les animaux présente ce degré convenable; les corps plus mous faute de force frappent l'air d'une façon insensible; les corps durs repoussent l'air si vivement, qu'il reçoit le coup sans attendre et sans résister, et que s'échappant et s'évanouissant, il paraît moins recevoir le coup que s'écouler (cf. Vitruve, *De archit.*, V, v) [2].

Il ne faut pas chercher ici les démonstrations de ces faits non plus que d'aucune autre fonction. Après avoir décrit séparément [dans d'autres traités] chacune de ces fonctions, nous terminons en exposant l'utilité des parties, ce qui exige, comme nous l'établissions dès le principe (I, XVI), la connaissance préalable de toutes les fonctions.

Le cartilage de la trachée-artère est l'organe particulier de la voix même [3]. Elle serait tout entière composée de cartilage,

---

[1] Dans le chap. VIII du fragment que nous possédons en latin seulement, sous le titre *De vocalium instrum. anatomia*, il est bien question de l'action de la trachée-artère pour la production de la voix ; mais évidemment c'est dans le traité perdu *Sur la voix* que se trouve le passage auquel Galien fait allusion. (Voy. p. 380, note 2.)

[2] Il eût été plus régulier de dire que c'est l'air qui frappe le corps vibratile.

[3] Voy. la *Dissertation sur la physiologie de Galien* où j'ai résumé la note d'Hoffmann (*l. l.* p. 134) sur ce passage.

n'ayant en aucune façon besoin de ligament et de tunique, si elle ne devait éprouver aucun ébranlement quand l'animal inspire, souffle, ou émet un son [1]. Maintenant, comme toutes ces actions exigent qu'alternativement elle s'allonge et se rétrécisse, puis qu'elle se raccourcisse, nécessairement elle n'a pas dû être constituée seulement de matière cartilagineuse incapable de se dilater ni de se contracter, mais elle a encore été pourvue de substance membraneuse pour se conformer aisément aux mouvements susdits. En effet, dans l'inspiration tout le thorax se dilate, comme nous l'avons démontré dans nos *Commentaires sur le mouvement de cet organe* (voy. p. 385, note 1); puis, pour remplir la place laissée vide, il dilate en tous sens le poumon. Pendant ce temps-là les parties membraneuses de la trachée-artère se distendent aisément en largeur et en longueur; en largeur, celles

---

[1] « L'importance que Galien accorde dans ce chapitre et dans les deux suivants à la trachée-artère pour la production des phénomènes vocaux, et l'explication qu'il essaye d'en donner, sont très-dignes de fixer l'attention des physiologistes modernes. Ce qui frappe le plus Galien, dans la trachée-artère, c'est une structure en vertu de laquelle le tuyau de l'air, qui dans la phonation peut être considéré comme un porte-voix, est susceptible de subir des modifications en longueur et en largeur. Les expériences tentées jusqu'à ce jour n'ont pu mettre en lumière la véritable relation qu'il y a entre les divers états de la trachée-artère et la production des différents sons, mais à coup sûr on peut avancer qu'il y en a une très-étroite. Il suffit d'observer l'influence que les divers modes de respiration ont sur la production des sons pour soutenir une telle hypothèse. Dans le chant les grandes inspirations se font surtout de deux manières ; ou bien l'ampliation du poumon suit le développement général du thorax, ou bien, le thorax étant aussi immobile que possible, le diaphragme seul détermine cette ampliation ; or, dans ces deux cas, l'état de la trachée ne saurait être le même ; dans ces deux cas aussi la facilité à produire les sons élevés du registre de poitrine est différente. En effet après l'inspiration diaphragmatique, l'expiration achève d'opérer au moyen des muscles de l'abdomen ; on constate que la facilité à produire les sons élevés de la voix de poitrine est beaucoup plus grande que dans l'autre condition. Mais d'ailleurs les dernières expériences faites sur les tuyaux à anche ont démontré que de très-légères modifications apportées dans un tuyau suffisent pour paralyser les vibrations de l'anche. On ne saurait donc mettre en doute la très-haute importance que la trachée-artère a sur les phénomènes vocaux ; aussi est-il important d'appeler l'attention sur une remarque de Galien qui est aujourd'hui pleine d'actualité ; car tandis que les questions relatives à la glotte et au tuyau vocal ont fait de nouveaux progrès, il reste au contraire beaucoup de problèmes à résoudre sur le porte-voix lui-même. » (*Note communiquée par M. le docteur Segond.*)

qui occupent l'espace laissé entre les [extrémités des] cartilages sigmoïdes [et complètent ainsi le cercle]; en longueur, celles qui unissent les cartilages mêmes.

Vous pouvez constater évidemment ce fait sur un animal déjà mort, en insufflant par la trachée-artère de l'air dans tout le poumon, et ensuite en le comprimant et le vidant. On voit, en effet, les membranes de jonction des cartilages, quand l'air insufflé a rempli tout le poumon, se tendre et écarter les cartilages les uns des autres, autant que leur nature leur permet de se distendre; au contraire, quand l'air est expulsé, ils se relâchent, se replient, se ramassent sur eux-mêmes, et permettent aux cartilages de se toucher réciproquement [1]. Les ligaments remplissant l'intervalle entre les [extrémités des] cartilages sigmoïdes, s'élargissent en se gonflant par l'insufflation et deviennent convexes du côté extérieur ; par l'expulsion de l'air ils se relâchent et retombent intérieurement. Cela montre évidemment que les alternatives d'allongement et de raccourcissement de la trachée-artère sont produites par les parties qui unissent les cartilages, et que l'élargissement et l'affaissement dépendent de celles qui achèvent le cercle commencé par les cartilages sigmoïdes.

---

[1] « La différence ou la limite du plus grand allongement et la limite du plus grand raccourcissement de la trachée peut être [chez l'homme et chez les singes], de moitié, c'est-à-dire de 54 à 67 millimètres (2 pouces à 2 pouces et demi). La limite du raccourcissement est établie par le contact des bords des cerceaux cartilagineux. L'allongement et le raccourcissement de la trachée ont des limites bien plus restreintes dans l'homme que dans les oiseaux, chez lesquels, mus à l'aide de muscles longitudinaux, les cerceaux de la trachée se reçoivent réciproquement : chez les oiseaux, dans le plus grand raccourcissement possible, trois cerceaux rapprochés s'imbriquent au point de ne présenter que la hauteur d'un seul cerceau : il en résulte que la trachée de l'oiseau peut diminuer des deux tiers. Cette différence de disposition est en rapport avec la différence d'usages, la trachée de l'homme et des mammifères étant seulement un *porte-vent*, tandis que la trachée des oiseaux est un *porte-voix*. » Cruveilhier, *Anat. descriptive*, 3ᵉ éd. t. III, p. 485-6. On devra consulter aussi sur ce sujet le beau travail de M. Sappey intitulé : *Recherches sur l'appareil respiratoire des oiseaux;* Paris, 1847, in-4, avec planches. — On voit que Galien n'a étudié que des trachées de mammifères, ou du moins qu'il n'a pas signalé la disposition si remarquable de celle des oiseaux. Peut-être son traité *Sur l'anatomie de tous les animaux*, qui est perdu, ou qui n'a jamais été achevé, eût levé bien des difficultés et comblé bien des lacunes.

Chapitre v. — Au moyen de la trachée, et particulièrement du larynx, le poumon est parfaitement conformé pour être à la fois un organe de la respiration et un organe de la voix. — Du mode de production de la voix. — Les pièces cartilagineuses et immobiles servent à produire le son, et les pièces membraneuses ou mobiles concourent à l'acte de la respiration. — La trachée manque nécessairement chez les poissons, puisqu'ils vivent dans l'eau, et que, par conséquent, ils n'ont pas besoin de voix; aussi la nature ne leur a-t-elle donné qu'un organe (les branchies) qui sert à rafraîchir le cœur; en d'autres termes, ils n'ont que l'instrument de la respiration.

Ainsi rien ne manque au poumon pour être à la fois un instrument de la voix et de la respiration au moyen de la trachée-artère, celle-ci renfermant les cartilages comme organes phonétiques, et les ligaments qui les unissent comme organes respiratoires. Que le cartilage soit le premier organe de la voix (voy. p. 466-8), la meilleure preuve en est le larynx. On appelle ainsi l'organe qui, unissant la trachée-artère au pharynx, paraît surgir du cou, est dur au toucher (*pomme d'Adam*) et remonte pendant la déglutition.

Que le larynx soit le premier, le principal organe de la voix, c'est ce que nous avons démontré dans notre traité *Sur la production de la voix* (voy. pag. 380, note 2). Qu'il soit entièrement[1] cartilagineux, cela n'a pas besoin d'être démontré, c'est un fait évident[2]. Nous avons aussi établi, dans ce traité, que la trachée-artère règle et prépare la voix au larynx (voy. p. 563, note 1), et qu'au moment où elle s'y est déjà produite, elle est renforcée par la voûte palatine établie en avant pour

---

[1] Il eût été plus exact de dire *presque entièrement;* car il entre beaucoup de tissu simplement fibreux élastique dans la composition du larynx; mais Galien considère ici cet organe en masse.

[2] Il ne faudrait pas conclure de ce passage, que Galien a regardé le cartilage comme l'organe fondamental de la voix; on verra plus loin (chap. xiii, *init.*) que c'est à la glotte qu'il attribue d'être essentiellement cet organe. On doit donc entendre ici que le cartilage est un des éléments essentiels de la phonation par ses propriétés physiques. Galien dit aussi que le larynx (considéré dans son ensemble) est le premier et le principal organe de la voix; mais évidemment ce n'est ni de tout le larynx, ni seulement du larynx qu'il a voulu parler puisqu'il attribue aussi un rôle capital à la trachée (voy. chap. iv et la note de la p. 463), et que dans le larynx c'est la glotte qui, selon lui, est plus spécialement chargée de la production des sons.

renvoyer le son comme un bassin [1] et par la luette qu joue le rôle de *plectrum* [2] (voy. XI, xi); nous y avons encore démontré que la voix ne se produit pas par une expiration simple, que l'émission du souffle (ἐκφύσησις, *exsufflation*) [3], est la matière spéciale du son; qu'il existe une différence entre l'exsufflation et l'expiration même et quelle est cette différence; que les muscles du thorax produisent l'exsufflation; quel en est le mode de formation, et quel est celui de la voix. En ce moment, et comme je l'ai dit, mon but n'est pas de démontrer aucun de ces faits; je veux prouver, les tenant pour réels, qu'il n'était pas possible de donner une meilleure structure à une partie qui est en même temps l'organe de la respiration et celui de la voix. Ces démonstrations actuelles sur l'utilité des parties témoigneront naturellement que nous avons bien exposé précédemment leurs fonctions. Ainsi nous avons établi, dans ce traité, que la voix est préparée au larynx par la trachée-artère, mais que le son n'y est pas encore achevé.

En exposant que c'est la partie cartilagineuse de la trachée qui

---

[1] « Jam dixi in Variis meis [*Variæ lectiones*, I, xix], vocem hanc [ἠχεῖον] habere « apud Vitruvium, I, i, geminam significationem, Galenum autem accipere in « ea significatione, in qua ille [Vitruvius] lib. V, cap. v, pro loco (inquam) illo « theatri, in quo collocata fuerant vasa quædam ærea ad procurandam, non « ἠχώ quandam, ut Victorius vult lib. XX, *Variar.* etc., cap. vii, sed sonorum « quandam differentiam, uti (verba sunt Architecti) vox scenici sonitus tac- « tum cum offenderit, aucta cum incremento, clarior et suavior ad spectato- « rum perveniat aures. » Hoffmann, *l. l.*, p. 135. — Voy. aussi *Trésor grec*, voce ἠχεῖον.

[2] Γαργαρεὼν οἷον πλῆκτρον. — Le *plectrum* était proprement une petite verge d'ivoire avec laquelle on touchait les cordes de la lyre. Ici Galien prend ce mot dans son sens le plus général d'*instrument qui sert à frapper l'air* pour en atténuer la force. La langue a été aussi comparée au *plectrum*, parce qu'elle frappe le palais dans l'émission des sons. Voyez du reste XI, xi, ce que Galien et les modernes pensent des usages de la luette.

[3] Ἐκφύσησις est l'émission violente et précipitée (ἀθρόα) du souffle, comme dit Galien dans son traité *Du mouvement des muscles*, II, ix, et qui s'accomplit quand les muscles intercostaux entrent directement en action. L'*exsufflation* est la condition essentielle de la voix, tandis que l'ἐκπνοή (*expiration*) est une émission lente et faible du souffle, qui se produit par le mouvement de retour des muscles thoraciques dilatés par l'inspiration. Ainsi l'exsufflation est plutôt *active*, et l'expiration plutôt *passive*. Voy. VIII, vii; Hoffman, *l. l.*, p. 145 et 189, et ma *Dissertation sur la physiologie de Galien*.

prépare la voix, nous avons fourni une nouvelle preuve de la justesse de notre maniere de voir, d'une part, au sujet du larynx, que nous considérons comme organe principal de la voix; et, d'une autre part, au sujet de la trachée-artère dont la partie cartilagineuse est organe de la voix, et dont l'autre partie est organe de la respiration. Evidemment il n'était pas possible qu'un organe autrement construit que ne l'est la trachée-artère exerçât mieux cette double action. En effet, il fallait absolument qu'elle fût composée de pièces immobiles et d'autres mobiles, puisqu'en tant qu'organe de la voix elle ne pouvait se dilater et se contracter; attendu que pour remplir cette fonction (c'est-à-dire *la formation de la voix*), il fallait une rigidité telle, qu'il lui était impossible de subir tour à tour ce changement d'état; d'un autre côté, en tant qu'organe de la respiration, elle ne pouvait être assez dure pour moduler un son, puisque sa première fonction était le mouvement [1]. Mais maintenant les pièces mobiles, étant alternativement disposées avec les pièces immobiles, la voix est produite par les pièces immobiles, et la respiration par celles qui sont mobiles. De plus, les pièces immobiles, emportées par le mouvement des pièces mobiles se meuvent accidentellement avec elles; c'est une conséquence de leur union.

Ainsi donc cette artère est une partie essentielle du poumon elle manque nécessairement chez les poissons, aussi bien que le poumon lui-même, puisque, vivant dans l'eau, ces animaux n'ont aucun besoin de la voix. Pour rafraîchir le sang échauffé du cœur, or les poissons n'avaient besoin de respirer que pour cela, la nature a disposé les branchies. Nous avons dit quelques mots de leur structure (VI, IX), et nous en reparlerons d'une manière spéciale et plus complète dans notre ouvrage *Sur l'anatomie de tous les animaux*.

Maintenant, après avoir démontré que tout ce que nous avons

---

[1] Cela revient à dire que les conditions d'organisation propres d'une part à l'émission de la voix, et de l'autre à l'acte de la respiration sont si opposées que, si la nature n'eût pris en considération que l'une ou l'autre catégorie de ces conditions, l'une ou l'autre de ces fonctions eût été abolie; car ni un organe de la voix ne paraît être susceptible d'une dilatation et d'un resserrement tels qu'il pût servir en même temps à la respiration, ni un organe de la respiration ne paraît être assez rigide pour servir à l'émission des sons.

dit dans ce traité *Sur les utilités des parties*, est vrai et que les autres traités sur les fonctions concordent ensemble et se servent mutuellement de preuves, nous aborderons les autres parties du poumon.

CHAPITRE VI. — La trachée ne pouvait pas être mieux conformée qu'elle n'est actuellement ; ôtez, par la pensée, les ligaments membraneux, la respiration est abolie ; enlevez les cartilages, la voix est perdue.

Nous disions que la voix a pour organe le cartilage de la trachée-artère, et la respiration les ligaments membraneux[1] ; que la trachée-artère, instrument à la fois de la respiration et de la voix, résultant de l'union de ces parties, ne saurait avoir une autre structure préférable, puisqu'aucune substance plus dure ou plus molle que le cartilage ne produirait mieux le son. Attachées autrement qu'elles ne sont, les parties n'exécuteraient pas mieux les mouvements en largeur et en longueur, c'est-à-dire de dilatation dans l'inspiration, de contraction dans l'expiration.

Supposez détruite la partie que vous voulez, immédiatement vous détruisez en même temps toute l'action. Si vous enlevez les cartilages, vous anéantissez la voix; car la substance des membranes, des tuniques et de tous les corps aussi mous, est comme une corde mouillée, impropre à la production de la voix (cf. chap. VII, p. 471-2). Si, par hypothèse, vous enlevez le ligament, vous abolissez la respiration en la confiant à des organes immobiles. Si vous enlevez quelques-unes de ces parties en conservant les autres, l'action perd tout ce que lui donnaient de force les parties enlevées. En effet, si vous détruisez les ligaments qui rattachent les cerceaux les uns aux autres, l'artère perd la faculté de s'allonger; elle perd celle de s'élargir si elle est dépouillée de la membrane qui remplit le vide laissé par le cercle incomplet des cartilages sigmoïdes.

---

[1] Cette proposition est trop générale, de quelque façon qu'on la considère. Il est certain que l'absence d'un appareil membraneux dans la trachée et le larynx nuirait singulièrement à la phonation, et qu'une trachée purement membraneuse remplirait très-mal, vu sa flaccidité, la fonction respiratoire.

Chapitre vii. — La nature a merveilleusement agi pour la sûreté de la trachée et de l'œsophage et pour la marche du bol alimentaire ou des boissons, en plaçant en avant les cartilages, et en arrière, c'est-à-dire en contact avec l'œsophage, la membrane qui complète la circonférence de la trachée. — Comment il est avantageux que nous ne puissions pas respirer et avaler en même temps. — Capacité des deux conduits. — Utilité de la membrane muqueuse commune à la bouche, à l'œsophage et à la trachée. D'abord, elle prévient l'ulcération si dangereuse du cartilage; en second lieu, son degré moyen de sécheresse est favorable au timbre régulier de la voix; enfin, la densité ne permet pas aux humeurs de la traverser, et de rendre ainsi la voix rauque, et d'altérer les cartilages.

Est-ce que la nature, qui a créé la trachée-artère avec un art suprême, aurait procédé avec négligence, eu égard à la position respective de ses diverses parties constituantes, en disposant extérieurement (*c'est-à-dire, en avant*) la partie arrondie des cartilages, et intérieurement (*c'est-à-dire en arrière*) pour achever le cercle, les ligaments qui complètent le reste de la circonférence? Ou bien n'est-ce pas une preuve de cette habileté, toujours la même, que d'avoir, à l'endroit où l'artère devait toucher l'œsophage, établi en arrière le ligament qui rattache les cartilages, et d'avoir fixé en avant le cartilage comme un moyen de défense contre les corps extérieurs, afin que l'œsophage ne fût pas comprimé par la dureté de ces cartilages, et que la trachée-artère, rencontrant les corps extérieurs par ses parties les plus molles, ne fût pas exposée à des lésions? Dans l'état actuel, les parties dures se trouvant à la face antérieure du cou et les parties molles touchant l'œsophage, la nature a donné à chacun des organes de merveilleuses protections contre les lésions; l'œsophage ne saurait être lésé par l'artère, ni l'artère par les corps extérieurs.

Est-ce là le seul avantage que la nature ait tiré pour les animaux de la disposition des cartilages de la trachée-artère, ou bien en résulte-t-il un plus considérable pour la déglutition des aliments et des boissons qu'on prend en grande masse à la fois? Elle me paraît encore avoir merveilleusement préparé ce résultat. Car si les cartilages eussent été tous complétement circulaires [1], outre

[1] La trachée-artère représente, du moins chez l'homme et chez la plupart des singes, un cylindre dont on aurait enlevé le quart ou le tiers postérieur.

qu'ils eussent pressé l'œsophage en pesant sur sa convexité, ils auraient encore notablement rétréci le passage, lorsqu'on avale un bol alimentaire très-volumineux. Dans l'état actuel, en de semblables circonstances, la tunique de la trachée-artère établie dans cet endroit, repoussée par le voisinage des aliments et se repliant sur l'espace laissé libre par les cartilages, permet à l'œsophage de prêter au passage des aliments toute sa capacité. Dans ce cas, la convexité des cartilages faisant obstacle aux distensions de l'œsophage eût intercepté une grande partie de sa largeur, et par là rétréci le canal des aliments.

Si l'on pouvait à la fois avaler et respirer, loin qu'une telle situation fût avantageuse, elle nous serait nuisible, attendu que la convexité de l'œsophage, empiétant sur la largeur de la trachée-artère, rétrécirait d'autant le passage de l'air. Mais, comme l'acte de la respiration s'accomplit dans un temps, et celui de la déglutition dans un autre, l'artère et l'œsophage se prêtent mutuellement l'espace occupé par leur canal, de sorte qu'en peu de temps, une plus grande quantité de matière passe à travers chacun des conduits. De plus, la forme cylindrique des conduits a été disposée parfaitement pour que le plus de matière possible passât par le canal le plus petit possible, et pour que ces conduits fussent à l'abri des lésions. En effet, nous avons montré (I, XI, XIV; III, VIII; IV, VII) que cette figure est celle qui prête le moins aux lésions, et que c'est la plus grande de toutes celles qui ont un périmètre égal. S'il en est ainsi, la plus grande quantité de matières passera le plus facilement par les organes les plus étroits.

En outre, comment n'admirerait-on pas qu'une commune tunique (*membrane muqueuse*) rattache la trachée et l'œsophage l'un à l'autre, et ces deux conduits à la bouche? En effet, nous avons montré (IV, VIII) que cette tunique concourt grandement à la déglutition dans l'œsophage et que, dans la trachée-artère, elle tapisse intérieurement les cartilages et les relève avec le larynx vers le pharynx (cf. plus bas, chap. IX), quand l'animal avale; cela se passe d'une façon tout à fait semblable à ce qui se pratique avec la machine appelée *grue* (χηλώνειον).

Pourquoi était-il préférable que les cartilages de l'artère fussent tapissés par une semblable tunique? Parce que souvent il devait s'y déverser de la tête une sérosité phlegmatique non bénigne [1]; que dans la déglutition, il devait y pénétrer fréquemment tantôt quelques gouttes de boisson, tantôt même quelques fragments d'aliments, que l'inspiration devait parfois entraîner un air d'une qualité âcre, chargé de particules de suie, de cendre, de charbon ou de quelque autre substance délétère; que dans la toux l'on rejette souvent du pus de nature maligne et mordicante, ou quelque autre humeur, bile jaune, bile noire ou pituite salée pourries intérieurement, toutes matières devant nécessairement entamer, ronger et ulcérer le cartilage. Or, les médecins vous apprendront [2], si vous-même vous ne pratiquez pas la médecine, que les affections des cartilages sont complétement incurables ou très-difficiles à guérir. Vous n'aurez pas besoin de leur enseignement à cet égard, si-vous êtes déjà instruit à l'école de l'expérience. Pour la tunique qui recouvre les cartilages de l'artère, elle est très-facile à guérir, et toute affection qui s'y engendre se dissipe aisément (!), à moins qu'une partie de cette tunique rongée par une pourriture considérable n'ait laissé complétement à nu le cartilage. Alors il n'est plus facile de guérir une semblable affection, non certes à cause de la tunique, mais parce que le mal a pénétré jusqu'au cartilage. Ce fait rare deviendrait fréquent, si naturellement le cartilage était à nu.

Mais pourquoi la tunique était-elle à la fois mince, dense et modérément sèche? Plus épaisse qu'elle n'est effectivement, outre qu'elle n'eût rendu aucun service, elle eût encore empiété notablement sur la capacité de l'artère. Poreuse, elle n'empêcherait pas l'écoulement des humeurs qui parcourent sa surface de pénétrer jusqu'au cartilage sous-jacent; elle-même, s'humectant aisément, eût rendu la voix rauque. C'est encore pour cette même raison qu'elle est modérément sèche; car les corps secs résonnent mieux que les corps humides, comme aussi les corps complétement secs

---

[1] Voy., sur les flux qui de la tête se portent au pharynx, Oribase, t. II, p. 812, note sur les apophlegmatismes.

[2] Cf. Hippocrate, *Aph.* VI, 19; VII, 28; *Coaq.* 495, où cet auteur est d'avis qu'un cartilage coupé ni ne repousse, ni ne se réunit; — Galien, *De semine*, I, xi, professe une doctrine semblable. — Cf. aussi Aristote, *Hist. anim.*, III, viii, où l'on trouve la même proposition, presque dans les mêmes termes que ceux dont s'est servi Hippocrate.

rendent un son moins net que les corps modérément secs (cf. chap. VI, p. 468). Dans toutes les fièvres ardentes, les parties qui constituent le pharynx et la trachée-artère étant fortement desséchées, il se produit alors des sons appelés *éclatants* par Hippocrate[1]. C'est ce qui a lieu chez les animaux qui ont le cou très-long et les cartilages secs comme les grues. Aussi Homère (*Iliade*, III, vers 5) dit-il, à propos de ces oiseaux : « Ils planent sur les flots de l'océan avec des cris éclatants. » Ainsi un instrument sec rend cette espèce de mauvais son. Dans les catarrhes et les coryzas, la voix devient rauque par abondance d'humidité superflue. Instruit par avance de tous ces faits, notre Créateur a donné une sécheresse modérée à la tunique sous-jacente des cartilages en évitant l'un et l'autre excès.

Telle est la nature de l'artère du poumon composée de bronches ἐκ τῶν βρογχίων συγκειμένη. Les médecins ont appelé (βρόγχια) les cartilages, comme aussi ils appellent βρόγχον toute la trachée et son extrémité supérieure qui se nomme encore *larynx*. Nous parlerons un peu plus loin de la structure de ces organes (chap. XI, p. 483 suiv.).

CHAPITRE VIII. — Galien démontre contre certains médecins, et en partie contre Érasistrate que le poumon ne pouvait pas être constitué uniquement par la *trachée-artère*, mais qu'il fallait de plus une *artère lisse* et une veine. — Nouvelles attaques contre Érasistrate, suivant qui, la nature aurait créé inutilement, d'une part, les artères lisses du poumon (*veines pulmonaires*), puisqu'elle aurait pu attacher directement la trachée-artère au cœur, et d'une autre part les veines (*artère pulmonaire*), attendu que, toujours d'après Érasistrate, les artères n'ont pas besoin de veines nourricières, et qu'elles sont vides de sang, de sorte qu'il n'y avait besoin de veines, ni pour alimenter la trachée et les veines pulmonaires, ni pour établir des anastomoses entre ce dernier vaisseau et l'artère pulmonaire. — Précautions prises par la nature pour que le sang ne passe pas à travers les bronches. — Que le poumon élabore le pneuma comme le foie élabore l'aliment. — Fausse théorie d'Érasistrate sur l'asphyxie ; il ne tient compte que du degré de ténuité de l'air, et paraît ignorer que l'air a comme les aliments des qualités intimes qui le rendent propre ou impropre à la respiration. — De la position respective des trois ordres de vaisseaux du poumon. — Avantages de la substitution des tuniques dans les veines et dans les artères pulmonaires.

Le poumon, pour qui examine légèrement de semblables questions, pourrait sembler, d'après ce que nous venons d'en dire, avoir

[1] Voy. pour l'indication des passages d'Hippocrate où se trouve le mot

déjà tout ce dont il a besoin au moyen d'un seul organe, la trachée-artère, puisque, grâce à elle, il est capable d'émettre un son, d'exsuffler, d'expulser l'air et de l'aspirer. Mais, si vous remarquez que cet organe même ne reçoit de sang pour le nourrir que par certaines veines, et que le cœur ne tire aucun avantage de la respiration que quand il lui est rattaché par une autre artère (*veines pulmonaires*), vous saurez que la nature a uni et enlacé avec les bronches une double espèce d'autres vaisseaux (cf. plus haut, chap. II et III). Vous saurez aussi qu'un vaisseau suspendu ne peut sans danger demeurer divisé, si une certaine substance molle et spongieuse n'est placée dans les interstices des bifurcations pour remplir comme de la bourre (voy. p. 457, note 1) le vide qui existe entre tous les vaisseaux et pour servir d'appui et de protection à la faiblesse de ces derniers. Vous saurez aussi que le tissu du poumon a été créé avec raison et prévoyance. Ce tissu offre encore une autre utilité non médiocre dont nous parlerons un peu plus loin (chap. IX.)

Les artères lisses (*veines pulmonaires*), qui doivent rattacher au cœur les bronches, contiennent, déjà nous l'avons souvent démontré, un sang léger, pur et vaporeux, et ne sont pas seulement un organe de respiration; le présent livre en rend un témoignage sensible. En effet, si ces artères sont complétement dépourvues de sang comme les bronches (car telle est la supposition d'Érasistrate, — cf. plus haut, chap. III, p. 461), pourquoi la trachée ne se termine-t-elle pas directement au cœur? Pourquoi aussi, sur la trachée-artère s'insère-t-il de petites ramifications de veines fournies par l'artère pulmonaire, tandis qu'il ne s'en insère pas sur les artères lisses[1]. Car, de cette façon, la nature qui ne fait

---

κλαγγώδης, le *Glossaire* d'Érotien, p. 196, et la note correspondante, ainsi que l'*OEconomie* de Foës, *voce*.

[1] Διά τι δὲ φλεβῶν ἀποβλαστήματα μικρὰ ταῖς μὲν τραχείαις ἐμφύεται, ταῖς δὲ λείαις οὐκ ἐμφύεται (ἐκφύεται Bâle) vulg. et ms. 2154. — Hoffman, (*l. l.*, p. 141), croyant se conformer à la doctrine de Galien, suppose qu'il y a ici une transposition de mots et qu'il faut écrire.... ἀποβλ. μ. ταῖς μὲν λείαις ἐμφ., ταῖς δὲ τραχείαις οὐκ ἐμφ. Mais si on lit avec attention la suite du paragraphe, et si de plus on se reporte à la page 476, à la phrase qui commence ainsi : *Nous rappellerons maintenant*, etc., on sera convaincu que le texte vulgaire est excellent, et qu'il n'y faut rien changer.

rien inutilement, comme le reconnaît Érasistrate lui-même, eût créé sans but non-seulement les artères lisses du poumon (*veines pulmonaires*), mais encore les veines (*artère pulmonaire*); les premières, attendu que le cœur, pouvant se rattacher directement à la trachée, n'avait pas besoin d'artères lisses; les secondes, car, d'après lui, la tunique de la trachée-artère elle-même, et généralement des artères de toutes les parties du corps, étant un tissu de veine, d'artère et de nerf, chacune d'elles est nourrie par la veine qu'elle renferme, veine simple, et perceptible seulement par la pensée, et n'a aucun besoin de l'adjonction d'une veine grande et composée. Si donc le ventricule gauche ne renferme que de l'air, comme la trachée-artère, si, par ce motif, les artères lisses sont sans utilité pour le poumon, et si aucune artère n'a besoin de recevoir d'une veine ses aliments, la raison demandait que le poumon fût composé d'une trachée seulement. Car, sans parler des autres raisons, celui qui voudrait défendre Érasistrate [en soutenant que les artères lisses sont utiles, bien qu'elles soient privées de sang] serait mal fondé [à présenter cette défense] en disant que la trachée-artère étant composée de cartilages ne pouvait être unie au cœur [et que par conséquent les artères lisses servaient de moyen d'union]. En effet, si les cerceaux de la trachée sont attachés les uns aux autres par des corps membraneux, ils pourraient l'être au cœur de la même façon.

Pourquoi donc n'y a-t-il pas eu dans le poumon une seule espèce d'artères? Pourquoi, de plus, avait-il besoin de veines? Érasistrate ne saurait répondre à ces questions, il ne peut expliquer non plus pourquoi la tunique des artères est veineuse et celle des veines artérielle; quant à nous, nous l'expliquons aisément (cf. VI, x, xiii). Nos raisonnements sur les utilités témoignent en faveur de nos démonstrations sur les fonctions.

Comme toutes les autres artères du corps de l'animal ainsi que le ventricule gauche du cœur renferment du sang et que les bronches seules vides de sang ont été rattachées au cœur par le moyen des artères lisses, la nature qui ne fait rien sans raison a dû nécessairement proportionner les orifices des bronches, de façon qu'elles donnent seulement passage à la vapeur et à l'air, et qu'elles le refusent au sang et aux matières aussi épaisses. Si, par hasard, venant à s'ouvrir, elles perdent la juste proportion du calibre de leur canal, une partie du sang, venant des artères lisses, transsude à travers les bronches et provoque à l'instant la toux et le crachement de sang; dans l'état normal, l'air même, qui des trachées passe dans les artères lisses (*veines pulmonaires*), est très-peu considérable, la substance du poumon apparaît rare et pleine d'air, montrant ainsi qu'elle a été préparée évidemment pour élaborer l'air, comme celle du foie pour élaborer les aliments. Car il est naturel que l'air externe ne serve pas instantanément et tout d'un coup à alimenter le pneuma renfermé dans le corps de l'animal, mais que, se transformant peu à peu comme les aliments, il acquière avec le temps la qualité appropriée à l'air intérieur, et que le premier organe de ce changement soit la substance du poumon, comme celle du foie, nous l'avons démontré (IV, XII, XIII), est le principe de la transformation des aliments du sang.

Érasistrate, là où il faudrait signaler la qualité propre ou impropre de l'air, signale, je ne sais pourquoi, sa légèreté ou son épaisseur, expliquant ainsi la mort de ceux qui périssent soit dans les cavernes méphitiques[1], soit dans les maisons fraîchement enduites d'une couche de chaux, soit par la vapeur du charbon ou d'autres matières semblables, attendu, suivant lui, que l'air inspiré en de pareilles circonstances, est incapable de séjourner dans le corps à cause de sa ténuité [et qu'il entraîne ainsi avec lui l'air vital]. Il serait mieux de supposer que, si pour les aliments, il existe une certaine qualité bonne dans les légumes secs et frais, le pain et autres objets semblables, mauvaise dans la cantharide, le lièvre de mer (*aplysia depilans*) et autres animaux analogues, il y a de même une qualité de l'air appropriée et favorable à celui qui est renfermé dans l'animal, une autre contraire et nuisible. Si Érasistrate eût compris une fois cette idée, il n'aurait pas osé dire que la vapeur de charbon est plus légère que l'air pur, quand, à tous les yeux, elle apparaît évidemment plus lourde, mais il eût recherché, je

---

[1] Χαρωνείοις βαράθροις (*antres de Charon*). Voy. dans Oribase, t. II, p. 842, et dans Hoffman (*l. l.*, p. 142) la liste des auteurs qui ont traité de ces antres. — On les appelait ainsi parce qu'on supposait qu'ils servaient d'entrées aux enfers. Les plus célèbres étaient en Sicile, près d'Héraclée du Pont, et près d'Hiérapolis. — Cf. aussi Connor, *Dissertationes medico-physicæ De antris letiferis*, etc.; Oxon., 1695, in-8.

pense, les parties destinées par la nature à l'élaborer. Ou plutôt, il serait complétement ridicule, quand un homme n'a su rien dire sur la génération du sang et des autres humeurs, d'exiger qu'il poussât ses recherches physiologiques jusqu'à connaître la transformation et l'élaboration du sang. Mais, sur cette question, nous avons ailleurs pris Érasistrate à partie plus longuement. L'air tiré du dehors par les bronches subit, du reste, dans le tissu du poumon, la première élaboration, ensuite la seconde dans le cœur et dans les artères, surtout dans celles du plexus réticulé (voy. plus loin IX, IV), enfin la plus complète dans les cavités de l'encéphale où il devient exactement esprit animal (cf. VIII, x; XVI, x, et *Manuel des dissections*, IX, III).

A-t-il de l'utilité cet esprit? et comment, en reconnaissant que nous ignorons encore complétement la nature de l'âme[1], osons-nous cependant lui donner le nom d'*esprit animal*? Mais ce n'est pas maintenant le lieu de discuter cette question. Nous rappellerons d'abord que le tissu du poumon remplit les intervalles des bifurcations des vaisseaux et en même temps qu'il élabore l'air venant du dehors; nous répéterons au sujet des veines insérées sur la trachée-artère, dont nous parlions tout à l'heure (p. 473), que cette artère, étant complétement dépourvue de sang, reçoit nécessairement l'insertion de veines venant de parties qui lui sont étrangères; secondement que si la nature eût prévu qu'il ne devait pas y avoir de sang dans les artères lisses, elle aurait nécessairement pourvu à leur alimentation; troisièmement, qu'il était préférable que la veine fût artérielle et l'artère veineuse ainsi que nous l'avons démontré précédemment (VI, x, XIII). Après avoir rappelé sommairement ces questions, il conviendrait de passer à une des suivantes, en ajoutant encore ce point seulement, que c'est pour les raisons énoncées que la nature a disposé les bronches entre l'artère lisse et la veine (*veines* et *artère pulm.*). Elle devait en effet être voisine de l'une et de l'autre; de l'artère (*veines pulmonaires*), parce que la trachée, grâce à elle, fait jouir le cœur du bénéfice de la respiration, de la veine (*artère pulmonaire*),

---

[1] Voy. pour cette question Hoffmann, *l. l.*, p. 143 et la *Dissertation sur la philosophie de Galien*. Cf. aussi dans ce volume le traité *Que les mœurs de l'esprit suivent les tempéraments du corps*, chap. III, p. 52 suiv.

parce qu'elle a besoin de celle-ci pour être alimentée. C'est pour ces motifs qu'elle a été placée entre elles deux.

Pourquoi la veine (*artère pulmonaire*) est-elle située en arrière du côté de l'épine, et l'artère (*veines pulmonaires*) en avant? C'est qu'il n'était pas prudent d'éloigner du cœur l'artère qui a une tunique mince et faible (VI, x, pp. 409-410). C'est donc avec raison que la nature divise ce vaisseau issu du cœur (voy. p. 458, note 1) immédiatement à son entrée dans le poumon. Elle dirige plus loin le vaisseau plus fort et l'établit derrière l'artère. Voilà la cause de ces dispositions.

Il convient de s'occuper maintenant des questions suivantes. Il a été démontré (VI, x, cf. aussi VI, xvii) que la tunique des veines (*artère pulmonaire*) devait être dure pour qu'elles ne fussent pas comprimées ni dilatées aisément, et pour que le poumon fût nourri d'un sang léger et vaporeux, et non pas épais, ni bourbeux. Nous avons montré (*Ibid.*) qu'il y a double avantage à ce qu'il n'y ait ni compression, ni dilatation, d'une part pour que toute la cavité du thorax soit entièrement consacrée aux organes de la respiration, d'une autre pour que de ceux-ci le sang ne retourne pas violemment au cœur. La nature a prévenu avec grand soin ce danger comme le prouvent les épiphyses membraneuses (*valvules*, voy. VI, x et xi). De plus, nous montrions (*Ibid.*) que la tunique des artères a été créée mince, pour qu'à travers ses parois une plus grande quantité d'un sang naturellement pur, léger et subtil, vînt alimenter le poumon, et pour que le pneuma pénétrât aisément dans le cœur qui l'attire. Si quelqu'un désire connaître la démonstration de ces faits, il n'a qu'à lire avec soin le livre précédent.

Chapitre ix. — Que le poumon est chargé d'entretenir la chaleur naturelle, d'alimenter l'esprit animal, et d'aider à la production de la voix. La nature a merveilleusement approprié ce viscère à toutes ces fonctions. — Comment l'air, le sang, et le mélange de sang et d'air pénètrent le premier dans les bronches, le second dans les veines et le mélange dans l'artère pulmonaire. — Solidarité des mouvements du thorax, du poumon et des bronches. — Le fait est prouvé par une expérience sur un animal mort. - Que la respiration est et devait être un mouvement volontaire. — Pourquoi le poumon ne devait avoir que de petits nerfs.

Il est temps d'aborder les questions qu'il me reste à traiter. Après avoir démontré que la première, et la plus grande utilité de la respiration est l'entretien de la chaleur naturelle, raison pour laquelle les animaux meurent à l'instant dès qu'ils sont privés de réfrigération; après avoir dit que sa seconde et moindre utilité est d'alimenter l'esprit animal, il convient maintenant d'admirer comment la nature a disposé le poumon approprié à ces fonctions et à la production de la voix.

En faisant aboutir toutes les artères lisses à un seul centre, le ventricule gauche du cœur où se trouve le principe de la chaleur naturelle, et en fournissant ainsi au cœur un moyen perpétuel de réfrigération, elle a droit à nos éloges. Si le cœur, dans ses contractions, déverse toutes les particules brûlées et fuligineuses qu'il contient dans ces artères mêmes et surtout par la grande artère (*aorte*) dans les autres, et si la nature a pris soigneusement toutes ces précautions pour éviter que la chaleur du cœur ne s'éteigne, étouffée par des résidus pernicieux, célébrons ses louanges. Si, en créant le tissu mou, poreux et délié du poumon, pour que l'air du dehors puisse y entrer, elle a disposé un aliment approprié au pneuma animal, elle mérite notre admiration. Si, le poumon étant composé de trois vaisseaux, une veine, deux artères (*la trachée et les veines pulmonaires*), elle a néanmoins disposé la trachée-artère pour attirer tout l'air et l'expulser quand nous parlons, afin que nous puissions parler sans avoir besoin de fréquentes inspirations, chacune d'elles suffisant pour un long intervalle, elle est digne de toutes nos louanges puisqu'elle a imaginé à cet égard le meilleur expédient. Pour moi, je vous démontrerai le fait et je vous expliquerai sa cause. C'est à vous, du reste, de louer l'auteur de ces créations, si vous n'êtes pas avare de justes éloges.

Que le poumon remplisse toute la cavité du thorax, et qu'il se dilate ou se contracte en entier, suivant la dilatation ou la contraction du thorax, mes *Commentaires sur le mouvement de ces deux organes* (voy. VI, III, p. 385, note 1; — cf. aussi *Fac. natur.*, III, XIV) vous l'ont appris. Vous y avez également appris (cf. aussi p. 414 et p. 440) que dans tous les organes qui attirent par cela même qu'ils se vident, les matières plus légères remplissent plus fortement le vide que les matières plus lourdes, et que les organes se remplissent plus promptement par de larges orifices que par de petits. Vous savez aussi qu'il n'existe pour toute la trachée-artère et les bronches, qu'un orifice considérable touchant au pharynx, un autre pour les artères lisses s'ouvrant dans le ventricule gauche du cœur comme celui des veines s'ouvre dans le ventricule droit, que l'air seul est attiré du pharynx dans les bronches, et le sang seul du ventricule droit dans les veines (*artère pulmonaire*) et du ventricule gauche un mélange d'air et de sang. Si vous rassemblez tous ces faits rappelés à votre souvenir, vous trouverez aisément la démonstration de celui qui nous occupe. En effet, le poumon se dilatant, la substance la plus légère, c'est-à-dire l'air extérieur, pénétrera d'abord et remplira les bronches ; puis le mélange viendra du ventricule gauche du cœur et remplira les artères lisses. Le sang arrivera en troisième et dernier lieu. Avant que les bronches soient complétement remplies d'air, rien ne peut s'introduire dans aucun des autres vaisseaux. S'il en est ainsi, il ne pénétrera quelque matière du cœur dans les artères lisses et dans les veines, qu'à une seule condition : la dilatation du thorax et la distension préalable la plus grande possible des bronches. Mais, si le thorax cesse de se dilater au même instant que les bronches ont atteint leur maximum de distension, les artères lisses ni les veines n'ont plus le temps de se distendre. Car le poumon ne se dilatant plus, parce que le thorax ne se dilate pas davantage, aucune de ses parties ne saurait encore se dilater. Si donc, nous avons démontré que la dilatation des bronches seules opère la plus grande distension du poumon, il est évidemment facile de démontrer que seules aussi elles se remplissent dans l'inspiration.

Comment le démontrer ? Prenez un animal mort, insufflez-lui de l'air par le larynx, vous remplissez ses bronches et vous voyez le poumon atteindre sa plus grande distension, tandis que les artères lisses et les veines conservent le même volume. Cela prouve que la nature a créé les bronches capables d'amener le poumon à son maximum de distension, et que, par ce seul expédient, elle a nécessairement contraint, dans l'inspiration, l'air extérieur à pénétrer dans les bronches seules.

Quand donc l'air est-il attiré dans le cœur ? C'est dans la diastole de ce viscère, comme c'est dans la systole qu'il en est expulsé. Car il faut que les artères lisses obéissent aux mouvements du cœur et les trachées à ceux du poumon. Nous avons souvent démontré que ces mouvements ont deux principes totalement différents; que ceux du cœur se produisent naturellement et ceux du thorax volontairement[1]. Nous avons démontré dans le livre précédent (VI, x; cf. aussi VI, ii), qu'il était préférable que la respiration dépendît de nous et qu'elle obéît toujours à la volonté de l'animal. Il apparaît donc clairement que les parties du cœur et du poumon révèlent dans le Créateur la prévoyance et en même temps l'habileté portées au plus haut degré.

Je pense qu'il ne reste aucun point que ne puisse connaître sans moi celui qui se souvient de ce que j'ai exposé précédemment sur la distribution des nerfs dans toutes les parties (V, x). Il s'expliquera ainsi pourquoi il était préférable pour le poumon comme pour le cœur, le foie, la rate et les reins, de n'avoir que de très-petits nerfs.

Chapitre x. — Utilités de la division du poumon en lobes.

Il a été déjà parlé (VI, iv, p. 389-391) de la division du poumon en lobes. Il suffit de se rappeler à cet égard les principaux faits; d'abord, ces lobes offrent une première utilité semblable à celle des lobes du foie. En effet, si ce dernier embrasse d'une façon plus sûre l'estomac avec ses lobes comme avec des doigts, il en est de même du poumon par rapport au cœur (cf. IV, viii, p. 380, et VI, vii, p. 398); ensuite des deux lobes qui existent de chaque côté, l'un occupe la cavité supérieure du thorax au-dessus du diaphragme, l'autre la partie inférieure; le cinquième et petit lobe de forme triangulaire, placé au côté droit, a été créé pour la veine cave[2] : de plus, par sa division en lobes, tout le viscère

---

[1] C'est cette idée qu'a sans doute voulu exprimer l'auteur du traité *De vocalium instrum. anat.* dont nous ne possédons que des fragments en latin, lorsqu'il dit chap. vi, t. IV, p. 221 D, éd. de Chartier : « Jure igitur merito etiam bronchus (*larynx*) ex pluribus conflatus est cartilaginibus, quo, non ut meatus solum, sed ut instrumentum etiam voluntarium inserviat. »

[2] Je reproduis ici, mais en y introduisant quelques modifications, la note que j'ai publiée dans mon édition du traité de Rufus *Sur le pouls*, Paris, 1847, in-8., p. 36 suiv.: « L'auteur du traité *De l'anatomie* (éd. de Triller, dans *Opuscula*, t. II, p. 259 et 262) connaissait la division du poumon en cinq lobes, trois à droite et deux à gauche (mais sans doute dans le même sens que Galien), tandis que l'auteur des *Coaques* (*sent.* 400e) croit que les deux poumons sont divisés chacun en trois lobes, un supérieur, un médian, un inférieur. On lit dans Aristote (*Hist. anim.*, I, xvi, 6) : « Le poumon est toujours, chez les vivipares,

a plus de facilité pour se dilater et se contracter et se trouve en même temps moins exposé aux lésions. En effet, si toutes ses parties eussent formé un ensemble continu, peut-être l'une d'elles eût-elle souffert dans les inspirations violentes quand le poumon

---

divisé en deux (lobe supérieur et lobe inférieur) ; cette division n'est pas également manifeste ; elle l'est très-peu chez l'homme. Le poumon de l'homme n'est pas subdivisé comme celui de certains vivipares. » Rufus (*De appel. part. corp. hum.*, ed. Clinch., p. 57) dit simplement qu'il y a cinq lobes au poumon. Galien, comme on l'a vu, admet également cette division en cinq lobes, deux à gauche et trois à droite : il s'est particulièrement occupé du cinquième qu'il décrit minutieusement. Comme tous les auteurs ne sont pas d'accord sur ce qu'il entendait par ce cinquième lobe, il importe de le déterminer positivement. Il nous suffira de renvoyer ici aux passages qui regardent le cinquième lobe et qui se lisent dans le chap. IV du livre VI de notre traité, en ajoutant que les diverses particularités qu'on y remarque sont toutes confirmées par l'abréviateur de Galien, Théophile (*De fabrica corp. humani*, III, v et XI, p. 94 et 102, éd. Greenhill, Oxford, 1842, in-8). Galien a aussi parlé de ce cinquième lobe dans le *Manuel des dissect.*, VII, XI, t. II, p. 625 : « Au premier abord, dit-il, et pour les anatomistes peu exercés, le poumon droit ne semble composé que de deux lobes comme le poumon gauche; mais un examen plus attentif fait bientôt reconnaître le cinquième lobe qui est petit, et qui semble une production des deux autres : on le découvre facilement en dirigeant son attention sur la veine cave qu'il soutient ; l'excavation qu'il présente pour la recevoir est surtout visible sur l'animal vivant. » Il importe aussi de rappeler ces paroles remarquables du traité *De l'utilité des parties* (VI, IV, p. 391) : « Vous ne trouverez pas d'animal chez lequel le nombre des lobes de la partie droite ne dépasse d'au moins un celui de la partie gauche — (observation confirmée par les recherches modernes). — Tous les animaux n'ont pas de chaque côté deux lobes comme l'homme, mais tous en ont un particulier placé sous la veine cave. » Si l'on s'en tenait à la lettre de ce texte on serait tenté d'admettre que Galien a décrit les poumons humains et que son cinquième lobe est notre lobe médian, ainsi que quelques auteurs paraissent l'avoir cru (voy. en particulier Hoffmann, *l. l.*, p. 100-101) ; mais il n'en est rien : pour le médecin de Pergame le singe et l'homme sont identiques, du moins au point de vue anatomique : ainsi, quand il parle de l'homme, c'est le singe qu'il faut entendre ; la description des parties le prouve surabondamment. Nous allons le voir spécialement pour le poumon : d'ailleurs Galien montre bien lui-même qu'il a étudié cet organe sur un singe et non sur un homme, puisqu'en parlant du sillon que présente le cinquième lobe il ajoute : « Ce sillon s'observe surtout quand l'animal *est vivant*. » Il suffira de rapprocher de celle de Galien la description du *lobe accessoire* de Cuvier (*lobule sous-cardiaque* de Blainville), pour démontrer clairement qu'il y a identité parfaite entre ce lobule et notre cinquième lobe. — Le *lobule sous-cardiaque* ne s'aperçoit pas au premier abord, car il est entièrement recouvert par les autres

était obligé de remplir brusquement [en se dilatant] toute la cavité du thorax. La division en lobes lui convient donc mieux pour pénétrer facilement dans les enfoncements du thorax. Voilà ce que nous avons à dire sur les parties du poumon.

---

lobes et par le cœur; ce n'est qu'après avoir écarté ces parties qu'on l'aperçoit dans toute son étendue. Situé dans la cavité droite de la poitrine, petit, triangulaire, il présente un bord inférieur qui repose sur le diaphragme à sa partie moyenne par une surface assez large et également triangulaire; deux bords supérieurs, l'un externe, mince, libre, l'autre interne excavé pour embrasser l'artère pulmonaire, et se prolongeant derrière le cœur. Son sommet est à la racine des autres lobes, dont il semble en effet une production, comme le dit Galien; le lobule s'étend ainsi de sa base à son sommet, depuis le diaphragme jusqu'à l'oreillette. Il est en contact avec le lobe inférieur, par sa face externe convexe, et en grande partie avec le cœur par sa face interne concave: sur cette face, au niveau de la veine cave, il présente un sillon très-distinct et semble en effet supporter cette veine pendant le trajet qu'elle parcourt à travers la poitrine avant d'entrer dans le péricarde, et lorsqu'elle y a pénétré; cette dépression si marquée et la position de tout le lobule, ont donc pu induire Galien en erreur sur ses usages (il ne peut en effet supporter la veine cave chez les animaux qui marchent à quatre pattes), et nous expliquent sa recommandation de le chercher en dirigeant son attention sur la veine cave. Ainsi tout concorde dans cette comparaison, et le doute n'est plus possible, Galien n'a pas décrit le lobe médian, mais le lobule sous-cardiaque, qui se retrouve chez tous les mammifères au dire de Cuvier (*Leçons d'anatom. comp.*, 2ᵉ éd., publiée par M. Duvernoy, t. VIII, p. 24).— Il reste une difficulté dans la description de Galien; cet auteur n'admet que deux lobes pour le poumon droit tandis que chez les singes il y en a toujours trois, comme chez l'homme, et même souvent quatre, indépendamment du lobule. Il est difficile d'admettre qu'il avait précisément décrit le poumon sur un exemplaire qui faisait exception à la règle générale. Comme cette opinion sur le nombre des lobes du poumon droit, qui se retrouve dans toute l'antiquité, est commune à beaucoup d'anatomistes de la renaissance, à Vesale, par exemple, il faut bien admettre une raison plus générale: le lobe médian, sur l'homme, mais surtout sur le singe, est coupé obliquement, en biseau et en quelque sorte aux dépens du lobe supérieur qui repose sur lui par imbrication et le recouvre presque tout entier; des adhérences assez prononcées sur l'animal récemment mis à mort unissent ces deux lobes; le lobe médian n'est pas toujours, du reste, isolé dans toute son étendue, tandis que la séparation des deux lobes inférieurs et supérieurs, en rattachant le lobe médian à ce dernier, est transversale, profonde, parfaitement nette, et s'aperçoit au premier coup d'œil. C'est sans doute à ces différences si tranchées qu'est due l'erreur de certains anatomistes qui n'ont reconnu que deux lobes dans le poumon droit, même chez l'homme.

CHAPITRE XI. — Du nombre des cartilages et des muscles du larynx. — Description et situation de chacun des cartilages (Galien n'en reconnaît que trois). — De l'épiglotte. — Que les cartilages ne pouvaient être ni autrement construits, ni autrement disposés qu'ils ne le sont actuellement. — Des muscles intrinsèques du larynx. — Des muscles thyréo-hyoïdiens et sterno-thyréoïdiens.

Il faut traiter maintenant des parties du larynx. C'est aussi un organe de la respiration. Il porte, comme nous le disions précédemment (chap. II *med.*, et VII *fine*), non-seulement ce nom, mais encore celui de *tête de la bronche* (βρόγχου κεφαλή), parce qu'on appelle aussi *bronche* la trachée-artère. Il est formé de trois grands cartilages [1] qui ne ressemblent à ceux de la trachée-artère ni par

[1] Les anatomistes modernes varient sur le nombre des cartilages du larynx. Ainsi M. Cruveilhier (*Anatomie descriptive*, 3e édit., t. III, p. 508) n'admet que cinq cartilages : *thyréoïde* (voy. p 424, note 2), *cricoïde*, *épiglotte*, *deux aryténoïdes* ; les *cartilages corniculés* ou *de Santorini* ne sont pour lui qu'un appendice du dernier. M. Cruveilhier nie aussi, avec M. Malgaigne, *Arch de méd.*, 1831, t. XXV, p. 201 et 214), l'existence, chez l'homme, des *cartilages cunéiformes* ou de *Wrisberg*. M. Huschke (*Splanchn.*, trad. franç., p. 211 suiv.) soutient au contraire que les *cartilages de Wrisberg* existent chez l'homme, mais qu'il faut les chercher sur des sujets robustes. Il admet aussi les cartilages de Santorini, au même titre que les autres ; mais il distingue deux espèces de cartilages, les *vrais* (*cricoïde*, *thyréoïde*, *aryténoïdes*) les *faux* ou *fibro-cartilages* (*cartilages de Santorini et de Wrisberg*, *épiglotte*. — On verra plus loin, chap. XVI, que Galien ne regarde pas non plus cette partie comme constituant un des cartilages du larynx). Il ne décrit donc que trois cartilages dans le larynx, et considère les cartilages aryténoïdes comme ne formant qu'une seule pièce. (Voy. plus loin p. 485, note 2.) Il n'est pas étonnant qu'il n'ait distingué ni les cartilages de Santorini, ni ceux de Wrisberg, puisque en réalité les premiers, aussi bien chez les singes que chez l'homme, sont à peine isolés des aryténoïdes, et que les seconds sont tout à fait cachés dans un repli de la membrane. Dans le traité qui nous occupe, Galien ne donne de nom propre qu'à deux cartilages, le thyréoïde et les aryténoïdes qu'il considère comme un seul cartilage, le troisième reste *innominé* (ἀκατόνομαστος) dans le traité *De l'utilité des parties*. Dans les fragments *De vocal. instrum anatom.*, chap. IV, t. IV, p. 220, édit. de Chartier, il est dit de ce cartilage : « Alia autem basim κρικοειδῆ, id est annuli figuram imitantem efficiens, postremæ « ipsius asperæ arteriæ cartaligini C literam imitanti incumbit.... Sed quoniam « haud facile alicui eorum, quæ in hoc mundo nomen sortita sunt, hæc cartilago « assimilari potuit, atque ita denominari ; nominis defectu (ἀκατονόμαστος-« ἀνώνυμος, Suidas *voce* φάρυγξ) vocata est. » Théophile (*De corporis hum. fabrica*, p. 111, éd. Greenhill) dit à peu près dans les mêmes termes : Ὁ δὲ δεύτερος.... ἀνόμοιος δὲ τοῖς φαινομένοις πᾶσιν, ὡς καὶ μηδενὶ ἐοικὼς ἀκατονόμαστος ὠνομάσθη. —

la grandeur, ni par la figure. Il est mû par des muscles, douze pour son système propre et huit qui le mettent en rapport avec les parties voisines [1].

Le plus grand des cartilages du larynx est le cartilage antérieur que nous touchons (*pomme d'Adam*), convexe à sa face externe, intérieurement concave, tout à fait semblable à un bouclier, non pas au bouclier complétement rond, mais au bouclier ovale (προμηκεστέρῳ), appelé θυρεός. Cette ressemblance lui a fait donner par les anatomistes le nom de *cartilage thyroïde* [2].

Le second cartilage (*innominé* ou *cricoïde*.—Voy. p. 483, note 1), plus grand que le troisième dans la même proportion qu'il est plus petit que le premier, est situé intérieurement (*en arrière*) du côté de l'œsophage. Ce qui manque au premier pour former un cercle parfait lui est fourni par ce dernier. En effet, si dans la trachée-artère toute la partie en contact avec l'œsophage est membraneuse, il n'en est pas de même du larynx. Voici quelle est la relation de ces cartilages avec les parties supérieures et inférieures.

A l'extrémité du dernier cartilage de la trachée-artère, vient le second cartilage (*cricoïde*) désigné ci-dessus, qui touche tout le cartilage de la trachée de tous les côtés, postérieur, antérieur et latéraux [3]. Un peu plus haut que les parties antérieures (*arc*)

Ainsi les anciens ont bien comparé la base de ce cartilage à un anneau; mais ce n'est que plus tard qu'on lui a imposé le nom propre de *cricoïde*.

[1] Comme Galien varie sur le nombre des muscles intrinsèques et extrinsèques du larynx (voy. *De vocal. instrum. anat.*, cap. V. *Dissect. muscul.*, cap. XII-XIV dans l'édit. de Dietz, et le livre inédit du *Manuel des dissections sur les organes de la voix*); j'étudierai ce point difficile dans la *Dissertation sur l'anatomie ;* ici je me contenterai de mettre entre parenthèses les noms modernes.

[2] Les anatomistes de nos jours écrivent toujours *thyroïde*, comme si ce mot venait de θύρα (*porte*) et nom de θυρεός (*espèce de bouclier*). J'ai cru devoir suivre l'orthographe étymologique. En pareil cas il est contraire à toutes les règles de s'en écarter. — Dans les fragments *Sur l'anatomie des organes vocaux* (chap. IV, t. IV, p. 220, édit. de Chartier) on lit : « Hanc ipsam cartilaginem cuidam armo- « rum protegentium generi *non convexo, sed concavo*, quod θυρεός, id est scutum « appellatur, assimilare possis, a quo sane anatomici θυρεοειδῆ ipsam appellarunt. » Théophile (*l. l.*, p. 111) dit de ce cartilage : Ὅστις καὶ φαίνεται καὶ καλεῖται τετράπλευρος (*on l'appelle quadrilatéral*), θυρεῷ παραπλήσιος τῷ σχήματι, ἐξ οὗ καὶ τὴν προσωνυμίαν ἐκτήσατο.

[3] La circonférence inférieure du cartilage cricoïde est circulaire, légèrement sinueuse et unie au premier cerceau de la trachée par une membrane; souvent

de celui-ci (*cricoïde*) commence le cartilage thyréoïde, le second (*cricoïde*) s'écartant en arrière. Ils s'articulent l'un et l'autre sur le côté par arthrodie, au moyen de la petite corne du thyréoïde et de l'apophyse articulaire du cricoïde (*articulation crico-thyréoïdienne latérale*). Le premier est rattaché au second par des ligaments membraneux et fibreux (*ligaments thyréo-cricoïdiens, moyen et latéraux*). Sur l'extrémité interne de celui-ci (*cricoïde*) s'élèvent deux petites éminences (*facettes aryténoïdiennes*) à la suite, vient le troisième cartilage (*aryténoïdes.*—Voy. note 1) dont les cavités (*base échancrée*) s'adaptent parfaitement [par emboîtement réciproque] à ces épiphyses, de sorte que la disposition de ces deux cartilages présente une articulation double (*artic. crico-aryténoïdiennes*). De plus, le second cartilage (*cricoïde*) est plus étroit [à sa partie supérieure] qu'à sa base [1], de sorte que l'extrémité inférieure de l'ensemble du larynx qui touche la trachée-artère est plus large que l'orifice supérieur qui aboutit au pharynx. — De son côté aussi le troisième cartilage (*aryténoïde*) se termine en se rétrécissant tout à fait; son extrémité supérieure (*sommet*) est nommée *aryténoïde* par la plupart des anatomistes à cause de la ressemblance qu'elle présente avec les vases appelés encore par certaines gens *arytènes* (*aiguières* [2]).

---

elle est en partie continue à ce premier cerceau, dont elle ne se distingue que par son épaisseur (Cruveilhier, *l. l.*, p. 508-9. Voy. aussi Huschke, *l. l.*, p. 214). — On la divise en *arc* (partie antérieure et latérale) très-étroit, et en *lame* (partie postérieure) d'une hauteur qui varie suivant les animaux, et qui, ainsi que le dit Galien, complète en arrière le cercle commencé en avant et sur les côtés par le cartilage thyréoïde.

[1] Ἔστι δὲ καὶ στενότερος ὁ χόνδρος ταύτης τῆς κάτω βάσεως ὁ δεύτερος. Ce texte de vulg. parait irrégulier; celui du ms 2154 n'est pas meilleur. Le voici : Ἔστι δὲ στενοτέρα αὕτη τῆς κάτω βάσεως ὁ δεύτερος χόνδρος. Mais il me semble que les explications données par Galien en déterminent assez positivement le sens.

[2] Galien, ayant sans doute étudié le larynx entouré de ses membranes (ainsi que le fait remarquer M. Cruveilhier, *l. l.*, note de la p. 511), a cru que les deux cartilages aryténoïdes n'en formaient qu'un, et cette erreur a subsisté longtemps dans la science. — C'est, comme on voit, à la forme du sommet fortement déjeté en dehors (disposition qui est surtout manifeste chez les cochons, animaux sur lesquels Galien a étudié le larynx, en même temps que sur le magot), comme est le goulot des aiguières, que le cartilage aryténoïde doit son nom. D'après le passage qui nous occupe, c'est seulement le sommet qui aurait reçu le nom d'aryténoïde, mais il paraît d'après les fragments *Sur l'anatomie*

La concavité de ce cartilage est dirigée aussi vers le conduit aérien,

---

des organes de la voix (chap. IV), qu'on donnait aussi ce nom à tout l'ensemble du cartilage : « Reliqua ab his cartilago, quæ tum positione, tum magnitudine « tertia est, in suprema innominatæ cartilaginis (*cricoïde*) parte est sita, guttur- « niis infundibulisve, quas et arythænas appellant, haud absimilis : unde hanc « quoque cartilaginem *arytænoeidem* nominant. » Du reste plus bas Galien appelle *aryténoïde* tout le cartilage. Théophile (*l. l.*, p. 110 et 112, éd. Greenhill) appelle aussi tout le cartilage ἀρυταινοειδής. — Voici, sur l'anatomie du larynx chez les singes et chez le cochon, quelques détails tirés de l'*Anatomie comparée* de Cuvier, 2ᵉ édit., et du *Traité de l'anat. des animaux domestiques*, par Rigaut et Lavocat : « Chez les singes, le larynx diffère peu de celui de l'homme ; les cornes antérieures du thyréoïde et l'épiglotte sont seulement plus courtes à proportion, surtout ces cornes qui sont moindres que les antérieures (*sic*) ; les ventricules de la glotte s'enfoncent aussi un peu davantage en dessus, les cartilages arythénoïdes sont un peu plus petits. On sent aussi que, dans les espèces qui ont un sac membraneux, une grande partie de l'air doit être absorbée en sortant d'entre les rubans vocaux ; en effet, chaque fois que les singes crient, on voit leur sac se gonfler, et c'est probablement pourquoi tous ces animaux ont une voix plus faible que leur grandeur et leur vivacité ne semblaient l'annoncer. » Cuvier, t. VIII, p. 785. — « Dans le cochon, le ruban vocal (*corde vocale* du *ligam. thyréo-aryténoïdien*) descend en arrière, c'est-à-dire que son attache thyréoïdienne y est, non-seulement plus basse que l'aryténoïdienne, mais plus en arrière. Les aryténoïdes sont élevés et droits ; leur extrémité supérieure se recourbe en arrière en une branche pointue et fourchue ; c'est par en bas que le ruban vocal y tient ; il est libre et tranchant. Le ligament supérieur qui tient aux aryténoïdes est gros, et son bord arrondi ; le ventricule, peu profond, donne de sa partie postérieure un sinus oblong qui monte entre la membrane interne et le thyréoïde de la grandeur de l'extrémité du petit doigt. Cet enfoncement n'est guère plus considérable que celui du ventricule de l'homme. Le thyréoïde ne fait point d'angle en avant ; il y est arrondi, tronqué à son bord supérieur, et sans corne de ce côté. — L'épiglotte est arrondie, la glotte a en arrière une partie ronde entre les arythénoïdes. » *Ibid.*, p. 791-2. — « Chez le *porc* la configuration extérieure du larynx est à peu près la même que dans les didactyles. Les *aryténoïdes* sont plus élevés, et leur bec postérieur, recourbé en bas, porte une légère fissure. L'*intérieur* du larynx est rétréci par le rapprochement des *cordes vocales*, très-oblique en avant et en bas ; ce qui explique la voix aiguë de cet animal. Le sinus *sous-épiglottique* est large et se prolonge sous la base de l'épiglotte, autre gage de phonation bruyante. En arrière, entre les aryténoïdes, la *glotte* est arrondie. Il y a des *ventricules latéraux* larges, peu profonds, et fournissant en arrière un petit *sinus* oblong qui remonte entre la muqueuse et le thyroïde. Ces ventricules ne sont pas entourés par le *thyro-aryténoïdien*, qui est indivis et peu développé ; ils sont bordés en haut et en dehors, par un gros cordon, sorte de *corde vocale supérieure*, considérée par Dugès comme servant avec les ventricules à modifier le grognement sourd. L'*épiglotte*, qui offre un grand développement et beaucoup de mobilité, n'est

en sorte que l'ensemble de ces trois cartilages forme une espèce de flûte [1].

A l'intérieur du conduit même du larynx, se trouve un corps semblable pour la figure à l'anche d'une flûte [antique], mais formé d'une substance particulière telle qu'il n'existe dans aucune des parties du corps (*glotte*. — Voy. chap. XIII). Elle est à la fois membraneuse, adipeuse et glanduleuse.

---

que peu renversée en avant, ce qui contribue à augmenter la profondeur du sinus antérieur, et permet au cartilage épiglottique de remplir le rôle de soupape molle au-dessus de l'orifice du larynx, et de modifier le son, suivant que le pharynx est occlus à moitié, aux trois quarts, etc. C'est surtout dans ce but que doit agir le muscle *hyo-épiglottique*. » — Rigaut et Lavocat, 6e liv., p. 266-7. — Dans la *Dissertation sur l'anatomie*, et à propos des livres inédits du *Manuel des dissertations*, je reviens sur toutes ces particularités et je donne la représentation de celles qui sont les plus importantes.

[1] Αὐλός, qu'on traduit ordinairement par *flûte*, ne désigne pas un instrument analogue à celui que nous appelons *flûte*, mais un instrument à double tuyau et à anche. La théorie de la flûte antique n'est pas encore bien connue malgré les nombreuses recherches des archéologues et des érudits sur ce sujet. Voy. Fabricius, *Bibliographia antiquaria*, 3e éd.; Smith, *Dictionnaire des antiq. grecq. et rom.* (en anglais), voc. αὐλός et *tibia*; Pauly, *Real Encyclop.*, etc., voc. *tibia*. — « Il y a des agents producteurs des sons qui consistent en une simple languette vibrante, mise en mouvement par un courant d'air comprimé, comme la lame métallique de la guimbarde et les lamelles de l'harmonica à bouche. L'expérience enseigne que les corps élastiques par cohésion, comme les métaux et les bois, ne sont pas les seuls qui puissent former des anches. On peut y substituer des plaques ou des membranes rendues élastiques par tension. Quand ces anches membraneuses sont mises en mouvement par un courant d'air comprimé, elles donnent des sons très-purs sans le secours d'un corps de tuyau. En ajoutant un tuyau au-devant des anches, on obtient un instrument plus compliqué dans lequel l'air du tuyau contribue à modifier les vibrations de l'anche. » — « L'étude de ces sortes d'anches membraneuses ou élastiques par tension a été négligée jusqu'ici, et l'on doit d'autant plus le regretter qu'elle renferme la clef de la théorie de la voix de l'homme. » Mueller, *Manuel de physiol.*, 2e éd., t. II, p. 136 et 142. — Mueller s'étend longuement sur la théorie de ces anches, et rapporte une série d'expériences qu'il a entreprises pour éclairer cette théorie; puis il ajoute, p. 169 : « Dans l'organe de la voix de l'homme, les ligaments inférieurs de la glotte sont des anches à deux lèvres; le corps du tuyau est l'espace qui s'étend depuis les cordes vocales jusqu'aux ouvertures buccale et nasale; la trachée-artère et les bronches sont le porte-vent.... Les lèvres de l'homme peuvent aussi agir comme anches, lorsque la contraction des muscles les met à l'état de tension; dépourvues d'élasticité par elles-mêmes, elles en obtiennent un équivalent par la contraction de leur sphincter.... La cavité buccale et les organes respiratoires font alors office de porte-vent. L'instrument est un instrument à anches sans corps de tuyau. Adapte-

Telle est la composition de la substance propre du larynx. Car pour la tunique qui tapisse son intérieur, elle est commune à la trachée-artère et à l'œsophage (voy. plus haut, chap. VII). Nous avons démontré, dans un autre traité (*De la voix*, voy. p. 562, note 1), que la voix naît d'abord dans le larynx, que son orifice supérieur se dilate et se contracte considérablement, qu'il s'ouvre et se ferme parfois complétement.

Je vais essayer de démontrer ici qu'il n'était pas possible de lui donner une structure préférable à celle qu'il a effectivement[1].

---

t-on aux lèvres un tuyau en carton ou en métal, non-seulement le son devient plus plein, mais encore il peut être modifié par le tuyau. La même chose arrive à l'anus. Le sphincter tend la peau de l'anus et la fait agir comme une languette avec porte-vent (les gaz intestinaux) sans corps de tuyau. » — « Au point de vue de l'organe de la voix humaine, les corps qui nous intéressent le plus sont ceux qui donnent par des vibrations le nombre nécessaire de chocs rapidement répétés. Il n'y a que ces corps élastiques qui soient susceptibles de produire ainsi les sons. Une impulsion communiquée à l'une de leurs parties se propage au tout, il fait exécuter au corps des oscillations semblables à celles d'un pendule. » Mueller, *Manuel de physiol.*, 2ᵉ éd. franç., t. II, p. 129.

[1] « En étudiant la voix de l'homme, on est frappé de l'art infini avec lequel est construit l'organe qui la produit. Nul instrument de musique n'est exactement comparable à celui-là ; car les orgues et les pianos, malgré toutes leurs ressources sont imparfaits à d'autres égards...... L'orgue a deux registres, celui des tuyaux à bouche et celui des tuyaux à anche ; à ce point de vue, il ressemble à la voix humaine, avec ses registres de poitrine et de fausset. Mais aucun de ces instruments ne réunit tous les avantages comme la voix de l'homme.... On pourrait jusqu'à un certain point imiter cet organe en adaptant à un tuyau à bouche un appareil qui ne fût pas trop difficile à faire jouer, et qui permît de varier à volonté la tension des rubans élastiques ; mais les sons d'un pareil instrument, pour lequel, si l'on voulait le rendre durable, il faudrait n'employer que des rubans élastiques secs, n'imiteraient pas les sons roulants et éclatants du tissu animal élastique mou, et seraient toujours très-difficiles à manœuvrer. » Mueller, *l. l.*, p. 205. — « Comme *organe de phonation*, nécessairement susceptible d'ampliation et de resserrement, le larynx devait présenter des parois flexibles, élastiques et jouant les unes sur les autres, sous l'influence de la volonté. Pour satisfaire à cette double exigence de solidité et de mobilité, le larynx est constitué par une *charpente cartilagineuse*, divisée en pièces distinctes, articulées, et mises en mouvement par des *muscles* de la vie animale, qui déterminent dans la disposition de tout l'appareil les modifications nécessaires à la production des sons variés. Puis l'intérieur du canal est tapissé par une *membrane muqueuse ;* et tout l'appareil reçoit des *vaisseaux* et des *nerfs* pour ses manifestations d'activité. » Rigaut et Lavocat, *Traité de l'anatomie des animaux domestiques*, 6ᵉ liv., p. 244.

En effet, aucune autre substance que le cartilage ne pouvait constituer l'organe de la voix, comme l'ont démontré nos renseignements sur la trachée-artère (voy. chap. v). Formé de cartilage, mais d'une seule pièce, dénué de toute articulation, il aurait été complétement immobile, incapable de se fermer et de s'ouvrir, de se contracter et de se dilater. Évidemment donc, il était raisonnable que le larynx fût composé de cartilages assez nombreux, rattachés les uns aux autres, et que son mouvement ne fût pas *physique* (*c'est-à-dire involontaire*) comme celui des artères, mais dépendît de la volonté de l'animal. Car s'il devait servir dans l'inspiration et l'expiration, dans l'arrêt total de la respiration, dans l'émission du souffle et de la voix (et il était préférable que toutes ces facultés fussent régies par notre volonté) la raison voulait que le mouvement fût volontaire et soumis au libre arbitre de l'animal (voy. chap. IX, *fine*, p. 479-80). Or, nous l'avons démontré, la nature a destiné les muscles à exécuter tous les mouvements de cette espèce. Il fallait donc évidemment que ces cartilages fussent mus par des muscles.

Quels sont ces muscles? quel est leur nombre? d'où naissent-ils? comment ouvrent-ils et ferment-ils le larynx? C'est ce que nous allons dire, en commençant par les muscles communs aux trois cartilages.

Il en existe quatre qui attachent le premier cartilage (*thyréoïde*) au second (*cricoïde*), chez tous les animaux à grande voix, parmi lesquels est l'homme; quatre, chez tous les animaux, unissent le deuxième cartilage (*cricoïde*) au troisième (*aryténoïde*), et deux autres relient le premier au troisième. Voici quelle est l'origine des muscles qui unissent le premier cartilage, le thyréoïde, au second (*cricoïde*). — A l'extrémité inférieure de chacun des cartilages, à l'endroit où ils touchent la trachée-artère et se touchent l'un l'autre de chaque côté, il se détache du grand cartilage (*thyréoïde*) pour aller au second (*cricoïde*), deux muscles en dehors (c'est-à-dire en arrière, *crico-thyréoïdiens postérieurs*) et deux muscles en dedans (c'est-à-dire sur les côtés de la ligne médiane, *crico-thyréoïdiens antérieurs* [1]). Ces muscles sont

---

[1] Galien divise le crico-thyréoïdien en deux, ainsi qu'on le voit dans le traité *De la dissection des muscles*, chap. XIII (ἄλλοι δὲ δύο διφυεῖς, κ.τ.λ.). Ce muscle

exactement semblables l'un à l'autre, l'externe à l'externe, l'interne à l'interne. Ils rétrécissent exactement la partie inférieure du larynx en rapprochant le premier cartilage du second. Les quatre autres (*crico-aryténoïdiens latéraux et postérieurs*) qui rattachent le second (*cricoïde*) au troisième (*aryténoïde*) ouvrent l'extrémité supérieure du larynx ; le cartilage aryténoïde est fléchi en arrière par les muscles postérieurs et latéralement par les muscles latéraux. Les deux autres muscles (*thyréo-aryténoïdiens*) ayant une action et une situation opposées à ces quatre muscles ferment exactement l'orifice supérieur du larynx, en tirant intérieurement dans la cavité le premier cartilage qui ressemble à une bourse fermée, par la multitude des membranes fibreuses qui l'enveloppent. Ces dix muscles décrits sont communs aux trois cartilages. Les deux autres situés à la base de l'aryténoïde (*aryténoïdiens transverse et oblique*) n'existent pas chez les animaux à voix grêle, animaux dont le singe fait partie.

Il est d'autres muscles beaucoup plus considérables propres au seul cartilage thyréoïde ; deux d'entre eux, naissant des parties inférieures de l'os hyoïde, s'insèrent en avant sur toute la longueur du premier cartilage (*thyréo-hyoïdiens*); deux autres naissent du cartilage même, et se dirigeant vers le sternum (*sterno-thyréoïdiens*), mêlent leurs fibres à celles des deux autres muscles chez les seuls animaux qui ont un grand larynx et un grand cartilage thyréoïde. Les deux autres muscles transverses *crico-thyréo-pharyn.*, ou *constricteur inférieur du pharynx* [1]), nés des parties la-

---

est en effet, surtout chez les gros animaux, partagé par une ligne graisseuse en deux faisceaux distincts dont l'un est en avant et dont l'autre se porte sur les côtés et un peu en arrière ; c'est pourquoi j'ai donné à ces deux portions l'épithète d'*antérieur* et de *postérieur*. Peut-être aussi cette division tient-elle à ce que Galien a considéré comme un muscle à part la portion qui s'insère à la petite corne du thyréoïde. Assez ordinairement cette portion, comme le remarque Theile (*Myologie* dans *Encyclop. anatom.*, t. III, p. 87), est séparée du reste du muscle. — Voy. la *Dissertation sur l'anatomie* de Galien.

[1] Galien divise en deux le *constricteur inférieur du pharynx*, que les modernes considèrent comme un muscle impair. Cette manière de voir de Galien tient peut-être à ce qu'il a regardé comme un muscle distinct la portion qui naît de la corne inférieure du cartilage thyréoïde, et qui souvent en effet semble séparée du reste du muscle (voy. Theile, *l. l.*, p. 68.). Mais il est encore plus

térales du cartilage thyréoïde, puis, embrassant circulairement l'œsophage, convergent et aboutissent au même point.

CHAPITRE XII. — De l'utilité des cartilages et des muscles du larynx. — Des mouvements de cet organe.

Telle est la disposition des cartilages et des muscles du larynx. C'est maintenant le lieu d'exposer l'utilité de chacun en commençant par les cartilages. Ce n'est pas sans raison que la nature les a créés tels et aussi nombreux qu'ils sont. Comme il leur fallait des articulations et des mouvements de deux sortes, les uns pour les dilater et les contracter, les autres pour les ouvrir et les fermer, l'articulation du premier cartilage avec le second (*articul. crico-thyréoïdienne*) a été destinée à exécuter les premiers [à l'aide d'un double mouvement de glissement et de bascule], et l'articulation du second avec le troisième (*articul. crico-aryténoïdienne*), à exécuter les autres. Elle n'avait pas besoin d'une troisième espèce de mouvement; aussi n'avait-elle pas besoin d'une troisième articulation, ni conséquemment d'une quatrième partie.

C'est pour le même motif que les muscles communs aux trois cartilages ont été créés au nombre de dix. Les deux premiers nommés (*crico-thyréoïdiens postérieurs*) unissent et ferment les parties antérieures des grands cartilages du larynx; les deux suivants (*crico-thyréoïdiens antérieurs*) ferment les parties profondes. Sur les six autres, quatre (*crico-aryténoïdiens latéraux et postérieurs*) ouvrent le cartilage aryténoïde, les deux autres (*thyréo-aryténoïdiens*) le ferment. Dans la plupart des animaux, ils ont pour auxiliaires deux muscles obliques (*aryténoïdiens*) qui, unis l'un à l'autre, resserrent la base du troisième cartilage. Tous ces muscles sont contenus dans le larynx, n'ayant de rapport avec aucun des organes voisins.

Huit [1] autres muscles, rattachant le larynx aux corps voi-

---

probable qu'il a regardé comme un muscle distinct chacune des moitiés du *constricteur* lesquelles se réunissent par un raphé sur la ligne médiane.

[1] Daleschamps remarque que Galien indique ici huit muscles extrinsèques du larynx et qu'il ne paraît en décrire que six. Le ms. 2154 a aussi ὀκτώ, mais il paraît bien évident, d'après la description et aussi d'après les chapitres XII et XIII du traité *De la dissection des muscles* qu'il faut lire ἕξ, à moins qu'on ne suppose

sins, président à un autre mouvement par lequel tout le canal aérien s'élargit et se contracte. Ceux qui descendent de l'os hyoïde (*hyo-thyréoïdiens*), tirant le premier cartilage vers les parties antérieures et supérieures, l'éloignent des cartilages postérieurs et élargissent le conduit. Ayant une action et une situation opposées à ceux-ci, les muscles obliques (*sterno-thyréoïdiens*) qui descendent du cartilage thyréoïde vers les parties basses, contractent les parties inférieures du cartilage et les tirent doucement en bas, en même temps qu'ils contractent et pressent la trachée-artère, de manière qu'elle ne présente ni pli, ni sinuosité, et qu'elle ne s'élargit pas trop quand l'animal veut proférer un son. Les autres (*thyréo-pharyngiens*) naissant des parties latérales du cartilage thyréoïde, rapprochent ces parties du premier cartilage, et les replient sur le second de manière à resserrer le conduit. Nous avons démontré tous ces mouvements dans le traité *Sur la voix* [1].

Maintenant, nous n'exposons pas les fonctions, nous voulons expliquer les utilités à ceux qui connaissent les fonctions, comme déjà nous l'avons dit souvent (cf. I, VIII, XVI et XVII; II, VII). L'utilité des parties qui agissent ressort immédiatement, et il suffit de rappeler l'action quand on expose l'utilité. Pour celles qui n'exécutent aucune action utile à l'ensemble de l'animal (et c'est ainsi qu'on doit toujours l'entendre [2]) mais qui concourent à l'action des autres, il faut donner sur elles une plus longue explication dans ce traité. Car, c'est là son but spécial. L'action exercée par les muscles et les nerfs met en mouvement toutes les autres

---

que Galien ait placé au nombre de ces muscles les *sterno-hyoïdiens* dont il dit qu'ils meuvent le larynx en même temps que l'os hyoïde (*Dissection des muscles*, chap. XII); mais cela paraît peu probable, puisqu'il fait partir les trois groupes de muscles qu'il décrit du cartilage thyréoïde, et qu'il n'assigne pas, et avec raison, une telle insertion au *sterno-hyoïdien*.

[1] Voy. pour tout ce qui regarde les mouvements du larynx et de ses diverses parties, les *Dissertations sur l'anatomie et sur la physiologie*.

[2] Dans la pensée de Galien, cette parenthèse est destinée à prévenir l'objection de ceux qui pourraient croire qu'il a regardé certaines parties comme inutiles; mais on sait combien il est loin de professer une pareille hérésie! Il y a pour lui des parties immédiatement ou directement utiles, et d'autres qui n'ont qu'une utilité secondaire, conséquente ou accidentelle, et qui aident à l'utilité des premières. — Voy. V, III, p. 341.

parties du larynx, chacune d'elles déployant une utilité particulière.

CHAPITRE XIII. — De la glotte. — Elle doit être comparée à l'anche d'une flûte, ou plutôt c'est sur son modèle que l'anche des flûtes a été construite. — Propositions fondamentales extraites du traité *De la voix*, sur les conditions nécessaires à l'émission des sons. — Du rôle des diverses parties de la glotte dans la production des sons. — Que toutes les particularités de l'organisation de la glotte témoignent de l'habileté de la nature qui ne pouvait pas prendre de meilleures dispositions. — De la substance de la glotte. — De l'humeur qui la lubrifie.

Nous venons de traiter des muscles et des cartilages du larynx. Abordons maintenant les autres parties. Dans la cavité du larynx par où sort et entre l'air, est placé un corps (*glotte*) dont j'ai dit quelques mots précédemment (chap. XI, p. 487) et qui, pour la substance et la forme, ne se rapproche d'aucune des parties de l'animal. J'en ai parlé dans mon traité *Sur la voix* et j'ai démontré que c'est le premier et le plus important organe de la voix[1]. Nous en dirons actuellement ce qu'il est utile de connaître pour le sujet qui nous occupe. Ce corps ressemble donc à l'anche d'une flûte surtout quand on examine la partie d'en haut et d'en bas. J'appelle *en bas* là où la trachée-artère et le larynx se relient l'un à l'autre, et j'appelle *en haut* là où se trouve l'orifice formé par l'extrémité des cartilages aryténoïde et thyréoïde. Il serait plus juste de comparer, non pas ce corps aux anches des flûtes (voy. p. 487, note 1), mais ces anches au corps lui-même. En effet, je le pense, la nature devance l'art et par le temps et par la supériorité de ses œuvres[2]. Si donc ce corps est l'œuvre de la nature, et si l'anche

---

[1] « S'il est dans la théorie de la voix humaine une question à laquelle on puisse répondre sur-le-champ, c'est celle de savoir dans quelle partie des voies aériennes la voix se forme. Les observations recueillies sur l'homme vivant et les expériences faites sur le larynx humain démontrent qu'elle se produit dans la glotte même, ni au-dessus ni au-dessous. Lorsqu'il existe une ouverture accidentelle à la trachée-artère d'un homme ou qu'on en pratique une à celle de l'animal, la voix cesse et reparaît dès qu'on bouche l'ouverture.... Au contraire une ouverture pratiquée à la partie supérieure des voies aériennes au-dessus de la glotte ne supprime pas la voix » Mueller, *l. l.*, p. 167-8. — On voit du reste que Galien appelle *glotte* non-seulement la *fente*, comme le font ordinairement les modernes, mais cette fente, les *cordes vocales inférieures et supérieures* et les *ventricules*.

[2] « Hinc illa Aristotelis verba, ἡ τέχνη μιμεῖται τὴν φύσιν, *ars imitatur natu-*

des flûtes est une invention de l'art, le second est une imitation du premier, imaginée par un habile artiste, capable de connaître et d'imiter les œuvres de la nature. L'inutilité de la flûte, dépourvue de l'anche, est manifestée par l'expérience même. Ne vous attendez pas à en trouver la cause dans le présent livre. Nous l'avons expliquée dans le traité *Sur la voix*; nous y avons aussi démontré que la voix ne saurait se produire sans le rétrécissement du conduit; que, s'il se déploie dans toute sa largeur, les deux premiers cartilages (*thyréoïde et cricoïde*) se relâchant et s'écartant l'un de l'autre, et le troisième (*aryténoïde*) étant ouvert, il ne peut être émis de son; que si l'air est emporté doucement au dehors, l'expiration s'accomplit sans donner de son; que si l'air s'échappe brusquement et avec force, il donne lieu à ce qu'on nomme *soupir* [1]; que, pour que l'animal émette un son, l'abaissement brusque [du larynx] est absolument nécessaire; que le rétrécissement du conduit de cet organe n'est pas moins nécessaire; que ce retranchement ne doit pas s'effectuer simplement, mais que le conduit, de large qu'il est, doit peu à peu se rétrécir, et d'étroit qu'il est devenu, reprendre peu à peu sa largeur.

Cet acte est exactement accompli par le corps dont il s'agit ac-

---

« *ram. Physic. auscult.*, II, II, [p. 194, l. 21, éd. Bekker]; *Meteor.*, IV, III « [p. 381, l. 6, éd. B.]. Imitatur autem non ut simia, sed ut defectum naturæ « suppleat (ἀλλ' ὡς τὸ προσλεῖπον τῆς φύσεως ἀναπληρῶν.) Hinc Antiphon dixit apud « eundem, in principio *Quæst. mechanicar.* [p. 847, l. 20, éd. B.]:

Τέχνῃ (γὰρ) κρατοῦμεν ὧν φύσει νικώμεθα.
Arte enim superamus ea a quibus vincimur.

« Hinc illud vulgatum philosophorum axioma, *Scientias peperit admiratio*, *artes* « *indigentia seu paupertas.* » Hoffmann, *l. l.*, p. 145.

[1] Εἰ δὲ ἀθρόως τε καὶ σφοδρῶς τὸ καλούμενον στενάζειν γινόμενον. Vulg. et ms. 2154. « Locus misere habitus, » dit Hoffmann dans l'*Appendix variarum lectionum*, liv. VII, t. 60. Voy. aussi son *Comment.* p. 145-6 — Les traducteurs latins varient sur ce passage. Les uns, au lieu de *suspirium* qui est la traduction de στενάζειν, ont *vocem*, les autres *cantum*, les autres enfin ont une lacune. S'autorisant de ces dissidences, et de ce fait que Galien (voy. VIII, VII) appelle ἐκφύσησις, l'émission de l'air par un mouvement brusque et fort, Hoffmann veut lire εἰ δὲ.... τὴν καλουμένην ἐκφύσησιν γίνεται. Mais rien n'autorise un pareil changement. Le texte grec est formel dans les éditions et dans le manuscrit 2154; d'un autre côté un *soupir* est produit comme *l'exsufflation* par l'émission brusque et forte de l'air.

tuellement, que je nomme *glotte* ou *glottide* du larynx. Cette glotte est nécessaire non-seulement au larynx pour produire la voix, mais encore pour ce qu'on nomme *rétention du souffle* (voy. V, xv, p. 376, note 1). C'est ce terme qu'on emploie non pas seulement quand nous restons sans respirer, mais lorsque, encore, nous contractons en même temps le thorax de tous côtés en tendant fortement les muscles situés dans les hypocondres et entre les côtes. Alors s'accomplit l'action la plus énergique de tout le thorax et des muscles qui ferment le larynx. Ceux-ci, en effet, s'opposent fortement à l'expulsion de l'air, en fermant le cartilage aryténoïde. Cette action ne trouve pas un médiocre auxiliaire dans la nature de la susdite glotte.

Les parties de la glotte se réunissent, venant de droite et de gauche, de manière à se replier l'une sur l'autre exactement et à fermer le conduit. S'il en reste une petite partie non fermée (*glotte inter-aryténoïdienne*), surtout chez les animaux dont tout le larynx est large (or, il est tel, nous l'avons démontré chez les animaux à voix forte.—Voy. p. 489), ce n'est pas une négligence de la nature qui a pratiqué une ouverture de chaque côté de la glotte (*orifice des ventricules*) et établi intérieurement au-dessous de l'ouverture une cavité assez grande (*ventricules*). Quand l'air entre dans l'animal ou en sort par une large ouverture, il n'est pas poussé latéralement dans cette cavité; mais si le passage est bouché, l'air refoulé vient heurter violemment sur les côtés et ouvre l'orifice de la glotte (*c.-à-d. des ventric.*) qui jusque-là était fermé par le rapprochement des bords (*cordes vocales supér. et infér. du même côté*). Ce fait même, c'est-à-dire le rapprochement des bords [*des ventricules*], explique comment l'ouverture dont il s'agit a échappé à tous les anatomistes antérieurs[1]. Les cavités (*ventricules*) de la glotte du larynx étant remplies d'air, la masse doit nécessairement se déverser dans le conduit aérien, lequel se rétrécit exactement, bien qu'il fût déjà peu ouvert auparavant.

Cette habileté, déployée par la nature dans la création de la glotte, atteint la plus haute perfection pour la figure, la grandeur, la disposition, les ouvertures et les cavités de cet organe. Suppo-

[1] On trouvera dans la *Dissertation sur l'anatomie*, la liste de toutes les découvertes anatomiques que s'attribue Galien.

sez cette glotte ou plus grande qu'elle n'est, vous interceptez les issues de l'air, comme il arrive habituellement quand elle est fermée, ou plus petite, et de beaucoup inférieure à la grandeur convenable, l'animal est complétement dépourvu de voix [1]. Si elle s'écarte un peu de la dimension voulue, l'animal a une voix d'autant plus grêle et plus vicieuse, que la glotte est plus loin de la juste mesure. De même, si vous changez sa position ou la grandeur du trou (*orifice des ventricules*) ou celles de la cavité (*ventricule*), vous en détruisez toute l'utilité. Cet orifice existe, comme nous l'avons dit, des deux côtés; il est allongé de haut en bas comme une ligne (γραμμὴ στενή), bien que lui-même ne soit pas étroit, mais la substance des lèvres [de la glotte] retombe pour ainsi dire sur la cavité (*ventricule*) sous-jacente : aussi y voit-on une rugosité (ῥυσσότης) plutôt qu'une ouverture, avant que les lèvres soient repliées. Quand elles sont repliées, on voit clairement ce trou (*orifice du ventr.*) et aussi la cavité (*ventricule*) sous-jacente. Les deux trous étant ainsi disposés des deux côtés, l'air passe à droite et à gauche, n'ayant aucun motif d'ouvrir l'orifice ou de remplir la cavité. Mais lorsque l'air est poussé d'en bas fortement, et qu'il se trouve arrêté en haut, ne pouvant plus continuer sa route en ligne droite, éprouvant pour ainsi dire un tournoiement, il se dirige vers les côtés du conduit, les heurte violemment, renverse aisément les épiphyses membraneuses (*cordes vocales*) de chacun des conduits dans les cavités (*ventricules*) sous-jacentes vers lesquelles il incline naturellement, il remplit et gonfle toute la glotte. De là, résulte nécessairement l'obturation exacte du conduit.

Le corps même de la glotte est formé de substance membra-

---

[1] « Magendie ne comprend pas dans la glotte l'espace intercepté entre les cartilages aryténoïdes, qui, d'après les observations faites par lui sur des animaux, sont appliqués immédiatement l'un contre l'autre pendant la sortie des sons. Malgaigne dit aussi que la partie postérieure de la glotte [glotte interaryténoïdienne] est fermée quand des sons se produisent. Il est possible que ce soit là, en effet, la règle ; car si, le larynx humain séparé du corps, les sons ont de la peine à sortir quand la partie postérieure de la glotte n'est pas fermée, cependant j'ai reconnu que cette occlusion n'est pas d'une nécessité absolue, et bien que je tinsse la glotte ouverte dans toute sa longueur, je n'en ai pas moins, quelquefois, obtenu des sons, en ayant soin de tendre un peu les ligaments et de rétrécir l'ouverture. » Mueller, *l. l.*, p. 171-2.

neuse pour n'être pas rompu par l'air qui le remplit, et pour n'être pas en danger d'éclater, quand l'ensemble du larynx s'élargissant ou se contractant tour à tour, il obéit à ces impulsions opposées. L'humeur qui la lubrifie n'est pas simplement humide, elle est mêlée d'une sorte de viscosité et de graisse, afin que la glotte soit perpétuellement lubrifiée par un fluide spécial, et que différent des anches des flûtes qui ont sans cesse besoin d'être mouillées artificiellement quand elles sont desséchées, la glotte n'ait pas à réclamer aussi un secours étranger. En effet, tandis qu'un fluide ténu, aqueux, se résolvant en vapeur, est desséché promptement et facilement, et s'écoule sur-le-champ, surtout quand le conduit est incliné, une humeur visqueuse et grasse suffit un temps considérable, car elle ne s'écoule ni ne se dessèche promptement. Si donc la nature, admirablement inventive dans la structure de tout le reste du larynx, eût négligé seulement de lui attribuer ce fluide, notre voix ne tarderait pas à être altérée, la glotte ainsi que les autres parties du larynx étant desséchées, comme il arrive quelquefois dans l'état actuel, si l'économie naturelle des humeurs est vaincue par des causes énergiques. En effet, une fièvre brûlante, une route faite par une ardente chaleur, ne permettent l'usage de la parole que quand le larynx est humecté.

Chapitre xiv. — Que les deux muscles obturateurs du larynx résistent aux efforts de tous les muscles du thorax. — Du mode d'insertion des nerfs sur les muscles du larynx, la tête du muscle est déterminée par le point d'insertion des nerfs. — Savantes dispositions prises par la nature, pour l'origine et le parcours des nerfs récurrents. Galien, à ce propos, entre dans de véritables extases d'admiration, et se livre à d'emphatiques divagations, au milieu desquelles il trouve cependant moyen d'attaquer Aristote, Épicure et Asclépiade. — Du mouvement de retour et des fonctions des nerfs récurrents expliqués par la machine chirurgicale appelée *glossocome* (Cf. *Com.* II, in lib. *De fracturis*, § 64, t. XVIII b, p. 505 et suiv., *Method. med.*, VI, v, et nos notes du IIIe vol. d'Oribase) et par le *diaule* (*course du double stade*). — Galien se vante avec emphase d'avoir découvert les nerfs récurrents et toutes les particularités délicates de l'organisation du larynx. — Origine et distribution du pneumo-gastrique. — Comparaison détaillée de la marche et de l'action des nerfs récurrents avec le *glossocome* et le *diaule*. — De l'artifice de la nature dans le choix du lieu qui devait servir de poulie ou point de réflexion aux nerfs récurrents. — Voy. XVI, iv.

Ces explications suffisent sur la glotte du larynx. Je reviens aux muscles qui lui impriment le mouvement, particulièrement aux muscles obturateurs dont une digression m'a écarté. On s'étonnerait si l'on calculait, si l'on examinait quelle est la grandeur et le nombre des muscles constricteurs du thorax. Eh bien ! à tous ces muscles résistent deux petits muscles qui ferment le larynx (*thyréo-aryténoïd.*, cf. p. 490); la glotte contribue aussi à cette occlusion comme nous l'avons démontré (*chap. précéd.*). Ici encore éclate l'habileté du Créateur des animaux, habileté méconnue des anatomistes, aussi bien que tout ce qui concerne la structure du larynx. En effet, les muscles obturateurs (*thyréo-aryténoïdiens*) naissent du milieu de la base du cartilage thyréoïde, ils montent droit, s'inclinent en arrière et obliquement, autant qu'il faut pour parvenir près de l'articulation [*crico-aryténoïdienne*] du troisième cartilage (*aryténoïde*). Il est donc évident que la tête de ces muscles est cette extrémité accolée au cartilage thyréoïde, et leur extrémité cette partie avec laquelle ils meuvent le cartilage aryténoïde.

Pour tous les muscles, un nerf venant de l'encéphale ou de la moelle épinière pour leur communiquer la sensibilité et le mouvement, s'insère soit sur la tête même du muscle, ou sur une des parties qui sont au delà de la tête; il peut encore s'insérer au dehors de la tête du muscle, mais ne dépasse pas le milieu du muscle; l'extrémité n'en reçoit aucun. Car alors, ce point serait la tête et non plus la queue du muscle. Les nerfs qui s'insèrent à la partie médiane du muscle comme ceux du diaphragme, et qui, de là, se distribuent dans tout le muscle, tirent vers le centre toutes les fibres, faisant de cette partie la tête du muscle; et c'est une circonstance commune à tous les muscles que les nerfs, en se divisant, tendent vers le point où convergent les fibres musculaires.

Si donc vous réfléchissez attentivement à toutes ces remarques, vous serez persuadé, je pense, touchant les muscles obturateurs du larynx (*thyréo-aryténoïdiens*) qu'il leur fallait un nerf venant des parties inférieures. Il n'était pas moins nécessaire, je pense, que les deux autres paires de muscles (*crico-aryténoïd. postérieurs et latér.*, voy. p. 490) qui ouvrent l'orifice du larynx fussent pourvues de nerfs qui s'implantent à leur partie inférieure. En effet, ceux-ci ont également en bas leur origine et leur tête, et à la partie supérieure leur queue avec laquelle ils ferment le cartilage aryténoïde. Toutefois, ce n'était pas des nerfs d'égale grandeur et de force égale que réclamaient les deux muscles (*thyréo-aryténoïdiens*) qui ferment le larynx, et les quatre muscles (*crico-aryténoïdiens postérieurs et latéraux*) qui l'ouvrent. Les premiers contre-balancent tous les muscles du thorax pendant la rétention du souffle (voy. chap. XIII, p. 494; voy. aussi p. 498). L'action des quatre muscles est loin d'être inutile; obéissant aux muscles du thorax, ils livrent une issue facile à l'air violemment poussé par ceux-ci, ce qui, même sans le concours de ces muscles, peut arriver par l'impétuosité du courant, le troisième cartilage (*aryténoïde*), vu sa petitesse, se renversant aisément. Ainsi, à cause de la violence de cette action, les muscles obturateurs du larynx ont dû recevoir des parties inférieures des nerfs envoyés en ligne droite pour tirer le cartilage aryténoïde par l'intermédiaire des muscles.

Si donc le cœur était le principe des nerfs, comme le pensent certaines gens qui ne connaissent rien en anatomie (*entre autres Aristote!* — Voy. VI, VIII, p. 403, note 1), il aurait mû sans peine les six muscles précités (*thyréo* et *crico-aryténoïdiens*) par l'envoi de nerfs situés en ligne droite, mais il nous jetterait dans une égale incertitude au sujet des autres muscles qui, ayant leurs têtes en haut, s'insèrent par leurs extrémités inférieures sur les parties qu'ils meuvent. Mais dans la réalité, comme tout nerf évidemment dérive de l'encéphale ou de la moelle épinière, tous les muscles de la tête et du cou jouissent d'un mouvement facile. En effet, sur les muscles dirigés de haut en bas s'insère un nerf encéphalique, sur les muscles obliques un nerf cervical ou de la septième paire (12e *des mod.*, — g^d *hypogl.*) qui lui-même a une direction oblique. Les six autres muscles précités (*crico* et *thyréo-aryténoïd.* ne pouvaient recevoir leur nerf ni de l'une ni de l'autre de ces régions. En effet, se dressant de bas en haut dans la longueur du larynx, ils n'avaient nullement besoin de nerfs obliques; ils ne trouvaient pas de nerfs venant en droite ligne du cœur; à la vérité on pouvait tirer de l'encéphale des nerfs, mais ces nerfs arriveraient en suivant une route opposée [à celle qui convient]. Les muscles susnommés couraient donc grand risque de manquer, seuls entre tous les muscles, de nerfs qui leur communiquassent la sensibilité et le mouvement.

Je ne voudrais pas révéler comment la nature a corrigé ce défaut par l'invention d'un habile expédient, avant de demander aux disciples d'Asclépiade et d'Épicure (voy. I, XXI-XXII) de quelle façon, à la place du Créateur des animaux, ils auraient gratifié de nerfs les muscles précités. J'ai l'habitude d'agir ainsi parfois et de leur accorder pour délibérer non-seulement autant de jours, mais autant de mois qu'ils le demandent. Mais, comme il n'est pas possible d'user de cette méthode par écrit, ni de comparer l'habileté de ces gens à l'incapacité de la nature, ni de montrer comment la nature accusée par eux d'inhabileté est si supérieure par ses savantes combinaisons à la sagacité de ces gens-là, qu'ils ne peuvent même pas concevoir l'art qui brille dans les œuvres du Créateur, il est nécessaire que j'expose les expédients imaginés par la nature pour distribuer aux muscles dont il est question les mouvements.

Afin d'éclaircir l'explication, il faut connaître le mouvement dit *de retour* (μεταληπτικὴ κίνησις, *mouvement de réflexion*, — *de poulie*) [1], qu'emploient fréquemment dans les machines les mécaniciens, parmi les architectes [2] et parmi les médecins ceux qu'on appelle *organiciens*. Cette espèce de mouvement a été mise en usage par la nature, antérieurement aux arts, pour communiquer l'action aux muscles [du larynx].

Quelques-uns de ceux qui liront ce livre, connaissant le mé-

---

[1] Hoffmann (*l. l.*, p. 146) explique très-bien cette espèce de mouvement : « Ηʻ κίν. μεταλ., *motus permutativus* seu *translativus*, opponitur τῇ εὐθυπόρῳ, *recto*. « Motus simplex est vel sursum, vel deorsum, vel ad dextrum, vel ad sinistrum, « vel antrorsum, vel retrorsum : motus transumptivus duplex est, primum « quidem deorsum, deinde autem sursum. Hoc non potest melius explicari « quam per tractionem illam, quam molimur ope trochlearum. Per has enim « trajectus funis, alteri quidem suo extremo habent appensam molem trahendam, « altero in manu est operarii trahentis. Qui dum trahit deorsum, moles repit « sursum, itaque permutatur motus in alterum. Nimirum τὸ μεταληπτικόν non « potest commodius explicari, quam per τὸ *permutativus*. »

[2] D'après Vitruve, I, III, l'architecture était divisée en trois parties ; *ædificatio*, *gnomices* (connaissance des cadrans solaires), *machinatio*. — Ces trois parties étaient-elles exercées par trois personnes différentes, ou bien, par ex., appelait-on particulièrement μηχανικοί ceux qui excellaient dans l'art de fabriquer les machines propres à l'architecture ? C'est ce que je ne saurais dire. — La mécanique est, comme dit Aristote après Antiphon (voy. note de la p. 494), cet art qui nous fait triompher de la nature même. — Pour les *médecins-organiciens*, voy. dans le tome IIIe d'Oribase, les notes sur le livre XLIXe.

canisme du mouvement de retour, s'irriteront peut-être, je le crains, de la lenteur de mes explications, pressés qu'ils sont de s'instruire du moyen employé par la nature pour fournir dans le cas actuel des nerfs convenables. Mais ce n'est pas pour un, deux, trois, quatre lecteurs ou pour un nombre déterminé d'individus que mon discours cherche la clarté, il veut instruire tous ceux qui l'auront sous les yeux. En faveur du grand nombre qui ignore quel est ce genre de mouvement de retour, le petit nombre doit attendre quelque peu, et me permettre d'en tracer la description d'après un instrument usuel et connu de la plupart des médecins appelé par eux *glossocomion*.

Fig. 1.

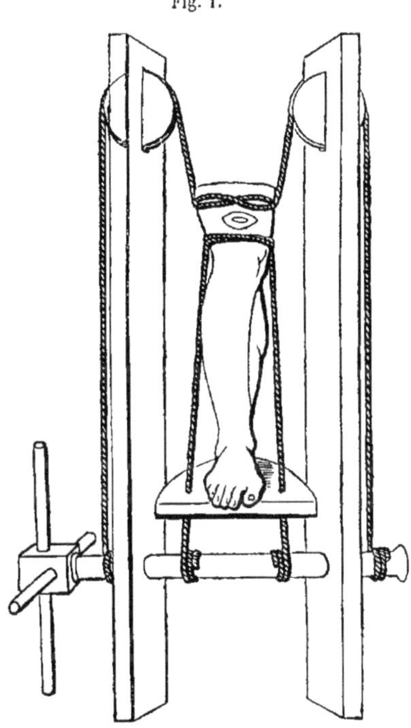

Il est allongé, comme tous les autres instruments, destinés [à réduire les fractures ou les luxations et] par conséquent à recevoir toute la jambe de l'homme, ainsi que cela se pratique souvent dans les fractures du fémur et du tibia. Voici ce que le *glossocomion* offre de particulier. En bas est un axe auquel aboutissent les extrémités des lacs qui entourent le membre. Il existe dans la machine un certain nombre de petites poulies employées selon que la circonstance l'exige. Tel est l'appareil. — Après avoir attaché soigneusement le membre suivant la méthode usitée dans les fractures, on place deux lacs aux deux côtés de la fracture, l'un à la partie supérieure du membre l'autre à la partie inférieure. Le lacs le plus propre à cet usage est celui qui s'appelle *lacs avec deux courroies opposées l'une à l'autre* (βρόχος ὁ ἐκ δυοῖν διαντέων). C'est le nom ancien qu'il porte. Quelques-uns l'appellent *loup* (λύκον), le lacs se divisant pour ainsi dire en quatre jambes. Il est bon, après avoir disposé deux jambes à la partie droite du membre et deux à la partie gauche, de faire descendre en ligne droite vers l'axe les chefs du lacs inférieur et de les enrouler soigneusement sur cet axe, de manière à tirer en bas le membre fracturé, et de ramener en haut du côté opposé à l'axe l'extrémité du lacs supérieur. Il faut, en effet, je pense, que ces lacs tendent le membre en sens inverse du premier. Nécessairement les chefs du lacs tirent en haut, passent en dehors, s'attachent aux poulies, et de là redescendant, s'enroulent sur l'axe. Il arrive ainsi que les extrémités des deux lacs ayant un axe commun, opèrent la distension convenable du membre fracturé. En effet, elles se tendent et se relâchent également, obéissant aux révolutions de l'axe. Les chefs du lacs inférieur ont une tension simple, ceux du lacs supérieur une tension double ; le premier, en effet, s'opère suivant une ligne droite, tandis que l'autre s'opère, pour ainsi dire, à l'aide d'une double course [1] sur lui-même.

Cette double course, la nature, avant l'homme, l'a imaginée pour les nerfs qui descendent de l'encéphale à travers le cou ; elle a doué ainsi les muscles du larynx du mouvement de retour. En effet, ces muscles devaient recevoir un nerf cervical ou un nerf encéphalique ; mais comme le nerf cervical devait être oblique, il fallait nécessairement le rejeter et choisir le meilleur entre ceux qui viennent d'en haut. Il en existait deux, l'un exactement droit, que Marinus compte comme formant la sixième paire (*pneumogastrique*, 10e p. *des modernes*), l'autre, celui qui constitue la septième paire (*grand hypoglosse*, 12e p. *des mod.*), n'étant pas droit, était complétement inutile à des muscles droits. Le nerf de la sixième paire, utile par sa direction rectiligne, était non-seulement inutile, mais nuisible parce qu'il venait d'une région opposée. En effet, si, avec sa direction primitive, il se fût inséré sur les muscles en question, il eût mis leur tête en haut et leur queue en bas ; or, c'est le contraire, nous l'avons démontré, qui doit avoir lieu.

Maintenant, prêtez-moi plus d'attention que si, admis aux

---

[1] Δίαυλον δέ τινα καμπτούσης. — Le *diaule* consistait à parcourir deux fois la longueur du stade, en revenant sur ses pas après avoir fait le tour de la borne. Voy. Mercuriali, *De re gymn.*, chap. x, éd. de 1672, p. 159.

mystères d'Éleusis, de Samothrace ou de quelque autre sainte cérémonie, vous étiez complétement absorbé par les actions et les paroles des prêtres. Songez que cette initiation n'est pas inférieure aux précédentes, et qu'elle peut aussi bien révéler la sagesse, la prévoyance ou la puissance du Créateur des animaux. Songez surtout que cette découverte que je tiens dans la main, c'est moi qui l'ai faite le premier. Aucun anatomiste ne connaissait un seul de ces nerfs, ni une seule des particularités que j'ai signalées dans la structure du larynx ; c'est pourquoi ils ont commis de graves erreurs à propos des fonctions, et n'ont pas exposé la dixième partie des utilités.

Fixez donc maintenant votre attention, si vous ne l'avez pas encore fait, sur ce qu'il y a de plus vénérable, montrez-vous un auditeur digne des choses que je vais exposer; prêtez l'oreille à la parole qui décrit les mystères merveilleux de la nature.

Un double tronc de nerfs droits venant de la partie postérieure de l'encéphale (*pneumo-gastriques*) descend à travers le cou de chaque côté de la trachée-artère en contact avec un autre petit faisceau de nerfs (*grand sympathique?*). C'est de ce tronc [pendant qu'il marche de haut en bas] que les muscles du larynx (*crico-thyréoïd.*), sauf les six dont il s'agit[1], et que d'autres muscles droits du cou reçoivent des rameaux plus ou moins importants (*laryngé supér.*, *et quelques filets des nerfs cardiaques?*). Mais, comme le pneumogastrique est très-considérable, bien qu'il s'en détache pour les muscles susnommés de nombreuses branches, cependant une assez grande partie, traversant tout le cou, pénètre dans le thorax. Là elle envoie immédiatement pour la poitrine même une première paire de nerfs qui s'étend aussi le long des racines des côtes (*grand sympathique?*), puis elle en fournit d'autres encore, celles-ci au cœur, celles-là au poumon, d'autres à l'œsophage.

Si je vous énumérais toutes les ramifications qu'elle répartit, en avançant, sur l'estomac, sur le foie, sur la rate[2], ramifications

---

[1] C'est-à-dire les muscles *crico* et *thyréo-aryténoïdiens*. Voy. chap. XI, XII, et chap. XIV, *init.* — L'opinion de Galien sur la distribution des nerfs laryngés inférieurs ou récurrents paraît confirmée par les recherches des anatomistes modernes. Voy. Cruveilhier, *l. l.*, t. III, p. 536, et Sappey, t. II, p. 292.

[2] Voyez, pour de plus amples détails sur l'origine et la distribution du

qu'elle distribue à toutes les parties qu'elle rencontre, comme ferait l'homme le plus généreux, vous vous étonneriez, je pense, qu'aucune d'elles ne se soit détachée sur les six muscles du larynx, bien qu'elle traverse le cou, non loin de ceux-ci, et qu'elle fournisse même quelque nerf à certains des muscles du cou. Mais nous venons de démontrer (*au commencement de ce chapitre*) que [six] des muscles du larynx ne devaient pas recevoir de nerfs qui se dirigent de haut en bas. Maintenant, nous allons expliquer comment, loin d'oublier ces six muscles, le Créateur, détachant de ces grands faisceaux qui passent près d'eux un rameau suffisant, leur a communiqué aussi la sensibilité et le mouvement.

Prêtez une oreille attentive à ce discours qui s'efforce d'expliquer un fait inouï et bien difficile à démontrer. Vous aurez de l'indulgence pour les anatomistes qui m'ont précédé, si un fait aussi difficile à découvrir a échappé à leur regard.

Dans le passage des nerfs à travers le thorax, un rameau remontant de chaque côté par la même route qu'il suivait naguère en descendant, accomplit ainsi un double trajet. Rappelez-vous, je vous prie, le *mouvement de retour* dont je parlais tout à l'heure, rappelez-vous aussi le genre de course de ceux qui pratiquent le *diaule* (voy. plus haut, p. 500-502, notes 1). La direction des nerfs ressemble en effet à l'un et à l'autre : au *mouvement de retour*, car, bien que l'origine de ces nerfs dérive de l'encéphale, lorsque la volonté veut que les muscles du larynx soient tendus comme par des courroies, le mouvement émané de l'origine des nerfs se propage de haut en bas; et, descendant à travers le cou jusqu'à une partie assez avancée du thorax, remonte de là jusqu'au larynx où les nerfs s'insérant sur les muscles en question, chacun de ces six muscles est tiré en bas comme par des mains. De même que dans l'instrument fait pour la jambe (*glossocomion*) le principe du mouvement opéré par nos mains autour de l'axe, entraîne le mouvement des chefs du lacs jusqu'aux poulies, et que, de celles-ci, le mouvement revient de haut en bas, des poulies vers la partie de la jambe qu'on est en train de tendre; de même se comportent les nerfs du larynx. Le faisceau de nerfs

---

pneumo-gastrique et ses rapports avec le grand sympathique, le livre XVI, chap. III-VII; *Dissert. sur l'anat.*, et les livres inédits du *Manuel des dissections*.

partant de l'encéphale est comme l'axe, principe de mouvement. Cette partie du thorax (*à droite autour de la sous-clavière; à gauche autour de la crosse de l'aorte*) d'où les nerfs commencent à rebrousser chemin, est comme la poulie. En comparant leur trajet à la course du double stade (*diaule*), vous trouverez que cette partie représente non pas la poulie, mais ce qu'on appelle le point de réflexion (καμπτῆρ) : les coureurs qui exécutent la double course en font le tour, puis, revenant sur leurs pas, recommencent le même chemin qu'ils ont parcouru.

Fig. 2.

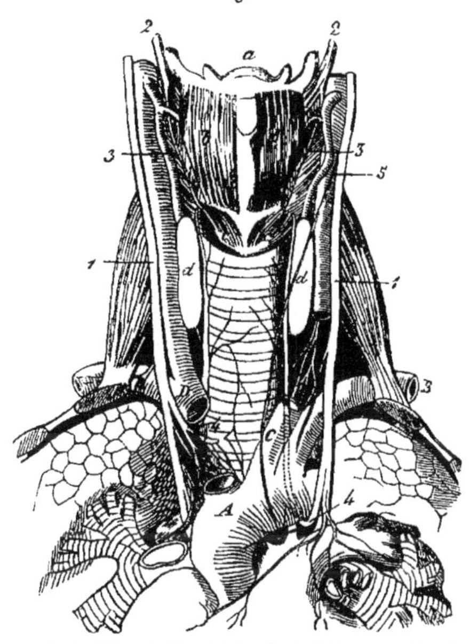

a. Os hyoïde.—*b*. Muscle thyréo-hyoïdien. — *c*. Muscle crico-thyréoïdien. — *d*. Corps thyréoïde. — *A*. crosse de l'aorte. — *B*. Artère sous-clavière gauche. — *C*. Artère carotide primitive gauche. — *D*. Tronc brachio-céphalique coupé pour laisser voir les nerfs cardiaques. — 1. Pneumo-gastrique, d'où naît le laryngé inférieur ou recurrent (4); ce nerf embrasse, à gauche, la crosse de l'aorte, à droite l'artère sous-clavière. — 2-3. Laryngé supérieur et laryngé externe, lequel se perd au crico-thyréoïdien (à gauche).— 5. Nerf cardiaque supérieur.— On a enlevé une portion de la carotide pour laisser voir les nerfs cardiaques médians. Les nerfs card. inférieurs rampent sur la branche gauche de l'artère pulmon.

La raison même pour laquelle le nerf ne rebrousse pas chemin auparavant, bien qu'il ait parcouru un si long trajet à travers le cou et une partie notable du thorax, c'est qu'il n'y avait aucune partie du thorax qui pût remplir pour lui l'office de borne ou de poulie. Cette partie devait être ferme et unie, afin d'offrir un moyen au *mouvement de retour* inoffensif pour elle-même et pour le nerf. Il n'y avait dans cet intervalle (c'est-à-dire *de l'encéphale à la poitrine*) que la clavicule ou la première côte qui, revêtue d'une tunique membraneuse (*plèvre*), offrait au nerf sa convexité pour y tourner comme sur une poulie; mais, de cette façon, le nerf serait arrivé presque à fleur de peau, exposé à toute espèce de lésions. Cependant, il n'était pas prudent, sans flexion, de ramener ainsi au larynx un petit nerf détaché d'un grand. Il courait risque de se rompre s'il n'était enroulé. Cet enroulement étant nécessaire, aucun expédient ne s'offrait si le nerf n'approchait du cœur. La nature avec raison n'a pas hésité à le prolonger, dût-il pour revenir parcourir un chemin considérable. Ce détour n'enlevait pas au nerf de sa force. Au contraire, tous les nerfs à leur origine sont mous, et semblables à l'encéphale même, mais en avançant, ils deviennent de plus en plus durs[1]. Aussi ces nerfs ont-ils acquis par la longueur du trajet une force remarquable, faisant pour remonter, après leur inflexion, un chemin, peu s'en faut aussi long, qu'ils avaient fait pour descendre.

Chapitre xv. — Du mode de réflexion des nerfs récurrents, à droite autour de la sous-clavière, à gauche autour de la crosse de l'aorte. — Précautions prises par la nature pour leur sûreté. — Leur distribution dans les muscles du larynx. — Ils sont renforcés par une anastomose du grand hypoglosse.

Il est temps maintenant de parler de cette admirable partie, que vous vouliez l'appeler *poulie*, *borne* (νύσσα) ou point de réflexion (καμπτῆρ) des nerfs du larynx. Mais, il ne s'agit pas à présent de rechercher la beauté des dénominations, ni de perdre son temps pour des choses d'un intérêt si médiocre et si frivole, quand nous trouvons dans les œuvres de la nature une beauté si grande et si imposante. Certes, il existe en cette région des veines et de grandes artères qui du cœur s'élèvent à travers le cou, les unes en suivant une direction rectiligne, d'autres une direction oblique, aucune ne présente une direction transverse, exigée pour la réflexion des nerfs. Droite, elle ne permettrait pas cette réflexion aux nerfs qui descendent, puisque vaisseaux et nerfs vont en sens inverse; oblique, l'enroulement est possible dans un certain degré, mais dépourvu de stabilité et de fermeté, surtout si l'obliquité s'écarte beaucoup de la ligne transversale, et se rapproche de la position droite. Pour moi, je ne saurais louer assez dignement la sagesse et la puissance de Celui qui a créé les animaux. Des œuvres si belles sont au-dessus, je ne dirai pas des éloges, mais des hymnes mêmes (voy. III, x, p. 260 suiv.).

[1] Voy. pour cette proposition les *Dissertations sur l'anatomie et sur la physiologie de Galien.*

Avant de les voir, nous sommes convaincus que leur existence est impossible; quand nous les avons vues, nous reconnaissons que nous avions mal jugé, surtout, lorsque, sans grand appareil, l'artisan, n'employant qu'un seul petit moyen, découvre de tout point une œuvre irréprochable et accomplie, ainsi qu'on peut le voir dans la flexion de ces nerfs.

En effet, pour le rameau gauche, la nature le prolongeant fort loin, n'a pas hésité à lui faire contourner la grande artère (*crosse de l'aorte*); elle a choisi l'endroit où, débouchant du cœur, elle se détourne vers le rachis. Le nerf devait donc avoir tout ce qui lui était nécessaire, position transverse, flexion lisse et circulaire, borne très-forte et très-solide. — Quant au rameau droit, ne trouvant pas de ce côté du thorax de soutien semblable, il a été contraint de contourner l'artère existant de ce côté, artère qui du cœur (*c'est-à-dire, à droite, du tronc innominé* — voy. *la figure* 2 *et son explication*) remonte obliquement vers l'aisselle droite (*sous-clavière droite*). Quant à cette infériorité du moyen de réflexion oblique [à droite] par rapport au moyen de réflexion transverse [à gauche], la nature l'a compensée par la multitude des ramifications issues des deux côtés du nerf et par la force des ligaments. En effet, tous les nerfs qu'elle devait envoyer aux parties droites du thorax (voy. XVI, III, VII), elle les a produits en masse dans cette région, et les a insérés sur les organes auxquels ils sont destinés, donnant aux nerfs des racines (*nerfs cardiaques*) comme aux végétaux fixés en terre. Elle a donc établi ce nerf du larynx au milieu de toutes ces racines[1] pour que des deux côtés il fût protégé par elles, et l'a rattaché par des ligaments membraneux à l'artère et aux corps voisins, afin que, maintenu, pour ainsi dire, dans ces limites, il accomplît sûrement sa réflexion autour de l'artère, s'enroulant sur elle comme sur la gorge d'une poulie.

Comme, après leur flexion, ces nerfs (*les récurrents*) remontent immédiatement, le grand nerf (*c'est-à-dire le tronc même du*

---

[1] Il me semble que Galien veut parler des branches thoraciques du pneumo-gastrique et de leurs rapports avec le plexus cardiaque du grand sympathique. — Ne seraient-ce pas les nerfs cardiaques supérieurs (ou peut-être la *branche anastomotique* — voy. plus loin, p. 508) que Galien désigne quand il dit, quelques lignes plus bas, que le pneumo-gastrique tend *comme une main* au nerf laryngé récurrent.

pneumo-gastrique) étend, en guise de main, une ramification au moyen de laquelle il les dresse et les élève. De là, tous deux se portent à la tête de la trachée-artère, repassant par la route qu'ils suivaient naguère, mais ne distribuant plus à aucun muscle les plus petits filets nerveux[1], puisque aucun autre n'a besoin de recevoir des parties inférieures le principe de son mouvement tous deux se répartissent avec symétrie et équité, chacun dans la série des muscles du larynx qui lui correspond, l'un dans les muscles situés à droite, l'autre dans les trois muscles situés à gauche, tous deux se bornent aux six muscles qui ouvrent et ferment le larynx.

De ces six muscles comme nous l'avons démontré (chap. XII; voy. aussi chap. XIV, *init.*, et p. 503), les deux qui ferment le larynx exercent l'action la plus énergique, laquelle n'est même pas surpassée, dans la *rétention du souffle* (voy. p. 499) par les muscles si nombreux et si puissants qui contractent le thorax; aussi la plus grande partie des nerfs vient-elle s'y distribuer. De plus, à leurs extrémités vient aboutir un nerf résistant[2] (*branche anastomot. du laryngé supérieur avec le laryngé récurrent?*) qui se porte de haut en bas le long de l'un et de l'autre muscle, auquel empruntent des ramifications certaines parties voisines du larynx (*muqueuse*). Le reste de ce nerf, se rattachant au nerf propre du muscle (*laryngé récurrent*), contribue à sa force et à sa sûreté.

CHAPITRE XVI. — Pourquoi les aliments n'entrent-ils pas dans le larynx pendant l'acte de la déglutition? Cela tient à la présence de l'épiglotte, dont la forme, la situation et la substance sont dans un rapport parfait avec les fonctions qu'elle a à remplir.

Maintenant, vous ne vous étonnerez plus, je pense, et vous ne demanderez plus (étonnement qu'exprimait la question que faisaient tous les médecins et les philosophes venus avant moi), comment lorsqu'on boit, le liquide, au lieu de tomber dans la trachée-

---

[1] C'est là une erreur, *par théorie*, comme Galien en commet si souvent. Il ne compte pour rien les filets cardiaques, œsophagiens, trachéens, pharyngiens. Voy., du reste, sur ce point, la *Dissertation sur l'anatomie*.

[2] Νεῦρον στερεόν vulg.; νεῦρον ἕτερον, ms. 2154. La première leçon me paraît d'une part répondre parfaitement à la théorie de Galien, comme on le verra dans la *Dissertation* précitée, et d'une autre part, le changement de στερεόν en ἕτερον est peut-être plus naturel que le changement opposé.

artère, coule dans l'œsophage. Ils attribuent cette action au mouvement des muscles situés à la racine de la langue et pensent que ces muscles ramènent le larynx vers l'épiglotte. Mais, puisque le larynx est si étroitement fermé [pendant la déglutition] que l'air même violemment expulsé par le thorax ne saurait l'ouvrir, il n'y avait pas lieu de chercher ailleurs comment le liquide ne descend pas dans le poumon. Toutefois il eût été plus naturel, en voyant l'orifice du larynx pourvu d'une cavité (*vestibule du larynx*) nécessaire à cause de la forme et de l'utilité de la glotte[1], comme nous l'avons montré dans notre traité *Sur la voix* (voy. aussi chap. XIII), de supposer d'abord qu'au moment où s'accomplit la déglutition, les aliments solides et liquides s'accumuleront en cet endroit, de telle sorte que le larynx, s'ouvrant ensuite dans le temps où l'on respire, non-seulement les liquides, mais les solides devaient être précipités à l'instant dans le canal aérien, et de penser ensuite que c'est pour cela que la nature, dans sa prévoyance, a placé au-devant l'orifice du larynx, et pour servir d'opercule, l'épiglotte, laquelle se tient droite pendant tout le temps que respirent les animaux, et s'abaisse sur le larynx dans tout acte de déglutition. L'objet avalé tombant d'abord sur la racine, puis descendant sur la face postérieure de l'épiglotte, l'oblige à s'incliner et à retomber, car elle est d'une substance cartilagineuse et très-mince[2]. (Voy. IV, VIII, p. 292.)

Si vous considérez attentivement toute la structure de l'épiglotte, je suis certain qu'elle vous paraîtra admirable. En effet, elle est arrondie, cartilagineuse, un peu plus grande que l'orifice du larynx; elle est tournée du côté de l'œsophage, et située à l'opposite du troisième cartilage dit aryténoïde. Il est évident qu'elle n'aurait pas cette situation si elle ne prenait son origine du côté opposé. De plus, si elle n'était pas cartilagineuse, elle ne s'ouvrirait pas pendant l'inspiration, et ne serait pas déprimée par les ali-

---

[1] Le texte imprimé, et les traducteurs latins ont suivi ce texte, porte ἐπιγλωττίδος; mais c'est là une faute évidente que le manuscrit 2154 n'a pas et que Daleschamps avait évitée dans sa traduction française.

[2] « Cartilago quæ a radice linguæ exoritur, quam etiam epiglottida, quasi « superlingulam dixeris appellant, ipsius bronchi non est propria. Est vero « aliquid linguæ subjectum quod et facile flecti potest. » *Vocal. instrum. anatom.*, cap. IV, fine.

ments. Car les corps trop mous restent toujours abaissés, tandis que les corps trop durs sont très-difficiles à mouvoir. L'épiglotte, évitant ces deux extrêmes, doit se maintenir droite quand nous respirons et se renverser quand nous avalons.

Si, tout en réunissant ces deux conditions, elle était moins grande que l'orifice du larynx, il ne résulterait aucun avantage de son renversement, non plus que si elle était plus grande, car ainsi elle obstruerait encore l'œsophage. Si les aliments inclinent l'épiglotte sur le conduit du larynx, il en est de même des matières vomies relativement au cartilage aryténoïde. En effet, ce cartilage est tourné aussi vers la cavité du larynx, en sorte que le flux des matières qui remontent de l'œsophage venant frapper sa face postérieure, abaisse aisément tout le cartilage du côté où il incline.

CHAPITRE XVII. — Le cartilage aryténoïde a une utilité analogue à celle de l'épiglotte. — Si les aliments ne peuvent pas tomber dans la trachée, il ne s'ensuit pas qu'un peu de liquide n'y puisse pénétrer. Cette petite quantité de liquide lubrifie le poumon, comme les glandes voisines du larynx servent aussi à humecter cet organe.

Examinons ici la structure du cartilage aryténoïde, comme nous avons fait auparavant pour celle de l'épiglotte. En effet, si sa grandeur n'était pas telle qu'elle est réellement, sa forme telle, et telles aussi sa substance et sa position, il est évident qu'une partie assez considérable des matières vomies, accumulée près de la cavité du pharynx, serait entraînée dans la trachée-artère. Dans l'état actuel, la nature a établi ces deux admirables opercules du larynx qui sont fermés par les matières mêmes dont ils empêchent la chute dans le larynx; c'est un expédient analogue à celui que nous signalions plus haut (VI, X, XI, XIV, XV, XVI), en parlant des membranes des orifices du cœur (*valvules*). A propos de celles-ci, nous observions (VI, XVI, p. 440) que, si la nature a créé une semblable épiphyse, ce n'est pas pour qu'il ne pénètre absolument aucune matière dans les orifices opposés, mais pour éviter une introduction considérable et précipitée. De même ici, il faut se rappeler les remarques faites dans mon traité *Des dogmes d'Hippocrate et de Platon* [VIII, IX], sur la petite quantité de liquide qui descend dans la trachée-artère, appliqué le long de ses parois et ne s'avançant pas au milieu du tube, liquide si peu abondant qu'il est immédiatement absorbé par le poumon, lequel en est humecté en entier[1].

Ce fait même est encore démontré par les glandes voisines du larynx (*glandes salivaires*, *thyréoïde*, *thymus*), lesquelles offrent une substance plus spongieuse que les autres glandes ; presque tous les anatomistes, en effet, s'accordent à reconnaître que la nature les a créées pour lubrifier toutes les parties du larynx et du pharynx. Il serait étonnant qu'ayant établi ces glandes pour lubrifier ces parties, elle eût complétement fermé à la boisson l'entrée du poumon. Tout ce que j'ai dit témoigne assez que les aliments ne sauraient tomber dans le conduit du larynx, mais il n'en résulte pas pour cela qu'il n'y pénètre point quelques gouttes de liquide. Si je rappelle ces faits démontrés ailleurs, c'est pour faciliter l'intelligence du sujet.

CHAPITRE XVIII. — Par quel moyen l'œsophage n'est pas comprimé par le larynx.

Revenons aux autres utilités de ce qui se voit et se passe dans le larynx. Nous disions tout à l'heure (chap. III, p. 460) que le ligament membraneux qui remplit les intervalles entre les cartilages sigmoïdes établissait une communauté entre le conduit de l'œsophage et celui de la trachée-artère. Nous disions aussi (chap. III et IV) que si l'artère en cet endroit était circulaire, elle rétrécirait le passage des aliments. Ce rétrécissement, l'œsophage devrait le subir, étant établi près du larynx, corps entièrement cartilagineux (voy. chap. V, p. 465). Comment donc ne se rétrécit-il pas dans la déglutition des aliments? Cela ne peut arriver qu'à la condition que lui-même est tiré en bas, tandis que le larynx remonte. Ainsi est modifiée la position réciproque de ces deux conduits, de telle sorte que l'extrémité supérieure répond à la trachée-artère, tandis que le larynx remonte dans le pharynx.

CHAPITRE XIX. — De l'os hyoïde. — Des muscles qui s'y attachent. — Utilité de ces muscles et de l'os hyoïde lui-même. — De son mode d'union avec la tête.

Toutes ces combinaisons de la nature sont admirables : de plus, l'os appelé *hyoïde*, bien que très-petit, présente encore des utili-

[1] Voy p. 440, note 2.

tés très-grandes et très-nombreuses. En effet, de lui dérivent la plupart des muscles de la langue : la paire antérieure de ceux du larynx (*hyo-thyréoïdiens*) dont nous avons parlé tout à l'heure (chap. XII, p. 492), et certains autres muscles étroits et longs qui s'étendent aux omoplates (*coraco-hyoïdiens*); de plus, un autre muscle double, fort, qui descend au sternum (*sterno-hyoïdiens*); puis deux autres muscles obliques aboutissant à la mâchoire inférieure (*mylo* et *génio-hyoïdiens*); enfin d'autres petits muscles (*stylo-hyoïdiens*) s'attachant aux racines des apophyses que les uns comparent aux ergots du coq, les autres aux pointes de styles, et qu'ils nomment fautivement *styloïdes*[1]; mais vous pouvez, si vous le voulez, les appeler *graphoïdes* ou *bélonoïdes*.

Ces muscles nommés en dernier lieu (*stylo-hyoïdiens*) et les précédents (*mylo-hyoïd.*), rattachant l'os hyoïde à la mâchoire inférieure (voy. *Dissert. sur l'anat.*), sont propres à cette partie et lui impriment des mouvements obliques et antagonistes entre eux, de façon à la porter dans des sens opposés. Aucun des autres n'est propre à l'os hyoïde; ceux qu'il envoie à la langue (*hyo-glosses*) ont été créés pour la langue elle-même; le muscle double qui aboutit au sternum (*sterno-hyoïdiens*) est l'antagoniste de ceux-ci; il sert à tirer en bas l'os hyoïde, s'il vient à être relevé trop brusquement par les muscles supérieurs; comme l'os hyoïde, il sert encore d'appui au cartilage thyréoïde; de plus il resserre (*repousse?*) et dirige la trachée-artère[2]. D'un autre côté, les muscles qui s'attachent aux omoplates (*coraco-hyoïdiens*) meuvent l'os hyoïde et la trachée, pour ainsi dire, vers le cou.

Cet os qui est suspendu sur les parties convexes du larynx, en répartissant sur beaucoup de points les muscles nombreux que je citais, est maintenu par ces muscles mêmes, la nature, équitable en tout, ayant doué de force égale les muscles antagonistes. Mais, comme l'un de ces muscles pouvait être coupé ou paralysé, surtout parmi ceux qui sont situés à la partie antérieure du larynx, et qu'il était à craindre dans de semblables accidents, que l'os ne

---

[1] Cf. Hoff., *l. l.*, p. 153 et la *Dissertation sur les termes anatomiques*.

[2] C'est là un mouvement qui ne peut être que fort indirect et que ne signalent pas les modernes. — Voy., du reste, Hoff., *l. l.*, p. 153 et la *Dissertation sur la physiologie*.

s'écartât vers le muscle fort, et que, s'éloignant du centre du larynx, il ne se détournât considérablement de côté, la nature a jugé préférable de ne pas s'en remettre à des muscles seuls pour son équilibre, mais de disposer quelques ligaments robustes destinés uniquement à lui prêter un appui, non pas accessoire, mais solide et réel. Dans ce but, la nature me paraît ne s'être pas bornée à placer des ligaments aux deux côtés de l'os hyoïde (*ligaments hyo-thyréoïdiens-latéraux*), elle a encore fait naître pour les insérer à chacune de ses faces d'autres ligaments cartilagineux arrondis. L'hyoïde n'en est pas moins rattaché par des membranes non-seulement au larynx (*ligaments thyréo-hyoïdiens latéraux et médians*), et à l'épiglotte (*ligament hyo-épiglotique*), mais encore à l'œsophage. Outre ces parties, il y a immédiatement un appui qui rattache l'os hyoïde à la tête (*ligament stylo-hyoïdien*). Chez quelques animaux, cet appui est plutôt osseux ; chez d'autres il est cartilagineux; et cela en raison du volume des muscles qui s'implantent sur l'hyoïde. Voilà comme sont constituées les parties du larynx et de la trachée-artère.

Chapitre xx. — Récapitulation de ce que Galien avait exposé dans le traité *Des causes de la respiration*, sur la direction des fibres des muscles intercostaux (particularité ignorée des anatomistes ses devanciers), et sur les mouvements des côtes.

Parlons maintenant du thorax, en rappelant ici d'abord les remarques faites par nous dans le livre *Sur les causes de la respiration*. En effet, ainsi que nous l'avons dit d'une manière générale, au début de l'ouvrage *Sur l'utilité des parties* (I, viii, ix *et passim*), les fonctions de l'ensemble des organes doivent être connues avant que l'on puisse exposer les utilités de leurs parties. Car toutes répondent dans leur construction à un but unique : l'action de tout l'organe. Évidemment donc quiconque, avant d'être parfaitement instruit de cette action, imagine avoir fait quelques progrès dans la connaissance de l'utilité des parties, est dans une erreur complète.

Nous avons indiqué dans le livre *Sur les causes de la respiration*[1] les nombreux et admirables moyens inventés par la nature

[1] Ce traité est perdu ; nous ne possédons qu'un fragment sous le même titre ; mais on doute de son authenticité.

pour mettre en jeu le thorax; nous avons dit que, dans l'inspiration, quelques-unes de ses parties s'élevaient, tandis que d'autres s'abaissaient, et, qu'au contraire, dans l'expiration celles qui tout à l'heure s'étaient abaissées remontaient, tandis que celles qui naguère s'élevaient, redescendaient à leur première place. Nous avons démontré encore qu'il existe beaucoup de principes de mouvement pour le thorax, que la respiration s'opère ou violemment, ou sans violence, qu'il existe des muscles pour chacun des deux cas[1]. Les utilités de ces muscles ont aussi été démontrées après qu'on avait traité de leurs fonctions, je rappellerai seulement les points principaux qui regardent les utilités.

Les muscles intercostaux n'ont pas comme tous les autres des fibres longitudinales, ces fibres passent d'une côte à l'autre, non pas d'une façon simple, ainsi que l'ont pensé les anatomistes venus avant moi, mais avec une légère inclinaison oblique; cependant, ils n'affectent pas une forme unique comme ils se l'imaginent aussi dans leur ignorance. En effet, on peut voir les fibres internes opposées aux fibres externes, de même que les fibres musculaires qui sont couchées sur le sternum du côté de la partie cartilagineuse des côtes sont opposées en sens inverse aux fibres des parties osseuses jusqu'aux vertèbres[2]. Personne avant nous ne connaissait cette disposition, ni à plus forte raison son utilité. Nous avons dans le même ouvrage signalé cette utilité ainsi que celle des articulations des côtes. Nous avons également traité des parties cartilagineuses des côtes. Nous avons dit pourquoi elles sont telles, quel est leur mouvement, car cet exposé se rattachait à toute l'action du thorax. Nous avons aussi fait la démonstration des nerfs qui meuvent tous les muscles, montrant dès le début du livre, qu'il n'était pas préférable que les nerfs tirassent leur origine d'une autre région. Nous reparlerons de tous les nerfs comme aussi des artères et des veines dans le XVIe livre.

---

[1] Voy. pour toutes ces questions la *Dissertation sur la physiologie*.

[2] Dans la *Dissertation sur l'anatomie*, j'ai exposé et discuté les opinions de Galien sur la direction des fibres des muscles intercostaux, principalement d'après le traité *De la dissection des muscles*, chap. XXV, éd. de Dietz, et d'après le *Manuel des dissections* (Voy. part. V, III, IV et les neuf premiers chapitres du livre VIII).

CHAPITRE XXI. — Du diaphragme et du thorax en général et des côtes en particulier[1]. — Raisons des diverses particularités de leur structure. — Pourquoi la nature a-t-elle entouré le cerveau d'os seulement ; le foie et le reste des viscères abdominaux de muscles seulement ; et les organes thoraciques d'un mélange d'os, de cartilages et de muscles.

Quant aux parties du thorax qui, n'ayant pas d'action spéciale, aident à l'action des autres parties, nous allons en traiter immédiatement. La substance propre du diaphragme est du tissu musculeux pour lequel on trouve une enveloppe sur chaque face ; l'inférieure est le sommet de la tunique péritonéale (cf. IV, IX, p. 299), la supérieure est la base de la tunique (*plèvre*) qui ceint les côtes (cf. VI, II). Cette dernière tunique, en effet, se développe dans l'intérieur de toute la cavité du thorax ; dans les régions où elle tapisse les côtes, elle est disposée comme une défense pour le poumon qu'elle empêche dans l'acte respiratoire, de heurter contre des os nus ; dans la région dite intercostale, elle est établie dans l'intérêt des muscles et des vaisseaux qui s'y trouvent, elle sert d'enveloppe aux muscles comme au diaphragme, et aux vaisseaux de véhicule et d'appui (voy. *Manuel des dissect.*, V, XIII et VII, II). Nous avons précédemment, dans le même ouvrage (*Utilité des parties*, IV, IX et surtout V, XV), démontré que l'obliquité du diaphragme aidait à l'expulsion des matières solides. Nous avons montré aussi dans le traité *De la respiration*, qu'il contribuait puissamment à l'acte de la respiration.

Pourquoi le diaphragme ne naît-il pas de l'extrémité supérieure des fausses côtes ? pourquoi une partie des fausses côtes dépasse-t-elle ce muscle en se prolongeant vers les hypochondres comme une palissade ? Mais nous venons d'exposer leur utilité en les comparant à une palissade ; car cette palissade protége le diaphragme lui-même, le foie et beaucoup d'autres organes situés dans cette région. Pourquoi d'épais cartilages entourent-ils chaque extrémité des fausses côtes ? N'est-ce pas pour garantir contre les lésions les

---

[1] Dans la *Dissertation sur la physiologie*, ou dans l'*Appendice* je réunis tout ce que Galien nous a laissé touchant les conditions anatomiques ou autres qui président à l'acte de la respiration, et particulièrement touchant l'action du diaphragme. — Dans la *Dissertation sur l'anatomie*, on trouvera tout ce qui regarde les attaches et la structure de ce muscle.

côtes d'abord, puis par elles les parties sous-jacentes? Comme le cartilage ne se laisse ni entamer, ni rompre par le froissement (voy. I, XI et XII), il était mieux que les parties des os les plus saillantes fussent munies de cette même substance. C'est pour cela aussi qu'à l'extrémité du sternum se trouve le cartilage dit *xiphoïde*. Il sert évidemment à protéger l'orifice de l'estomac, la partie du diaphragme située dans cette région et de plus le cœur.

Pourquoi sept côtes se terminent-elles au sternum et cinq vers le diaphragme, et pourquoi en existe-t-il douze en tout? c'est ce que nous expliquerons en parlant des vertèbres dorsales (XIII, VII)[1].

Si vous demandez pourquoi le sternum même est composé de plusieurs os, rappelez-vous ce que j'ai dit sur [les mouvements du carpe et du métacarpe à propos de] la main au commencement du second livre (II, VIII). Pourquoi voit-on au sternum sept os, la cause en est le nombre des côtes qui s'y articulent; car à chacune d'elles correspond un os du sternum.

Pourquoi ne compterait-on pas au nombre des œuvres les plus admirables de la nature ce thorax qu'elle ne crée pas uniquement cartilagineux ou musculeux, mais où elle alterne l'os avec le muscle? Pourtant l'abdomen tout entier est formé de muscles et le crâne est formé d'os. Il faut aussi observer spécialement que sur les trois principes (*le cerveau*, *le cœur et le foie*) qui régissent l'animal, elle a entouré le premier d'os immobiles sans muscles, le troisième de muscles seuls, le second d'un mélange des deux. En effet, l'encéphale, dans aucun cas, n'avait besoin de muscles, car, chez tous les animaux, il est pour les autres parties le principe du mouvement volontaire. Aussi, est-il avec raison recouvert du crâne comme d'un mur inébranlable. Si une enveloppe semblable eût entouré le foie et l'estomac, où seraient reçus les aliments solides et liquides? où serait placée la masse du fœtus? Comment seraient expulsés les excréments sans la coopération d'un muscle? Pour le thorax, composé seulement d'os, il perdrait absolument le mouvement; formé de muscles seuls, ceux-ci n'ayant au-

---

[1] Sur cet autre problème : Pourquoi les côtes de l'homme sont plus recourbées que chez les animaux, Cf. *Comment.* III, in lib. *De articulis*, § 38, t. XVIII, p. 536. Du reste je reprends toutes ces questions d'anatomie descriptive et de doctrine dans les *Dissertations sur l'anatomie et la physiologie de Galien.*

cun support, tomberaient sur le poumon et le cœur. Pour qu'il existe donc une cavité intérieurement, et en même temps pour que tout l'organe soit mis en mouvement, les os et les muscles ont été disposés alternativement. Cette disposition importait fort à la sûreté du cœur et du poumon. Car, ces deux viscères sont protégés bien plus que s'il existait seulement des muscles. Si chaque os, loin d'être oisif, est pourvu, de chaque côté, d'une articulation, pour qu'au moyen de celle-ci, le mouvement se communique à tout le thorax, n'est-ce pas une preuve de prévoyance?

Mais dira-t-on peut-être : pourquoi le ventre présente-t-il une structure moins bonne? Enveloppé par le thorax comme est le cœur, la dilatation et la contraction seraient certainement tout aussi bien conservées, et la sécurité eût été augmentée. Celui qui soulève cette question doit apprendre, qu'il serait impossible au ventre de se dilater et de se contracter assez s'il avait une enveloppe osseuse. Dans cette condition d'abord, il eût été impossible que le fruit de la conception se développât; ensuite on n'aurait pu en une seule fois manger assez pour se rassasier, on aurait eu continuellement besoin de manger comme on a continuellement besoin de respirer. Un besoin continuel de respirer n'a pas d'inconvénient chez un animal vivant dans l'air; mais, si nous avions un égal besoin d'aliments, notre vie, étrangère à la culture de la philosophie et des Muses (cf. p. 326, 330 et 332), n'aurait pas de loisir pour les plus nobles distractions. En outre, le service que rend la respiration est naturellement restreint dans sa durée; au contraire, une fois que nous avons mangé et bu suffisamment, nous passons sans besoin nouveau tout le jour et la nuit[1], en quoi la nature mérite encore nos éloges. Ces observations me paraissent suffire à présent pour l'exposition des parties du thorax. Si quelque question peu importante a été omise, on en trouvera aisément l'explication en lisant avec attention le traité *Sur la respiration*[2].

---

[1] Voy., sur les intervalles que les anciens laissaient entre leurs repas, Hoffmann, *l. l.*, p. 156.

[2] Voy. p. 513, note 1.

Chapitre xxii. — Pourquoi les mamelles sont tantôt au nombre de deux, et tantôt plus multipliées; pourquoi sont-elles placées tantôt sur le thorax seulement, ou tantôt, soit sur le thorax et sur le ventre, soit sur le ventre seul. — Que, chez l'homme, la meilleure place pour les mamelles est le thorax — En général, elles sont placées là où la nature n'altère pas le sang par des productions extérieures, telles que cornes, crinières, etc., mais, en somme, la véritable place est le thorax, et, quand la nature s'en est éloignée, c'est par force. — Que, chez les femmes, les mamelles servent d'abord à secréter le lait, et, en second lieu, à protéger et réchauffer le cœur. — Elles n'existent pas toujours chez le mâle comme chez la femelle. — Pourquoi les mamelles ne sont pas aussi saillantes chez l'homme que chez la femme.

Après avoir parlé encore des mamelles, attendu qu'elles sont aussi attachées au thorax, nous terminerons le présent livre. Comme le lait est la sécrétion d'un aliment utile, et que chez certains animaux, les cornes, les défenses, la crinière ou quelque autre appendice de l'extrémité supérieure absorbent toute la puissance de sécrétion, chez ceux-ci naturellement un autre résidu utile ne pouvait s'accumuler à la région du thorax, aussi chez ces animaux la nature a transporté du thorax au ventre les mamelles, chez certains même, dans une partie si basse du ventre qu'elles sont voisines des extrémités postérieures. La nature a donné plusieurs mamelles aux animaux multipares, deux à ceux qui ne sont pas dans cette classe. Chez les animaux dont aucune partie supérieure n'absorbe entièrement les matières de la sécrétion, la nature a placé les mamelles sur le thorax, deux mamelles s'ils mettent bas un ou deux petits (cf. XIV, iv); s'ils en ont un plus grand nombre la nature établit deux mamelles sur le thorax et les autres plus bas. Chez l'homme (c'est lui, en effet, que nous avons dessein de décrire), les mamelles sont avec raison placées sur la poitrine, d'abord parce que cette situation est pour elles la plus convenable, si aucune autre chose ne s'y oppose; ensuite parce que le cœur, étant placé sous la partie appelée *sternum*, est encore protégé par les mamelles établies de chaque côté; enfin, parce que c'est la région où cette sécrétion d'un aliment utile peut s'amasser en plus grande abondance (cf. XIV, xi et viii et XVI, x).

Il faut démontrer d'abord le premier point énoncé, savoir : que cette place est la plus propre pour la production des mamelles. En effet, si les mamelles ont été créées pour le lait, si c'est le premier, le plus grand service qu'elles rendent aux animaux[1], enfin si le lait est un aliment parfaitement élaboré, il fallait de préférence les établir dans cette région, où peut se former en abondance plus aisément et aussi plus promptement un lait parfaitement élaboré. Or, quel lieu est mieux disposé pour profiter de la chaleur naturelle aux animaux, dont le cœur est la source, que celui destiné pour les mamelles chez l'homme? Quelle autre partie

[1] Voici ce qu'Aristote (*Part. anim.* IV, x, p. 291, l. 37, éd. Bussemaker) dit de la position et des usages des mamelles. On verra par ce passage que, sur plusieurs faits assez importants, Aristote et Galien diffèrent d'opinion, et aussi qu'Aristote complète Galien : « Entre les bras chez l'homme, entre les jambes de devant chez les animaux, se trouve ce qu'on appelle la poitrine, laquelle est large chez l'homme, non sans raison (car les bras, étant situés de côté, n'empêchent pas que cette région soit large); mais chez les quadrupèdes, cette région est étroite parce que leurs membres doivent s'étendre en avant lorsqu'ils marchent et changent de place. Pour ce motif les quadrupèdes n'ont pas de mamelles en cet endroit-là; au contraire dans l'espèce humaine la poitrine étant charnue à cause de sa dimension, et la région du cœur devant être recouverte, les mamelles qui sont aussi charnues y ont été établies : chez l'homme par la cause que nous venons d'exposer; chez la femme pour que la nature puisse les employer subsidiairement à une autre fonction, comme d'ailleurs elle le fait souvent; elle y dépose, en effet, la nourriture pour les nouveau-nés.—Les mamelles sont au nombre de deux, puisqu'il y a deux côtés, le gauche et le droit; elles sont assez résistantes et assez distinctes; distinctes attendu que les côtes se trouvent dans cet endroit; résistantes afin de n'être pas trop exposées aux souffrances. Chez les autres animaux il était impossible ou difficile que les mamelles fussent sur la poitrine entre les jambes [de devant], car elles eussent été un obstacle pour la marche. Elles se trouvent donc placées de diverses manières : les animaux, solipèdes ou didactyles, qui mettent bas un petit nombre de petits à la fois, les ont aux aines au nombre de deux; les animaux, ou qui mettent bas plusieurs petits, ou qui ont les pieds fendus, les portent les uns sur les côtés [de l'abdomen] et les ont très-multipliées, comme la truie et la chienne; les autres n'en ont que deux, mais au milieu du ventre, comme la lionne. La cause en est pour la lionne non pas que sa progéniture est peu nombreuse, puisque quelquefois elle met bas plus de deux petits, mais qu'elle a peu de lait. En effet elle consume par elle-même la nourriture qu'elle prend, et elle en prend rarement en sa qualité de carnivore. La femelle de l'éléphant n'a que deux mamelles, et elle les a sous les aisselles; la cause pour laquelle elle en a deux, c'est qu'elle ne met bas qu'un petit à la fois, et la cause pour laquelle ces mamelles ne sont pas situées aux aines, c'est que l'éléphant a les pieds fendus; car aucun animal aux pieds fendus n'a de mamelles aux aines; enfin elle les a aux aisselles parce que c'est là que se trouvent les premières mamelles et celles qui attirent le plus le lait chez les animaux qui en ont plusieurs. La preuve en est ce qui arrive chez les truies, car ces animaux donnent à leur premier-né les premières

reçoit, plus que les mamelles, le sang élaboré d'abord dans les artères et les veines?

Ne voyez-vous pas que la nature pouvant détacher un rameau de la grande veine, appelée veine cave, qui du foie remonte par le diaphragme, a négligé ce moyen, bien que la veine fût proche des mamelles. Elle a amené d'abord cette veine au cœur, lui a

---

mamelles. Puisque l'éléphant n'a qu'un petit à la fois, il n'a qu'une mamelle [de chaque côté], lesquelles sont placées sous l'aisselle ; voilà pourquoi l'éléphant n'a que deux mamelles, et les a dans cet endroit. Les animaux à progéniture nombreuse les ont sous le ventre ; la raison en est que des animaux qui devaient nourrir beaucoup de petits devaient posséder plusieurs mamelles. Donc, puisqu'il n'était pas possible d'avoir plus de deux mamelles sur la largeur, attendu qu'il n'y a que deux côtés, le gauche et le droit, il était nécessaire qu'elles fussent dans ce cas placées en longueur ; or la région intermédiaire, entre les jambes de devant et celles de derrière, était la seule qui eût de la longueur. Les animaux qui n'ont pas les pieds fendus en plusieurs doigts, mais qui ont une progéniture peu nombreuse, ou qui portent des cornes, ont leurs mamelles aux aines, comme la jument, l'ânesse, la femelle du chameau ; car ces animaux ne font qu'un petit ; les deux premiers sont solipèdes et le dernier est didactyle. La biche, la vache, la chèvre, et tous les animaux analogues rentrent dans la même catégorie. La raison en est que chez ces animaux la croissance se fait vers la partie supérieure du corps. La nature a donc placé les mamelles là où il y avait affluence et surabondance de résidus et de sang ; or cet endroit était la partie inférieure du corps, aux environs des canaux d'écoulement. Là, en effet, où il y a mouvement de l'aliment, les mamelles pouvaient en prendre. Dans l'espèce humaine donc, l'homme aussi bien que la femme a des mamelles ; tandis que chez les animaux quelques mâles n'en ont pas ; par exemple chez les chevaux quelques-uns n'en ont pas, et d'autres en ont, notamment ceux qui ressemblent à leur mère » — « Il semble, dit Cuvier (*Anatomie comparée*, 2e éd., t. VIII, p. 605, suiv.), que la situation des mamelles et leur nombre changent d'autant plus facilement, dans les différentes espèces qu'il y en a davantage. Ces nombres varient même quelquefois, quoique très-rarement, dans les individus d'une même espèce. Il est d'ailleurs ordinairement en rapport avec le nombre des petits que ces femelles peuvent mettre bas. Pour l'apprécier d'une manière comparable, nous l'avons calculé d'après celui des mamelles, et non des masses glanduleuses qui se confondent souvent. En général les mamelles peuvent être situées à l'extérieur du thorax, le plus généralement au bas et sur les côtés ; elles remontent quelquefois plus ou moins sur les côtés ou elles sont absolument supérieures et à peu de distance de l'épine. Les mamelles sont encore très-souvent abdominales ou inguinales, ou placées de chaque côté de la vulve. Il peut même s'en trouver sous la queue. Leur nombre varie de deux à quatorze. Il est généralement plus grand chez les petits animaux dont les petits sont nombreux, que chez les grands mammifères qui ne mettent bas qu'un ou deux petits. »

fait traverser tout le thorax, puis quand elle a été proche des clavicules, elle en a détaché deux ramifications considérables (*veines mammaires internes*), et avec celles-ci deux ramifications artérielles (*artères mammaires internes*); elle a fait descendre ces quatre branches à travers toute la poitrine; puis elle en a inséré deux à chaque mamelle, sans avoir eu d'autre but dans ce long trajet que d'élaborer davantage le sang dans les vaisseaux. En effet, après être remonté, ce sang passe devant le cœur et le rencontre de nouveau, en descendant, toujours remué par le mouvement du thorax, s'échauffant dans un tel circuit, attendu qu'il séjourne dans une partie perpétuellement agitée. Toutes ces circonstances contribuent à son élaboration parfaite. Comment alors la position des mamelles ne serait-elle pas la meilleure et la plus parfaite?

Comment n'admirerait-on pas entre toutes les œuvres de la nature cette habileté avec laquelle, prenant chacun des organes créés dans l'animal pour une utilité, elle aime à s'en servir encore pour quelque autre but utile (cf. p. 492, note 2 et p. 526). Or, quoi de plus utile, de plus équitable que les mamelles rendant au cœur en échange des nombreux avantages qu'elles en tirent un léger service, le seul en effet qu'elles peuvent lui rendre. Elles ne peuvent que le protéger extérieurement; car leur nature est glanduleuse, et analogue aux tissus foulés. Aussi sont-elles pour le cœur une sorte de protection et d'abri en même temps qu'elles l'échauffent comme les vêtements de laine qui nous recouvrent : froids quand ils sont placés sur le corps, et, réchauffés par lui, bientôt ils lui renvoient de la chaleur; de même la substance glanduleuse des mamelles, recouvrant le cœur, et par lui échauffée, le réchauffe à son tour.

Chez la femme, ces deux glandes, prenant un développement plus considérable, fournissent au cœur plus de chaleur et de protection que chez l'homme. Elles sont aussi utiles aux viscères situés dans l'hypochondre, viscères doués d'une chaleur moins grande dans la femme. En effet, nous avons démontré que toujours la femelle est plus froide que le mâle (cf. *Dogmes d'Hipp. et de Platon*, IX, III, et *Utilité des parties*, XIV, VI).

Le troisième point énoncé, c'est que ni crinière, ni défenses, ni cornes, ni autre appendice semblable, n'absorbant l'aliment que fournit la partie supérieure du thorax, cet aliment devait être fort abondant chez la femelle; par conséquent encore les mamelles occupent la meilleure position dans l'homme. Néanmoins dans la plupart des animaux, la nature craignant le manque de nourriture, les a reportées nécessairement à l'hypogastre. Elle voyait encore que, chez ces animaux, le cœur a moins besoin du secours qu'elles procurent. En effet, ils ne se tiennent pas, comme l'homme, debout sur deux pieds, tous marchant la tête baissée comme les reptiles. Nous avons démontré cette particularité dans nos explications sur les jambes (cf. III, II; voy. aussi XII, x). Il résulte de là que chez eux toutes les parties du rachis sont exposées aux lésions du dehors, tandis que les parties opposées du sternum et du ventre en sont garanties.

Quand les mamelles existent sur le sternum, elles se trouvent aussi chez les mâles; si elles sont placées sur le ventre seulement, on ne les voit plus dans le mâle, à moins que le petit ne ressemble à sa mère plutôt qu'à son père, comme Aristote (*Hist. anim.*, II, I; cf. VII, I; voy. p. 519, note 1) l'a observé sur des chevaux.

Pourquoi les mamelles ne sont-elles pas aussi saillantes chez l'homme que chez la femme, c'est une question du ressort des *problèmes physiques* [1] (*questions naturelles*), et ce n'est pas le

---

[1] L'explication que Galien ne donne pas ici se trouve dans Aristote (*Hist. des anim.*, I, XII). « La mamelle des femelles fournit du lait; celle des mâles en fournit aussi un peu; mais la chair des mâles est dense, tandis que celle des femelles est spongieuse (σομφή) et remplie de pores. » Donc pour Aristote si la sécrétion laiteuse est beaucoup moins forte chez le mâle que chez la femelle, cela tient à la nature de la chair, et il en résulte tout naturellement que le plus ou moins de volume de la mamelle dépend du plus ou moins d'abondance du lait, et que ces deux faits tiennent en dernière analyse à la même particularité de structure.—A propos du pénis (*Utilité des parties*, XV, II), Galien dit que rechercher pourquoi il y a un pénis et non pas deux, pourquoi il est revêtu de peau et possède des vaisseaux, comment il se fait qu'il entre en érection même sans le concours de notre volonté, constitue un *problème naturel*, et ne rentre pas dans l'étude de l'utilité des parties. Ailleurs (*Méth. méd.*, III, v), il dit que s'enquérir pourquoi la chair et la graisse se régénèrent, tandis que la peau ne repousse pas, c'est aussi du domaine des *problèmes naturels*. Cf. aussi Plutarque *Symp.*, VIII, 3, 1, où on lit : Ἐπεὶ δι' ἀνάγκης φύσει περαινόμενα τῶν αἰτίων ἀνευρίσκειν, καὶ τοῦτο τοῦ φυσικοῦ ἴδιόν ἐστι, ἡ πρὸς τὰς ὑλικὰς καὶ ὀργανικὰς ἀρχὰς πραγματεία. — On voit

lieu maintenant de la résoudre. Que cette disposition soit, comme toutes les autres, l'œuvre d'une nature prévoyante, nous pouvons le déclarer dans le présent livre. Nous reviendrons sur tous ces points quand nous traiterons des parties génitales (livres XIV et XV). Comme ce livre roulait sur tous les organes de la respiration, lesquels comprennent le thorax et le cœur, nous avons pour ce motif mentionné les mamelles, attendu qu'elles sont placées sur le thorax et protégent le cœur. Il sera nécessaire d'en parler de nouveau en même temps que des parties nommées *parties de la femme.*

---

d'après ces exemples, que les *problèmes naturels* comprennent les questions d'organisation, de structure et l'explication des actes physiologiques, mais non pas ce qui touche à l'utilité des parties. Aussi Galien, dans le traité *De l'utilité des parties*, ne s'occupe ni de l'anatomie, ni de la physiologie proprement dites; il ne cherche pas comment une chose est et comment un acte s'opère, mais pourquoi une disposition a lieu, et en quoi cette disposition peut concourir efficacement à l'action (voy. p. 111, note 1).

LIVRE HUITIÈME [1].

DE LA TÊTE, DE L'ENCÉPHALE ET DES SENS.

CHAPITRE I. — De l'utilité du cou en général, son existence est subordonnée à celle du poumon. — Relations et subordination des diverses parties qui composent le cou. — Pour certains animaux, le cou, par sa longueur, remplit en quelque sorte l'office de main. — Chez l'homme, le cou est fait en vue du larynx, lequel, à son tour, est créé en vue de la voix. — Une autre utilité secondaire du cou, c'est de permettre la production des nerfs pour l'épaule et le bras.

La suite des explications nous amène à parler de toutes les parties du cou et de la tête; mais, avant de les décrire une à une, il est bon d'examiner, à propos de ces membres en général, dans quel but ils ont été créés, surtout si l'on considère que beaucoup d'animaux sont les uns privés des deux membres, les autres de la tête seule. Les langoustes, les écrevisses, les pouparts, les crabes, manquent de l'un et de l'autre (cf. III, XII, VII, III); tous les poissons ont une tête, mais point de cou. Pour la production du cou, il n'est pas difficile de s'en rendre compte. Toujours, on le voit disparaître avec le poumon [2]. Aussi, chez tous les poissons, le cou manque parce qu'il n'existe pas de poumon. Au contraire, les animaux pourvus d'un poumon ont tous un cou sans exception. S'il en est ainsi, en examinant la relation des parties du cou avec le poumon, que cette relation regarde une ou plusieurs parties, nous découvririons la nécessité de l'existence du cou tout entier.

---

[1] Comme les livres du traité *De l'utilité des parties*, où il est question de l'encéphale, de la moelle et des nerfs, ont une très-grande importance; comme d'un autre côté je donne dans le troisième volume une traduction des livres inédits du *Manuel des dissections* sur le même sujet, je réserve pour la *Dissertation sur l'anatomie et la physiologie* l'examen de toutes les questions que soulève l'étude du système nerveux, questions qui m'avaient déjà occupé en 1841 dans ma *Thèse inaugurale*.

[2] Aristote (*Part. Anim.*, III, III, *init.*; cf. aussi IV, x, *init.*) dit : « Le cou est situé sous la tête, chez les animaux qui ont un cou; car tous les animaux n'ont pas un cou; mais ceux-là seulement qui possèdent les parties en vue desquelles le cou a été formé; or ces parties sont le pharynx (trachée-artère), qu'on nomme aussi *artère*, et ce qu'on appelle l'*œsophage*. Le pharynx a été formé en vue du poumon; car c'est à travers ce conduit que les animaux attirent et expulsent l'air, en insufflant et en exsufflant. Aussi les animaux qui n'ont pas de poumon, n'ont-ils pas non plus

Mais on trouve en lui des parties qui n'ont absolument aucune affinité avec la substance du poumon, en arrière les vertèbres, et la moelle qu'elles renferment, certains ligaments et tendons, et en général dans tout le cou beaucoup de muscles, de nerfs, de glandes, et le canal de l'estomac qu'on nomme *œsophage*. Il en est d'autres qui ont du rapport avec le poumon, par exemple les artères et les veines, mais comme le poumon les tient du cœur, en quoi aurait-il encore besoin du cou? Reste le système de la trachée-artère commun au cou et au poumon. Comme trois vaisseaux forment la trame du poumon, veine, artère lisse et trachée-artère, les deux premiers sont communs à tout le corps, en sorte que vous ne trouveriez pas une partie où l'un et l'autre ne se rencontrent. Quant au système de la trachée-artère, il existe dans le cou et dans le poumon seulement; unique et très-grande dans le cou, elle se divise dans le poumon où les bronches sont formées par les subdivisions de la grande trachée (*ramifications bronchiques*).

C'est pourquoi tous les animaux qui ont un poumon attirent l'air dans leur poumon par cette trachée, et l'expirent par le même canal. L'émission du souffle, principe matériel de la voix, nous l'avons démontré (cf. VII, v, p. 466), est produite par elle. Sans elle, la voix ne se produit pas; et le premier, le plus important organe de la voix, qu'on nomme *larynx*, forme l'extrémité supérieure de la trachée-artère; on l'appelle encore *pharynx*, de même que l'organe placé au-devant du larynx, il en résulte que la voix manque chez tout animal dépourvu de cou.

C'est ainsi qu'au poumon est allié le pharynx, si utile pour les

---

de cou : tel est le genre des poissons. L'œsophage est le conduit par lequel la nourriture chemine vers l'estomac; de sorte que les animaux dépourvus de cou n'ont évidemment pas d'œsophage. L'œsophage n'existe pas nécessairement en vue de la nourriture; car ce n'est pas à cause d'elle qu'il a été préparé. L'estomac peut venir immédiatement après la bouche; mais cela n'est pas possible pour le poumon, car il doit exister une certaine espèce de passage commun, au moyen duquel l'air est distribué à travers les artères dans les canaux (*cellules pulmonaires?*); comme ce passage est double (*division de la trachée en bronches*), il accomplit ainsi très-bien l'aspiration et l'expiration. Puisque l'organe de la respiration a nécessairement une certaine étendue, nécessairement aussi l'œsophage est placé entre la bouche et l'estomac. » — On voit que Galien n'a guère fait que paraphraser Aristote; il le suit également pour tout ce qui regarde la position respective de l'œsophage et de la trachée.

animaux; et c'est pour lui que le cou a été créé. En effet, le poumon étant renfermé dans le thorax, et la trachée-artère partant du poumon et se terminant nécessairement à la bouche, toutes les parties situées entre l'extrémité du thorax et la naissance de la bouche ont été créées en vue de cette trachée; car le thorax et la bouche étant séparés et éloignés l'un de l'autre, tout l'espace intermédiaire a servi de passage aux corps qui remontent et à ceux qui descendent. Or, ceux qui descendent sont les nerfs, l'œsophage, les muscles, la moelle épinière; ceux qui remontent sont les veines, les artères, le larynx même.

La moelle épinière a pour la protéger les vertèbres qui l'environnent; des glandes remplissent les interstices entre les vaisseaux; de plus, des membranes et des ligaments défendent, et en même temps rattachent les parties susnommées; la peau les recouvre toutes comme une enveloppe commune. Tel est le cou, créé comme nous le démontrions à l'instant pour le larynx, organe de la voix et aussi de la respiration.

Mais la nature, habile à employer à un usage différent (c'est-à-dire *à plusieurs usages*, voy. p. 526) une partie créée pour un but donné, a gratifié beaucoup d'animaux d'un cou pour remplir chez eux l'usage de la main. C'est pourquoi ceux qui, avec leur bouche, recueillent sur la terre leurs aliments, ont un cou aussi allongé que les jambes[1] (voy. XI, II, *fine*, et VIII, *fine*. — Cf. aussi III, II, *init.*). Mais l'homme et les animaux analogues ont un cou en vue du pharynx (*larynx*), et ce pharynx, ils l'ont en vue de la voix et de la respiration, en sorte que sa grandeur est celle qui était nécessaire au pharynx pour accomplir les fonctions indiquées.

Il fallait encore que la région de l'épaule, celle du bras, et de plus l'avant-bras et la main reçussent des nerfs des vertèbres cervicales. Nous démontrerons plus loin (XIII, IX) que tel est aussi le cas du diaphragme. Pour créer ces nerfs, il a donc fallu établir dans l'intervalle, entre la tête et le thorax, d'autres vertèbres dont

---

[1] Tout ceci est encore tiré d'Aristote (*Part. Anim.*, IV, XII, *init.*). Cet auteur nous apprend que, chez les animaux autres que l'homme, la longueur du cou est toujours en raison de celle des jambes. Cette disposition dépend de ce que les animaux n'ont pas de mains pour prendre leur nourriture, et qu'ordinairement ils la saisissent immédiatement avec la bouche.

est formé le cou. Pour les poissons, comme ils n'ont pas de trachée-artère, ils manquent également des parties susnommées. Aussi doit-on dire, ou que le cou leur fait complétement défaut, ou qu'il est excessivement court, composé seulement des deux premières vertèbres. Si donc il est très-court chez eux ou absolument nul, il est long chez les animaux où il fait office de main, et de grandeur moyenne chez ceux où, créé pour la voix, il est en outre destiné à permettre la production des nerfs destinés aux membres antérieurs : parmi ces animaux est l'homme, dont notre but actuel est de décrire la structure. Nous avons suffisamment développé l'utilité du cou.

Chapitre ii. — Galien combat ceux qui pensent que la tête a été créée en vue du cerveau, et que le cerveau a été créé en vue de la réfrigération du cœur ; il les poursuit tantôt par l'ironie, tantôt par un raisonnement sérieux. — Il leur oppose surtout les mouvements de l'encéphale, l'existence des deux méninges, l'épaisseur des os qui constituent la bâse du crâne, la distance qui existe entre le cerveau et le cœur chez les animaux vertébrés ; d'ailleurs, ajoute-t-il, la respiration est bien suffisante pour rafraîchir le cœur.

La tête a paru à beaucoup de personnes avoir été créée en vue de l'encéphale, et renfermer conséquemment tous les sens comme les serviteurs et les satellites d'un grand roi [1]. Mais les crabes et les autres crustacés n'ont pas de tête. La partie qui dirige les sens et les mouvements volontaires est certainement placée dans le thorax, à l'endroit où chez eux se trouvent tous les organes des sens. Ainsi ce qui en nous est l'encéphale, serait dans ces animaux cette

[1] Toute cette réfutation sur le rapport de la tête avec l'encéphale et sur le rôle que joue le cerveau dans l'acte de la réfrigération du cœur, est dirigée contre Aristote que Galien semble d'abord ne pas oser nommer. Aristote dit formellement (*Part. Anim.*, IV, x, *init.*) *que la tête a été faite principalement en vue du cerveau* (ἡ μὲν κεφαλὴ μάλιστα τοῦ ἐγκεφάλου χάριν). Hoffmann (*l. l.*, p. 169, suiv.) a longuement discuté sur la question de savoir si Aristote a pensé que le cerveau était chargé de refroidir le cœur. Comme cette question se rattache à un ensemble de doctrines sur les usages du cœur, j'en réserve l'examen pour la *Dissertation sur la physiologie*. Là je rassemblerai et je discuterai tous les passages d'Aristote relatifs à ce sujet. — Galien a fait l'abus le plus étrange qui se puisse imaginer du raisonnement et des théories *a priori*, quand il soutient que la tête n'a pas été créée en vue du cerveau. La tête n'existe pas chez tous les animaux : chez un certain nombre le centre nerveux est logé dans le thorax ou dans l'abdomen; mais

partie à laquelle se rapportent les mouvements et les sensations. Ou si ce n'est pas l'encéphale, mais le cœur qui est le principe de tous ces phénomènes, c'est avec raison que chez les acéphales les organes des sens ont été fixés dans la poitrine; car, de cette façon, ils se dirigent vers le cœur qui est situé près d'eux; c'est au contraire à tort que chez les autres ils sont rattachés à l'encéphale. Ceux qui ont cette opinion doivent trouver la tête d'autant plus superflue qu'ils ne sauraient indiquer une utilité de l'encéphale, ni loger autour de lui les organes des sens. Imaginer, en effet, que l'encéphale a été créé en vue de la chaleur naturelle du cœur pour le rafraîchir et le ramener à une température modérée, cela est tout à fait absurde. Dans cette supposition, la nature, au lieu de le placer si loin du cœur, ou l'aurait donné comme enveloppe au cœur, comme elle a fait du poumon, ou du moins elle l'aurait établi dans le thorax, mais elle n'eût pas suspendu à l'encéphale les principes de tous les sens.

Eût-elle poussé la négligence au point de l'éloigner du cœur, elle n'avait du moins aucunement besoin d'y rattacher les sens; mais elle n'eût pas séparé ces deux organes par deux enveloppes si solides et si épaisses, en recouvrant du crâne le premier et du thorax le second. Eût-elle encore négligé ces conditions, elle n'aurait certainement pas établi le cou entre les deux organes, cou si long dans les animaux dont le sang est le plus chaud et qui tirent leur nom de leurs dents acérées (καρχαρόδοντα, *carnassiers*), cou plus long encore dans les oiseaux, en sorte que chez eux l'encéphale est aussi distant du cœur que le sont les pieds. Autant vaut dire, à mon avis, que le calcanéum a été créé en vue du cœur. Et n'allez pas croire que je plaisante en parlant ainsi; un examen attentif

---

le cerveau proprement dit n'existe pas plus sans la tête que la tête n'existe sans le cerveau; d'où il résulte nécessairement que la tête a été créée pour l'encéphale, quand il y a un encéphale, et non pas seulement pour les yeux, comme le prétend Galien; ou plutôt il y a coexistence constante de la tête et du cerveau. Quant à l'existence de l'encéphale lui-même, elle se rattache à un ensemble de dispositions organiques que nous exposerons ailleurs. C'est aussi pas suite de l'existence même d'une tête, dans laquelle est logé le centre nerveux, que les sens spéciaux y ont trouvé leur place; donc ce n'est pas à cause des yeux que la tête a été primitivement créée, mais c'est parce que la tête existe que les yeux y ont été attachés. Aristote a donc complétement raison contre Galien.

vous montrera que la réfrigération arrive au cœur plus promptement du calcanéum que de l'encéphale[1] :

Si le cœur et le talon paraissent avoir été assez éloignés l'un de l'autre, du moins chez l'homme, il n'en est pas ainsi chez tous les animaux; ils ne sont pas non plus séparés par une double enveloppe osseuse comme par des murs solides. En effet, dans les parties inférieures seulement, le thorax n'est plus osseux ; dan cette région est placé un corps membraneux et musculeux appelé *diaphragme*, très-propre à transmettre une réfrigération. D'ailleurs, vous n'en trouverez pas moins que le calcanéum est plus froid que l'encéphale. Notez encore qu'à défaut d'autre cause, la continuité du mouvement est capable d'échauffer l'encéphale, sans parler de la multiplicité et de la grandeur des veines et artères qui s'y trouvent et qui surpassent pour la chaleur celles de toute autre partie du corps. Il est encore recouvert par deux méninges (*dure-mère* et *pie-mère*), puis vient un os très-dur, très-dense et très-épais (car tel est l'os placé à sa base), et c'est à travers cet os et non par le sommet que la réfrigération doit s'ouvrir un passage vers le cœur; ces corps augmenteront nécessairement la chaleur de l'encéphale et rendront à cette réfrigération le chemin du cœur bien difficile et même complétement impraticable.

Du reste, pourquoi cette nécessité de préparer dans l'encéphale une réfrigération pour le cœur, en présence de la respiration dont l'action est tellement continue et incessante? Tant qu'elle agit sur l'animal, elle peut rafraîchir le cœur de deux façons : dans l'inspiration en introduisant un air frais, et dans l'expiration en entraînant les parties brûlées; à moins qu'on n'imagine que l'air est plus chaud que l'encéphale, et qu'en conséquence le cœur, moins rafraîchi qu'il n'est convenable, a besoin encore du secours de

---

[1] « Si cerebrum refrigeraret cor, non tam longe invicem abessent. Respond. : « cerebrum non descendit ad cordis refrigerium : sed sanguis, e corde in cerebrum delatus, refrigeratur ibi, ut sensus, qui in corde fieri debebant (non poterant autem fieri propter motum caloris) fiant in cerebro, ubi quies est. « Quamobrem iterum dici potest : non est sermo Aristoteli de refrigerio κατὰ « συνάφειαν *per contactum*, sed de refrigerio κατὰ συμπάθειαν *per consensum*. Et « utitur hac voce (ne arguteris, hujus vocis συζύγῳ, *conjugato, aut si mavis, condeclineo*). *Part. anim.*, II, VII. Hoc si displicet, vide Costæi explicationem, lib. VI. « *Disp. physiol.* » Hoffmann, *l. l.*, p. 163. Voilà, sans contredit, un des plus curieux spécimens de la critique scientifique du XVIIe siècle!

l'encéphale, comme étant plus froid. Mais c'est là l'opinion de gens qui vont en parole au delà de la vérité ou qui méconnaissent les faits. Car, en toute circonstance, on trouve l'encéphale beaucoup plus chaud que l'air, soit qu'on pose la main sur une fracture du crâne, soit que par forme d'expérience, on prenne un animal quelconque et que, lui enlevant une partie du crâne et incisant les méninges on touche l'encéphale. De plus, personne n'ignore que [dans le cas de fracture] nous nous efforçons toujours avec un soin extrême de détacher les os de la tête, afin que l'encéphale ne se refroidisse pas, et s'il vient à se refroidir, c'est l'accident le plus dangereux pour le blessé. Et cependant, si l'air était plus chaud que l'encéphale, il ne le refroidirait pas. Mais dans l'état actuel, en été même, il se refroidit aisément et a besoin alors d'être promptement réchauffé, non-seulement parce que lui-même n'est pas un corps froid, mais encore parce qu'il redoute le contact d'une substance froide.

On dira peut-être : le mal dérive non de l'encéphale, mais des membranes qui se refroidissent, surtout de la membrane mince (*pie-mère*) qui renferme les veines et les artères les plus nombreuses et qui bat perpétuellement dans toute son étendue, ce qui n'a pas lieu sans qu'il se produise une chaleur bouillante. Et vous hommes simples, avec l'idée que la membrane mince est chaude, vous osez encore déclarer que l'encéphale est froid, quand celle-ci pénètre de tous côtés son tissu à tel point qu'on ne trouve aucune partie de l'encéphale qui en soit dépourvue ! Ou bien ignorez-vous ce fait, et pensez-vous que l'encéphale est seulement enveloppé par elle, mais non pas traversé et enlacé dans tous les sens? D'ailleurs quand même elle se bornerait à l'envelopper, l'encéphale ne pourrait refroidir le cœur dont il est si éloigné, dont il est séparé par une double barrière d'os; et ne devait-il pas d'ailleurs être échauffé par la membrane avec laquelle il est en contact perpétuel, à moins qu'une partie froide ne puisse refroidir des régions même éloignées, et qu'une partie chaude ne puisse échauffer même les régions voisines? Car, telles sont nécessairement les raisons frivoles de ceux qui s'inquiètent moins de la vérité que de défendre leurs propres opinions, et qui, non-seulement, ne se fient pas aux sens et aux déductions logiques, mais se jettent hardiment dans les contradictions.

CHAPITRE III. — Le chapitre précédent était une attaque indirecte contre Aristote ; dans celui-ci, la réfutation est directe. En disant que l'encéphale était chargé de rafraîchir le cœur, Aristote oublie le témoignage des sens ; il est en contradiction avec lui-même, car il est d'avis que la respiration est chargée de procurer cette réfrigération, et en soutenant cette opinion vraie, il tombe dans une nouvelle contradiction, car il est d'avis que l'air est naturellement chaud. — Galien démontre qu'il est matériellement impossible que le cœur soit rafraîchi par l'encéphale ; il le serait plutôt par le calcanéum. — Contrairement à l'opinion d'Aristote, il soutient que tous les sens sont en rapport avec l'encéphale. S'il en était autrement, cet organe aurait été créé sans but, ou bien il devrait être réduit à l'état d'éponge.

On a peu de raison de s'étonner que ce système ait été adopté par certains écrivains, mais quand on le voit soutenu par Aristote, qui ne serait au comble de l'étonnement ? Voici un philosophe qui n'a pas négligé l'étude des phénomènes fournis par l'anatomie, qui ne méconnaît pas leur utilité, qui dit lui-même (*Top.* I, IX, extr.) que parmi les problèmes, les uns réclament une solution, les autres un éclaircissement, d'autres le témoignage des sens ; et bientôt on le surprend n'ajoutant plus foi aux phénomènes démontrés par les sens et oubliant ses propres arguments. En effet, le toucher indique toujours que l'encéphale est plus chaud que l'air ambiant. Eh bien, Aristote prétend qu'il a été créé dans le but de refroidir le cœur ; mais il oublie que lui-même a déclaré que cette réfrigération était l'œuvre de la respiration.

Il faut lui donner des éloges pour avoir démontré, conformément au dire d'Hippocrate (*Des vents*, § 4, t. VI, p. 96 ; *De la nat. de l'enfant*, § 12 et 15, t. VII, p. 486 et 492 ; *De l'aliment*, in medio ; *Epid.* VI, VI, 1, t. V, p. 323), et avec la vérité l'utilité de la respiration. Mais il a eu tort d'oublier qu'il avait dit ailleurs que l'air est naturellement chaud (*De gener. et corrupt.*, II, III)[1]. Ou bien s'il a eu raison d'oublier des assertions erronées, il a tort

[1] « Huic (sc. Galeno) pulchre respondet Accorambonus : Distinguendum « esse, an loquamur de aere, in se considerato, an potius, ut permiscentur « illi vapores ? Aer in se consideratus est calidus et humidus [θερμόν τι ὂν καὶ « ὑγρόν] teste quoque Hippocrate initio libri *De carnibus* [§ 2, t. VIII, p. 584]. « Non est igitur ψευδῶς εἰρημένον, *mendax assertio, aut mendacium*, sed ipsissima « veritas. Nec pugnat ut ipse putat (Galenus) : Aer est calidus, et tamen refrigerat « cor ! » Voilà par quels solides arguments Hoffmann (*l. l.*, p. 164) défendait au XVIIe siècle Aristote contre Galien !

de croire que le cœur n'est pas suffisamment rafraîchi par l'air seul et qu'il a besoin encore d'un viscère qui est loin d'être aussi froid que l'air, et qui, fût-il plus froid encore que cet air, ne saurait, vu son éloignement et vu le nombre et la densité des corps interposés, lui transmettre de la fraîcheur. Mais, au nom des Dieux, quand on voit l'air pénétrer par le poumon jusqu'au cœur, ou sinon l'air, du moins sa qualité [accidentelle, c'est-à-dire *le froid radical*], et cela continuellement, sans relâche, comment imaginer que pour tempérer sa chaleur, il a encore besoin d'un autre secours. S'il en a encore besoin, il valait bien mieux dire que cette réfrigération lui est fournie par le poumon, en l'attribuant soit à la substance molle de ce viscère, comme le fait Platon (*Timée*, p. 70. Cf. VI, II, p. 382), soit à sa nature froide, car rien n'empêche de hasarder de telles assertions, quand une fois on a osé dédaigner le témoignage des sens.

Si donc, en ne se rapportant qu'au toucher, on peut démontrer que le poumon est chaud et s'il faut admettre, en s'en fiant aussi au toucher, que le cœur l'est également, comment ne croirait-on pas que l'encéphale est plus chaud que l'air, quand c'est la mort pour lui que de devenir froid comme l'air [1] ? Comment l'encéphale est-il capable de rafraîchir le cœur et comment le cœur n'est-il pas bien plutôt capable de réchauffer le cerveau qui est placé au-dessus de

---

[1] Τούτῳ (τοῦτο 2154) γὰρ ἂν ἔτι δείξειέ τις θερμὸν τὸν πνεύμονα μὴ πιστεύων τῇ ἁφῇ (τὴν ἁφήν, *ibid.*), τῷ δὲ ἂν ἔτι καὶ αὐτὴν τὴν καρδίαν εἴη πιστεύων (πιστευτέον αὐτήν, *ibid.*), πῶς οὐχὶ καὶ ἐγκέφαλος (— λον *ibid.*) θερμότερος (— ρον *ibid.*) ἀέρος, ᾧ γε καὶ θάνατός ἐστιν ὁμοίως ἀέρι γενέσθαι ψυχρῷ; Tel est le texte vulgaire de ce passage extrêmement embarrassant; j'ai mis entre parenthèse les leçons du manuscrit 2154, leçons qui sont presque toutes évidemment mauvaises, et qui ne facilitent en rien l'interprétation. Daleschamps traduit : « Car si quelqu'un monstre au toucher d'un tel personnage (de celui qui n'ajoute pas foi aux sens), que le cerveau est chaud, et il ne le croit, pourquoy croira-il plustost du poulmon, et du cœur. De plus comment le cerveau ne seroit-il pas plus chaud que l'air, veu que c'est un accident mortel quand il est refroidy autant que l'air. » A la marge de cette traduction, on lit : *Ce passage est restitué au grec et au latin.* Je ne sais où Daleschamps a pris sa restitution ; je n'en trouve point de traces dans aucun manuscrit, et d'ailleurs elle ne fournit pas un sens régulier. Comme ce passage me paraît jusqu'à présent désespéré, j'ai tâché, sans trop m'écarter du grec, de trouver une interprétation qui fût autant que possible en harmonie avec la suite du raisonnement.

lui, puisque toute chaleur tend à s'élever? Et pourquoi l'encéphale n'envoie-t-il au cœur qu'un nerf imperceptible, tandis que tous les organes des sens tirent de l'encéphale une grande partie de sa substance?

Comment encore expliquer que l'encéphale, étant destiné à rafraîchir le cœur, est pour les organes des sens d'une utilité toute différente. En effet, un organe créé pour rafraîchir le cœur doit nécessairement, je pense, comme ayant en lui une source de fraîcheur, la communiquer à tous les corps voisins. Aussi l'encéphale seul parmi tous les organes, serait donc une merveille, s'il pouvait, à travers de nombreux corps interposés, rafraîchir des parties très-éloignées et plus chaudes que lui; et s'il était incapable d'exercer la même action sur des corps très-proches, moins chauds et auxquels il touche.

Mais, dit Aristote[1], tous les organes des sens n'aboutissent pas à l'encéphale. Quel est ce langage? Je rougis même aujourd'hui de citer cette parole. N'entre-t-il pas dans l'une et l'autre oreille un nerf considérable avec les membranes mêmes? Ne descend-il pas à chaque côté du nez une partie de l'encéphale (*nerfs olfactifs*[2],

---

[1] « Le cerveau, dit Aristote (*Part. anim.*, II, VIII, *init.*), n'a aucune connexion avec les parties sensitives, cela est prouvé avec évidence par la vue; cela ressort surtout de ce qu'il n'éprouve aucune sensation quand il est touché, pas plus que le sang, pas plus qu'un des autres excréments des animaux. » — Dans le chapitre X du même livre, il est cependant forcé de reconnaître que la vue et l'ouïe ont leur siége dans la tête : quant au tact et au goût, ils ont leur principe dans le cœur. L'olfaction est entre les deux autres séries de sens. Après avoir indiqué les passages précédents, Hoffmann (*l. l.*, p. 164) ajoute avec grande raison : « Hæc loca Argentarius valde urget *De somno*, II, II. Ego dixi ex Averroë *Para-« phr. in Part.* II, VII, imperitiam anatomiæ non debere obstare Aristoteli, quo « minus recipiantur ea quæ alias recipienda videbantur. Quid enim? Et Galenus « quædam (il fallait dire *multa*) ignoravit : ideone rejiciemus ea quæ bene ab illo « docta sunt? Profecto, æquum est, ut quæ recte a priscis tradita sunt, cum « gratiarum actione accipiamus ; in quibus autem hallucinati sunt, cum pudore « et reverentia (in quam sententiam fere loquitur Gal. heic) transiliamus, non « autem curiose et cum voluptate quædam refricemus *ulcuscula* ipsorum. »

[2] Galien considère les nerfs olfactifs, non comme une véritable paire de nerfs, mais comme des prolongements de l'encéphale : ce sont les nerfs optiques qui constituent pour lui la première paire. Cf mon *Exposition des connaissances de Galien sur l'anat., la physiol. et la pathol. du système nerveux*, Paris, 1841, in-4, p. 44; et sur les motifs de cette manière de voir, recourez à la *Dissertation sur*

voy. chap. VI) bien plus importante que celle qui se rend aux oreilles (*nerfs acoustiques*)? Chacun des yeux ne reçoit-il pas un nerf mou (*nerfs optiques*) et un nerf dur (*nerfs oculo-moteurs communs*, voy. *Dissert. sur l'anat.*), l'un s'insérant à sa racine, l'autre sur les muscles moteurs? N'en vient-il pas quatre à la langue, deux mous pénétrant par le palais (*nerfs linguaux*), deux autres durs descendant le long de chaque oreille (*grands hypoglosses*)? Donc tous les sens sont en rapport avec l'encéphale, s'il faut ajouter foi aux yeux et au tact. Énoncerai-je les autres parties qui entrent dans la structure du cerveau? Dirai-je quelle utilité présentent les méninges, le plexus réticulé, la glande pinéale, la tige pituitaire, l'infundibulum, la lyre, l'éminence vermiforme, la multiplicité des ventricules, les ouvertures par lesquelles ils communiquent entre eux, les variétés de configuration, les deux méninges, les apophyses qui vont à la moelle épinière, les racines des nerfs qui aboutissent non-seulement aux organes des sens, mais encore au pharynx, au larynx, à l'œsophage, à l'estomac, à tous les viscères, à tous les intestins, à toutes les parties de la face?

Aristote n'a tenté d'expliquer l'utilité d'aucune de ces parties non plus que celle des nerfs du cœur; or, l'encéphale est le principe de tous ces nerfs. S'il était destiné seulement à la réfrigération, l'encéphale aurait dû être une éponge oisive et informe, n'ayant aucune structure produite par l'art; et le cœur, s'il n'est le principe ni des artères, ni de la chaleur innée, loin d'avoir une configuration compliquée, ne devait pas même exister[1].

Ces buts admirables, marqués dans les deux organes par une sagesse consommée, sont encore prouvés surtout par cette circonstance que les sectateurs d'Aristote non-seulement ne croient pas que l'encéphale soit le principe des nerfs et le cœur le principe des artères, mais qu'ils avouent même que l'un des deux organes est dénué de toute utilité; les uns le déclarant hautement comme Philo-

---

l'anatomie de Galien. — Voy. aussi dans la même *Dissertation* ce qui regarde les nerfs moteurs des yeux, nerfs que Galien ne paraît pas avoir parfaitement connus.

[1] En d'autres termes, si l'encéphale n'est pas le principe des nerfs, et si le cœur n'est pas celui des artères, cœur et encéphale sont des viscères complétement inutiles. Ainsi, contrairement à toute la doctrine d'Aristote, la nature aurait fait quelque chose en vain.

time[1], les autres d'une façon détournée comme Aristote lui-même. En effet, en ne reconnaissant à l'encéphale qu'une propriété, dont il est complétement dénué, et en imaginant qu'il n'a aucune autre destination, évidemment il le condamne à une complète inutilité, bien qu'il n'ose en convenir ouvertement. Mais ce n'est pas le lieu maintenant de parler des fonctions. Ce que nous avons dit au début de tout l'ouvrage (I, VIII) devient évident par le fait, c'est qu'il est impossible d'exposer convenablement l'utilité d'une partie quelconque sans connaître la fonction de tout l'organe.

Chapitre IV. — Longue discussion sur l'impropriété du terme *encéphale* pour désigner l'organe qui préside aux sensations et aux mouvements volontaires.— La tête n'a pas été créée en vue de ce principe, puisqu'elle n'existe pas chez les animaux qui cependant le possèdent. — On doit choisir un nom qui ne se rapporte en rien à la position, car la situation ne change ni l'essence, ni la fonction des parties.

Nous allons donc reprendre pour nos explications actuelles les démonstrations présentées ailleurs. Nous avons démontré dans nos *Commentaires sur les dogmes d'Hippocrate et de Platon* (VII, III et *passim*) que l'encéphale est le principe des nerfs, de toute sensation et du mouvement volontaire, que le cœur est le principe des artères et de la chaleur innée. Appuyé sur ces données qui seront les bases de la discussion, nous exposerons les utilités des parties de la tête et d'abord de la tête elle-même considérée dans son ensemble ; c'est le sujet que, dès le début de ce livre, nous nous sommes proposé de traiter, et dont nous avons, je pense, poussé les développements assez avant pour reconnaître que ce n'était pas en vue de l'encéphale qu'elle avait été créée, même si on regarde l'encéphale comme le principe de la sensation et du mouvement volontaire, et qu'il est impossible de ne pas faillir à la logique dans la discussion en général, et de ne pas être embarrassé dans la recherche de l'utilité de chaque partie, si en dépouillant l'encéphale des atttributs qui en font le principe des fonctions susdites on admet qu'il faut prendre comme point de

[1] Philotime était contemporain et probablement disciple de Praxagore, lequel florissait entre Aristote et la fondation de l'école d'Alexandrie. Voy. la *Dissert. sur l'anat. de Galien.*

départ la recherche du but de l'existence de la tête. Or les crabes, toute la famille des crustacés, les phalènes encore et beaucoup d'autres insectes semblables, ou manquent absolument de tête ou n'en ont qu'un rudiment; néamoins tous ces animaux ont les sens tous placés sur la poitrine, et nécessairement le principe de ces sens établi au même endroit.

Ce principe, il ne faut pas l'appeler l'*analogue de l'encéphale*[1] comme Aristote le faisait dans des cas semblables, trompé par les dénominations, et dirigé non par la substance même de la chose mais par les circonstances fortuites. C'est ce qui a lieu pour le terme *encéphale*. En effet, ce nom lui vient de sa position. Platon (*Timée*, p. 73) voulant caractériser sa substance et pensant être dans le vrai, l'appelle *moelle*. Mais même si c'est de la moelle, il faut encore ajouter quelque chose à cette appellation. En effet, il existe une moelle dans le rachis, une autre dans chacun des os, et ces espèces de moelles ne sont pas les principes de toute sensation et de tout mouvement. Aussi beaucoup la nomment-ils *moelle encéphalique*,comme on dit *moelle épinière*, d'autres, sans l'appeler *moelle encéphalique*, l'appellent tout simplement *la moelle de l'encéphale*. Mais, d'après ceux-ci, c'est le sens du raisonnement et non

---

[1] Ἣν οὐκ ἀνάλογον τῷ ἐγκεφάλῳ χρὴ καλεῖν vulg.; le manuscrit 2154 et le texte que Hoffmann avait sous les yeux portent ἢ οὐκ, κ. τ. λ. Hoffmann (*l. l.*, p. 165, et *Append. var. lect.*) propose ἤ που ἀνάλ., et dans les *Variæ lectiones* il interprète : « *An hoc opportet analogum cerebro dicere?* Ita per interrogationem interpretari « oportet. Hoc enim vult Galenus : Cum ibi sit principium sensus et motus in « his, cur principium illud appelletur non cerebrum, sed analogum cerebro. » C'est bien, en effet, le sens qui résulte de toute la discussion à laquelle Galien se livre dans ce chapitre, mais il n'est pas nécessaire, pour trouver ce sens, de changer le texte vulgaire, comme le veut Hoffmann, bien que la construction soit un peu embarrassée dans tout le passage qui nous occupe.—En résumé, pour Galien le centre nerveux, qu'il soit situé dans la tête ou dans la poitrine, est une même substance; il doit donc porter le même nom; mais, suivant lui, le nom grec est mal choisi, puisqu'il dérive d'une circonstance accessoire, la position, et qu'il est irrégulier pour le langage de dire que l'*encéphale* est dans la poitrine. Aussi faut-il préférer, soit le nom latin *cerebrum*, soit un autre, comme *scindapsus*, mot qui, en grec, ne signifiait par lui-même pas plus que *chose* en français, mais qui pouvait prendre un sens de convention. Toutefois si on conserve le mot *encéphale*, ne dites pas du centre nerveux, quand il est dans la poitrine, que c'est *l'analogue de l'encéphale*, car dans la poitrine ou dans la tête, c'est une même substance.

pas le nom qui marque la partie ; aussi le fait énoncé dès le début subsiste toujours, c'est que l'encéphale n'a pas, comme les yeux, les oreilles, la langue, le poumon et presque toutes les autres parties, un nom spécial [*arbitraire*] indicatif de l'essence (c'est-à-dire *de la fonction*). On peut dire des parties énumérées que l'organe de la vue est appelé *œil*, celui de l'ouïe *oreille*, et que nous savons également pour les autres parties comment il faut les appeler [mais il n'en est pas de même pour l'encéphale]; car on ne peut pas l'appeler tout simplement *moelle*, puisque toute moelle n'a pas les facultés que possède l'encéphale. On ne peut pas l'appeler non plus simplement *encéphale* (ἐν τῇ κεφαλῇ, c'est-à-dire *contenu dans la tête*) ; car chez les animaux qui manquent de tête, il n'existe évidemment pas d'*encéphale*. Cependant il ne faut pas, pour ce motif, l'appeler *analogue de l'encéphale*, par respect pour la propriété des termes. En effet quoique chez les crabes les yeux et les oreilles occupent une place différente, nous ne les appelons pas *analogues d'yeux* ou d'*oreilles ;* car chacun des organes n'a pas une essence qui varie selon la situation qu'il occupe, lors même que son nom dérive de sa situation. Il en est de même de l'encéphale quoiqu'il doive son nom à sa position, car ce nom lui vient de ce qu'il est situé dans la tête. Cependant, quand nous le trouverons fixé sur les parties du thorax chez les animaux dépourvus de tête, nous ne dirons pas que c'est une autre substance analogue à l'encéphale. Nous dirons que c'est l'encéphale même, tout en constatant que la vieille dénomination ne lui convient pas.

Pour rendre cette proposition plus claire et plus manifeste, désignez-le par le nom latin (*cerebrum*), tiré évidemment non pas de la position, ni de quelque autre circonstance, mais de l'essence même, vous reconnaîtrez nettement que rien ne vous empêchera de dire que chez l'homme le cerveau (*cerebrum*), car c'est le nom que lui donnent les Romains, est situé dans la tête, et chez les crabes dans la poitrine. Eh bien, au lieu de *cerveau*, appelez-le *scindapsus*, et de même que nous nommons *œil* l'organe de la vision non-seulement s'il est placé sur la tête, mais encore lorsqu'il siége sur la poitrine, de même aussi quelle que soit dans l'animal la partie qui régisse pour les autres la sensation et le mouvement volontaire, appelons-la *scindapsus*.

Si l'encéphale est la source de la sensation et du mouvement, et si la sensation et le mouvement existent chez des animaux qui n'ont pas de tête mais un encéphale ou l'analogue de l'encéphale, il est évident que la tête n'est pas créée en vue de l'encéphale. Pourrons-nous dire encore que les crabes possèdent l'analogue du *scindapsus*. Nous ne le pouvons pas évidemment. En effet, il convient d'appeler du même nom tous les organes qui ont la même fonction. Tous les organes de la vision bien que différents et variés de forme suivant les parties qu'ils occupent sont à juste titre appelés *yeux ;* pour la même raison, l'on nomme *oreilles* tous les organes de l'ouïe, et *nez* tous ceux de l'olfaction. De même, la partie qui gouverne la sensation et le mouvement, est une et identique chez tous les animaux, bien qu'on la trouve en des régions différentes. Mais, si chez les animaux dont il s'agit, elle est placée sur la poitrine, évidemment la tête n'a pas été créée en vue de cette partie, elle ne l'a pas été non plus en vue de la bouche. Car la bouche chez les mêmes animaux est encore placée sur la poitrine. Elle ne l'est pas encore en vue des oreilles, celles-ci occupant aussi la même situation. De même enfin chez les animaux qui n'ont pas de tête, le nez et chacun des autres organes sont placés sur la poitrine.

Chapitre v. — La tête a été surtout créée en vue des yeux qui doivent toujours exister sur une partie proéminente. Quant aux autres sens ils ont été placés dans la tête à cause de l'encéphale. — Nécessité de deux espèces de nerfs : *mous*, pour les sensations, *durs*, pour les mouvements. — Différence d'origine et de distribution de ces deux espèces.

Mais dans quel but la nature a-t-elle attribué une tête à la plupart des animaux? Nous ne le découvrirons, ce me semble, qu'en poursuivant le mode d'investigation [dont nous venons de poser les bases]. Car si nous trouvons quelle est, entre les parties établies dans la tête, celle qui manque sur la poitrine des acéphales, nous n'aurons pas tort de dire que la tête existe en vue de cette partie. Tel est notre système de recherches. On pourrait aussi découvrir ce dont nous nous enquérons de la manière suivante : chez les crabes, les phalènes, les langoustes, et tous les acéphales, les yeux se trouvent sur un col allongé; ces yeux, en effet, ne pouvaient être dans une partie basse, comme la bouche, le nez et les oreilles : car leur fonction exige une situation élevée. Pour cette raison, ceux qui épient les ennemis ou les brigands se postent sur des murailles, sur des tours élevées ou sur des montagnes. Les matelots aussi, qui grimpent sur les mâts, aperçoivent la terre plus tôt que les passagers. D'une hauteur, en effet, on aperçoit le paysage plus étendu que dans une plaine. Chez les animaux en question, qui ont pour derme une écaille dure, il était possible d'établir solidement, sur un col allongé, les yeux, formés eux-mêmes d'une substance dure, et susceptibles d'être recouverts par une tunique issue du derme et aussi dure que lui. Pour l'homme et les autres animaux qui lui ressemblent, destinés nécessairement à avoir le système des yeux mou, à cause de la substance du corps et aussi de la tunique qui les recouvre, tunique aussi molle que toute la peau, il était plus dangereux de placer en saillie les yeux sur des cols allongés : car chez les crustacés eux-mêmes, les yeux ne sont pas toujours saillants, mais rentrent dans leur cavité; et si ces animaux redoutent l'approche de quelque ennemi, si même l'action des yeux leur devient inutile, ils les rentrent dans la poitrine et les laissent tranquillement reposer, la nature ayant en cet endroit disposé pour eux un abri. Pour nos yeux, les établir en un lieu bas était contraire à l'utilité qu'ils présentent; les fixer sur un col nu n'était pas sans danger, et la nature ne voulant ni les priver d'une partie de leur utilité, ni abolir leur sécurité, à imaginé de les établir dans un lieu élevé et propre en même temps à les protéger. Au-dessus d'eux elle a placé les sourcils, au-dessous elle a avancé en saillie la joue, à leurs côtés internes elle a disposé le nez, et aux côtés externes l'apophyse dite *zygomatique*. Mais la tête n'est pas constituée par la réunion de ces parties, car celles-ci peuvent exister sans la tête.

Quelle nécessité y avait-il donc à établir en cet endroit les autres parties dont l'assemblage est nommé *tête?* Chacun des sens a besoin d'un nerf mou : d'un nerf, parce qu'il est organe de sensation; d'un nerf mou, parce que le sens doit être disposé et affecté d'une certaine façon par l'objet extérieur, pour que la sensation ait lieu (cf. plus loin, chap. VI, et IX, XIV). Or, le mou est plus propre à subir une impression, et le dur à agir. C'est pourquoi des nerfs mous étaient nécessaires aux sens, et des nerfs durs à toutes les autres parties. Aussi, dans les sens mêmes qui sont mus par la volonté, comme les yeux et la langue, il existe des nerfs de deux espèces, et non pas seulement des nerfs mous, comme dans les oreilles et le nez. Il résulte de là que si l'un des deux nerfs vient à être lésé, cette lésion ne met en péril que l'utilité dépendante des lésions de ce nerf. C'est ainsi que maintes fois on a vu la langue privée, soit de mouvement, soit de la faculté d'apprécier et de saisir les saveurs.

En outre, les nerfs mous et les nerfs durs ne dérivent pas des mêmes parties de l'encéphale, et ne suivent pas le même chemin pour arriver aux sens. En effet, partant, les uns des parties molles, les autres des parties dures, ils se dirigent vers les sens, ceux-là en ligne droite, ceux-ci par un détour. Ainsi, parmi les nerfs qui aboutissent à la langue, les uns, issus des parties inférieures et antérieures, les autres des parties postérieures et latérales de l'encéphale, viennent s'insérer sur la langue, les premiers directement (*lingual*), les seconds, ceux qui sont durs (*grands hypoglosses*), après un circuit préalable autour du cou. De plus, ceux-là, c'est-à-dire les nerfs mous, s'épanouissent à la face externe de la langue, tandis que ceux-ci, les nerfs durs, se distribuent dans les muscles. En effet, d'un côté, la langue, par sa face externe, est en rapport avec les saveurs, et de l'autre elle est mue par des muscles. La raison voulait donc que les nerfs destinés à percevoir vinssent s'insérer sur les parties plus propres à cette perception, tandis que les autres nerfs, les nerfs durs, s'inséreraient sur les muscles organes de mouvement.

Il en est de même des nerfs des yeux, dont les uns, nerfs durs (*oculo-moteurs communs*), s'insèrent sur les muscles, et les autres (*n. optiques*) sur l'organe principal et essentiel de la vision, l'humeur cristalline (voy. X, I). Mais, de ces nerfs mous qui vont aux yeux, qui vont à la langue, qui vont aux oreilles et au nez, on n'en peut voir un seul qui, après avoir une fois passé le crâne, s'étend au delà de ces organes, comme fait chacun des nerfs durs. En effet, ils seraient promptement rompus ou aisément brisés, non-seulement par la rencontre des objets extérieurs, mais encore, et bien auparavant, par les parties mêmes du corps avec lesquelles, d'une manière quelconque, ils se trouveraient en contact. C'est pourquoi chacun des sens doit être proche de l'encéphale même.

S'il en est ainsi, nous avons trouvé ce que nous cherchons depuis le commencement. Il est clair, en effet, que l'encéphale a été établi dans la tête en vue des yeux, et que chacun des autres sens y a été placé à cause de l'encéphale.

On comprend encore parfaitement que la place de la bouche était nécessairement dans la tête, puisqu'elle devait renfermer la langue. Il était mieux, en effet, que la langue ne fût pas nue et complétement découverte ; or elle ne pouvait être mieux abritée que par la bouche (voy. XI, IV et XII). Placée en cet endroit, elle devait plus efficacement apprécier les saveurs, servir d'organe du langage, et coopérer puissamment à la mastication et à la déglutition.

Chapitre VI. — Comme il devait y avoir des nerfs mous et des nerfs durs présidant, les uns aux sensations, les autres au mouvement volontaire, les différentes parties de l'encéphale sont plus ou moins molles suivant qu'elles donnent naissance à l'une ou à l'autre espèce de ces nerfs. — Disposition particulière des nerfs optiques qui, seuls sont percés d'un conduit. — Pour que la sensation ait lieu, chaque sens doit éprouver une modification, une *altération*, ressentie par le cerveau. — Un objet sensible répond en conséquence à chacun des sens ; l'organe lui-même et le nerf sont une substance en rapport avec cet objet, de sorte que l'un des sens ne peut pas être modifié par ce qui modifie, impressionne un autre sens. — Galien établit pour les yeux, les oreilles, le nez et la langue, que leur structure est parfaitement en rapport avec la fonction qu'ils ont à remplir, et qu'en même temps tout est prévu pour leur sûreté. — Selon son habitude, la nature a fait servir un organe né dans un but spécial, celui de l'odorat à d'autres utilités. Ainsi l'organe de l'odorat sert aussi à la respiration de l'encéphale et à l'évacuation des superfluités qui sont engendrées dans ce viscère.

Nous avons terminé ce que nous avions à dire sur la tête considérée en général. Il convient maintenant d'examiner l'utilité de chacune de ses parties, en commençant par l'encéphale lui-même. Pour la substance, il ressemble beaucoup aux nerfs dont il devait être le principe, à cette seule différence près, qu'il est plus mou qu'eux, condition convenable dans un organe auquel aboutissent toutes les sensations, où naissent toutes les fantaisies de l'imagination et toutes les pensées de l'intelligence. En effet, la mobilité est une condition favorable à de pareilles fonctions et impressions ; et toujours il y a plus de mobilité dans le mou que dans le dur. C'est pourquoi l'encéphale est plus mou que les nerfs. Mais ces nerfs devant avoir une double nature, ainsi que nous le disions tout à l'heure (chap. V), l'encéphale lui-même a été créé double, plus mou à sa partie antérieure, plus dur dans l'autre partie, que les anatomistes appellent *parencéphale* (*cervelet*)[1]. Ils sont séparés par un repli de la dure méninge (*tente du cervelet*), et ne se rattachent qu'au niveau du conduit (voy. p. 566, note 1) situé sous le sommet de la tête et par les corps qui environnent ce conduit. Comme la partie antérieure devait être plus molle, en tant que principe des nerfs mous, lesquels vont aux sens, et que la partie postérieure devait être plus dure, en tant que principe des nerfs durs, lesquels se distribuent dans tout le corps; comme aussi il n'était pas bon pour la sécurité qu'un nerf mou fût en contact avec un nerf dur, la nature a établi une séparation (*faux*) entre les deux parties de l'encéphale, et entre ces deux parties elle a placé la dure méninge (*dure-mère*), qui devait embrasser tout l'encéphale composé des parties sus-nommées. De plus, dans cet encéphale antérieur, les parties voisines de l'enveloppe appelée dure et épaisse méninge (*dure-mère*), ont été créées avec raison plus dures (*couche corticale?*); mais la partie moyenne enveloppée par les parties superficielles (*substance blanche?*) a été créée plus molle. En effet la partie extérieure, devait être prémunie contre les lésions et prédisposée pour la production des nerfs plus durs. Quant à la partie moyenne elle trouvait dans sa position même une garantie contre les lésions et était un point d'origine convenable pour les nerfs mous. En effet, le cervelet ne donne absolument naissance à aucun nerf mou; mais la partie antérieure de l'encéphale devait nécessairement produire quelqu'un des nerfs durs, par exemple, je pense, les nerfs moteurs de l'œil. En conséquence, bien que ces derniers soient voisins des nerfs mous, ce n'est pas, comme ceux-ci, des parties profondes qu'ils tirent leur origine, mais des

---

[1] Aristote (*Hist. anim.*, I, XVI, *init.*) dit aussi : « L'encéphale est partagé en deux chez tous les animaux, et sur cet encéphale se trouve ce qu'on appelle le *parencéphale*. C'est la partie la plus postérieure. Elle a une forme différente de l'encéphale, eu égard à la consistance et à l'apparence. » Il me semble que, dans ce passage, Aristote parle à la fois de la division du cerveau proprement dit en deux hémisphères, et de celle de tout l'encéphale en deux parties, le cerveau et le cervelet. Quant à Galien, il ne parle ici que de la seconde espèce de division. Voy. aussi Hippocrate, *De la maladie sacrée*, § 3, t. VII, p. 366.—Hoffmann (*l. l.*, p. 168) a longuement discuté sur la différence de dureté que Galien signale entre le cerveau et le cervelet. Je reprends cette question dans la *Dissert. sur l'anat.*

parties dures et superficielles. Tous les nerfs ont donc une consistance plus ferme que l'encéphale (cf. XVI, IV; *Mouvem. des muscles*, I, I; *Manuel des dissect.*, I, XI; cf. aussi VII, VIII), non qu'ils soient formés d'une substance très-différente ; mais, bien qu'ils soient de la même nature, ils s'en distinguent par la siccité et la densité.

Les nerfs sensoriaux qui vont aux yeux sont beaucoup plus denses que l'encéphale, mais ne paraissent pas être beaucoup plus durs. Ces nerfs entre tous vous paraîtront formés de la substance de l'encéphale condensée, mais non séchée. Seuls encore ces nerfs vous sembleront renfermer en eux des conduits visibles. C'est pourquoi beaucoup d'anatomistes les appellent *conduits* (voy. X, XI)[1], disant qu'à la racine des yeux il vient s'insérer de l'encéphale deux conduits, un à chaque œil, et que ceux-ci venant à s'étendre et à s'aplatir, forment la tunique réticulée (*rétine*). Ils ajoutent encore que des nerfs se rendent aux muscles des yeux.

Quatre organes des sens se trouvant dans la tête : yeux, oreilles, nez et langue ; tous tenant de l'encéphale le principe de la sensation et paraissant être semblables sous ce rapport, il existe chez eux une différence spécifique eu égard aux facultés sensitives elles-mêmes et aux corps (*c'est-à-dire à la nature des nerfs*) par lesquels ces facultés arrivent à l'organe. En effet, parmi les facultés, l'une juge les odeurs, l'autre les saveurs, celle-ci les sons, celle-là les couleurs. Quant aux routes suivies, l'une venant de chacun des ventricules de l'encéphale aboutir au nez, est une apophyse allongée qui ne diffère en rien des autres ventricules (*nerf olfactif*); celle qui conduit aux yeux (*nerf optique*) est un peu différente et n'est pas complétement un nerf ; celle qui mène à la langue (*lingual*) est complétement un nerf, mais un nerf mou ; celle qui vient aux oreilles (*nerf acoustique*) constitue un nerf qui n'est pas aussi mou, mais qui n'est cependant pas dur. La cinquième voie (*facial ?*), suivie par la faculté issue de l'encéphale, est un nerf précisément fort et dur ; aussi est-il propre au mouvement et au tact qui est le plus grossier des sens. Ce nerf est incapable de la délicatesse d'appréciation qui existe dans les autres sens.

---

[1] Dans son traité *De libris propriis*, chap. III, Galien attribue cette dénomination à Hérophile et à Eudème. Plus bas (IX, XI), et dans le traité *De symptom. causis*, I, II, il l'attribue à Hérophile seul.

Chacun d'eux doit absolument éprouver une modification pour que la sensation ait lieu. Mais tout sens n'est pas modifié par tout objet sensible [1]. Le brillant et le lumineux est affecté par les couleurs, l'aérien par les sons, le vaporeux par les odeurs; en un mot, le semblable est reconnu par son semblable. Ainsi le sens en relation avec l'air ne peut être modifié par les couleurs. En effet, il faut qu'un corps soit brillant, clair et lumineux, s'il doit éprouver des couleurs, aisément et distinctement, une modification, comme cela est démontré dans les traités *Sur la vision*. Le trouble et le vaporeux ne peut pas non plus remplir cette fonction, ni l'humide et l'aqueux, ni le dur et le terreux; de sorte qu'aucun *sensorium*, si ce n'est celui de la vue, ne sera modifié par les couleurs : car ce sens seul a un *sensorium* pur et brillant, l'humeur cristalline (*humeur vitrée?* — voy. *Dissert sur l'anat.*), comme cela est également démontré dans les traités *Sur la vision*.

Mais maintenant cette modification resterait sans effet, si elle n'était connue du principe dirigeant, siége de l'imagination, de la mémoire et de l'entendement. C'est pourquoi l'encéphale prolonge une partie de lui-même jusqu'à l'humeur cristalline, pour connaître les impressions qu'elle reçoit. Seul aussi ce prolongement renferme avec raison un conduit sensitif, parce que seul il renferme une grande abondance de pneuma psychique.

Nous avons parlé de la substance de ce pneuma, de sa faculté et de sa génération, dans notre traité *Sur les dogmes d'Hippocrate et de Platon* (VII, iii, suiv.)[2]. Mais, comme nous l'avons déjà déclaré mille fois, nous ne faisons ici sur les fonctions aucune démonstration; seulement, comme il est impossible de découvrir l'utilité de chacune des parties, si l'on ignore encore la fonction, c'est un point que nous avons démontré dès le principe (voy. I, viii et xvi), il devient nécessaire de rappeler les fonctions.

Ainsi donc, et pour revenir à notre sujet, le sens de la vue devant être lumineux et brillant, un pneuma abondant lui est avec raison transmis du principe, et il lui arrive de l'encéphale même

---

[1] Voy. pour cette proposition la *Dissertation sur la physiologie de Galien.*

[2] Voy. la *Dissertation* précitée pour cette question et pour tout ce qui regarde les théories anciennes sur la vision. Je renvoie à la même dissertation pour tout ce qui concerne l'organe de l'ouïe et l'acoustique.

un prolongement net et distinct, lequel durant tout son trajet jusqu'à l'œil, attendu qu'il doit traverser le crâne, est plus dense et plus dur, par suite du refoulement de la substance nerveuse, afin qu'il soit plus à l'abri des lésions. Dès que ce prolongement pénètre dans les cavités placées sous les sourcils, et que l'on nomme *orbites de l'œil*, il acquiert une extension considérable en s'aplatissant et s'amincissant; il reprend ainsi sa nature primitive, en sorte que l'encéphale reparaît exactement en lui avec sa couleur, sa consistance, et les autres particularités que nous ferons bientôt connaître plus en détail, quand nous exposerons spécialement les utilités des parties des yeux (X, I, II, VII; cf. aussi *Dissect. des nerfs*, chap. II; *Dogmes d'Hippocrate et de Platon*, VII, II). Présentement, nous n'avons rappelé la structure des yeux qu'autant qu'il était nécessaire pour nos explications sur les parties du cerveau. En effet, si l'encéphale n'était le point de départ et de retour de la modification survenue dans chaque sens, l'animal demeurerait encore privé de sensation. Voyez les gens frappés d'apoplexie, bien que tous leurs organes des sens soient intacts, ces organes ne leur sont plus d'aucun usage pour l'appréciation des choses sensibles. Dans les yeux, composés de membranes closes de tout côté, l'impression produite par les couleurs atteint rapidement la portion d'encéphale (*rétine*) qu'elles renferment. En effet, la cornée est mince, blanche, nette, pour ne pas intercepter l'impression qui la traverse. Après elle vient immédiatement l'humeur cristalline. La portion d'encéphale qui arrive aux yeux se soude à la pupille. (Voy. *Dissert. sur l'anat.*) On comprend maintenant pourquoi, de l'encéphale, il arrive à l'œil une substance pure; pourquoi elle se condense en traversant le crâne; pourquoi, en arrivant dans les orbites de l'œil, elle se ramollit en s'aplatissant; pourquoi, seule entre toutes, elle renferme un conduit visible.

Quant aux oreilles, il fallait aussi nécessairement qu'il y parvînt un prolongement de l'encéphale pour recevoir l'impression qui arrive du dehors. Or cette impression est un bruit, un son produit par l'air frappé ou frappant peu importe, pourvu que l'on convienne que le mouvement engendré par le coup doit, avançant comme l'onde, remonter à l'encéphale. Il n'était plus possible ici, comme pour les yeux, de disposer une membrane sur les nerfs; il en serait résulté un obstacle considérable à ce que l'air mis en mouvement vînt frapper les oreilles, surtout si le mouvement était faible, comme il arrive dans les voix débiles. Cependant on ne pouvait laisser les nerfs complétement découverts, exposés à tous les chocs des corps étrangers. Il ne fallait pas non plus, c'eût été un troisième et dernier moyen, leur donner une membrane assez rare et assez mince pour livrer à l'air entrée et passage. En effet, par ce moyen, non-seulement les nerfs auraient été lésés de beaucoup de façons, mais encore l'encéphale même aurait été refroidi.

La nature donc, sachant qu'une forte membrane garantirait, il est vrai, l'appareil contre les lésions, mais entraînerait la surdité pour le sens; que sans membrane il serait entièrement exposé aux lésions; qu'enfin si, à la troisième disposition, on ajoutait un emplacement fixe en vue de sa sûreté, on procurerait une protection suffisante, la nature, dis-je, a placé là un os épais et dur, et l'a percé de spirales contournées à l'instar d'un labyrinthe: par cette précaution, l'air froid, avec toute la violence que lui aurait donnée un chemin direct, vient s'émousser peu à peu, par la réfraction répétée, dans ces détours sinueux, et il n'y a ainsi qu'un danger éloigné de voir les corpuscules pénétrer jusqu'au nerf. En effet, les corps plus volumineux que le conduit, loin de le blesser, ne pourront même pas le toucher; quant aux corps plus petits, les uns, apportés avec rapidité, avec violence et en ligne droite, viendront probablement d'abord se heurter aux spirales, et les autres qui pénètrent doucement et sans violence en s'enroulant, pour ainsi dire, dans ces spirales, devront toucher la membrane mollement et sans violence.

Non-seulement, par ces moyens, la nature a procuré aux nerfs auditifs la garantie la plus grande possible contre les lésions, mais elle n'a pas négligé de leur attribuer une structure propre, en les rendant aussi durs que possible. En effet, s'ils eussent été complétement durs, ils eussent été moins susceptibles, il est vrai, mais leur sensibilité eût été presque perdue; au contraire, s'ils eussent été mous, comme ceux des yeux, ils auraient été très-sensibles, mais en même temps très-exposés aux lésions. Or la nature n'évite rien tant que cette disposition à être lésé, sachant qu'avec elle périt la fonction. Souvent déjà nous avons parlé de ce point. C'est pourquoi le nerf acoustique a été créé un peu plus dur qu'il ne convient à la fonction.

Pour la raison opposée, le nerf de la langue (cf. IX, VIII) est plus mou (car la nature avait là, comme moyen de protection, la bouche qui l'enveloppe), bien que nous ayons placé au quatrième rang ce sens, qui ne peut distinguer ni les qualités de la lumière, ni le mouvement de l'air, ni même les exhalaisons. Du reste, la langue a reçu ce nerf tel qu'elle devait le recevoir, vu la sécurité de sa position. Quant au nerf auditif, il a été disposé plutôt pour résister aux lésions que pour bien percevoir, à cause des motifs énoncés.

Le dernier sens, celui de l'odorat, a été placé, seul entre tous, en dedans du crâne, dans les ventricules mêmes antérieurs de l'encéphale, qui renferment un pneuma vaporeux. Il fallait, en effet, que le corpuscule qui doit causer la sensation modifiât aussi une portion de l'encéphale ; il fallait encore que le *sensorium* fût entouré d'une membrane telle qu'elle pût le protéger et ne pas intercepter le passage des objets sensibles ; mais, pour ne pas produire cet effet, elle devait être plus rare que celle de l'ouïe, dans la même proportion que l'objet perçu par cette dernière est plus grossier que l'objet perçu par l'odorat. En effet, autant l'air est inférieur à la lumière pour la ténuité des parties, autant presque l'air le cède aux exhalaisons.

On peut aussi voir, par ce que nous observons chaque jour, combien larges doivent être nécessairement les conduits (*orif. glandul.*) qui percent la membrane [pituitaire ?] de cette partie. En effet, si un corps vient à obstruer les narines, comme dit Platon en quelque endroit (*Timée*, voy. note) [1], aucune odeur n'est tamisée à travers

[1] « Par rapport au sens dont les narines sont l'organe, dit Platon (*Timée*, p. 179, de l'éd. de M. H. Martin), il n'y a point d'espèces déterminées ; car toute odeur est une chose à moitié formée, et il n'y a aucune espèce de corps dont les proportions soient telles qu'il ait une odeur quelconque. Les vaisseaux [voy. *Dissertation sur l'anatomie de Galien*] qui nous servent pour l'odorat sont trop étroits et trop resserrés pour les parties de terre et d'eau, et trop larges pour celles de feu et d'air, de sorte que jamais personne n'a trouvé à ces parties aucune odeur. Mais les odeurs naissent toujours de corps qui se mouillent, se putréfient, se fondent ou se volatilisent. En effet, quand l'eau se change en air ou l'air en eau, les odeurs se forment comme intermédiaires entre ces deux corps, et toutes sont de la fumée ou de la vapeur ; ce qui passe de l'état d'air à celui d'eau, c'est de la vapeur ; ce qui passe de l'état d'eau à celui d'air, c'est de la fumée. Ainsi, les odeurs sont toutes plus déliées que l'eau et plus grossières

sa substance ; l'air seul, privé des corpuscules odorants, la traverse. Un tel fait montre évidemment que la vapeur est d'une plus forte dimension que la capacité des conduits de la membrane qui sert à opérer l'occlusion, et que la membrane du sens de l'odorat doit avoir des trous plus larges que ces conduits. C'est ce qu'on voit distinctement si l'on prend la membrane d'un animal mort, qu'on la tende dans tous les sens et qu'on la regarde au grand jour. En effet, tant qu'elle est comme dans l'état naturel, rugueuse et lâche, comme les replis retombent les uns sur les autres autour des méats, les ouvertures deviennent invisibles, mais quand ces replis sont effacés par la tension, on les découvre aisément, à moins qu'un froid excessif ou que le temps écoulé ne les ait déjà raccornis et desséchés. Si l'animal est mort récemment, le mieux est de faire cette expérience en arrosant la membrane d'eau chaude.

Une grande preuve de la porosité de la membrane olfactive, c'est l'évacuation fréquente et subite des superfluités qui coulent d'en haut : les anciens les nommaient *morve* et *pituite* (βλέννα καὶ κόρυζα), et les modernes *mucus*. En effet, c'est même un des artifices les plus ordinaires de la nature, de n'omettre jamais aucune des utilités ou fonctions possibles d'un organe, quand elle peut commodément en accomplir plusieurs avec un seul. Ainsi, encore dans cette circonstance, comme les ventricules de l'encéphale sont placés au-dessus de l'organe de l'odorat, et nécessairement reçoivent les superfluités qui coulent des parties environnantes, l'animal serait continuellement exposé à des apoplexies, si la nature n'avait en cet endroit ouvert un chemin propre à l'écoulement. Or il n'était pas possible d'en imaginer un meilleur que ce conduit à la fois large et incliné (*méat supér.?*). Ainsi les superfluités sont

---

que l'air. Cela devient évident lorsque quelqu'un s'obstrue le passage de la respiration et qu'un autre homme aspire avec force le souffle qui s'échappe, car alors aucune odeur ne se glisse avec l'air qui sort, et le souffle vient seul, dégagé de toute odeur. On a donc distingué seulement deux genres d'odeurs, dont les variétés sont restées sans nom et qui ne se composent point de plusieurs espèces distinctes et simples ; mais on a donné des noms, ceux d'*agréable*, de *désagréable*, à ces deux genres seuls qui sont très-apparents, et dont l'un irrite et tourmente toute la cavité qui est en nous depuis le sommet de la tête jusqu'au nombril, et l'autre adoucit ces mêmes parties et les rétablit d'une manière agréable dans leur état naturel. »

portées de dedans en dehors par les conduits du nez, tandis que de dehors en dedans remontent les corpuscules saisis par la faculté olfactive, et un seul organe sert à ces deux utilités, l'une nécessaire à la vie même, l'autre rendant la vie plus agréable.

Il existe deux autres conduits (voy. IX, III, *init.* p. 573 et *Dissert. sur l'anat.*) en pente, lesquels versent par le palais, dans la bouche, les superfluités de tout l'encéphale. Quand l'animal est en parfaite santé et que la nutrition s'opère bien, ces conduits seuls suffisent. Ainsi la première utilité des conduits de l'encéphale ouverts dans les narines, utilité en vue de laquelle surtout elles existent, c'est non pas d'évacuer les superfluités, mais d'offrir un secours surabondant à l'encéphale malade, et d'abord de juger les odeurs elles-mêmes.

Une utilité plus grande encore et nécessaire à la vie même, c'est de permettre la respiration de l'encéphale (cf. *Utilité de la respirat.*, fragm. ; *Des causes de la respir.; Dissert. sur la physiol.*). Ce fait, comme tout autre, n'est pas mentionné en vain par Hippocrate[1]. Donc pour toutes ces raisons et pour celles que nous allons énoncer, l'odorat est le seul des sens logé dans l'encéphale même.

Comme la membrane de ce sens devait être percée de trous nombreux et larges pour transmettre facilement à l'encéphale

---

[1] Les commentateurs ne sont pas d'accord sur le passage d'Hippocrate, auquel se rapporte cette allusion de Galien. Les uns pensent qu'il a en vue cette phrase du traité *De l'aliment*, p. 382, l. 14-15, éd. de Foës, « les principes de la nutrition du *pneuma* sont les narines et la bouche, » phrase citée aussi par Galien dans *De usu respirat.*, cap. v. Les autres sont d'avis qu'il renvoie indirectement au traité *De la maladie sacrée*, dans lequel on lit : « Le sujet perd la voix parce que le phlegme, descendant tout à coup dans les veines, intercepte l'air qui n'est plus reçu, ni dans le cerveau, ni dans les veines caves, ni dans les cavités, la respiration étant interceptée. En effet, quand on aspire le souffle par la bouche et les narines, ce souffle va d'abord au cerveau...... l'air qui va dans le poumon et dans le cerveau, concourt et produit ainsi l'intelligence, et dans les membres le mouvement. » § 7, trad. de M. Littré, t. VII, p. 373. Comme ce passage est beaucoup plus explicite que celui du traité *De l'aliment*, je pense que Galien l'avait dans la pensée quand il affirme qu'Hippocrate admettait une respiration du cerveau. Hoffmann, *l. l.*, p. 175-189 et 192 suiv., a longuement examiné cette théorie. Sur les divers usages assignés par Galien aux ventricules du cerveau, voy. ma *Dissertation sur la physiologie*.

l'air en vue de la respiration, les exhalaisons en vue de l'appréciation des odeurs, enfin pour expulser subitement, s'il en était besoin, la masse des superfluités, et comme il résultait nécessairement d'une semblable structure une grande susceptibilité pour la membrane même, un grand inconvénient pour l'encéphale, le plus important des viscères, la nature a placé au-dessous un os percé de diverses façons, comme une éponge (*ethmoïde*), pour prévenir du dehors l'irruption d'un corps dur, et pour empêcher, quand nous respirons, l'air froid de pénétrer immédiatement dans les ventricules du cerveau; car nous ne devions pas toujours respirer un air modérément froid, il pouvait, au contraire, être excessivement froid. Si donc, dans cette circonstance, il se fût jeté en droite ligne sur l'encéphale, il l'eût refroidi outre mesure, et eût mis en péril la vie même.

CHAPITRE VII. — Les trois fonctions que remplit l'organe de l'odorat, se rendent de mutuels services grâce à l'heureuse disposition des parties : les os ethmoïdes sont créés pour la sûreté de l'encéphale ; mais leur structure même aurait gêné l'odorat, si l'encéphale, en aspirant et en expirant n'eût altéré l'air et expulsé les superfluités ; à son tour, l'odorat, en percevant les odeurs, nous avertit si l'air que respire l'encéphale est sain ou nuisible.

Mais ces os troués et caverneux établis au-devant des membranes et appelés *ethmoïdes* par les anatomistes ont été créés pour prévenir un semblable accident. Il serait mieux de ne pas nommer ces os *ethmoïdes*, mais plutôt *spongoïdes*, d'après la comparaison faite par Hippocrate [1]. En effet leurs trous sont variés comme ceux des éponges, et ils ne sont pas percés en ligne droite comme dans les cribles. La dure-mère, il est vrai, qui recouvre l'encéphale, est percée comme un crible, mais les os placés devant elle sont percés d'une façon plus variée, et comme les éponges; les trous [de la dure-mère et de l'os ethmoïde] ne se correspondent pas en ligne droite, et ne sont pas entièrement droits; il en est de droits, mais la plupart sont obliques et tor-

---

[1] « Aux narines il n'y a pas de pertuis, mais il y a quelque chose de mou comme une éponge. » *Des lieux dans l'homme*, § 2, t. VI, p. 278. — Le cerveau .... s'étend dans les cavités des narines. De ce côté, aucun os ne lui oppose une barrière, et il n'est borné que par un cartilage mou comme une éponge et qui n'est ni chair ni os. » *Des chairs*, § 16, t. VIII, p. 605.

tueux à la fois, en sorte qu'un long trajet, un long circuit doit être parcouru d'abord par tout corps qui, les traversant, s'achemine vers l'encéphale. Cette disposition apporte, ce me semble, une nouvelle preuve de la grande sagesse du Créateur des animaux.

Précédemment nous l'avons loué de ce que souvent il rend un seul organe propre à plusieurs fonctions. Maintenant nous avons quelque chose de plus à démontrer, c'est que ces fonctions sont l'une pour l'autre d'une utilité non médiocre. En effet une fois que ces remparts semblables à des éponges ont été établis pour la sûreté de l'encéphale, l'organe de l'olfaction courait risque avec eux de se trouver incomplet, s'il n'eût obtenu encore le moyen de respirer.

En effet, aucune substance ne peut traverser aisément les corps spongieux par la seule impulsion qui lui est propre. Souvent l'eau même qu'ils renferment [1], et qui de sa nature tend perpétuellement en bas et s'écoule de ce côté, ne laisse cependant pas tomber une goutte, bien que dans les instruments percés comme des cribles elle s'échappe rapidement. En sens inverse, si des vapeurs arrivent au-dessous de l'os ethmoïde, cet os spongieux arrête leur passage, tandis que les corps percés comme un crible les laissent monter. En effet ceux-ci rompent seulement la continuité des substances, mais les corps spongieux les arrêtent dans leur mouvement propre. Aussi pour qu'un semblable corps laisse tomber rapidement son contenu, il faut, ou le comprimer de tous côtés, comme les mains pressent une éponge, ou attirer vivement ce contenu, comme vous faites en suçant avec vos lèvres, ou bien lui imprimer une impulsion brusque en arrière, comme lorsqu'on souffle dans les instruments de cette nature pour les déboucher.

Dans ces os spongieux, la fonction de l'inspiration et de l'expiration s'exécutera bien. L'une a lieu quand l'encéphale attire l'air intérieurement, l'autre quand il le chasse au dehors. En effet les

---

[1] « Per τὸ ὕδωρ ἐν αὐτοῖς περιεχόμενον, intelligo ὀῤῥὸν φλέγματος, quem supra « nominavit, libr. VII, cap. VII, [p. 471, l. 1]; hoc est tenuem et aquam pitui- « tam, quæ sæpe per nares exstillat. » Hoffmann, *l. l.*, p. 189.

superfluités ne pouvaient être rejetées si elles ne filtraient longtemps et peu à peu, et l'ascension des principes odorants n'aurait absolument pas lieu si les retards du passage leur permettaient de se rassembler, de se confondre, de s'unir, et de retourner à leur ancienne nature, qu'ils ont perdue en s'atténuant. Mais dans l'état actuel, grâce à la combinaison des fonctions, l'appréciation des odeurs a lieu avec l'inspiration, et l'expulsion des matières avec l'expiration. Or dans ces fonctions la force avec laquelle l'air est apporté entraîne beaucoup de particules qui, par leur propre mouvement, n'auraient pu passer. D'un autre côté l'appréciation des odeurs n'est pas médiocrement utile à la respiration même en ne laissant pas s'introduire à notre insu les vapeurs pernicieuses avec l'air pur. Le sens incommodé par elles nous force, en effet, soit à les fuir au plus tôt, soit à porter à notre nez un corps qui arrête les vapeurs en donnant passage à l'air.

Pour débarrasser les conduits olfactifs, parfois obstrués par des matières visqueuses et épaisses, on ne pouvait concevoir une disposition meilleure que la disposition actuelle. Créés, en effet, non-seulement comme organes d'olfaction, mais aussi de respiration, ils sont doublement purifiés et par l'air qui entre et par l'air qui sort. S'ils venaient à être obstrués trop fortement pour être débarrassés par des courants d'air moyens et ordinaires, nous aurions recours à l'action dite de *souffler* (ἐκφύσησις), qui est une expiration brusque [1], et, par la violence des mouvements, nous expulserions toute la matière fortement enclavée.

Ainsi ce n'est pas un échange de services médiocres ni vulgaires qui se produit mutuellement entre les fonctions et les utilités nombreuses créées à la fois aux extrémités des ventricules antérieurs. C'est pour que l'animal vive et vive plus agréablement que la nature a imaginé cette réciprocité ; il résulte encore un grand avantage de ce qu'il n'est pas besoin d'autant d'organes qu'il existe d'utilités, et que souvent un seul organe suffit à des fonctions et à des utilités nombreuses.

---

[1] Voy. pour la définition de l'ἐκφύσησις et de l'ἀθρόα ἐκπνοή, liv. VII, chap. V, p. 466, note 3.

CHAPITRE VIII. — La pie-mère, à l'instar du chorion et du mésentère, relie tous les vaisseaux (veines et artères) de l'encéphale, de plus, elle maintient l'encéphale lui-même et l'empêche de s'affaisser et de s'étaler. Galien établit cette dernière proposition en montrant que l'encéphale s'affaisse très-aisément chez un animal mort, tandis qu'il devrait être, selon lui, plus dur que chez un animal vivant.

Ainsi la pie-mère affermit l'encéphale en même temps qu'elle le recouvre, et de plus elle relie encore tous les vaisseaux qu'il renferme. Tel est aussi le *chorion* dans le fœtus, et le mésentère. En effet, l'une et l'autre membrane est composée de veines et d'artères nombreuses situées l'une près de l'autre, et d'une membrane mince qui relie les parties intermédiaires. De même la pie-mère rattache toutes les artères et les veines de l'encéphale, afin qu'elles ne s'entre-croisent ni ne s'entremêlent, et que dans les mouvements elles ne s'écartent pas de leur place, leur base étant peu stable, puisqu'elles reposent sur un corps si humide, si mou et presque fluide (*c'est-à-dire sur l'encéphale*). C'est pourquoi non-seulement elle embrasse l'encéphale, mais encore s'introduit dans ses profondeurs, le traverse en tous sens, s'insinue dans toutes ses anfractuosités, s'étendant avec les vaisseaux jusque dans la cavité des ventricules.

A ce propos, j'ignore pourquoi la plupart des anatomistes [1], encore mal éveillés, sans doute, appellent *plexus* et *replis choroïdiens*, la portion de la pie-mère qui tapisse intérieurement les ventricules, et refusent pour les autres parties et de les comparer au chorion, et de les nommer de même. Pour nous, nous savons et nous démontrons que sa nature et son utilité est identique à celle du chorion et du mésentère. Nous disons que ces dernières membranes relient les artères et les veines, et que la pie-mère, indépendamment de ces vaisseaux, relie encore tout l'encéphale.

Une grande et nouvelle preuve que l'encéphale est contenu et resserré par la pie-mère, est la suivante : Prenez un animal quelconque (il vaut mieux en choisir un gros), mettez à nu l'encéphale sur toutes ses faces, encore retenu et adhérent par la base; commencez à en détacher la pie-mère, et vous verrez à l'instant cha-

---

[1] On verra, dans la *Dissertation sur l'anatomie*, que Vésale, VII, III, prend la défense de ces anatomistes.

cune des parties dépouillées se rejeter et se répandre au dehors; quand il sera dénudé, d'arrondi et de périphérique qu'il était, il s'élargit sur toutes les faces, ses parties les plus élevées retombant et s'écoulant sur les côtés. Cependant déjà, comme vous expérimentez sur un animal mort, une grande partie du pneuma psychique et des vapeurs s'est échappée, toute la chaleur naturelle l'a abandonné, tout ce qu'il renfermait de sang, de phlegme ou d'autre humeur s'est coagulé par le froid, en sorte que toutes ces causes réunies ont durci et refroidi l'encéphale. Et même alors, on voit clairement qu'il a besoin d'être serré et contenu par la membrane choroïde [1]. Comment, quand l'animal est en vie, n'en aurait-il pas bien plutôt encore besoin? En effet, possédant cette membrane comme enveloppe naturelle, il en avait bien plutôt besoin, lorsqu'il était encore humide et mou, que dans l'état où on le voit sur l'animal déjà mort.

Chapitre ix. — La dure-mère défend l'encéphale des atteintes du crâne, et, à son tour, la pie-mère protége l'encéphale contre la pression qu'il aurait à subir de la dure-mère. Ainsi la nature a établi une merveilleuse transition entre la substance absolument dure du crâne et la substance absolument molle du cerveau.

La dure-mère est aussi une enveloppe de l'encéphale, ou plutôt ce n'est pas simplement *enveloppe* qu'il faut l'appeler, mais *rempart protecteur* qui prévient les chocs de l'encéphale contre le crâne. Pour la pie-mère, c'est véritablement l'enveloppe adhérente de l'encéphale. En effet, la dure-mère est séparée de lui, ne s'y rattachant que par les vaisseaux qui la traversent; si la nature n'avait pas établi entre eux la pie-mère, le voisinage de la dure-mère avec l'encéphale n'eût pas été exempt d'inconvénient. Platon [2], à propos de la terre et du feu, dit que comme ces deux

[1] J'ai déjà discuté cette opinion dans mon *Exposition des connaissances de Galien sur l'anatomie, la physiologie du système nerveux*, mais j'y reviens avec plus de détails dans la *Dissertation sur l'anatomie*.

[2] « C'est de feu et de terre que Dieu, commençant à construire le corps de l'univers, dut le former. Mais il est impossible de bien unir deux corps seuls sans un troisième; car il faut qu'entre eux se trouve un lien qui les rapproche tous deux, et le meilleur des liens est celui qui réunit le plus parfaitement en un seul corps et lui-même et les deux corps qu'il unit. Or, il est de la nature de la

éléments étaient d'une nature opposée, un Dieu plaça entre eux l'eau et l'air; de même je puis dire que l'encéphale et le crâne étant de substances contraires, la nature établit entre eux les deux membranes, ne se bornant pas à les rattacher seulement par un seul lien de bon voisinage. En effet, un véritable milieu n'est pas milieu seulement par sa position, mais par sa nature. Or un milieu par nature est celui qui est à distance égale des extrêmes.

Les deux membranes ne différaient pas également de l'encéphale et du crâne. Ainsi la pie-mère tenait moins de la dureté de l'os que de la mollesse de l'encéphale. En revanche, la dure-mère était beaucoup plus dure que l'encéphale, et était un peu plus molle qu'un os. Si donc la nature eût créé seulement la pie-mère, les rapports de cette dernière membrane avec le crâne n'eussent pas été exempts de danger. Si la nature eût créé seulement la dure-mère, dans ce cas c'était l'encéphale même qui était exposé. En conséquence, pour que ni l'encéphale ni son enveloppe n'éprouvassent de lésion, la pie-mère a été établie la première, et sur elle la dure-mère, plus molle qu'un os dans la même proportion qu'elle est plus dure que la pie-mère. Celle-ci, de son côté, est plus molle que la dure-mère, dans la même proportion que l'encéphale est plus mou qu'elle-même.

La nature employant donc deux milieux, tout différents qu'ils sont de propriétés, a établi l'un près de l'autre sans danger le crâne et l'encéphale. Ainsi la membrane choroïde est l'enveloppe adhérente de l'encéphale, comme la peau est celle de l'animal. La dure-mère n'est pas une enveloppe adhérente à celle-ci, bien qu'en beaucoup de points elle soit unie avec elle. Cette dernière, à son tour, est recouverte comme d'un casque par un os superposé extérieurement, que l'on nomme *petit casque* (κρανίον, *crâne*). Aucune de ces dispositions n'a été négligée par la nature.

---

proportion d'atteindre parfaitement ce but..... Comme il convenait que le corps de l'univers fût un solide et que les solides ne peuvent jamais être unis par un seul moyen terme, mais toujours par deux, Dieu a placé l'eau et l'air entre le feu et la terre, et c'est ainsi qu'il a construit par cette union ce ciel visible et tangible. » Traduction de M. Henri Martin, p. 91.—Voy. aussi pour l'explication de ce passage, Macrobe, *Songe de Scipion*, I, VI, § 32 suiv., t. I, p. 43, suiv., éd. de L. Janus. *Lipsiæ*, 1848.

Comme les bons ouvriers, qui, ne pouvant forger le casque adhérent à la tête, et qui veulent néanmoins que le casque la presse solidement sur toutes ses faces, préparent des attaches convenables aux endroits opportuns, et ainsi l'adaptent avec tant de précision qu'il semble ne le céder en rien à un casque naturel : de même la nature ne pouvant, à cause de la différence originelle des substances, ajuster de tous points la membrane au crâne, bien que cela fût utile, a inventé le seul expédient possible pour sa sûreté, imaginant plus de liens que Vulcain n'en a forgé. Ceux-ci ne pouvaient qu'attacher; ceux-là, outre cet usage, en offraient d'autres encore plus importants.

Quels sont donc ces ligaments (*adhér. de la dure-mère au niveau des sutures*)? comment s'attachent-ils autour du crâne? comment le rattachent-ils à la dure-mère, et quelles autres utilités présentent-ils aux animaux?

Les ligaments, minces membranes, naissent de la méninge même; les sutures de la tête sont les chemins qu'ils suivent pour en sortir. Tendus chacun dans la direction de la région dont il est issu, ils se rencontrent les uns les autres au fur et à mesure qu'ils avancent, se relient, se rattachent, s'unissent complétement et, par leur réunion, engendrent une membrane commune nommée *péricrâne*. Que cette membrane rattache la dure-mère au crâne, même avant de le voir dans une dissection, la raison vous l'indique. Ce n'est pas maintenant le moment de dire quelles autres utilités elle offre aux animaux. (Cf. IX, I et XVII.) Déjà comme un cheval emporté, oubliant la borne, notre discours a franchi les limites convenables[1]. Revenant sur mes traces, je retourne à l'encéphale, d'où m'a écarté la suite des raisonnements tandis qu'aux explications de la pie-mère je rattachais celles de la dure-mère, et à ces dernières celles du crâne et du péricrâne.

---

[1] Ce passage paraît imité de Platon, *Lois*, III, p. 701 où on lit : « Il me semble qu'il est nécessaire de tenir de temps en temps ce discours en bride comme un cheval, de peur que perdant son frein, il ne nous emporte bien loin de notre sujet, et qu'il ne nous fasse, ainsi que dit le proverbe, « tomber de dessus un âne. » Cette locution proverbiale 'Από τινος ὄνου πεσεῖν, signifie faire les choses tout de travers, ne pouvoir pas même se tenir sur un âne, bien loin de savoir monter sur un cheval. Voy. aussi la *Collection des Parémiographes*, de Schneidewin et Leutsche, Gœtt., 1839-51, t. I et II, p. 47 et 219.

CHAPITRE X. — Utilités de l'existence de deux ventricules du cerveau. — L'utilité que Galien développe dans ce chapitre, c'est que si l'un des deux ventricules est lésé, l'autre le supplée. — Fait pathologique qui le prouve.

Maintenant nous traiterons d'abord des ventricules de l'encéphale, de la grandeur et de la position de chacun d'eux, de leur forme, de leurs communications entre eux, de leur nombre, puis des parties qui leur sont superposées ou qui les avoisinent. Les deux ventricules antérieurs (*ventricules latéraux*) opèrent l'inspiration, l'expiration et l'exsufflation de l'encéphale. Nous avons ailleurs démontré ces faits (*Utilité de la respiration*, I, v). Nous avons aussi démontré qu'ils préparent et élaborent pour lui le pneuma psychique [1]. De plus, nous avons dit tout à l'heure (chap. VII) que par leurs parties inférieures (lisez *antérieures*) qui communiquent avec les narines, ils sont à la fois un organe de l'odorat, et un canal destiné à l'écoulement des superfluités.

Il était mieux qu'il existât deux ventricules et non pas un seul, attendu que l'ouverture inférieure a été créée double, que tous les organes des sens sont doubles, que l'encéphale lui-même est double. Cette gémination présente encore une autre utilité dont nous parlerons quand nous arriverons aux organes des sensations (IX, VIII; X, I; XI, X). Mais la première utilité la plus générale des organes doubles, c'est que si l'un vient à être lésé, l'autre le supplée dans son office.

Nous avons été témoin à Smyrne, dans l'Ionie, d'un fait merveilleux : nous avons vu un jeune homme, blessé à l'un des ventricules antérieurs, survivre à cet accident, à ce qu'il semblait, par la volonté d'un Dieu. Il est certain qu'il n'eût pas survécu un instant si tous deux eussent été blessés à la fois. De même, si en laissant de côté les blessures, quelque mal survient à l'un d'eux, l'autre n'étant pas affecté, l'animal sera moins attaqué dans son existence que si tous les deux étaient à la fois malades. Or s'il existe deux ventricules et que tous deux soient atteints, c'est la même chose que si un seul existant dès le principe, ce ventricule

[1] Hoffmann (*l. l.*, p. 197) veut qu'il s'agisse ici, non des ventricules, mais du *rets admirable*. J'examine cette question dans la *Dissertation sur la physiologie*.

unique est affecté. L'existence d'un organe double est donc, quand elle est possible, une garantie plus sûre que celle d'un organe simple. Mais cela n'est pas possible dans tous les cas. Ainsi l'existence de deux rachis sur un seul animal était complétement impossible; par conséquent celle de deux moelles épinières; par conséquent encore, il ne pouvait y avoir une double cavité dans le cervelet, puisque c'est de lui que sort la moelle épinière.

CHAPITRE XI. — Du nom du cervelet. — Utilité propre des diverses cavités ou ventricules de l'encéphale. — Du ventricule du cervelet, quatrième ventricule en particulier (quatrième des modernes). — Utilité de la réunion des deux ventricules antérieurs à un canal commun. — Utilité de la voûte du cerveau; que son nom est en rapport avec cette utilité.

Comme tous les nerfs du corps qui se distribuent dans les parties inférieures à la tête doivent dériver ou du *parencéphale* (*cervelet*), ou de la moelle épinière, ce ventricule du cervelet (*quatrième des modernes*) doit être d'une grandeur considérable et recevoir le pneuma psychique élaboré dans les ventricules antérieurs; il était donc nécessaire qu'il existât un canal (voy. p. 566, note 1) entre eux et lui. En effet, le ventricule paraît grand; et le canal qui des ventricules antérieurs vient y déboucher, est fort grand aussi. Ce canal seul offre une communication du *parencéphale* avec l'encéphale. Tels sont en effet les noms qu'Hérophile[1] donne habituellement à l'une et à l'autre partie, appliquant par excellence à la partie antérieure, à cause de sa grandeur, la dénomination du tout.

L'encéphale étant double comme il a été dit, chacune de ses parties est beaucoup plus considérable que tout le parencéphale, mais la partie antérieure s'étant emparée du nom général, il n'était pas possible de trouver pour le *parencéphale* un nom plus convenable que celui qu'il porte. D'autres pourtant ne lui donnent pas ce nom, mais l'appellent *encranis* et *encrane*. Il ne faut pas les blâmer, si en vue d'un enseignement clair, ils ont créé quelque dénomination, quoique dans la vie beaucoup de

[1] On a vu plus haut par la note 1 de la p. 542, que ce nom se trouve déjà dans Aristote. — On verra plus bas, par le chap. XIII et par un passage du traité *Des dogmes d'Hippocrate et de Platon*, VII, III, t. V, p. 602-3, que c'est Érasistrate qui a inventé le mot ἐγκρανίς.

choses soient désignées par excellence (κατ' ἐξοχήν), eu égard à leur grandeur, leur puissance, leur mérite ou leur valeur.

Dans l'état actuel, l'encéphale séparé du *parencéphale*, comme il a été dit précédemment, par le repli de la dure-mère (*tente du cervelet*), ayant besoin de lui être rattaché, du moins en un point, pour engendrer le susdit canal, a fait d'abord aboutir ses deux ventricules à un même endroit. C'est, au dire de certains anatomistes, le *quatrième ventricule* de tout l'encéphale. Il en est qui l'appellent *ouverture des deux ventricules;* ils prétendent qu'on ne doit pas le considérer comme un ventricule particulier. Pour moi, qu'on regarde cette cavité comme commune aux deux ventricules, ou comme un troisième ventricule ajouté aux deux autres, je pense qu'il n'en résulte pour la suite des explications ni avantage, ni inconvénient.

Je veux me rendre compte de la jonction au même point des ventricules antérieurs : la cause en est la génération même du canal qui les rattache au parencéphale. En effet ce canal, issu de ce ventricule et recevant le pneuma qu'il renferme, le transmet au parencéphale. Quant à la partie de l'encéphale située au-dessus de la cavité commune, et modelée comme la cavité d'une sphère creuse, à l'instar du toit d'une maison, il semble qu'on a eu raison de l'appeler *corps voûté cintré* (*voûte à trois piliers*), attendu que les parties semblables des habitations sont habituellement appelées par les architectes *voûtes* et *cintres*. Ceux qui la considèrent comme un quatrième ventricule, prétendent que c'est le plus important de tous ceux de l'encéphale entier. Toutefois Hérophile paraît regarder comme plus important, non pas ce ventricule, mais celui du cervelet (*quatrième des mod.*). Pour nous, nous avons suffisamment déclaré, dans les *Commentaires sur les dogmes d'Hippocrate et de Platon* (VII, III)[1], quelle opinion il faut avoir à ce sujet. Ici, nous nous bornerons à exposer seulement les utilités; nous ne les exposerons même pas toutes avec démonstration; pour toutes celles qui sont une conséquence nécessaire des principes démontrés dans cet ouvrage, nous les adopterons comme prouvées, en rappelant seulement les principes dont elles émanent.

L'utilité de ce corps voûté (ψαλιδοειδές) ne doit pas être réputée

---

[1] Voyez la *Dissertation précitée.*

autre que celle des voûtes mêmes qui existent dans les maisons. De même, en effet, que ces voûtes sont plus propres que toute autre figure à porter le fardeau superposé, de même celle-ci soutient sans inconvénient toute la partie de l'encéphale qui pèse sur elle; car un corps sphérique est sur tous ses points exactement semblable à lui-même, par conséquent c'est, de toutes les figures, la moins susceptible de lésion et en outre la plus grande de toutes celles qui ont un périmètre égal (cf. I, XI, XIV; III, VIII; IV, VII; VII, VII; XI, XII). Ce n'est pas là un médiocre avantage pour les vaisseaux, les conduits, les ventricules et toutes les cavités engendrées pour recevoir quelques substances. En effet, de ces corps les plus excellents sont ceux qui, avec des dimensions moindres, ont la plus grande capacité.

Le canal (voy. p. 566, note 1) établi entre le ventricule qui s'étend sous le corps voûté et le ventricule du cervelet, vous permet de calculer les utilités mêmes de cette forme. En effet, le corps arrondi est le moins exposé aux lésions, et celui dont la capacité est la plus grande, le plus propre à supporter un fardeau. Il en est de même de tous les canaux qui parcourent le corps entier, de toutes les artères et veines et de toutes les cavités. En effet, tous sont sphériques, mais, à cause des apophyses, des épiphyses et des anastomoses mutuelles, l'exactitude de la sphère est détruite; toutefois la figure demeure toujours arrondie [1]. Du reste, si vous examinez le centre même d'une cavité quelconque, vous trouverez que c'est là la portion la plus arrondie, parce que, n'étant pas encore altérée par les apophyses, elle conserve la forme naturelle à la figure. De même, si, par hypothèse, vous enlevez des ventricules antérieurs mêmes la voûte de la cavité centrale et les apophyses qui descendent vers le nez (*nerfs olfactifs*), et celles aussi qui se dirigent vers les parties latérales et inférieures (*étage infér. des ventr. latéraux?*) [2], sur les utilités desquelles nous reviendrons, vous trouverez exactement sphérique l'espace qui

---

[1] Καὶ εἴγε τὸ μέσον αὐτὸ κοιλίας ἡστινοσοῦν ἐπισκοποῖς τίνος ἂν μάλιστα εὕροις αὐτὸ σφαιροειδέστερον. κ. τ. λ. vulg. Le ms. 2154 donne un texte de beaucoup préférable en supprimant τινος avant ἂν μάλ. et en donnant σφαιροειδέστατον.

[2] Voyez sur ce passage capital pour la forme des ventricules, la *Dissertation sur l'anatomie*.

reste. De même encore, si du ventricule postérieur du cervelet (*quatrième ventricule*), vous enlevez le lieu (*extrém. ant. du quatrième ventr.*) où s'insère le susdit canal (voy. p. 566, note 1) et son prolongement vers la moelle épinière, (*région du calamus scriptorius?*) vous le trouverez également sphérique.

CHAPITRE XII. — Que la capacité des ventricules est en rapport avec les matières qu'ils contiennent. — Comme les parties postérieures du cerveau et le cervelet sont suffisamment durs par eux-mêmes, ils n'ont pas besoin que la pie-mère s'y enfonce pour les soutenir. — Réfutation de l'opinion de Praxagore et de Philotime qui regardent l'encéphale comme un épanouissement de la moelle et de certains anatomistes, suivant qui, le crâne est le moule du cerveau.

Il suffit de ces remarques sur la forme de ces cavités. Quant à leur étendue, non-seulement dans l'encéphale, mais dans toutes les parties du corps, celles qui reçoivent des substances plus épaisses sont, avec raison, plus grandes ; et moins grandes sont celles qui reçoivent des substances où les facultés prédominent pour ainsi dire sur la substance. Dans chacune des matières, en effet, il existe beaucoup de superfluités ; une fois que celles-ci sont séparées et expulsées et que la partie utile a été pourvue de la propriété convenable, on dirait avec raison que le Créateur a atteint le but qu'il se proposait. C'est pourquoi le ventricule du cervelet (*quatrième des mod.*) a été naturellement créé moins grand que les ventricules antérieurs. Si on regarde la région commune (*ventricule moyen*) à ces ventricules, comme un quatrième ventricule de l'encéphale, on trouvera que le ventricule du cervelet est plus petit que ce dernier.

La membrane choroïde (*prolongement de la pie-mère*) qui, disions-nous (chap. VIII), tapisse intérieurement les ventricules arrive jusqu'à la cavité du corps voûté (*ventricule moyen*). Les corps qui viennent à la suite et qui environnent le conduit ont déjà une consistance trop ferme pour avoir besoin de tunique. Il en est de même de ceux qui entourent tout le ventricule postérieur (*vermis infér. et pédonc. du cervel.*). En effet, nous avons dit précédemment (chap. VI, p. 541-2), que le cervelet tout entier dépasse de beaucoup en dureté l'encéphale.

A ce propos, je m'étonne quand je considère, non-seulement l'absurdité des dogmes de Praxagore et de Philotime [1], mais

[1] Voy. la *Dissertation précitée*.

encore leur ignorance des faits démontrés par les dissections. Ils regardent, en effet, l'encéphale comme une sorte d'excroissance, de rejeton de la moelle épinière, et prétendent conséquemment qu'il est formé de longues circonvolutions; cependant, le *parencéphale*, tout en étant le corps qui touche à la moelle épinière, participerait peu à une pareille structure, tandis que l'encéphale antérieur la montre à un degré très-prononcé et très-évident. En outre, erreur plus grave, ils ignorent que la moelle épinière fait suite seulement aux parties situées à la base de l'encéphale, lesquelles sont les seules parties dépourvues de circonvolutions, car, étant dures, elles possèdent par elles-mêmes une assiette solide et n'ont aucun besoin que la pie-mère les tapisse et les consolide. C'est ainsi que des hommes de mérite s'abaissent nécessairement lorsque, ayant dédaigné la vérité, ils s'obstinent à soutenir les opinions qu'ils ont établies *a priori*.

De même encore, ceux qui prétendent que le crâne est le moule de l'encéphale, paraissent ignorer qu'il existe un espace entre l'encéphale et la dure-mère (*cavité de l'arachn.*), et que cette dernière, si elle est en contact avec le crâne, n'y adhère pas; ils ne savent même pas non plus ni que la dure-mère devait être modelée d'abord, ni que le crâne lui-même est tel [1].

[1] Ἀλλὰ καὶ ὅσοι πρὸς τοῦ κρανίου διατετυπῶσθαί φασι τὸν ἐγκέφαλον, οὔθ' ὅτι τῆς σκληρᾶς μήνιγγος ἀφέστηκεν αὐτὸς, οὔθ' ὡς ἐκείνη τοῦ κρανίου ψαύει μὲν, οὐ συμπέφυκε δὲ γινώσκειν ἐοίκασιν, ἀλλ' οὐδὲ ὡς ἐκείνην ἐχρῆν ἐντετυπῶσθαι πρότερον, οὐδ' ὡς αὐτὸ τὸ κρανίον ἐστὶ τοιοῦτον. Vulg. et ms. 2154. Dalèschamps traduit : « Ceux aussi qui disent le cerveau être formé sur ce crâne, comme sur un moûle, ne semblent avoir connu que le cerveau est séparé de la dure-mère, et qu'icelle touche bien le crâne et toutesfois ne luy ait adhérente. Et de plus, n'ont point entendu qu'il eût fallu que la dure-mère eût été formée devant le cerveau; tellement que le cerveau seroit plutôt formé sur icelle que sus le crâne : ny aussi que le crâne n'est pas semblable au cerveau [pource qu'il n'a aucune figure des replis et entortillures du cerveau à la marge] ny contenir devant lui. » Daleschamps dit à la marge que ces mots : *tellement. .. sus le crâne*, sont adjoutés paraphrastiquement. Mais ici comme plus haut (p. 532, note), il nous donne une traduction de fantaisie; le fait est que Galien s'est exprimé à la fin de ce paragraphe d'une façon si obscure, ou que le texte a subi de telles altérations, qu'il est impossible, du moins pour moi, de trouver un sens certain. J'ai dû me contenter du mot à mot, sauf à trouver plus tard, à l'aide d'autres manuscrits, une explication satisfaisante.

CHAPITRE XIII. — La pie-mère ne se comporte pas avec le cervelet comme avec le cerveau. — Différence de structure entre ces deux parties de l'encéphale. — Érasistrate a insisté avec raison sur cette différence, mais il a eu tort de croire que l'intelligence est d'autant plus développée que les circonvolutions de l'encéphale sont plus nombreuses.

Arrivé à ce point du discours, il ne faut pas laisser sans explication la forme du cervelet. Ce n'est pas de grandes circonvolutions séparées par la pie-mère, comme l'encéphale, qu'il est composé, mais de corps nombreux, de corps très-petits autrement disposés que dans celui-ci. En effet, si le pneuma psychique est renfermé dans toute la substance de l'encéphale et non pas dans ses ventricules seulement, comme nous l'avons démontré ailleurs (*Dogmes d'Hipp. et de Platon*, VII, III), il faut croire que, dans le cervelet qui devait être le principe des nerfs du corps entier, ce pneuma se trouve en très-grande abondance et que les régions intermédiaires qui en relient les parties sont les chemins de ce pneuma.

Érasistrate démontre très-bien que l'*épencranis* (il nomme ainsi le *parencéphale*, voy. p. 558, note 1) est d'une composition plus variée que l'encéphale; mais quand il prétend que l'épencranis, et avec lui l'encéphale, est plus complexe chez l'homme que dans les autres animaux, parce que ces derniers n'ont pas une intelligence comme l'homme, il ne me paraît plus raisonner juste, puisque les ânes mêmes ont un encéphale très-compliqué, tandis que leur caractère imbécile exigerait un encéphale tout à fait simple et sans variété. Il vaut mieux croire que l'intelligence résulte du bon tempérament du corps chargé de penser, quel que soit ce corps, et non de la variété de sa composition. Il me semble, en effet, que c'est moins à l'abondance qu'à la qualité du pneuma psychique qu'il faut rapporter la perfection de la pensée. Mais maintenant, si quelqu'un ne vient pour ainsi dire mettre un frein à ce discours, il va s'attaquer à des sujets plus hauts que ceux qu'il se propose, il se laissera entraîner à des digressions; pourtant, se garder absolument de parler de la substance de l'âme quand on explique la structure du corps qui le renferme, est chose impossible; mais, si cela est impossible, il est possible aussi de se détourner promptement d'un sujet sur lequel on ne doit pas insister.

CHAPITRE XIV. — Situation, forme, substance et utilité du *conarium*. Comme toutes les glandes, cette partie sert de soutien aux divisions des vaisseaux, et n'est pas le portier du pneuma-psychique. — Cette dernière fonction est justement dévolue à l'*apophyse vermiforme*. — Description de cette apophyse. — Rapport admirable de sa forme, de ses dimensions, de sa structure, de sa consistance avec les fonctions qu'elle a à remplir. — De ses connexions avec les *cuisses* et les *testicules* du cerveau.

Revenant aux parties qui viennent après le *ventricule moyen*, considérons le corps situé à l'entrée du canal (voy. p. 566, note 1), corps qui relie ce ventricule au cervelet, appelé *conarium* (*glande pinéale*) par ceux qui s'occupent de dissections, et cherchons en vue de quelle utilité ce corps a été créé. Par sa substance, c'est une glande; par sa figure, il est très-semblable à une pomme de pin, d'où lui vient son nom.

Quelques-uns pensent que son utilité est la même que celle du pylore. Ils disent en effet que le pylore est une glande et qu'il empêche l'aliment de passer de l'estomac dans l'intestin grêle avant d'être élaboré. Ils prétendent que le *conarium*, situé à l'entrée du canal (voy. p. 566, note 1) qui du *ventricule moyen* transmet le pneuma dans le ventricule du cervelet, est le surveillant et comme l'économe qui décide de la quantité de pneuma qui doit être transmis. Pour moi, j'ai dit précédemment (IV, VII, p. 290) quelle opinion il faut avoir sur le pylore de l'estomac. Quant à cette glande conoïde qui ressemble à une pomme de pin et qui remplit la bifurcation de la grande veine (*veines de Galien*), d'où dérivent presque tous les plexus choroïdes des ventricules antérieurs, je crois qu'elle existe en vue de la même utilité que les glandes chargées de consolider les bifurcations des veines. En effet, la position du *conarium* est, sous tous les rapports, la même que celle des glandes analogues dont le sommet soutient les parties de la veine à l'endroit où elle se bifurque, tandis que tout le reste de la glande devient plus volumineux à mesure que s'éloignent les vaisseaux issus de la bifurcation, et les accompagne aussi longtemps qu'ils restent suspendus. Aussitôt que ces veines appuient sur le corps de l'encéphale même, le *conarium* les abandonne. Le corps de l'encéphale devient en cet endroit un appui pour le *conarium* lui-même et en même temps pour les veines.

Mais penser que ce conarium règle le passage de l'esprit, c'est méconnaître la fonction de l'*apophyse vermiforme* (*vermis inferior du cervelet*)[1], et attribuer à une glande plus d'importance qu'il n'est juste. En effet, si elle faisait partie de l'encéphale même, comme le pylore fait partie de l'estomac, elle pourrait, obéissant aux contractions et aux dilatations de cet encéphale, en vertu de sa position favorable, ouvrir et fermer tour à tour le conduit. Comme cette glande, au contraire, ne fait en aucune façon partie de l'encéphale, et n'est pas rattachée à l'intérieur du ventricule, mais qu'elle s'y attache extérieurement, comment pourrait-elle avoir une action si puissante sur le conduit quand elle ne se meut pas par elle-même? Qui empêche, dira-t-on peut-être, qu'elle n'ait [1] un mouvement propre? Une seule chose : c'est qu'à ce compte, la glande tiendrait à nos yeux le rang d'encéphale, et que l'encéphale lui-même serait seulement un corps divisé par de nombreux canaux comme un organe propre à obéir à celui qui naturellement peut se mouvoir. Ce sont là, qu'est-il besoin de le dire, les suppositions d'un esprit ignorant et qui refuse de s'instruire.

Quand on imagine, en effet, qu'il doit nécessairement exister près du canal du cerveau une partie propre à surveiller et à régler l'entrée de l'esprit; cette partie qu'on ne peut découvrir, ce n'est pas le *conarium*, mais cette apophyse semblable à un ver qui s'étend dans tout le conduit. Les anatomistes habiles lui donnant un nom tiré de sa seule figure, l'appellent apophyse *vermiculaire*.

Voici quelles sont sa situation, sa nature et ses relations avec les parties voisines. De chaque côté du conduit, il existe des éminences minces et allongées de l'encéphale appelées *fesses* (*tuberc. quadrijumeaux*). Leur jonction ne peut mieux se comparer qu'aux cuisses d'un homme qui se touchent l'une l'autre [par leur partie supérieure]. Il en est qui, les comparant aux testicules, aiment mieux les appeler *testicules* que *fesses*. Quelques-uns nomment *testicules* les corps (*nates des mod.* ou *tuberc. quadrij. ant.*) qui sont en rapport avec le *conarium*, et *fesses* les corps situés en arrière

---

[1] Galien, du moins d'après les textes imprimés (car le ms. 2154 a, je crois, toujours *épiphyse*) appelle le *corps vermiforme* tantôt *épiphyse*, tantôt *apophyse*. Hoffmann (*l. l.*, p. 204) a discuté ce fait de lexicologie anatomique. Il croit qu'il faut lire partout ἀπόφυσις. Comme la question doit être décidée aussi bien à l'aide des mss. que par l'étude même du corps dont il est question, je réserve cet examen pour la *Dissertation sur l'anatomie*.

de ceux-ci (*testes* ou *tub. quadr. postér.*). Les parties gauches et droites du canal[1] appartiennent à ces corps mêmes; les parties supérieures sont recouvertes par une membrane mince, assez forte cependant, qui se rattache aux *fesses* de chaque côté; la membrane qui s'étend jusqu'au ventricule postérieur est l'extrémité inférieure de l'*épiphyse vermiculaire* (*arachnoïde et débris de la valvule de Vieussens*) laquelle ne ressemble en rien aux *testicules* et aux *fesses*. En effet, l'épiphyse présente des articulations de diverses formes, tandis que les *fesses* et les *testicules* sont semblables dans toutes leurs parties et n'ont pas une composition variée.

Outre qu'elle a des articulations de diverses formes et paraît se composer de parties très-nombreuses rattachées par de minces membranes, l'*épiphyse vermiculaire* offre encore une particularité : son extrémité, située dans le ventricule postérieur (*celui du cervel.*) à l'endroit où elle aboutit, disions-nous, à la membrane superposée, est convexe et mince. A partir de cet endroit, elle augmente en volume, s'élargit et a presque la surface supérieure égale à l'intervalle des *fesses*. Par là, en s'allongeant sur le canal, elle le bouche complétement, et quand elle se replie en arrière, elle tire en même temps la membrane (*valvule de Vieussens?*) qui adhère à ses parties convexes et rouvre le conduit dans la même proportion qu'elle recule. En effet, comme elle s'arrondit en se repliant et se contracte sur elle-même, autant elle

---

[1] Au niveau de la *grande fente cérébrale de Bichat*, au milieu de laquelle est située la glande pinéale (*conarium*), on trouve l'espace désigné par M. Magendie sous le nom de *confluent du liquide céphalo-rachidien*. Cet espace a pour parois, en bas et latéralement, les tubercules quadrijumeaux, en haut, l'arachnoïde qui se jette en manière de pont du cerveau sur le cervelet; c'est cet espace (voy. aussi p. 561 et 564) et non l'*aqueduc de Sylvius*, comme je l'avais cru d'abord, que Galien considère comme le canal de communication entre les ventricules du cerveau et celui du cervelet. Ce canal s'ouvre antérieurement dans le ventricule moyen par la partie moyenne de la *grande fente cérébrale*, et en arrière, il communiquerait, d'après Galien, avec le ventricule du cervelet au niveau de la valvule de Vieussens. Si Galien paraît croire que cette communication existe, c'est que la *valvule de Vieussens* est si délicate, qu'elle se rompt au moindre contact, et qu'il se forme alors une communication artificielle; aussi, lorsqu'il dit un peu plus loin (voy. aussi p. 568) que le conduit est ouvert ou fermé, c'est qu'il a vu la valvule rompue dans le premier cas et intacte dans le second. (*Les éléments de cette note m'ont été fournis par M. le docteur Rouget.*)

perd en longueur, autant elle gagne en largeur. Ainsi naturellement, si elle se replie peu, comme elle ne s'élargit que peu aussi, ses extrémités inférieures ne peuvent pénétrer que dans les parties si étroites de la base du conduit; si sa contraction est plus forte, et que sa largeur par conséquent augmente, l'ouverture du conduit s'agrandira et ira toujours en croissant à mesure que diminue la convexité qui doit y entrer.

Aucune de ces choses n'eût eu lieu convenablement si la nature avait fait l'apophyse même de très-peu plus épaisse ou plus mince qu'elle n'est. Plus épaisse, en effet, elle n'aurait pas fermé complétement le conduit, puisque avec ses parties les plus minces, elle n'aurait pu atteindre les parties les plus étroites de celui-ci. Plus mince, non-seulement elle n'aurait pas fermé complétement le conduit, mais elle ne l'aurait pas même ouvert convenablement. En effet, pendant qu'il se fermerait, il s'échapperait une partie du pneuma, toute la largeur du conduit n'étant pas occupée, à cause du peu d'épaisseur de l'épiphyse. Pour s'ouvrir, il faudrait auparavant qu'il s'opérât une rétraction considérable, ou bien les extrémités convexes ne se releveraient pas et ne s'écarteraient pas de la base du conduit.

Or, si avec une *épiphyse vermiculaire* un peu plus épaisse, ou plus mince, le conduit ne pourrait s'ouvrir que d'une manière démesurée ou incommode, que faudrait-il attendre si elle dépassait de beaucoup sa consistance actuelle. Est-ce que l'harmonie générale ne serait pas complétement bouleversée et détruite? Vous ne sauriez trouver de combinaison artistique plus achevée et plus brillante que celle dont la précision est telle, que la moindre substitution en détruirait l'ensemble. En effet, si vous pouvez enlever ou ajouter beaucoup de pièces à un appareil, et que toute son utilité subsiste encore, l'artisan n'a pas besoin d'une habileté suprême. Les œuvres au contraire où la plus petite omission entraîne la destruction du tout, vous offrent le modèle d'un art consommé. Mais si un défaut dans la masse seulement de l'épiphyse [vermiculaire] détruisait la valeur de l'œuvre, tandis que le reste de l'œuvre reste intact et ne peut être ni très-utile, ni très-préjudiciable, peut-être attribuerait-on cet accident non moins à la fortune qu'à l'art.

Mais puisque ce qu'on observe à propos des dimensions de

l'*épiphyse vermiforme* se voit aussi dans toutes les autres parties, (en effet, tout autre changement d'arrangement nuira à la fonction, ainsi que nous le démontrerons immédiatement), comment ne serait-on pas ridicule en venant nier l'art de la nature? En effet, les *fesses* sont assez élevées au-dessus du canal (voy. p. 566, note 1) pour porter l'épiphyse repliée sur elles, et si l'ensemble du conduit a été créé allongé, c'est pour qu'il jouisse d'une grande variété de mouvement : c'est l'utilité même que présentent les parties composées de corps nombreux et petits. En effet, pour qu'une différence considérable en plus ou en moins existe dans le mouvement, la nature l'a créé capable d'avoir plusieurs replis et flexions. Comme toutes ces dispositions devaient lui donner un mouvement facile et varié, et qu'il était à craindre que portée sur la partie convexe des *fesses* elle n'en glissât et n'abandonnât le conduit, la nature a imaginé de l'attacher aux *fesses* par des ligaments que les habiles en anatomie nomment *tendons* (*racines des nerfs pathétiques?*) et qui les serrant et les retenant des deux côtés, empêchent les *fesses* de s'écarter.

La nature aussi l'a faite dure pour qu'elle résistât aux lésions, mais pas assez dure pour qu'elle cessât d'être une partie de l'encéphale. Là encore, mesurant l'utilité avec une précision rigoureuse, elle lui a donné le degré de dureté convenable pour qu'elle restât une partie de l'encéphale.

Si avec toutes ces précautions la nature lui eût attribué, par suite de sa composition, des plis obliques ou droits, et non pas transverses, comme ils le sont effectivement, il n'en résulterait aucun avantage. En effet, elle ne s'arrondirait pas de la façon que nous avons dite, si par des flexions transverses, elle ne se repliait en arrière, et elle ne pourrait, comme il a été démontré, ouvrir et fermer peu à peu le conduit. L'absence d'un seul corps rendrait inutiles tous ces corps nombreux et variés qui environnent le canal (voy. p. 566 et note 1).

Il est maintenant évident pour ceux qui ont prêté leur attention à ce discours que si quelqu'une des parties énoncées était altérée, il en résulterait, en beaucoup de cas, seulement une gêne pour la fonction, mais parfois la destruction complète de cette fonction. Aussi ne puis-je concevoir de quelle façon l'on peut s'y prendre pour démontrer que ce ne sont pas là les œuvres de l'art le plus parfait.

LIVRE NEUVIÈME[1].

DU CRANE, DE L'ENCÉPHALE ET DES NERFS CRANIENS.

CHAPITRE PREMIER. — Tout aliment renferme une portion nutritive et un résidu. — Conséquences fâcheuses qui résultent de l'arrêt du résidu dans l'intérieur des parties. — Précautions prises par la nature pour faciliter l'évacuation des superfluités. — Diversité des voies d'évacuation suivant la nature des parties, et celle des résidus. — L'encéphale trouve dans la structure du crâne et dans les sutures, le moyen le plus convenable de se purger de ses superfluités (voy. la *Dissertation sur la physiologie*).

Après avoir traité de toutes les parties de l'encéphale, et, en plusieurs cas, effleuré forcément dans notre discours ce qui regarde les parties avoisinantes, par suite du rapport physique que nous y trouvions, il convient d'exposer dans ce livre l'utilité des autres parties de la tête, en reprenant au point où s'est arrêté le livre précédent.

Une des préoccupations les plus constantes de la nature a été de purifier des superfluités de l'aliment toutes les parties du corps, surtout les parties importantes, comme l'encéphale. En effet, dans l'humeur qui y afflue, il y a une portion si utile, qu'elle s'assimile au corps nourri ; c'est là le véritable aliment. Tout le reste, qui est arrivé jusqu'au membre avec la portion utile et qui, cette dernière étant absorbée, s'est séparé d'elle, cherche des conduits propres à son excrétion; s'il n'en trouve pas, en s'accumulant sur place, il commence par peser comme un fardeau, puis il s'oppose à l'introduction de nouvelles humeurs, dont il occupe les passages; de cette façon il empêche le membre de recevoir l'aliment. Ce sont là les conséquences les moins fâcheuses.

Il en est deux autres plus graves, *artisans* de maladies auxquelles ne peuvent échapper les corps non purifiés (voy. Hippocrate, *Aph.* II, VI). De même que les animaux poussés par la faim dévorent une nourriture fangeuse ou quelque autre semblable, de même les membres, manquant d'aliments convenables, sous l'impulsion d'un besoin naturel, s'approprient ordinairement

---

[1] Voy. la première note du livre VIII.

quelques particules des sucs malsains. C'est là la première conséquence fâcheuse.

La seconde, c'est que les matières entassées, pourrissant avec le temps et devenant ainsi plus âcres et plus chaudes, engendrent les phlegmasies, les érysipèles, les herpès, les anthrax, les fièvres et mille autres maladies.

Pour que rien de semblable n'arrive, surtout dans les parties importantes, la nature a pourvu avec grand soin à l'excrétion des superfluités. Comme celles-ci sont de deux sortes, les unes vaporeuses et fuligineuses, avec une tendance naturelle à monter, les autres aqueuses et chargées de matières qui sont portées d'elles-mêmes à descendre, la nature leur a ouvert des méats excrétoires de deux sortes : elle a placé dans le lieu le plus élevé ceux qui expulsent les superfluités légères, et établi en pente ceux qui expulsent les matières lourdes et qui tendent vers le bas. Pour ces derniers, outre qu'elle les a disposés en pente, elle les a faits encore suffisamment larges, attendu qu'ils sont destinés à servir de canaux à des humeurs abondantes et épaisses; quant aux autres, elle ne les a percés que de trous étroits en rapport avec la ténuité des superfluités. Les méats en pente de l'encéphale, au moyen du palais et au moyen des fosses nasales, déversent dans la bouche par de larges et manifestes orifices des superfluités épaisses très-visibles.

Quant aux excrétions des superfluités vaporeuses, il n'est pas toujours possible de les distinguer nettement, ni celles qui s'opèrent dans le corps, ni celles de la tête ; car parfois leur ténuité les dérobe à nos yeux ; mais, dans les parties humides et molles du corps, il n'a pas même été assigné de voie spéciale pour aucune évacuation de ce genre, la nature de tous les corps humides et mous étant de céder promptement et d'ouvrir passage aux substances qui les traversent avec un élan assez rapide, puis, ces substances passées, de se rapprocher, de se resserrer à l'instant, en reprenant leur ancienne unité. Pour les corps durs, aucune substance ne peut les traverser si l'on n'a pas d'abord ménagé quelque chemin dans ces corps. Ainsi, dans l'encéphale même, dans les méninges et dans la peau de la tête, il n'était pas nécessaire qu'il existât des méats distincts pour l'évacuation des vapeurs, et, s'il y en avait, on ne pourrait les apercevoir avec les sens, attendu qu'ils se rétractent aussitôt que l'évacuation est opérée. Dans le *crâne* cependant (c'est le nom de l'os qui entoure l'encéphale, voy. VIII, IX, p. 555), la nature a ouvert des méats manifestes à ces superfluités vaporeuses et fuligineuses, non-seulement pour la cause énoncée, cause commune à toutes les parties, mais encore pour une cause spéciale, dérivant de sa position. En effet, la tête est placée au-dessus de toutes les parties du corps, comme un toit sur une maison chaude. Or, toutes les superfluités fuligineuses et vaporeuses des parties inférieures remontant, la tête qui les reçoit a besoin d'une évacuation plus abondante.

Mais comme il était nécessaire que l'encéphale fût protégé par un rempart solide et qu'en conséquence la nature, au lieu de confier sa défense à la peau seulement, comme elle a fait pour le ventre, l'a revêtu comme d'un casque, avec un os établi sous la peau, non-seulement l'encéphale ne serait pas pourvu de moyens d'évacuations plus abondants que les autres parties, mais elle n'en aurait pas même possédé de médiocres, si la nature ne lui eût ménagé une perspiration considérable en créant l'os de la tête caverneux, et aussi en l'articulant d'une façon variée au moyen de ce qu'on nomme *sutures* [1]. Quiconque les a vues et sait ce qu'elles sont, comprend déjà ce dont il s'agit; pour qui ne les connaît pas, en voici la description.

Les deux os qui se rapprochent pour engendrer une suture présentent alternativement une proéminence et une anfractuosité. La proéminence ressemble beaucoup, pour la figure, aux ongles de la main; l'anfractuosité est en harmonie avec une semblable figure. Chacun des os, recevant dans ses cavités les éminences de l'autre, offre donc dans l'ensemble de l'articulation une figure très-semblable à celle de deux scies qui se rapprocheraient par leurs dents exactement engrenées les unes dans les autres. Il est clair que ce mode d'articulation a été créé en vue de la sûreté, afin que le mouvement ne vînt pas parfois à écarter les sutures trop

[1] Rufus, *De partibus corp. hum.*, p. 34, éd. Clinch, nous apprend que les noms propres de chaque suture ne sont pas anciens, et qu'ils ont été imaginés par certains médecins égyptiens mal habiles dans la langue grecque. On ne trouve, en effet, ces noms ni dans Hippocrate ni dans Aristote. — Voy. aussi la *Dissertation sur les termes anatomiques*.

fortement. C'est encore ainsi que souvent des ouvriers unissant avec des chevilles nombreuses des machines, les adaptent de manière à ne pouvoir être séparées. C'est un second exemple d'ajustement qu'on peut ajouter à celui du rapprochement des scies. Vous n'auriez pas tort de comparer cette articulation à des vêtements composés de lambeaux cousus ensemble. C'est de là, je pense, que leur vient le nom de *suture*, que leur ont donné les anciens et qu'elles conservent encore maintenant.

Pourquoi donc la nature n'a-t-elle pas percé l'os de la tête, comme l'os du palais, d'ouvertures étroites semblables à de petites cavités; ou pourquoi ne s'est-elle pas contentée des seules cavités de ce dernier os? La raison en est que ces petites cavernes devaient aboutir nécessairement des deux côtés à la partie écailleuse, lisse et dense du crâne, attendu qu'elles devaient être par la face interne en contact avec les méninges, et par la face externe avec la membrane dite *péricrânienne*, et, qu'en vue d'une autre utilité, l'os de la tête devait se diviser en plusieurs parties, ainsi qu'il a été démontré dans le livre précédent (chap. IX).

Si donc les trous, en demeurant découverts, pouvaient racler et blesser de leurs aspérités les corps voisins et s'il était inutile de percer l'écaille extérieure, puisque la nature devait diviser en plusieurs parties l'os de la tête, c'est avec raison qu'elle a fait servir les sutures à l'expiration; car, ainsi qu'il a été souvent démontré (voy. par exemple IV, VII), il vaut mieux qu'un petit nombre d'organes servent à beaucoup de fonctions et d'utilités que de voir beaucoup d'organes servir à peu d'utilités et de fonctions. Aussi le livre précédent (chap. IX) a montré que la membrane péricrânienne devait être attachée à la dure-mère, d'où la nécessité des sutures. Ce livre-ci expose une seconde utilité des sutures.

Une troisième utilité concerne les vaisseaux ténus qui en sortent; la nature leur eût donné, comme aux gros vaisseaux, des ouvertures propres à leur dimension si, voyant la nécessité de créer des sutures, elle ne les eût aussi employées à cette fin. La partie la plus épaisse des superfluités fuligineuses est donc expulsée uniquement par les sutures. Le crâne lui-même est perméable aux plus ténues; il le serait aussi aux plus grossières, puisqu'il est caverneux, s'il n'avait fallu, comme il a été dit, que sa surface fût lisse et continue des deux côtés.

CHAPITRE II. — Le crâne a dû être poreux pour être à la fois épais et léger. — Ces porosités ou cavernes que Galien regardait dans le chapitre précédent comme une voie d'excrétion, n'ont donc sous ce rapport qu'une utilité secondaire.

Quelqu'un s'imaginera peut-être que c'est inutilement que le crâne est creusé de cellules, les sutures n'ayant aucun besoin, vu leur nombre et leur étendue, d'un secours étranger pour servir à l'expiration. Il est donc nécessaire de montrer ici que le crâne a dû être créé tel, quand déjà je m'empressais de passer aux conduits excréteurs des superfluités épaisses, afin que le livre ne fût pas allongé à chaque instant par des digressions incidentes. Je n'ajoute donc plus qu'une observation, et je reviens à mon sujet.

Si la nature eût fait tout l'os supérieur dense et mince à la fois, les parties sous-jacentes n'y auraient pas trouvé un accroissement de sécurité, les corps capables de blesser cet os pouvant aisément pénétrer jusqu'à elles, vu la brièveté du chemin. Si elle l'eût créé épais et dense à la fois, c'eût été une charge pour l'animal tout entier. Ce serait comme si dans l'état actuel on s'attachait, pour ne jamais l'enlever un fardeau quelconque sur la tête. Restait donc encore un troisième moyen, c'était de ne le créer ni mince, ni dense, mais épais, poreux et creusé de cellules. De cette façon, il ne devait ni charger la tête, ni laisser passer dans l'encéphale par un court chemin les corps qui l'auraient blessé. Il a donc été créé tel pour les motifs ici énoncés, et jusqu'à un certain point pour l'expiration.

CHAPITRE III. — Des voies d'excrétion de l'encéphale à travers le palais. — Description de tout l'appareil. — Détails particuliers sur l'*infundibulum* et sur le canal ou *entonnoir*.

Retournons donc à l'autre espèce de conduits qui purifient l'encéphale et montrons en eux l'art de la nature. Pour les deux méats qui aboutissent aux narines, nous en avons traité dans le livre précédent (chap. VI, p. 547 et suiv.). Quant aux deux autres qui aboutissent au palais (*parties antér. et postér. de l'étage inférieur du ventricule moyen?* — voy. *Dissertation sur l'anatomie pour ce qui regarde ce canal en partie factice*), l'un sortant du ventricule moyen de l'encéphale descend par une pente droite, l'autre naît du canal (voy. p. 566, note 1) qui rattache l'encéphale au cervelet et se dirige obliquement vers le premier en descendant. Au moment où ils se rencontrent, ils sont reçus tous deux dans une région commune, creuse et inclinée (*infundibulum*). Le bord supérieur de cette cavité est un cercle parfait. De là, se rétrécissant toujours davantage, elle aboutit à une glande inférieure, semblable à une sphère aplatie (*glande pituitaire*) et ayant elle aussi une cavité manifeste (voy. *Dissert. sur l'anat.*). A la suite vient un os (*ethmoïde*) qui ressemble à un crible et se termine au palais. Tel est le chemin des superfluités épaisses.

L'utilité de chacun des organes qui s'y trouvent est déjà évidente, même si je ne l'énonce pas, mais j'en parlerai pour qu'il n'y ait pas de lacune dans le discours. La cavité *infundibulum* à laquelle aboutissent les méats, cavité que les uns nomment *bassin* à cause de sa figure, les autres *entonnoir* à cause de son utilité qui consiste à remplir l'office d'un réservoir à sa partie supérieure; à sa partie inférieure, comme l'indique son nom, il représente un entonnoir. En effet, son ouverture descend jusqu'à la cavité de la glande. Comme cette partie devait à son extrémité supérieure se rattacher en haut à l'encéphale et en bas aboutir à la glande, elle a été nécessairement créée membraneuse; et si une membrane mince, la *membrane choroïde* (*prolong. de la pie-mère*) entoure l'encéphale même, il était hors de propos de lui chercher un autre lien avec l'encéphale. C'est donc, comme il le fallait, une partie de cette membrane qui en s'étendant constitue le corps du *bassin*.

Quant à l'utilité de la glande à laquelle aboutit l'entonnoir, il est manifeste qu'elle filtre les superfluités; ce fait est connu des anatomistes, et ce n'est pas une grande preuve de leur habileté. Mais pourquoi de l'entonnoir les superfluités ne tombent-elles pas immédiatement par les ouvertures du palais? Cette question digne d'examen est omise par les anatomistes aussi bien que celle qui regarde les os ethmoïdes du nez; en effet, ils n'expliquent pas non plus dans quel but ces os ont été créés; ils se contentent de dire qu'ils servent à filtrer les superfluités, et croient que cela suffit. Ils négligent complétement d'expliquer qu'il était mieux que ces superfluités fussent filtrées et qu'elles ne tombassent pas immédiatement. Cette remarque même nous l'avons ajoutée et nous avons montré (VIII, VII) qu'il valait mieux appeler ces os *spongoïdes* qu'*ethmoïdes*, et que cette comparaison [avec des éponges] venait d'Hippocrate. Donc les fosses nasales exposées aux lésions sont protégées par ces grands remparts osseux d'une étendue considérable.

Pour le palais, comme les ouvertures aboutissent à la bouche et que de plus elles doivent être recouvertes intérieurement par une membrane épaisse, il n'était pas besoin de grande protection, mais il suffisait de ces trois choses, la glande, l'os et la membrane. Maintenant que la glande soit en dehors de la dure-mère, je pense que cela est évident, même si je ne le disais pas, comme aussi que la distance de l'os palatin à la membrane égale la profondeur de la glande.

Il serait convenable à présent de dire quelle partie la nature a établie dans cette région. Il est évident qu'entre toutes celles du corps, c'est la mieux garantie, étant recouverte à sa partie supérieure par tout l'encéphale et par le crâne, et à sa partie inférieure par l'os palatin et par la bouche. Aussi l'animal pourrait mourir plusieurs fois si cela était possible avant que ces parties fussent atteintes par le choc d'un corps extérieur.

Chapitre iv. — Disposition admirable du *plexus réticulé;* il sert à élaborer le *pneuma* psychique, comme les réseaux tortueux des vaisseaux spermatiques servent à élaborer le sperme. — Analogies et différences dans la manière dont les vaisseaux se comportent avec le canal intestinal et avec l'encéphale. — Que tout est disposé dans l'encéphale pour la présente élaboration et distribution du pneuma et pour l'alimentation du viscère.

Le plexus dit *réticulé*[1] par les anatomistes, plexus qui embrasse la glande même et se déroule en arrière à une grande distance, est le plus merveilleux des corps établis dans cette région. En effet, peu s'en faut qu'il ne s'étende sous toute la base de l'encéphale. Ce réseau n'est pas simple; on dirait plusieurs filets de pêcheurs tendus les uns sur les autres. Mais ce filet naturel a ceci de particulier que toujours les mailles de l'un sont attachées à celles de l'autre et qu'on ne saurait prendre l'un des filets sans l'autre. Si l'on en prend un, tous viennent à la suite parce que tous se tiennent entre eux et sont attachés les uns aux autres. Mais, ni pour la délicatesse de la composition, ni pour la densité du lacis, vous ne

[1] Le *rets admirable* n'existe pas chez l'homme, mais seulement chez les grands mammifères. Voy. *Dissert. sur l'anatomie*, et Hoffmann, *l. l.*, p. 208 et suiv.

pourriez leur comparer aucun des filets travaillés par la main des hommes. Ce n'est pas non plus d'une matière commune qu'il est formé : la plus grande partie des artères (*carotides primitives* — voy. *Dissert. sur l'anat.*) remontant du cœur à la tête a été employée par la nature à cet admirable réseau. De ces artères se sont détachées de petites ramifications sur le cou, la face et les parties externes de la tête. Tout le reste qui de sa source s'était élevé en ligne droite, montant vers la tête par le thorax et le cou, est accueilli avec faveur dans cette région du crâne qui, percée de trous, la fait passer sans danger dans l'intérieur de la tête.

Vous pensez peut-être que la dure-mère les a aussi revêtus [immédiatement] et qu'elle a été traversée en ligne droite par le courant des vaisseaux ; et, après tout cela, on pouvait croire que ces artères s'empresseraient d'arriver à l'encéphale ; mais il n'en est pas ainsi : dépassant le crâne dans la région située entre celui-ci et la dure-mère, elles se divisent d'abord en un grand nombre de branches très-petites et déliées. Alors se portant, les unes à la partie antérieure de la tête, les autres à la partie postérieure, celles-ci au côté gauche, celles-là au côté droit, et s'entrelaçant, elles font croire qu'elles oublient la route de l'encéphale. Mais cela non plus n'est pas exact. En effet, toutes ces nombreuses artères venant de nouveau à se réunir, comme des racines en un tronc, engendrent une autre paire d'artères semblable à celle qui a déjà donné naissance au réseau ; ces artères pénètrent alors dans l'encéphale par les trous de la dure-mère.

Mais quelle est cette disposition merveilleuse et pourquoi a-t-elle été créée par la nature, qui ne fait rien sans but? Si vous vous rappelez ce que nous avons dit et démontré lorsque nous expliquions les dogmes d'Hippocrate et de Platon (VII, III et suiv.), vous puiserez dans ces souvenirs une nouvelle confirmation de nos observations actuelles, et vous découvrirez aisément l'utilité de ce plexus. En effet, quand la nature veut élaborer parfaitement une matière, elle lui ménage un long séjour dans les organes de coction. Nous avons déjà démontré ce fait en maints endroits; pour le moment, citons les circonvolutions variqueuses [du cordon spermatique] où elle prépare le sang et le pneuma propre à la production du sperme : cet exemple nous suffira à expliquer le cas actuel. Les veines et les artères forment dans ce canal mille replis variés ;

elles contiennent un sang pur à la naissance des replis, mais à leur extrémité voisine des testicules il n'est plus exactement rouge : le suc qu'elles renferment est déjà plus blanc, ayant encore besoin, pour devenir la substance parfaite du sperme, d'une petite élaboration qu'il empruntera aux testicules eux-mêmes. Mais autant le pneuma psychique de l'encéphale exigeait une élaboration plus parfaite que le sperme, autant le plexus réticulé a été créé plus entrelacé que les vaisseaux spermatiques. Nous avons donc démontré avec raison dans les *Commentaires* [*sur les dogmes d'Hippocrate et de Platon*, VII, III] que le pneuma psychique de l'encéphale trouve une origine matérielle convenable dans le pneuma vital qui vient [du cœur] à travers les artères.

Nous répéterons maintenant encore une observation faite dès le début de tout l'ouvrage (I, VIII et XVI), c'est qu'il n'est pas possible de découvrir convenablement aucune utilité d'aucune partie, si d'abord l'on n'est familiarisé parfaitement avec la fonction de tout l'organe. Ainsi nous avons démontré, dans les *Commentaires* précités (voy. aussi V, VII et VI, II), que l'âme raisonnable habite dans l'encéphale; que nous raisonnons au moyen de ce viscère; que la plus grande partie du pneuma psychique y est renfermée, enfin que ce pneuma acquiert sa propriété spéciale par l'élaboration qu'il y subit (voy. *Dissert. sur la phys.*).

Remarquons ici que la structure du plexus réticulé, non moins que les autres particularités de celle de l'encéphale, concordent merveilleusement avec nos exactes démonstrations. En effet, l'encéphale tout entier est entrelacé par ces artères, qui présentent des ramifications variées; beaucoup d'entre elles aboutissent aux ventricules, ainsi qu'une grande partie des veines qui descendent du sommet de la tête. Venant de régions opposées, elles rencontrent les artères, se distribuent comme elles dans toutes les parties de l'encéphale, aussi bien dans les ventricules mêmes que dans les autres parties. De même que, dans l'estomac et les intestins, descendent un grand nombre de veines et d'artères qui déversent de la bile, de la pituite et d'autres humeurs analogues dans la cavité extérieure [*par rapport aux artères; c'est-à-dire dans le canal intestinal*], et retiennent en elles le sang et le pneuma vital, de même les veines déversent leurs superfluités, d'une façon semblable, dans les ventricules de l'encéphale et retiennent le sang, tandis que les artères exhalent principalement le pneuma psychique. Celles-ci, en effet, remontent des parties inférieures; les veines, au contraire, descendent d'en haut dans l'encéphale.

La nature a pourvu admirablement à ce que les substances qui tombent de leurs orifices traversent l'encéphale tout entier. En effet, tant qu'elles sont renfermées dans les vaisseaux mêmes, elles circulent avec ceux-ci dans toutes les parties du corps; mais une fois qu'elles en sont sorties, chacune se dirige selon son impulsion naturelle : la substance légère et déliée monte; la substance épaisse et lourde descend. Les artères qui aboutissent au canal intestinal ayant une position déclive, ne fournissent pas de pneuma au canal sur lequel elles se terminent, si ce n'est celui qui parfois est projeté par l'action des vaisseaux mêmes. Mais les artères de l'encéphale, dont la direction est ascendante, laissent toujours échapper le pneuma, parfaitement élaboré, dans le plexus réticulé, d'où il est emporté par les artères de l'encéphale en aussi grande quantité qu'il afflue dans le plexus. En effet, il ne peut traverser promptement les artères du plexus : il est retenu dans tous leurs détours, en haut, en bas, de côté, errant dans tous leurs circuits si nombreux et si variés; de sorte que, faisant un long trajet dans le plexus, il achève de s'élaborer. Une fois élaboré, il tombe à l'instant dans les ventricules de l'encéphale; car il ne fallait, ni que le pneuma séjournât trop longtemps dans les plexus, ni qu'il s'échappât encore mal élaboré.

Il n'importait pas seulement aux ventricules mêmes qu'il en fût ainsi; l'encéphale tout entier y était intéressé, et l'intérêt pour lui n'était pas moindre. Toutes les parties de l'encéphale en contact avec la membrane qui les enveloppe puisent, en effet, dans les vaisseaux mêmes de celle-ci l'aliment qui leur est propre. Pour celles qui en sont plus éloignées, elles trouvent un secours dans le courant des matières; car toutes les parties du corps ont la faculté d'attirer leur aliment propre ; mais elles ne peuvent opérer cette attraction ni de loin, ni à une longue distance, si elles n'empruntent un secours étranger. Ce secours a été ménagé avec soin par la nature, surtout dans l'encéphale : d'abord, parce qu'il est le plus important de tous les organes; ensuite, parce qu'il est séparé des vaisseaux par de grands intervalles; en troisième lieu, parce que, vu sa mollesse et sa température modérée, il était moins capable d'attirer. Les corps qui attirent doivent en effet posséder plus de ressort et de chaleur.

Chapitre v. — Que dans toutes les parties les artères et les veines marchent parallèlement et procèdent du même point — Dans l'encéphale seul, les artères marchent de bas en haut, et les veines de haut en bas (cf. *Dissert. sur l'anat.*, et Hoffmann *l. l.*, p. 210). — Cette disposition a été prise pour que la dure-mère servît à la fois de route pour les veines (*sinus*) et de séparation pour le cerveau et le cervelet.

Il convient ici, interrompant un instant le discours, de nous rappeler, à propos de toutes les veines et artères du corps, comment elles s'insèrent dans toutes les parties qui ont besoin des deux espèces de vaisseaux; comment parfois elles sont si proches et si voisines les unes des autres qu'elles sont en contact dans l'estomac, le jéjunum, dans tout l'intestin grêle et le colon. Rappelons-nous ces vaisseaux d'abord; puis ceux du foie, du poumon, des reins, de la vessie, de l'utérus, de la rate et du cœur même; enfin ceux des épaules, du thorax, des mains et des jambes; souvenons-nous que dans toutes ces régions on ne voit pas naître des parties inférieures la veine, et des parties supérieures l'artère; ni du côté droit une espèce de vaisseau, et du côté gauche l'autre espèce; ni l'artère en avant et la veine en arrière, et qu'en naissant des mêmes parties, loin d'être fort éloignés l'un de l'autre, ces vaisseaux sont au contraire, dans toutes ces parties, si voisins qu'ils se touchent, et que toujours la veine est placée sur l'artère.

Mais si, pour l'encéphale, il était préférable que les vaisseaux y pénétrassent de lieux différents, ou mieux tout à fait opposés, n'admirerons-nous pas la prévoyance du Créateur, qui du cœur amène jusqu'à la tête, à travers le thorax et tout le cou, les artères en même temps que les veines, et de là fait remonter, d'une part les artères dans le plexus réticulé, de l'autre les veines jusqu'au sommet de la tête, dirigeant, non pas au hasard, mais avec beaucoup de circonspection, les veines si importantes pour l'animal. Or, c'est sur l'importance des parties nourries que l'on juge de l'excellence des veines qui les nourrissent. Si donc le Créateur eût conduit, par la région externe du crâne, jusqu'au sommet de la tête, les veines recouvertes seulement par la peau, il n'eût pas reconnu, ce me semble, leur importance. S'il les eût conduites intérieurement, mais en leur faisant traverser immédiatement la dure-mère, leur trajet était ainsi, il est vrai, assuré contre les lésions des corps externes ; mais d'un autre côté il n'était pas garanti ; dépourvues, en effet, de ligaments, elles ne pouvaient remonter sans danger, portées seulement par l'encéphale même, corps de forme périphérique et de consistance molle ; or, pour des veines si considérables, la pie-mère n'était pas un ligament suffisant. Il ne fallait pas non plus, c'était un troisième et dernier moyen, leur faire traverser la cavité du crâne, en les conduisant au sommet de la tête par la région intermédiaire entre l'os et la dure-mère ; car elles auraient souffert dans leurs mouvements, en se heurtant contre le crâne, ou bien il aurait fallu disposer entre elles et le crâne une tunique dure, telle qu'on en voit dans tous les trous des os. Nécessairement, si la nature n'avait trouvé pour elles une garantie plus ingénieuse, elle aurait eu recours à ce moyen, comme on le conjecture d'après ceux qu'elle a imaginés pour les vaisseaux qui traversent les os.

Mais la plus grande marque de l'habileté d'un Créateur, c'est, avons-nous déjà dit souvent (voy. p. 526), de faire servir à d'autres utilités des parties créées dans quelque but spécial, et de ne pas s'ingénier à créer une partie propre pour chacune de ces utilités. La dure-mère existant donc en cet endroit, la nature n'a pas pensé qu'il fallût disposer une autre tunique, puisque celle-ci pouvait se replier et donner asile aux veines entre ses replis.

Est-ce le seul expédient ingénieusement inventé ? Ou n'est-ce pas une chose encore plus ingénieuse de voir que cette duplicature même n'offre pas cette seule utilité ; en effet, l'encéphale devant être séparé du cervelet, comme il a été démontré dans le livre précédent (chap. vi), le Créateur a placé la duplicature (*tente du cervelet*, *sinus de la dure-mère*) justement dans cet endroit, pour qu'elle servît à la fois de route aux vaisseaux (*sinus droit ?*), et d'enveloppe, d'un côté à l'encéphale, et de l'autre au cervelet.

Voulez-vous connaître encore une troisième disposition ingénieuse imaginée en outre par le Créateur pour ce repli ? Comme la dure-mère devait être rattachée au crâne, ainsi qu'il a été démontré dans le livre précédent (chap. ix), il était beaucoup mieux pour la sécurité de la membrane elle-même, et des parties sous-jacentes qu'à l'endroit où elle devient plus épaisse en se doublant, elle engendrât des ligaments. Et comme il fallait que ces ligaments sortissent par les sutures, ce point aussi a été démontré (VIII, IX), la nature a conséquemment établi en cet endroit la suture dite *lambdoïde*.

CHAPITRE VI. — Des sinus de la dure-mère et des veines qui en partent. — Ces veines servent à la fois à nourrir et à soutenir l'encéphale.

Quand ces dispositions eurent été prises, la nature, créant pour le passage du sang un grand nombre de routes (*sinus*) dans la dure-mère, en fit sortir des veines les unes petites, les autres grandes, dirigées soit en haut vers le diploé du crâne, et vers la membrane péricrânienne avoisinante, soit en bas vers la pie-mère sous-jacente. Ces veines ont été créées, non en vue d'une seule utilité (voy. p. 526), mais à la fois pour nourrir, ce qui est la fonction propre et spéciale de toute veine, et pour servir à rattacher tous les corps voisins avec la dure-mère.

Les replis de la dure-mère qui amènent le sang se réunissent au sommet de la tête dans une région vide comme un réservoir, et que pour cette raison Hérophile appelle ordinairement *pressoir*[1]. De là, comme d'une source élevée, elles envoient des ramifications à toutes les parties inférieures.

On ne saurait calculer le nombre des courants sanguins, parce qu'on ne peut non plus compter la quantité des parties qui sont nourries. Il est des veines qui coulent de la région centrale (*pressoir*) même dans tout le cervelet (*veines cérébelleuses*), divisées et ramifiées tout à fait comme les sillons d'un jardin potager. D'autres (*sinus longit. supér. et infér.?*) dérivent de la partie antérieure, laquelle aboutit au *pressoir*, et vous diriez un ruisseau de sang que la nature a fait ingénieusement jaillir de la dure-mère. Car les canaux de la dure-mère (*sinus latéraux?*) qui amènent le sang, venant confluer au *pressoir*, et l'une d'elles étant dirigée sur les corps sous-jacents, la nature ne confie plus désormais le sang à une seule veine; mais des parties de la dure-mère prolongées en avant, elle forme le conduit sanguin (*sinus droit?*), et de ce conduit elle détache dans tout son parcours des ramifications très-nombreuses.

---

[1] Voy. la *Dissertation sur les termes anatomiques*, et la *Dissert. sur l'anatomie* pour la détermination des sinus.

Chapitre vii. — Suite de la description des sinus de la dure-mère et des veines qui en partent. — Utilité des prolongements de la dure-mère.

Ensuite lorsqu'en avançant, ce conduit (*sinus droit*) s'est rapproché déjà du *ventricule moyen*, et devait engendrer de grandes veines (*v. de Galien*) destinées à se distribuer dans les plexus choroïdes, la nature ne s'est plus fiée à la seule pie-mère pour relier de telles veines; elle lui a créé la glande [pinéale] pour soutien, et fixant cette glande au centre des veines descendantes, elle l'établit ainsi au milieu de la pie-mère, et l'enveloppe circulairement des veines réunies par la membrane, afin que la glande remonte avec ces veines aussi longtemps qu'elles sont suspendues; mais quand elles s'implantent sur l'encéphale, alors la glande s'affermit par sa base circulaire sur la convexité de l'encéphale. De cette façon, les veines (*veines choroïdiennes*) qui se détachent autour de la glande se rendent par le ventricule moyen aux ventricules antérieurs (*ventricules latéraux*), où elles s'entrelacent avec les artères remontantes, lesquelles composent les plexus choroïdes.

L'autre partie de la dure-mère (*faux du cerveau*), celle qui se dirige suivant la longueur du cerveau, et que nous avons dit (chap. vi) être une espèce de conduit sanguin (*sinus longit. supér.*), prolonge très-loin, comme dès le principe, son cours en avant; dans ce trajet, elle engendre beaucoup de veines qui se distribuent dans l'encéphale entier. Telle est l'habileté que la nature a mise en évidence dans le parcours des veines.

Cette dure-mère qui donne naissance au conduit sanguin dont nous venons de parler, ne devait pas non plus pour ce seul office s'étendre si loin; la nature, en effet, a, dans cet endroit, établi une suture qui du sommet du crâne se porte droit au front par le centre de la tête (*suture bipariétale*). Il était nécessaire aussi que l'encéphale fût double. Elle a fait servir à cet usage, ainsi qu'il a été dit précédemment (VIII, ix), la dure-mère en étendant jusqu'au front une partie de celle-ci (*faux du cerveau*) pour diviser l'encéphale.

La partie de cette membrane la plus près de son origine, située entre la *glande pinéale* et le *pressoir*, est placée perpendiculairement sur le canal (voy. p. 566, note 1) qui rattache l'encéphale au cervelet, et sur *l'épiphyse vermiculaire*, de sorte que ramenant à elle les corps voisins, elle les empêche de peser sur l'épiphyse du canal, disposition très-avantageuse pour cette épiphyse ; si l'on se rappelle ce que nous avons dit dans le livre précédent (chap. XIV) touchant sa fonction, on n'aura plus besoin d'aucune nouvelle confirmation.

C'est ainsi que la membrane de la suture lambdoïde tend les corps placés sur le ventricule postérieur (4e *ventricule*). C'est encore ainsi que la troisième suture dite *coronale*, placée transversalement au milieu des ventricules antérieurs, en relevant la partie de l'encéphale, située entre elle et les ventricules, partie très-considérable, affranchit de la compression les ventricules qui auraient été complétement affaissés, surchargés, resserrés sans la suture établie dans cette région de la tête. En effet, si les ventricules du cœur, vu la dureté de leur enveloppe, demeurent exempts de compression, n'ayant besoin pour ce résultat d'aucun secours étranger, il n'en pouvait être ainsi de ceux de l'encéphale, corps si mou ; ses ventricules ne sauraient échapper à la compression sans quelque secours étranger. Mais tout ce qui nous reste à dire encore au sujet des sutures sera développé dans la suite.

CHAPITRE VIII. — Origine et trajet crânien des 1re, 2e, 3e p. de nerfs (2e, 3e et 5e des mod. [1]).

Revenons à l'encéphale et parlons de ses autres prolongements ; mais d'abord rappelons succinctement ce que nous avons dit précédemment sur ce sujet (VIII, VI) : Les prolongements les plus considérables sont, comme nous l'avons exposé, ceux des narines (*nerfs olfactifs ; 1re paire des mod.*). De chaque côté de ceux-ci se trouvent les conduits des yeux (*nerfs optiques ; 1re paire de Gal. ; 2e des mod.*), et près de ces derniers, les prolongements qui meuvent leurs muscles (*oculo-moteurs communs et externes ? ; 2e p. de Gal.*, 3e et 6e *des mod.*). Les nerfs optiques se rencontrent en un même point avant de sortir de la dure-mère (*chiasma des nerfs optiques*), et se divisent ensuite ; derrière leur commissure est la fosse pituitaire ; les artères sont de chaque côté en contact avec eux. Ces parties sont en dedans de la dure-mère. Celles que recouvrent la

---

[1] Ce chapitre et le XVIe offrent de telles difficultés, qu'il serait impossible, sans discussion et sans figures, de déterminer quelques-unes des parties dont parle Galien ; je marque donc d'un ? les passages obscurs, et je renvoie à la *Diss. sur l'anat.*

dure-mère elle-même et la portion de l'encéphale qui y correspond, sont la *glande pituitaire*, le *plexus réticulé*, et le *conduit du palais* (voy. *Dissert. sur l'anat.*). On voit très-clairement si l'on examine par ses yeux, moins clairement si l'on s'en tient à une simple description, que ni à la partie antérieure de la tête, ni à la base, il ne reste une place pour le prolongement des nerfs sensitifs vers la langue (*nerf lingual; portion de la* 3e *paire de Gal., de la* 5e *des mod.*). En effet, à la partie antérieure, sont les prolongements vers le nez et vers les yeux (*n. olfactifs et n. optiques*), à la base se trouvent la glande pituitaire et le plexus réticulé.

Ainsi, la partie antérieure même de l'encéphale étant déjà traversée par des prolongements, et la base n'offrant plus de chemin libre, il fallait chercher une troisième place pour les nerfs du goût (voy. p. 585, l. 15-16). Les parties postérieures de l'encéphale étant dures ne pouvaient engendrer de semblables nerfs; les parties supérieures ne donnant naissance à aucun nerf d'aucune partie, n'en devaient pas non plus fournir à la langue. Or, nous avons montré mille fois avec quel soin la nature a pourvu à la sûreté des parties, surtout des parties importantes. Quand leur mollesse les expose à être blessées par toute espèce de corps, c'est alors surtout qu'elle cache ces parties et les défend de tous côtés. Si elle eût engendré des parties latérales de l'encéphale qui répondent aux yeux, les nerfs de la langue, leur trajet même dans ce cas n'eût pas été aussi sûr que s'ils provenaient de la base. Si donc il était mieux que ces nerfs dérivassent de la base et pour leur sûreté, et parce qu'au bas était placée la langue, et si d'un autre côté toute la partie antérieure était déjà occupée par les corps énumérés, il était nécessaire d'établir leur origine aux parties postérieures vacantes (*protubér. annulaire*). C'est ainsi qu'il fut fait, puisque de cette façon seulement ils pouvaient se produire convenablement; et c'est là qu'est établi le double point de départ des nerfs sensitifs de la langue. En effet, ce sens était double comme les autres, ayant une partie droite complétement identique à la partie gauche (voy. VIII, x, p. 557). Mais comme il devait concourir à la mastication et à la déglutition, et être un organe de la parole, pour ce motif, ses parties se sont réunies et ont formé un tout géminé. La nature a donc eu raison de détacher dès le principe un nerf spécial sur chacune des moitiés de la langue.

Comme il était mieux de communiquer des mêmes régions à toutes les parties de la bouche la faculté du goût, la nature créant pour celles-ci les prolongements des nerfs, et les rattachant tous ensemble, a dirigé séparément ceux des parties droites sur les parties droites de la base, et ceux des parties gauches séparément sur les parties gauches; elle les a prolongés ainsi en les faisant accompagner par la membrane choroïde capable à la fois de les nourrir et de les protéger (voy. X, II). Elle a percé et creusé la dure-mère pour recevoir les prolongements; mais elle ne l'a pas percée [directement], elle l'a creusée comme un canal et a conduit ces prolongements jusqu'aux os antérieurs (*sphénoïde*) à travers lesquels il était temps qu'ils s'échappassent; en cet endroit elle a percé les os de trous (?) et avec les deux membranes elle a inséré les nerfs, ceux-ci à la langue, ceux-là à la mâchoire supérieure, les autres à la mâchoire inférieure (*branches et rameaux du trifacial : maxillaires supérieur et inférieur; lingual ; buccal ?*).

Mais avant de distribuer ces nerfs dans ces parties, la nature a, comme par surcroît, produit un autre nerf; puis l'ayant comprimé, condensé et rendu plus dur que les nerfs qui aboutissent à la bouche, elle l'a inséré sur le muscle temporal (*nerf temporal profond fourni par le maxill. infér.* — Voy. p. 594). Celui-ci, en effet, était destiné à mouvoir; ceux-là devaient percevoir les saveurs.

Tous les nerfs qui s'insèrent à la mâchoire inférieure et à la langue y arrivent naturellement par des chemins en pente; cela résulte de la position même des parties qui les reçoivent. Pour ceux qui se portaient à la mâchoire supérieure, la nature leur a ouvert une autre voie convenable. Et d'abord elle les a dirigés en avant et les a menés près des cavités des yeux, puis là elle a employé un des trous (?) qu'on y rencontre, à travers lequel elle avait déjà fait passer les nerfs qui s'insèrent sur les muscles des yeux (voy. p. 583, chap. VIII, l. 8). On ne saurait concevoir une autre route meilleure, ni dans les orbites eux-mêmes, ni en dehors de ces cavités. En effet, les parties qui font suite aux petits angles des yeux étaient réservées aux muscles temporaux, et de plus offraient un parcours long et peu sûr; quant aux parties qui touchent aux grands angles, les conduits du nez (*canal lacrymal*) les avaient déjà occupées. Comme, d'un autre côté, il existe deux trous dans les orbites (?), qu'il doit y en avoir un troisième (*trou orbit. int.*) vers le grand angle, ainsi que je le montrerai dans la suite du discours (voy. chap. XVI); le Créateur, en ajoutant un quatrième trou à ceux-ci, eût été coupable de négligence envers ces os, qu'il aurait alors mal garantis contre les lésions. En effet, plus on eût augmenté le nombre de trous rapprochés les uns des autres, plus les parties intermédiaires de l'os eussent été, par leur ténuité, exposées aux lésions.

Aussi, d'après ces calculs, le Créateur s'est gardé de percer l'os en un quatrième point; mais se bornant à choisir entre les trois qui existaient déjà, il a adopté le chemin où passent les nerfs qui résistent le mieux aux lésions, et il l'a fait traverser par ceux de la mâchoire supérieure. Les nerfs optiques, en effet, non-seulement sont beaucoup plus mous que les nerfs moteurs, mais encore beaucoup plus importants. Aussi c'est pour eux que tout l'œil a été fait, et toute l'essence de la vision réside en eux; de plus encore les trous par lesquels ils passent ne sont pas plus grands que ces nerfs eux-mêmes. La nature a donc avec raison renoncé à accoler les nerfs de la mâchoire aux nerfs optiques, attendu que ces derniers passent par des trous (*trous optiques*) qui sont déjà grands [et qu'il ne fallait pas élargir encore], et qu'ils sont eux-mêmes beaucoup plus importants et plus mous que les nerfs de la mâchoire; elle a donc fait passer les nerfs de la mâchoire supérieure en compagnie de nerfs à la fois plus durs, moins importants et pénétrant par des trous plus étroits (voy. p. 583, chap. VIII, l. 8), sachant qu'ils ne seraient pas incommodés par le voisinage d'autres nerfs et que la grandeur de ce trou ne dépasserait pas celle du trou des nerfs optiques. En effet, ce trou est allongé et n'est pas exactement rond comme l'autre. On croirait peut-être que son périmètre est plus étendu que celui du trou des nerfs optiques, mais en le comparant dans son ensemble avec l'ensemble de ce dernier, on ne le trouverait guère plus grand. Ce trou devait nécessairement être allongé et non pas arrondi comme celui des nerfs sensitifs parce qu'il devait contenir deux nerfs disposés l'un à côté de l'autre, et non pas un seul. Chacun d'eux, il est vrai, est multiple; nous traiterons bientôt plus en détail de la nature de tous ces nerfs (voy. chap. XI, p. 592).

Présentement rien n'empêche, pour éclaircir l'explication, de dire qu'un nerf se distribue dans les muscles des yeux, qu'un autre allant à la mâchoire supérieure, sortant du trou [commun] (voy. p. 585) avec le premier, arrive dans l'orbite, se dirige droit à la partie nommée la joue, les os placés sous les yeux (*maxill. supér.*) étant percés à cet endroit et lui donnant passage (*trou sous-orbit.*). En effet, ils devaient passer sans toucher les muscles, sans les gêner, ni en être gênés ; car il était mieux que le mouvement de ces muscles fût conservé intact, et que les nerfs cheminassent en toute sécurité, sans participer aucunement à un mouvement étranger, et dont ils n'avaient nul besoin. Dans cette prévision donc, le Créateur a établi immédiatement sous les yeux un autre trou (*trou sous-orbitaire*) qui fait suite au premier trou commun aux deux nerfs (voy. p. 585), lequel se termine vers le cerveau même. En cette région, les nerfs et leurs conduits sont recouverts par une mince écaille de l'os (?) ; mais dans la région dite *malaire*, comme cette région est élevée, les nerfs sont recouverts par des os épais et pénètrent dans la profondeur de l'os qui leur est contigu, comme si cet os [n'] avait [pas] été créé en vue d'une autre utilité que celle des nerfs.

La nature n'a pas négligé non plus, à l'égard de tous les vaisseaux qui traversent ces os, de les revêtir de dures tuniques, et de creuser dans les os mêmes certains méats dont les parois sont polies et poreuses, surtout quand les os percés sont d'une substance dure. Mais cela ne s'observe pas pour tous les nerfs, toutes les artères et toutes les veines, avec une rigueur telle que la nature ne puisse paraître un peu en défaut aux yeux de ceux qui écoutent avec négligence et distraction, ou plutôt qui comprennent mal. Toutefois, pour celui qui prête un esprit attentif à nos paroles et qui tire de la dissection même une preuve convaincante, il suffit de lui montrer la prévoyance et à la fois l'art admirable du Créateur.

Quand nous exposerons, dans un des livres suivants (XI, VII), la structure des parties de la bouche et de la face, nous expliquerons de quelle façon ces nerfs qui descendent sous les yeux pour aller aux os malaires, comment ceux qui sont nommés auparavant et ceux qui traversent les parties inférieures forment des plexus à la langue, à la bouche, à toutes les parties de la face. En effet, dans le discours actuel, on s'est proposé seulement d'énoncer les utilités des prolongements issus de l'encéphale qui se terminent à l'os dont il est revêtu (*crâne*). Arrêtons-nous donc à cette limite, et comme nous avons à suivre le nerf jusqu'au dehors du crâne, retournons à l'encéphale pour n'omettre aucune de ses productions intérieures, et n'insistons pas davantage sur la partie de ces productions qui se trouve au dehors.

CHAPITRE IX. — Récapitulation du chapitre précédent. — Des nerfs du palais (4e paire de Gal.; partie de la 5e des mod.; *nerfs palatins?* — Voy. *Dissert. sur l'anat.*). — Origine et trajet crânien de ces nerfs.

Pour tenir cet engagement, après avoir ajouté aux remarques antérieures que de ces nerfs se détache, sur les muscles temporaux, un prolongement qui s'échappe à travers les os des tempes (*nerf auriculo-temp. et son anastom. avec le facial?*), passons donc à un autre prolongement de l'encéphale. Il forme la quatrième paire de nerfs d'après le calcul des anatomistes habiles, qui ne comptent pas parmi elles le prolongement vers les narines, parce qu'il ne donne pas comme les autres naissance à des nerfs, et qu'il ne traverse pas les os (voy. VIII, VI, p. 543).

On compte comme première apophyse (*paire*) des nerfs, les nerfs mous des yeux (*n. optiques*); comme seconde, les nerfs moteurs des muscles de l'œil (*oculo-moteurs communs et externes?*); comme troisième, celui dont je viens de parler (*trifacial*), lequel commence à l'endroit où la partie antérieure de l'encéphale s'unit à la partie postérieure; puis traversant la dure-mère, il se divise [d'abord] en deux branches (*maxillaires supérieur et inférieur*) et se distribue de la façon indiquée.

La quatrième paire de nerfs (*nerfs palatins, partie du trifacial?*) est établie un peu derrière ceux-ci; elle naît de la base même de l'encéphale plus que les précédents, leurs origines étant placées les unes près des autres; puis se joignant immédiatement aux nerfs de la troisième paire (*trifacial*), elle se prolonge ensuite très-loin, puis se divise et se distribue sur toute la tunique du palais.

Ces nerfs sont très-petits et un peu plus durs que ceux de la troisième paire, parce que la tunique qui tapisse la bouche est plus dure, non-seulement que la langue, mais encore que presque toutes les parties de la face. Aussi ces nerfs dérivent-ils de parties de l'encéphale un peu plus dures que celles d'où part la troisième paire. En effet, plus nous allons en arrière, plus dur nous trouvons l'encéphale; les parties de la base sont aussi plus dures que les autres. Naturellement donc la quatrième paire de nerfs, pour qu'elle soit moins molle que la troisième, non-seulement dérive des parties postérieures, mais aussi de la base de l'encéphale plus encore que la troisième paire.

CHAPITRE X. — De la 5e paire de nerfs (7e de Willis; 7e et 8e des modernes : *nerf facial et nerf auditif*). — Du trou borgne.

A la suite de ces nerfs existent, sur les parties latérales de la tête, des prolongements vers les os pétreux (*rocher*); c'est la cinquième paire de nerfs lesquels ne sont pas encore durs. Cette paire se divise en deux branches (*portion dure et portion molle de la 7e paire de Willis; 7e et 8e des mod.*), pendant qu'elles traversent les os mêmes, l'une de ces branches pénètre dans le conduit acoustique, l'autre dans le trou appelé *trou borgne* (*aqueduc de Fallope*).

En réalité, ce trou n'est pas borgne comme on le dit; mais les premiers, je pense, qui lui donnèrent ce nom, ayant insinué un jonc ou une soie de porc, et ne pouvant le faire traverser, s'imaginèrent que le trou se terminait en cet endroit. Si rien n'en sort, ce n'est pas qu'il soit borgne; l'obliquité du conduit en est la seule cause. Si on coupe peu à peu tout l'os à l'entour et qu'on mette à nu le nerf, les détours qu'il suit apparaîtront à vos yeux et vous verrez le nerf sortir du côté de l'oreille (*par le trou stylo-mastoïdien*). Du reste, nous avons parlé précédemment de la nature des nerfs acoustiques (VIII, VI). Nous parlerons de ceux qui sortent du trou borgne en traitant des parties qui n'appartiennent pas au crâne (voy. plus loin, chap. XIII).

CHAPITRE XI. — De la 6e paire de nerfs (8e de Willis; 9e, 10e, 11e des modernes : *pneumo-gastrique, glosso-pharyngien, spinal*). — Du degré de dureté de ces nerfs et de la raison de ce degré de dureté. — De la nature des nerfs qui naissent de la moelle. — Que les nerfs des viscères devaient provenir de l'encéphale puisqu'ils sont des nerfs de sensation et par conséquent mous. — Mode d'union des paires de nerfs et en particulier de la sixième et de la septième paire.

Il convient maintenant d'expliquer un autre prolongement de nerfs issus de l'encéphale. Ils forment la sixième paire de nerfs (voy. le *sommaire*) et naissent à la suite des précédents de la base de l'encéphale. Ils ne sont pas, eux non plus, précisément durs, mais ils sont d'autant plus durs que tous les nerfs précités, qu'ils se rapprochent davantage de la moelle épinière, laquelle est en effet la source des nerfs durs, parce qu'elle est elle-même beaucoup plus dure que l'encéphale. Il est très-facile d'expliquer la cause de cette dureté, si l'on se rappelle nos observations faites dans le livre précédent (chap. VI), savoir que pour la perfection de la sensation, il faut un prolongement de l'encéphale plus mou, et pour l'énergie du mouvement un prolongement plus dur; pour cette raison même, il est des parties de l'encéphale plus dures et d'autres plus molles, et ce viscère, à partir de la portion antérieure qui est molle, devient toujours de plus en plus dur, afin qu'il puisse se rattacher à la moelle épinière. Ce point de jonction est la plus dure de toutes ses parties, comme aussi en cet endroit la moelle épinière est plus molle que dans toutes ses autres parties. Peu à peu celle-ci, à mesure qu'elle descend, devient plus dure. En effet, la moelle épinière présente à l'animal cette utilité qu'elle est dans le corps le principe des nerfs durs, l'encéphale n'étant pas susceptible d'une telle dureté, pour la cause précédemment énoncée.

La nature ne montre pas moins clairement encore dans cette sixième paire de nerfs dont notre but est de parler, qu'il était impossible que la perfection dans les sensations dérivât de nerfs durs, et que les nerfs durs ne peuvent provenir de l'encéphale, ni les mous de la moelle épinière. En effet ceux que l'encéphale fournit descendent jusqu'à l'os large, se distribuant presque dans tous les intestins et les viscères, bien que la plupart de ces viscères soient placés sur l'épine dorsale, dont l'extrémité est l'os appelé *sacrum* par les uns, *os large* par les autres. C'est là où nous avons dit que les nerfs se terminent.

Il eût été préférable, si cela eût été possible, que des nerfs venant de la moelle épinière par un court chemin, se distribuassent avec toute sécurité dans les viscères qui occupent ces régions; mais il n'est pas possible que la moelle épinière, étant dure elle-même, soit le principe des nerfs mous, ni que l'encéphale soit le principe des nerfs des membres, nerfs qui ont atteint le plus haut degré de dureté, tandis que lui-même est d'une excessive mollesse. En effet, il est d'une évidence frappante qu'il fallait des nerfs très durs aux membres qui servent à des actions combinées, fortes et violentes; mais il n'est pas moins évident qu'il était bon pour les viscères d'avoir des nerfs mous. Expliquons-en cependant la raison pour qu'il n'y ait pas de lacune dans notre discours (cf. IV, XIII, et V, X).

D'abord aucun des viscères n'est doué de mouvement volontaire; ils n'ont besoin de nerfs qu'en vue de la sensation : il était donc mieux de leur envoyer des nerfs sensitifs. Ensuite leur substance étant d'une consistance molle, devait plus facilement s'unir avec des nerfs mous, et les recevoir de manière qu'ils en fussent entrelacés de tous côtés. En troisième lieu il fallait que l'estomac eût une sensation très-exacte du besoin d'aliments solides et liquides. La plus grande partie des nerfs de ce viscère nous paraît donc se distribuer surtout à l'extrémité supérieure dite *orifice*, puis en continuant, dans toutes les parties, jusqu'au fond (voy. aussi IV, VII, p. 287-8). Une fois les nerfs descendus de l'encéphale en vue de l'estomac, il était préférable encore qu'ils se distribuassent dans toutes les autres parties de cette région, lors même qu'il ne devait pas en résulter pour elles une grande utilité. En effet l'estomac avait absolument besoin d'une faculté appétente des aliments et des boissons, faculté que devait nécessairement régir une certaine puissance de sensation des besoins.

Quelques médecins veulent que les parties attenantes à l'estomac éprouvent une sensation aussi précise, et prétendent en conséquence que l'appétence n'est pas moindre en elles que dans l'estomac (voy. IV, VII, p. 287). Quant à moi il me semble que la sensation est faible dans ces parties, mais puissante dans l'estomac et à l'orifice même où paraît aboutir la plus grande partie des nerfs. Aussi cette partie de l'estomac est la plus sensible, et les personnes en proie à une faim violente sentent surtout en cet endroit des contractions et comme des tiraillements et des mordications; mais elle ne serait pas sensible à ce point si elle ne recevait des nerfs mous. Il est donc évident d'après ces observations que toutes les autres parties du canal intestinal, et surtout l'estomac même ont besoin de nerfs de l'encéphale. On peut voir par les dissections avec quel soin de leur sûreté la nature a opéré la descente de ces nerfs, prévoyant qu'ils seraient exposés aux lésions attendu leur mollesse et la longueur de leur trajet. Revêtant donc ces nerfs de fortes membranes, elle les rattache aux corps voisins toutes les fois qu'elle en rencontre sur leur chemin.

Parfois la jonction est un avantage considérable pour ces nerfs mêmes, comme il arrive à leur sortie pour les nerfs qui dérivent de la septième paire, (*grand hypoglosse; 12° des mod.*). En effet, elle les a réunis à ceux de la sixième, et aussitôt après leur sortie de l'os de la tête elle les a enveloppés et les a exactement défendus de toutes parts avec de fortes membranes, réalisant ainsi un avantage commun aux deux nerfs. De même, en effet, que des joncs simples et minces se cassent très-facilement, tandis que si plusieurs sont unis, ils acquièrent d'autant plus de puissance de résistance que leur nombre est plus considérable, de même les nerfs unis dans leur trajet, enlacés et serrés par des liens communs, sont bien plus à l'abri des lésions que les nerfs simples. Aussi lorsque beaucoup de nerfs doivent se porter dans plusieurs parties du corps voisines l'une de l'autre, la nature les mène réunis pendant tout le trajet jusqu'aux parties qui doivent les recevoir. Ceux qui examinent peu attentivement ne voient dans tous ces nerfs réunis qu'un seul nerf; mais il n'y en a pas qu'un seul, il en existe autant dès le principe qu'il y a de parties où ils doivent s'insérer. S'il paraît n'y en avoir qu'un, c'est qu'ils sont enlacés les uns aux autres et que tous sont serrés ensemble par les membranes qui les enveloppent. C'est la remarque même que tout à l'heure (chap. VIII) j'annonçais devoir faire sur la nature des nerfs.

Plus tard (cf. livre XVI) nous compléterons ce qui reste à dire de leur fonction, nous en traiterons séparément au lieu de jeter comme maintenant une observation incidente en passant. Terminons d'abord ce qui regarde les nerfs qui vont à l'orifice de l'estomac (*pneumo-gastr.*) et dont nous commencions à parler. Comme il était nécessaire à l'œuvre de la nature qu'après un court trajet fait ensemble, les nerfs de la septième paire se séparassent pour se rendre à la langue, la nature a fait marcher ces nerfs [dans une même gaîne] avec les artères carotides qui les avoisinent; elle leur a fait avec celles-ci, traverser tout le cou, en les rattachant à elles par des membranes communes; dans le thorax, les artères étant rattachées au ventricule gauche du cœur, la nature en a séparé les nerfs et les a fixés de chaque côté de l'œsophage. Au moment où la nature allait les diviser dans l'estomac, elle a fait passer à gauche celui de droite, et à droite celui de gauche, pensant qu'il fallait d'abord leur donner une direction oblique, puis les diviser. Ils étaient de cette façon bien moins exposés aux lésions que si la séparation eût eu lieu quand ils se dirigeaient en ligne droite. Elle rassemble de même tous les autres nerfs qui se séparent de ceux-ci, les rattache aux corps voisins et les conduit de tous côtés, corrigeant et rectifiant par des secours étrangers leur facilité à être lésés qui résulte de leur mollesse. Mais nous avons déjà traité de leur distribution (IV, VII), et le reste sera dit dans la suite. (Voy. livre XVI.)

CHAPITRE XII. — De la 7e paire de nerfs (12e des modernes : *grand hypoglosse*). — Origine et trajet crânien.

Parlons maintenant de la septième paire des nerfs de l'encéphale. Nous venons de dire (p. 591-2) qu'elle s'unit immédiatement à la précédente, et que la nature, pourvoyant à la commune sûreté de ces deux prolongements, a imaginé leur jonction. Il faut dire d'où elle sort et où elle aboutit ; ce point est encore à expliquer en ce qui la concerne. Ces nerfs naissent à l'endroit où finit l'encéphale et où commence la moelle épinière (*face antérieure du bulbe rachidien ; sillon qui sépare l'olive de la pyramide antérieure*). Après avoir marché quelque temps avec ceux de la sixième paire (9e, 10e, 11e *p. des mod.*), ils s'en séparent ; la plus petite partie d'entre eux s'enlace sur les muscles droits du larynx (*rameau thyréo-hyoïdien*), la plus grande partie s'insère sur la langue. Ce sont les premiers nerfs qui soient précisément durs dans tout leur trajet ; car tous les nerfs précédemment cités sont plus ou moins mous, et aucun n'est aussi dur que ces derniers. De ces nerfs mêmes ceux qui s'insèrent sur les muscles sont évidemment plus durs que les autres.

CHAPITRE XIII. — Origine, trajet et lieu d'insertion des nerfs de la face, et, en particulier de ceux des muscles temporaux et de la langue. — Rameaux des 5e, 7e, 8e et 12e paires des modernes ; 3e, 5e et 7e de Galien.

Parmi les muscles de la face, les uns meuvent les yeux, les autres la mâchoire inférieure ; il en est d'autres encore pour les ailes du nez, les lèvres et les joues. Sur les muscles des yeux, tout petits qu'ils sont, s'insèrent des nerfs qui paraissent grands par leur volume, attendu qu'ils sont plus mous de consistance qu'il ne conviendrait à des nerfs moteurs. La nature compense par la grandeur ce qui leur manque à cause de la mollesse. Il en est de même des muscles temporaux. Sur chacun d'eux viennent s'insérer trois nerfs : deux de la troisième paire (5e *des modernes : rameau temporal profond moyen, et n. auriculo-temp. et son anast. avec le facial, fournis par le maxillaire infér.*), dont nous avons déjà parlé (chap. VIII, p. 585 et 588); le troisième (*rameaux temporaux du facial*) plus dur, dont nous parlerons bientôt (p. 595-6). De sorte qu'ici la multitude des nerfs est pour ces muscles la source primitive de l'énergie dans les mouvements.

Les muscles des mâchoires, du nez et des lèvres reçoivent des prolongements de nerfs assez considérables et assez durs. En effet, comme ils traversent des os dans une grande partie de leur trajet, ces nerfs acquièrent leur dureté par la longueur du parcours, car le principe mou (*c'est-à-dire l'encéphale*) étant proche, la nature ne pouvait en tirer [immédiatement] un nerf dur ; néanmoins, en faisant avancer un nerf peu à peu par des détours, surtout quand elle lui fait traverser des os sur son passage, elle le rend dur par le temps qu'il met à faire ce long circuit. C'est ainsi que, pour la moelle épinière et pour l'encéphale mêmes, ce n'est pas brusquement, mais peu à peu, qu'elle les rend de plus en plus durs.

S'il en est ainsi, il est maintenant évident pour tous que les nerfs qui meuvent la langue (*hypoglosses*) ne pouvaient naître ailleurs d'une façon plus opportune, ni adopter une autre voie préférable à celle qu'ils suivent actuellement. En effet, à la partie antérieure, il ne restait plus de place libre, et c'est pour cette raison même que la nature a fait naître des parties postérieures la troisième et la quatrième paires (voy. p. 584 et 588). Elle ne pouvait donc, de ces mêmes régions, engendrer d'autres grands nerfs ; quand elle l'aurait pu, la place aurait manqué pour leur passage. En effet, si elle leur eût fait traverser la dure-mère en leur adjoignant les nerfs de la troisième (*trifacial*) et de la quatrième paires (voy. p. 588), ils auraient continué d'être aussi mous que ces derniers. Elle pouvait, d'un autre côté, les conduire à travers les os de la tête et les rendre assez durs en les menant par une telle voie, mais cela eût été inutile, puisqu'ils trouvent ailleurs une route plus commode ; en outre, il n'y avait plus de place dans le crâne au niveau de la racine de la langue, car il y avait déjà beaucoup de trous. C'est donc avec raison qu'à l'endroit où commence la moelle épinière et où l'encéphale est le plus dur, elle a fait naître cette paire de nerfs, et que, la rendant plus dure dans son trajet, elle l'a, dans cet état, distribué sur toute la langue.

Ne passez pas avec négligence sur cette remarque même, que les nerfs se ramifient sur toutes les parties de la langue; c'est une grande preuve de la vérité de mes assertions et qui démontre l'art suprême du Créateur. En effet, les nerfs sensitifs s'aplatissant dès leur naissance forment des plexus sur la tunique externe de la langue et n'ont aucun contact avec les muscles sous-jacents. Dans cette région, les nerfs moteurs de la septième paire (*hypogl.*) se partagent en rameaux nombreux, tapissent avec raison tous les muscles de la langue; les nerfs sensitifs étaient, en effet, sans utilité dans la profondeur de la langue qui devait, par ses parties externes, être en contact avec les objets sapides; et les nerfs moteurs n'avaient aucune utilité pour les parties externes, attendu qu'ils sont incapables, vu leur dureté, de discerner les qualités des saveurs. La nature n'a donc fait, sans but ni sans raison, aucune de ces choses. Elle a créé les nerfs moteurs de la langue plus ténus, et ceux des yeux plus épais, bien qu'ils meuvent des muscles plus petits. Les premiers trouvaient dans leur dureté une force suffisante; mais si les derniers n'étaient aidés par leur volume, ils seraient complétement incapables de mouvoir à cause de leur mollesse.

Pour les muscles temporaux, les nerfs de la troisième paire (5e *des modernes*.—Voy. p. 594), qui arrivent à eux, seraient encore plus incapables de les mouvoir. En effet, ces muscles sont volumineux, occupent la plus grande partie de toute la mâchoire inférieure et s'y insèrent par des tendons considérables. La nature a donc détaché de la cinquième paire un troisième nerf dur de chaque côté de ceux-ci (*branche temporo-faciale du nerf facial, ou portion dure de la 7e paire*). Ainsi, l'utilité résultant pour les muscles des yeux du volume des nerfs, dérive de leur nombre pour les muscles temporaux. Le susdit nerf apparaît plus nettement chez les animaux qui ont un grand temporal. C'est le moment de dire d'où ce nerf dur arrive aux muscles temporaux, puisque nous avons maintenant exposé toutes les origines des prolongements de l'encéphale.

Nous disions (chap. x), que la cinquième paire de nerfs naissant des parties latérales de la tête (*de l'encéphale*) se jette sur les os pétreux (*rocher*), que, partagée en deux branches, elle pénètre [à travers le *trou auditif interne*] dans deux ouvertures inégales, que, par la plus large des deux (*lamelle criblée*, *située au-dessous de l'orifice de l'aqueduc de Fallope*) la plus grosse branche se porte droit aux oreilles (*nerf auditif, ou portion molle de la 7e paire*), que l'autre branche (*facial*, *ou portion dure de la 7e paire*), s'engageant dans le trou plus étroit nommé *trou borgne*, sort à travers un trou établi près des oreilles (*trou stylo-mastoïd.*), et que, dans tout ce trajet (*aqueduc de Fallope*) depuis son extrémité interne jusqu'à son extrémité externe, cette branche fait des détours variés comme dans un labyrinthe. La nature n'a donc pas en vain créé ce labyrinthe; mais, dans sa sollicitude pour les muscles temporaux, elle leur a détaché un nerf dur (voy. p. 595), et n'a pas fait moins pour les mâchoires. Ayant en cette région un os oisif (*rocher*) non percé et aussi dur que possible, elle s'en est servie pour durcir le nerf. En conséquence, si, plus chacun des nerfs s'éloigne de son principe, plus il est possible de le rendre dur, on trouvera qu'elle a très-habilement ménagé à ce nerf son trajet par l'os pétreux, car la longueur du trajet et la sécheresse du lieu devaient aisément donner à ce nerf dureté et sécheresse. En effet, là où le nerf est humecté par un fluide abondant, la longueur du trajet ne lui est d'aucun avantage, mais s'il traverse une région sèche, privée d'humidité, alors il devient aisément sec et par là même dur. Il tire encore de la position opportune de cet os pétreux l'avantage de la sécurité. La nature semble donc avoir réuni en même temps tout ce qui était nécessaire au nerf, au moyen du seul parcours tortueux, sécurité, longueur du trajet, sécheresse de la région. Ainsi ce nerf donc, par sa plus grande partie, tire le muscle large des mâchoires (*masséter*); mais une petite portion vient en aide aux nerfs qui, de la troisième paire (*branches temporales du trifacial*), aboutissent aux muscles temporaux. Ce qui manque à ces nerfs moins durs qu'il ne convient, pour la vigueur du mouvement, est suppléé par cette branche, surtout chez les animaux pourvus de forts muscles temporaux.

Pourquoi donc la nature a-t-elle fait dériver la force de ces muscles, non d'un seul grand nerf, mais de trois petits, et pourquoi cette force résulte-t-elle d'un seul grand nerf dans les muscles des yeux? C'est que dans les régions des yeux (*orbites*) il était contraire à la raison de faire plusieurs trous au lieu d'un. En effet, il a été démontré précédemment (chap. VIII, p. 586) qu'il n'était pas prudent de disposer un autre trou pour les nerfs qui aboutissent à la mâchoire supérieure, qu'il valait mieux employer celui qui sert aux muscles. Pour les os des tempes, beaucoup plus forts que ceux des yeux, mais dépourvus de trous, je ne dis pas nombreux et rapprochés comme dans les orbites, mais de trous petits et rares, il était mieux que la nature, pratiquant de petites ouvertures, détachât des branches du nerf de la troisième paire (*trifacial*, 5e *des mod.*), puisque le trou de l'os pétreux ne pouvait être large. Évidemment en effet, ses nombreux replis auraient disparu si l'os avait été envahi d'abord par les cavités des trous. Si donc un nerf dur ne pouvait être épais, et s'il ne pouvait se détacher une plus grande quantité de branches de prolongements simples qui devaient eux-mêmes se distribuer dans un grand nombre d'autres parties, évidemment aussi la nature a eu raison de ne pas se borner à une seule espèce de nerfs. De plus, l'existence de plusieurs principes de mouvement était la seule condition qui permît que si l'un deux venait à être lésé, les autres du moins remplissent sa fonction.

Chapitre XIV. — Digression sur ce qu'on doit entendre par nerfs durs et par nerfs mous. — Conditions générales qui donnent aux nerfs un degré plus ou moins grand de dureté et de mollesse. — Exemples tirés des diverses paires de nerfs. — Cf. VIII, VI.

Interrompons ici un moment le fil du discours, et disons quelques mots sur les qualifications que nous avons employées et que nous emploierons dans la suite de l'ouvrage. Imaginez deux nerfs, le plus dur et le plus mou de tous ceux du corps, puis imaginez-en un troisième tenant le milieu entre ceux-ci, à une distance exactement égale des deux extrêmes. On peut qualifier de durs tous les nerfs situés entre le nerf du milieu et le plus dur, et de mous tous les autres qu'on trouve jusqu'au plus mou; on doit croire que les nerfs durs ont été disposés comme les meilleurs pour les mouvements et les moins propres pour les sensations; qu'au contraire il existe dans les nerfs mous aptitude pour la perfection de la sensation et incapacité pour la vigueur du mouvement. Tous ceux qui sont parfaitement mous sont absolument impropres au mouvement, ceux qui sont moins mous et qui déjà se rapprochent des nerfs moyens sont aussi des nerfs moteurs, mais sont bien inférieurs pour l'action aux nerfs durs. Sachez donc bien que la moelle épinière est le principe de tous les nerfs durs, que son extrémité inférieure est le principe des nerfs excessivement durs, que l'encéphale est le principe de tous les nerfs mous, que le centre de sa partie antérieure est assigné aux plus mous, que l'endroit où se rattachent l'encéphale et la moelle épinière est le principe de la substance des nerfs moyens.

Quand donc un nerf mou sort de l'encéphale, il est incapable d'être immédiatement nerf moteur, néanmoins, en s'allongeant et en s'avançant, s'il devient plus sec et plus dur qu'il n'était, il sera complétement nerf moteur. Comme, dès l'origine même, les uns sont plus mous, les autres moins mous, et qu'en avançant les uns se dessèchent plus vite, les autres plus lentement, il en résulte nécessairement que ceux-là deviennent nerfs moteurs, étant peu éloignés de leur principe et ceux-ci plus éloignés. Quelques nerfs cependant paraissent conserver très-longtemps leur nature primitive, par exemple les nerfs qui descendent à l'estomac demeurent pendant tout le trajet à peu près ce qu'ils sont à la naissance. Ils devaient continuer à être toujours nerfs sensitifs.

Parmi les nerfs de la troisième paire qui se rendent à la bouche, ceux qui s'insèrent immédiatement sur la langue (*lingual*) sont si mous qu'ils n'ont rien d'un nerf moteur. Ceux qui vont aux os de la mâchoire inférieure (*dentaire fourni par le nerf maxill. infér.*), dépassent les grosses dents, se sont desséchés dans le trajet même [du canal dentaire] et sont devenus plus durs; ils aboutissent en dehors [par le trou mentonnier], au niveau des dents dites canines et se distribuent sur les muscles des lèvres. De même ceux qui, par les régions des yeux, arrivent aux os malaires (*rameaux sous-orbitaires du maxill. supér.*) sont devenus si durs dans ce trajet que, bien que petits, ils sont capables de mouvoir [certains] muscles de la mâchoire supérieure et les ailes du nez.

Toutes ces observations s'accordent avec ce que nous avons dit précédemment et entre elles. Elles prouvent la force des nerfs durs et la faiblesse des nerfs mous, elles montrent que les uns sont utiles pour agir, les autres pour sentir, et que chacun dérive avec raison des parties énoncées de l'encéphale, que nul d'entre eux, en aucune région, n'a été créé inutilement, que chacun existe en vue d'un organe et qu'il est d'une grandeur et d'une substance telle qu'il convient à la nature de la partie destinée a le recevoir. Ainsi j'ai déjà presque démontré qu'aucune des parties de la tête et du visage n'est dépourvue de nerfs. En effet, nous avons parlé des yeux, des oreilles, de la langue, de la membrane qui tapisse toute la bouche et toutes les parties des lèvres et de la mâchoire supérieure. S'il a été omis quelque point qui exige un éclaircissement, on le trouvera dans ce livre.

Chapitre xv. — Des nerfs fournis aux diverses parties de la face par la 3e paire (*trifacial*, 5e des modernes). — Intrication de la peau et des muscles aux lèvres (voy. XI, vii). Conséquences qui en résultent par l'insertion des deux espèces de nerfs mous et durs. — Cf. aussi VIII, v et vi.

Les chairs fixées autour des dents, que l'on nomme *gencives*, toutes les dents elles-mêmes, toute la peau de la face et la tunique du nez qui le tapisse intérieurement reçoivent des ramifications de la troisième paire de nerfs (5e, *ou trifacial*). Elles arrivent par l'os de la mâchoire, comme nous l'indiquions tout à l'heure (chap. viii et xiii); les molaires reçoivent des ramifications grandes et visibles (*filets du nerf dent. supér.*), les gencives en reçoivent les unes moins les autres plus (*filets gengivaux du même nerf*), mais toutes en reçoivent, comme aussi les dents canines, de fines et de peu visibles (*rameau incisif*).

La même voie (*orbite et canal sous-orbitaire*) qui conduit les nerfs [*maxillaires supérieurs*] à la joue en amène presque à toutes les parties en rapport avec la mâchoire supérieure, aux dents dites molaires et aux gencives supérieures.

Les molaires reçoivent des ramifications grandes et visibles; les gencives, ainsi que les autres dents incisives, des ramifications ténues et difficiles à voir.

Les nerfs (*branche ophthalmique du trifacial*, *ou* 5e *paire; 3e de Galien*) qui, de la région des yeux, montent aux muscles temporaux fournissent des rameaux aux paupières, à toutes les parties voisines des sourcils et à tout le front. Le nerf (*facial, portion dure de la 7e paire*) qui sort des trous borgnes et qui envoie aux muscles temporaux un petit filet (*anast. de la br. temporo-faciale avec l'auriculo-temp.?*), détache des ramifications sur les glandes, sur les autres parties voisines des oreilles et sur les parties minces des joues. La plus grande portion de ce nerf opère le mouvement latéral des mâchoires au moyen du large muscle [masséter] dont il sera parlé plus tard (XI, IV-VI).

La peau, même couverte de cheveux, reçoit des parties sous-jacentes en vue de la sensation seule, comme tout le reste de la peau de l'animal, des filets petits, minces, rares, difficiles à voir, semblables aux fils d'une toile d'araignée. Mais la peau du front, qui participe au mouvement volontaire, possède avec raison des fibres de nerfs sensibles et visibles (*rameaux fournis par la 5e et la 7e paires*). Elle repose en effet sur une couche musculeuse mince qui reçoit en elle de nombreux filets nerveux. On ne peut en arracher le derme comme dans le reste du corps; partout il est uni avec elles; tous les deux, muscles et peau, n'ont qu'un mouvement capable de relever les sourcils.

Une chose plus admirable encore c'est l'union de la peau aux muscles de la lèvre. Car ici vous ne pouvez pas dire que les muscles sont placés en dessous et la peau à leur surface, comme pour le front, pour beaucoup de parties des deux joues, de la paume des mains et de la plante des pieds. Là nous pouvons séparer et limiter nettement l'endroit où finit le muscle, où commence la peau. Mais dans la peau des lèvres il s'opère un mélange si intime, une telle union et une absorption réciproque si complète que vous ne pouvez appeler ni muscle ni peau le résultat de ce mélange pris dans son ensemble ou divisé en parties; vous appelleriez à bon droit les lèvres des animaux ou *muscles peauciers* ou *peau musculeuse*. Cette bizarrerie, cette singularité de composition sont motivées par la spécialité de leur action. En effet, il était utile pour les lèvres de se rapprocher exactement, de se séparer, de se tourner en tous sens. Aucun de ces mouvements ne s'effectuerait à la fois avec force et aisance, ni comme il s'opère dans l'état actuel, si leur substance n'eût été composée de cette façon. — Voy. XI, XV.

CHAPITRE XVI. — Des nerfs (*branches de la troisième paire*) de la tunique qui tapissent les narines. — Du mode d'union de la dure-mère avec les os du crâne; des différents replis de cette membrane. Voy. *Dissert. sur l'anat.*

Comme nous avons dit (voy. chap. VIII et XV; cf. XI, VII) que la tunique qui tapisse intérieurement les narines reçoit la partie des nerfs (*branche ophthalm.?*) qui vont à la région des yeux (*orbites*), sans parler de la route qu'ils suivent, il convient de l'exposer maintenant afin qu'il n'y ait pas de lacune dans le discours. On peut voir au grand angle de chacun des yeux, l'os commun aux narines et aux yeux, os dont les ouvertures donnent dans les cavités des narines (*trous orbitaires internes de l'ethmoïde?*); on peut voir aussi pénétrer par chacun de ces trous un nerf assez fort (*nerf nasal fourni par la branche ophthalm.?*) qui se détache de la région des yeux aussitôt que les nerfs de la troisième paire (5e *des modernes*) y sont arrivés; ce nerf ne paraît pas se distribuer sur la seule membrane du nez, mais il pénètre jusqu'au palais; car cette tunique est une et commune au nez et à la bouche, ayant cette communauté et cette continuité par les ouvertures qui aboutissent au même point et au moyen desquelles nous respirons (?). En effet, cette tunique dérive de la dure-mère, détachant des apophyses membraneuses sur le nez par les trous des os ethmoïdes et sur la bouche par les trous de la glande pituitaire, laquelle est située près de l'entonnoir (*infundibulum*), en sorte que la dure-mère se rattache à l'os de la tête par ces parties et par les membranes qui traversent les sutures et qui engendrent le péricrâne, ainsi qu'il a été dit précédemment (cf. IX, I et VII).

Il convient aussi maintenant de parler des autres ligaments de la dure-mère, d'enseigner pourquoi elle s'attache au crâne fortement dans beaucoup de cas, faiblement dans quelques-uns, avec une force moyenne dans certaines parties, et nullement dans un grand nombre. Un fait déjà mille fois démontré ressortira encore de là, c'est que la nature n'a rien omis et n'a rien entrepris de superflu. En effet, elle paraît rattacher fortement la dure-mère aux os par la suture lambdoïde et par celle qui se prolonge en ligne droite suivant la longueur de l'encéphale (*sut. bi-pariét.*), mais assez faiblement par la suture coronale. Elle insère encore d'autres ligaments nombreux et minces comme des fibres sur les parties supérieures et latérales du crâne qui servent, de concert avec les vaisseaux qui la touchent, à relever la dure-mère, laquelle est toujours proche des os et en contact avec eux.

Les parties antérieures et postérieures n'engendrent aucune membrane analogue à la membrane péricranienne des parties supérieures ; mais elles offrent les prolongements du nez et du palais, ligaments petits et faibles; elles possèdent donc avec raison dans ces parties ces ligaments minces et beaucoup de ligaments plus forts, afin que ceux-ci établissent une compensation, tandis que la base même en présente de peu nombreux et faibles qui, en bien des endroits, paraissent même complétement manquer. En cet endroit, en effet, il était superflu, la dure-mère inclinant toujours en bas par son poids, de la rattacher aux os par de forts ligaments; mais, dans toutes les autres parties, pour laisser une large place aux dilatations et aux contractions de l'encéphale, elle s'éloigne avec raison le plus possible de lui et se relève du côté du crâne. Elle est aussi et avec raison plus épaisse à sa partie inférieure, afin que l'encéphale, devant s'appuyer sur elle, ne ressentît ni douleur, ni impression fâcheuse de la dureté des os sous-jacents ; tandis qu'au niveau du plexus réticulé, la nature l'a faite, non pas seulement plus épaisse, mais plus dure, afin qu'établie comme un os sous l'encéphale, lequel présente à cet endroit une si grande surface, elle ne fût pas déprimée vers la partie inférieure, ne resserrât et n'écrasât pas les artères.

J'oubliais presque de dire que la dure-mère, prolongeant une partie d'elle-même, s'étendait sous le plexus réticulé qui, lui aussi, demandait à n'être pas pressé contre les os inférieurs. Que ce fait encore témoigne hautement de la prévision du Créateur.

Chapitre xvii. — De la direction des sutures et des diverses figures qu'elles constituent suivant la forme de la tête. — Galien déclare impossible la forme qui consisterait en ce que la tête serait plus large (d'une oreille à l'autre) que longue (du front à l'occiput). — Il approuve la description qu'Hippocrate a donnée des sutures. — Voy. *Dissert. sur l'anatomie.*

De même, au sujet des sutures, reprenons ce qui manque encore aux précédentes observations, et nous terminerons ainsi convenablement le présent livre. Nous avons dit plus haut (voy. IX, i et vii) que les sutures ont été utilement disposées pour la transpiration des superfluités fuligineuses, pour que la dure-mère fût rattachée par elles à l'os de la tête, pour que les vaisseaux descendissent les uns en dedans les autres en dehors, enfin pour la production du péricrâne. Maintenant, ajoutant ce qui manque encore touchant leur utilité, nous allons parler de leur position et de leur nombre. Une raison pour laquelle il est encore utile que le crâne soit composé d'os nombreux, c'est, s'il vient à être fracturé (de tels accidents sont fréquents), pour que la fracture ne s'étende pas sur tout le crâne, mais pour qu'elle s'arrête et se termine à l'endroit où finit l'os atteint. Telles sont les utilités des sutures.

Qu'il existe avec raison une suture droite qui traverse le milieu de la tête (*sut.-sagittale, ou bi-pariét.*) et deux sutures transverses (*sut. coronale et lambdoïde*), cela n'exige pas de longues explications, si l'on se rappelle ce que nous avons dit précédemment (IX, I). En effet, la tête ressemblant à une sphère allongée, la suture droite s'étend avec raison par le milieu de la tête de la partie postérieure à la partie antérieure. Deux sutures transversales (*sut. lambd. et coron.*) la coupent, et la figure des trois sutures devient semblable à la lettre *êta* (Ħ), car l'ensemble de la tête étant allongé dans un sens et comprimé au niveau des deux oreilles, il était juste que le nombre des sutures fût inégal dans la longueur et dans la largeur de la tête, autrement Hippocrate aurait eu tort de qualifier de *juste* (cf. I, XXII, p. 163) la nature si elle attribuait l'égalité à des choses inégales. Mais il n'en est pas ainsi : l'équitable nature n'a fait qu'une suture droite dirigée suivant la longueur de la tête, les parties latérales droite et gauche devant être proportionnelles à la largeur. Elle a fait doubles les sutures transversales, l'une postérieure, comme il a été dit, nommée *lambdoïde*, l'autre antérieure dite *coronale*, en sorte que l'os de la tête, situé entre ces sutures, est égal aux os placés de chaque côté de celle du milieu (voy. *Dissert. sur l'anat.*).

La plus grande démonstration de la justice de la nature se trouve dans les sutures des têtes pointues. Toutes leurs formes se réduisent à trois : l'une complétement contraire à la figure habituelle, dont nous venons de parler, quand la tête a perdu ses deux éminences de l'occiput et du front, unie de toutes parts et semblable à une sphère parfaite, les deux autres où manque seulement soit l'éminence du front, soit celle de l'occiput.

Les sutures de la tête sphérique ressemblent au *chi* (X), deux sutures seules se coupent, la suture transversale (*coronale*) allant de l'une des oreilles à l'autre, la seconde, la droite (*sagittale*), s'étendant par le milieu du sommet de la tête au milieu du front. De même en effet que quand une partie de la tête dépasse l'autre en longueur, il était juste que la partie plus longue eût plus de sutures, de même lorsqu'elles sont égales l'une à l'autre, la nature en a assigné un nombre égal.

Si la tête n'a pas l'éminence occipitale, les sutures droite et coronale subsistent, la suture lambdoïde disparaît. Celle-ci en effet était proche de l'éminence absente. Ces deux sutures ont donc une figure semblable à la lettre *tau* (⊥). De même, si c'est l'éminence du front qui n'existe pas sur la tête, avec elle disparaît aussi la suture coronale, il ne reste que la suture droite rencontrant la lambdoïde, avec laquelle elle forme encore une figure semblable à la lettre *tau* (T).

On peut encore imaginer une quatrième forme de tête pointue qui, en réalité, ne peut pas exister, celle où la tête serait plus proéminente aux deux oreilles qu'au front et à l'occiput (*c'est-à-dire, plus large que longue*). Et si cette figure pouvait exister, c'est d'elle et non de la figure sphérique qu'on dirait qu'elle est contraire à la figure naturelle, toute la longueur étant transportée à la largeur. Actuellement un tel renversement de l'état naturel ne pouvait se produire. Ce ne serait plus en effet une figure pointue, mais un monstre incapable de vivre. La cause en est évidente, pour ceux du moins qui n'ont pas prêté une oreille complétement inattentive aux observations que j'ai faites précédemment. En effet, le cervelet étant placé en arrière du cerveau, et les prolongements des yeux (*nerfs optiques*) et ceux du nez (*nerfs olfactifs*) en avant, la tête, dans son état naturel, ressemble à une sphère allongée, et si elle peut perdre l'éminence, soit antérieure, soit postérieure, soit même toutes les deux, le retranchement ne saurait aller au point qu'une partie de l'encéphale même soit anéantie. Or il est impossible que la distance entre les oreilles surpasse la longueur de la tête si cela n'avait lieu. Mais cela est impossible, une semblable figure de la tête n'existe donc pas, c'est pourquoi Hippocrate (*Plaies de tête*, § 1, t. III, p. 182) a décrit les quatre figures et les sutures de chacune comme nous venons de le faire à l'instant, sans mentionner en aucun endroit de ses écrits une cinquième figure de la tête. Ce sont là les seules sutures de la tête et la nature a assigné équitablement dans chaque figure leur position et leur nombre.

Chapitre xviii. — Des sutures que ni Hippocrate, ni les autres anatomistes n'ont connues, et en particulier des sutures écailleuses des os temporaux. — Voy. la *Dissertation sur l'anatomie*.

Ces articulations d'os ne sont pas les seules. Il en existe d'autres que ni Hippocrate ni aucun de ceux qui ont étudié avec soin la nature du corps n'ont cru devoir appeler *sutures*. Les sutures parallèles à celles du milieu, dirigées selon la longueur de la tête, établies à chacune des oreilles, me paraissent avec raison avoir été appelées *soudures écailleuses* (*sutures écailleuses*), chacun des os disposés ensemble s'amincissant peu à peu en une écaille étroite et sans profondeur, puis celui qui se dirige de haut en bas étant placé en dedans et en dessous, celui qui se dirige de bas en haut, placé en dehors et en dessus, les os n'empiétant plus mutuellement et alternativement l'un sur l'autre dans cette région comme dans les sutures, le mode d'union des os temporaux constitue encore une suture. Mais Hippocrate qui les regarde, ce me semble, comme une partie de la suture coronale, ne les a pas décrites particulièrement.

Les autres articulations des os de la mâchoire supérieure, si elles ne ressemblent pas à celles de la tête sont aussi du moins des sutures, et les anatomistes ont l'habitude de les nommer ainsi. Nous en parlerons à l'occasion de la mâchoire supérieure (XI, xviii-xx). Nous traiterons dans ce livre des sutures écailleuses.

Comme toutes les parties supérieures et latérales du crâne recouvrant la dure-mère devaient être poreuses et percées de trous, tandis que tout le reste devait être dur et dense, et surtout les os dits temporaux, ces extrémités squammeuses ont été, en conséquence, créées dans les os; l'un, qui descend de la tête, est fixé en dedans pour être, par une grande surface, en contact avec la dure-mère, en vue d'une utilité que je dirai bientôt; l'autre, celui qui remonte, est dur, pour servir au crâne comme de rempart. En effet, tous les ligaments établis entre la dure-mère et le crâne aboutissent aux cavités de ces derniers. Si donc il était aussi dense et aussi dur que l'os inférieur, ces ligaments ne pourraient pas s'insérer sur lui, comme ils ne le peuvent pas non plus à la partie inférieure. Mais, à cette place, de semblables ligaments n'avaient pas d'utilité, ainsi que nous le disions un peu plus haut (p. 602). A l'endroit où ils étaient utiles, c'est-à-dire aux parties supérieures et latérales, là, nécessairement, le crâne était spongieux et percé de trous, et un semblable os ne pouvait absolument pas s'unir à un os dur et dense.

Nous en parlerons plus longuement dans la suite (XI, XVIII; XII, XVI), quand nous traiterons de ce mode d'union des os. Voilà quelle est la cause de la production des os cartilagineux. Nous exposerons dans un des livres suivants (XI, XIX et XX) les autres sutures par lesquelles la tête s'attache à la mâchoire supérieure, et les sutures propres à cette mâchoire. Maintenant nous terminons ici le présent livre, qui a déjà une longueur suffisante.

LIVRE DIXIÈME.

DES YEUX ET DE LEURS ANNEXES.

CHAPITRE PREMIER. — Que les yeux ne peuvent pas être mieux placés qu'ils ne le sont. — Impossibilité d'avoir des yeux par derrière. — Que le cristallin est le principal organe de la vision. — Substances du cristallin, ses rapports avec l'humeur vitrée; il ne reçoit aucun nerf, et il est nourri par cette humeur.— Voy. *Disssert. sur l'anatomie et sur la physiologie.*

Il était mieux, avons-nous dit précédemment (VIII, v), que les yeux fussent établis sur une région élevée et protégés de toutes parts. Il n'est pas moins évident qu'ils doivent être placés à la partie antérieure du corps (voy. chap. VI), dans le sens où se produit le mouvement, et qu'il est préférable qu'il y ait deux yeux plutôt qu'un seul. Nous avons dit plus haut (VIII, X; IX, VIII, p. 584; cf. aussi XI, X) et nous redirons encore dans la suite (chap. XIV) qu'il faut que les organes des sens soient doubles et en sympathie. Si donc on devait observer toutes ces conditions : situation élevée, sûreté, position antérieure, organe double, on ne saurait les établir ailleurs dans un meilleur plan que là où ils sont. Si vous objectez qu'il serait préférable d'avoir aussi des yeux à la partie postérieure, vous oubliez que nous venons de démontrer que tous les organes des sens avaient besoin de nerfs mous et que de tels nerfs ne pouvaient naître du cervelet[1], et qu'à chacun des yeux aboutissent des prolongements de l'encéphale comprimés en traversant les os, pour être moins vulnérables, mais qui, arrivés aux yeux, se développent, s'étendent, embrassent circulairement en forme de tunique l'humeur vitrée et s'insèrent sur le cristallin. Nous avons expliqué tout cela précédemment (VIII, VI, p. 543), nous avons dit aussi (*Ibid.*, p. 544, voy. aussi X, IV; *Meth. med.*, II,

---

[1] Voy. IX, XIV. — Ajoutez que suivant Galien, ainsi qu'il le rappelle quelques lignes plus bas, les nerfs mous ne paraissent naître que de la partie antérieure du cerveau et que les yeux devaient avoir des nerfs mous. — Aristote (*Part. anim.*, II, X *fine*), avait dit : « La vue est en avant, car on voit en droite ligne; le mouvement se fait aussi en avant, car il faut voir d'abord le point vers lequel tend le mouvement. »

VI; *Instrum. odoratus*, III; *Sympt. caus.*, I, II); que le cristallin est le principal organe de la vision. Ce qui le prouve évidemment, c'est l'effet produit par la maladie que les médecins appellent *suffusions* (*cataracte*, ὑπόχυματα)[1], suffusions qui viennent se placer entre le cristallin et la cornée et qui gênent la vision jusqu'à ce qu'elles soient rompues par la ponction.

Le cristallin étant une substance blanche, claire, brillante et pure (car à ces conditions seulement les couleurs ont action sur elle. — Voy. I, IX, p. 129), ne pouvait pas être nourri directement par le sang même, corps doué de propriétés si différentes, il avait besoin d'un aliment plus spécial[2].

Aussi la nature a-t-elle créé et préparé pour lui un aliment approprié, l'humeur vitrée : autant celle-ci est plus épaisse et plus blanche que le sang, autant elle est inférieure au cristallin pour la limpidité et le brillant. Ce dernier, en effet, est parfaitement blanc et médiocrement dur; l'humeur vitrée est comme un verre liquéfié par la chaleur; elle est blanche, si l'on suppose un peu de noir mêlé à beaucoup de blanc dont il altère la pureté dans toute cette humeur. Il n'existe aucune veine ni dans l'une ni dans l'autre de ces substances blanches. Évidemment donc elles sont nourries par transmission (κατὰ διάδοσιν)[3], le cristallin par l'humeur vitrée et celle-ci par le corps qui l'enveloppe, lequel est une portion épanouie descendue de l'encéphale.

---

[1] Voy. la *Dissertation sur la pathologie*. — On remarquera toutefois que Galien regarde à tort le cristallin, comme l'*organe essentiel* de la vue, puisque la vue peut être à peu près complétement rétablie après l'abaissement ou l'extraction du cristallin dans l'opération de la cataracte ; mais on peut dire pour sa défense qu'il avait une idée fausse de la maladie elle-même et des opérations qu'elle réclame, ainsi qu'on le verra dans la même *Dissertation*. — Voy. aussi Adams, *Notes sur Paul d'Égine*, t. II, p. 280-283.

[2] Fabrice d'Aquapendente, comme nous le montrerons dans la *Dissertation sur la physiologie* est un des premiers qui aient réfuté toute cette théorie sur l'alimentation du cristallin. On verra dans cette même *Dissertation* à quelles longues et nombreuses discussions les anatomistes et physiologistes du XVIe siècle se sont livrés sur les usages et l'utilité du corps vitré.

[3] Voy. Hoffmann, *l. l.*, p. 221 et la *Dissertation sur la physiologie*.

CHAPITRE II. — Du nom et de la substance de la rétine; ce n'est pas une tunique, mais une portion épanouie du cerveau (voy. VIII, VI et *Dogmes d'Hippocrate et de Platon*, VII, IV). — La choroïde est bien une tunique; sa structure et son origine. — La rétine a un double usage : transmettre au cerveau les impressions reçues par le cristallin; nourrir l'humeur vitrée qui, à son tour, nourrit le cristallin. — Différences et ressemblances entre la rétine et l'encéphale. — Enumération des autres tuniques de l'œil. Galien en compte sept.

Il est des gens qui appellent proprement cet épanouissement de l'encéphale *tunique rétiforme*[1], car elle ressemble à un petit filet pour la forme, mais ce n'est en aucune façon une tunique ni pour la couleur, ni pour la substance. Si vous l'enlevez et que vous la ramassiez en boule, vous croirez voir précisément un morceau de l'encéphale détaché. La première utilité qu'elle présente et en vue de laquelle surtout elle a été tirée de l'encéphale, c'est de percevoir les altérations (*sensations*, *affections*) éprouvées par le cristallin et en outre d'apporter, de transmettre à l'humeur vitrée son aliment. En effet, elle paraît remplie d'artères et de veines beaucoup plus nombreuses et plus grandes qu'on ne le supposerait d'après son volume; car avec tous les nerfs issus de l'encéphale se détache une partie de la membrane choroïde (*portion de la pie-mère*), amenant une artère et une veine. (Cf. IX, VIII, p. 585.) Mais aucun des autres nerfs n'est accompagné de vaisseaux aussi considérables, la nature ayant dans ce cas préparé avec sollicitude des aliments, non pas aux nerfs seulement, mais encore aux humeurs des yeux.

De la tunique choroïde qui enveloppe la rétine [sans y adhérer] se détachent sur cette partie des cloisons minces semblables à des toiles d'araignée qui lui servent de ligaments et en même temps lui apportent des aliments (*procès ciliaires*). Car on voit que cette tunique choroïde renferme dans toutes ses parties de très-nombreux vaisseaux. Cela ressort de son nom même; car on ne l'aurait pas ainsi appelée ni dénommée, si elle n'était pas le lien d'intrication de vaisseaux très-nombreux comme le chorion [du fœtus][2]. C'est l'utilité même que présente cette tunique; de

[1] Voy. la *Dissertation sur les termes anatomiques.*

[2] Voy. la *Dissertation sur les termes anatomiques.* — Galien a très-bien reconnu

plus, elle est véritablement une tunique, une enveloppe, un rempart pour les corps placés au dedans d'elle. Le principe de cette tunique est la pie-mère qui embrasse l'encéphale et qui, disions-nous un peu plus haut (p. 609, voy. aussi IX, VIII), se détache avec tous les nerfs amenant avec elle une artère et une veine. Il faut ici encore admirer la sagesse du Créateur : tandis qu'en aucune autre région il ne sépare d'aucun nerf les membranes qui lui sont unies (*névrilème*), et qu'au contraire pour les nourrir et les protéger de tous côtés, il les conduit avec lui, ici seulement aussitôt que le nerf s'est inséré dans l'œil, le Créateur écarte et sépare du nerf les deux membranes (*choroïde et sclérotique*) et les rend épaisses et dures autant et plus même que la dure-mère qui enveloppe le cerveau même.

Il faut ici observer avec attention quelles ressemblances et quelles différences la nature attentive a établies entre la rétine et l'encéphale. Il est évident déjà que les autres prolongements nerveux se comportent d'une manière tout opposée, puisque, dans aucun d'eux la nature ne sépare jamais l'une de l'autre les membranes, tandis que dans les yeux elle les écarte l'une de l'autre et du prolongement supérieur (*nerf optique*). D'un autre côté, la portion de ce prolongement, située dans l'œil, est conforme à l'encéphale même, en ce qu'elle possède des artères et des veines qui l'enlacent tout entière, et en ce que la dure-mère, toujours en contact avec les os et s'y rattachant, s'éloigne beaucoup de cette portion du prolongement; mais elle n'y ressemble plus en ce que

---

la texture vasculeuse de la choroïde, mais il a cru à tort que cette membrane était en communauté directe de vaisseaux avec la rétine. Le système vasculaire de ces deux membranes, bien qu'il provienne pour la plus grande partie de l'artère ophthalmique ou qu'il retourne au même point, la veine ophthalmique, est assez indépendant dans l'une et dans l'autre pour qu'on ne puisse pas dire dans le sens ancien que la rétine est nourrie par la choroïde. Galien trompé par es apparences les plus grossières que présente, soit la membrane vasculaire interne, soit même le tissu cellulo-pigmentaire, aura cru qu'il y avait une communication vasculaire directe entre la choroïde et la rétine, et il a fait de ces prétendues communications un moyen de sustentation et une voie pour l'alimentation. On conçoit du reste que la disposition pavimenteuse de la couche pigmentaire lui ait donné l'idée de ces cloisons minces semblables à des toiles d'araignée qui unissent, suivant lui, la choroïde à la rétine.

la pie-mère, ou l'a quittée ou lui a transmis d'en haut des veines et des artères en s'en séparant.

Ce phénomène lui-même (*c'est-à-dire la disposition même de la choroïde*) vous prouvera clairement l'utilité d'une telle séparation. Seule en effet cette partie (*la choroïde*), quand elle se sépare, manque complétement de vaisseaux. Peu après, elle reparaît avec une apparence choroïdienne aussi prononcée que sur l'encéphale; elle a reçu de toutes les régions supérieures de nombreuses insertions de veines, et vous diriez qu'étant allée pour se fournir d'aliments à un marché, elle en a transmis, avant de revenir, une portion par ces vaisseaux ténus, dont nous parlions à l'instant, comme par des serviteurs, et qu'elle rapporte avec elle tout le reste. Elle revient en effet amenant une foule considérable de vaisseaux déliés voisins les uns des autres, et avec tous ces vaisseaux elle s'insère de nouveau sur le prolongement supérieur (*nerf optique; c'est-à-dire, sur la rétine*); cette insertion des vaisseaux ressemble, dirait-on, aux poils des paupières (*ligament et corps ciliaires*). C'est la comparaison faite, non à tort, selon moi, par ceux qui s'occupent d'histoire naturelle.

A l'endroit où il s'insère, le prolongement supérieur (*rétine*) s'arrête et cesse d'avancer; car le but pour lequel il est envoyé est en ce moment atteint; il est inséré sur [la capsule] du cristallin [1] et peut annoncer utilement à l'encéphale les sensations subies par celui-ci. Cette insertion présente avec raison un cercle parfait; car la susdite insertion ayant lieu de toutes parts sur le milieu (*circonférence*) du cristallin, corps périphérique, il en résulte nécessairement un cercle, et c'est le plus grand cercle [2] engendré sur le cristallin, qu'il coupe en deux moitiés. De toutes les insertions sur des corps arrondis, la plus solide, en effet, est celle qui forme avec eux un grand cercle, parce que c'est elle qui unit par le plus de points les corps insérés. — Il était convenable que

---

[1] Cette proposition n'est pas exacte : ce sont les *procès ciliaires* dépendance des couches profondes de la choroïde qui embrassent la circonférence de la capsule du cristallin, tandis que c'est au niveau de ces procès ciliaires que la rétine s'unit intimement à la choroïde, sur laquelle elle cesse brusquement en formant ce qu'on appelle à tort le *bord dentelé*.

[2] C'est-à-dire celui dont le centre est le centre de la sphère elle-même.

l'humeur vitrée ne dépassât pas ce cercle même en avant; c'est ainsi qu'au centre flotte sur l'humeur vitrée le cristallin comme une sphère coupée en deux par l'eau. Ce cercle, dont nous avons dit qu'il est le plus grand du cristallin, a réuni pour cause de sûreté le cristallin et l'humeur vitrée à l'autre partie, celle qui est intérieure et qui constitue comme une demi-sphère du cristallin(?). Ce cercle (*iris*) sert de borne commune et de lien à ces deux corps aussi bien qu'à la rétine et en quatrième lieu à la tunique choroïde; car, de toutes ces parties, la tunique choroïdienne est la plus forte et la plus capable de les consolider et de les soutenir. Mais si elle est forte pour les protéger, elle est faible pour se défendre elle-même et incapable de supporter sans être lésée la dureté des os environnants. Ici donc comme dans l'encéphale, elle est entourée par une tunique que fournit la dure-mère (*sclérotique*, voy. Cuvier, *Anat. comp.*, t. III, p. 402). Cette tunique en est séparée dans toutes les parties, et, ne se rattachant à elle que par les vaisseaux intermédiaires, elle s'insère au cristallin par le cercle en question et forme au même point une cinquième insertion, outre les quatre précédentes. Cette cinquième insertion n'est pas d'un médiocre avantage à toutes les parties sous-jacentes en les défendant contre les os environnants et en prévenant dans les mouvements violents la rupture mutuelle de ces parties. La dure-mère est donc appliquée sur la choroïde pour la protéger, celle-ci sur la rétine, et la rétine sur l'humeur vitrée et sur le cristallin, sur l'humeur vitrée en l'embrassant tout entière, sur le cristallin, en s'arrêtant à l'iris (voy. p. 614, note 1). Ainsi, au moyen de corps intermédiaires, l'humeur vitrée est unie à la tunique extérieure générale, le corps le plus mou au corps le plus dur, résultat obtenu par la nature, grâce à cette disposition intermédiaire si favorable.

Sur le cercle même arrive extérieurement une sixième tunique [1]

---

[1] Cette description des tuniques et des humeurs de l'œil est fort obscure. Tâchons de l'éclaircir un peu, nous réservant de reprendre encore cette question à propos des livres inédits du *Manuel des dissections*, lesquels contiennent la description de l'œil. Il n'est pas besoin de dire que Galien ne savait rien ou presque rien sur la structure des tuniques ou des humeurs de l'œil, et qu'il a une idée très-inexacte de la manière dont les tuniques se comportent les unes

(*épanouissement des tendons des muscles de l'œil*), laquelle s'insère sur la membrane rude (*la sclérotique*), comme une aponévrose des muscles moteurs des yeux. Il en est une septième et dernière, c'est l'insertion du *périoste*[1] qui rattache à la fois tout l'œil aux os et recouvre les muscles moteurs de l'œil. Vous pouvez voir, même avant de disséquer l'œil, cette membrane manifestement blanche, se terminant à l'endroit où chacun des autres cercles est placé au-dessous, afin de rattacher le blanc au noir. Ce lien est nommé *iris* par les gens instruits en telle matière; quelques-uns le nomment *couronne*.

---

par rapport aux autres ou avec les humeurs, à la face antérieure du globe de l'œil, au niveau du cristallin, de l'iris et de la cornée. Il n'a pas distingué la membrane hyaloïde de la rétine, il ne parle pas ici de la capsule du cristallin (cf. p. 623), et il compte comme deux tuniques propres de l'œil, la conjonctive et l'aponévrose oculaire, qui ne sont que des membranes accessoires. D'un autre côté il semble tantôt mettre au nombre des tuniques le corps vitré et le cristallin, et tantôt les regarder comme de simples humeurs. En tout cas ces humeurs, comme les tuniques, concourent à former ce cercle fictif qu'il appelle *iris* ou *couronne* (voy. p. 614, note 1) ou plutôt c'est au niveau de ce cercle qu'il fait se terminer les tuniques pour enchatonner comme dans un trou fait à l'emporte-pièce (qu'on me passe cette expression), le corps vitré (l'on ne sait trop comment), le cristallin, l'uvée (voy. p. 619, note 1), et peut-être la cornée; je dis *peut-être*, car on verra par le chap. III qu'il ne paraît pas s'être fait une idée bien exacte de la ligne si tranchée d'intersection de la sclérotique et de la cornée. Ajoutez enfin que, d'une part (p. 611, ligne 20-21), Galien dit que la rétine s'arrête sur la circonférence du cristallin tandis qu'un peu plus bas (p. 612, l. 25; cf., p. 624, note 1, et chap. IV, init.) il assure que la rétine embrasse toute l'humeur vitrée et par conséquent passe entre elle et le cristallin, erreur partagée par beaucoup d'anatomistes anciens. — Voy. Cuvier, *Anat. comp.*, t. III, p. 437, et Huschke, *Splanchn.*, p. 656, dans *Encyclop. anatom.* — Ces incertitudes, ces contradictions, peut-être plus apparentes que réelles, ces rapports si mal déterminés, n'ont rien du reste qui doive étonner dans la description d'un organe si compliqué, et dont les anatomistes modernes ont à peine encore débrouillé les divers éléments.

[1] Il s'agit bien évidemment ici de la conjonctive; aussi ne faut-il pas prendre περιόστιον dans son sens propre de *périoste*, mais dans celui de membrane qui tapisse les os. — On remarquera encore que Galien ne paraît pas avoir connu la conjonctive cornéenne, puisqu'il arrête la conjonctive scléroticienne au niveau même de la cornée (*anneau de la conj.*, voy. p. 625). — Comment a-t-il pu dire, si ce n'est pour faire plier les faits à la théorie, que la conjonctive est plus dure que la sclérotique? Du reste, il avait dit avant (p. 610, l. 11), que la choroïde, aussi dure que la sclérotique, l'est autant si ce n'est plus que la dure-mère.

Si vous parvenez à les séparer habilement et que vous les examiniez sans les mêler, vous verrez ces sept cercles placés les uns sur les autres, différents d'épaisseur et de couleur, en sorte que, même malgré vous, vous ne pouvez donner à ce lieu d'autre nom que celui d'*iris*[1].

Chapitre III. — Des moyens que la nature a imaginés pour protéger le cristallin. — Origine et structure de la *cornée transparente*. — Comment le Créateur a pourvu aux inconvénients qui peuvent résulter de l'interposition de la cornée entre le cristallin et la lumière. — Que la cornée a surtout pour but de prévenir une impression trop vive de la lumière sur les yeux.

Ces œuvres ne témoignent pas seules de la sagesse du Créateur : celles dont nous allons parler sont bien plus importantes encore. Nous avons déjà conduit jusqu'à la circonférence du cristallin les sept cercles superposés et insérés les uns aux autres. Vous admirerez beaucoup ce qui vient ensuite, si avant d'entendre nos explications, vous tâchez par vous seul de saisir l'art qui s'y décèle. Qu'y avait-il donc de mieux à faire pour que le cristallin reçoive exactement les impressions qui lui sont propres, pour qu'il soit efficacement protégé, et ne soit aucunement lésé par les corps extérieurs? Fallait-il le laisser complétement nu et découvert? Dans cet état il n'eût pas subsisté un seul moment, il aurait péri à l'instant et aurait été détruit entièrement, ne pouvant résister à aucun des corps extérieurs qui l'auraient touché à cause de sa mollesse naturelle. Fallait-il établir devant lui quelque rempart épais capable de l'abriter efficacement? Mais on devait crain-

[1] Galien appelle *iris* ou *couronne* le cercle au niveau duquel se réunissent toutes les tuniques de l'œil (*Meth. med.*, XIV, XIX; *Introd. seu med.*, cap. X), tandis que pour nous l'*iris* est la portion antérieure des membranes vasculaires, qui, s'insinuant entre le cristallin et la cornée, au milieu de l'humeur aqueuse, divise la chambre de l'œil en deux compartiments (*chambre antérieure et chambre postérieure*). — Quant au mot *cercle* (κύκλος) on ne doit pas le prendre dans un sens trop rigoureux ; on peut l'entendre des membranes elles-mêmes aussi bien que de leur terminaison ou point d'intersection à la partie antérieure du globe de l'œil. — Les sept cercles de l'iris sont donc de dedans en dehors la rétine, la choroïde, le cristallin, l'humeur vitrée (*cercles mous*), la sclérotique, l'épanouissement du tendon des muscles de l'œil, et la conjonctive (*cercles durs*). — Voy. p. 612, note 1.

dre que sous un tel abri, il ne restât caché, plongé dans les ténèbres, et absolument insensible. Si donc la structure garantissant la perfection de la sensation laissait le cristallin exposé aux lésions, et si la structure qui le mettait à couvert des lésions en détruisait la perfection, cette structure des organes de la vision offrait des difficultés insolubles. Mais la nature ne pouvait, à cet égard, se trouver dans l'embarras comme nous y aurions été; elle devait d'abord imaginer et prendre la meilleure décision, puis l'exécuter avec un art suprême.

Si une membrane épaisse et dure devait, en effet, gêner les yeux dans leur action même, et si, mince et molle, elle était complétement exposée aux lésions, la nature a prévu que, dure et très-mince, et, de plus, blanche, elle serait mieux appropriée au but. Attentive à sa création, elle devait absolument l'engendrer de l'un des sept cercles de l'iris. Or, les quatre cercles (*tuniques*) mous (voy. chap. II *fine*, et la note de la page 614) ne pouvaient donner naissance à une tunique dure. Des trois autres cercles extérieurs (*ibid.*), le dernier de tous, le cercle du *périoste*, bien qu'étant beaucoup plus dur que les quatre cercles intérieurs, ne présentait pas l'utilité d'une enveloppe. Le second, provenant des muscles, avait besoin lui-même d'une autre protection. Restait donc la tunique dure (*la sclérotique*) provenant de la méninge (*dure-mère*), tunique qui embrasse la choroïde et qui est capable d'engendrer l'enveloppe.

Examinez ici la prévoyance et en même temps l'habileté de la nature. La dure-mère étant suffisamment épaisse, mais moins dense que l'utilité ne le réclamait, elle a commencé par en tirer la sclérotique à la fois plus mince et plus dense, et puis la prolongeant peu à peu, elle a fait sa partie centrale très-mince et dense. Vous trouverez qu'elle ressemble étonnamment à des lames de corne mince. Aussi les habiles anatomistes trouvant convenable une dénomination empruntée à cette ressemblance avec la matière cornée, l'ont ainsi désignée (*membrane cornée*, *ou portion antér. de la sclérotique*), et ce nom jusqu'ici lui est toujours resté. Cette *tunique cornée* étant mince, dure et dense, devait nécessairement aussi être brillante, pour être très-apte, comme les lames de corne polies avec soin, à transmettre la lumière.

En nous supposant capables d'imaginer ces œuvres comme les

fait la nature, pourrions-nous, changeant d'avis, blâmer certaines de ces mêmes œuvres, prétendant qu'elles auraient été mieux construites autrement? Pour moi je pense que la plupart des gens seront incapables même d'imaginer ces œuvres. En effet, ils ne se rendent pas compte de l'art de la nature, autrement ils auraient pour elle une admiration complète, ou du moins ils ne la blâmeraient pas. Maintenant il est juste ou de prouver qu'une structure autre que la structure actuelle était préférable, ou ne le pouvant faire, d'admirer celle-ci.

Sept cercles existant à l'iris, montrez-nous, vous qui insultez la nature, montrez-nous-en un autre plus apte à engendrer la cornée? Ou si vous ne le pouvez pas, et qu'elle vous paraisse produite à tort par le plus dur de tous les cercles, montrez-nous comment, à la place de Prométhée, vous auriez modifié en mieux la production de cette tunique. Ne l'auriez-vous pas faite, mince et blanche, pour qu'elle transmette sans obstacle les impressions des objets, mais en même temps dure pour qu'elle préserve sûrement le cristallin? Vous ne pouvez dire autrement, quoiqu'il soit bien plus facile de découvrir un détail négligé, de le blâmer et de le changer, que d'instituer de prime abord un ensemble irréprochable. Maintenant, revenant à des opinions plus sages, considérez de nouveau les autres œuvres de la nature.

Cette tunique cornée, mince et dense est un rempart très-bien adapté à l'organe de la vision, pour protéger les yeux contre les corps extérieurs; mais il résulte nécessairement d'une semblable structure trois inconvénients que vous, très-sages accusateurs, avec la puissance de Prométhée, vous n'eussiez peut-être pas remarqués, et que Prométhée, si habile à prévoir, a vus très-clairement; le premier, c'est que la nourriture manquerait à cette tunique cornée, attendu qu'elle ne pourrait en tirer de si loin, ni recevoir en elle de veines, à cause de sa densité, de sa dureté et de sa ténuité; le second c'est qu'en abritant fort bien le cristallin contre les lésions du dehors, elle serait, par sa dureté, non moins gênante que les corps extérieurs pour ce même cristallin; le troisième encore, c'est qu'elle dissiperait et laisserait passer la faculté visuelle arrivant d'en haut sur les yeux. Pour vous qui ignorez que sa substance est lumineuse, qui ignorez que cette faculté visuelle se perdrait en se dissipant, si elle rencontrait tout d'un coup une lumière plus éclatante et plus vive, vous auriez eu tort de l'environner d'une tunique si brillante qui, pour elle, eût été un fléau domestique. Ainsi n'a pas agi le Créateur des animaux. Mais grâce à sa prévoyance, d'abord la cornée a reçu des aliments, puis elle n'est jamais en contact avec le cristallin; enfin elle ne laisse pas échapper la lumière.

Tous ces résultats, c'est par un seul moyen que le Créateur les a obtenus. Je vous le ferais peut-être connaître, ô habile accusateur de la nature, si je ne savais, à n'en pas douter, que vous attaquerez ces opinions reçues sur la vue. Mais supposez que vous n'en avez rien entendu, que je n'ai pas dit tout à l'heure que la substance visuelle est lumineuse, faites comme si elle était inexprimable et inconnue, et si vous voulez, apprenez à la connaître par ses effets mêmes. Ou plutôt, rappelez-vous comment une lumière vive et brillante fatigue les yeux.

Peut-être ignorez-vous à quel point furent incommodés les soldats qui marchaient, sous la conduite de Xénophon[1] par des chemins couverts d'une neige épaisse; car je ne serais pas étonné que vous n'ayez pas souci des écrits de cet historien.

Vous ignorez également, je pense, que Denys, tyran de Sicile, avait fait élever au-dessus de la prison et enduire de plâtre une pièce d'ailleurs très-brillante et très-éclatante; qu'après un long séjour au fond des cachots, il y faisait monter les prisonniers; plongés si longtemps dans d'épaisses ténèbres, et revoyant un jour brillant, ils devaient contempler la lumière avec ravissement, mais ils perdaient bientôt les yeux, ne pouvant supporter l'éclat soudain d'une lumière éblouissante.

Laissant donc ces récits, je tâcherai de vous rappeler des faits journaliers. Voyez d'abord les peintres, surtout lorsqu'ils peignent sur des toiles blanches, comme leur vue se fatigue aisément, si elle est dépourvue de tout préservatif. Dans cette prévision, ils disposent des couleurs bleuâtres et foncées, et en y jetant les yeux de temps à autre, ils reposent leur vue. Voyez encore les gens atteints d'ophthalmie : la lumière accuse leur mal et les gêne,

---

[1] *Cyropédie* IV, v; cf. particul. § 13. Voy. aussi Hoffmann, *l. l.*, p. 225. — Il ne paraît pas que le trait de cruauté raffinée que Galien attribue à Denys, tyran de Sicile, ait été rapporté par un autre auteur.

mais les objets de couleur sombre et foncée ne les incommodent pas. Si l'on veut voir de loin par un jour brillant, on place ses mains au-dessus des yeux, sur les sourcils mêmes; ou l'on se sert de quelque objet plus large que les mains et qui abrite mieux[1]. Dans les grandes éclipses de soleil, les étoiles apparaissent par la même raison, fait que Thucydide[2] mentionne comme étant arrivé de son temps. En outre, au fond des puits[3] on aperçoit les étoiles, surtout quand le soleil n'est pas à son midi. Et cependant si l'on voulait contempler le soleil même sans cligner des yeux, on perdrait bientôt la vue, et dans les éclipses beaucoup de gens qui voulaient prendre une connaissance plus exacte du phénomène, en tenant les yeux fixés sur le soleil, sont devenus complétement aveugles sans s'en apercevoir[4]. Si vous n'en croyez pas Xénophon, vous pouvez apprendre par expérience combien un voyage dans des pays de neige est pernicieux pour les yeux. Vous plaît-il de connaître ce qui est encore plus du ressort de la physique, placez une torche allumée ou quelque autre substance enflammée en face d'un soleil brillant, vous la verrez s'évanouir à l'instant. Placez auprès de quelque large flamme une lampe ou une autre flamme moindre, elle est comme éteinte aussitôt, la lumière plus faible étant toujours vaincue et dissipée par la lumière plus forte.

---

[1] On peut rapprocher de ce passage celui où Aristote (*De gener. anim.*, V, I *fine*) dit que, soit en mettant sa main devant les yeux, soit en se servant d'un tube, on ne juge ni mieux ni plus mal de la différence des couleurs, mais qu'on voit de plus loin. — Les astronomes arabes faisaient un fréquent usage de ces tubes pour leurs observations. Voy. de Humboldt, *Kosmos*, t. III, p. 60 suiv., et dans les *Remarques*, note 5, p. 106 suiv.

[2] *De bello pelop.*, II, XXVIII.

[3] Aristote (*l. l.*) dit aussi qu'en plein jour on voit quelquefois les étoiles au fond des puits ou des fosses; et il ajoute un peu plus loin que les yeux à fleur de tête voient moins bien que les yeux enfoncés, parce que dans le premier cas la faculté visuelle se dissipe moins aisément et moins vite que dans le second où elle se dirige en droite ligne et en faisceau pendant quelque temps.

[4] A la suite de deux éclipses observées à Paris, j'ai vu, soit à l'hôpital, soit en ville, plusieurs personnes attaquées d'ophthalmies très-graves, pour avoir regardé le soleil à l'œil nu. — Cf. aussi Hoffmann (*l. l.*, p. 226) qui rapporte plusieurs exemples de personnages qui ont perdu la vue pour avoir regardé directement le soleil.

La nature ne devait donc pas dissiper dans les yeux mêmes la lueur du cristallin. Mais pour que cette lueur, et avec elle celle de l'humeur vitrée se conservât soigneusement, elle a été concentrée et pressée de toutes parts au moyen de la tunique choroïde engendrée par la membrane mince (*pie-mère*), et à laquelle la nature a donné une couleur noire en beaucoup de places, foncée et bleuâtre en beaucoup d'autres. De l'*iris* elle a donc prolongé en même temps que la cornée cette tunique[1] qui remplit les trois fonctions utiles dont nous parlions, nourrissant la cornée qu'elle touche, l'empêchant d'effleurer le cristallin et de lui nuire, servant enfin à reposer la vue fatiguée. Involontairement aussi, quand nous souffrons de l'éclat de la lumière, nous fermons tous à l'instant les paupières, recourant en hâte au soulagement naturel. J'admire encore la couleur dont cette tunique est enduite. En effet, cette couleur ne se trouve dans aucune autre partie du corps que dans celle-là seule, et aucune autre ne paraît en avoir besoin que celle-là ; on reconnaît clairement, et c'est ce qui a été démontré dans tout le discours, que la nature n'a rien créé en moins ni en trop.

Chapitre iv. — De la pupille ; de ses rapports avec le cristallin ; de son utilité. — De l'humeur aqueuse. — Galien ne semble pas s'être rendu un compte exact des chambres antérieure et postérieure.

Les inégalités (*couche vasculaire*) qui existent intérieurement sur la tunique (*rétine*), où doit être enfermé le corps vitré, je ne les admire pas moins que la couleur bleue de l'*iris*. Humides elles-mêmes, molles, comme spongieuses, appliquées contre le cristallin, ces inégalités rendent exempt de gêne le voisinage de toute la tunique. J'admire encore plus la densité de sa partie externe qui est en contact avec la dure tunique cornée. Car non-seulement le

---

[1] On a vu plus haut (voy. p. 614, note 1) ce que Galien appelle *iris ;* ici il mentionne ce que les anatomistes modernes désignent sous le nom d'*iris*, espèce de diaphragme vasculaire dépendant de la choroïde et dans lequel on distingue une face antérieure nommée *iris proprement dit*, et une face postérieure tapissée par le pigmentum choroïdien et connue sous le nom d'*uvée ;* or c'est précisément le nom que Galien donne à tout le diaphragme iridien. Voy. chap. iv, *init.*, p. 620.

cristallin ne devait être aucunement gêné par cette tunique noirâtre, mais elle-même ne devait pas être incommodée par la cornée.

Un plus grand sujet d'admiration, c'est l'ouverture de la pupille. L'omission de la pupille seule rendait complétement inutiles toutes les parties élaborées avec tant de soin. Mais la nature ne devait pas omettre cette partie non plus qu'aucune autre; elle a percé en cet endroit cette tunique noirâtre, *l'uvée* (voy. p. 619, note 1). C'est le nom qu'on lui donne, la comparant, je pense, à un grain de raisin pour le poli extérieur (*face antér. ou iris proprem. dit*) et les inégalités intérieures (*face postér. ou uvée*); c'est à cette ouverture seulement qu'il n'existe aucune autre tunique entre la cornée et le cristallin, mais par le moyen d'une lame de corne blanche, s'opère entre la lumière du dedans et celle du dehors la communication et le mélange. Le Créateur de l'homme, voulant empêcher la cornée de toucher jamais le cristallin par cette ouverture, a écarté un peu en dehors cette partie de la cornée; il a de plus versé autour du cristallin un liquide ténu et pur (*humeur aqueuse*), comme il s'en trouve dans les œufs; en troisième lieu, il a rempli toute la cavité de la pupille d'un air subtil et lumineux. Tel est l'état réel des choses.

Si le discours a encore besoin d'éclaircissement, c'est surtout pour ceux suivant qui on ne saurait découvrir ni fonction ni utilité aucune, et qui se hâtent de déclarer que toutes choses demeurent cachées et entièrement inconnues. Cette cornée, à l'endroit où elle dérive de l'*iris*, vous paraîtra très-proche du cristallin, toutes les humeurs et tuniques des yeux se rencontrant à cet endroit; mais à mesure qu'elle avance vers l'extérieur, elle s'écarte toujours plus, son plus grand éloignement est en face de la pupille, comme on peut l'apprendre par les dissections et par les ponctions dans les *suffusions* (cataractes); car toutes les suffusions venant se loger dans l'espace situé entre la cornée et le cristallin, l'instrument qu'on y introduit pour les déplacer se promène dans un large espace, en haut, en bas, de droite à gauche, en un mot à l'entour et de tous côtés sans toucher ni l'un ni l'autre de ces corps, comme s'ils étaient séparés par un long intervalle.

Chapitre v. — Utilité de l'humeur aqueuse placée entre le cristallin et la tunique uvée. — De l'existence d'un fluide aérien dans l'ouverture de la pupille. — Faits (voy. Hoffmann, *l. l.*, p. 230) et raisonnements qui prouvent leur existence.

Qu'une humeur ténue soit renfermée dans l'espace compris entre le cristallin et la tunique uvée (*humeur aqueuse des chambres de l'œil*), que la cavité de la pupille soit remplie de pneuma, c'est ce qu'indiquent surtout les faits suivants : D'abord, sur les animaux vivants, vous voyez l'œil parfaitement tendu et plein dans toutes ses parties, aucune d'elles n'étant ni ridée ni lâche, et si vous prenez, pour le disséquer, l'œil d'un animal mort, vous le trouverez déjà plus ridé que dans l'état naturel, même avant la dissection. Si vous enlevez la cornée, vous verrez à l'instant se répandre l'humeur ténue qu'on voit aussi souvent dans les ponctions s'écouler par la piqûre, et tout l'œil aussitôt deviendra ridé, contracté et lâche. Si, au contraire, vous distendez, vous écartez du cristallin les tuniques, vous trouverez vide un espace intermédiaire considérable. Si donc auparavant, pendant la vie de l'animal, cet espace était rempli et distendait les tuniques, s'il est vide quand l'animal est mort, et si dans ce cas les tuniques voisines deviennent lâches, cela prouve que l'espace est rempli ou d'air, ou d'humeur, ou de l'un et de l'autre. Que si nous fermons un œil en tenant l'autre ouvert, nous verrons la pupille élargie, dilatée et comme gonflée. Le raisonnement ne prouve pas seul qu'elle est ainsi affectée parce qu'elle est remplie de pneuma. Vous pouvez encore le démontrer par une expérience et vérifier le raisonnement par des faits mêmes évidents. Gonflez d'air la tunique uvée par le côté interne, vous verrez l'ouverture se dilater. L'expérience prouve donc que la pupille s'élargit parce qu'elle est remplie de pneuma. Du reste, le raisonnement ne dit rien de plus, sinon que l'uvée, étant remplie intérieurement, s'écarte et se distend beaucoup ; de cette façon son ouverture s'élargit comme il arrive à tous les autres corps de substance membraneuse et fine, pouvant se replier sur elle-même et qui sont percés de trous et d'ouvertures. C'est ainsi que les membranes des cribles ont besoin d'être tendues, autrement leurs trous s'affaissent.

Si donc, l'animal vivant encore, on peut voir les deux membranes tendues, et, l'un des yeux étant fermé, la pupille de l'autre élargie, et si, l'animal mort, on peut voir ces membranes déjà lâches avant que l'humeur ténue soit vidée, et extrêmement lâche quand cette humeur est évacuée, il est évident qu'elles étaient remplies à la fois d'humeur et de pneuma pendant que l'animal était en vie. Pour le pneuma, comme il est plus ténu et plus léger, il s'échappe aisément avant la dissection; l'humeur, elle, persiste encore et ne cède qu'à une expulsion visible. Parfois même, chez les personnes d'un âge très-avancé, la cornée se ride à tel point que les unes perdent complétement la vue et que les autres n'y voient plus que mal et avec peine. En effet, les rides tombant les unes sur les autres et la tunique par là se doublant et acquérant une épaisseur inusitée, de plus, le pneuma arrivant d'en haut à la pupille en quantité moindre, la vue est gênée à proportion. Ce fait même qu'une plus faible quantité de pneuma arrive du principe (*c.-à-d. du cerveau*) est la cause principale des rides qui se forment au devant de la pupille. Toutes ces circonstances prouvent que tout l'espace situé devant le cristallin est rempli à la fois de pneuma et d'une humeur ténue, et que, dans les autres parties, c'est l'humeur, tandis que dans la pupille même, c'est le pneuma qui se trouve en plus grande quantité. Chez les vieillards donc les rides de la cornée sont un effet de la débilité sénile et du manque de pneuma qui arrive d'en haut.

L'affection nommée *phthisie* [de l'œil] n'est qu'un rétrécissement de la pupille et n'atteint en rien la cornée; pour cette raison, elle attaque fréquemment l'un des deux yeux; elle se reconnaît aisément et n'échappe à aucun médecin, car l'autre œil, étant sain, indique le trouble survenu dans l'œil malade. Chez les vieillards, ce symptôme, étant commun aux deux yeux, échappe à la plupart des médecins, car il y a non-seulement rides de la cornée, mais rétrécissement de la pupille. Parfois aussi ces rides viennent de ce que, faute de l'humeur ténue, l'uvée se relâche considérablement; mais ce n'est pas le lieu maintenant de parler de cette affection.

Celle qui résulte du défaut de pneuma par obstruction des conduits supérieurs et de la faiblesse sénile indique que la pupille est remplie de pneuma. Cela est aussi prouvé quand on ferme un œil, par la dilation de la pupille de l'autre œil.

CHAPITRE VI. — Suite du même sujet : l'utilité de l'humeur aqueuse et du pneuma subtil. — De la disposition de la tunique propre (*capsule*) du cristallin (voy. Huschke, *Splanchn.*, p. 695). — Récapitulation des diverses parties de l'œil. — Nouveaux motifs d'admirer la nature, quand on se représente l'ensemble de cet organe, où rien n'a été fait sans motifs, ni d'une forme imparfaite. — Du mode de protection de l'œil lui-même par les paupières, les cils l'arc sourcilier, et la saillie de l'os zygomatique.

Cette humeur ténue et le pneuma contenus dans la pupille n'ont-ils donc d'autre utilité que de séparer le plus possible la cornée du cristallin et de faire qu'il ne la touche jamais, ou bien offrent-ils encore d'autres avantages? Quant au pneuma, il a été démontré dans les traités *Sur l'optique* qu'il est lumineux et qu'il a la plus grande influence sur l'action des yeux. Touchant l'humeur, vous apprendriez qu'elle est très-nécessaire, non-seulement pour remplir l'espace vide, mais encore pour empêcher que le cristallin et la partie interne de l'uvée (voy. p. 614, note 1) ne se dessèchent, si vous saviez d'abord qu'un écoulement trop considérable de cette humeur, pendant la ponction [pour la cataracte], est nuisible aux yeux, et que l'affection connue des médecins sous le nom de *glaucôme* dérive d'une sécheresse et d'une solidification excessive du cristallin, et amène la cécité plus qu'aucune autre affection des yeux; ensuite si vous examiniez avec réflexion la nature de l'uvée. En effet, la partie de cette membrane, en contact avec le cristallin, ressemble à une éponge mouillée. Or, tous les corps analogues durcissent en se desséchant. C'est ce que montrent les éponges et aussi les raisins et la langue des animaux. Mais si cette partie de l'uvée se desséchait, elle perdrait ainsi toute l'utilité, en vue de laquelle elle a été créée ce qu'elle est. Elle doit donc être continuellement humectée pour être molle. Toutes ces dispositions portent la marque d'une prévoyance en même temps que d'un art admirables.

Il en est de même de la membrane propre qui revêt le cristallin (*capsule*). La cornée, en effet, est pour le cristallin comme un abri, un rempart recevant le choc des corps extérieurs : mais sa tunique propre ne ressemble pas seulement à la mince pelure de l'oignon[1],

---

[1] Ce membre de phrase est en partie la reproduction de ces vers d'Homère (*Odyssée*, XIX, 232-3), mis dans la bouche d'Ulysse :

Τὸν, δὲ χιτῶν' ἐνόησα περὶ χροῒ σιγαλόεντα
Οἷόν τε κρομύοιο λοπὸν κατὰ ἰσχαλέοιο

elle est encore plus ténue et plus blanche que le fil de l'araignée. Ce qu'il y a de plus étonnant, c'est qu'elle ne tapisse pas tout le cristallin; la partie qui flotte sur l'humeur vitrée est complétement dépourvue de cette tunique et nue[1]; car il était préférable que les deux humeurs s'unissent en ce point (*communication prétendue entre les humeurs vitrée et cristalline*); mais toute la partie antérieure qui fait saillie et qui est en contact avec l'uvée est enveloppée de cette mince et brillante tunique. Sur cette tunique, comme sur un miroir, se fixe l'image de la pupille. En effet, elle est plus lisse et plus brillante que tous les miroirs.

La nature a donc, en toutes ses parties, bien ordonné l'organe de la vision, pour le degré de la mollesse, l'opportunité de la position, l'éclat de la couleur et la force des enveloppes. La tunique propre (*capsule*) qui le recouvre est brillante et luisante comme un miroir. Celle qui vient ensuite (*iris*) est veineuse, molle, noire et percée : veineuse, pour fournir abondamment des aliments à la cornée; molle, pour toucher le cristallin sans l'incommoder; noire, pour rassembler la lumière et la transmettre à la pupille; percée, pour donner une issue au dehors à la lumière qui vient du cerveau (voy. *Dissert. sur la physiol.*). L'enveloppe externe servant d'abri, de rempart à toutes les autres, ressemble à une lame de corne mince, blanche et dure. Elle est mince et blanche pour laisser aisément passer les rayons; elle est dure pour protéger efficacement.

Cela suffit-il, ou bien est-il juste de louer aussi la forme du cristallin? Il n'offre pas une sphère parfaite, égale de tous points (cf. chap. XV), bien que cette figure soit très-ordinaire dans l'économie animale et très-recherchée par la nature pour les motifs que souvent nous avons énoncés (cf. I, XI, XIV; IV, VII; VII, VII; VIII, XI; XI, XII). Mais il n'était pas prudent de la faire exactement sphérique; car il n'aurait pas aussi bien accueilli la jonction et l'insertion des cercles (voy. p. 614, note 1) qui a lieu à

---

[1] Galien n'est peut-être pas bien d'accord avec lui-même, car s'il refuse une tunique propre à la partie postérieure du cristallin, il admet cependant, du moins cela paraît à peu près certain (voy. p. 612, note 1), que la rétine passe entre le cristallin et l'humeur vitrée, ce qui doit gêner un peu la prétendue communication entre l'humeur cristalline et la vitrée, communication dont il parle un peu plus bas.

l'endroit de l'iris (voy. p. 614, note 1), et il aurait couru risque dans le cas d'un mouvement brusque et violent et d'un coup reçu dans l'œil, comme cela arrive, d'être séparé du corps vitré. En effet, les objets insérés et appliqués sur un corps exactement sphérique sont plus mobiles que sur une surface plus plane, comme étant portés sur une surface convexe et par cela même glissante. C'est la cause même de la forme du cristallin.

Jusqu'ici nous voyons toutes les parties de l'œil efficacement protégées, à l'exception de la cornée même qui les recouvre. Celle-ci seule, en effet, est placée devant elles, seule exposée à tous les accidents, recevant la fumée, la poussière, le froid, le chaud, tous les corps qui compriment et qui coupent (voy. p. 612, n. 1); cependant elle est engendrée elle-même par la membrane épaisse (*sclérotique*). Instruit de cela et de la haute importance de la cornée, notre Créateur, s'il a dû la disposer devant les autres, n'ayant rien de plus convenable, du moins il l'a défendue de toutes parts au moyen des paupières, des cils, des os environnants et de la peau. Il a établi en avant d'abord les cils comme un retranchement contre les petits corps, pour qu'ils ne s'introduisent pas aisément dans les yeux ouverts, étant arrêtés par ces poils; puis les paupières qui se rejoignent et ferment l'œil, si quelque corps plus gros arrive sur lui. Contre le choc de masses plus considérables encore, il a disposé à la partie supérieure l'arc sourcilier [du frontal], à la partie inférieure l'os malaire, au grand angle de l'œil le nez, au petit la saillie de l'os malaire (*arcade zygomat.*). Placé au centre de tous ces remparts qui reçoivent d'abord les chocs des corps plus considérables, l'œil même n'éprouve aucun mal, le mouvement de la peau ne servant pas peu à le défendre aussi des lésions. En effet, cette peau contractée de toutes parts, comprime l'œil intérieurement, l'amenant à occuper le moindre espace possible. Capable en cet endroit de se rider comme les paupières, si quelque objet franchissant la convexité des os se porte à l'intérieur des yeux, la peau en reçoit le premier choc, c'est elle qui d'abord est lésée, qui court le premier danger et qui est compromise avant l'œil. Puis, après la peau, les paupières sont écrasées, coupées, déchirées, lésées de toutes façons, étant disposées comme des boucliers en avant de la cornée.

De quelle matière était-il convenable de créer ces boucliers?

Était-ce d'une substance très-molle et charnue? Mais ainsi les paupières devaient être plus susceptibles que la cornée, et ressembler à toute autre chose, plutôt qu'à un rempart. Était-ce d'une substance complétement dure et osseuse? Mais elles n'auraient pu se mouvoir facilement, ni toucher la cornée sans l'incommoder. Ainsi il était convenable que les paupières fussent composées d'une substance très-dure, mais capable de se mouvoir aisément et pouvant être en contact avec la cornée, sans la gêner.

Chapitre vii. Du mode de formation des paupières et de leur commissure. — Disposition de la conjonctive. — N'y aurait-il pas dans ce chapitre quelque trace de la 3ᵉ paupière des mammifères? — De l'heureuse direction des cils.

Il était bon aussi de relier ces paupières aux os et aux yeux mêmes; leur structure devait atteindre ce but; mais elles devaient présenter d'abord la facilité de mouvement, la résistance aux lésions, enfin une communication exempte de gêne avec la cornée; il est juste d'admirer la nature qui a obtenu tous ces résultats d'une manière si parfaite, qu'il n'est pas possible d'imaginer une autre structure préférable. Conduisant, en effet, et prolongeant la membrane dite *périoste* (*conjonctive*) du bord des sourcils dans l'étendue juste que devaient avoir les paupières, elle l'a ramenée par les parties inférieures de la paupière, sans placer l'une sur l'autre les deux lames comme cela a lieu pour un bouclier à double cuir, ainsi que le pensent quelques-uns, et sans l'amener à l'endroit d'où elle est dérivée, mais en l'insérant sur les muscles sous-jacents qui enveloppent l'œil, et en l'étendant de là jusqu'à l'*iris* (voy. p. 614, note 1), où elle l'a insérée au bord de la cornée. L'intervalle entre les deux portions de ce *périoste* est rempli par des matières visqueuses et grasses et par les aponévroses des muscles. C'est là que se forment les corps appelés *hydatides* (*orgeolets?*), lorsque parfois ces corps graisseux que la nature a faits pour ramollir la paupière en la lubrifiant, ont acquis une grandeur excessive et contre nature. D'une manière analogue à cette structure, les paupières inférieures naissent du périoste malaire étendu jusqu'à un certain point et revenant également à la cornée.

A ce point de réflexion (*c'est-à-dire au bord libre*), il y a une substance plus dure que n'est une membrane. Cette substance, connue sous le nom de *tarse*, ferme, embrasse et resserre la convexité formée par le double repli [du *périoste*]; elle a été créée pour cet usage et pour deux autres encore, dont j'exposerai tout à l'heure (chap. IX, p. 633, lignes 3 et suiv.) le plus important et le plus ingénieux. Quant au moindre, le voici : Ce tarse est percé de petits trous, d'où naissent les poils des paupières, poils auxquels le tarse, vu sa dureté, fournit une base et une position droite. Car s'il était mieux que les poils des sourcils fussent abaissés les uns sur les autres, il était préférable aussi de maintenir ceux des paupières toujours droits et rigides. Ils devaient surtout, avec leur structure actuelle, remplir l'un et l'autre usage pour lequel ils ont été créés, ceux des sourcils arrêtant les corps qui descendent le long du front et de la tête avant qu'ils tombent dans les yeux, ceux des paupières empêchant le sable, la poussière, les petits insectes, de pénétrer dans l'œil, sans que les uns ni les autres l'incommodent.

Une des choses les plus admirables dans la nature, c'est qu'elle n'a dirigé les poils des paupières, ni vers les paupières, ni vers les joues, ni vers l'intérieur des yeux mêmes. Dans le premier cas, l'utilité en vue de laquelle ils ont été créés n'existait plus; dans le second, ils gênaient les yeux en empêchant que les objets ne soient vus en totalité. Eh quoi! ne faut-il pas admirer aussi l'intervalle si exactement mesuré qui les sépare; s'ils eussent été plus écartés, bien des objets seraient tombés dans les yeux dont ils les garantissent actuellement. S'ils se fussent touchés mutuellement, ils auraient offusqué les yeux; or, ils ne devaient ni offusquer les yeux, ni perdre l'utilité en vue de laquelle ils avaient été créés.

Chapitre VIII. Le mouvement est la première condition de l'étendue de la vision.—Moyens que la nature a employés pour procurer ce mouvement à l'animal d'abord en créant le cou, en second lieu, en donnant des muscles nombreux à l'œil. — Énumération, origine, structure et utilité des muscles des yeux et en particulier du muscle *choanoïde* ou *suspenseur*.

Après avoir parlé des paupières et terminé la description de l'œil entier, il convient de dire d'où il tire le mouvement. En effet, le laisser complétement oisif et immobile serait le fait d'un créateur ignorant les causes de la vision ou peu soucieux d'obtenir le mieux en chaque chose. Mais ni l'ignorance, ni la négligence ne se peuvent trouver en Celui qui déploie tant de sagesse et à la fois tant de prévoyance dans toute la conformation de l'animal.

Quels sont donc, disons-nous, les principes de l'optique qu'il doit connaître et les moyens d'arriver au mieux? Tout objet n'est pas visible à l'œil dans toute position, comme tout son est perçu par l'oreille dans toute position. En effet, un objet placé obliquement, en arrière, en haut, en bas, en un tout autre sens que droit devant la pupille, n'est pas visible. Si donc les yeux avaient été créés complétement immobiles ou voyant seulement en ligne droite, nous verrions excessivement peu. C'est pourquoi la nature les a faits capables de tourner dans un rayon étendu et en même temps a rendu le cou très-flexible; c'est pour cela qu'il a été créé deux yeux et à une distance notable l'un de l'autre. Les personnes privées d'un œil ne voient donc pas les objets placés en face de cet œil, même s'ils sont proches.

Si donc les yeux devaient se mouvoir par notre volonté, si tous les mouvements de ce genre s'opèrent par des muscles, il convenait évidemment que le Créateur entourât les yeux de muscles; or il ne nous sied pas de constater ainsi simplement leur utilité, nous devons encore indiquer leur nombre et rappeler leur grandeur et leur situation. Si donc il existe quatre mouvements des yeux, soit ramenés intérieurement du côté du nez, soit écartés extérieurement vers le petit angle, ou élevés en haut vers les sourcils, ou abaissés vers les joues, il était raisonnable que les muscles qui devaient présider à ces mouvements fussent en nombre égal. Il en existe en effet deux aux côtés (*droits interne et externe*), chacun à un angle; deux autres, l'un en bas, l'autre en haut (*droits inférieur et supérieur*). Les aponévroses de tous ces muscles forment un cercle large, cercle tendineux, qui aboutit à l'*iris* (voy. chap. II, p. 612 et la note, et p. 614, note 1).

Comme il était mieux que l'œil eût encore un mouvement de rotation, la nature a créé deux autres muscles situés obliquement chacun au milieu d'une paupière, s'étendant d'en haut et d'en bas vers le petit angle (*obliques supér. et infér.*). Aussi avec l'aide de ces muscles nous tournons et nous portons aisément l'œil de tous les côtés. Il existe encore à leur racine un autre grand muscle (*suspenseur ou choanoïde*) qui serre et qui protége l'attache du nerf mou (*nerf optique*), relevant, haussant l'œil et le roulant un peu[1]. En effet ce nerf mou se fût aisément rompu, étant violemment ébranlé en cas de fortes chutes sur la tête, s'il n'eût été consolidé de toutes parts, environné et protégé de toutes façons.

Quelqu'un se montre-t-il à vous avec un œil saillant, s'il voit encore et que l'accident ne résulte pas d'un coup, sachez que le nerf mou chez cette personne s'est allongé, attendu que le muscle paralysé est incapable de le maintenir, de l'arrêter, de le presser. Si l'individu ne voit plus, c'est que déjà le nerf optique est affecté. Quand l'œil fait saillie par suite d'un coup violent, et s'il voit encore c'est que le muscle est rompu; s'il ne voit plus, c'est que le nerf est rompu également. Ce muscle donc créé pour cet usage, embrassant circulairement toute la racine de l'œil, est regardé comme triple par certains anatomistes, comme double par d'autres; ils le divisent d'après certaines insertions et certaines cloisons fibreuses. Mais qu'on veuille regarder ce muscle comme formé de plusieurs muscles, qu'on dise qu'il y a trois muscles ou deux, l'unique usage de ce muscle ou de ces muscles est celui que nous venons d'indiquer.

Chapitre ix. — De l'artifice employé par la nature pour opérer le mouvement de la paupière supérieure. — Sortie contre les sophistes qui, niant les phénomènes les plus manifestes, osent soutenir que le mouvement de la paupière supérieure est involontaire. — Des deux muscles (*moitiés droite et gauche du segment supérieur de l'orbiculaire des paupières?*) chargés de relever et d'abaisser cette paupière. — Galien n'a pas reconnu l'*élévateur propre* dont le ventre charnu est très-mince et dont la terminaison aponévrotique se confond facilement avec les diverses membranes qui constituent ou doublent la paupière; il soutient même qu'une telle disposition ne saurait avoir lieu (voy. p. 632).

Telle est la grandeur et l'importance des œuvres de la nature dans la structure des yeux. Il nous reste encore à parler d'un fait aussi digne d'admiration que tous ceux que nous avons décrits. Le mouvement des paupières devait aussi nécessairement dépen-

---

[1] Ce muscle propre aux mammifères est une conséquence de leur position penchée qui expose ainsi le globe de l'œil à des déplacements hors de l'orbite. Chez les ruminants et les chevaux il forme un entonnoir et s'étend dans tout l'intervalle qui est entre les quatre *muscles droits*. Chez les singes (excepté les orangs chez lesquels ce muscle n'existe pas) il est très-mince et se compose d'un petit nombre de fibres. Plusieurs espèces d'animaux, par exemple, les carnas-

dre de la volonté, autrement elles auraient été sans utilité aucune. Or la nature a disposé les muscles comme organes de tous les mouvements volontaires, et ces muscles meuvent les parties au moyen de tendons insérés sur les parties elles-mêmes. Nous avons démontré dans le traité *Sur le mouvement des muscles* (I, IV, suiv.) que toutes les parties mues par la volonté ont besoin, pour le moins, de deux muscles antagonistes, l'un capable de tendre, l'autre de fléchir. Aucun muscle, nous l'avons démontré aussi (cf. XI, X; XII, VIII), ne peut seul effectuer les deux mouvements parce qu'il tire à lui complétement la partie qu'il doit mouvoir, et s'il est unique, il ne peut occuper qu'une position.

S'il en est ainsi, comment les paupières seront-elles mues? En effet la paupière inférieure est absolument immobile [1]. Quant à la paupière supérieure, on la voit, il est vrai, se mouvoir; mais des sophistes [2] ne découvrant ni les muscles qui la meuvent, ni son mode de mouvement ont poussé l'impudence jusqu'à prétendre que le mouvement de cette paupière, loin d'être volontaire, était

---

siers, ont le *suspenseur* divisé en quatre faisceaux (voy. Cuvier, *Anat. comp.*, t. III, p. 447). — Il me paraît évident, d'après la description de Galien, qu'il a décrit ce muscle sur de grands mammifères, et que la divergence d'opinions qu'il signale sur la division du muscle tient aux diverses espèces sur lesquelles l'ont étudié les anatomistes ses contemporains ou ses prédécesseurs.

[1] C'est là une assertion complétement fausse, et qui, je crois, vient des idées préconçues de Galien sur les mouvements des paupières. Cette même assertion se retrouve fortifiée dans le chapitre X. En la reproduisant avec une telle persévérance, Galien ne se montre pas moins aveugle que ces sophistes qu'il tourne si bien en ridicule.

[2] « Nescio, an non tangere velit Aristotelem? Cum enim is doceat, *Part.* « *Anim.*, II, XIII, palpebras sola cute constare et moveri motu non voluntario, « sed necessario et naturali : videtur impingere in hoc saxum. Sed defendit « Aristotelem D. ab Aquapendente motum scilicet palpebrarum eatenus esse naturalem, quatenus servit affectioni corporis, quemadmodum et egestio ex« crementorum et respiratio ; qua de re Galenus, *Mot. muscul.*, II, VI. Erit igitur « inter motus dubios, a qua sententia non videtur obesse Galenus in fine cap. X. « Verum tamen, quo minus, putem, Aristotelem heic commemorari, facit quod « Galenus de sophistis istis scribit, illos negare naturam quid quam fecisse arti« ficiose. Hoc vero de Aristotele dici neutiquam potest. » Hoffmann, *l. l.*, p. 234. — Quoi qu'il en soit, Galien et Aristote ont raison chacun de son côté, mais incomplétement, car en réalité les paupières jouissent des deux espèces de mouvements, le volontaire et l'involontaire.

physique (c'est-à-dire *naturel* ou *involontaire*), comme les mouvements de l'estomac, des intestins, des artères, du cœur et de beaucoup d'autres organes sont indépendants de la volonté et de la décision. Mieux vaut, en effet, selon eux, mentir qu'avouer son ignorance; sur certains sujets le mensonge n'est pas découvert par la foule. Mais quand le soleil brille sur la terre, à tous les yeux, si on prétend qu'il n'y a ni clarté, ni jour, on passera pour un fou. Et si quelqu'un vient dire qu'en marchant ce n'est pas volontairement que nous avançons les jambes, mais involontairement et mécaniquement, cet homme ne paraîtra pas moins fou que le précédent; car s'il est possible de les mouvoir plus vite ou plus lentement, en faisant des pas plus ou moins grands, en arrêtant tout à fait le mouvement ou en le reprenant, comment n'y aurait-il pas de la folie à prétendre que l'action est involontaire et mécanique? Si donc il nous est impossible, nos yeux étant fermés, de les maintenir en cet état autant que nous voulons, puis de les ouvrir à notre gré, puis de les refermer encore, et de faire alternativement ces choses autant qu'il nous plaît, le mouvement des paupières ne dépend pas de nous. Mais si nous pouvons sans empêchement accomplir ces actions comme nous voulons et autant que nous voulons, pourvu que nos paupières soient dans leur état normal, évidemment le mouvement des paupières supérieures s'opère par notre volonté. En effet c'est inutilement qu'elles nous auraient été données par la nature, si lorsqu'un corps extérieur se dirige contre l'œil pour le frapper et le blesser, nous ne pouvions volontairement fermer les paupières.

De telles assertions ne doivent pas étonner de la part de sophistes, qui n'ont pas souci de la vérité mais seulement du bruit qu'ils font. Une pareille impudence est une preuve éclatante des artifices habiles de la nature. En effet, le mouvement des paupières supérieures étant visible à nos yeux sans que nous puissions indiquer comment il s'accomplit, ni découvrir les muscles qui l'opèrent, si nous eussions eu nous-mêmes à façonner les animaux, comme la fable le raconte de Prométhée, qu'aurions-nous fait? Évidemment nous aurions laissé privée de tout mouvement la paupière supérieure; mais diront-ils peut-être, on eût inséré sur tout le bord de la paupière les muscles engendrés par le sourcil. De cette façon, ô gens habiles, toute la paupière aurait été retournée, renversée, relevée vers le sourcil ! Accordons ce point, la paupière s'ouvrira sans peine ; mais dites-nous un peu comment elle se fermera ? On ne peut, en effet, engendrer un autre muscle de la paupière inférieure pour l'insérer sur le tarse [de la paupière supérieure], ceci serait un grand bavardage, ni des parties internes [et supérieures] fixer ce muscle en dessous à la paupière supérieure. Car d'abord, dans cette supposition, la paupière tendue par un semblable muscle loin de se fermer, se replierait vers l'intérieur et formerait un double repli ; ensuite le muscle même aurait une position très-étrange, comprimant l'œil et par lui comprimé, resserré, gêné dans son mouvement. Il est donc juste, ce me semble, de s'étonner que des sophistes incapables de pénétrer, d'expliquer les œuvres de la nature, l'accusent néanmoins d'inhabileté. Ils auraient dû, je pense, au nom de l'équité, prouver qu'il valait mieux que les yeux ne fussent pas pourvus de paupières, que d'en avoir d'immobiles, ou qu'elles eussent un mouvement mais involontairement, ou que leur mouvement fût volontaire, mais que les muscles fussent disposés de telle ou telle façon. Mais ils sont si habiles que le mouvement des paupières étant manifeste, ils ne comprennent pas comment il s'opère et ne peuvent imaginer quelque autre mouvement ! Ils sont si fous qu'ils ne reconnaissent pas encore un artiste dans celui qui a façonné et combiné des parties si nombreuses et si importantes !

S'il y avait discussion parmi des artisans touchant une maison, une porte, un lit ou quelque autre objet semblable, sur la meilleure disposition à lui donner pour l'usage auquel il est destiné et que tous les autres étant embarrassés, un seul d'entre eux trouvât un heureux expédient, il serait admiré justement et réputé un artisan habile. Et les œuvres de la nature que nous sommes incapables, je ne dis pas d'imaginer d'avance, mais même de connaître à fond en les voyant réalisées, nous ne leur accorderons pas une admiration plus grande qu'aux inventions humaines ! Mais laissons là ces sophistes et considérons ce qu'il y a d'admirable dans le mouvement des paupières, en expliquant d'abord les opinions de nos devanciers les plus instruits.

Il a été déjà dit précédemment quelque part (chap. VII), que sous la peau qui recouvre la paupière, il existe des membranes minces. C'est le point de départ de mon raisonnement. En effet, ces membranes recouvrent elles-mêmes les muscles qui meuvent la paupière, muscles excessivement petits, et elles sont tendues elles-mêmes par les aponévroses insérées sur le tarse. Nous avons dit précédemment (*ibid.*, p. 627) que le tarse est cartilagineux, placé comme un ligament sur le corps membraneux qui engendre la paupière, mais jusqu'ici nous n'avions pas encore dit nettement qu'il reçoit les prolongements de ces petits muscles élargis et amincis. Apprenez donc maintenant ce fait même, et sachez que l'un des muscles, établi latéralement dans le grand angle, vers le nez (*moitié droite de l'orbiculaire supér. interne?*), occupe la moitié du tarse située de ce côté, que l'autre muscle, latéral aussi, mais s'étendant du côté du petit angle (*moitié gauche de l'orbic. int. sup.?*), occupe l'autre moitié du tarse avoisinant. Quand le premier agit, il tire en bas la partie de la paupière qui lui fait suite du côté du nez ; quand c'est le second qui entre en action, il tire en haut l'autre partie. En effet, le sommet du premier étant placé dans le grand angle, et celui du second au sourcil, et la tension pour tous les muscles s'opérant vers leur principe, il en résulte nécessairement que pour une partie de la paupière, celle du côté du nez, le mouvement s'accomplit de haut en bas, et pour l'autre, celle du côté du petit angle, de bas en haut. Si donc dans le même temps, l'un et l'autre tendent également la paupière, la partie du petit angle sera tirée en haut, et celle du grand angle sera tirée en bas, en sorte que l'œil ne sera pas plus ouvert que fermé. C'est ce qu'Hippocrate nomme *paupière plissée*[1]; c'est l'indice, selon lui, d'une grande gravité dans les maladies, il appelle aussi *distorsion* cette déformation de la paupière (cf. *Aph.*, IV, 49). Cette affection des muscles résulte de ce que chacun d'eux, affecté de spasme, tire la partie du tarse qui est voisine. Si l'un des muscles agit, tirant à lui la paupière, et que l'autre reste dans un entier repos, il arrive alors que toute la paupière s'ouvre et se ferme. En effet, toujours la partie du tarse qui est mue, tire avec elle l'autre partie. La cause en est la dureté du tarse. En effet, s'il était membraneux, charnu, ou mou de toute autre façon, le mouvement d'une partie n'entraî-

---

[1] *Pronostic*, § 2 *fine;* voy. la note 12 correspondante dans mon édition d'Hippocrate. Il me paraît que la définition du καμπύλον donnée ici par Galien est la plus naturelle et la plus compréhensible.

nerait pas celui de l'autre : dans cette prévision, la nature munissant la paupière du tarse dur et cartilagineux y a attaché les extrémités des deux muscles. De même que si vous prenez par n'importe quel bout une baguette recourbée, et que vous la tiriez, elle obéit tout entière à ce mouvement de traction ; de même le tarse obéit à la tension de l'un ou l'autre muscle. C'est la troisième et la plus grande utilité de la génération du tarse, dont tout à l'heure (chap. vii, p. 627) j'avais ajourné l'explication. Telles sont les parties de la paupière supérieure.

Chapitre x. — Que la paupière inférieure est dépourvue de muscle propre et par conséquent de mouvement d'élévation et d'abaissement, raison de cette particularité (voy. p. 630 et note 1 ; cf. Hoffmann, *l. l.*, p. 234). — Pourquoi la paupière inférieure est plus petite que la supérieure.

Pourquoi le mouvement n'existe-t-il pas aussi dans la paupière inférieure, créée pour le même usage [que la supérieure], et offrant aux muscles une place non moins convenable? La nature paraîtrait injuste à cet égard, si, pouvant attribuer à chacune des paupières la moitié de tout le mouvement, elle l'eût donné sans partage à l'une d'elles; elle ne paraîtrait pas injuste en cela seulement, elle le paraîtrait non moins encore en créant beaucoup plus petite la paupière inférieure; car il semblerait nécessaire que les paupières, comme les oreilles, les lèvres et les ailes du nez, jouissent toutes deux d'une grandeur et d'un mouvement égal; leur position motive la différence : en effet, si la paupière inférieure était plus haute qu'elle n'est effectivement, elle ne serait pas en même temps fixe, mais, se repliant sur elle-même, elle se plisserait, deviendrait lâche, s'écarterait de l'œil, et, ce qu'il y a de plus grave, il s'y accumulerait de la chassie, des larmes, et toute autre matière semblable difficile à expulser. Il était donc préférable qu'elle fût créée petite, car ainsi faite elle presse toujours l'œil, se moulant sur lui, l'embrassant exactement et en exprimant sans peine toutes les superfluités. Dans ces conditions, la paupière inférieure évidemment n'avait en rien besoin de mouvement.

Les plus habiles anatomistes paraissent avoir, dans ce que j'ai rapporté plus haut, reconnu et exposé convenablement l'art déployé par la nature dans les paupières.

Je leur donnerais mon entier assentiment, si j'étais sûr d'avoir nettement distingué moi-même le muscle du grand angle. Jusqu'ici, en effet, je ne l'ai pas clairement aperçu en traitant des fistules lacrymales, où non-seulement on coupe souvent, mais encore où l'on brûle cette partie au point que parfois des esquilles des os sous-jacents se détachent, sans que la paupière soit en rien gênée dans son mouvement. Ainsi, il me semble qu'il faut examiner encore [ces explications des anatomistes]. Si je suis certain un jour d'avoir éclairci toute cette question, je le ferai connaître dans le traité *Sur les mouvements obscurs* [1], que j'ai résolu d'écrire. Maintenant il me suffit de dire que l'habileté de la nature est si profonde, que, scrutée depuis si longtemps par des hommes d'un si grand mérite, elle n'a pu être encore découverte dans toute son étendue.

CHAPITRE XI. — De l'utilité de la caroncule lacrymale, des points lacrymaux, des glandules, de la graisse, et du canal lacrymal.

Examinons maintenant ce qui a rapport aux angles de l'œil. Si le corps charnu (*caroncule lacrymale*), situé au grand angle est utile, la nature paraîtrait faire tort au petit en le privant d'une protection utile. Si, au contraire, ce corps est dénué d'utilité, la nature lèse le grand angle en le surchargeant sans profit. Qu'est-ce donc que cela, et comment ne fait-elle tort ni à l'un ni à l'autre? Elle a établi le corps charnu au grand angle pour recouvrir l'ouverture des fosses nasales (*canal lacrymal*). L'utilité de cette ouverture était double pour l'animal : l'une, que nous signalions plus haut (IX, XVI), lorsque nous parlions des nerfs issus de l'encéphale; l'autre, qu'il convient d'indiquer maintenant : Toutes les superfluités des yeux coulent par ces ouvertures dans les narines, et souvent l'on rend en crachant ou en se mouchant les médicaments dont on vient d'enduire l'œil. En effet, le conduit de l'angle dans le nez a été percé en face de celui du nez même dans la bouche. Donc, quand on se mouche, l'humeur s'écoule par le nez, et par la bouche quand on crache. C'est pour prévenir l'écoulement des superfluités par les angles et un larmoiement con-

---

[1] Ce traité est perdu, ou n'a jamais été composé. Voy. dans le Ier vol. la bibliographie de Galien. — Cf. Hoffmann, *l. l.*, p. 235.

tinuel, que sur les susdits conduits ont été insérés les corps charnus qui empêchent l'évacuation des superfluités des yeux par les angles, et qui les poussent dans les conduits qui leur sont destinés.

La plus grande preuve de cette assertion, ce sont les erreurs fréquentes des médecins qui s'intitulent *oculistes*. Il en est qui, dissolvant avec des collyres mordants, ce qu'on nomme *ptérygions*, *grandes aspérités* (granulations)[1], *fics* et *cals* des paupières, ont aussi dissout à leur insu cette caroncule membraneuse du grand angle. D'autres, dans leurs opérations chirurgicales sur cette partie, en ont retranché plus qu'il ne convenait, et de cette manière les superfluités (*c'est-à-dire les larmes*), coulent le long des joues. Ils appellent cette affection *écoulement* (ῥοιάς, *larmoiement*, *épiphora*). Qu'est-il besoin de faire ressortir l'absurdité d'une pareille conduite?

Mais la nature a ménagé soigneusement ces dispositions; elle a de plus encore établi aux paupières mêmes de très-petits trous (*points lacrymaux*), un peu en dehors du grand angle. Ils s'étendent jusqu'au nez et versent ou reçoivent tour à tour une humeur ténue. Leur utilité n'est pas médiocre en déversant cette humeur quand elle est abondante, et en la reprenant quand elle fait défaut, pour maintenir la mesure naturelle convenable à la facile exécution des mouvements des paupières. En effet, la sécheresse excessive les rend, en augmentant leur dureté, difficiles à fléchir et à mouvoir, et l'abondance de l'humeur les rend débiles et molles. La consistance moyenne seule est la meilleure pour toutes les actions naturelles.

Pour la facilité des mouvements, il existe aussi deux glandes à chaque œil, l'une à la partie inférieure, l'autre à la partie supérieure (*glandes lacrymales inférieure et supérieure*); ces glandes versant l'humeur par des conduits visibles (*conduits lacrymaux*), comme les glandes situées à la racine de la langue versent la salive dans la bouche. La nature n'a pas disposé non plus pour un autre but la graisse qui entoure les yeux. Sa dureté en est une preuve. En effet étant, vu cette dureté, difficile à dissoudre, elle protége perpétuellement les yeux par son onctuosité.

---

[1] Voy. Sichel, *Cachets d'oculistes romains;* Paris, 1845, p, 9.

Chapitre xii. — Théorie de la vision. — Que cette théorie exige pour être comprise l'intervention de la géométrie. — Voy. *Dissertation sur la physiologie.*

Nous avons exposé presque tout ce qui concerne les yeux, excepté un point que j'avais l'intention d'omettre pour épargner au vulgaire l'obscurité des explications et la longueur du sujet. Comme il fallait, en effet, entrer dans des considérations géométriques et que ces considérations non-seulement sont ignorées de la plupart des gens qui se donnent pour instruits, mais que ces gens mêmes évitent et supportent difficilement les hommes versés dans la géométrie, il me semblait préférable de laisser complétement de côté cette question. Cependant ayant été accusé en songe [1] d'être injuste envers l'organe le plus divin, et impie envers le Créateur, si je laissais sans explication une œuvre importante témoignant de sa prévoyance à l'égard des animaux, je me suis décidé à reprendre la question omise, et à l'ajouter à la fin du livre.

En effet, les nerfs sensitifs qui descendent de l'encéphale aux yeux (*nerfs optiques*), et qu'Hérophile nommait *conduits* parce qu'eux seuls présentent des canaux visibles, manifestes aux sens et destinés au parcours du pneuma, non-seulement offrent cette particularité qui les distingue des autres nerfs, mais encore ils naissent de régions différentes, et après s'être unis en avançant, se séparent ensuite et se divisent. Pourquoi la nature n'a-t-elle pas fait partir du même point le principe de leur prolongement supérieur? Pourquoi les ayant créés l'un à droite l'autre à gauche, au lieu de les conduire directement dans la région des yeux, a-t-elle commencé par les courber intérieurement, les rejoindre, unir leurs conduits, les amenant ensuite aux yeux, chacun selon la direction du prolongement supérieur? En effet, loin de les transposer en dirigeant celui du côté droit sur l'œil gauche, et celui du côté gauche vers l'œil droit, elle a donné à ces nerfs une figure très-semblable au *chi* (X).

A moins d'une dissection minutieuse, on croirait peut-être que ces nerfs sont transposés et qu'ils passent l'un sur l'autre. Il n'en

[1] Voy. sur la croyance de Galien aux songes, *OEuvres* d'Oribase, Paris, 1854, p. 787, la note de la p. 53, l. 7.

est pas ainsi. Après s'être rencontrés dans le crâne et avoir uni leurs conduits, à l'instant ils se séparent, montrant clairement qu'ils ne se sont rapprochés que pour rattacher leurs conduits [1].

Je dirai, obéissant aux ordres de la Divinité, quel est l'avantage de cette disposition, quelle utilité elle procure aux organes de la vue; j'engage d'abord ceux de mes lecteurs qui possèdent les notions ordinaires de la géométrie et des autres sciences, qui savent ce que c'est qu'un cercle, un cône, un axe et autres figures semblables, à prendre un peu patience et à me permettre, vu l'ignorance du plus grand nombre, d'expliquer le sens de ces termes le plus brièvement possible. Pour ces lecteurs mêmes cette explication ne sera pas complétement dénuée d'utilité; s'ils y font attention, ils apprendront avec quelle netteté il faut instruire les ignorants dans ces notions. A ces notions je rattache immédiatement les explications sur la vision afin d'atteindre plus promptement le but indiqué (Voy. fig. 3).

Soit un cercle (βγ-j'appelle *cercle* une figure dont tous les points sont également distants du centre), regardé par un seul œil (α), l'autre œil étant encore fermé, du point (κ), milieu du cercle (c'est *centre* qu'on le nomme), jusqu'à la pupille qui le contemple, supposez une ligne droite (κα) ne déviant en aucun sens, et ne s'écartant pas de sa direction rectiligne; considérez cette ligne comme un cheveu fin ou un fil d'araignée tendu exactement de la pupille au centre du cercle. Supposez encore de la pupille à la ligne qui limite le cercle (on l'appelle *circonférence*) un grand nombre d'autres lignes droites, tendues avec ordre comme des fils d'araignée (αβ, αγ), et appelez *cône* la figure limitée par

---

[1] Sur la question de l'entre-croisement des nerfs optiques les anatomistes modernes sont à peu près de l'avis de Galien : les fibres les plus internes passent du côté opposé, les externes restent accolées au même tronc dans toute leur étendue, depuis les tubercules quadrijumeaux jusqu'au globe oculaire correspondant. On invoque, à l'appui de cet entre-croisement partiel, les faits empruntés à la dissection, à l'anatomie comparée, à l'anatomie pathologique (voy. Sappey, t. II, Ire part., p. 199).—Voy. aussi Hoffmann, p. 237.—Si l'on compare ma traduction de ces derniers chapitres du livre X avec le texte imprimé, on trouvera des désaccords assez considérables; ils tiennent à ce que j'ai, le plus ordinairement, suivi les leçons de deux de nos manuscrits, du n° 2154, et surtout de l'excellent manuscrit 2253.

toutes ces droites et par ce cercle; appelez la pupille le *sommet* de ce cône, et le cercle, appelez-le *base*. Appelez *axe* la ligne droite tirée de la pupille au centre du cercle, et placée au centre de toutes les autres et de tout le cône.

Quand vous imaginez la surface convexe et concave, ce que vous nommez solide, vous imaginez aussi très-certainement la surface plane intermédiaire, dénuée de toute convexité ou concavité. Nommez *plan* la partie supérieure de ce solide. Maintenant, supposez qu'à l'axe du cône s'étendant à travers l'espace, de la pupille au centre du cercle, soit suspendu un grain de millet, ou quelque autre petit corps semblable; il cachera le centre du cercle et empêchera la pupille de le voir.

Si vous vous représentez cela il vous est très-facile de comprendre que tout corps quelconque interposé entre l'objet extérieur et l'œil qui voit fera ombre et empêchera de voir encore l'objet placé devant l'œil, que si ce corps est enlevé complétement, ou s'il est rejeté de côté, il sera de nouveau possible d'apercevoir l'objet. Si vous comprenez aussi cela, vous pouvez conclure que l'objet pour être vu doit être dégagé de toute obscurité, aucun corps n'étant interposé sur la ligne droite tirée de l'œil à cet objet. Si vous êtes convaincu de cela, vous ne trouverez pas mal fondée la proposition des mathématiciens *que les objets se voient en ligne droite*.

Appelez *rayons visuels* ces lignes droites; et ces minces fils d'araignée tendus de la pupille à la circonférence du cercle, ne les nommez plus *fils* mais *rayons visuels* et dites que la circonférence se voit par ces rayons et que son centre se voit par un autre rayon, dirigé selon l'axe du cône, et que toute la surface du cercle se voit par un grand nombre de rayons qui y aboutissent. Tous ceux de ces rayons qui s'écartent également de l'axe, et qui sont situés selon un même plan, quels qu'ils soient, nommez-les *rayons situés dans le même ordre;* pour les autres disposés autrement, nommez-les *rayons non situés dans le même ordre*.

Vous avez vu parfois, je pense, des rayons du soleil, pénétrant par une fente étroite projetés en avant sans réfraction, ni courbure aucune et suivant une ligne rigoureusement droite et inflexible. Telle est la direction suivie par les rayons visuels.

Après avoir clairement compris ces explications, soit que vous les ayez ainsi comprises tout d'abord, soit qu'il vous faille y revenir à plusieurs fois, si vous voulez passer à ce qui suit, sachez d'abord que chacun des objets vus, n'est pas vu seul ni isolé, mais qu'on aperçoit quelque chose autour de lui, une partie des rayons qui l'enveloppent (αβ, αγ), tombant parfois [en se prolongeant βζ, γη] sur un des corps placés au delà de l'objet en question (δε), et parfois sur un corps situé près de lui. Sachez encore que l'objet vu par l'œil droit seul, si cet objet est proche, paraît plutôt situé du côté gauche; s'il est éloigné, plutôt du côté droit; que l'objet vu par l'œil gauche seul, s'il est proche, se voit plutôt à droite, et plutôt à gauche, s'il est éloigné [bien que dans les deux cas l'objet soit sur la même ligne]; que l'objet vu par les deux yeux paraît au milieu. Il faut savoir en troisième lieu que si la pupille d'un des yeux est comprimée, ou déviée soit en haut soit en bas, on aperçoit doubles les objets que jusqu'alors on voyait simples.

Que, les mathématiciens, qui savent ces choses déjà depuis longtemps, me permettent en faveur du grand nombre, d'expliquer brièvement chacune de ces propositions, soit d'abord la première: *Qu'on aperçoit absolument quelque chose tout autour de l'objet [fixé] et que tous les autres objets [visibles] se voient auprès* (voy. la fig. 3).

Supposez la pupille au point α, l'objet vu est βγ; de la pupille α tombent les rayons sur chaque côté βγ. Placez au delà de βγ l'objet δε. Prolongez les rayons αβ αγ, et qu'ils tombent sur δε en ζη, il est évident qu'on verra l'objet βγ dans la direction de l'objet ζη. Pour cette raison l'objet ζη sera si bien caché qu'on ne le verra en aucune façon. Mais les objets situés de chaque côté, savoir δζ et εη paraissent visibles à côté de βγ, et, d'une autre façon, nous dirons que βγ se voit encore près de l'un et de l'autre. Telle est l'explication de la première des questions proposées.

Nous arrivons à la seconde: *Que l'objet n'est pas vu par un œil au même endroit que par l'autre œil, ni par les deux yeux au même endroit que par un seul œil, mais que l'œil droit voit à un endroit, l'œil gauche à un autre, et que les deux ensemble voient encore à un troisième.* Voilà ce que nous allons exposer maintenant (voy. fig. 4). Soit en effet la pupille droite au point α; la pupille gauche au point β, et soit γδ l'espace vu par chacune des pupilles. Les rayons tombent en γδ, et une fois tombés sont prolongés [en θη et εζ]. L'espace γδ sera vu par la pupille droite selon la direction de l'espace εζ, et par la pupille gauche selon la direction de ζθ, par les deux à la fois selon la direction de ηε, en sorte que, ni l'une ni l'autre

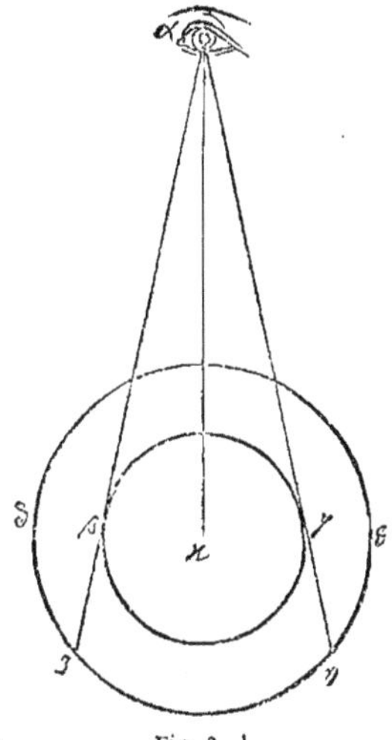

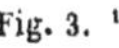

Fig. 3. [1]

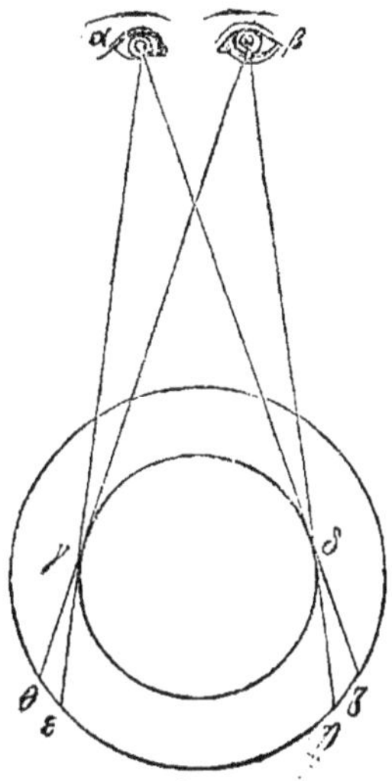

Fig. 4.

ne verra l'objet dans le même lieu que l'autre, ni toutes deux ensemble dans le même lieu que chacune d'elles.

Si quelqu'un ne comprenait pas ces démonstrations par lignes, il peut se convaincre nettement, en vérifiant le raisonnement par une expérience personnelle : Qu'il se tienne près d'une colonne, et qu'ensuite il ferme alternativement chaque œil, certaines parties à droite de la colonne qu'il voit avec l'œil droit, il ne les verra pas avec l'œil gauche, et quelques-unes de ces parties, situées de l'autre côté, (*c'est-à-dire, à gauche*) de la colonne qu'il voit avec l'œil gauche, il ne les verra pas avec l'œil droit. En ouvrant les deux yeux à la fois, il verra les deux parties (*c'est-à-dire, aussi bien les parties qu'il ne voyait qu'avec l'œil gauche, que celles qu'il ne voyait qu'avec l'œil droit*). En effet, plus de parties se dérobent à la vue quand nous regardons avec un œil, que quand nous regardons avec les deux à la fois. Tout ce qu'on voit de l'objet apparaît

[1] J'ai construit les figures 3 à 6 d'après le texte, surtout d'après celui des mss.; celles qu'on trou ve dans les éditions sont inexactes. — Voy. Eucl. *Optica*.

comme étant situé dans la ligne droite des yeux, et c'est là précisément ce qui cache [les objets situés par derrière]. Donc, tous les [autres] objets vus sur le côté paraissent disposés les uns à la droite, les autres à la gauche de l'objet [principal]. Il en résulte que les choses seules qu'on ne voit pas seront situées dans la ligne droite de l'objet qu'on voit; mais les unes seront visibles pour l'œil droit, les autres pour l'œil gauche, de sorte que la disposition de l'objet vu sera saisie par chaque œil en particulier, et que pour les deux yeux regardant simultanément, les parties qu'un œil seul ne voyait pas deviendront parfaitement visibles; c'est pourquoi, quand on regardera un objet avec les deux yeux à la fois, cet objet dérobera moins de choses à la vue que si on regarde avec un seul œil, quel qu'il soit. Si, vous éloignant davantage de la colonne vous ouvrez et fermez alternativement chaque œil en regardant la colonne, vous la verrez se déplacer soudainement. Si vous fermez l'œil droit, elle semblera passer de son côté (*c'est-à-dire, à gauche*), et si vous fermez l'œil gauche, ce sera de l'autre côté. La colonne paraîtra passer du côté gauche si vous ouvrez l'œil droit, et du côté droit, si vous ouvrez l'œil gauche. Pour l'œil droit, la colonne paraît située plutôt à gauche, et pour l'œil gauche plutôt à droite. Pour les deux yeux, quand on regarde en même temps, elle paraît occuper une place intermédiaire entre celle qu'elle semblait occuper quand on regardait avec l'un des deux yeux.

S'il vous plaît de contempler de la même façon quelqu'un des astres, ou même la lune, surtout quand elle est dans son plein et arrondie de tous côtés, elle vous paraîtra soudain passer à droite, si vous ouvrez l'œil gauche en fermant l'œil droit, et passer à gauche, si vous faites le contraire.

Que les choses se montrent ainsi, c'est ce qui est évident pour tous ceux qui en ont fait l'expérience. Quant à la cause nécessaire de cette disposition nous la démontrions tout à l'heure à l'aide des lignes. D'un autre côté, si vous tournez un des yeux et que la pupille se trouve tirée en bas, l'objet vu paraît abaissé, si elle est tirée en haut, le contraire a lieu; vous pouvez vous en assurer aussi par expérience. Vous ne sauriez, sans les explications précédentes, comprendre la cause de ces phénomènes. En effet, si les axes des cônes visuels ne sont pas situés dans un même plan, de toute nécessité l'objet paraîtra plus élevé à un œil et plus abaissé à l'autre.

Car, dans un cône dont l'axe est plus élevé que celui d'un autre cône, le cône tout entier lui-même est plus élevé aussi. Quand le cône tombe de l'œil qui est abaissé sur les objets, tous les rayons du même ordre sont aussi plus abaissés ; quand il tombe de l'œil qui est plus haut, le contraire a lieu. Mais si, vu par les rayons plus élevés, l'objet paraît être plus élevé, et s'il paraît plus bas, vu par des rayons plus bas, naturellement l'objet paraîtra plus haut quand il est vu par un cône plus élevé, et plus bas quand ce sera par un cône plus bas. Vous aurez une preuve évidente de cette assertion, si, après avoir regardé avec un seul œil déprimé (*c'est-à-dire, de façon que la pupille soit ou plus haute ou plus basse*), un objet qui, alors, par erreur, vous paraissait double, vous fermez cet œil et vous le regardez avec l'autre. Il se forme, dans ce cas, une image complète de la situation de l'objet qu'on regarde ; c'est celle qui existait dans l'œil actuellement fermé lorsqu'il était ouvert. L'autre apparence reste immuable conservant la situation qu'elle avait dès le principe. Cependant, lorsque les deux yeux, étant à l'état naturel, n'apercevaient qu'un objet (*c'est-à-dire, ne le voyaient pas double*), l'image de la position changeait à l'instant dès qu'on fermait l'un des deux ; l'objet semblait sauter à une autre place, et, si on l'ouvrait de nouveau, changer encore ; jamais il ne restait au même endroit, qu'on fermât ou qu'on ouvrît un œil n'importe lequel.

Si, lorsque par compression on relève ou l'on abaisse la pupille, une image de la position disparaît complétement, et que l'autre demeure immuable, quand on a fermé un œil, il en résulte que toute déviation de la pupille ne fait pas paraître double l'objet regardé, mais celle seulement qui l'élève ou l'abaisse plus qu'elle n'est dans l'état naturel. Les déviations vers le grand ou le petit angle nous font paraître l'objet plus à droite ou plus à gauche, mais non pas double. En effet, les axes des cônes restant dans un seul plan, ceux qui ont les yeux tournés soit après la naissance, soit dès le temps de la vie fœtale sans que l'une ou l'autre pupille soit relevée, et dont l'œil seulement se rapproche ou s'écarte du nez (*strabisme*), ne commettent pas d'erreurs de vision. Mais ceux dont la pupille incline trop bas ou trop haut, ont beaucoup de peine à les fléchir et à les maintenir sur une même ligne afin de voir nettement les objets.

La preuve que chaque objet est vu à la place qu'il occupe, c'est que le toucher, guidé par les yeux ne se trompe pas et ne cherche pas ailleurs les objets qui lui sont clairement montrés. Sans parler des autres preuves de ce fait, nous dirons que les personnes privées d'un œil, ou que celles qui font usage de leurs deux yeux à la fois, passent aisément un fil à travers les plus fines aiguilles, ce qu'elle ne pourraient faire si elles ne distinguaient nettement les objets. Mais puisque tout objet, comme nous l'avons dit, est vu à côté de quelque autre, il est naturel que si on le compare aux objets qui l'environnent, il nous apparaisse, situé tantôt à droite, et tantôt à gauche, et tantôt en ligne droite; il n'y a pas contradiction dans ces raisonnements.

Il existe des milliers d'autres preuves des problèmes d'optique que nous ne pouvons énumérer maintenant. Ce que je viens d'en dire n'a même pas été écrit spontanément, mais, comme je l'ai dit (chap. XII, *init.*), par l'ordre d'une Divinité. C'est à elle de juger si en traitant ce sujet nous avons gardé une mesure convenable eu égard à tout notre traité.

CHAPITRE XIII. — Suite de la théorie de la vision. — Des axes visuels et de leurs positions. — Rapports géométriques des deux nerfs optiques.

Terminons donc ce livre en rappelant qu'il est nécessaire que les axes des cônes optiques soient situés dans un seul et même plan pour qu'un seul objet ne paraisse pas double. Or, ces axes ont pour point de départ les conduits (*nerfs optiques*) qui viennent du cerveau. Il fallait donc qu'au temps où l'animal séjourne encore dans le sein maternel et s'y développe, ils fussent établis sur un même plan. Quel devait donc être le plan immuable sur lequel la nature, en modelant les animaux, établissait les conduits? Était-ce une membrane dure, une tunique, un cartilage, ou un os? car un organe mou et cédant au contact des objets n'aurait pu se maintenir fixe; et de plus où l'aurait-elle établi et comment l'aurait-elle étendu solidement et de manière à n'être pas comprimé sous les deux conduits? Ceux qui pratiquent les dissections savent parfaitement qu'une telle disposition dans cet endroit était difficile à effectuer. Je ne dis pas maintenant que la nature n'aurait pu imaginer quelque procédé de génération et d'arrangement tel qu'il n'y aurait eu lésion ni pour un des corps voisins, ni pour l'organe lui-même, s'il eût été absolument nécessaire de le créer, et si, par un moyen aisé et facile, il n'eût été possible de disposer sur un seul plan les deux conduits.

Quel est donc ce moyen si aisé et si facile que dès le principe nous avons l'intention d'expliquer? c'est la rencontre des conduits (*chiasma ou commissure des nerfs optiques*). En effet, deux lignes droites se rencontrant en un point commun, qui constitue pour ainsi dire leur sommet, sont toujours dans un seul plan, même si, à partir de cet endroit, elles se prolongent de chaque côté à l'infini; les lignes droites qui réunissent en un point quelconque ces deux lignes prolongées indéfiniment occupent le même plan que ces deux lignes elles-mêmes, et par conséquent tout triangle est nécessairement contenu dans un seul plan.

Pour ne pas comprendre ces propositions, il faut évidemment ne pas connaître même les principes de la géométrie. Il serait trop long pour moi d'en donner les démonstrations qui d'ailleurs ne seraient point comprises, à moins de connaissances nombreuses préalables. Euclide, dans le onzième livre de ses *Éléments*, démontre le présent théorème, qui est le second dans ce livre (*Prop.* 2, éd. d'Oxford, p. 330); ce théorème est ainsi énoncé: *Deux lignes droites qui se coupent sont dans un seul plan, et tout triangle est dans un seul plan.* Il faut apprendre la démonstration dans Euclide; quand vous la saurez, revenez à nous et nous vous montrerons sur l'animal ces deux lignes droites, c'est-à-dire les conduits venant du cerveau.

Chacun d'eux de son côté, pénétrant dans un œil comme il a été dit précédemment, s'étale circulairement et en voûte comme un réseau jusqu'au (*rétine*) cristallin, enveloppant à l'intérieur le corps vitré, de sorte que sur la même ligne droite se trouvent la pupille, toute la racine de l'œil où le nerf commence à s'épanouir, et, en troisième lieu, la réunion des nerfs optiques à la partie qui est en avant de l'encéphale, point à partir duquel ces nerfs commencent à se trouver sur le même plan. La nature a disposé les yeux dans une position convenable et n'a pas placé l'une des deux pupilles plus haute que l'autre. Aussi était-il préférable que les nerfs qui procurent aux yeux la sensation de la vue, surgissent de la même source.

CHAPITRE XIV. — Raisons pour lesquelles la nature a fait partir les nerfs optiques de deux points du cerveau, pourquoi les a-t-elle ensuite réunis pour les séparer de nouveau? — Opinions diverses sur la jonction (*chiasma* ou *commissure*) des nerfs optiques; fausseté ou insuffisance de ces opinions. — La vraie raison révélée à Galien par un Dieu, c'est que les objets auraient été vus doubles si le chiasma des nerfs optiques n'eût pas existé.

Pourquoi la nature n'a-t-elle pas immédiatement donné aux conduits (*nerfs optiques*) un seul principe à l'encéphale même? pourquoi, après avoir engendré l'un à sa partie droite, l'autre à sa partie gauche, les a-t-elle réunis et anastomosés au milieu de la région? C'est ce qu'il faut expliquer à présent.

Il n'était pas possible d'engendrer en cet endroit, je ne dis pas des nerfs aussi grands que sont chacun de ceux-ci, mais même des nerfs beaucoup plus petits. En effet, l'entonnoir (*infundibulum*), décrit dans un des livres précédents (IX, III), renfermant le conduit qui attire chez lui (*c.-à-d., sur l'entonnoir même*) les impuretés de l'encéphale, se trouve en cet endroit, et il était impossible qu'il fût plus avantageusement placé ailleurs, puisqu'il doit verser dans le palais toutes les superfluités; d'après le même raisonnement il n'était pas possible non plus que les conduits qui se rendent de l'encéphale aux narines fussent établis en un autre lieu, ni qu'ils prissent naissance de parties différentes de l'encéphale; en effet, le nez étant situé au milieu de la face, il fallait assurément que les conduits qui s'y rendent occupassent le centre de la partie antérieure de l'encéphale.

Si donc il n'était préférable d'établir ailleurs ni ces conduits, ni l'entonnoir, et si avec la place qu'ils occupent actuellement, il n'était pas possible que les nerfs dérivassent de la région moyenne de l'encéphale, il est dès lors évident qu'il valait mieux les faire partir isolément d'un autre endroit pour les réunir ensuite a un même point, après leur avoir fait parcourir un court trajet. Vous apprendrez à propos de leur production une autre œuvre plus admirable de la nature, qu'il m'a paru plus convenable d'expliquer au livre XVI [chap. III.], dans l'anatomie des nerfs.

Quant à moi, j'ai accompli l'ordre de la Divinité (voy. chap. XII, p. 637, l. 9 et p. 644 l. 15), et ce développement, loin d'être inutile, aura un résultat avantageux, si, un jour, il fait abjurer aux hommes cette indifférence dont ils sont possédés au sujet des choses les plus belles.

Peut-être ne serait-il pas sans intérêt de rapporter les opinions de nos devanciers sur la jonction des nerfs : Les uns prétendent que c'est pour n'éprouver aucune lésion, étant situés en ligne droite, que les nerfs, après avoir subi d'abord une flexion à l'intérieur, s'écartent en dehors ; — d'autres pensent que c'est pour se communiquer leurs affections et partager la douleur éprouvée par l'un deux ; — d'autres disent que les sources de toutes les sensations devaient remonter à une source unique. Si on se contentait de soutenir qu'il faut que la vision remonte à un seul principe, en montrant la grandeur du mal, s'il n'en était pas ainsi, évidemment on aurait dans ce cas énoncé la vérité, et nous n'aurions pas eu besoin d'imaginer la démonstration que nous venons de donner; mais maintenant après avoir dit, et dit avec raison, que le *sensorium* principal recevant toutes les sensations doit être unique, on se persuade ensuite que c'est pour cette raison que les nerfs mous se rencontrent, et en cela on commet une très-grande erreur.

L'encéphale, il est vrai, est le réservoir commun de toutes les sensations, autrement il faudrait supposer que ni les nerfs des oreilles et de la langue, ni ceux de toutes les autres parties de l'animal ne remontent à un principe unique; de même imaginer que les nerfs se rejoignent pour partager leurs affections, c'est aller à l'encontre de la prévoyance de la nature, laquelle se propose habituellement un but tout différent, comme nous l'avons déjà démontré à plusieurs reprises (voy. particul., liv. VI, chap. XVII, p. 442). Il est préférable, en effet, si cela est possible qu'aucune partie ne participe en rien à la douleur d'une autre.

Si l'on trouve juste ce raisonnement on peut en faire usage comme de cet autre, savoir : que les nerfs se seraient aisément rompus, s'ils eussent été étendus en ligne droite. Pour moi, ce dernier raisonnement même ne me satisfait pas. Les nerfs qui aboutissent à l'estomac, tirés en bas par le poids de l'estomac, auraient été, il est vrai, plus d'une fois rompus, s'ils ne se fussent d'abord enroulés autour de l'œsophage; mais les conduits qui viennent aux yeux (*nerfs optiques*) n'auraient rien eu de semblable à souffrir, car les yeux sont loin d'être aussi pesants que l'estomac chargé d'aliments liquides et solides; ils ne sont pas flottants et ne sont pas distants de leur principe. Si même une de ces conditions existait, du moins les muscles qui enveloppent les nerfs, et avant eux le prolongement de la dure-mère ayant plus d'épaisseur et de dureté sur ces nerfs que sur tout autre, suffiraient à les protéger. En effet, avant de sortir du crâne, les nerfs n'auraient pas eu à souffrir, non plus que l'encéphale lui-même, bien que perpétuellement ébranlé, ni les apophyses qui se rendent au nez (*nerfs olfactifs*), quoique minces, molles et allongées.

Ces raisonnements, comme je le disais, peuvent être employés par quiconque le veut. Pour moi qui n'y avais pas grande confiance, étant convaincu que la nature ne fait rien en vain, je cherchai longtemps la cause d'une position semblable des nerfs et je crois l'avoir trouvée, d'autant plus qu'un Dieu a jugé cette découverte digne d'être révélée (voy. p. 646). Avant d'avoir reçu son ordre, car la vérité est exigée d'un homme qui prend à témoin les Dieux mêmes, je ne voulais pas publier ce raisonnement, afin de ne pas m'attirer le ressentiment de la multitude disposée à tout plutôt qu'à prêter son attention à la géométrie; j'avais l'intention après avoir énoncé les trois opinions décrites, de désigner comme la plus plausible celle qui affirme que c'est pour éviter une rupture que les conduits sont obliques, et d'ajouter moi-même à ce fait comme expression de la vérité qu'il était préférable, que le pneuma, dérivant de l'encéphale dans chaque œil, se rendît, au cas où l'un de ces yeux serait ou fermé ou complétement perdu, tout entier dans l'autre œil. La puissance visuelle étant, en effet, ainsi doublée, l'œil devait mieux voir. C'est ce qui paraît évidemment avoir lieu, car si vous voulez étendre sur votre nez dans sa longueur entre les yeux une planchette de bois ou votre main même, ou toute autre chose qui puisse empêcher les yeux de voir à la fois chacun des objets extérieurs, vous ne verrez qu'imparfaitement avec l'un ou l'autre œil. Fermez un œil, vous verrez beaucoup plus nettement, comme si la puissance visuelle jusqu'alors partagée passait dans l'autre œil. Je ne voulais citer que cette utilité de l'union des conduits, utilité elle aussi bien réelle. Mais comme je l'ai déjà démontré par maints exemples (voy. particul. livre VI, chap. III; VII, XXII, et VIII, I), la nature a créé certaines choses dans un but principal et d'autres dans un but accessoire; ainsi dans ce cas encore, l'utilité première et indispensable, c'est que l'œil ne voie pas double chacun des objets extérieurs; l'utilité dont il s'agit maintenant est la seconde.

Un Dieu, comme je l'ai dit, m'a enjoint de décrire aussi la première. Il sait comment j'ai évité tout ce qu'il y a d'obscur dans cette question. Il sait encore que non-seulement en cette occasion mais en beaucoup de passages de mes Commentaires, j'ai sciemment omis des démonstrations tirées de l'astronomie, de la musique ou de quelque autre science spéculative, afin que mes livres ne soient pas complétement en horreur aux médecins. En effet dans toute ma vie j'ai éprouvé mille fois ce désagrément; c'est que des personnes qui me voyaient avec joie à raison de mes bons offices vis-à-vis des malades, venant à apprendre que j'étais aussi versé dans les mathématiques m'évitèrent le plus souvent ou ne me rencontrèrent plus avec plaisir. Aussi me suis-je toujours gardé d'entamer de pareils sujets; et ce n'est ici, comme je l'ai dit, que par respect pour l'ordre de la Divinité que j'ai employé des théorèmes mathématiques.

Chapitre xv.—Galien donne la démonstration géométrique de cette proposition : qu'un corps exactement sphérique communique avec l'objet perçu par moins de ses points qu'avec un corps plan.

Mais peut-être m'interrompra-t-on pour me demander comment, si j'ai omis volontairement beaucoup de choses, ce traité est assez complet, pour que je n'y aie passé sous silence l'utilité d'aucune partie, et même pour qu'à l'égard de certaines parties, je ne me sois pas contenté d'exposer une seule utilité, mais plusieurs. A cela la réponse est facile en même temps qu'elle s'appuie sur l'objection même. En effet, si telle est l'habileté de notre Créateur qu'il n'est aucune de ses œuvres qui ne présente qu'une seule utilité, mais que chacune en offre deux, trois et un plus grand nombre, par cela même il est très-aisé d'en omettre quelques-unes des plus obscures pour le vulgaire. Ainsi au sujet du cristallin j'ai décrit précédemment (chap. vi) une des utilités de sa forme, mais j'ai omis en cet endroit la première, la principale parce que la démonstration exigeait l'emploi des lignes. Indiquons-la maintenant. Car puisque une fois j'ai été obligé de dire quelque chose des principes de l'optique, le raisonnement suivant ne saurait plus être obscur.

Puisque les objets sont vus en ligne droite et qu'en avant du cristallin se trouve l'ouverture de l'uvée (*pupille*, voy. chap. IV, p. 619, note 1) par laquelle il devait percevoir les sensations, il est clair déjà, pour qui se rappelle les explications antérieures, que le corps exactement sphérique, communiquera par moins de ses parties et le corps plan par plus de ses parties avec les objets perçus. Si vous ne comprenez pas encore, je vais vous expliquer cela par des lignes (voy. fig. 5). Soit le diamètre de la pupille (κ), cercle parfait, αϐ, et le diamètre du cristallin, γδ, et soit γεζδ la partie du cristallin tournée du côté de la pupille. Menez de la pupille au cristallin les tangentes ϐε, αζ, il est clair que la portion εζ sera en communication avec les objets, et que de chaque côté les parties γε, δζ, n'auront par aucun de leurs points communication avec les objets perçus.

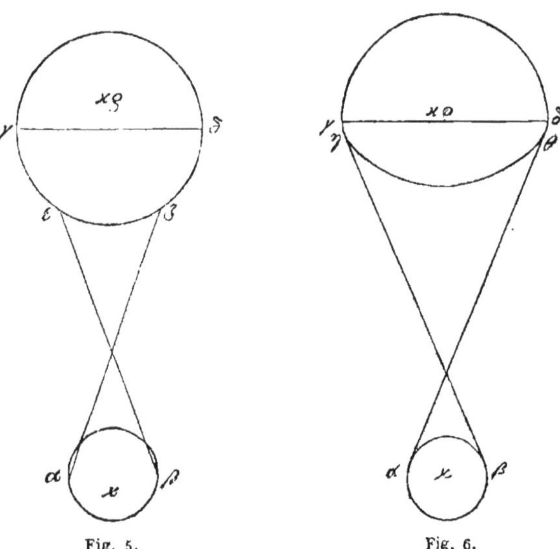

Fig. 5. Fig. 6.

Si le cristallin était moins convexe (voy. fig. 6), il communiquerait par plus de ses parties, attendu que les tangentes circonscrivent une moindre partie des corps convexes et une plus grande des plans. En effet, supposez dans le cristallin plus aplati, la portion $\gamma\delta\eta\theta$ tournée du côté de la pupille, et des extrémités de la pupille, menez les tangentes $\beta\eta$, $\alpha\theta$, la portion $\eta\theta$ du cristallin percevra les objets, il n'y a de chaque côté des tangentes qu'une partie très-petite qui soit privée de cette communication. Car si le cristallin était exactement un plan, il aurait tout entier participé à la communication. Mais il a été démontré que pour être à l'abri des lésions le cristallin doit être périphérique. C'est encore là l'œuvre admirable de la nature qui l'a créé périphérique et en même temps susceptible de communiquer avec les objets sensibles par le plus grand nombre de ses parties. Voilà ce qui concerne les yeux. Je vais immédiatement traiter des autres parties de la face.

LIVRE ONZIÈME.

DES DIVERSES PARTIES DE LA FACE ET EN PARTICULIER DES MACHOIRES.

Chapitre i. — Galien se propose d'achever les parties de la face dont il n'a pas encore parlé, ou qu'il n'a fait qu'indiquer ; il rappelle ce qu'il a dit des oreilles et des muscles temporaux.

Toutes les parties de la tête qui n'ont pas encore été expliquées, le seront dans le présent livre. Il reste, ce semble, toute la face ou peu s'en faut, plusieurs des parties supérieures, comme les muscles dits crotaphytes (*temporaux*), et l'appendice externe (*pavillon*) des oreilles. En effet, nous avons traité auparavant (VIII, vi, p. 545-546), de leur base interne où se perçoit d'abord la sensation de la voix. Quant aux muscles temporaux, nous avons seulement dit (IX, viii et xiii), qu'ils s'insèrent de chaque côté à l'extrémité allongée (*apophyse coronoïde*) de la mâchoire inférieure (voy. plus loin, chap. v, init.), et que chacun d'eux, en vue d'une utilité indispensable, a plusieurs principes de nerfs, afin que si parmi eux, un ou deux viennent à être lésés, les autres du moins communiquent le mouvement à la mâchoire inférieure.

Chapitre ii. — Pourquoi les muscles temporaux sont-ils profondément situés tandis que les autres muscles sont ordinairement superficiels. — Galien répondant d'abord à la première question établit que le volume de ces muscles est en rapport, non avec la masse totale du corps, mais avec le volume de la mâchoire et avec les instincts plus ou moins carnassiers des animaux ; exemples à l'appui de ces assertions.—Comparaison sous ce rapport de l'homme avec le singe et les autres animaux.

Pourquoi la nature a-t-elle caché presque entièrement ces muscles dans les os de la tête, creusant profondément les os sur lesquels ils s'avancent, et relevant le plus possible en saillie les parties environnantes, tandis qu'elle fixe simplement les autres muscles sur les os, comme serait un tégument foulé, c'est ce qu'il convient d'expliquer maintenant.

Nous dirons également pourquoi elle a créé la masse de presque tous les autres muscles en rapport avec la grandeur des animaux, à l'exception des seuls muscles temporaux; car ceux-ci, contrairement aux proportions de tout le corps, varient considérablement de grandeur ou de petitesse, selon les espèces animales[1].

Ainsi, chez les hommes, ils sont très-petits et peu nerveux (*tendineux*), ils sont très-grands et très-nerveux chez les lions, les loups, les chiens, en un mot, chez tous les animaux à dents aiguës et inclinées alternativement (*carnassiers*)[2]. Chez d'autres animaux, les porcs, les ânes, ils sont aussi très-grands, mais moins nerveux. Après eux viennent les bœufs, puis les chevaux. Ils sont petits et faibles comme chez l'homme dans les singes, les lynx et les cèbes (*espèce de singe*), viennent les chèvres, les moutons, les cerfs. Les singes qui ont le plus d'analogie avec l'homme, ont les muscles temporaux le plus semblables. Ceux qui s'en écartent pour se rapprocher du type du cynocéphale, ont des muscles plus robustes et plus grands, comme le cynocéphale même. Car celui-ci tient le milieu par sa nature entre le singe et le chien; aussi son muscle temporal dépasse autant en force et en grandeur celui des singes, qu'il est plus petit et plus faible que celui des chiens. Or, de tous les animaux, le singe pithèque ressemble le plus à l'homme[3], attendu qu'il a particulièrement une face arrondie, les dents canines petites, la poitrine large, les clavicules plus longues, qu'il est le moins velu des singes, et enfin qu'il se tient debout avec aisance, de manière à marcher sans gêne et à courir rapidement. Dans ce singe, donc, comme dans l'homme, le muscle temporal n'occupe qu'une petite partie du chevelu de la tête; dans les autres espèces, comme dans le cynocéphale, il s'étend sur le haut de la tête; chez tous les carnassiers, il dépasse les oreilles en arrière et s'étend

---

[1] C'est ce qui ressort aussi des descriptions de Cuvier (voy. *Anat. comp.*, t. IV, Ire part., p. 71 et suiv.).

[2] Τοῖς καρχαρόδουσι ὀνομαζομένοις. — Aristote (*Part. anim.*, III, I, *init.*), dit qu'on appelle καρχαρόδοντα les animaux qui ont les dents aiguës, et inclinées alternativement (ὀξεῖς καὶ ἐπαλλάττοντας). Pour abréger j'ai presque toujours traduit ce mot par *carnassiers*.

[3] Voyez pour cette question de la ressemblance du singe et en particulier du *pithèque* espèce imaginée par Galien la *Dissertation sur l'anatomie*; cf. aussi *Manuel des dissections*, I, II; II, II; III, V; VI, I; Cuvier, *Anat. comp.*, t. II, p. 307 et suiv.

sur la plus grande partie de la tête. Chez ceux-ci, en effet, ce muscle est non-seulement grand, mais encore le plus fort, eu égard au volume du corps. Chez les ânes, les bœufs, les porcs, et généralement chez les animaux à grande mâchoire, le muscle temporal est seulement très-grand, eu égard à la grandeur de la la mâchoire ; mais il n'est pas fort comme chez les animaux de proie.

La nature a créé grands les muscles temporaux en vue de deux résultats : la vigueur de l'action de mordre et la grandeur de la mâchoire inférieure. Comme les temporaux existent naturellement pour la mâchoire, ils sont en rapport avec sa fonction et sa structure. Donc, comme chez les animaux carnassiers, la force réside dans l'action de mordre, leur muscle a été créé à la fois très-grand et très-fort. Il est aussi très-grand, mais il a moins de nerfs (*fibres tendineuses*), de ressort, de vigueur, chez les ânes, les bœufs, les porcs, et chez tous les autres animaux doués, il est vrai, d'une grande mâchoire inférieure, mais dont la force ne consiste pas dans l'action de mordre. Il était mieux, en effet, qu'une grande mâchoire fût mue par un grand muscle. Chez l'homme, au contraire, qui a une petite mâchoire et des dents propres seulement à broyer la nourriture[1], le muscle temporal, avec raison, a été créé petit. Car la grandeur du muscle était superflue dans un être qui ne devait pas avoir la grande mâchoire et l'action énergique du lion et du chien. Car si l'homme est fort, ce n'est pas en mordant, et ce n'est pas par là qu'il dompte les autres animaux ; c'est comme il a été démontré au commencement de ce traité (I, III), par sa raison et par ses mains.

Célébrons l'habileté de la nature, comme Hippocrate qui, dans son admiration, la qualifiait toujours d'équitable (cf. I, XXII, p. 163, et IX, XVII, p. 603), parce qu'elle a choisi, non pas ce

---

[1] Suivant Aristote (*loc. sup. cit.* — Voy. aussi II, p. 242, l. 46, éd. Bussemaker), les dents ont pour destination commune de servir à la nourriture, mais chez certains animaux elles servent, soit à l'attaque et à la défense, soit à la défense seulement. Chez l'homme leur nombre et leur disposition sont en rapport avec la parole. Il ajoute que l'homme possède à la fois les dents des carnassiers et celles des ruminants. — Dans le traité *De la différence des maladies*, chap. VIII, *med.*, t. VI, p. 866, Galien, moins absolu que dans le passage qui nous occupe reconnaît aussi que les dents de devant servent à la parole.

que suggère la première idée, mais ce qui est conforme à la fonction, à l'utilité; or, c'est là, je pense, l'œuvre d'une divine équité, d'inventer ce qui est nécessaire, de le distribuer à chacun selon son mérite, et de ne rien créer de plus ou de moins que ce qui est convenable. Or, il eût été superflu que le muscle temporal fût grand, quand il devait mouvoir une petite mâchoire. Il y aurait défaut s'il n'eût pas été grand, quand il doit mouvoir une grande mâchoire. Or, aucun animal n'a [comparativement] une mâchoire plus petite que l'homme, ni plus grande que l'âne et le cheval. C'est donc avec raison que les muscles moteurs des mâchoires ont été créés chez l'homme très-petits, et très-grands chez ces animaux.

Pourquoi la mâchoire inférieure a-t-elle été créée si grande chez les porcs, les ânes, les bœufs, les chevaux, si petite chez les hommes, les singes, les cèbes et les lynx, d'une dimension moyenne dans d'autres animaux, c'est ce que nous avons dit précédemment (VIII, I, p. 526), quand nous démontrions que les animaux, pourvus de mains comme est l'homme, ou d'une sorte de mains comme les singes, n'ont pas besoin de se baisser pour prendre leur nourriture avec la bouche, que ceux qui en sont dépourvus, comme les chevaux, ont un cou plus grand et conséquemment une plus longue mâchoire; les oiseaux à longues jambes ont aussi un long cou et un bec allongé, parties dont ils doivent se servir en guise de mains pour se fournir d'aliments. Mais la nature ayant coutume de s'éloigner peu à peu des extrêmes dans les genres d'animaux (*c'est-à-dire, de passer graduellement d'une espèce à une autre*), comme Aristote l'a justement démontré, (*Hist. anim.*, VIII, I, § 2-3; cf. dans ce vol. la note de la p. 326), les singes sont en conséquence les premiers animaux qui, après les hommes, ont la mâchoire allongée. Car souvent déjà nous avons démontré, dans ce qui précède (I, XXII; III, XVI; cf. aussi XIII, XI), que le singe est une copie ridicule de l'homme.

Puis vient une seconde espèce, puis une troisième, puis toutes les autres, successivement selon la proximité du rang; naturellement aussi les animaux placés entre ceux qui ont des mains et ceux qui en sont complétement dépourvus, comme les animaux appelés carnassiers et onguiculés (σχιζόποδα, *aux pieds fendus*), sont par la longueur du cou et des mâchoires également éloignés des types extrêmes. En effet, ils se servent de leurs pieds en quelque sorte comme de mains. Aussi, de tous les animaux, l'homme a-t-il le muscle temporal le plus petit, parce qu'il a la mâchoire que meut ce muscle à la fois très-petite et faible d'action.

CHAPITRE III. — La nature a caché profondément les muscles temporaux, parce qu'elle a prévu les dangers qui résulteraient pour le cerveau de leur lésion. — Comparaison de ces muscles avec ceux des yeux. — De quels moyens la nature s'est servi pour protéger les muscles temporaux. — De l'arcade zygomatique.

Pourquoi ce muscle seul est-il caché sous les os de la tête, les uns le recevant dans leurs cavités, les autres l'embrassant circulairement de sorte qu'une faible partie fait saillie à l'extrémité du front, ou plutôt ce muscle n'est pas le seul dans ce cas, mais cette disposition est une utilité commune à ceux des yeux. En effet plus que tous les muscles, ces derniers, s'ils sont lésés, occasionnent des spasmes, des fièvres, le carus, le délire. Pour qu'ils soient le moins possible lésés par le choc de corps étrangers capables de meurtrir ou de couper, la nature les a entourés circulairement d'un rempart d'os durs. Mais pourquoi leur lésion est-elle si dommageable? C'est qu'ils sont les plus proches du principe des nerfs[1] (*c'est-à-dire, de l'encéphale*) et qu'un seul os empêche leur contact avec l'encéphale même. Les muscles temporaux, vu leur grandeur, peuvent blesser l'encéphale plus encore que ceux de l'œil; d'ailleurs une seule branche de nerfs arrive aux muscles des yeux (voy. IX, VIII) tandis qu'il en arrive plusieurs aux muscles temporaux (*ibid.* et chap. XVII). Si donc, comme le disait Hippocrate (*Des humeurs* § 4 *fine*, t. V, p. 482; *Des articul.*, § 53, t. IV, p. 237; Conf. Gal. *in lib. De hum.* II, 6, t. XVI, p. 233), les parties confinant et les parties communes [aux lieux affectés] souffrent plus gravement, et s'il n'est pas un muscle plus proche de l'encéphale que ceux des tempes, ni en communication avec lui par plus de nerfs, il est naturel que le principe ressente à l'instant les

[1] Pour bien comprendre cette proposition il faut aussi ne pas oublier que pour Galien les tendons des muscles sont en partie *fibreux*, en partie *nerveux*, et que par conséquent ils se rattachent directement au centre cérébro-spinal.

lésions dont ils sont atteints. Aussi Hippocrate (*Des articul.*, § 30, t. IV, p. 149; voy. aussi *Coaq.* 498) a-t-il dit avec raison que les blessures à la tempe sont dangereuses et causent le *carus*.

Avant Hippocrate la nature savait qu'elle exposait l'animal aux plus graves accidents si elle négligeait de garantir les muscles temporaux. Elle a donc fortifié la région autant que possible, en établissant d'abord, pour les recevoir, une cavité semblable à un antre (*fosse temporale*), puis en creusant comme des lits les faces externes des os environnants et en fixant à leurs extrémités supérieures des crêtes (*crêtes frontales*, *pariétales et occipitales*) tournées vers les muscles, afin de les protéger le plus possible et de ne laisser saillir ces muscles qu'excessivement peu au-dessus des os. Cette saillie même, elle ne l'a pas laissée complétement dénuée de protection, mais des os supérieurs de la tête (*temporal*), et de ceux situés aux extrémités des sourcils (*os malaire*), ayant fait naître de chaque côté un os allongé, convexe à sa face externe, concave du côté du muscle (*arcade zygomatique*) elle l'en a comme enveloppé. Dirigeant, pour ainsi dire, vers le sourcil la partie de l'os descendu des parties supérieures (*apophyse du temporal*) et faisant remonter à une hauteur suffisante la partie de l'os qui s'élève d'en bas (*apophyse de l'os malaire*), puis les unissant l'un à l'autre vers le milieu, elle a établi en avant de chacun des muscles cette espèce de voûte osseuse qui la première est exposée aux blessures, aux compressions, à toutes les lésions enfin, si quelque corps extérieur vient à heurter les muscles avec force et violence. Aussi ce n'est pas un os comme les autres que cet os zygomatique (car c'est ainsi que le nomment les anatomistes); il est sans moelle, dense, dur comme une pierre, insensible autant que possible, la nature ayant voulu établir un rempart en avant de ces muscles.

Chapitre iv. — De la disposition des muscles digastriques chargés d'abaisser la mâchoire inférieure. — Du mode d'insertion et de l'action des masséters. — Dissentiment des anatomistes relativement à ces muscles. Des mouvements particuliers qu'il imprime à la mâchoire inférieure. — La langue et les masséters se prêtent un mutuel secours pour déplacer les aliments dans la bouche.

Telle est la sûreté que procure cette disposition aux muscles temporaux. Chacun d'eux terminé par un grand tendon s'insère sur l'apophyse coronoïde de la mâchoire inférieure qu'il relève s'il est tendu, action qui ferme la bouche de l'animal. Il doit exister aussi pour l'ouvrir des muscles qui tirent en sens inverse, et ces muscles doivent être fixés aux parties inférieures de cette mâchoire, puisque nous avons démontré avec raison (*Mouvem. des muscles*, I, VI) que chaque muscle tire à lui la partie sur laquelle il 's'insère. Quels sont donc ces muscles, combien sont-ils, d'où dérivent-ils et quel est le principe de leur mouvement? Ces muscles mêmes sont au nombre de deux (*digastriques*), comme les muscles temporaux placés en antagonisme, chacun à une extrémité de la mâchoire inférieure. Ils tirent leur origine des parties postérieures de la tête (*rainure mastoïdienne du temporal*), là où se trouvent les éminences (*apophyses*) styloïdes; tel est le nom donné vulgairement par les anatomistes à ces apophyses minces qui procèdent des os de le tête. Vous pouvez, si cela vous plaît, les appeler *graphoïdes* et *bélonoïdes* (voy. VI, XIX). Ces muscles s'insèrent sur la mâchoire inférieure immédiatement après sa courbure (*réunion des branches ascendante et horizontale*), chacun d'eux s'avançant de chaque côté sur la face interne, jusqu'à la région du menton (*à l'apophyse geni*). Ces muscles s'ils sont tendus, ouvrent la bouche, de la même façon que les muscles temporaux la ferment.

La nature a créé pour le mouvement de circumduction de la mâchoire dans la mastication deux autres muscles (*masséters*) qui constituent la partie charnue des joues. Certaines personnes pensent que chacun d'eux est composé non pas d'un seul muscle parce qu'ils ont pour principes trois *aponévroses*, *tendons* ou *insertions* sur les mâchoires; car les uns nomment ces principes d'une façon, les autres d'une autre, tous cherchant à exprimer clairement l'espèce de muscle différente de tous les autres, mais laissant soupçonner qu'ils ne s'accordent pas entre eux, si l'un prétend qu'il existe trois *principes* à chacun des muscles, et qu'un autre dise que ce sont des *extrémités* ou des *têtes* ou des *aponévroses* ou des *tendons* ou des *insertions*.

Il n'y a pas débat parmi les anatomistes sur le muscle lui-même seulement, mais sur la manière de le décrire. En effet chacun des muscles est triangulaire en quelque sorte, ayant le sommet du triangle sur l'os qu'on nomme *os malaire*. De ce point un des côtés du triangle s'étend vers l'extrémité [du bord inférieur] de l'os zygomatique (*bord supérieur*), l'autre vers la mâchoire inférieure (*bord antérieur*), le troisième et dernier (*bord postérieur et inférieur*) comme une base, joignant les deux côtés susdits à toutes les parties précitées de la mâchoire inférieure s'étend sur sa longueur (*face externe de la branche ascendante depuis l'angle jusqu'à la base de l'apophyse coronoïde*). La portion de ce muscle la plus fibreuse est celle qui est au-dessous de l'os malaire, là où est situé pour ainsi dire, son sommet. Il meut la mâchoire et lui imprime des mouvements de circumduction d'après l'action multiple des fibres et des insertions ménagée par la nature, afin que la succession rapide de mouvements alternatifs [comme sont ceux d'une meule] rende la mastication plus variée. C'est donc avec raison qu'on nomme ces muscles *masséters* (*masticateurs*), bien que la même dénomination ne convienne pas moins parfaitement aux muscles temporaux eux-mêmes. Mais ceux-ci n'ont qu'une fonction dans la mastication, c'est d'engager fortement les dents les unes sur les autres, d'où il suit qu'elles coupent en morceaux les corps placés entre elles. Si les dents molaires broient les aliments comme des meules, c'est l'œuvre des muscles masséters. Ceux-ci en effet mêlent les aliments, replacent, en se tendant et en se contractant, sous les dents ceux qui ont glissé, sans le moindre concours des muscles temporaux. La langue ne contribue pas peu à l'action même [1], en agitant toujours et en retournant, comme une main, les aliments dans la bouche, afin que toute partie de ces aliments soit également broyée. Extérieurement et de chaque côté est établi le muscle masséter comme une autre main venant en aide à la langue. Les parties inférieures des joues lui sont du plus grand secours pour déplacer les aliments, parties charnues qui avoisinent les lèvres, et auxquelles aboutissent les autres muscles larges qui entourent tout le cou, de chaque côté (*peaussiers*, voy. IX, xv, p. 600). Les joues avec les lèvres sont mues par ces muscles, même si la mâchoire inférieure et tous les muscles qui la mettent en mouvement restent complétement immobiles. Chacun de ces muscles a un caractère propre que ne possède aucun autre muscle. Je termine ici mes observations sur les muscles masséters.

---

[1] Voy. VIII, v, et Hoffmann, *l. l.*, p. 245.

Chapitre v. — Disposition particulière des temporaux et de leurs antagonistes, les digastriques, surtout eu égard à leurs tendons. — Raison de cette disposition pour les deux genres de muscles. — Ces muscles ne pourraient occuper une autre place que celle qu'ils ont actuellement.

Les muscles temporaux et leurs antagonistes inférieurs (*digastriques*), qui ouvrent la bouche, diffèrent, eux aussi, d'une autre façon, de tous les autres muscles. En effet, du milieu des muscles temporaux se produit le tendon qui s'insère, disions-nous (chap. i), à la pointe supérieure de la mâchoire inférieure (*apophyse coronoïde*), vous ne trouveriez jamais un seul muscle dont le tendon naisse de la sorte.

Chacun des muscles antagonistes (*digastriques*), venant de la région postérieure de la tête, une fois arrivé au voisinage des parties qu'on nomme *amygdales*, et à l'angle de la mâchoire inférieure, au lieu de rester un muscle, devient un tendon parfait dénué de toute substance charnue. Il est aussi, cela est vrai, dans la nature des autres muscles, de se terminer en tendon; mais je vais indiquer le caractère spécial de ces muscles et qui ne se rencontre dans aucun autre : chacun de ces tendons, en avançant un peu, ne reste plus tendon, mais redevient muscle, s'insérant à la mâchoire inférieure comme il a été dit plus haut. Il est donc évident que les parties charnues de ces muscles se trouvent au commencement et à la fin, et les parties tendineuses au milieu, ce qui n'existe dans aucun autre muscle, comme aussi on ne voit pour nul autre, que pour le muscle crotaphyte, le tendon naître du milieu du muscle.

Quelle est donc encore la raison de ces faits, car la nature ne fait rien en vain ? Il faut vous rappeler les observations précédentes et en connaître quelques nouvelles. Souvenez-vous de ce qui a été dit d'une manière générale sur les muscles (*Mouvem. des muscles*, I, iii), pourquoi les uns se terminent en tendons et les autres non. Apprenez en outre maintenant ce qu'il faut savoir à ce sujet. Quant à la raison pour laquelle il fallait que chacun des muscles temporaux, se terminant en un grand tendon, s'insérât par ce tendon à l'extrémité de la mâchoire, extrémité mince et dure de sa nature (*apophyse coronoïde*), longue et s'étendant en hauteur, il vous est très-facile de la trouver, même sans mon aide, si vous n'avez pas prêté une attention tout à fait distraite à mes raisonnements. Je les rappelle néanmoins en peu de mots : Si la mâchoire n'avait pas été relevée par des tendons si puissants, d'abord elle se fût disloquée mille fois, car de faibles corps n'auraient pu soutenir une telle masse ; ensuite elle aurait été mue difficilement, car ni un autre muscle plus petit, ni une substance simplement charnue n'auraient pu la tirer en haut. Maintenant, je vais dire pour quel motif ce tendon se produit au milieu des muscles, en rappelant ici encore ce que j'ai déjà démontré au commencement de ce livre (chap. III).

Le point capital était que les muscles temporaux ayant besoin d'une grande sécurité, devaient être entourés d'os de toutes parts, afin qu'une faible portion seulement saillît de la cavité qu'ils occupent. Si vous vous rappelez ce point, et que vous connaissiez les parties de la tête, vous pouvez déjà comprendre comment, si la nature eût disposé ces muscles en longueur, suivant la longueur même de la tête, en les portant directement sur les apophyses, elle n'aurait pu trouver aucun tégument pour les protéger, à moins de créer en cet endroit une énorme saillie et de laisser vides et rétrécies les régions où ils sont actuellement ; car elle n'aurait pu disposer là aucune autre partie d'une façon convenable, ni les yeux, ni le nez, ni les oreilles ; or, nous avons expliqué précédemment (cf. particul. VIII, III, V, VII) la cause de la position de ces organes. On ne saurait dire quel os zygomatique elle eût établi devant eux, comme il existe actuellement, si elle eût tendu les muscles dans la longueur de la tête, ou quelles crêtes elle eût disposées sur les os. Si donc la direction des muscles selon la longueur de la tête, les rendait proéminents, les privait de sécurité, et faisait créer sur toute la tête des saillies et des cavités inutiles, et si, au contraire, leur position dans la région actuelle garantissait aux muscles leur sûreté, et à toute la tête sa régularité, il ne pouvait être plus opportun de les établir ailleurs. Mais s'il en est ainsi, il est évident que le centre de ces muscles a été créé dans la direction de l'apophyse coronoïde qui avait besoin d'être mue, de façon que de ce point devait nécessairement partir le tendon.

Quant aux muscles antagonistes pourvus d'un tendon qui réunit les deux extrémités charnues, ils manifestent un art bien plus grand. Or, il faut prêter attention surtout aux choses qui offrent quelque particularité singulière, inusitée, et qu'on ne retrouve pas dans les parties de même genre. En effet, ou bien la nature à leur égard a oublié l'analogie, ou bien, inventant quelque artifice ingénieux, elle a introduit une modification de la disposition commune.

J'ai déjà démontré, ce me semble, dans tout l'ouvrage, que nulle part la nature ne s'écarte en vain de l'analogie, que c'est au contraire en vue d'une utilité spéciale qu'elle crée une partie avec un cachet distinct des autres; ou que, par une nécessité impérieuse, abandonnant la structure primitive et dominante, elle en adopte une autre, une seconde, comme elle l'a fait à l'égard de ces muscles [1]. Car le lieu propre de leur production n'était pas la partie postérieure d'où ils naissent maintenant, mais la partie antérieure du cou; de cette façon, en effet, l'un et l'autre eussent tiré en bas la mâchoire dans la direction de son propre principe; mais s'ils avaient été disposés en cet endroit, en naissant des vertèbres du cou, ils eussent été eux-mêmes les premiers fort à l'étroit, et ils auraient rétréci l'espace occupé par toutes les parties qui sont établies dans cette région. En effet, dans presque aucune autre partie du corps on ne saurait voir en un espace si borné un amas d'organes aussi considérables, et ce n'eût pas été en vue du mieux qu'on en eût déplacé un seul, ni l'œsophage, ni la trachée-artère, ni le larynx, ni beaucoup moins encore les muscles qui les enveloppent, non plus que les artères, les veines, les glandes et les nerfs. En effet, de ces parties, les unes devaient d'en bas monter aux régions élevées, et les autres d'en haut descendre aux régions basses; autrement la tête aurait été privée d'artères et de nerfs, et le tronc de nerfs et de muscles. Il est évident encore que les aliments, les boissons et l'air inspiré devaient prendre cette dernière route, tandis que l'air expiré et la voix devaient remonter, pour procurer aux animaux de nombreuses utilités. Il était néces-

---

[1] Voy. particulièrement III, VI; VI, X, XV, XX et XXI; VII, XIV; VIII, I; où ce principe se trouve appliqué à la structure comparative des pieds et des mains, à la substitution des vaisseaux dans le poumon, à la création des valvules auriculaires, et auriculo-ventriculaires, aux anastomoses des vaisseaux du fœtus, enfin à la longueur comparative du cou et des pieds chez certains animaux.

saire, cela est également évident pour tout le monde, que les artères se partageassent en cet endroit et se distribuassent à l'une et à l'autre mâchoire, à la langue, à la bouche, aux parties postérieures et antérieures de la tête, à celles du col entier en même temps qu'à celles de l'épine dorsale même. — Une chose non moins nécessaire que la précédente, c'est qu'il existât des glandes aux bifurcations des vaisseaux, pour les préserver de toute lésion en les consolidant.

La nature a créé encore en cet endroit quelques autres glandes dont j'ai parlé précédemment (VII, XVII), dans l'intérêt de la trachée-artère. Un si grand nombre d'organes si considérables, qui ne pouvaient être déplacés sans le plus extrême dommage pour l'animal, avait occupé d'avance tout l'espace en cette région.

C'est donc avec raison que les muscles qui font jouer la mâchoire inférieure naissent, non pas des vertèbres du cou, mais du lieu indiqué plus haut, et qu'à l'endroit le plus rempli de nombreux organes, dans les parties voisines des amygdales, chacun des tendons se trouve dépouillé de fibres charnues et aminci. Plus épais, en effet, ils n'auraient pu traverser un passage si rétréci. D'un autre côté, minces comme ils sont actuellement, s'ils fussent encore restés [dans toute leur étendue] à l'état de muscles, ils eussent été trop faibles. Comme ces muscles devaient être à la fois résistants et grêles, il en résulte que la nature, avec raison les a, en cet endroit, dépouillés de toute leur chair, prolongeant seulement les tendons dénudés, lorsqu'elle les a tirés du défilé; alors elle les revêt peu à peu de chair et refait d'eux des muscles.

Tels sont les trois genres de muscles que la nature a créés pour mouvoir la mâchoire, les uns l'ouvrant (*digastriques*), d'autres la fermant (*temporaux*), d'autres lui imprimant diverses flexions (*masséter, et accessoirement peaussier*) [1], sans qu'elle ait rien négligé ni pour les positions, ni pour les formes, ni pour l'opportunité des insertions. En effet chacun d'eux paraît arriver précisément à cette partie de la mâchoire qui offre le plus de prise et qui est la mieux appropriée au mouvement pour lequel le muscle a été créé.

---

[1] Voy. la *Dissert. sur l'anatomie.*

CHAPITRE VI. — Grandeur comparative des muscles temporaux, digastriques et masséters. — Indication des ptérygoïdiens interne et externe que Galien considère comme un seul muscle.

Si vous voulez examiner la différence de grandeur de ces muscles et le principe des nerfs moteurs, vous trouverez admirable aussi en ce point l'équité de la nature, car il était raisonnable que les muscles qui relèvent et soutiennent toute la mâchoire inférieure, pour ainsi dire attachée et suspendue à eux, fussent les plus grands par la taille, que les muscles antagonistes de ceux-ci, qui en bas meuvent une région sur laquelle porte naturellement toute la pesanteur, fusssent d'une dimension bien moindre, enfin que les autres muscles fussent par rapport aux précédents de grandeur moyenne, comme étant par leur position placés entre ceux-ci.

Deux autres muscles (*ptérygoïdiens*) situés dans les parties internes de la mâchoire inférieure, à l'endroit où elle est le plus creuse (*face interne de l'angle; branche montante, et fossette du col du condyle de la mâchoire infér.*), se dressant vers l'os de la tête (*fosse et apophyse ptérygoïdes; face latér. du sphén.*), ont été donnés comme auxiliaires aux temporaux; car ils peuvent eux aussi tirer la mâchoire. En effet, par la même raison qu'il existait plusieurs principes des nerfs moteurs des muscles, il a été créé un auxiliaire aux muscles internes.

CHAPITRE VII. — Moyens admirables employés par la nature pour la distribution de la 3ᵉ paire de nerfs (5ᵉ des modernes) à la face, et aux parties qu'elle contient. — Différence entre les œuvres de l'art et celles de la nature. — Attaque indirecte, mais très-vive, contre les sectateurs d'Épicure et d'Asclépiade.

La troisième paire de nerfs issus de l'encéphale (*trijumeaux; 5ᵉ p. des modernes;* voy. IX, IX) est le principe des nerfs de tous les muscles de la face et pour ainsi dire de toutes les autres parties qui s'y trouvent. En effet cette troisième paire se distribue aux muscles temporaux et aux masséters, aux muscles internes de la bouche (*ptérygoïdiens*), aux lèvres, au nez et à tout le derme de la face, les os étant percés pour eux et leur livrant passage, partout où veut se porter chacune des ramifications nerveuses. Or elles se portent toujours vers la partie qui a besoin de sensation ou de mouvement, en sorte que dans aucune partie un filet nerveux ne fait défaut ni ne surabonde, mais que toujours il y en a précisément un proportionné à l'importance et à l'utilité de la partie.

Si toutes ces dispositions avaient été prises sans art, les os n'auraient pas dû être percés de trous nombreux et rapprochés. Une fois percés on doit trouver qu'ils ont été percés inutilement par le hasard, si aucun organe ne les traverse. Quant aux parties internes de la bouche et aux parties externes de la face, il fallait qu'à certaines parties il n'arrivât absolument pas un nerf, et qu'aux autres, il s'en distribuât, non pas un, mais plusieurs ; car telles sont les œuvres du hasard. Mais que toutes les parties en reçoivent et que chacun soit de la dimension exigée par la partie, je ne sais s'il est permis à des hommes de sens, d'attribuer un tel résultat à l'œuvre du hasard. Autrement quelle chose trouverait-on faite avec prévoyance et art? En effet, l'action du hasard serait complétement différente [de celle d'une nature prévoyante].

Ainsi d'abord, en s'en rapportant au hasard, il arriverait que chacun des nerfs serait descendu ou intérieurement par la bouche, ou en dehors des os de la face, de telle sorte qu'ils auraient été lésés infailliblement les uns par les aliments durs, et les autres par le choc des corps extérieurs. Ensuite parmi les racines des dents, les unes auraient eu des nerfs, les autres point ; les racines des dents molaires qui sont grosses en auraient eu de petites et celles des autres dents qui sont petites en auraient eu de grosses. Il faudrait encore qu'une partie des muscles masséters fût dépourvue de nerfs; car quelle nécessité que toutes leurs fibres soient mises en mouvement? Il faudrait enfin qu'une partie du derme reçût les ramifications des nerfs, que l'autre n'en reçût point, car il n'était pas nécessaire que tout le derme fût créé sensible. Ces dispositions et autres semblables, nous les déclarerons l'œuvre de l'art et de la raison, si les dispositions contraires sont celles du hasard. Le proverbe *sur les fleuves qui remontent leur cours* (voy. *Parémiographes grecs*, éd. de Schneidewin et Leutsch, t. I, p. 47 et 185, et note de la p. 219; t. II, p. 96 et 747) serait réalisé si nous jugions que les choses laides, illogiques, injustes, sont les œuvres de l'art et que les choses contraires sont les œuvres du hasard.

Pour moi, je ne dispute pas sur les noms, et s'il vous plaît d'appeler *hasard* la puissance qui a conformé avec tant de précision toutes les parties de l'animal, pourvu seulement que vous ayez bien compris et reconnu que vous forgez injustement de nouveaux sens aux mots, vous pouvez, contemplant le soleil suspendu sur la terre, appeler nuit sa lumière, et si vous voulez, appeler le soleil lui-même non pas lumière éclatante, mais ténèbres. Il vous est permis de ne vous écarter en aucune circonstance d'un raisonnement aussi sensé, comme à nous de ne pas abdiquer notre ignorance, et quand nous trouvons que toutes les parties ont précisément la structure qui leur convient, de déclarer qu'elles ont pour cause l'art et non pas le hasard.

Mais, au nom des Dieux, car j'ai pitié de votre folie, pourquoi dans toutes les parties de la face, est-ce des nerfs supérieurs qu'il naît des ramifications lesquelles traversent les os? Pourquoi aucune d'elles ne se détache-t-elle pour s'insérer aux muscles qui ouvrent la bouche, bien que ces muscles soient proches? Pourquoi de ces muscles aucun ne remonte-t-il aux muscles temporaux, comme de ces derniers non plus, aucun ne descend aux muscles qui ouvrent la bouche? Pourquoi enfin le derme a-t-il été complétement fendu pour former la bouche? Car l'occasion est venue maintenant d'aborder cette question-là. Comment ne le trouve-t-on pas fendu au dos, à la tête ou à quelque autre partie du corps? C'est le hasard, dit-on, qui a fait cela. Mais si c'est la chaleur incompressible ou le pneuma (car telles sont leurs raisons futiles) qui en déchirant le derme a engendré la bouche, comment n'ont-ils pas produit ce même effet au sommet de la tête, comment n'y a-t-il pas eu rupture en cet endroit, par là aussi ascension du pneuma, puisque la chaleur et le pneuma s'élèvent naturellement? Si des atomes, par leur assemblage et leur entrelacement, ont constitué nos corps, comment n'ont-ils pas plutôt percé la tête ou quelque autre partie du corps, pour engendrer la bouche en cet endroit? Comment, si elle a été percée au hasard, a-t-elle immédiatement renfermé et les dents et la langue? Et comment les méats du nez et du palais qui purgent le cerveau ont-ils été percés pour communiquer ensemble. Il n'était pas indispensable que des dents existassent dans les parties fendues du corps. En effet, à l'anus et aux parties génitales, surtout à celles de la femme, il existe bien une fente, mais on n'y trouve ni dent, ni os, si petit qu'il soit.

Chapitre viii. — Du nombre et de la division des dents. — Que leurs conditions de structure et d'implantation, leurs mutuelles correspondances dans les deux mâchoires sont les meilleures dispositions qu'on puisse imaginer eu égard aux usages auxquels elles sont destinées. — Continuation de l'attaque contre Épicure et Asclépiade. — Tant d'heureuses dispositions qui se trouvent chez tous les animaux et qui, du reste, sont en harmonie avec celles d'autres parties ne sauraient être l'œuvre du hasard, mais d'un art consommé.

Voulez-vous aussi attribuer aux atomes ces heureux résultats? Pourquoi avons-nous précisément trente-deux dents, fixées seize sur un rang à chaque mâchoire, celles de devant (*au nombre de huit*) nommées *incisives*, tranchantes et larges, capables de couper en mordant; à leur suite les [quatre] *canines*, larges à la base, acérées au sommet, capables de briser les corps trop durs que n'auraient pu couper les incisives, puis les [vingt] mâchelières qu'on nomme aussi *molaires*, raboteuses et larges, dures et longues, faites pour triturer exactement les aliments coupés par les incisives ou brisés par les canines?

Supposez une seule modification dans les dents, vous verrez aussitôt leur utilité anéantie. Si [les molaires] eussent été entièrement polies, elle n'auraient pas été propres à leurs fonctions. En effet, toute espèce de corps sera mieux broyée par des dents inégales et raboteuses. C'est pour cette raison même que les meules avec lesquelles on moud le blé, venant avec le temps à s'émousser et à se polir, on les taille et on les repique de nouveau.

Supposez-les raboteuses, si elles n'étaient pas dures aussi, quel avantage en résulterait-il? car elles seraient brisées avant d'avoir broyé les aliments. Fussent-elles raboteuses et dures, si elles n'étaient larges, il n'y aurait pas plus de profit, car les instruments de trituration ont besoin d'être affermis par une large base. C'est pourquoi les incisives ne sauraient broyer parce qu'elles sont étroites. Avec toutes ces qualités, si elles étaient petites, ce défaut seul ne détruirait-il pas l'utilité même des autres qualités, puisqu'il nous faudrait un temps très-considérable pour broyer les aliments? Il en est de même des dents incisives et des suivantes (*canines*) qui sont acérées. Vous trouverez que leur utilité est abolie, si une de leurs qualités, n'importe laquelle, est modifiée.

Mais admettons que toutes ces combinaisons si sages soient le fruit d'un hasard heureux; changez la disposition seule des dents, et voyez ce qui en résultera. Supposez que les molaires soient situées en avant, les incisives et les canines en arrière, et examinez quelle serait encore l'utilité de ces dents, quelle serait celle des dents larges. Toutes les autres qualités si habilement combinées par la prévoyance des atomes ne seraient-elles pas anéanties par cette seule erreur dans la disposition des dents ? Si quelqu'un réglait selon la mesure un chœur de trente-deux danseurs, on le louerait comme un homme habile. Et la nature qui a disposé avec tant d'harmonie cet ensemble de dents n'obtiendra-t-elle pas nos éloges ?

Si vous voulez, ne nous contentons pas d'attribuer au bonheur des atomes la création de dents, les unes aiguës, les autres émoussées, celles-ci polies, celles-là raboteuses, d'autres grandes ; admettons en outre que leur disposition si heureuse se soit effectuée sans art, c'est encore une concession que nous faisons ; mais que dirons-nous des racines ; n'en voit-on pas une seule aux petites dents, deux aux dents plus fortes, et trois ou quatre aux plus grandes ? Car ici encore par un hasard merveilleux le concours des atomes a produit une œuvre d'art, comme si le Créateur le plus équitable les eût dirigés.

Si, parmi les molaires, celles du milieu sont les plus grandes, et celles de chaque côté d'une dimension moindre, n'est-ce pas encore une disposition admirable des atomes ? Car il ne fallait pas, je pense, que la partie interne (*profonde ?*) de la cavité buccale, qui, ainsi que la partie antérieure, est plus étroite, eût des dents aussi larges que la partie moyenne, laquelle est la plus large eu égard aux joues. En effet, il eût été injuste de fixer aux parties étroites de la bouche les grandes dents, et aux parties larges les petites. En outre, la langue, ayant besoin d'être plus large à sa racine, comme je l'ai démontré (voy. plus loin, chap. x), il était préférable que les grandes dents ne fussent pas situées à cet endroit.

Et ces minces prolongements des os de chaque mâchoire que l'on nomme *râteliers* (φατνία — *alvéoles* des modernes)[1], par analogie avec les râteliers qui servent aux troupeaux, n'est-ce pas encore là une œuvre admirable du hasard? Elles enveloppent cha-

---

[1] Voy. la *Dissertat. sur les termes anatomiques.*

cune des dents, les pressent, les maintiennent fortement pour qu'elles ne soient pas facilement ébranlées. Avoir créé des cavités appropriées aux racines des dents, grandes pour les grandes, petites pour les petites, cela me paraît aussi l'œuvre d'une admirable équité. Il n'y a pas un artisan, ni parmi ceux qui avec des chevilles attachent des poutres les unes aux autres, ni parmi ceux qui travaillent la pierre, qui ait jamais adapté les cavités aux saillies qu'elles reçoivent avec autant de justesse que l'heureux tourbillon des atomes l'a fait pour les racines des dents. Car, quoique privé de raison, il savait, je pense, que des cavités trop larges rendraient lâche l'emboîtement des os; que, trop étroites, elles ne laisseraient pas pénétrer jusqu'au fond les racines des dents. Et ces ligaments solides (*périoste?*) qui attachent les dents aux alvéoles, principalement à la racine où viennent s'insérer les nerfs, n'est-ce pas aussi une chose admirable? Bien plus admirable encore si c'est l'œuvre du hasard, et non celle de l'art!

Mais voici un phénomène beaucoup plus merveilleux ; lors même qu'on aurait attribué aux *atomes* d'Épicure et aux molécules d'Asclépiade le bonheur dont nous parlions plus haut, on se refuserait encore à l'admettre, et l'on soutiendrait que la régularité des dents est l'œuvre d'un maître équitable plutôt que celle d'un tourbillon heureux : ce phénomène que les dents inférieures correspondent exactement aux dents supérieures [1], bien que les mâchoires ne soient pas semblables, c'est la marque d'une suprême équité. Et s'il y a parité entre les dents de droite et les dents de gauche, alvéoles d'un côté et alvéoles de l'autre, racines et racines, nerfs et nerfs, ligaments et ligaments, artères et artères, veines et veines, comment me persuader encore que c'est l'œuvre du hasard et non pas de l'art? Que le nombre des unes et des autres soit le même aux côtés droits et gauches de chacune des mâchoires, n'est-ce pas là aussi la marque d'une certaine équité? Accordons encore cela néanmoins à ces heureux atomes qui se meuvent au hasard, au dire de ces philosophes, et qui ont

---

[1] Cette proposition n'est pas parfaitement exacte, car dans l'état normal, chez l'homme, sur lequel Galien, dans ce moment, étudie les dents, les dents supérieures dépassent un peu les inférieures; mais Galien, pour les besoins de sa cause, ne devait pas tenir compte de cette petite différence.

tout l'air pourtant d'achever toutes choses avec plus de réflexion qu'Épicure et Asclépiade. Car il faut admirer et les autres dispositions prises par les atomes, et celle-ci, que ce n'est pas chez les hommes seulement, mais chez les animaux, qu'ils ont placé en arrière les molaires, et les incisives en avant. Que pour une espèce d'animaux leur tourbillon eût été aussi heureux, cela était admissible ; mais qu'il l'ait été pour toutes les espèces également, cela marque déjà bien du sens et de la réflexion. Si vous ajoutez qu'aux animaux carnassiers ils ont donné de nombreuses dents à la fois acérées et fortes, pour moi je ne puis m'imaginer comment c'est l'œuvre d'un tourbillon aveugle. Si donc vous avez vu des dents de lion et de brebis, vous en connaissez la différence ; mais que les dents des chèvres soient semblable à celles des brebis et les dents des panthères et des chiens à celles des lions, n'est-ce pas étonnant ? Quand on voit les griffes semblables, aiguës et fortes chez les carnassiers, comme des épées données par la nature, tandis qu'il n'en existe de pareilles chez aucun des animaux inoffensifs, la chose paraît plus surprenante encore.

On attribuerait peut-être à un singulier bonheur des atomes la juste conformation des parties adjacentes et voisines ; mais qu'aucun animal n'ait à la fois des griffes fortes et des dents faibles, c'est le fait du Créateur qui a une intelligence précise de l'utilité de chacune des parties. Avoir donné un col plus court aux animaux doués de membres divisés en doigts, et pouvant au moyen de ceux-ci porter les aliments à leur bouche (cf. I, VIII), et, au contraire, aux animaux pourvus de cornes ou de sabots, un col plus long qui leur permet de paître en se baissant (cf. VIII, I et XVI, VI), n'est-ce pas aussi le fait d'un Créateur qui a l'intelligence de l'utilité des parties ? Comment ne pas s'étonner encore en voyant que les grues et les cigognes, pourvues de membres très-longs, sont, par cette raison même, munies d'un grand bec et d'un plus long col, tandis que les poissons n'ont ni col ni membres ? En effet, quel besoin les poissons avaient-ils de col et de pieds, s'ils ne doivent ni émettre de sons, ni marcher ? Que, dans la race si nombreuse des poissons, les atomes n'aient pas, par oubli, attribué des pieds à un seul d'entre eux, c'est le fait d'une mémoire bien fidèle. Peut-être s'il s'agissait de l'homme seul ou de quelque espèce d'animaux croirait-on à ce concours heureux des atomes ; mais croire qu'il a réussi é alement pour toutes les espèces est impossible, à moins de leur supposer l'intelligence.

CHAPITRE IX. — Variation du nombre des dents des divers genres suivant la nature des animaux. — Variété de grandeur de la bouche chez les divers animaux. — Galien continue à tourner en ridicule les partisans d'Épicure et d'Asclépiade.

Au reste, nous aurons occasion de reprendre un jour la question sur les autres animaux. L'homme, car c'est à lui qu'il faut revenir, ne pousse de chaque côté qu'une canine, tandis que les lions, les loups, les chiens en ont de chaque côté un grand nombre. C'est qu'à cet égard la nature savait clairement, en créant l'homme, qu'elle formait un être doux et sociable qui devait tirer sa force, non de sa vigueur corporelle, mais de sa raison (cf. I, II, III et IV).

S'il lui était nécessaire d'avoir assez de dents canines pour écraser quelque corps un peu dur, il lui suffisait pour cela de deux dents, en sorte qu'elle lui a donné avec raison un nombre double d'incisives dont l'utilité est plus grande, et un nombre plus considérable de molaires dont l'utilité est plus grande encore. Le nombre de ces dernières n'est pas limité : il en naît cinq chez ceux qui ont la machoire plus allongée; quatre chez ceux qui l'ont plus petite; généralement cinq, mais jamais quatre à gauche et cinq à droite, ou, en sens inverse, cinq à gauche et quatre à droite, ou quatre en bas et cinq en haut; cependant les atomes auraient pu, au moins pour une fois, oublier l'égalité de nombre[1]. Pour moi, tout en rendant mille grâces aux atomes, comment pourrais-je leur attribuer les œuvres dont la mémoire seule est capable? En effet, les pères eux-mêmes des atomes n'osent pas leur accorder l'intelligence et la raison. Comment dans un atome pourrait se manifester la mémoire de l'égalité ou de l'analogie?

Comment l'homme a-t-il une petite bouche, tandis que les lions, les loups, en un mot, tous les animaux dits carnassiers en ont une énormément fendue, si à cet égard aussi notre Créateur ne s'était souvenu de l'utilité des parties? En effet, il était raison-

---

[1] Voy. sur les irrégularités du nombre des dents, Hoffmann, *l. l.*, p. 351 ; et Otto, *Lehrbuch der pathologischen Anatomie*, t. I, p. 186 suiv.

nable que la grandeur de la bouche fût proportionnée aux ongles et à la force des dents; car quel avantage des dents et des ongles puissants eussent-ils procuré avec une petite bouche? Et quel profit l'homme qui a beaucoup de molaires eût-il retiré d'une bouche considérablement fendue[1]?

Quant aux muscles masséters, il suffit de nos observations précédentes (voy. chap. IV à VII) pour montrer combien la partie voisine de la fente de la bouche contribue à la trituration. Si donc la bouche chez l'homme eût été fendue davantage comme elle est chez le loup, il ne pourrait broyer ses aliments et il ne tirerait de la grandeur de sa bouche aucun surcroît de force puisqu'il n'a pas beaucoup de dents acérées. Si, au contraire, chez ces animaux elle était très-peu fendue, comme chez l'homme, la puissance de leurs dents aiguës serait détruite.

En résumé donc en examinant tous les animaux, vous trouverez que ceux qui mordent avec force ont la bouche très-grande et garnie de dents acérées; que ceux dont les dents sont destinées à mâcher les aliments, à les triturer, ont une bouche très-peu fendue, garnie intérieurement de molaires nombreuses, et point de canines ou seulement une à chaque partie de la mâchoire.

Cette proportion qui a été observée dans ces parties existe aussi rigoureusement pour les ongles. Chez les animaux apprivoisés ou inoffensifs les ongles sont larges, émoussés, obtus; chez les animaux sauvages et belliqueux, ils sont aigus, grands, forts, et arrondis. Cette précaution, je pense, n'était pas à négliger par les atomes qui devaient donner aux carnassiers des ongles propres à déchirer et à retenir.

---

[1] Après avoir parlé de la mastication, Aristote (*Part. anim.*, III, I — cf. *Hist. anim.*, II, VII) ajoute : « La bouche sert aussi à respirer chez les animaux qui respirent et chez qui la réfrigération se fait par l'extérieur ; car la nature même emploie par elle-même des parties communes à tous les animaux pour plusieurs usages spéciaux. Ainsi, la bouche a pour fonction commune, l'alimentation ; chez certains animaux, elle aide particulièrement à la force; chez d'autres, elle sert à la parole ; la respiration n'est pas non plus une fonction commune à tous. La nature, réunissant toutes ces fonctions en une seule partie, varie la forme de la bouche suivant les fonctions qu'elle a à remplir. » — Voy. Cuvier, *Anat. comp.*, t. IV, 2e part., p. 379 suiv.

Chapitre x. — Que le volume et la forme de la langue sont parfaitement en rapport avec la capacité et la figure de la bouche. — Les mouvements que les muscles impriment à la langue sont volontaires; quels sont ces muscles (voy. *Dissert. sur l'anatomie*). — La langue est double et symétrique comme tous les organes des sens (voy. IX, viii). — Des glandes qui servent à humecter la langue et la bouche tout entière. — De l'utilité du frein de la langue. — Combien la nature est admirable quand elle empêche par sa sagesse tous les dommages qui devraient résulter des écarts qu'on commet dans l'acte de la génération et pendant la gestation. Combien les laboureurs sont plus raisonnables que les hommes quand ils sèment ou plantent.

En outre, le volume de la langue est en parfaite harmonie avec la bouche, car elle la touche aisément de tous les côtés, ce qu'elle ne ferait pas si son volume était moindre. Si en aucune circonstance l'étroitesse du lieu ne lui suscite d'obstacle, inconvénient qui résulterait, je pense, d'un excès de grandeur; si, au contraire, elle se meut avec aisance de tous les côtés, n'est-ce pas une chose admirable? N'est-il pas admirable aussi qu'elle se meuve par la volonté de l'animal, et non pas involontairement comme les artères? Car si ses mouvements n'obéissaient pas à notre impulsion, dépendrait-il de nous de mâcher, d'avaler, de converser? Mais comme il était mieux que l'impulsion de l'animal la guidât, et conséquemment qu'elle fût mise en jeu par des muscles, une telle disposition ne mérite-t-elle pas nos éloges? Mais si devant s'élever au palais et se porter vers les côtés, elle possède pour cette raison de nombreux muscles qui lui impriment chacun un mouvement spécial, n'est-ce pas encore une chose admirable?

D'ailleurs, si la langue est double, comme le sont tous les autres organes des sens, nous avons déjà parlé de ce fait (IX, viii), c'est à juste titre qu'à chacun de ses côtés les muscles se trouvent égaux en nombre et en dimension; de même encore elle possède deux artères qui viennent s'insérer sur elle, une de chaque côté; également deux veines (*artères et veines linguales*) et deux paires de nerfs, l'une molle (*lingual*, fourni par la 5e p., 3e de Galien) et l'autre dure (*grand hypoglosse*, ou 12e paire; 7e de Galien)[1], celle-là se distribuant sur la tunique externe de la langue, celle-ci

[1] Galien ne parle pas dans ce chapitre des branches linguales fournies par la 9e paire ou *glosso-pharyngien*. — Voy. la *Dissert. sur l'anatomie*.

se ramifiant sur les muscles, l'une devant lui servir à apprécier les saveurs, l'autre, à la mouvoir au gré de la volonté, comme précédemment nous l'avons dit (IX, XIII et XIV; voy. aussi chap. XII) en expliquant l'origine des nerfs de l'encéphale. Il est même des animaux, par exemple les serpents, qui ont la langue fendue. Chez l'homme, comme il n'était préférable ni pour la nutrition, ni pour la parole que la langue fût fendue, ses parties ont été avec raison unies et rassemblées en une seule. Elle n'en est pas moins double évidemment puisque de droite à gauche, non plus que de gauche à droite, on ne voit passer ni muscle, ni veine, ni artère, ni nerf[1]. La force, la grandeur de la langue à sa base qui la consolide, l'effilement de sa pointe, qui lui permet un mouvement rapide, ce sont là des qualités qui ne me paraissent pas dériver d'une prévoyance vulgaire.

Si, parmi les muscles, les uns devaient élever la langue vers le palais (*mylo-hyoïdien*), les autres la baisser (*hyo-glosse* et *génio-glosse*), d'autres la porter vers les côtés (*stylo-glosse*), et si, en conséquence, ils sont venus, les uns des parties supérieures, les autres des parties inférieures, ceux-là des côtés, s'insérer sur elle, n'est-ce pas encore l'œuvre d'une admirable prévoyance? En effet, dans notre traité *Sur le mouvement des muscles* (I, IV et V), nous avons démontré que chacun d'eux tire la partie dans le sens de son propre principe. Ainsi nécessairement les muscles issus des parties supérieures devaient mouvoir la langue vers le haut; les muscles issus des parties basses devaient la mouvoir vers le bas, et de même les muscles obliques devaient effectuer les mouvements de la langue vers les deux côtés.

Mais comme la langue, en se desséchant, devient difficile à mouvoir, ce qu'on voit clairement chez les personnes dévorées par la soif ou atteintes d'une fièvre brûlante, qui a consumé toute l'humidité de la bouche, la nature a pourvu, par un expédient admirable, à ce que la langue n'eût guère à redouter une sembla-

---

[1] C'est là une proposition théorique évidemment fausse; car le croisement a lieu pour tous les muscles; les génio-glosses se croisent sur la ligne médiane, en sorte qu'à ce niveau la division de la langue en deux moitiés latérales disparaît (voy. dans *Encyclop. anat.* la *Splanchn.*, par Huschke, p. 540). L'isolement sur la ligne médiane des vaisseaux et des nerfs n'est pas non plus aussi absolu que le prétend Galien.

ble souffrance. Nous avons dit précédemment (VII, XVII), à propos du larynx, qu'en vue d'une utilité analogue la nature a établi les glandes, une de chaque côté. Il en existe également pour la langue (*glandes salivaires; amygdales*). De ces glandes, des conduits versent aux parties inférieures et obliques une humeur phlegmatique qui humecte la langue elle-même, les parties inférieures, les côtés et toute la voûte de la bouche. Quant aux parties supérieures, elles avaient aussi des méats qui viennent de l'encéphale et dont j'ai parlé précédemment (VIII, VI ; p. 549 et IX, I et III).

Ainsi, tout ce qui concerne la langue a été disposé par la nature de la façon la plus complète et la plus achevée. En effet, le ligament fixé à sa partie inférieure (*frein*), manifeste comme le reste, une prévoyance extrême. Chaque muscle étant par sa nature ramené vers son principe, il devait arriver que, tirée par les muscles qui s'insèrent à sa racine, la langue par eux tendue en arrière se rétracterait et pour ainsi dire s'arrondirait de manière qu'elle ne pourrait plus également atteindre les dents antérieures et les lèvres, puisqu'elle manquerait d'une assiette solide, étant libre de toutes parts. C'est pour tous ces motifs que la nature a établi un lien de la dimension qui devait être la plus convenable. Car il n'a pas été fait sans réflexion, ni au hasard, mais avec une mesure admirable. En effet, soit qu'il se fût avancé davantage sur la langue, soit qu'il se fût arrêté en deçà de ce qui était nécessaire, la langue eût été ainsi dans une situation pire pour l'articulation des sons, et elle n'eût pas été moins gênée dans le mouvement de la mastication. Car ce lien contribue à ces deux résultats : que la langue ait une base ferme et que sa pointe se meuve aisément en tous sens. Or, si ce lien se fût peu avancé, la langue dans cet état serait gênée, moins que s'il n'eût absolument pas existé, mais presque autant. S'il se fût trop avancé, il n'aurait permis à la langue de se porter ni vers le palais, ni vers les dents supérieures, ni vers les autres parties de la bouche. La mesure du ligament est donc si parfaite, que, soit qu'on y ajoute, soit qu'on en retranche tant soit peu, la fonction de tout l'organe est altérée.

Il est surtout admirable de voir la nature réussir presque toujours et se tromper si rarement dans ces choses si délicates, lorsqu'on voit, au contraire, nos pères qui nous engendrent, et nos mères qui nous nourrissent dans leur sein, si rarement bien faire et si souvent être en faute dans l'acte de la génération, hommes et femmes cohabitant, plongés dans un tel état d'ivresse et de réplétion, qu'ils ne savent même plus dans quelle région de la terre ils se trouvent.

C'est ainsi qu'à sa naissance même, le fruit de la conception est vicié. Faut-il citer ensuite les erreurs de la femme enceinte qui, par paresse, néglige un exercice modéré, qui se gorge d'aliments, qui s'abandonne à la colère, au vin, abuse des bains, fait un emploi intempestif des plaisirs vénériens? Qui pourrait compter toutes ses fautes? Néanmoins la nature résiste à tant de désordres si dommageables et remédie au plus grand nombre. Et cependant ce n'est pas ainsi que les laboureurs plantent ou sèment et le blé, et l'orge, et la vigne et l'olivier; mais d'abord ils préparent avec grand soin la terre à laquelle ils confient leurs semences. Ensuite, pour les garantir d'une humidité excessive qui les pourrirait en les submergeant, d'un vent desséchant qui les flétrirait, du froid qui les détruirait, ne veillent-ils pas attentivement? De tels soins sont négligés de l'homme qui procrée, et de la femme qui nourrit l'enfant dans son sein; comme tous attachent moins de prix à eux-mêmes qu'à toutes les jouissances de la vie, les uns, subjugués par les plaisirs et par les excès de la table, dont ils sont insatiables, d'autres poursuivant les richesses, la puissance, les honneurs, tous ont, par cette raison, peu souci de la procréation première. Mais laissons actuellement ces gens-là et reprenons la suite du discours.

Chapitre xi. — Galien récapitule l'utilité des parties accessoires de la bouche (membrane muqueuse, luette, ouvertures et cavité des fosses nasales, épiglotte, dents, etc.) eu égard à la déglutition, à l'émission de la voix et à la respiration.

Nous avons précédemment décrit (VII, iii et suiv.), toutes les ressources déployées par la nature dans l'épiglotte et le larynx; en un mot, dans tout ce qui regarde la déglutition et la voix.

Si quelqu'un se les rappelle, il admirera, je pense, la concordance de l'utilité des parties, et sera clairement convaincu que ce n'est pas une certaine chaleur ou le mouvement du pneuma qui a fendu la bouche au hasard; dans ce cas, en effet, une au moins de ses parties internes se trouverait ou défectueuse ou superflue, ou n'offrant qu'une utilité absolument oiseuse. Si l'on observe, au contraire, que toutes ont été disposées pour la nutrition et la déglutition, pour la voix et la respiration, qu'aucune n'est inactive, ni défectueuse et ne gagnerait à être différemment, c'est une preuve suffisante, je pense, que la bouche même et que toutes les parties en rapport avec elle ont été disposées avec art. En effet, pour la tunique qui tapisse toutes ces parties, nous avons dit précédemment (IX, IX) qu'elle reçoit une portion non médiocre des nerfs mous venant de l'encéphale, dans le but, je crois, d'apprécier les saveurs comme la langue et de conserver une juste mesure de mollesse et de dureté, afin de ne pas devenir insensible ou peu sensible, ainsi que sont les os par trop de sécheresse et de dureté, et de ne pas être trop aisément blessée ou froissée par les aliments un peu durs et acides.

Nous avons dit encore, au sujet de la luette, dans nos *Commentaires sur la voix* (voy. VII, v et p. 380, note 2), qu'elle contribue à l'élévation et à la beauté de la voix, et cela d'une façon bien rationnelle, puisque d'abord elle coupe l'air à son entrée, amortit la violence de son courant, et par cela même celle du froid; nous ajoutions que plusieurs personnes ayant eu la luette tranchée jusqu'à la base, non-seulement ont éprouvé dans la voix une altération manifeste, mais encore qu'elles sentent le froid de l'air inspiré, que beaucoup même sont mortes d'un refroidissement du poumon et de la poitrine[1]; qu'enfin, si l'on coupe la luette, il ne faut pas opérer précipitamment, ni au hasard, mais laisser une partie de la base. Au reste, il est inutile de s'étendre plus longuement sur ce sujet, il nous suffira de rappeler ici les points principaux de la matière.

Nous avons dit aussi dans les livres précédents (VIII, VI et VII),

[1] Vésale et Colombus pensent (voy. Hoffmann, *l. l.*, p. 244) que l'ablation de la luette altère le timbre de la voix; mais Bauhin (*Theatr.*, III, LXXXIII) rapporte le fait d'un marchand à qui on avait enlevé toute la luette, et qui n'en éprouva aucune espèce de dommage. Les chirurgiens modernes paraissent être d'accord avec Bauhin. Quant à ce que dit Galien, qu'à la suite de cette ablation le poumon peut tellement se refroidir, que la mort s'ensuive, c'est une proposition purement théorique, et à laquelle il ne faut, à peine est-il besoin de le dire, accorder aucune foi.

au sujet des ouvertures du nez, avec quel art admirable elles aboutissent à l'os établi en avant des ventricules de l'encéphale, os semblable à une éponge (*ethmoïde*), et se terminent dans la bouche au palais, afin que l'inspiration ne commence pas immédiatement à la trachée-artère, mais que l'air fasse d'abord un détour, et comme un circuit, avant de pénétrer dans la trachée. De cette disposition, en effet, devait résulter, je pense, un double avantage ; l'un, que le poumon ne se refroidirait pas, car souvent l'air qui nous enveloppe est très-froid, et l'autre, que les particules dont parfois il est chargé, particules de poussière, de suie ou d'autre matière semblable ne pénétreraient pas jusqu'à la trachée-artère.

Dans ce circuit, l'air peut poursuivre sa route, mais les particules de cette espèce sont arrêtées, et s'attachent dans ces détours à des corps de nature humide et molle, imprégnés de viscosité et susceptibles par toutes ces qualités, de retenir les particules au passage. Quelqu'une parvient-elle jusqu'à la bouche, elle s'accroche au palais et à la *colonne* (κίων), car c'est aussi un des noms qu'on donne à la luette[1]. La preuve la plus frappante de ce fait est ce qui arrive journellement aux gens qui luttent dans des tourbillons de poussière (*pancratiastes*), et à ceux qui cheminent sur une route poudreuse. Ils ne tardent guère à se moucher et à cracher en expectorant de la poussière. Mais si d'abord les conduits du nez ne remontaient droit à la tête, et ensuite ne se dirigeaient obliquement vers le palais, et si en cet endroit ils n'avaient la luette pour leur succéder, il est évident que rien n'empêcherait la chute dans la trachée de tous les corpuscules de cette nature. C'est précisément ce qui arrive quand on respire par la bouche. J'ai vu maints athlètes vaincus principalement par cette circonstance, et ayant couru risque d'être étouffés, parce qu'ils avaient aspiré la poussière par la bouche. Ils avaient couru ce danger par un besoin subit d'inspirer fortement ; or, c'est la seule circonstance où les animaux respirent par la bouche, du moins à l'état normal[2] ; car s'il survient un phlegmon, un squirrhe ou

---

[1] Voy. la *Dissert. sur les termes anatomiques*.

[2] Galien est en ce point d'accord avec Aristote, qui appelle (*Hist. anim.*, I, XI, *med.*), le nez τῷ πνεύματι πόρος, et qui ajoute que c'est par le nez que se font l'inspiration, l'expiration et l'éternument. Dans le traité *Des parties des animaux*

quelque autre affection qui obstrue les conduits du nez, alors ils sont contraints de respirer par la bouche; mais seulement quand les conduits ne sont pas dans leur état ordinaire; à l'état normal on n'a aucunement besoin de la bouche, à moins d'être suffoqué par un accès d'asthme aigu et violent. On voit par là clairement, et c'est ce que déjà nous avons dit précédemment, que le nez est dans l'ordre le principe des organes respiratoires, et que la bouche, quand l'animal ne souffre pas d'une affection aiguë, n'est en aucune façon organe de respiration, mais que, dans les cas ci-dessus indiqués, elle aide aussi à l'animal à respirer. Il est encore évident que la luette ne contribue pas peu à ce qu'il ne pénètre dans le larynx ni poussière, ni autre substance semblable.

Apprenez encore une troisième utilité de cette partie, outre les deux utilités susdites. Il est clair déjà que des parties de la bouche, aucune n'est inutile ni défectueuse, mais que toutes, par leur volume, leur consistance, leur conformation, leur situation, ont été parfaitement disposées; car s'il en est quelqu'une que nous n'ayons pas décrite, son utilité ressort de ce que nous avons dit. Il suffit donc, à propos d'une ou de deux parties, de mentionner l'utilité de ce qui entre dans leur composition, comme nous l'avons fait pour la langue. Ce que nous avons dit, en effet, de la langue, en louant la juste proportion de son volume, s'observe, si l'on examine, sur toutes les parties également. Aucune d'elles n'est assez exiguë pour remplir incomplétement sa fonction, aucune ne tombe dans un tel excès de volume, qu'elle comprime une des autres parties ou soit elle-même resserrée par celles-ci. D'ailleurs, les fosses du nez suffisent à l'inspiration; le volume de la luette est très-suffisant pour ces trois utilités. Quant à l'épiglotte, elle a précisément la dimension de la partie qu'elle doit fermer (voy. VII, XVI). C'est ainsi encore que les conduits du larynx, de l'œsophage, l'un servant à la respiration et à la voix, l'autre à

(II, XVI *med.*), en parlant de l'éléphant, il dit : « La trompe de cet animal est pourvue de narines en vue de la respiration, comme en possèdent tous les autres animaux qui ont des poumons. » (Voy. aussi *De sensu et sensili*, cap. V.) Il est certain que dans l'état ordinaire nous respirons plus habituellement par le nez que par la bouche. Toutefois, la proposition de Galien est un peu trop absolue.

opérer le trajet des aliments, ont la capacité la plus convenable. De même encore toutes les espèces de dents et toutes les autres parties offrent entre elles une proportion, une harmonie admirables et démontrent d'une manière éclatante, ce que nous avons dit au commencement de tout l'ouvrage, c'est que notre Créateur a disposé toutes ces parties, les yeux fixés sur le but qu'il se proposait dans son œuvre.

Chapitre xii. — Les oreilles et les ailes du nez ont été créées cartilagineuses pour résister plus facilement aux chocs extérieurs. — Les oreilles ont été faites proéminentes pour renforcer le son ; elles ont une figure variée pour leur sûreté et pour celle du conduit auditif.

Nous avions commencé par les muscles temporaux (voy. plus haut chap. ii à v), dans l'intention de dire ensuite quelque chose du front et des oreilles, puisqu'il restait à décrire ces parties de la tête ; mais, entraîné par la connexion des parties, après les muscles temporaux, j'ai discouru sur les autres muscles de la mâchoire inférieure, puis je suis arrivé à parler de la bouche et des parties qui lui sont annexées. Je reviens donc aux parties non expliquées, et je réunirai dans mon enseignement les oreilles et les *ailes du nez* (nom qu'on donne aux extrémités inférieures et mobiles de cette dernière partie) ; je rattache ainsi la description des parties dont il n'a pas encore été question.

Nous avons déjà dit précédemment (VII, xxi, p. 516) que toutes les parties saillantes, nues, exposées aux chocs extérieurs, veulent être faites d'une substance telle, qu'elles ne puissent être aisément écrasées, ni brisées. L'occasion se présente de rappeler cette nécessité. L'utilité de ces parties étant commune, il est indispensable, je pense, que l'explication soit commune aussi. On voit que les oreilles (*pavillon de l'oreille*, ou *auricule*) se replient aisément et n'éprouvent aucun dommage dans cette occasion. Si l'on pose sur sa tête un chapeau ou un casque, les oreilles ne paraissent aucunement lésées par cette compression. En effet, comme elles ont un certain degré de mollesse, par cette raison elles cèdent aisément aux pressions extérieures et en amortissent la violence. Si elles étaient complétement dures à l'égal des os, ou molles comme les chairs, il arriverait de deux choses l'une : ou qu'elles seraient aisément arrachées, ou qu'elles seraient entièrement broyées. C'est pour cela qu'elles ont été créées cartilagineuses.

Je vais dire pourquoi elles sont tout à fait saillantes. Pour tous les organes des sens, la nature invente un tégument; chez les uns, c'est pour garantir de toute lésion l'encéphale qui leur est voisin; chez les autres, c'est dans l'intérêt de leur propre sûreté. Nous avons démontré (VIII, VII) que dans ce cas se trouvait l'os dit *ethmoïde* établi au-devant de l'organe de l'olfaction. Tout le nez lui-même est un rempart de ce genre. Par rapport aux yeux, nous démontrions (X, VI et VII) que les paupières, le nez, la saillie appelée joue, les sourcils et la mobilité de la peau qui les environne ont été créés pour les garantir. Il est inutile, je pense, d'entrer dans des détails sur la langue, qui est enfermée dans la bouche comme dans une caverne. Il ne reste donc que l'organe du sens de l'ouïe, et la nature d'abord y a disposé, dans l'os pétreux (*rocher*), le repli du conduit (*labyrinthe*), afin qu'il ne soit incommodé par le choc d'aucun corps extérieur. Un des livres précédents (VIII, VI) vous a suffisamment fait connaître ce circuit. En second lieu, de même que la nature avait placé au-dessus des yeux les poils des sourcils pour recevoir d'abord la sueur, qui de la tête aurait coulé dans les yeux; de même elle a voulu établir un rempart devant les oreilles[1]. Pour les yeux, qui voulaient être situés sur une éminence, ce point aussi a été démontré (VIII, V), il était préférable de ne pas élever un grand rempart d'une dimension telle qu'il leur cachât le jour. Il en était tout autrement pour l'ouïe, les parties fixées en avant de l'oreille, loin d'empêcher le son de pénétrer, devant, au contraire, l'apporter en le renforçant. Je ne veux pour preuve de cette assertion que l'expédient employé par le consul romain Adrien[2], qui, atteint d'une affec-

---

[1] On lit dans Cicéron, *De natura Deorum*, II, § 57 : « Extra eminent, quæ « appellantur aures, et tegendi causa factæ, tutandique sensus, et ne adjectæ voces « laberentur, atque errarent, priusquam sensus ab his pulsus esset. Sed duros et « quasi corneolos habent introitus, multisque cum flexibus, quod his naturis « relatus amplificatur sonus. »

[2] Ἀδριανός. — Hoffmann, *l. l.*, p. 255, suiv., a longuement discuté la question de savoir quel était le personnage dont parle ici Galien; mais il n'est arrivé à aucun résultat satisfaisant, et il y a peut-être une corruption dans le nom. Toutefois, le manuscrit 2154 porte Ἀδριανός comme les textes imprimés. — On voit

tion de l'ouïe, plaçait derrière ses oreilles, ses mains fermées en creux et repliées d'arrière en avant, pour entendre plus aisément. Aristote (*Part. anim.*, II, XI ; *Gener. anim.*, V, II) a aussi remarqué à ce propos que les ânes, les chiens et tous les autres animaux doués de grandes oreilles, les redressent et les tournent toujours du côté du bruit et de la voix, instruits qu'ils sont par la nature de l'utilité des parties. Mais chez les hommes, des oreilles aussi grandes les gêneraient pour se couvrir la tête de chapeaux, de casques ou d'autres coiffures, ce qu'ils devaient faire si fréquemment, car, même chez les chevaux de bataille, qui ont des oreilles beaucoup plus petites que les ânes, on est gêné par la grandeur de ces oreilles quand il faut leur couvrir la tête. Chez l'homme, donc, il était préférable que les oreilles ne s'étendissent et ne couvrissent les conduits qu'autant qu'elles le font maintenant. Car de cette façon, en même temps qu'elles répercutent le son et protégent le conduit, elles n'empêchent aucunement d'appliquer une coiffure sur toute la tête. C'est donc avec raison qu'elles sont complétement immobiles ou susceptibles d'un mouvement léger et imperceptible. En effet, petites comme elles sont, leur mobilité eût été pour nous d'un avantage bien faible ou même complétement nul [1]. Si elles sont convexes extérieurement et creuses intérieurement, c'est pour que rien ne s'introduise dans le conduit auditif et qu'elles ne soient pas lésées facilement ; car souvent déjà nous avons dit (voy. par ex., I, XI, p. 131 ; VIII, XI, p. 559-560 ; X, VI) que la figure ronde était de toutes la moins susceptible de lésions. C'est encore en vue de la même utilité que les deux oreilles sont sinueuses; de cette façon, en effet, elles peuvent se

---

par ce passage qu'au temps de Galien, non-seulement on n'avait pas encore inventé le cornet acoustique, mais même que l'usage de mettre sa main derrière son oreille pour renforcer les sons n'était pas répandu ; le geste est cependant pour ainsi dire naturel.

[1] On distingue parmi les muscles extrinsèques de l'oreille externe un *élévateur*, un *rétracteur* ordinairement multiple, et un *protracteur;* mais il n'y a, comme le remarque Theile (*Myologie*, p. 16, dans *Encyclop. anat.*), qu'un petit nombre de sujets, surtout chez les peuples civilisés, sur lesquels on puisse apercevoir l'action de ces muscles. Personne, ajoute-t-il, n'a peut-être encore observé celle du *protracteur*. Quant à l'action des muscles intrinsèques, elle est encore plus problématique.

plier et se replier mieux que si leur figure eût été simple et uniforme.

CHAPITRE XIII. — Du soin que la nature prend pour l'embellissement des parties.

Vous pouvez maintenant considérer avec quelle sollicitude la nature a pourvu à la beauté des oreilles ; car elle s'occupe par surcroît de ce soin, ne laissant sortir de ses mains aucune partie sans lui avoir donné tout son poli, son fini, son harmonie. De même, en effet, que les ouvriers habiles pour fournir, en dehors de leur travail un échantillon de leur savoir-faire, se plaisent soit sur des couvercles et des boucliers, souvent sur la poignée des glaives, soit même sur des coupes, à ajouter quelque ornement étranger à l'utilité de l'objet et emprunté à la statuaire, ils y cisèlent des feuilles de lierre, ou les tiges tortueuses de la vigne, ou quelques cyprès ; de même la nature a par surcroît embelli tous les membres, principalement ceux de l'homme. En bien des endroits, cet embellissement brille aux yeux, mais parfois il se dérobe sous l'éclat de l'utilité. Pour les oreilles, la beauté y apparaît clairement, comme aussi, je pense, à l'extrémité du membre viril, dans la peau que l'on nomme *prépuce* (voy. cepend. plus loin, chap. XIV et XVI), comme encore dans les chairs qui existent aux fesses (voy. XV, VIII). Regardez un singe, et vous reconnaîtrez évidemment combien laide serait cette partie si elle eût été dépourvue de chairs. Dans l'œil, partie bien plus belle que toutes celles que nous venons d'énumérer, on dédaigne la beauté, parce qu'on admire grandement l'utilité de l'organe. On dédaigne aussi la beauté du nez, des lèvres et de mille autres parties, parce que la beauté de l'utilité est bien supérieure au plaisir des yeux. Toutefois, si une partie des lèvres et du nez avait été retranchée, on ne saurait dire à quel degré de laideur toute la face serait réduite. Mais toutes ces choses ont été, ainsi que je l'ai dit, créées par la nature, non par un premier calcul, mais comme additions à l'œuvre principale et comme délassements. Les choses auxquelles la nature s'applique et qu'elle considère constamment, ce sont celles qui concernent les fonctions et les utilités. Nous avons dit précédemment (I, VIII et XVI) en quoi la fonction diffère de l'utilité ; nous avons dit aussi que, si par rapport à la structure et à la création de la partie, la fonction est la première pour la dignité, l'utilité est la première et la fonction la seconde. Nous avons établi encore (I, IX, p. 128) que la beauté véritable se résume dans la perfection de l'utilité, et que le but premier de toutes les parties est l'utilité de la structure.

CHAPITRE XIV. — De la double utilité des poils : par exemple, la barbe sert à protéger les mâchoires et les joues, et en même temps à orner le visage. — Pourquoi la femme en est dépourvue. — Des cheveux dans les deux sexes. — Pourquoi le front n'est-il pas couvert de poils comme le reste de la tête. — Causes de la mobilité de la peau du front. — Des sourcils et des cils. — A ce propos discussion contre Moïse qui dans la Genèse accorde à Dieu le pouvoir de faire faire ce qu'il lui plaît. — Galien sans bien comprendre Moïse met des bornes à cette omnipotence. — Comparaison de la production des sourcils et des cils à celle des plantes.

Quant à cette nécessité de viser par surcroît à la beauté de la forme, nécessité reconnue de ceux qui étudient les œuvres de la nature, comme je n'en ai parlé en aucun endroit des livres précédents, j'ai pensé que, maintenant surtout, il était convenable d'en dire un mot : Par exemple, les poils des joues, non-seulement protégent ces parties, mais encore contribuent à les orner; car l'homme paraît plus respectable, surtout avec le progrès de l'âge, si une belle barbe vient à entourer tout son visage. C'est pour cette raison que la nature a laissé nues et glabres les parties appelées *pommettes* (μῆλα) et le nez; car tout le visage aurait pris un caractère farouche et sauvage, qui ne convient nullement à un être doux et sociable. Mais l'épaisseur même des os contribue à protéger la pommette; la chaleur de l'air expiré est favorable au nez, en sorte que ces parties non plus ne sont pas absolument délaissées. Vous pouvez aussi toucher les yeux, surtout quand il fait froid, alors vous sentirez très-nettement qu'ils sont chauds. Les yeux donc non plus ne sont pas complétement négligés ni dénués de protection contre le froid, puisqu'ils ont pour défense propre leur chaleur naturelle, qui n'a aucun besoin des téguments extérieurs.

Pour la femme, dont le corps est délicat, toujours semblable à celui d'un enfant et glabre, cette absence de poils au visage ne devait pas manquer de grâce; d'ailleurs, comme ce sexe n'a pas des mœurs aussi graves que le sexe mâle, il n'a pas non plus besoin d'un extérieur grave (voy. XIV, VI); car nous avons démontré souvent déjà (voy. I, II, III, IV, XXII, et III, XVI *fine*), sinon dans tout l'ouvrage, que la nature a créé la figure du corps en rapport avec les habitudes de l'esprit. Mais si les femmes étant la plupart du temps renfermées dans leurs habitations, n'avaient pas besoin d'un tégument spécial et protecteur contre le froid, leur tête du moins réclamait une chevelure, à la fois comme tégument et comme parure, et il leur en a été donné une ainsi qu'aux hommes.

De plus, c'est en vue d'une autre utilité indispensable que nous avons des poils aux joues et sur la tête. En effet, comme l'exhalaison des humeurs se fait vers la tête, la nature en emploie surtout les superfluités les plus grossières à la nutrition des poils. Si donc les hommes, à proportion qu'ils ont plus de chaleur naturelle que les femmes, ont une plus grande abondance de ces superfluités, la nature a pour celles-ci imaginé une double évacuation, celle des poils de la tête et celle des poils des joues. Il suffit de ces détails sur cette matière.

Mais pourquoi le front n'a-t-il pas de poils comme la tête tout entière, et pourquoi la peau à cet endroit se meut-elle seulement par la volonté de l'animal? C'est ce que nous allons expliquer : Le front s'ombrage aussi des poils de la tête, autant que nous voulons, il n'a donc nul besoin d'avoir lui-même des poils, et s'il en produisait nous serions, je pense, obligés de les raser constamment, attendu que le front domine les yeux. Or, nous avons démontré ailleurs et spécialement à l'égard des organes de la nutrition (IV, XVII, et XVIII) que la nature a pourvu soigneusement à ce que l'homme ne dût pas s'occuper perpétuellement de son corps, ni être l'esclave éternel de ses besoins impérieux ; car il était convenable, je pense, qu'un être doué de raison et sociable s'inquiétât médiocrement de son corps, n'imitant pas ces gens qui, si quelque ami vient réclamer leur aide, prétextent d'affaires, courent se renfermer chez eux, et là, loin des regards, s'épilent, se peignent à loisir et consument toute leur vie à soigner leur corps sans nécessité, ne sachant même pas s'ils ont quelque chose de supérieur au corps. Il convient donc d'avoir pitié de ces gens, et cherchant à résoudre les questions proposées de montrer que la peau du front non-seulement est dépourvue de poils à cause des yeux, mais aussi que, si elle se meut volontairement, c'est encore dans l'intérêt des yeux.

Il leur était nécessaire, en effet, de s'ouvrir considérablement quand ils cherchent à voir en une seule fois un grand nombre des objets extérieurs, puis d'être ramenés et pressés en se cachant sous tous les corps qui les enveloppent exactement s'ils viennent à craindre le choc de quelque corps. En vue donc de ces deux utilités, toute la peau qui entoure les yeux, celle du front et aussi celle des joues, a été créée par la nature, mobile à volonté, afin que tour à tour tendue ou repliée sur elle-même elle suffise à ouvrir ou à refermer les yeux.

La nature n'a pas négligé non plus les poils des sourcils; ce sont parmi ceux qu'elle a créés, les seuls poils, avec ceux des paupières qui conservent toujours la même longueur, tandis que ceux de la tête et des joues peuvent s'accroître considérablement. Ces derniers, en effet, présentaient à la fois une utilité double, l'une relative à la défense des parties, l'autre à la consommation des superfluités grossières; la première, présentant des variétés assez nombreuses, puisque nous n'avons pas également besoin de protection selon les âges de la vie, les saisons de l'année, les différents pays ou les prédispositions du corps; car la même chevelure ne convient pas à l'homme et à l'enfant, au vieillard et à la femme, en été et en hiver, dans un climat chaud et dans un climat froid, à celui qui souffre des yeux et de la tête, et à celui qui est en bonne santé. Mieux valait donc, obéissant à la diversité des circonstances, laisser les cheveux tantôt plus longs, tantôt moins longs. Quant aux poils des yeux et des sourcils, soit que vous y ajoutiez, soit que vous en retranchiez, vous détruisez leur utilité. En effet, les premiers ont été disposés comme un retranchement avancé, pour prévenir la chute de quelque corpuscule dans les yeux ouverts; les seconds devaient les abriter en arrêtant d'abord, au passage, toutes les matières qui découlent de la tête. Si donc vous les faites plus petits ou plus rares qu'il ne convient, vous détruisez d'autant leur utilité. Ces matières, que naguère ils écartaient, ils les laisseront, les unes pénétrer, et les autres couler dans les yeux. D'autre part, si vous les faites plus grands ou plus épais, ils ne seront plus pour les yeux un retranchement ou un mur protecteur, mais un tégument semblable à une enceinte fermée; ils voileront et offusqueront les pupilles, ceux de tous les organes qui ont le moins besoin d'être offusqués. Est-ce donc que notre Créateur a enjoint à ces poils seuls de conserver toujours leur longueur égale, et que ceux-ci, respectant l'injonction ou redoutant le Dieu qui avait commandé, ou convaincus eux-mêmes qu'il valait mieux agir ainsi, conservent leur dimension comme ils en ont reçu l'ordre?

Est-ce que cette façon dont Moïse résolvait les questions naturelles est meilleure que celle dont se sert Épicure? A mon avis, il est préférable de ne prendre ni l'une ni l'autre explication; et tout en conservant, comme Moïse, le principe de la génération par un Créateur dans toutes les choses engendrées, il faut ajouter à ce principe celui qui dérive de la matière (voy. XV, 1)[1]. Si donc notre Créateur a fait des poils qui étaient dans la nécessité de conserver toujours la même longueur, c'est que cela était préférable. Quand il eut décidé qu'il fallait créer des poils de cette sorte, il étendit en conséquence sous les uns un corps dur comme un cartilage; sous les autres une peau épaisse, unie au cartilage par les sourcils[2]. En effet, il ne suffisait pas seulement de vouloir que les

---

[1] Galien, faisant ici allusion au premier chapitre de la *Genèse* où éclate l'omnipotence du Créateur, refuse à Dieu la toute-puissance absolue, celle par exemple de faire un homme avec une pierre, il veut que Dieu soit astreint aux lois de la matière; toutefois il reconnaît que la *suprême providence* de Moïse vaut mieux que le *hasard* désordonné d'Épicure. La vraie différence qui existe entre Galien et Moïse, c'est que pour Galien les lois de la matière sont antérieures et supérieures à Dieu, tandis que pour Moïse Dieu crée en même temps la matière et ses lois, que, par conséquent, il la gouverne à son gré; mais il ne s'ensuit pas positivement que le Dieu de Moïse ne tienne pas compte des conditions mêmes de la matière dans les créations; s'il prend par exemple du limon pour faire un homme, ce limon reçoit à l'instant dans ses mains les qualités de la matière animale; il ne fera pas plus pousser un oiseau sur un arbre, ou une plante sur un animal que des poils sur un os. Seulement, dans l'opinion de Moïse, Dieu peut transformer la matière à son gré et la mettre dans des conditions propres à chaque créature.

[2] On a, dans tout ce chapitre, un exemple frappant de l'incohérence, de la stérilité et de l'insuffisance des explications physiologiques de Galien. Ainsi, il croit que les superfluités qui s'échappent de la tête à travers le crâne sont destinées à nourrir ces cheveux; il admet en même temps que les hommes ont plus de ces superfluités que les femmes, et que c'est pour cela qu'ils ont des poils à la fois sur la tête, aux joues et au menton; mais il ne s'aperçoit pas d'une part que tous les poils réunis de la face et de la tête chez l'homme ne valent pas

poils eussent cette propriété, car lorsqu'il voudrait d'une pierre faire à l'instant un homme, cela ne lui serait pas possible. Et c'est en cela que diffère de l'opinion de Moïse notre opinion et celle de Platon et des autres philosophes grecs qui ont traité convenablement des questions naturelles. Pour Moïse, il suffit que Dieu ait voulu orner la matière et soudain la matière est ornée; car il pense que tout est possible à Dieu, voulût-il même, avec de la cendre, faire un cheval ou un bœuf. Pour nous, nous ne jugeons pas ainsi, mais nous prétendons que certaines choses sont impossibles à la nature; que Dieu, loin d'en faire l'épreuve, se contente parmi les choses possibles, de choisir la meilleure.

Si donc pour les poils des paupières il était mieux qu'ils fussent de grandeur et de nombre invariable, nous ne disons pas que Dieu l'a voulu ainsi, et qu'à l'instant les poils ont été créés avec cette propriété. Non, car le voulût-il mille fois, jamais ils ne naîtraient tels qu'ils sont, s'ils sortaient d'un derme mou. En effet, sans parler du reste, il leur serait absolument impossible de se maintenir droits, s'ils n'étaient implantés dans une substance dure.

---

l'épaisse et longue chevelure des femmes, et que ces superfluités qui s'échappent du crâne ne peuvent guère servir à alimenter les poils du menton et même des joues. D'un autre côté, il ne voit pas non plus que si les cils ou les sourcils ne s'accroissent pas à cause de l'espèce particulière de peau, ou à cause du cartilage sur lesquels ils sont implantés, les poils de la tête qui reposent sur un cuir chevelu, dense et doublé par le péricrâne ne doivent pas s'accroître non plus! Certes, pour de pareils faits, le mieux encore puisqu'on n'en sait pas la cause, c'est de dire avec Moïse ou avec Platon : cela est parce que Dieu ou la nature l'ont voulu ainsi. Je n'ai pas besoin de faire remarquer aussi combien Galien fausse à plaisir les faits pour ce qui regarde les poils des aisselles et des parties génitales : si la cause qui fait croître les poils est surtout l'humidité, assurément aucune autre partie ne devrait en avoir de plus longs que ces deux régions; or, il est loin d'en être ainsi. Ajoutez encore que la femme, plus *humide* que l'homme dans le système de Galien, devrait avoir généralement plus de poils que lui, et cependant c'est à la tête seulement que la production des poils est supérieure chez la femme. Du reste, plutôt que d'abandonner son système, Galien aime mieux admettre qu'il y a dans le corps des productions abandonnées à la nature des lieux eux-mêmes, et qui ne sont pas réglées par le Créateur. Tels sont, suivant lui, les poils des aisselles et des parties génitales, comme si ces poils n'étaient pas aussi bien limités que ceux de la tête et de la face! Je n'en finirais pas si je voulais faire ressortir tous les vices de raisonnement qui abondent dans ce chapitre.

Nous disons donc que Dieu est le principe des deux choses : et du meilleur choix dans les œuvres mêmes à exécuter, et du choix relatif à la matière. En effet, comme les poils des paupières devaient à la fois se maintenir droits, et demeurer toujours égaux en grandeur et en nombre, il les a fixés sur un corps cartilagineux. Mais s'il les eût fixés sur une substance molle et charnue, il eût été plus inconséquent, non-seulement que Moïse, mais qu'un mauvais général qui dresserait un mur ou un retranchement sur un terrain marécageux. Si les poils des sourcils se maintiennent toujours dans le même état, cela résulte du choix même de la matière. De même, en effet, que, parmi les herbes et les plantes, les unes, sortant d'une terre humide et grasse, parviennent à une hauteur considérable, tandis que les autres naissent d'un terrain pierreux et aride, restent petites, dures et privées d'accroissement; de la même façon aussi, je pense, les poils qui naissent des parties humides et molles prennent un grand accroissement, comme sur la tête, aux aisselles et aux parties génitales; tandis que ceux qui sortent des parties dures et sèches restent grêles et petits. C'est pourquoi la production des poils, comme celle des herbes et des plantes, a une double cause : l'une est la prévoyance du Créateur, l'autre la nature du lieu où ils naissent.

On a souvent occasion de voir un champ à l'époque où le blé et l'orge poussent encore comme une herbe simple et frêle, et quelque autre terrain aussi bien fourni que le champ, mais rempli de mauvaise herbe. Dans ce dernier terrain, c'est l'humidité nourricière qui a épaissi l'herbe ; dans le champ, c'est la prévoyance du cultivateur. Pour ceux qui ne peuvent distinguer de l'autre herbe les tiges des semences récemment sorties de terre, l'alignement seul de la plantation suffit pour les reconnaître. En effet, la hauteur égale des tiges et l'enceinte extérieure tracée au cordeau indiquent de reste que c'est grâce à l'art et à la prévoyance du cultivateur que le terrain s'est couvert d'herbe. Pour celle qui croît spontanément, tout le contraire a lieu. En effet, les tiges sont inégales de hauteur, et il n'existe pas de bornes qui marquent les limites. Telle est la nature des poils qui naissent aux aisselles et sur les autres membres, des lignes précises ne les bornent pas comme ceux des sourcils, des paupières et de la tête, mais ils ont des limites inégales, étant disséminés au hasard. En effet, c'est l'humidité des parties qui les engendre; ils ne sont pas l'œuvre de la prévoyance du Créateur. Aussi naissent-ils abondants chez les tempéraments chauds, tandis que chez les tempéraments froids ils manquent absolument ou sont excessivement rares. Ceux, au contraire, dont s'est préoccupé le Créateur même, comme le cultivateur d'un champ, naissent avec tous les tempéraments, chauds, froids, humides et secs, à moins qu'ils ne soient implantés chez un individu affecté d'une dyscrasie excessive et complète, comme est une terre pierreuse et sablonneuse.

De même donc que tout terrain, à l'exception d'un terrain aussi mauvais, comporte l'art du cultivateur, de même aussi, je pense, toute saine constitution du corps admet l'art du Créateur des animaux; et il faut une affection sérieuse de la partie pour faire tomber les poils des paupières ou des sourcils; comme aussi il faut une affection, mais moins grave, je pense, pour enlever les cheveux de la tête. En effet, les plantes sorties d'un terrain dur et desséché, si elles ont plus de difficultés à naître et exigent beaucoup de soins, résistent mieux à la destruction; car elles sont solidement enracinées, maintenues et pressées de toutes parts. C'est ainsi que la tête des Éthiopiens qui n'engendre, vu la sécheresse de la peau, que des cheveux grêles et privés de croissance, se dégarnit malaisément.

Le Créateur, instruit par avance de tous ces faits, sachant qu'il valait mieux donner aux paupières et aux sourcils des poils petits et incapables de croissance, il est vrai, mais stables, a implanté leurs racines sur une peau dure et cartilagineuse, comme en un terrain argileux et pierreux; car il est tout à fait impossible de déposer dans le rocher le germe d'une plante, comme de fixer dans un os la racine d'un poil. Mais sur la tête (en effet, ce lieu était bien tempéré) il a fait germer une moisson de poils destinés d'une part, à absorber l'humidité surabondante, pour qu'elle ne nuise pas aux parties sous-jacentes, d'autre part à protéger la tête même. Quant aux abords des parties génitales, des poils devaient nécessairement y prendre naissance, car ces lieux sont chauds et humides; ces poils servent à couvrir et à orner les parties situées en cette région, comme sont les fesses pour l'anus et le prépuce pour le membre viril (voy. chap. XIII). En effet, les choses ont une génération nécessaire (voy. V, III); notre Créateur, éminent en toutes choses ,et si ingénieusement habile à choisir et à exécuter ce qui est le mieux, les utilise à plusieurs fins.

Chapitre xv. — Des différentes espèces de peau et en particulier de celle de la face. — Que la peau des lèvres se distingue plus spécialement de toute celle du reste du corps.

Lors donc que le Créateur ornait ainsi toutes les parties, il n'a pas négligé les sourcils ni aucune autre; mais, comme nous venons de le dire plus haut (chap. xiv, p. 687), il choisit d'abord comme *substratum* la matière convenable à chacune des parties futures; puis avec cette matière il exécute ce qui est nécessaire. Nous avons dit qu'il était préférable que la peau du front fût mobile (*Ibid.*, p. 686; cf. aussi IX, xv). Mais, sachant que dans une partie le mouvement volontaire ne pouvait exister sans un muscle, le Créateur a étendu sous la peau une couche mince de substance musculeuse. En effet, il crée toujours le volume des muscles proportionné à la grandeur des parties qui doivent être mues. Ce n'est qu'ici que le derme est uni à la substance musculaire, tandis qu'il est adhérent au tendon de la paume des mains et de la plante des pieds. Ce n'est pas par un souci minutieux des mots, c'est pour exprimer la différence des choses que j'ai employé le mot *uni* pour la peau du front, et celui d'*adhérent* pour celle des mains et des pieds; vous le comprendrez clairement si vous voulez disséquer avec soin les parties. En effet, comme nous le disions dans les livres où ils sont décrits (II, vi), les tendons qui, des muscles supérieurs, aboutissent à la peau intérieure de la main et à la peau inférieure du pied, font qu'à la fois elle est plus sensible, plus glabre et moins mobile que la peau d'autres parties. Pour le front, la partie superficielle de la substance musculeuse sous-jacente devient elle-même *peau*.

Il existe une troisième différence dans la peau du corps entier, peau à laquelle vient s'attacher, mais non adhérer, la substance musculeuse sous-jacente (*peaussier*, *chez les singes*). Il en existe une quatrième dans les lèvres, où pour ainsi dire les muscles viennent se perdre et s'intriquer intimement avec la peau (voy. IX, xv). Aucune de ces différences n'a été créée inutilement, et sans but. Du reste, nous venons d'expliquer, à propos de ces parties, qu'il ne leur était pas possible d'être mieux autrement qu'elles ne sont.

Au sujet de toute la peau des yeux, nous avons dans le livre actuel (cf. Hoffmann, p. 262) commencé de démontrer qu'elle ne peut pas être détachée de la chair sous-jacente, et qu'il en est de même pour les parties internes des mains et les parties inférieures des pieds. Mais ni l'une ni l'autre de ces espèces de peau n'est lâche comme celle du front, ni douée de mobilité perceptible aux sens, puisque la peau du front n'a pas été créée telle qu'elle est en vue de la même utilité; mais si cette peau n'était pas lâche, elle ne pourrait se mouvoir au gré de la volonté. Je vais dire comment cette propriété existe en elle : elle est unie complétement à la substance musculeuse sous-jacente, et constitue la couche superficielle de cette substance musculeuse. Cependant elle n'est pas en contact avec les os sous-jacents, elle en est séparée par le périoste, lequel aussi est complétement lâche et appliqué sur les os; aucune membrane ne s'insère sur ces os, elle y adhère seulement par quelques fibres minces. Nulle part ailleurs il n'existe une telle nature de peau, car elle serait sans utilité.

Dans les parties des joues (*os malaires*) en rapport avec les yeux, vous ne trouverez pas de la substance musculeuse sous-jacente, mais un périoste étendu sur les os et lâche comme toute la peau [1]. Si sa partie inférieure s'incorpore aux mâchoires, et si sa partie supérieure s'unit à la substance musculaire sous-jacente du front, c'est pour être mue avec ces parties. Vous pouvez cependant, si vous voulez, compter cette disposition comme une cinquième espèce de peau, outre les quatre espèces susdites, mais elle ne se distingue aucunement par une forme spéciale de la peau de l'animal entier. Étant seule en connexion avec deux espèces de peau mobile, unie à l'une et adhérente à l'autre, elle participe conséquemment au mouvement volontaire, et par là aussi elle diffère de la peau de l'animal entier.

Grâce à la même sagesse du Créateur, la substance seule des lèvres est faite de telle sorte, qu'on peut l'appeler justement *muscle dermateux* ou *derme musculeux*. En effet, elle avait besoin d'être mobile à volonté et beaucoup plus résistante que les autres mus-

[1] Galien confond ici le véritable périoste avec les expansions fibreuses qui doublent la peau des joues. La même erreur est commise plus haut pour le crâne.

cles; aussi le Créateur l'a-t-il composée d'un mélange intime de peau et de muscle.

CHAPITRE XVI. — Des quatre muscles des lèvres et de leurs mouvements. — Que la disposition de ces muscles (auxquels Galien ajoute le peaussier) est parfaitement en rapport avec leurs fonctions. — (Voy. pour le nombre et la détermination de ces muscles la *Dissertation sur l'anatomie*.)

Il existe quatre principes de mouvement pour les muscles qui aboutissent aux lèvres, muscles manifestes et évidents avant de s'être confondus avec la peau, mais complétement invisibles et inséparables de la substance de cette dernière quand ils lui sont unis. En effet, les lèvres des animaux, comme nous l'avons dit (chap. XV *fine*), ont été constituées par un mélange intime de toute la substance musculeuse avec toute la substance dermateuse. Pourquoi quatre muscles viennent-ils s'insérer aux lèvres? Pourquoi deux ont-ils leur principe à l'extrémité inférieure de la mâchoire inférieure (*triangulaire et carré du menton?*) et les deux autres un peu au-dessous des joues (*petit et grand zygomatiques*, *élévateur propre; — partie de l'élévateur commun* ou *pyramidal?*) Pourquoi n'en fallait-il ni plus ni moins, ni de plus grands ni de plus petits, ni dérivés d'un autre endroit? C'est ce que je vais expliquer: Il existe quatre muscles, parce qu'il devait y avoir quatre principes de mouvement aux lèvres, deux à chacune d'elles, la dirigeant par un mouvement de circumduction, l'un à droite, l'autre à gauche. La grandeur des organes à mouvoir est proportionnée à ces muscles. Les extrémités sont pour les muscles supérieurs attachées du côté des joues, car ils devaient imprimer des mouvements obliques à l'une et à l'autre partie de la lèvre; dans les muscles inférieurs leur position est tout oblique, et les mouvements sont également obliqués. Ici encore apparaît cette sagesse du Créateur, que déjà mille fois nous avons signalée. En effet, il a attribué huit mouvements à quatre muscles; quatre obliques, dont deux à chaque lèvre; et outre ceux-ci, quatre autres mouvements directs, deux exactement droits; l'un, quand les lèvres sont le plus écartées l'une de l'autre, celle-ci étant relevée vers le nez, celle-là étant tirée vers le menton, et l'autre quand elles se rejoignent, la lèvre supérieure s'inclinant en bas, et la lèvre inférieure en haut.

A propos du carpe et du bras, nous démontrions (II, IV et XVI) que des mouvements obliques résultent les mouvements droits; il en est de même pour les lèvres. En effet, si un seul muscle de l'une des deux lèvres agit, il se produit un mouvement oblique; mais si tous les deux sont tendus, dans ce cas, alors, la lèvre est tirée en haut par les muscles supérieurs, et tirée en bas par les muscles inférieurs. De plus, si les fibres externes sont tendues, il arrive aux lèvres de se tourner en dehors; et si les fibres internes sont tendues, de se tourner en dedans, et de se replier; de sorte qu'en additionnant ces deux mouvements [composés] avec les mouvements exactement droits, vous trouverez quatre mouvements accessoires, et huit en tout pour le mouvement des lèvres, car il en existe quatre obliques. De ces mouvement externes additionnels, et dont nous venons de parler à l'instant même, le premier a lieu quand les lèvres s'écartent, le second quand elles se réunissent, le troisième quand elles se tournent en dehors, le quatrième quand elles se replient en dedans.

Afin que non-seulement ces mouvements mêmes, mais avec eux encore ceux des mâchoires fussent susceptibles du plus grand développement, la nature a étendu extérieurement un muscle large et mince, un de chaque côté, lequel s'étend jusqu'à l'épine du cou (*peaussier*). Parmi les fibres de ces muscles, les unes, venant du sternum et de chacune des clavicules là où elles s'articulent avec le sternum, remontent droit à la lèvre inférieure; les autres, venant du reste des clavicules, se dirigent obliquement vers les côtés des lèvres. Plus obliques encore que celles-ci sont les fibres qui, des omoplates, remontent aux côtés des lèvres et aux parties avoisinantes des joues. Pour les autres parties des joues, d'autres fibres les tirent en arrière du côté des oreilles. Ce muscle était inconnu des anatomistes, bien qu'il reçoive à travers presque toutes les vertèbres du cou un nombre très-considérable de nerfs; mais son mouvement vous apparaîtra clairement, si, ayant fermé exactement la mâchoire, vous voulez tirer, autant que possible, les lèvres et les joues vers chacune des parties que j'ai désignées. Étant connue la fonction de ce muscle, à l'instant apparaît son utilité, et il est manifeste qu'il contribue grandement à la parole et à la mastication.

Il était préférable, cela je pense aussi est évident, d'amener à la lèvre inférieure des nerfs pris parmi ceux qui traversent la mâchoire inférieure, et pour la lèvre supérieure de tirer des nerfs de ceux qui traversent la mâchoire supérieure (*branches du trifacial*). De même encore pour les artères et les veines, les amener des artères et des veines voisines (*branches des artère et veine faciales*) à chacune des lèvres valait bien mieux que de chercher une source éloignée et de les en tirer. Mais dans un des livres suivants (le XVIe), il sera traité de l'équitable distribution des artères, des veines et des nerfs dans tous les membres.

Chapitre xvii. — Pourquoi les ailes du nez sont cartilagineuses, et pourquoi jouissent-elles d'un mouvement volontaire (voy. chap. xii, cf. aussi, p. 679). — Voy. pour la détermination des muscles du nez que Galien réduit à une seule paire, la *Dissertation sur l'anatomie*. — Du nerf qui se distribue à ces muscles. — De la tunique (*membrane muqueuse*) qui revêt les fosses nasales. — Du canal lacrymal et du canal nasal.

Nous avons précédemment expliqué en partie, et nous allons maintenant encore rappeler pourquoi les ailes du nez devaient être à la fois cartilagineuses et mues par la volonté de l'animal[1]. Le mouvement des ailes n'aide pas médiocrement aux inspirations un peu fortes, comme aussi aux exsufflations. C'est pour ce motif qu'elles ont été créées mobiles; elles sont faites de cartilage, parce que cette substance est très-difficile à briser ou à rompre. Que le mouvement des ailes dépende de la volonté, au lieu de n'obéir à aucune impulsion comme celui des artères, c'est une disposition heureuse; et pour ne pas comprendre cela maintenant par soi-même, il faudrait avoir prêté une attention bien distraite à tous nos raisonnements précédents (cf. X, ix et x). Qu'il fût nécessaire aussi d'insérer des muscles sur les ailes du nez, si elles devaient être mues de cette façon, c'est une chose qu'à présent on doit comprendre quand on a entendu mille fois parler du mouvement et de la nature des muscles. Mais peut-être veut-on apprendre de nous quels sont ces muscles, quels sont leur volume, leur situation, leur principe et leur trajet jusqu'aux ailes du nez. Ces questions,

---

[1] Galien (*Comm.* II, *in Epid.* III, § 4, t. XVII b) dit qu'il a souvent observé comme un phénomène fâcheux et comme une preuve de quelque affection grave des voies respiratoires, ce mouvement de dilatation et de contraction des ailes du nez.

en effet, ne se résolvent pas par le raisonnement, mais par la dissection.

Nous enseignons donc d'abord que leur origine se trouve au bas des joues, à côté du principe des muscles qui se rendent aux lèvres (*partie de l'élévateur commun de la lèvre sup. et de l'aile du nez ou pyramidal?*); ensuite pour leur position, qu'après avoir accompagné ces muscles quelque temps, ils s'en séparent toujours de plus en plus, en se dirigeant obliquement vers le nez. Ils sont petits, proportionnés aux parties qu'ils meuvent, circonstance qu'il était inutile de rappeler, puisque ceux qui lisent ce traité sont déjà bien convaincus de la prévoyance du Créateur. Il serait superflu encore d'ajouter qu'il se détache sur eux de petites ramifications des nerfs qui traversent la mâchoire supérieure (*rameaux du maxillaire supér.* — Voy. IX, VIII, XIII et XV); néanmoins mentionnons ce fait pour ne laisser aucune lacune dans ce livre.

De même, il est peut-être encore inutile de parler à un auditeur qui a de la mémoire de la tunique qui tapisse les conduits du nez (voy. IX, XV et XVI; voy. aussi VII, III). Disons cependant qu'elle a été créée chez les animaux en vue d'une double utilité : la première est analogue à celle que procure au larynx et à toute la trachée la tunique qui les revêt intérieurement; la seconde consiste à communiquer la sensibilité à tout l'organe, car l'os du nez et le cartilage ne pouvaient être sensibles. Quant aux nerfs qui viennent s'insérer sur cette tunique, je n'ai pas besoin d'en parler. J'en ai précédemment (IX, VIII, XIII et XV) dit assez long à leur égard quand je décrivais les paires de nerfs issues de l'encéphale.

De même pour les trous du nez (*canal lacrymal et canal nasal*) qui lui sont communs avec les yeux, et aboutissent de part et d'autre au grand angle, j'en ai parlé précédemment (X, XI) en exposant les autres parties des yeux. Il ne faut pas vouloir entendre une seconde fois ce que nous avons dit précédemment. Quant aux questions sans importance que nous passons sous silence, et qui sont faciles à résoudre pour les lecteurs attentifs de nos écrits, on doit croire que si nous les omettons c'est volontairement. Après avoir expliqué mille fois déjà des choses analogues, nous pensons qu'on trouvera sans peine celles que nous croyons devoir omettre.

Chapitre xviii. — La diversité de structure des os, et la variété de leur mode d'articulation tient à la nature des fonctions qu'ils ont à remplir, et à la nature même des animaux. — Pourquoi certains os ont de la moelle tandis que d'autres n'en ont pas. — Conformation particulière de la plupart des os à moelle. — Application de ces principes aux os maxillaires.

Revenons à l'exposition des parties de la tête qui ont besoin d'être expliquées, en les décrivant aussi brièvement que possible, et commençons par exposer le nombre et la situation des os. Pourquoi en existe-t-il sept à la tête même, neuf à la mâchoire supérieure, deux à la mâchoire inférieure (voy. la *Dissert. sur l'anat.*)? C'est une chose que doit connaître celui qui ne veut laisser sans examen aucune des œuvres de la nature; or c'est le seul homme qui mérite le titre de *physicien*. Il faut ici encore se rappeler ce que j'ai dit précédemment (voy. particul. I, xv; II, viii, xi, xiv, xv, xvii; III, viii, xiii, xv; IX, xviii; XIII, viii) sur l'union des os en général. En effet, les os ont été joints ensemble en vue du mouvement (voy. Arist., *Part. anim.*, II, ix) ou de la perspiration (voy. IX, i et xvii), ou pour laisser un passage (voy. VIII, ix, XI, i, v, vii, xvii), ou à cause de la diversité des parties (IX, xviii), ou encore en vue de leur sécurité et de leur résistance aux lésions (II, viii; X, v; XI, xvii). Cette fonction existe en vue du mouvement dans les doigts, le coude, le carpe, l'épaule, la mâchoire, le genou, le coude-pied, les côtes, les vertèbres, en un mot dans toutes les diarthroses. C'est en vue de la perspiration, comme nous le rappelions à propos des sutures, en vue à la fois de la production du péricrâne et d'un moyen de passage, en vue de certains vaisseaux circulant de dedans en dehors et de dehors en dedans que les sutures de la tête ont été créées. Nous avons encore démontré, dans notre explication sur les sutures, et également à propos des mains, que la résistance aux lésions et la sécurité se trouvent dans toutes les parties composées de pièces nombreuses. Nous disions encore qu'en vue de la différence de densité des os, le Créateur a imaginé des sutures squammeuses. C'est pour la même raison que dans les membres il existe des têtes que l'on nomme *épiphyses* et *condyles*. En effet, quand un os contient de la moelle, vous pouvez voir qu'à chacune de ses extrémités il existe le plus souvent une tête en guise d'opercule.

Je crois devoir commencer par cette remarque la série de mes propositions, et démontrer d'abord pourquoi, tandis que le maxillaire inférieur renferme de la moelle, le supérieur est complétement dépourvu d'une semblable substance; en second lieu, pourquoi, bien que le maxillaire inférieur contienne de la moelle, il n'existe à aucune de ses extrémités d'épiphyse comme on en voit à l'humérus, au cubitus, au radius, au fémur, au tibia, au péroné, en un mot, à tous les os qui renferment de la moelle. Nous démontrerons encore en même temps pourquoi chez certains animaux le maxillaire supérieur ne contient pas de moelle comme le maxillaire inférieur. Quand nous aurons expliqué ces divers points, alors seulement nous reviendrons aux détails sur le nombre et la fonction des os.

Commençons donc par le fait le plus évident qu'on observe chez tous les animaux, c'est qu'aucun des petits os ne contient de moelle, aucun ne renfermant une cavité grande et importante, mais chacun seulement étant percé de canaux irréguliers petits et étroits. En effet, si, outre qu'il est mince, l'os encore avait été creux, il eût été tout à fait fragile; de même que, si un des grands os eût été plein et dense, il eût été extrêmement lourd et incommode par son poids. Ainsi, si, dans l'état actuel le tibia, le fémur, l'humérus et tous les autres os semblables exigent les plus grands muscles pour les mouvoir, qu'arriverait-il s'ils ne renfermaient pas des cavités aussi considérables qu'ils en ont, ou s'ils n'étaient pas d'une consistance spongieuse? La plus grande preuve de ce fait, c'est que dans tous les animaux faibles les os ont été créés plus spongieux et plus creux que dans les animaux forts, où ils sont plus denses et très-pleins, la nature évitant, je pense, d'attacher de grands poids à de trop faibles organes. C'est pourquoi le chien, le loup, le léopard, et tous les animaux pourvus de nerfs (*tendons*) et de muscles vigoureux, ont la substance des os beaucoup plus dense et plus dure que les porcs, les brebis, les chèvres et d'un autre côté que le lion, le plus impétueux et le plus robuste de tous les animaux, n'a, dit-on, que des os sans moelle. En réalité, chez le lion, telle est évidemment la substance des os de presque tous les membres (*c'est-à-dire qu'ils sont sans moelle*); mais dans les fémurs et autres os semblables on voit serpenter au centre une cavité étroite et imperceptible [1]. C'est là une preuve manifeste, s'il en existe, que la nature, ayant égard à la faiblesse et à la vigueur des muscles, a créé le poids des os proportionnés à ceux-ci.

La nature se proposait un double but dans la structure générale des os, la dureté en vue de leur propre sûreté, la légèreté en vue du mouvement de l'animal. Comme il n'est pas facile de réunir ces deux propriétés, car l'une provient de la densité et de la dureté, et l'autre des qualités contraires, il est clair que le mieux était de choisir la plus utile des deux. Or le mouvement est plus utile pour les animaux, puisqu'il fait partie de leur propre substance. En effet, ce qui constitue l'animal, ce n'est pas la faculté de résister aux lésions, c'est celle de se mouvoir spontanément. Cependant, chez tous les animaux auxquels, vu la vigueur de leurs muscles et la force générale du corps, il était possible de ménager les deux facultés, la nature a créé les os denses et durs comme des pierres; elle en agit de même avec tous les animaux; en sorte que non-seulement il n'y a pas un seul animal terrestre, mais même ailé ou aquatique, qui soit dans une condition différente. Ainsi, chez les aigles, la structure des os est très-dure et très-dense; ensuite viennent les espèces robustes, les éperviers, par exemple, le busard, l'autour et autres espèces analogues. Après ceux-ci, chez les autres oiseaux, coqs, canards, oies, la substance des os est à la fois spongieuse, creuse et légère.

Si donc l'homme n'a pas la vigueur des muscles et du corps entier qu'on trouve chez le lion, c'est avec raison que les plus grands de ses os, non-seulement sont creux, mais encore spon-

---

[1] « Dans le même animal il y a des os qui ont de la moelle, il y en a qui n'en ont pas, et même certains animaux paraissent n'avoir point de moelle, comme le lion, attendu que cette moelle est très-peu abondante, ténue et qu'elle se rencontre dans un petit nombre d'os; mais en réalité le lion a de la moelle dans les os des jambes de derrière et dans celles de devant. Le lion est de tous les animaux celui qui a les os le plus durs; ces os ont en effet une telle dureté qu'ils font feu comme les pierres quand on les brise. » Aristote, *Hist. anim.*, III, VII, 5 et 6. — Dans le chap. XX, *init.* (voy. aussi *Part. anim.*, II, VI), on lit à peu près la même chose après quelques considérations sur la manière dont la moelle est contenue dans les os, et sur son apparence extérieure suivant les âges, II, VI. — Cf. Henle, *Anat. générale* (*Encyclop. anatomique*), t. II, p. 387 et 389.

gieux. Or, si c'est avec raison qu'ils sont creux, la nature (nous avons précédemment démontré mille fois qu'elle emploie fort bien pour un autre but les choses créées pour une certaine fin. — Voy. VII, xx, p. 521), la nature ne devait pas laisser vides ces os, quand elle pouvait déposer en eux une provision d'aliments propres à leur nutrition. Or nous avons démontré dans nos *Commentaires sur les facultés naturelles* (III, xv) que la moelle est l'aliment propre des os, et que les os privés de cavité en contiennent quelque peu dans leurs cellules (voy. cepend. I, xv, et note de la p. 140); en outre qu'il ne faut pas s'étonner si la moelle est plus épaisse que le suc des cellules, bien qu'elle existe en vue de la même utilité que ce dernier. Voilà pourquoi tous les os creux renferment de la moelle. Mais tous ceux qui ont de la moelle n'ont pas par cela même des *têtes*. En effet, le maxillaire inférieur contient un peu de moelle, mais il n'a pas de tête. Il est trop dense pour avoir une pareille épiphyse. Quand le même os se trouve à la fois spongieux et creux, on voit immédiatement par cela même, à ses extrémités, une tête qui s'y est produite, parce que l'os a besoin d'un opercule et que cet opercule doit être dense et dur, surtout quand il se termine en s'articulant. Il faut, en effet, de la dureté dans les os qui s'articulent, puisqu'ils doivent se mouvoir continuellement et se frotter les uns les autres. On doit se rappeler une des utilités indiquées plus haut (I, xv; voy. aussi XII, III et XVI, II; Arist., *Part. anim.*, II, IX); car il n'est pas possible que dans aucun os des parties contraires par leur nature puissent s'unir convenablement. En effet, comment le dense et le rare, le dur et le mou en viendraient-ils à une union amicale et indissoluble? Nous disions donc (voy. IX, XVIII) que la nature avait très-sagement inventé les os écailleux de la tête qui unissent les os mous et poreux du bregma (*pariétaux*) aux temporaux, lesquels sont denses et durs.

C'est en vue d'une semblable utilité que les têtes qui terminent les os des membres, os poreux et rares, sont, chez tous les animaux, denses et durs. Comment donc la nature a-t-elle agi à cet égard? Elle a renoncé à unir des substances contraires, et par le mode d'insertion elle a inventé un rapport inoffensif en appliquant sur l'un et sur l'autre un cartilage en guise de soudure, ou en comblant les cavernes poreuses des extrémités ou en aplanissant es aspérités. Confondu extérieurement avec l'os dur, le cartilage es unit entre eux et les rattache si bien par son intermédiaire, ju'à moins de faire cuire ou dessécher ces os, on n'apercevra pas race de leur juxtaposition.

Quand il n'y a pas entre les os une grande différence, mais que 'extrémité qui ferme la cavité de l'os qui en contient une est juelque peu plus dense que celle qui la recouvre, la nature, dans ce cas, n'a aucun besoin d'inventer une épiphyse. Or c'est la conduite qu'elle a tenue pour le maxillaire inférieur. En effet, si cet os est plus dense que l'humérus, le fémur et les autres os semblables, ce n'est pas d'un peu seulement; il en diffère complétement et suffit donc par lui seul à enfermer la moelle sans le secours d'une épiphyse extérieure. S'il est beaucoup plus dur que les os sus-nommés, s'il ne renferme qu'une petite cavité, sa nudité en est cause. En effet, s'il ne trouvait pas dans sa substance propre le moyen de résister aux lésions, il serait facilement écrasé et meurtri, étant si saillant et si nu. S'il renferme une cavité, bien qu'il lui soit nécessaire d'être dur, la cause en est aux muscles temporaux qui, chez nous, ne sont pas comme chez les lions, assez forts pour tenir relevé sans peine un os dense, dur et plein. Et certes le lion, dont la force réside surtout dans la morsure, avait besoin d'une mâchoire vigoureuse. La nature n'y aurait pas fixé des dents solides si d'abord elle n'avait créé la mâchoire elle-même telle qu'elle est. De même encore elle a donné de la force au col du lion tout entier, en unissant les vertèbres par des ligaments robustes. Mais l'homme, être sociable et doux, ne réclamait pas une mâchoire aussi vigoureuse; comme il avait besoin cependant qu'elle fût plus garantie contre les lésions que l'humérus et le fémur, et qu'elle fût en même temps légère, à cause des muscles temporaux, il a une mâchoire parfaitement adaptée à l'une et à l'autre utilité. Grâce à la même prévoyance, le maxillaire supérieur ne renferme absolument pas de moelle (voy. *Dissert. sur l'anat.*), parce qu'il n'est pas destiné à être mobile. En effet, l'autre utilité étant supprimée, cet os a été disposé seulement pour la résistance; or cette faculté de résistance résulte, nous l'avons démontré, de la quantité de la substance osseuse.

CHAPITRE XIX. — Du mode particulier d'articulation des os de la face. — Que ce mode est en rapport avec la nature même des os. — L'articulation de l'os sphénoïde est conforme à sa substance et à ses fonctions. — Voy. pour ce chap. et pour le suivant la *Dissertation sur l'anatomie*.

Il était mieux encore, nous l'avons démontré (X, XVIII) que les os qui, vu les différences qu'ils présentent, ne sauraient être convenablement unis, fussent terminés par des lignes (*articul. par synarthrose*). Cela se rencontre surtout dans la mâchoire supérieure. Elle se compose, en effet, d'os différents de substance, parce que leurs utilités sont différentes. Les os malaires sont très-épais; les os du nez sont très-minces; les autres sont très-durs. Les premiers sont garantis des lésions par leur épaisseur, les derniers par leur dureté. Si les os du nez sont plus faibles, c'est que la lésion du nez ne devait pas causer à l'animal un grand dommage, comme l'eût fait celle d'une des autres parties de la mâchoire supérieure. En effet, dans le cas où les autres parties (*celles qui sont dures*) sont affectées, le mal doit nécessairement aboutir aux nerfs qui traversent la mâchoire ou aux muscles masséters; parfois il peut arriver jusqu'aux parties mêmes de la tête, si les parties voisines de la tête ont été atteintes. Les affections du nez sont donc très-peu préjudiciables à l'animal; aussi cette partie est-elle inférieure pour la dureté et l'épaisseur aux parties les plus importantes. Conformément donc à cette différence des os, les malaires doivent avoir une délimitation propre, ceux du nez une également, de même les autres (*maxillaire supér. propr. dit*) et l'os placé au-dessus des malaires (*frontal ?*) et l'os fixé au sommet de la mâchoire (*intermaxillaire*) et ceux qui se trouvent à l'ouverture du nez dans la bouche (*os palatins*).

La suture longitudinale médiane qui existe à chaque maxillaire, a été créée parce que le corps est double, ayant un côté droit et un côté gauche. Nous avons parlé souvent de l'utilité de cette duplicité[1]. Elle ne paraît pas dans les os très-denses, par exemple, dans l'occipital, le frontal, l'os du palais (*sphénoïde*) et le maxillaire inférieur. C'est cette circonstance qui, je pense, a fait naître à leur

[1] Voyez, pour cette question et pour les passages où Galien y fait allusion, la *Dissert. sur l'anatomie* et Hoffmann, *l. l.*, p. 267 et suiv.

égard une discussion parmi les anatomistes; les uns affirmant que ces os manquent complétement de suture ; les autres prétendant que la substance compacte et dure des os empêche de voir cette suture ; mais que si l'on cuit et si l'on dessèche les os pendant longtemps, elle devient visible. Nous avons d'ailleurs abondamment parlé des matières qui font l'objet du débat [1]. Un fait reconnu par les deux parties suffit au présent discours : savoir que chacun des os susnommés est fort dur. Si nous trouvons l'utilité de ce fait, il ne nous sera pas non plus difficile désormais de trouver la raison du nombre des os.

Ces os sont très-durs parce qu'ils sont disposés pour la résistance, étant plus que tous les autres en saillie, et qu'il y a chez eux absence de la cause qui fait que les os du haut de la tête sont rares et caverneux. En effet, la plus grande partie des vapeurs du corps entier est dirigée par la nature vers ces os qui sont les plus élevés ; aussi, comme nous l'avons précédemment démontré (VIII, VII ; IX, I à III), la nature leur a ménagé une évacuation variée. Pour les os situés latéralement, outre qu'ils ne sont pas dans de semblables conditions, ils devaient, en cas de chute, de coups ou de tout autre accident, être souvent endommagés. En effet, on ne tombe pas facilement sur le sommet de la tête et on ne reçoit guère de coups en cet endroit [2] ; au contraire, tous les autres os, ceux de l'occiput, du front, des oreilles, sont exposés à des coups fréquents et sont souvent lésés par des chutes. Les premiers étant donc moins exposés aux coups et ayant besoin d'évacuation, et les seconds courant risque continuellement d'être lésés et n'ayant pas besoin d'évacuation, c'est avec raison que ceux-là ont été créés rares et caverneux, et ceux-ci denses et durs.

De son côté l'os du palais (*sphénoïde*. Voy. *Dissert. sur l'anat.*

---

[1] Sans doute, comme le remarque Hoffmann, *l. l.*, p. 270, dans le traité perdu *Sur toute espèce de désaccord en matière d'anatomie*. — Voy. p. 419, note 1.

[2] Galien aime mieux nier la fréquence des coups sur le sommet de la tête que de laisser supposer quelque imprévoyance de la nature, mais peut-être cette nature si sage n'avait prévu ni les coups de sabre ni les coups de casse-tête ! Galien répondra sans doute que c'est nous qui sommes en défaut par notre barbarie, mais que la nature ne pouvait pas prévoir la méchanceté des hommes, attendu que les coups *naturels* sont rares sur le sommet de la tête.

et Hoffmann, *l. l.*, p. 270) s'enfonce comme un coin entre la tête et la mâchoire supérieure, renfermant déjà les trous des conduits qui purifient le cerveau. D'ailleurs il est situé à la base de toute la tête, comme aussi la partie de la continuation de l'os de l'occiput qui lui est contiguë. Pour tous ces motifs donc, il a été créé dense et dur. Peut-être une seule de ces causes aurait suffi pour le faire créer tel qu'il est. Il se trouve, en effet, parmi les os situés à la base de la tête auxquels il est nécessaire d'être durs, et de plus il est traversé par des superfluités qui viennent d'en haut, en sorte qu'il eût bientôt été gangrené et pourri, s'il eût été spongieux : aussi a-t-il été créé dur et dense; attendu qu'il est situé entre la mâchoire supérieure et la tête, c'est donc pour lui une nécessité d'être solide. Il engendre des excroissances osseuses semblables à des ailes (*apophyses ptérygoïdes*) [1], lesquelles doivent fournir à la fois abri et protection aux muscles des parties latérales de la bouche. En effet, les têtes de ces muscles viennent s'insérer dans les cavités formées par ces ailes. Ainsi, dans cet état de choses, que les parties susdites des os soient dépourvues de suture ou que leur jonction si exacte empêche de les voir, il n'en est pas moins démontré clairement qu'ils doivent être durs et denses. Ils ne pouvaient donc convenablement s'unir aux os voisins qui sont rares. Aussi la jonction de ces os est-elle évidente; d'ailleurs ils remplissent, dans plusieurs circonstances, les utilités que nous signalions tout à l'heure, servant au passage de certains organes, à l'enchaînement des parties, à la perspiration des superfluités ou à la résistance.

CHAPITRE XX. — Énumération, situation et mode d'articulation des os de la face. — De la suture médiane et du mode d'articulation de la mâchoire inférieure.

Les os, qu'on appelle *os du bregma*, au nombre de deux (*pariétaux*), spongieux, situés à la partie supérieure de la tête et entourés de tous côtés par des os denses et durs, en arrière par l'occiput, en avant par le frontal, de chaque côté par les temporaux ont été, avec grande raison, terminés par des lignes (*articulat. par sy-*

---

[1] J'ai suivi pour ce passage le texte du ms. 2154.

narthrose). Après eux, et le septième, vient l'os du palais (*sphénoïde*) qui, selon les uns, fait partie de la mâchoire supérieure, et, selon les autres, de la tête ; os intercalé entre ses voisins en forme de coin. Tous les autres os de la mâchoire supérieure sont au nombre de neuf : deux pour le nez (*os propres du nez*) ; un troisième en avant de ceux-ci (*intermaxillaire*) qui renferme, disions-nous, les incisives; de chaque côté les deux os des joues (*portion externe ou zygomato-faciale du maxill. supér.*) où sont enchâssées toutes les autres dents ; au-dessus de ceux-ci les deux os (*malaires* ou *jugaux*) voisins de l'excroissance antérieure qui constitue le zygoma (*arcade zygomatique*) et situés au bas de la cavité des yeux ; les deux derniers près des conduits qui s'ouvrent du nez dans la bouche (*os palatins*). Comme nous avons, dans les *Commentaires sur l'anatomie*[1], indiqué les lignes qui limitent chacun des os susdits, nous n'avons plus besoin d'en parler. C'est en supposant déjà connus les faits révélés par la dissection que nous avons adopté toute cette marche du raisonnement.

Quant à l'os de la mâchoire inférieure, il n'offre qu'une seule division à l'extrémité du menton (voy. *Dissert. sur l'anat.* et Hoffmann, *l. l.*, p. 272), division qui n'existe pas distinctement chez tous les individus, et dont l'existence est due, comme nous l'avons dit (chap. XIX), à ce que le corps est double. Ses autres parties, de chaque côté, ne présentent aucune séparation, la nature craignant, je pense, de fractionner en plusieurs os le maxillaire inférieur qui aurait été exposé ainsi dans les mouvements très-violents à se désagréger et à se briser. Or les mouvements de cette mâchoire devaient être considérables et puissants, lorsqu'on mord et qu'on broie des corps durs. C'est pourquoi la nature a pourvu soigneusement à ses articulations, et dans ce but, elle a entouré d'une part, une de ces apophyses, celle qu'on nomme *coronoïde*, de l'os zygomatique, et y a inséré le grand tendon du muscle temporal; d'une autre part, elle a également entouré l'autre (*condyle*) des apophyses dites *mastoidiennes de la tête*, comme devant lui servir de protection sûre, afin que jamais dans les mouvements violents

[1] On ne sait pas précisément à quel traité Galien renvoie ici, ni ce qu'il appelle Ἀνατομικὰ ὑπομνήματα (voy. Hoffmann, *l. l.*, p. 272). — J'examine cette question dans la *Dissertation sur l'histoire littéraire de Galien*.

elle ne s'échappe de la cavité qui la reçoit. C'est avec raison que cette articulation est reliée avec l'apophyse coronoïde, laquelle se dresse en ligne droite. La bouche, en effet, se ferme au moyen de cette apophyse et du muscle temporal qui soulève toute la mâchoire; elle s'ouvre, grâce à l'articulation postérieure (*condyle*) avec les apophyses mastoïdiennes, et grâce aux muscles qui meuvent cette articulation (*digastriques*), muscles qui, disions-nous (chap. IV et V), sont les antagonistes des temporaux. Cette articulation est entourée de forts ligaments, et de plus elle est enveloppée d'une couche cartilagineuse épaisse.

Il faut, qu'une fois instruit des particularités communes à toutes les articulations, on se les rappelle à propos de chacune d'elles. Car nous devons nous garder, je pense, de répéter souvent les mêmes choses[1]. Les lecteurs ne doivent pas être plus paresseux à réfléchir que la nature n'est lente à créer. En effet, dans l'accomplissement des œuvres et dans l'élaboration des pensées, il convient de ne rien omettre; mais dans l'explication il suffit de mentionner une fois un fait général. Comme j'ai déjà signalé combien grande est l'habileté que déploie la nature à l'égard de toutes les articulations, et que je dois y revenir dans le livre suivant, je pense que, pour le moment, il n'est pas juste d'y insister. Il convient que pour chacune de ces articulations vous recherchiez, par la dissection même, si elle est douée de toutes les propriétés que nous avons indiquées comme lui étant nécessaires. En effet, le meilleur moyen d'admirer la nature, c'est de ne négliger l'examen d'aucune de ses œuvres.

[1] Voyez, sur cette méthode d'enseignement et sur les passages où Galien y fait allusion, Hoffmann, *l. l.*, p. 273.

FIN DU TOME PREMIER.

TABLE DES MATIÈRES

CONTENUES DANS LE PREMIER VOLUME.

ERRATA ET ADDENDA.

Page 4, ligne 15, *lisez :* n'était pas
Ibid. 22, *lisez :* s'enrichissent
P. 116, notes, ligne 10, après XIV, VII, ajoutez : XV, VI
P. 119, note, ligne 5, *lisez :* livre II, chap. XI, *fine*
P. 141, ligne 3, *lisez :* comme cela a été démontré (I, VIII)
P. 149, note 2, l. 5, après II, III, *in fine*, ajoutez VI, XX, *fine*, et l. 5-6 après II, I et II, ajoutez VII, X
P. 158, chap. XX, l. 18, *lisez* (*faisceau métacarp. du long abducteur*)
P. 206, ligne 35, *lisez :* sur les autres, elle eût donné
P. 220, note, l. 5, après : d'écrire sur les genoux, ajoutez : dans la Lettre d'Hippocrate à Damagète, Démocrite est représenté ayant un livre sur ses genoux.
P. 267, notes, ajoutez : cf. Hoffmann, *l. l.*, p. 265
P. 287, note 3, ajoutez à la fin : voy. Cruveilhier, *Traité d'anat.*, 3e éd., t. III, p. 304, note 2.
P. 291, note, l. 5, *lisez :* interne (externe?), et l. 6, externe (interne?)
P. 516, ligne 3, après I, XI et XII, ajoutez : XI, XII
P. 526, titre courant, *lisez :* VIII, I
Ibid. ligne 19, *lisez :* p. 521
P. 543, ligne 25, après les mots : ne diffère en rien des autres ventricules, ajoutez en note : Chez les animaux, les singes et les phoques exceptés. — Voy. Cuvier, *Anat. comp.*, t. III, p. 107.

Ch. Lahure, imprimeur du Sénat et de la Cour de Cassation
(ancienne maison Crapelet), rue de Vaugirard, 9.

www.ingramcontent.com/pod-product-compliance
Ingram Content Group UK Ltd.
Pitfield, Milton Keynes, MK11 3LW, UK
UKHW020147250726
13967UKWH00002B/918